CONDITIONS DE LA PUBLICATION

Le TRAITÉ DES MALADIES DE L'ENFANCE sera publié en cinq volumes, qui paraîtront à des intervalles rapprochés.

Chaque volume sera vendu séparément, et le prix en sera fixé selon l'étendue des matières.

Le tome premier est vendu 18 francs.

Il est accepté des **Souscriptions** au *Traité des Maladies de l'Enfance* à un **prix à forfait**, quels que soient l'étendue et le prix de l'ouvrage complet. — Ce prix est, quant à présent et jusqu'à la publication du tome II, fixé à 90 francs.

Sont considérés comme *souscripteurs* tous ceux qui s'engagent à retirer régulièrement les volumes au fur et à mesure de leur publication.

Il ne leur est demandé aucun versement d'avance. Ils paieront chaque volume au prix marqué, et le dernier leur sera facturé de telle sorte que le prix de la souscription ne soit en aucun cas dépassé.

On souscrit à la Librairie de Masson et Cⁱᵉ, et chez tous leurs Correspondants, en France et à l'Étranger.

Décembre 1896.

1890

55254. — Imprimerie LAHURE, rue de Fleurus, 9, à Paris.

TRAITÉ

DES

MALADIES DE L'ENFANCE

———

TOME I

COLLABORATEURS

MM.

J. ALBARRAN, agrégé, chirurgien des hôpitaux de Paris.

D'ASTROS, médecin des hôpitaux de Marseille.

AUDEOUD, privat-docent de Pédiatrie à l'Université de Genève.

AVIRAGNET, ex-chef de clinique infantile de la Faculté de Paris.

J.-W. BALLANTYNE, Fellow du Collège Royal des Médecins d'Édimbourg.

BAR, agrégé, accoucheur des hôpitaux de Paris.

BARLOW (THOMAS), médecin de l'hôpital for Sick Children de Londres. F. R. C. P.

BÉZY, agrégé, médecin des hôpitaux de Toulouse.

BÓKAY (J.), médecin en chef de l'hôpital d'enfants Stéphanie (Budapest).

BOULLOCHE, ex-chef de clinique infantile de la Faculté de Paris.

BROCA (A.), agrégé, chirurgien à l'hôpital Trousseau.

BRUN (F.), agrégé, chirurgien de l'hôpital des Enfants-Malades.

CHASLIN, médecin de l'hospice de Bicêtre.

COMBE, docteur-médecin à Lausanne.

COMBY (J.), médecin de l'hôpital des Enfants-Malades

CONCETTI (L.), privat-docent de Pédiatrie, médecin de l'hôpital de l'Enfant-Jésus (Rome).

CUVILLIER, ex-interne des hôpitaux de Paris.

DAUCHEZ, ex-chef de clinique infantile de la Faculté de Paris.

DÉLÉAGE, ex-interne des hôpitaux de Paris.

DÉMELIN, ex-chef de clinique de la Faculté de médecine de Paris.

DUBREUILH (W.), agrégé, médecin des hôpitaux de Bordeaux.

DUFLOCQ, médecin des hôpitaux de Paris.

DUPRÉ (E.), ex-interne des hôpitaux de Paris.

EPSTEIN, professeur de clinique infantile à l'Université de Prague.

ESCHERICH, professeur de clinique infantile à l'Université de Graz.

FÉLIZET, chirurgien du service d'Enfants de l'hôpital Tenon.

FEULARD, ex-chef de clinique de la Faculté de médecine de Paris.

FILATOW (NIL.), professeur de Pédiatrie à l'Université de Moscou.

FISCHL (R.), privat-docent de Pédiatrie à l'Université de Prague.

FLORAND, médecin des hôpitaux de Paris.

FORGUE, professeur à la Faculté de Montpellier.

GASTOU, chef de clinique de la Faculté de médecine de Paris.

GILLET, ex-interne des hôpitaux de Paris.

GRANCHER (J.), professeur à la Faculté, médecin de l'hôpital des Enfants-Malades.

MM.

GUINON (L.), médecin des hôpitaux de Paris.

HALLÉ, ex-interne des hôpitaux de Paris.

HAUSHALTER, agrégé, médecin des hôpitaux de Nancy.

HONTANG, ex-interne des hôpitaux de Paris.

HULOT, ex-interne des hôpitaux de Paris.

HUTINEL, agrégé, médecin de l'hospice des Enfants-Assistés.

JACQUET, médecin des hôpitaux de Paris.

JALAGUIER, agrégé, chirurgien de l'hôpital Trousseau.

LERMOYEZ, médecin des hôpitaux de Paris.

LEROUX (CH.), médecin en chef du dispensaire Furtado-Heine.

LEROUX (H.), ex-interne des hôpitaux de Paris.

LESAGE, médecin des hôpitaux de Paris.

MARFAN, agrégé, médecin des hôpitaux.

MARTIN (L.), chef de laboratoire à l'Institut Pasteur.

MILLON (R.), médecin des dispensaires d'Enfants de la Société Philanthropique

MOIZARD, médecin de l'hôpital des Enfants-Malades.

MOURE, chargé de cours à la Faculté de médecine de Bordeaux.

MOUSSOUS (A.), agrégé, médecin de l'hôpital des Enfants de Bordeaux.

MUSSY, ex-interne des hôpitaux de Paris.

NETTER (A.), agrégé, médecin de l'hôpital Trousseau.

ODDO, médecin des hôpitaux de Marseille.

PIÉCHAUD, professeur à la Faculté, chirurgien de l'hôpital des Enfants de Bordeaux.

POUSSON, agrégé, chirurgien des hôpitaux de Bordeaux.

QUEYRAT, médecin des hôpitaux de Paris.

RENAULT (J.), chef de clinique infantile de la Faculté de médecine de Paris.

RÉNON, ex-interne des hôpitaux de Paris.

RICHARDIÈRE, médecin des hôpitaux de Paris.

SABOURAUD, ex-interne des hôpitaux de Paris.

SAINT-PHILIPPE, agrégé, médecin de l'hôpital des Enfants de Bordeaux.

SANNÉ, ex-interne des hôpitaux de Paris.

SEVESTRE, médecin de l'hôpital des Enfants-Malades.

SIMON (P.), professeur à la Faculté, médecin des hôpitaux de Nancy.

THIERCELIN, chef de clinique de la Faculté de Paris.

VALUDE, médecin de la clinique des Quinze-Vingts.

VARIOT, médecin de l'hôpital Trousseau.

WEILL, agrégé, médecin des hôpitaux de Lyon.

TRAITÉ

DES

MALADIES DE L'ENFANCE

PUBLIÉ SOUS LA DIRECTION DE MM.

J. GRANCHER

Professeur à la Faculté de médecine de Paris,
Membre de l'Académie de médecine, médecin de l'hôpital des Enfants-Malades.

J. COMBY

Médecin de l'hôpital des Enfants-Malades.

A.-B. MARFAN

Agrégé, médecin des hôpitaux.

TOME PREMIER

PAR

MM. GRANCHER. — COMBY. — MARFAN. — MOIZARD
BOULLOCHE. — DAUCHEZ. — GILLET. — HONTANG. — DUFLOCQ
CONCETTI. — RENAULT. — RÉNON. — FISCHL. — SEVESTRE
L. MARTIN. — GASTOU. — AVIRAGNET.

PARIS

MASSON ET Cⁱᵉ, ÉDITEURS

LIBRAIRES DE L'ACADÉMIE DE MÉDECINE

120, BOULEVARD SAINT-GERMAIN

1897

PRÉFACE

Ce n'est pas seulement l'utilité, c'est la nécessité d'un *Traité des maladies de l'enfance* qui s'est imposée à mes Collaborateurs et à moi. Si la littérature française compte de bons manuels et d'excellents livres consacrés à la pathologie infantile, les uns sont trop courts et les autres ont déjà vieilli ; car ces dix dernières années ont tout transformé dans les chapitres si vivants et si importants de l'étiologie, de la contagion et de la prophylaxie des maladies transmissibles. L'étude de l'hérédité, quoique encore bien incertaine et bien ardue, a donné, surtout en matière de syphilis et d'alcoolisme, des résultats précieux. De même, la thérapeutique des maladies des enfants s'est enrichie de tous les progrès réalisés en pathologie de l'adulte et elle s'est appliquée la première cette magnifique découverte de la sérothérapie antidiphtérique.

En revanche, l'anatomie pathologique et la physiologie pathologique se sont immobilisées, ou même tendent à s'effacer et à passer au dernier rang, après avoir occupé le premier, tant dans nos livres que dans nos préoccupations de médecin. La symptomatologie, sauf en ce qui concerne le diagnostic bactériologique superposé aux signes cliniques, a gardé à peu près sa physionomie ancienne.

Ainsi, des modifications radicales ici, là partielles, des horizons nouveaux ouverts dans une direction nouvelle exigent que nos cadres de pathologie, toujours mouvants, soient remis au moule. Certes, le moule n'est pas définitif, mais le moment semble bien choisi pour écrire un traité ayant quelque chance de ne pas vieillir trop vite. La médecine d'observation reste la même ; elle modifie peu ses procédés, et pour cause, et ne donne que lentement des fruits. Sauf si quelque découverte instrumentale ou technique vient renouveler son sol, l'anatomie pathologique est stérilisée et si on n'en peut dire autant de la bactériologie d'où nous sont venues tant de nouveautés, en si peu de temps, cependant il semble bien que nous rentrons dans une période d'accalmie. Nous sommes loin du temps où chaque jour amenait sa découverte, et, malgré l'organisation beaucoup plus parfaite de tant de laboratoires nouveaux, malgré l'immensité des efforts de tant de travailleurs, là aussi la récolte est devenue maigre et difficile à lever; là aussi un renouveau de technique ou un pas en avant dans le domaine de la chimie et de la physique est nécessaire.

Nous voilà donc dans une période de stabilité relative où on peut, en utilisant les compétences spéciales, édifier vivement, photographier, si je puis dire, l'état actuel de nos connaissances en pathologie de l'Enfance.

Outre ces raisons d'opportunité, il en est d'autres qui se rattachent plus directement à l'objet même du traité de médecine infantile, je veux parler des progrès particuliers à la pathologie de l'enfance à ses diverses périodes. Il va de soi que nous veillerons à ce que ces progrès ne restent pas sous le boisseau, la première qualité d'un livre étant sa « mise au point », sans retard et sans hâte.

La toute première enfance, celle du nourrisson, a sa pathologie et surtout son étiologie pathologique bien spéciale. On commence à connaître aujourd'hui, beaucoup mieux qu'autrefois, l'importance de l'alimentation du nourrisson et l'influence d'une nourriture défectueuse sur la vie tout entière. On sait aussi beaucoup mieux que le lait, base de cette alimentation, est un liquide très altérable et qui contient quelquefois, sous des apparences inoffensives, les germes des maladies aiguës ou chroniques les plus graves. On connaît ces germes, on sait les détruire. Là encore, l'influence de Pasteur a été toute-puissante et la Pasteurisation du lait, sa stérilisation ou sa « maternisation » rendent chaque jour à l'Enfance les plus grands services.

Quant à l'influence nocive d'un mauvais régime sur les dyspepsies gastro-intestinales des nourrissons et à l'action de celles-ci sur la nutrition générale, elles ont été l'objet de beaucoup de travaux importants parmi lesquels il n'est que juste de citer au premier rang ceux de M. Marfan et de M. Comby. L'étiologie du rachitisme notamment s'est éclairée, et quoiqu'il nous reste encore beaucoup à apprendre sur l'enchaînement des désordres successifs qui de la dyspepsie aboutissent, à travers la vie des organes, au rachitisme, cependant la relation de ces deux termes extrêmes n'est plus contestable.

On sait l'opinion de Parrot sur le rachitisme, d'origine syphilitique, opinion trop exclusive assurément, mais partiellement vraie. Les recherches de cet auteur si distingué et si fin après celles, magistrales, de Hutchinson, confirmées les unes et les autres et étendues par M. Fournier, nous ont appris à reconnaître les traits de la syphilis héréditaire précoce et tardive, celle-ci autrefois méconnue. Ce domaine de la syphilis héréditaire s'agrandit chaque jour, et je ne doute pas qu'il s'étende encore davantage.

Ainsi, peu à peu, se simplifie l'étiologie des formes morbides les plus variées, en se réduisant à quelques grands facteurs toujours les mêmes. La tuberculose, la syphilis, l'alcoolisme et... l'arthritisme aussi, dont j'hésite à écrire le nom, tant sa cause et sa nature nous échappent encore, agissent sur nous directement ou par voie indirecte, par hérédité, et produisent çà et là des maladies d'apparences diverses subordonnées toutes à une même cause. Ainsi se révèle par un autre côté des choses la supériorité, la prédominance de la notion étiologique sur la symptomatologie, toujours contingente et secondaire. Qu'on relise aujourd'hui les auteurs qui écrivaient il y a trente ans, et on sera frappé de la hiérarchie inverse qu'ils acceptaient dans la description des maladies, de l'importance donnée aux symptômes, et, au contraire, de la pauvreté, de la nullité de l'étiologie.

Mais quelle que soit l'importance de la syphilis dans l'étiologie des maladies de l'Enfance, elle est primée par la Tuberculose. Celle-ci, longtemps méconnue dans ses expressions les plus communes, chez les enfants, je veux dire la tuberculose ganglionnaire ou osseuse attribuée à d'autres « diathèses », a été ramenée à son étiologie réelle par l'anatomie pathologique, la bactériologie et la pathologie expérimentale. Il n'a pas fallu moins que tous ces efforts réunis de sciences diverses pour briser le vieux cadre de la scrofule et réduire celle-ci à ce qu'elle est désormais : une forme atténuée de la tuberculose.

Une autre notion se dégage peu à peu des recherches plus précises de la nature des scrofuloses appuyées sur le criterium scientifique de la présence du bacille de Koch ou de la transmissibilité par inoculation, c'est la fréquence de la tuberculose dans l'enfance. C'est surtout dans la deuxième enfance il est vrai, qu'on rencontre à chaque pas la scrofulo-tuberculose ; à ce point, que le plus grand nombre des enfants qui viennent à l'hôpital sont tuberculeux. Mais cette maladie est moins exceptionnelle qu'on ne le croyait autrefois dans les deux premières années de la vie.

Toutefois, il existe entre ces deux périodes, la première et la seconde enfance, une telle différence sur ce point qu'on peut à bon droit se demander si l'hérédité, gouvernée ici par des terrains différents, suffit à l'expliquer. On a soutenu en effet, en s'appuyant sur de rares expériences il est vrai, que le bacille tuberculeux, présent dans les tissus d'un nourrisson, n'y évolue pas à cause de la qualité même des tissus du tout jeune enfant, qualité qui le rend réfractaire, pour un temps, à la tuberculose. Plus tard, cette immunité relative disparaîtrait, et le bacille hérité, mais latent jusque-là, provoquerait les lésions et symptômes de la scrofulo-tuberculose. On a cependant rencontré chez le nouveau-né et même chez le fœtus des tuberculoses parfaitement caractérisées, et, d'autre part, cette immunité qu'on accepte, *à priori*, pour la première enfance, ne repose sur aucun fait scientifique précis. Où, quand, comment a-t-on démontré que l'organisme du nouveau-né est réfractaire ? On a fait une hypothèse pour expliquer un fait, mais il est une explication bien meilleure à mon sens, c'est la contagion. En effet l'hérédité du germe tuberculeux, la transmissibilité du bacille est discutable, niable même si on invoque les résultats presque négatifs de l'expérimentation. En revanche, chaque jour nous apporte quelque fait nouveau de contagion de l'homme à l'homme, ou de l'animal à l'homme, et inversement. — D'où cette conséquence, qui s'impose à tous les esprits, d'une contagiosité extrêmement commune et facile, ou par la voie pulmonaire ou par la voie digestive.

Et il arrive que la contagion par cette dernière voie semble beaucoup moins rare qu'on ne le croyait autrefois en raisonnant d'après la fréquence de la tuberculose dans tel ou tel organe. Le poumon l'emporte, il est vrai, et de beaucoup ; surtout chez l'adulte, mais de nombreuses expériences ont démontré que le bacille, qui pénètre par l'intestin dans l'organisme, choisit volontiers le poumon pour s'y développer, laissant intacte la muqueuse porte d'entrée et ne trahissant son passage que par quelques ganglions tuméfiés du mésentère, et encore! Je crois, pour ma part, que l'étude, chaque jour plus précise, des modes de contagion révélera la fréquence des infections par la voie digestive. Cela n'enlève rien, hélas! à la fréquence de l'infection par la voie respiratoire; l'une et l'autre sont très communes, voilà tout. Mais la prophylaxie de la tuberculose pourrait s'exercer encore avec plus d'efficacité et de puissance sur l'aliment ingéré, lait, viande, etc., suspects, que sur l'air atmosphérique d'une chambre infectée, ou sur la poussière des rues. Il n'est pas indifférent de souligner avec insistance ce fait, jusqu'ici un peu relégué au deuxième plan, d'une contagion très commune par la voie digestive, quelle que soit la forme clinique de tuberculose qui résulte de cette contagion. — Et ce peut être aussi bien la péritonite ou entéro-péritonite que la méningite ou la broncho-pneumonie, ou même une tuberculose partielle d'os et de ganglion.

Si la notion de contagion, fait brut, commence à pénétrer dans le public, il n'en est pas de même, tant s'en faut, du mode de contagion, surtout du mode « digestif ». Que d'années s'écouleront avant qu'une surveillance s'exerce dans chaque famille sur les aliments suspects! Et, le voulût-on, comment pourrait s'exercer cette surveillance? Restent, il est vrai, l'ébullition et la cuisson parfaites. Mais, outre qu'il n'est pas démontré, au contraire, que des bacilles tuberculeux morts sont inoffensifs, le médecin obtient difficilement, sauf pour les nourrissons, l'ébullition ou stérilisation du lait. Cette mesure de prudence semble, même aux médecins, beaucoup moins nécessaire pour les enfants déjà grands et pour les adultes. C'est une erreur, mais enracinée, et aussi celle-ci que le lait bu fraîchement trait au pis d'une vache de belle apparence est la meilleure et la plus inoffensive des boissons. Quelle maman, en visite dans une ferme, à la campagne, résiste au plaisir, pour elle et ses enfants, d'un goûter au lait tiède et mousseux et au pain bis?

Ce sont des mesures d'hygiène administrative qui conviendraient ici, la surveillance des étables, l'emploi systématique et obligatoire de la tuberculine comme moyen de diagnostic, le sacrifice des animaux reconnus malades, etc....

Les enfants, les premiers, profiteraient de cette vigilance, et, échappant à la contagion qui les affaiblit pour toujours quand elle ne les tue pas, arriveraient à la puberté et à l'âge adulte, vigoureux et sains. Et c'est trop souvent le contraire aujourd'hui.

A ces connaissances nouvelles il faut ajouter une modification radicale de nos idées sur la curabilité de la tuberculose. Loin de penser avec Laënnec, avec Virchow, avec la plupart des médecins de la génération présente, que la tuberculose est incurable, qu'elle est, anatomiquement, incapable d'organisation et de réparation, nous savons qu'elle est relativement bénigne et curable dans la plupart de ses formes atténuées qui constituent l'ancien domaine de la scrofule, et nous connaissons le mcde habituel du processus curateur, la sclérose. Je dis volontiers que, *de toutes les maladies chroniques, la tuberculose est la plus curable*, et je ne crois exagérer en rien. Sans doute il faut entendre qu'il s'agit souvent d'une cure relative, un peu à la façon de celle de la syphilis, car on voit les vieux foyers scrofulo-tuberculeux se réveiller après de longues périodes, dix et vingt ans et plus de sommeil. Mais n'est-ce donc rien que ce long temps conquis sur la mort, pendant lequel la vie commune a été permise à un malade autrefois condamné?

Plus que tout autre moment de la vie, l'enfance est favorable à la guérison des scrofulo-tuberculoses, et c'est merveille de voir avec quelle facilité, pour peu qu'on l'aide, la force naturelle de la croissance triomphe, non seulement des scrofules ganglionnaires cu osseuses, mais aussi des tubercules pulmonaires ou péritonéaux.

A un autre point de vue enfin, l'enfant attire toute l'attention et la curiosité du médecin, car les formes cliniques de ses scrofulo-tuberculoses sont bien plus variées que chez l'adulte. Elles sont autres aussi par la symptomatologie et l'évolution.

Nous donnerons à l'étude de ces divers chapitres, qui sont une grosse part de la pathologie infantile, tout le soin qu'ils méritent.

Je reviens, à dessein, à la *contagion*. L'enfance est la période la plus favorable à la transmissibilité des maladies. La rougeole, la coqueluche, les creillons, la diphtérie, la scarlatine, etc... sévissent sur la seconde enfance avec une intensité exceptionnelle. La nouveauté du terrain, non encore vacciné, et aussi sa qualité sont les causes de cette prédilection des maladies contagieuses pour les enfants. A ce point, qu'on peut être à peu près certain que toute réunion d'enfants un peu nombreuse sera suivie, dans le temps réglementaire, de l'éclosion de l'une quelconque ou de plusieurs ce ces maladies. Il est rare, en effet, que l'un de ces enfants ne commence une rougeole ou n'achève une coqueluche, pour ne parler que de ces deux maladies. Par ignorance ou par imprudence on les mêle aux enfants sains, cela suffit, le contact fût-il court ou indirect.

Et, dans les familles, quand un enfant est touché, avec quelle facilité désespérante se prennent souvent les autres quand l'isolement par l'éloignement est impossible ou tardif! Les mesures de prophylaxie, il est vrai, se réduisent le plus souvent à cette formule simple, et commode, radicale aussi j'en conviens : « Éloigner les enfants sains! » Mais cela n'est pas toujours facile, et la peur de la contagion, assez légitime en somme, rendra cet éloignement de plus en plus difficile, parce qu'une sœur, une parente n'accueillent plus volontiers, même des enfants sains en apparence, si elles ont des enfants elles-mêmes. Restent les grands parents, mais il faut encore que cela soit possible. Cette peur de la contagion, légitime, mais excessive, en ce sens qu'elle confond, par ignorance, tous les modes de contagion, englobe dans la même réprobation toutes les maladies contagieuses, et, telle famille, où éclate par exemple une fièvre typhoïde chez un enfant, est mise en quarantaine. Frères et sœurs, cousins et cousines, grands et petits, tout le monde fuit la maison pestiférée, et si la mère malade ne peut soigner elle-même son enfant, elle devra s'estimer heureuse de ne pas être abandonnée par ses serviteurs. J'ai vu souvent ces abandons de la famille, injustifiés et cruels, contre lesquels il est impossible de réagir utilement, tant le sentiment d'égoïsme et de conservation l'emporte sur les liens du sang ou de l'amitié.

Comment réagir contre cet excès de précautions souvent bien inutiles? Par la connaissance précise des modes de contagion de chaque maladie, et par la diffusion de ces connaissances. Alors on fera le nécessaire et rien de plus. Or, le *mode* de contagion, que nous connaissons assez bien aujourd'hui, permet de concilier l'humanité avec la sécurité.

Pour élucider ces problèmes, dont il est superflu de dire l'importance, j'ai fait, depuis bientôt dix ans, dans mon service à l'hôpital des Enfants-Malades, des observations que je publierai ailleurs en détail et qui me semblent pleines d'intérêt. Partant de cette idée que la transmission des maladies contagieuses ne se fait qu'exceptionnellement par l'air atmosphérique, mais le plus souvent par le contact direct ou indirect du malade ou d'objets souillés par lui : linges, jouets, cuillers, etc..., j'ai tenté de supprimer la contagion de la diphtérie, rougeole, coqueluche, etc..., en stérilisant par l'ébullition ou le lavage tout objet touché par le malade, immédiatement après le contact. N'ayant pas encore, dans mon hôpital, de pavillons d'isolement pour la coqueluche non plus que pour la broncho-pneumonie, la varicelle, etc..., nous soignons, mes collègues et moi, dans les salles communes, les enfants atteints de ces maladies. D'autre part, quoi qu'on fasse, il entre et entrera toujours dans ces salles, malgré les pavillons d'isolement spéciaux, des enfants atteints de diphtérie, de rougeole, de scarlatine méconnues. De sorte que les cas de contagion, si on ne s'en défend pas, sont nombreux, et j'ai publié en 1889[1] des statistiques tendant à démontrer que la création, à l'hôpital de la rue de Sèvres, des pavillons de la diphtérie et de la rougeole n'avait pas sensiblement diminué les *cas intérieurs*, c'est-à-dire la contagion de ces maladies. La graine, en effet, ne manque pas et ne manquera pas, quoique moins nombreuse assurément, après la création toute récente du pavillon des douteux.

Cela étant, et résolu à compter sur moi-même, j'ai organisé des moyens de défense à côté ces mesures, excellentes du reste, prises par l'administration. Tout enfant suspect ou reconnu atteint d'une maladie contagieuse est mis en box. Son lit est entouré d'un paravent métallique ajouré qui supprime tout contact avec les autres enfants et prévient médecins, élèves ou infirmières, de la nécessité de prendre des précautions avant et après la pénétration dans le box. Ces précautions sont fort simples, du reste : quitter la blouse de visite et la remplacer par une blouse suspendue à l'intérieur du box, et, après l'examen ou le repas de l'enfant, quitter cette blouse, la remettre dans le box, se laver soigneusement les mains, et, pour l'infirmière, apporter à l'office, dans une cuve d'eau bouillante, tous les objets qui ont servi au repas ou que l'enfant a souillés.

Depuis 1886-87 que fonctionne ce système de défense auquel il faut ajouter le lavage des parquets, j'en ai retiré les meilleurs fruits. Et mes suppléants, MM. Hutinel et Marfan, avec mes chefs de clinique qui se sont succédé, MM. Queyrat, Le Gendre, Deschamps, Martin de Gimard, Guinon, Aviragnet, Boulloche et Renault, ont obtenu les mêmes résultats, ce qui prouve au moins que la méthode est simple et bonne. Il y faut un peu de volonté ferme de la part du chef

---

[1] *Bulletin médical.*

de service et beaucoup de soins et de conscience du côté des infirmières, voilà tout.

Or, tandis que, pour la diphtérie, par exemple, *après* la création
du pavillon d'isolement, mais *avant* l'application de ces mesures de
défense, je perdais en une année (1885-1886), par contagion de
diphtérie, 15 enfants, la mortalité et même la contagion ont été supprimées depuis 1886-1887. De même pour la coqueluche. Veut-on
savoir, pour cette dernière maladie comment elle s'est comportée dans
les quatre dernières années? En 1892 nous avons reçu, traité et
guéri dans le service 20 enfants atteints de coqueluche, chacun d'eux
est resté plusieurs semaines dans la salle, d'où cette conséquence
que la graine de la maladie a été presque toujours présente. *Or, nous
n'avons eu aucune contagion.* De même en 1893 : 16 entrées de
coquelucheux, pas de contagion. En 1894, 18 entrées, pas de contagion. En 1895, 28 entrées et 2 cas de contagion, l'un et l'autre produits par le défaut d'isolement en box d'un enfant dont la coqueluche
a été méconnue. Cette contre-expérience et les résultats d'ensemble
de quatre années prouvent donc l'excellence des moyens de prophylaxie employés. Pour la varicelle, les oreillons, la broncho-pneumonie, il en est de même que pour la coqueluche et la diphtérie.
Les cas de contagion dans la salle sont tout à fait exceptionnels. Seule
la rougeole donne encore des contagions, parce que sa contagiosité
est telle et si précoce qu'on peut difficilement la prévenir. Cependant,
même pour la rougeole, notre méthode est bonne et prouve que la
rougeole obéit aux mêmes lois de prophylaxie que les autres maladies
transmissibles. En 1885-86, nous avions eu 37 cas de contagion,
39 en 1887 et 34 en 1888. Nous avons eu, en 1892, 3 contagions
seulement, 9 en 1893, 4 en 1894 et 7 en 1895. Il est vrai que le
nombre des rougeoles entrées par erreur dans le service a sensiblement diminué dans ces dernières années, mais beaucoup moins
cependant que la contagion.

Tout ceci prouve au moins une chose, qu'on peut, avec des
moyens fort simples et judicieusement appliqués, limiter, supprimer
presque la contagion en médecine comme en chirurgie, et cela,
dans un vieil hôpital, dans une salle commune à tous les malades,
sans frais d'architecture et sans aucun luxe, sauf celui de la *propreté
scientifique* en qui se résume en somme toute la prophylaxie des
maladies transmissibles.

Cet exposé sommaire des résultats de ma pratique hospitalière

encouragera, je pense, mes confrères à tenter l'application des mêmes
moyens tant dans leurs services que dans leur clientèle et je ne
doute pas du succès.

J'espère que le lecteur de cette préface en tirera cette conclusion,
que, s'il est bon de compter sur l'hygiène administrative, sur les
pavillons d'isolement et de douteux, il convient aussi que le médecin
applique à la prophylaxie les moyens dont il dispose, qui sont tout-
puissants, et sans lesquels, du reste, l'hygiène administrative serait
vite stérile ou même dangereuse. N'avons-nous pas vu, dans les
chambres d'isolement de la rougeole, se multiplier les broncho-pneumonies et, par elles, la mortalité? Pourquoi? Parce que, sans antisepsie médicale, les sélections sont impuissantes, dangereuses même,
à moins d'en arriver à la sélection par cellule et par unité de
malades. Ce qui est impossible.

Je veux, en terminant, remercier nos collaborateurs, français et
étrangers, de la part qu'ils ont bien voulu prendre à la rédaction de
ce traité. Ils nous auront aidé, je l'espère, à faire connaître aux médecins cet art si difficile, si délicat et si attachant à la fois : l'art de
soigner un enfant.

Paris, le 9 octobre 1896.

J. GRANCHER.

TRAITÉ

DES

MALADIES DE L'ENFANCE

CHAPITRE PREMIER

PHYSIOLOGIE ET HYGIÈNE DE L'ENFANCE

PAR LE Dr J. COMBY[1]

Médecin de l'hôpital des Enfants-Malades.

Un Traité des maladies de l'enfance serait incomplet et pour ainsi dire tronqué s'il n'avait pour préface une étude sur la physiologie et sur l'hygiène des enfants, et spécialement des enfants du premier âge. Avant de décrire les troubles morbides, il est naturel d'exposer les fonctions normales; avant d'indiquer le remède qui soulage et qui guérit, il est bon de donner les règles de l'hygiène qui souvent permet de prévenir le mal.

I

PHYSIOLOGIE DE L'ENFANT

La vie fœtale diffère beaucoup de la vie extra-utérine; le fœtus baigne de toutes parts dans un liquide, où il ne peut respirer; toute sa vie organique est liée au placenta, c'est-à-dire à la mère, dont il reçoit la nutrition et la vie par le cordon. Aussitôt après la naissance, tout change brusquement; la circulation placentaire est interrompue, l'enfant respire et va désormais exercer toutes les fonctions animales (respiration, circulation, digestion).

Respiration. — Dès que l'enfant est né, il crie et dilate sa poitrine; l'air, pour la première fois, pénètre dans ses poumons, à moins qu'il ne soit atteint d'asphyxie, de mort apparente, etc. Le docteur Cornil, ayant ausculté un enfant au moment de la première respiration, a nettement perçu un râle crépitant dû au déplissement des alvéoles pulmonaires. Les mouvements de la respiration sont d'abord irréguliers, coupés par des cris

---

[1] On sait que nous avons publié antérieurement, à la librairie Rueff et Cie, un *Traité des maladies de l'enfance* (1 vol. in-12, 2e édition, 1895). MM. Rueff et Cie ont amicalement consenti à notre collaboration au présent ouvrage, malgré la similitude du titre et des matières traitées dans les deux publications.   J. C.

et des efforts désordonnés; puis le nouveau-né s'endort et respire sans bruit, avec un rythme doux et inégal; on ne l'entend pas respirer. Si l'on compte les respirations, on trouve des chiffres très variables suivant les enfants, mais supérieurs aux chiffres de l'adulte; 36, 40, 50, 60 par minute. D'après Huffelmann, le nombre des respirations par minute serait : à la naissance, 35; à 1 an, 27; à 2 ans, 25; à 6 ans, 22; à 12 ans, 20; chez l'adulte, 15 à 17. A l'état de veille, la fréquence serait plus grande.

Quand on regarde un enfant respirer. on voit qu'il soulève beaucoup plus l'abdomen et le bas du thorax que la région costale supérieure: il respire suivant le type abdominal ou diaphragmatique. Il est difficile de se rendre compte de la quantité de vapeurs exhalée par la voie respiratoire; Bouchaud l'évalue à 45 grammes en 24 heures dans la première semaine de la vie.

Circulation. — Voici comment la circulation se fait chez le fœtus : le sang, hématosé dans le placenta, pénètre dans le corps du fœtus par la veine ombilicale et se dirige aussitôt dans la veine cave inférieure par le canal veineux, et dans le foie par la veine porte, pour aboutir finalement à l'oreillette droite, qui reçoit en outre le sang des membres, de la tête et du tronc par les affluents des deux veines caves. L'oreillette gauche est presque annihilée, car elle ne reçoit que quelques gouttes de sang venant du poumon par les veines pulmonaires; mais elle communique avec la droite par le trou de Botal, et, quand le cœur se contracte, le sang est projeté, non seulement dans le ventricule droit, mais encore dans l'oreillette gauche. Le sang du cœur droit s'engage alors dans l'artère pulmonaire et dans l'aorte par le canal artériel; l'aorte est donc alimentée indirectement par le ventricule droit, elle l'est directement par le ventricule gauche qui, ayant reçu le sang transmis par le trou de Botal à l'oreillette gauche, le lance dans l'aorte où il se mêle au courant du canal artériel. Tout ce sang se distribue dans le corps du fœtus par les artères du système aortique avant d'aller au placenta par les artères ombilicales.

Mais, à partir de la naissance, tout va changer : les vaisseaux ombilicaux, le canal artériel, le trou de Botal vont se fermer, et les deux systèmes, *artériel* et *veineux*, sont définitivement constitués. Le cordon ayant été lié et coupé à quelques centimètres de l'ombilic, la circulation placentaire a pris fin. Le bout fœtal du cordon se dessèche et tombe au bout de 5 à 6 jours. Cette chute, pour Richet, serait due à l'étranglement par un anneau contractile situé en arrière de l'ombilic, et pour Parrot, à la mortification par arrêt de toute circulation; c'est une eschare qui s'élimine. Dans le ventre, les vaisseaux ombilicaux contractent des adhérences avec l'anneau fibreux de l'ombilic, se rétractent et s'atrophient au point de n'être plus représentés que par trois filaments fibreux adhérant à la cicatrice ombilicale qu'ils tirent par en bas et à laquelle ils donnent la forme d'un croissant à concavité supérieure.

Sans insister sur les différentes phases du développement du cœur dont il sera parlé au chapitre des cardiopathies congénitales, je dirai que le trou de Botal n'est pas fermé à la naissance, mais seulement dans la première ou la seconde semaine de la vie; l'oblitération complète serait même plus tardive d'après Da Costa Alvarenga (sur 213 enfants de 1 jour à 2 ans, 8 fois seulement le trou de Botal était complètement oblitéré). Mais la communication est insuffisante pour permettre le mélange des deux sangs; si l'oblitération n'est pas anatomique, elle est fonctionnelle. On peut en dire autant du canal artériel dont l'oblitération parfaite ne se fait que vers la 3e semaine.

En même temps que ces organes se rétrécissent et s'atrophient, d'autres s'élargissent et se développent pour faire face aux besoins de la fonction pulmonaire; ce sont les veines et l'artère pulmonaire qui vont désormais jouer le rôle dévolu aux vaisseaux ombilicaux : le fœtus vivait par le placenta, l'enfant vivra par le poumon. Chez le fœtus, le cœur gauche était effacé par le cœur droit; chez l'enfant, le ventricule gauche va se développer et l'emporter définitivement sur son congénère. Le cœur du nouveau-né représente la 120e partie du corps; chez l'adulte, il n'en représente que la 140e. Le *pouls*, qui, chez le fœtus à terme, est d'environ 138 à 140 par minute, ne diminue pas sensiblement de fréquence chez le nouveau-né; il est de 130 à 135 dans les premiers mois, 120 à 125 entre 3 et 8 mois; 115 à 120 entre 1 et 2 ans. Il est plus lent chez l'enfant endormi que chez l'enfant éveillé; il est accéléré par les cris, la frayeur, les émotions, etc. Sa variabilité extrême lui enlève toute valeur pour l'appréciation de la fièvre que le thermomètre seul peut assurer. D'après Vierordt, la tension artérielle chez le nouveau-né correspondrait à 110 millimètres de mercure au lieu de 200, chiffre de l'adulte. Le sang de l'enfant sera étudié au chapitre des maladies du sang.

Digestion. — L'enfant nouveau-né a un tube digestif incomplet; il manque de dents, sa sécrétion salivaire est faible, son estomac est petit et presque vertical. La capacité de cet estomac, qui n'a pas encore de cul-de-sac, n'atteint pas 50 centimètres cubes pendant la première semaine, 100 à la fin du premier mois, 150 au troisième mois. Il en résulte que les aliments devront être donnés en petite quantité et que les repas devront être nombreux sans être multipliés outre mesure. Le nouveau-né est incapable d'assimiler les aliments solides, les féculents, les crudités; seul, le lait féminin lui convient.

Dès le premier mois de la vie, la sécrétion buccale a un pouvoir saccharifiant qui s'accroîtra avec l'âge. Même après la mort, la macération de la glande parotide conserve ce pouvoir. Mais le pancréas ne commence à fonctionner que vers la quatrième semaine et son pouvoir digestif à l'égard des amylacés est restreint jusqu'à 1 an. L'effet de la salive persiste, après la déglutition, dans l'estomac, pendant une demie, 1 heure, 2 heures, pour s'arrêter devant la sécrétion chlorhydrique. Cela explique comment les farineux, quoique ne séjournant pas dans la bouche, sont digérés par les nourrissons. Mais en cas de diarrhée, de débilité, d'athrepsie, la salive parotidienne diminue ou fait défaut, et les farineux ne peuvent plus être assimilés.

Vers la fin du premier mois, quelques enfants ont beaucoup de salive et bavent; mais c'est surtout au 3e et au 4e mois que cette bave infantile

[J. COMBY.]

apparaît, pour se continuer jusqu'au 7e, 8e mois, et quelquefois plus tard. L'hypersécrétion salivaire peut tenir à l'éruption des dents ou à la surcharge alimentaire. Elle est plus fréquente et plus abondante dans l'allaitement artificiel que dans l'allaitement naturel. Quand elle est nocturne, elle indique un vice de conformation nasale (Sanchez de Silvera. — Thèse de Paris, 1894).

D'après les recherches de Czerny (Prag. med. Woch. 1893), l'estomac d'un enfant nourri au sein se vide en 1 heure et demie à 2 heures; mais il continue à sécréter de l'acide chlorhydrique qui atteint son maximum 2 heures et demie après la tétée; cet acide a un pouvoir antiseptique qui s'exerce surtout dans l'intervalle des digestions. Si l'on multiplie les tétées, l'acide chlorhydrique, absorbé par le travail digestif, ne concourt plus à l'antisepsie du milieu intérieur et devient incapable de détruire les microbes déglutis par le nouveau-né, microbes qui proviennent soit de la bouche de l'enfant, soit du mamelon de la nourrice. Il faudrait un intervalle de 3 heures entre les tétées, et, dans l'allaitement artificiel, à cause de la suralimentation en sels et en albuminoïdes qui en résulte, l'intervalle devrait être porté à 4 heures.

Le foie a un rôle très important dans la digestion et son volume est énorme chez l'enfant; la sécrétion biliaire est particulièrement active, pour émulsionner les graisses et aseptiser l'intestin.

Excrétions (urines, méconium, garde-robes). — Un certain nombre de fonctions excrétoires n'attendent pas la naissance pour s'exercer; elles existent pendant la vie intra-utérine, et le fait est incontestable pour la fonction urinaire.

Urines. — La vessie du fœtus contient de l'urine, et l'on peut se demander si la miction ne se fait pas dans le liquide amniotique. Il arrive parfois que le nouveau-né urine immédiatement après la naissance, avant même la ligature du cordon. Cette première miction est évaluée à 10 centimètres cubes environ. Les jours suivants, la quantité des urines rendues est en rapport avec la quantité de lait ingéré; peu abondante d'abord, elle devient ensuite considérable par rapport au poids de l'enfant. D'après Parrot et A. Robin, la quantité quotidienne d'urine rendue, du 6e au 30e jour, serait de 200 à 300 centimètres cubes, environ 70 centimètres cubes par kilogramme. Chez l'adulte cette proportion est 3 ou 4 fois moindre; l'activité de l'appareil urinaire est donc, chez le nouveau-né, 3 ou 4 fois plus forte que chez l'homme fait. Plus tard cette activité augmente encore, et vers le 4e, 5e mois, l'enfant urine jusqu'à 100, 120 centimètres cubes par kilogramme de poids. Cette urine est excrétée, dans les premiers jours, en 10, 15 fois, le nouveau-né rendant 20 centimètres cubes par miction en moyenne. Puis le nombre des mictions s'abaisse avec l'âge, pour ne pas dépasser 6 à 8 à partir de la seconde année. Dès le 6e mois, on rencontre des enfants qui cessent d'uriner la nuit et ne souillent pas leur couchette, mais il faut se hâter, quand ils sont réveillés, de les mettre sur le vase.

L'urine des nouveau-nés est pâle et légère; elle a une densité qui va de 1002 à 1005, au lieu de 1020, 1025, qui est la densité de l'âge adulte.

La réaction est neutre, quand l'enfant est bien portant. On peut trouver dans les sédiments, outre les épithéliums provenant des voies urinaires, des cristaux d'acide urique, d'oxalate de chaux et de soude. L'urée est en très minime quantité; elle n'excède pas, dans les premiers jours, 15 à 20 centigrammes, puis elle monte à 40, 50 centigrammes par jour. Les analyses d'urines d'enfants de 3 à 4 semaines que j'ai fait faire n'ont donné en moyenne que 2 à 3 grammes d'urée par litre. L'urée est moindre que chez l'adulte, proportionnellement au poids; cela tient à ce que l'adulte, étant omnivore, a un régime plus azoté que le nourrisson. L'acide urique est aussi en minime quantité; toutefois des concrétions et des cristaux d'urates ont été trouvés dans les reins des nouveau-nés (Billard, Parrot), dont ils remplissent les tubes de Bellini, sous forme de petits cylindres jaunâtres. En pressant la substance du rein entre les doigts, on peut faire sortir une poussière jaunâtre à travers le sommet des pyramides. Ce sont des cristaux d'urate de soude, qu'on observe parfois spontanément sur le prépuce et dans les langes. Parrot a fait, de ces productions, une conséquence de l'athrepsie. Les autres sels contenus dans les urines des nouveau-nés, chlorures, phosphates, sulfates, sont à peine dosables.

Mais les qualités physiques et chimiques des urines dépendent avant tout du régime alimentaire auquel l'enfant est soumis; nous n'avons parlé que des enfants normaux; il y aurait beaucoup à dire sur l'urine des enfants mal nourris, ou malades, et l'on trouvera des renseignements sur cette question au chapitre des maladies des voies urinaires.

Garde-robes. — Les premières garde-robes des enfants sont constituées par une matière poisseuse, analogue à du savon noir, c'est le *méconium,* ainsi nommé à cause de la ressemblance qu'il présente avec le suc de pavot. Le méconium peut être évacué prématurément, au moment du travail de l'accouchement, quand il est prolongé, quand l'enfant souffre; il peut aussi être retenu trop longtemps dans l'intestin, et on est autorisé alors à en provoquer la sortie à l'aide de laxatifs, du cathétérisme, etc. La quantité de méconium rendue dans les premiers jours de la naissance varie suivant les cas, elle peut être de 50, 60, 100, 150 grammes; cette perte contribue à faire baisser le poids initial. Le méconium est formé par un amas de mucosités, d'épithéliums, de bile, de graisse, etc. Au bout de 3 ou 4 jours, quand tout le méconium a été évacué, les selles de l'enfant changent de couleur et de consistance. Elles peuvent être d'abord un peu liquides et verdâtres, mais, si l'allaitement est naturel, elles ne tardent pas à devenir jaune d'or et à présenter une certaine homogénéité qui les a fait comparer à des œufs brouillés; elles n'ont pas d'odeur. Le nombre des garde-robes est de 2 à 3 par jour, il peut excéder ce chiffre ou ne pas l'atteindre, sans que l'enfant cesse de prospérer. Mais quand, le nombre des garde-robes augmentant, leur consistance diminue, on dit qu'il y a diarrhée; il y a constipation dans le cas contraire.

Tant que l'enfant reste soumis au régime lacté exclusif, ses garde-robes présentent l'aspect jaune et bien lié que je viens d'indiquer; aussitôt que le lait est remplacé par des aliments solides, les matières deviennent plus colorées, brunâtres, et offrent une odeur désagréable. Chez l'enfant nouveau-né, les garde-robes sont neutres au papier de tournesol, 'elles deviennent acides quand il y a de la diarrhée, et leur couleur, de jaune d'or, devient le plus souvent verte. La couleur jaune, la couleur normale, est due à la bilirubine; la couleur verte est produite par la biliverdine, abstraction faite des diarrhées vertes infectieuses produites par un microbe chromogène.

Peau. — Quand l'enfant vient au monde, ses téguments sont recouverts d'un enduit épais et visqueux qui servait à prévenir la macération de l'épiderme par les liquides amniotiques. Cet enduit adipo-sébacé s'en va aisément au lavage. Alors la peau se montre lisse, duvetée et rouge; la couleur s'atténue progressivement et l'on voit bientôt l'épiderme se fendiller en différents points du corps. C'est le commencement de la desquamation physiologique des nouveau-nés, qui commence du quatrième au huitième jour et se continue jusqu'au quarantième jour et au delà. L'exfoliation épidermique furfuracée, qui se produit ainsi chez tous les enfants, est plus marquée chez les sujets vigoureux que chez les débiles, elle est plus accusée sur le tronc que sur les membres.

Les enfants des nègres ne sont pas noirs en naissant; ils ont une couleur rouge foncé, et ce n'est qu'en certains points (autour de l'orifice ombilical, au niveau du scrotum ou des grandes lèvres) qu'on voit le pigment noir se déposer en plus grande abondance. On n'attachera aucune importance à certaines petites taches roses ou violacées passagères que présente parfois le visage, ou à ces petits grains blancs de matière sébacée, sortes de petits kystes éphémères (milium), qu'on voit aussi parfois sur le repli palatin. Ils disparaissent d'eux-mêmes.

Dans les premières semaines de la vie, les fonctions de la peau sont peu actives; cependant la sécrétion sudorale ne tarde pas à se manifester et la perspiration insensible fait perdre à l'enfant une certaine quantité de matière pondérable que Bouchaud évaluait à 55 grammes par jour à partir de la seconde semaine.

Fontanelles. — Les fontanelles sont ces espaces membraneux de la voûte du crâne qui séparent les os entre eux et se trouvent au confluent des sutures. Au point de vue pratique, on distingue deux fontanelles; la fontanelle postérieure qui sépare l'occipital des pariétaux, et qui se ferme très peu de temps après la naissance; la fontanelle antérieure ou grande fontanelle, grand losange situé entre les pariétaux et les deux portions du frontal. Cette fontanelle est large de 3 centimètres à la naissance, et, après avoir gardé pendant les premiers mois des dimensions constantes, elle diminue peu à peu jusqu'à se fermer complètement, c'est-à-dire qu'elle se laisse envahir graduellement par le processus d'ossification.

La grande fontanelle se ferme vers le quatorzième ou quinzième mois chez la plupart des enfants bien nourris et normaux; chez les enfants mal nourris, chez les rachitiques, son involution est retardée; loin de se fermer, elle s'agrandit parfois et sa disparition peut se faire attendre jusqu'à deux ans et demi, trois ans et même quatre ans. Ces grands retards s'observent surtout dans l'hydrocéphalie et le myxœdème. La fontanelle apparaît parfois.

bombée et animée de battements systoliques, quand le liquide céphalo-rachidien est abondant; l'auscultation permet aussi d'entendre quelquefois un souffle systolique, dit *souffle céphalique*, qui, d'après Roger, serait commun dans le rachitisme, et rare dans l'hydrocéphalie. Chez les enfants athrepsiés et éprouvés par des pertes abondantes, la fontanelle se déprime, en même temps que les os chevauchent par leurs bords; c'est un signe fâcheux pour le pronostic.

Éruption des premières dents. — L'évolution des dents de lait suit un peu celle de la grande fontanelle; quand celle-ci est en retard, les dents le sont aussi, et la même cause qui arrête les progrès de l'ossification à la voûte du crâne entrave le travail de germination des dents de lait. Quand l'enfant est bien nourri, quand il s'accroît d'une façon régulière, les premières dents apparaissent dans l'ordre suivant :

1° *Groupe des incisives* (entre 6 et 12 mois), en commençant par les incisives médianes inférieures et en continuant par les médianes supérieures, par les latérales supérieures, par les latérales inférieures. Total, 8 dents.

2° *Groupe des prémolaires* (entre 12 et 18 mois), au nombre de 4.

3° *Groupe des canines* entre 18 et 24 mois, au nombre de 4.

4° *Groupe des secondes molaires* entre 24 et 30 mois, au nombre de 4. Soit en tout 20 dents en deux ans.

Fonctions nerveuses. — Les centres nerveux sont très développés chez l'enfant; le cerveau représente le septième du poids du corps, au lieu du quarantième ou cinquantième chez l'adulte; la moelle est aussi proportionnellement trois fois plus développée que chez l'homme fait. Ce système nerveux colossal est très excitable, d'où la fréquence des accidents convulsifs, du spasme de la glotte, etc. On cherchera à modérer cette nervosité native par une alimentation et une éducation rationnelles (pas d'aliments indigestes, pas de liqueurs alcooliques, pas de surmenage, etc.).

Dans les premières semaines, les fonctions de relation sommeillent complètement, et le nouveau-né n'a que des cris pour traduire ses sensations ou ses besoins. Vers la fin du premier mois, il commence à sourire, puis il entend et voit, il prend part à ce qui se passe autour de lui, il fait entendre de petits cris joyeux, il manifeste sa volonté. A six mois, il prononce quelques monosyllabes, il reconnaît les personnes de son entourage. Vers un an, il dit quelques mots très simples; à deux ans, il construit des phrases plus ou moins correctes, il parle assez couramment.

La précocité du langage témoigne en faveur de la mémoire et de l'intelligence de l'enfant. Quand l'enfant ne parle pas à deux ans, à trois ans, il est anormal, arriéré, imbécile ou idiot parfois, et il y a lieu de s'inquiéter. Ce n'est pas le filet, ou frein trop court de la langue, qui l'empêche de parler, car on a beau le couper, la parole ne vient pas pour cela. La raison de ce mutisme doit être cherchée dans le cerveau, quand elle n'a pas pour origine une surdité congénitale ou précoce. Les petites filles parlent généralement plus tôt que les petits garçons; elles sont plus précoces en tout.

Marche. — Les enfants ne marchent pas avant un an; ceux qui font quelques pas avant douze mois sont rares; ceux qui marchent après cet âge sont bien plus nombreux. Les enfants gros et lourds marchent plus tard que les enfants d'un poids moyen ou léger, toutes choses égales d'ailleurs. La marche est influencée surtout par le mode d'alimentation du premier âge; les enfants nourris au sein par une bonne nourrice marchent tôt, les enfants nourris au biberon marchent tard. Et la différence est souvent énorme entre ces deux catégories d'enfants : les premiers marcheront à 10, 11, 12 mois, les seconds à 20, 24 30 mois.

Il faut reconnaître qu'il y a des exceptions à cette règle, mais l'hygiène alimentaire n'en a pas moins une influence prépondérante sur la marche. Après elle, viennent les maladies intercurrentes, bronchites, fièvres éruptives, coqueluche, etc., qui, en troublant la nutrition, amènent le retard de la marche. Parmi les maladies chroniques, le rachitisme est celle qui agit le plus fréquemment pour retarder et entraver la marche des enfants. Dans cette maladie, la nutrition générale est compromise, le système nerveux est affaibli, le squelette est ramolli et déformé. Bien souvent on fait le diagnostic rétrospectif du rachitisme d'après la date des premiers pas de l'enfant. D'autres maladies du squelette, le mal de Pott, les tumeurs blanches; ou du système nerveux, l'idiotie, les scléroses cérébrales, les myélites antérieures, peuvent retarder et compromettre la marche; mais elles sont plus rares que le rachitisme et s'accusent par d'autres symptômes. On ne doit pas s'ingénier à faire marcher les enfants à l'aide de ces appareils d'un autre âge (chariots, glissières, tourniquets), véritables instruments de torture offrant plus d'inconvénients que d'avantages. Il vaut mieux laisser l'enfant se traîner sur un tapis, se cramponner aux meubles, faire l'épreuve de ses forces; on se contentera de le surveiller, de le soutenir, en le prenant symétriquement sous les bras ou en lui passant autour du corps une large ceinture tenue par derrière.

Quand l'enfant a pris spontanément possession de son attitude définitive, la marche doit être surveillée, dit Fonssagrives, sous le rapport de la correction de l'attitude des jambes et des pieds. Il est bien peu d'enfants dont la pose du pied soit absolument correcte; ils prennent à chaque instant des attitudes vicieuses dont la plus habituelle est de porter l'un des pieds en dedans, de marcher sur le bord externe du soulier, etc. Qu'on laisse durer ces fausses positions, et l'habitude les transformera vite en faits accomplis; les articulations perdront leurs rapports normaux; des muscles tiraillés tendront à l'atrophie, et des déformations regrettables finiront par en résulter. Le port de bottines lacées ou boutonnées remédie parfois au renversement du pied, si commun chez les petits enfants qui commencent à marcher avec des souliers et des chaussures basses, sans tige.

Accroissement (Poids et taille). — Au moment de la naissance, l'enfant pèse en moyenne 3000 à 3250 grammes; quelques enfants dépassent ce poids de beaucoup, atteignant 3500, 4000, 4500, 4900 et même 5000. Ces derniers chiffres sont exceptionnels. Il est plus commun de voir des enfants rester au-dessous de 3000 grammes et ne pas dépasser 2500, 2000 et même 15 à 1600 grammes. Les enfants d'un poids aussi léger sont nés avant terme. On en sauve quelques-uns par la couveuse et le gavage.

Pendant les premiers jours qui suivent la naissance, l'enfant, ne prenant presque pas de nourriture et évacuant une quantité abondante de matières (urines et méconium), perd 150 à 200 grammes, de sorte que si on le pèse le 2e et le 5e jour, on le trouvera plus léger qu'à la naissance. Mais à partir du 4e jour, il remonte et, vers le 6e ou 7e jour, c'est-à-dire à la fin de la première semaine, il a regagné son poids initial. C'est ainsi que les choses se passent, quand tout va bien; mais si la nourrice est insuffisante, si le lait ne convient pas à l'enfant, s'il survient de la diarrhée, on pourra constater un retard sensible dans le retour au poids initial. J'ai vu des enfants qui mettaient 10, 15 et 20 jours à retrouver ce poids. Quand l'enfant est nourri suivant les règles, il augmente progressivement et régulièrement, gagnant tous les jours un certain nombre de grammes qu'on peut évaluer de la façon suivante.

Chaque mois, l'enfant augmente de 700, 750 à 800 grammes, c'est-à-dire de 25 à 30 grammes par jour. Ce gain quotidien, qui peut s'abaisser à 20 grammes, et dépasser parfois 30 grammes, ne s'observe que dans les quatre premiers mois. Il se réduit pendant les mois suivants à 20, à 15 grammes même, l'enfant n'augmentant que de 600 à 500 grammes par mois; au quatrième mois, si l'enfant n'était pas trop gros en naissant, il peut avoir doublé son poids initial; s'il était gros, il ne double ce poids qu'à 5 ou même 6 mois. Un enfant de 3000 grammes par exemple pèsera 6000 grammes à 5 mois;

un enfant de 3500 grammes pèsera 7000 à 6 mois; un enfant de 4000 pèsera 8000 à 7 mois. Plus l'enfant avance en âge, moins l'augmentation journalière de poids est marquée; dans les premiers mois, l'enfant gagne 25 à 30 grammes par jour; à partir du 5e mois, il ne gagne plus que 20 gr.; à 8 mois ce chiffre s'abaisse à 15 grammes par jour, puis à 12 et 10 gr. A un an, l'enfant a souvent triplé son poids de naissance; s'il pesait par exemple 3000 grammes

Poids	Accroissement journalier pendant les 10 premiers jours.										
	0	1	2	3	4	5	6	7	8	9	10
3200											
3180											
3160											
3140											
3120											
3100											
3080											
3060											
3040											
3020											
3000											
2980											
2960											
2940											
2920											
2300											
2880											

en venant au monde, il pèsera 6000 grammes à 4 mois, et 9000 grammes à 12 mois; pendant les quatre premiers mois il aura gagné autant que dans les huit derniers.

Pendant la seconde année, le gain quotidien varie entre 8 grammes par

[J. COMBY.]

jour pour les premiers mois (300 grammes par mois) et 5 grammes par jour pour les derniers (150 grammes par mois). — A deux ans, l'enfant arrive ainsi à peser 11 500 à 12 000 grammes, c'est-à-dire 23 ou 24 livres.

Voici un tableau qui donne les accroissements mensuels et quotidiens de l'enfant, depuis sa naissance jusqu'à 2 ans révolus. Ce tableau doit servir de guide dans l'appréciation des poids, mais il ne représente qu'une moyenne, et il ne faudrait pas s'effrayer en voyant des enfants, d'ailleurs bien portants, s'en écarter sensiblement. On peut voir des enfants ayant un accroissement théoriquement trop fort (30 à 40 grammes par jour) ou trop faible (12 à 15 grammes), pour les premiers mois, se porter néanmoins parfaitement bien; inutile en pareil cas de s'alarmer, de changer de nourrice, etc. Pour se rendre compte de la marche régulièrement ascendante des poids, il est bon de faire ce qu'on appelle la courbe des poids, c'est-à-dire de marquer, tous les mois, sur une feuille quadrillée, le poids de l'enfant.

Le poids initial étant ici 3100, l'enfant a d'abord perdu 220 grammes; le 7e jour il avait regagné son poids initial, et à partir de ce moment il a gagné 25 à 30 grammes par jour. (Voir le graphique, page 9.)

On pourrait faire une courbe analogue avec les chiffres suivants :

POIDS INITIAL : 3 000 GRAMMES.		ACCROISSEMENT.	
		MENSUEL.	QUOTIDIEN.
1 mois . . .	3 700 grammes	750 grammes	25 grammes
2 — . . .	4 500 —	700 —	25 —
3 — . . .	5 250 —	700 —	25 —
4 — . . .	6 000 —	700 —	25 —
5 — . . .	6 500 —	600 —	20 —
6 — . . .	7 000 —	600 —	20 —
7 — . . .	7 500 —	550 —	18 —
8 — . . .	7 900 —	500 —	17 —
9 — . . .	8 300 —	400 —	13 —
10 — . . .	8 660 —	350 —	12 —
11 — . . .	8 960 —	300 —	10 —
12 — . . .	9 200 —	250 —	8 —
13 — . . .	9 440 —	240 —	8 —
14 — . . .	9 680 —	240 —	8 —
15 — . . .	9 920 —	240 —	8 —
16 — . . .	10 160 —	240 —	8 —
17 — . . .	10 520 —	200 —	6 1/2
18 — . . .	10 580 —	200 —	6 1/2
19 — . . .	10 680 —	200 —	6 1/2
20 — . . .	10 880 —	200 —	6 1/2
21 — . . .	10 980 —	200 —	6 1/2
22 — . . .	11 130 —	150 —	5 —
23 — . . .	11 280 —	150 —	5 —
24 — . . .	11 430 —	150 —	5 —

Le gain quotidien exprimé en grammes est diversement apprécié par les auteurs; voici les tableaux donnés par deux auteurs allemands (Fleischmann et Gerhardt); on verra qu'ils présentent de notables différences, surtout dans les premiers mois.

TABLEAU DE FLEISCHMANN.		TABLEAU DE GERHARDT.	
GAIN QUOTIDIEN.		GAIN QUOTIDIEN.	
1 mois	35 grammes	1 mois	25 grammes
2 —	30 —	2 —	23 —
3 —	28 —	3 —	22 —
4 —	22 —	4 —	20 —
5 —	18 —	5 —	18 —
6 —	14 —	6 —	17 —
7 —	12 —	7 —	15 —
8 —	10 —	8 —	15 —
9 —	10 —	9 —	12 —
10 —	9 —	10 —	10 —
11 —	8 —	11 —	8 —
12 —	6 —	12 —	6 —

Les pesées fréquentes sont indispensables pendant les premiers mois; plus tard elles sont moins nécessaires et on peut les restreindre.

Voici le tableau des poids successifs de l'enfant depuis sa naissance jusqu'à 15 ans.

POIDS INITIAL : 3 000 GRAMMES.		ACCROISSEMENT ANNUEL.	
1 an	9 000 grammes	6 000 grammes	
2 —	11 500 —	2 500 —	
3 —	13 000 —	1 500 —	
4 —	14 000 —	1 000 —	
5 —	15 000 —	1 000 —	
6 —	16 500 —	1 500 —	
7 —	18 500 —	2 000 —	
8 —	20 000 —	1 500 —	
9 —	22 000 —	2 000 —	
10 —	24 000 —	2 000 —	
11 —	26 000 —	2 000 —	
12 —	30 000 —	4 000 —	
13 —	34 000 —	4 000 —	
14 —	38 000 —	4 000 —	
15 —	41 000 —	3 000 —	

Voici le tableau des poids indiqués par Quételet, par années, depuis la naissance jusqu'à 15 ans.

POIDS INITIAL : 3 200 GRAMMES.		AUGMENTATION.	
1 an	9 450 grammes	6 250 grammes	
2 —	11 340 —	1 890 —	
3 —	12 470 —	1 130 —	
4 —	14 230 —	1 740 —	
5 —	15 770 —	1 540 —	
6 —	17 240 —	1 470 —	
7 —	19 100 —	1 860 —	
8 —	20 760 —	1 660 —	
9 —	22 650 —	1 890 —	
10 —	24 520 —	1 870 —	
11 —	27 100 —	2 580 —	
12 —	29 820 —	2 720 —	
13 —	34 380 —	4 560 —	
14 —	38 670 —	4 290 —	
15 —	43 620 —	4 950 —	

[J. COMBY.]

Chez les filles, l'accroissement en poids est plus faible. Le poids moyen, à la naissance, étant, pour les filles, 3000 grammes, pour les garçons, 3500, on trouve, à la puberté, que l'enfant a acquis environ 12 fois son poids initial; à 15 ans une fille pèsera 36 kilogrammes et un garçon 46.

La question des pesées régulières est surtout importante pendant l'allaitement, avant le sevrage, et jusqu'à la fin de la seconde année. La balance permet, non seulement de mesurer l'accroissement en poids de l'enfant, mais aussi de juger, mieux que ne peuvent le faire la vue et le toucher, de son état de santé. Un enfant qui augmente régulièrement de poids est un enfant bien portant; s'il perd au lieu d'augmenter, il est malade ou mal nourri.

Pendant le premier mois, il faut peser l'enfant tous les jours; plus tard on se contente de le peser toutes les semaines, puis tous les mois. On note le poids constaté à chaque pesée, et, pour avoir l'accroissement quotidien, on divise la différence des deux dernières pesées par le nombre de jours qui les sépare. La première pesée doit se faire immédiatement après la naissance, quand l'enfant aura été baigné et lavé. On notera avec soin le poids initial, qui permettra de se rendre compte des variations successives observées à partir de ce jour. On devra peser le nourrisson d'autant plus fréquemment qu'il sera plus débile, plus difficile à allaiter, plus éloigné des conditions requises pour une bonne alimentation. Si l'enfant n'augmente pas ou diminue, et si l'on est dans le doute sur la cause de cet arrêt de croissance, s'il crie trop, s'il a de la constipation, si l'on a des raisons pour supposer que la nourrice n'a pas assez de lait, on pèsera l'enfant avant et après chaque tétée et on inscrira la différence observée; cette différence représente le poids du lait ingéré. En répétant la pesée à toutes les tétées, et en additionnant les résultats, on aura, au bout de la journée, la quantité totale de lait prise par l'enfant. On pourra alors juger, en connaissance de cause, des qualités nourricières de la femme qui donne le sein.

On aura parfois des surprises; une nourrice de belle apparence, aux mamelles fortes, ne donnera que 300 à 400 grammes de lait au lieu de 600 à 700 grammes qu'on espérait. La balance seule permet de se rendre compte de cette insuffisance et de prendre les mesures nécessaires (changement de nourrice, alimentation complémentaire, etc.). La balance ne sert donc pas seulement à mesurer l'accroissement du nourrisson, elle permet encore de doser le lait de la nourrice, d'en apprécier la quantité; pour ce qui est de la qualité, l'analyse chimique doit intervenir.

Les services rendus par les pesées fréquentes des jeunes enfants imposent aux familles l'obligation d'avoir une balance spéciale. On pourrait, à la rigueur, se servir de la balance ordinaire qu'on trouve dans le petit commerce, mais elle est incommode, et on l'a heureusement modifiée en remplaçant l'un des plateaux par une corbeille en osier, en cuivre ou en filet, qui permet d'installer convenablement l'enfant. Ces balances, ainsi modifiées, portent le nom de pèse-bébés. Le docteur Sutils, voulant faire, dans ses tournées d'inspection, les innombrables pesées qu'exige la surveillance des enfants placés en nourrice, et ne pouvant trouver chez ses clientes de balances, même imparfaites, a fait construire un pèse-bébés portatif, tenant peu de place, pouvant s'accrocher contre un mur, à un clou. C'est une sorte de ressort à boudin gradué, facile à lire, mais beaucoup moins exact que les pèse-bébés ordinaires.

Quand un nouveau-né, allaité par sa mère ou par une bonne nourrice, perd subitement ou rapidement une quantité notable de son poids, quand la courbe alimentaire, régulièrement ascendante jusque-là, tombe verticalement de 300 à 400 grammes par jour, sans qu'il y ait eu ni diarrhée ni vomissements, ni insuffisance d'allaitement, on doit s'alarmer, et penser immédiatement à la syphilis héréditaire. M. Pouzol, dans sa thèse (Paris 1894), a bien montré la valeur que pouvait avoir la courbe alimentaire pour le diagnostic de la syphilis héréditaire latente. Dans ces circonstances, la balance peut donc rendre de très grands services. Il résulte de chiffres compulsés par M. Pinard (Acad. de médecine, 1895) que les enfants des femmes qui ont pu se reposer quelque temps avant leurs couches, ont un poids initial plus fort que ceux des femmes fatiguées, surmenées jusqu'au dernier moment.

Taille. — L'accroissement en longueur des enfants n'est pas aussi

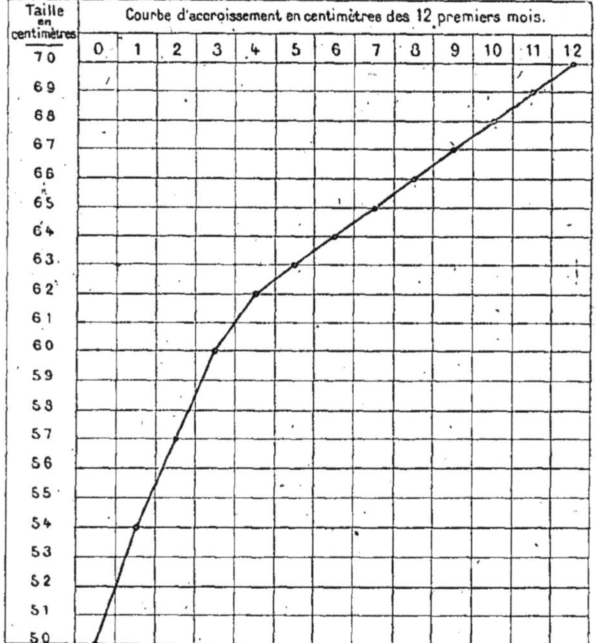

rigoureusement mesurable que l'accroissement en poids; mais l'approximation suffit. A la naissance, un enfant bien développé mesure 50 centimètres de longueur en moyenne; les filles auraient 1 à 2 centimètres de moins que les garçons. La taille augmente très rapidement dans les premiers mois et les premières années de la vie; l'enfant gagne 4 centimètres le premier

[J. COMBY.]

mois, puis 3, 2, 1 centimètres les mois suivants, de façon à atteindre un total de 20 centimètres d'allongement dans la première année.

L'enfant, à cinq ans, a doublé sa taille initiale; à quinze ans, il l'a triplée. La croissance, dans la première année, est trois fois plus rapide que dans la troisième et cinq fois plus rapide que dans la quinzième.

La courbe de la page 15 peut se traduire par le tableau suivant :

TABLEAU D'ACCROISSEMENT EN CENTIMÈTRES DES 12 PREMIERS MOIS.

AGE	TAILLE	ACCROISSEMENT MENSUEL
0	0m,50	»
1 mois.	0m,54	4 centimètres
2 —	0m,57	3 —
3 —	0m,60	3 —
4 —	0m,62	2 —
5 —	0m,63	1
6 —	0m,64	1 —
7 —	0m,65	1 —
8 —	0m,66	1 —
9 —	0m,67	1 —
10 —	0m,68	1 —
11 —	0m,69	1 —
12 —	0m,70	1 —

Total de l'accroissement annuel. . . . . .   20 centimètres

Le taux annuel d'accroissement diminue aussi sensiblement que le taux

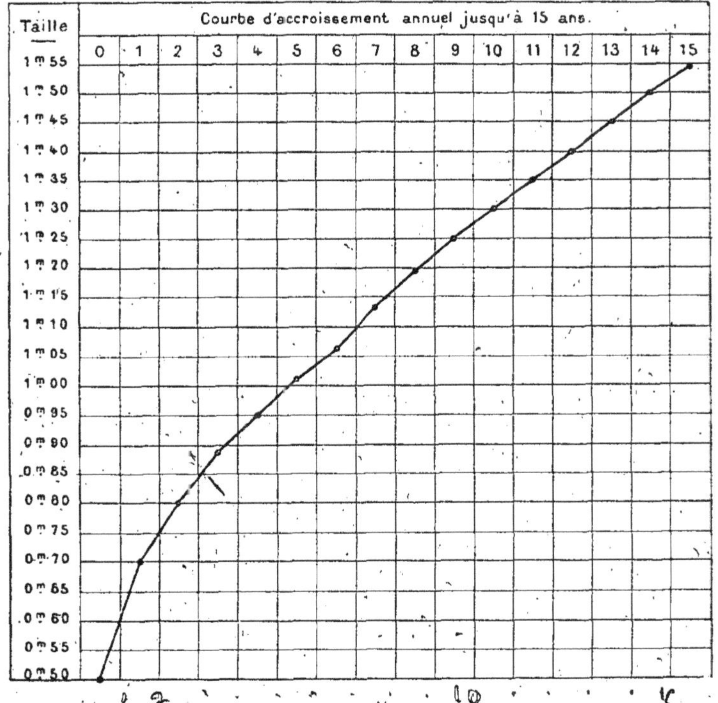

mensuel, à mesure qu'on s'éloigne de la période initiale. L'enfant qui, dans la première année, a gagné 20 centimètres, n'en gagne plus que 10 dans la seconde année, puis 7, puis 6, puis 5, jusqu'à quinze ans, où le gain annuel est encore plus réduit. Il peut bien y avoir, quelquefois, à l'occasion d'une maladie, ou spontanément, une poussée de croissance qui double ou triple le taux normal, mais cela ne change rien aux règles et aux moyennes établies sur un très grand nombre d'observations par Quételet.

TABLEAU D'ACCROISSEMENT EN LONGUEUR DE 0 A 15 ANS.

AGE	TAILLE	GAIN ANNUEL
0	0ᵐ,50	»
1 an	0ᵐ,70	20 centimètres
2 —	0ᵐ,80	10 —
3 —	0ᵐ,88	8 —
4 —	0ᵐ,95	7 —
5 —	1ᵐ,01	6 —
6 —	1ᵐ,07	6 —
7 —	1ᵐ,13	6 —
8 —	1ᵐ,19	6 —
9 —	1ᵐ,25	6 —
10 —	1ᵐ,30	5 —
11 —	1ᵐ,35	5 —
12 —	1ᵐ,40	5 —
13 —	1ᵐ,45	5 —
14 —	1ᵐ,50	5 —
15 —	1ᵐ,54	4 —
Total du gain en 15 ans	1ᵐ,04	

II

HYGIÈNE DE L'ENFANT[1]

En hygiène infantile, les questions relatives à l'alimentation l'emportent sur toutes les autres, et doivent être mises au premier plan. Nous étudierons successivement les différents modes d'allaitement, le sevrage, les principaux aliments qui conviennent au jeune âge, l'incubation des nouveau-nés débiles et prématurés, les vêtements, le coucher, le sommeil, les sorties, l'hygiène de la peau, la mortalité des enfants, les mesures propres à la restreindre, etc.

Allaitement. — Il convient, en commençant, de proclamer encore une fois la supériorité de l'allaitement maternel sur tous les autres modes de nourriture, et de déplorer l'abandon volontaire ou involontaire de ce devoir qui est en même temps un bienfait pour les mères comme pour les enfants. Toute mère, qui peut nourrir, et qui ne le fait pas, manque à son devoir le plus sacré et encourt une grave responsabilité. Nous devons tous agir, dans la mesure de nos moyens, pour développer l'allaitement maternel, trop

---

(1) Pour plus de détails, consulter *Le livre des Mères, Petit dictionnaire d'hygiène infantile*, par le Dr J. Comby. Paris, 1895, Rueff et Cⁱᵉ, éditeurs.

[J. COMBY.]

délaissé dans notre société riche et mondaine. Et pour cela, il faut que nous soyons bien convaincus de l'excellence de ce complément naturel de la maternité. Enfanter ne suffit pas ; une mère n'est pas complète, si elle ne nourrit pas de son lait le petit être qu'elle a mis au monde. On distingue trois modes d'allaitement :

1° Allaitement naturel ;

2° Allaitement mixte ;

3° Allaitement artificiel.

L'allaitement naturel, ou allaitement par le sein féminin, se subdivise en *allaitement maternel* et *allaitement mercenaire*. L'allaitement artificiel, ou allaitement par le sein d'un animal, est *direct* quand l'enfant prend le pis de l'animal, *indirect* quand il prend le lait par l'intermédiaire d'un biberon, d'un verre, etc. L'allaitement est mixte quand l'enfant, sans être privé du sein féminin, reçoit un supplément de lait animal (par exemple sein le jour, biberon la nuit, ou inversement).

I. — *Allaitement naturel.*

Il est inutile d'insister sur la supériorité incontestable et incontestée de l'allaitement naturel, c'est-à-dire de l'allaitement au sein féminin. L'organisme de l'enfant nouveau-né n'est réellement adapté qu'à une seule alimentation, au lait de femme, de même que l'organisme du veau n'est adapté qu'au lait de vache, celui du chien au lait de chienne, etc., etc. La nature le veut ainsi. Malheureusement il y a parfois des difficultés, ou même des impossibilités, dérivant : soit de la mère, mauvaise nourricière, malade, ou mal conformée, quand elle est consentante ; soit du nourrisson, trop faible, ou incapable pour une raison physique (bec-de-lièvre, etc.) de prendre le sein qui lui est offert. L'allaitement naturel sera préféré à tout autre mode d'alimentation, quand il sera possible ; on ne le remplacera pas à la légère par l'allaitement artificiel.

A. — ALLAITEMENT MATERNEL.

L'allaitement par la mère est supérieur à tout. Il est possible, quand la mère est saine, assez forte, pourvue de mamelles suffisantes. Avant même l'accouchement, pendant la grossesse, surtout les derniers mois, on peut déjà prévoir qu'une femme sera bonne nourrice ; dans ce cas les seins sont volumineux, sillonnés à leur surface de veines bleuâtres, qui indiquent une circulation intérieure active. La mamelle, dissimulée sous une couche adipeuse plus ou moins épaisse, est ferme, de forme conique ; la pression à la base du mamelon fait sourdre quelques gouttes jaunâtres de colostrum. Le *colostrum*, aliment de transition, est un liquide louche, jaunâtre, très aqueux, peu riche en corpuscules. Au moment de la naissance, c'est une émulsion composée de sérum et de globules graisseux.

Les mamelons sont gros, mûriformes, bien détachés, entourés à leur base d'une aréole brunâtre hérissée de tubérosités (tubercules de Montgomery).

Quand on les titille, on les voit s'ériger et se durcir. Tout indique en un mot que, sous l'influence de la montée du lait, vers le 3ᵉ jour après les couches, les seins se rempliront de liquide et assureront la nourriture du nouvel être. Par contre, si les seins sont flasques et pendants, si le mamelon est rétracté, si la pression ne fait sourdre aucun liquide dans les derniers jours de la grossesse, on pourra craindre l'incapacité nourricière de la femme enceinte. Encore ne faudra-t-il pas trop s'engager dans la voie prophétique, car les prévisions en apparence les mieux justifiées pourraient être démenties par l'événement. J'ai vu des femmes maigres, pâles, aux seins aplatis, faire d'excellentes nourrices. La maigreur, quand elle n'est pas excessive, ne doit pas empêcher l'essai loyal de l'allaitement. Il n'est pas rare de voir de ces femmes se transformer sous l'influence de la fonction nouvelle, acquérir un appétit inusité, engraisser, prendre des couleurs, éprouver en un mot les meilleurs effets d'un allaitement accepté à contre-cœur ou déconseillé par l'entourage. On devrait prendre pour règle, quand il n'y a pas contre-indication formelle, d'essayer l'allaitement, quitte à chercher une nourrice devant l'insuccès bien avéré. Les raisons mondaines ne devraient jamais entrer en balance avec les avantages de l'allaitement maternel ; à quelque classe de la société qu'elle appartienne, une femme, apte physiquement à nourrir son enfant, devrait pouvoir le faire. Elle y trouverait son avantage, et sa santé, loin d'être ébranlée, serait consolidée par l'accomplissement d'une fonction naturelle, qui a bien ses ennuis et ses déboires, mais qui offre bien des compensations matérielles et morales. C'est dans les grandes villes, en France plus encore qu'à l'étranger, que nous voyons les classes aisées de la société déserter de plus en plus l'allaitement maternel ; il en résulte un développement énorme de l'industrie nourricière qui, si elle assure à beaucoup d'enfants riches les bienfaits de l'allaitement naturel, condamne un nombre égal d'enfants pauvres (ceux des nourrices mercenaires) à l'allaitement artificiel et au sevrage prématuré.

Cependant, on voit des mères incapables de mener à bien l'allaitement de leurs enfants. Quelques-unes sont devenues, par l'hérédité, par le séjour prolongé dans les grandes villes, par l'abus des plaisirs mondains et des fatigues qui les accompagnent, par une culture intellectuelle et artistique intensives, incapables de lactation. D'autres sont malades ; elles portent le germe de la tuberculose ; leurs traits, leur facies, leurs antécédents personnels et héréditaires, tout l'indique. Dans ce cas, il sera prudent de renoncer d'emblée à l'allaitement maternel, et de confier l'enfant issu de parents suspects à une campagnarde vigoureuse et sanguine. Donc l'allaitement est interdit à toute femme qui tousse habituellement, qui a eu des bronchites, qui compte des tuberculeux dans sa proche parenté, qui est tuberculeuse ou menacée de le devenir. Chez une femme de cette catégorie, l'allaitement est dangereux pour la mère, qu'il expose à la phtisie, et pour l'enfant, qu'il menace du même mal.

Après la phtisie pulmonaire, qui contre-indique absolument l'allaitement, il faut placer les maladies organiques du cœur, de l'estomac, des reins et des principaux viscères, également incompatibles avec cette fonction. Parmi les maladies chroniques générales, la chlorose avancée, le diabète sucré, l'obésité, le rhumatisme, la goutte, la gravelle, l'asthme, et en général toutes les manifestations paroxystiques de la diathèse arthritique, peuvent faire écarter l'allaitement maternel. Il est une cause souvent invoquée par les familles et par les médecins, le lymphatisme, la scrofule, qui me paraît au moins discutable. Beaucoup de femmes sont dites ou se disent lymphatiques, qui feraient d'excellentes nourrices. D'autres ont ou ont eu des manifestations scrofuleuses avérées, des ophthalmies, des adénopathies, des ostéopathies tuberculeuses qui les rendent suspectes. Or, quand ces manifestations sont éteintes, quand l'état général est bon, je ne vois pas pourquoi on empêcherait des mères ayant des cicatrices écrouelleuses au cou, des taies aux yeux, des déformations aux os ou aux jointures, d'allaiter leurs enfants. J'ai vu, pour ma part, d'excellentes nourrices porter ces stigmates désobligeants.

J'ai même vu une mère de famille, d'ailleurs forte et bien constituée, mais défigurée par un affreux lupus tuberculeux de la face, traité sans succès à Saint-Louis par les cautérisations et les scarifications, donner le sein avec le plus grand succès à de beaux enfants qui n'ont souffert en rien des conséquences qu'on aurait pu redouter *a priori*. Et cependant, si nous avions à choisir une nourrice, nous écarterions résolument les écrouelleuses, les lupiques, etc. Mais je parle d'allaitement maternel; là, il faut être beaucoup moins sévère et encourager avec bienveillance toutes les tentatives raisonnables. J'ai vu un cas où l'allaitement maternel paraissait absolument devoir tourner contre celle qui l'a tenté et contre son enfant. Il s'agit d'une dame qui, il y a dix ans, fut prise, à la suite d'un refroidissement, d'une néphrite aiguë (douleurs dans les reins, urines rouges et rares, chargées d'albumine); cette dame, ayant toujours de l'albumine dans ses urines, devient enceinte. L'accouchement se fait naturellement; la mère veut nourrir; elle réussit parfaitement et, sous l'influence de l'allaitement, l'albumine disparaît totalement de l'urine; la néphrite, après 3 ou 4 ans de durée, guérit; une nouvelle grossesse, suivie d'un nouvel allaitement prolongé, est aussi heureuse que la première; cette dame, pour la troisième fois, accouche et allaite avec le même succès. Cet exemple montre qu'il ne faut pas à la légère déconseiller l'allaitement maternel, et qu'on doit s'incliner quand une mère manifeste la ferme résolution d'allaiter son enfant.

Mais parfois la bonne volonté, l'énergie de la mère la mieux intentionnée, sont contrariées par des accidents qui viennent compromettre l'allaitement. Ici, c'est un mamelon trop court, que l'enfant ne peut saisir, et qu'on est obligé de vider a l'aide du tire-lait. En pompant ainsi avec patience, on arrive parfois à former le mamelon et à le rendre accessible au nourrisson; mais parfois le résultat est nul, et il faut renoncer à l'allaitement maternel. Là, le mamelon est bien conformé, mais il se fissure, s'ulcère, présente des crevasses qu'il faut savoir prévenir ou guérir, pour éviter les douleurs, les lymphangites, les abcès de la mamelle, qui rendraient l'allaitement désastreux pour la mère et pour l'enfant. Enfin il arrive que, malgré les tractions énergiques pratiquées par le nourrisson, le lait ne monte pas ou monte en quantité insuffisante; on peut essayer quelques moyens qui passent pour avoir la vertu d'augmenter la sécrétion du lait : la bière de malt, le galéga, le sel marin, le cumin, l'anis, le fenouil, l'électricité, le massage, etc. Si tout échoue, si l'agalactie persiste, si l'enfant dépérit, on lui cherchera une nourrice. La galactorrhée peut être aussi parfois un obstacle à l'allaitement. On la combattra par la compression, par les badigeonnages de cocaïne, par les emplâtres à la belladone, par l'ergot de seigle, etc.

L'âge de la mère peut-il être une contre-indication à l'allaitement? Quand on prend une nourrice, on fait grande attention à son âge, on ne la veut ni trop jeune, ni trop vieille; on a raison. Mais pour l'allaitement maternel, les limites sont plus élastiques. J'ai vu récemment, au Dispensaire que je dirigeais, une fille de 17 ans, fraîche et rose, qui allaitait avec le plus grand succès son enfant, âgé de 4 mois. J'ai vu, à peu près à la même époque, une femme de 42 ans qui donnait le sein à son sixième enfant, âgé de 6 mois; l'enfant était superbe. Une autre femme de 41 ans avait eu et nourri au sein 19 enfants; le dernier, qu'elle allaitait encore avec succès, était âgé de quelques mois. Une femme de 38 ans, qui a eu 14 enfants, et qui en a élevé 8 au sein, sans parler de 3 enfants étrangers qu'elle a nourris, donne encore le sein à une petite fille de cinq semaines avec un plein succès (observation prise à la Villette en décembre 1892). Par contre, une femme de 48 ans m'a présenté, à l'hôpital Trousseau, son treizième enfant devenu rachitique par insuffisance de lactation. Les autres, nourris par la mère, quand elle était plus jeune, avaient échappé au rachitisme. L'âge avancé peut être une contre-indication.

Certaines maladies, certaines indispositions, la frayeur ou même le seul fait de ne plus donner le sein pendant quelques jours, peuvent arrêter la sécrétion du lait et rendre la mère impropre momentanément à l'allaitement. Cette suppression du lait maternel n'est pas toujours définitive, et souvent l'allaitement interrompu peut être repris avec succès. Le 21 avril 1890, une jeune femme me conduit son enfant âgé de 3 semaines, qu'elle avait mis au biberon depuis 15 jours, sur le conseil d'une voisine qui la croyait trop faible pour faire les frais de l'allaitement naturel; l'enfant était athrepsié, il avait du muguet, de l'érythème des fesses, etc. Je conseille à la mère de le remettre au sein sans plus tarder, et de l'aider, pour les premières tétées, en exerçant avec la main des pressions à la base du mamelon. Ce conseil fut suivi, le lait remonta peu à peu dans les seins, et le 3 décembre suivant (8 mois après), l'enfant m'était de nouveau présenté dans un état florissant de santé. Donc l'allaitement maternel avait pu être repris et continué après une interruption de 15 jours. Des interruptions plus longues (1 mois, 2 mois, et même 4 mois) ont été citées par les auteurs.

Quand la mère est atteinte, au cours de l'allaitement, d'une maladie aiguë grave (fièvre typhoïde, pneumonie, scarlatine, variole, choléra, etc.), on doit se hâter de séparer l'enfant, de suspendre l'allaitement maternel. Le lait devient insuffisant, et peut, sous l'influence de la maladie, acquérir des propriétés nocives, les microbes passant dans le lait, ou leurs produits

[J. COMBY.]

de sécrétion. Le mieux est de donner une nourrice à l'enfant, quand on le peut; si cela est impossible, l'enfant sera soumis à l'allaitement artificiel, et quand la mère sera rétablie, elle pourra parfois reprendre l'allaitement. J'ai vu une nourrice qui, après une interruption de 44 jours causée par la scarlatine, put donner le sein de nouveau avec un plein succès.

Quand l'enfant est atteint de faiblesse congénitale, né avant terme, il arrive assez souvent qu'il n'a pas la force de téter. Sans renoncer à l'allaitement naturel, on fera tomber directement, par la traite manuelle, le lait dans la bouche de l'enfant. On pourra ainsi, toutes les heures, allaiter le nouveau-né, et quand il aura pris des forces, il parviendra à téter directement. Quelquefois le gavage et la couveuse l'aideront à traverser ce passage difficile. Si l'enfant est atteint d'une malformation de la bouche (bec-de-lièvre, division du palais, gueule-de-loup), il lui est impossible de téter, et l'on est obligé de recourir à l'allaitement artificiel.

Je suppose que tout soit normal du côté de la mère, comme du côté de l'enfant; il faut maintenant étudier les règles, la technique de l'allaitement naturel : première tétée, nombre et durée des tétées de jour et de nuit, quantité de lait par tétée et par jour, durée de l'allaitement, etc.

Première tétée. — C'est toujours avec une certaine émotion qu'on voit approcher le moment où le nouveau-né va prendre le sein pour la première fois. Il ne faut d'ailleurs pas se presser de mettre l'enfant au sein de la mère. On laissera reposer celle-ci pendant plusieurs heures, on respectera son sommeil. L'enfant peut attendre, il dort de son côté, et il ne court pas le risque de mourir d'inanition, dût-on différer la première tétée jusqu'au lendemain. Pendant le premier et le second jour, le nouveau-né n'a pas besoin, en réalité, d'une alimentation sérieuse, il lui faut surtout évacuer ses sécrétions rénales et intestinales, uriner, rendre son méconium. Aussi ne peut-on que blâmer la pratique, très ancienne et très répandue, il est vrai, mais inutile et dangereuse, de donner à l'enfant quoi que ce soit (eau sucrée, lait stérilisé) avant la première tétée.

Si la mère était incapable de donner le sein avant le 2e ou 3e jour, ou si l'on attendait une nourrice, on donnera à l'enfant quelques cuillerées à café de lait tiède stérilisé. En dehors de ces circonstances exceptionnelles, l'enfant ne prendra rien entre sa naissance et la première tétée. Pour cette première tétée, il faut aider la mère, obligée d'ailleurs de garder une position gênante, la position horizontale. On découvre le sein, on lave le mamelon à l'eau boriquée tiède, on l'essuie avec le coton hydrophile, et on le dirige dans la bouche de l'enfant, couché le long du flanc de sa mère. Il est rare, quand le mamelon est bien conformé, quand l'enfant est normal, d'échouer dans les premières tentatives d'allaitement. Après la tétée, qui a une durée variable (de quelques minutes à un quart d'heure), on retire l'enfant, on le porte dans son berceau, et on lave à l'eau boriquée le mamelon.

Nombre des tétées, intervalles qui doivent les séparer. — Pendant les premiers jours, la régularité parfaite n'est pas possible, elle est même superflue. On met l'enfant au sein quand il pleure sans raison apparente, tantôt toutes les deux heures, tantôt toutes les heures. Mais déjà il faut avoir pour objectif les tétées rares et également espacées. En effet, l'estomac du nouveau-né, quoique doué d'aptitudes spéciales pour l'activité et la rapidité de la digestion, met cependant un certain temps à se vider, et il n'est pas bon de faire un nouveau repas alors que le précédent n'est pas encore digéré. Or, si on laisse l'enfant téter toutes les heures, par exemple, on peut être sûr que la digestion d'une tétée n'est pas achevée quand l'autre commence, d'où fatigue pour l'estomac et possibilité (si la chose se répète trop souvent) de vomissements, de diarrhée, de dyspepsie, etc. Chez le nouveauné, la digestion dure au moins 1 heure 1/2, 2 heures, et plus tard 2 à 3 heures. Il faut donc, pour que l'estomac ne soit pas toujours encombré de lait, prescrire un intervalle de 2 heures, 2 heures 1/2, 3 heures entre les tétées. On arrive assez rapidement et assez facilement à régler l'enfant d'après ces principes, quand la mère a du lait, quand elle est bonne nourrice. Pour s'en assurer, il suffit de peser l'enfant avant et après chaque tétée. Si la mère n'a pas assez de lait, l'enfant crie avant l'heure réglementaire et le nombre des tétées devient excessif. La trop grande fréquence des tétées est souvent un signe d'insuffisance de lactation. L'intervalle entre les tétées doit être plus grand la nuit que le jour; si 2 heures séparent les tétées de la journée, 3 et 4 heures devront séparer les tétées nocturnes. Pendant les premières semaines, l'enfant ne devra pas faire plus de 8 à 10 tétées en 24 heures (6 à 7 le jour, 2 à 3 la nuit). Plus tard, ce chiffre pourra s'abaisser à 7 et à 6.

Quand l'enfant sera bien portant, on ne le réveillera pas sous prétexte que l'heure de la tétée a sonné ; l'intervalle peut, sans danger, pour une fois, dépasser 3 heures et même 4 heures. Si l'enfant est faible, délicat, paresseux au sein, dormeur et torpide, il faut le réveiller, le secouer, provoquer la succion par de petits tapotements sur les joues, etc. La balance sera encore le meilleur guide à suivre dans ce cas. Le chiffre des tétées par 24 heures n'est pas tout, l'abondance de chaque tétée est à considérer. Les tétées du matin sont généralement plus copieuses que celles de l'aprèsmidi; l'intervalle de ces tétées matinales pourra donc s'allonger, tandis que celui des tétées vespérales se raccourcira. On n'exigera pas une égalité mathématique contraire à la nature. La rareté relative des tétées est facile à obtenir avec une bonne nourrice; elle est impossible dans le cas contraire.

On ne donnera pas deux fois de suite le même sein; on alternera. Un sein, vidé plus souvent que son congénère, prendra un développement trop considérable, l'autre diminuant parallèlement et la plus grande irrégularité régnera dans les tétées. Il faut encore s'abstenir de donner, à la même tétée, les deux seins successivement. Il y a des femmes qui n'ont qu'un sein utilisable, soit par suite d'abcès, soit par vice de conformation du mamelon, etc. Dans ce cas, l'enfant est bien obligé de téter toujours le même sein. Et la question se pose de savoir si une femme qui n'a qu'un sein est capable de nourrir son enfant. S'il s'agit d'une nourrice mercenaire, la question n'est pas douteuse, et l'on doit refuser toute nourrice privée d'un sein. Si la mère veut absolument nourrir avec un sein, d'ailleurs bien développé, faut-il s'y opposer? J'ai vu quelques femmes qui, dans ces conditions défavorables, ont

[J. COMBY.]

pu mener à bien l'allaitement de leurs enfants. Dans ce cas, elles étaient obligées d'avoir recours, plus tôt que d'habitude, à une alimentation supplémentaire, à l'allaitement mixte. Il en est de même pour une femme qui, tout en ayant deux seins utilisables, veut allaiter deux enfants. Si c'est une nourrice mercenaire, on s'y opposera. Si c'est une mère qui veut élever elle-même deux jumeaux, on pourra acquiescer, avec la résolution ferme de recourir de bonne heure à l'allaitement mixte. Car il est tout à fait exceptionnel qu'une femme, robuste et bonne laitière, puisse allaiter avec succès et sans épuisement deux enfants.

Une mère qui allaite son enfant doit éviter avec soin de donner le sein à un autre enfant connu ou inconnu, pour se mettre sûrement à l'abri de contaminations dangereuses pour elle et pour son propre enfant (syphilis).

Durée de chaque tétée. — La durée de chaque tétée est variable, mais elle doit être assez courte. Elle est variable, car elle dépend de la quantité de lait qui se trouve dans la mamelle, de la force du nourrisson, etc. Tel enfant fera sa tétée en 5 minutes, tel autre en 10, en 15, en 20 minutes. Il ne faut pas dépasser ce chiffre dans la majorité des cas. Il ne faut pas laisser l'enfant s'endormir en conservant le mamelon dans la bouche. Cela se voit couramment quand l'enfant couche dans le même lit que sa mère, et cela est très fâcheux. En effet, le mamelon incessamment mouillé par la salive, se ramollit, s'excorie, se crevasse; des inflammations, des abcès peuvent en résulter. De plus, le nourrisson tète plus souvent qu'il ne faudrait, et il peut en résulter pour lui des troubles digestifs.

Il faut donc surveiller la durée des tétées et savoir la restreindre dans certains cas en se servant de la balance, qui dira si l'enfant a pris assez de lait, et en observant certains effets des tétées trop prolongées et trop abondantes (vomissements, diarrhée, etc.). Quand la tétée est terminée, le nouveau-né s'endort; on le prend avec soin et on le met dans son berceau. On le tiendra dans la position horizontale ou peu inclinée pour prévenir les vomissements qui se produisent surtout quand l'enfant est secoué, quand il est tenu debout ou assis sur les bras de la mère ou d'une bonne.

Quantité de lait prise à chaque tétée. — La quantité de lait prise à chaque tétée varie suivant la valeur nourricière de la mère, suivant l'âge, le poids, la vigueur de l'enfant. La capacité physique de l'estomac du nouveau-né est petite; elle n'excède pas dans les premiers jours 40 à 50 centimètres cubes, c'est-à-dire le quart d'un verre ordinaire; si l'on veut, la première semaine, faire prendre à l'enfant une quantité supérieure de lait, on est exposé à distendre, à dilater son estomac. Puis cet organe rapidement augmente de volume, il peut, dès la seconde semaine, contenir facilement 70 à 80 centimètres cubes; la 3ᵉ semaine, 80 à 90 centimètres cubes; le 2ᵉ mois, 100 à 120 centimètres cubes; le 3ᵉ mois, 140 centimètres cubes; le 5ᵉ mois, 250 centimètres cubes; le 6ᵉ mois, 500 centimètres cubes. Ces chiffres nous donnent à peu près le poids maximum de chaque tétée aux différents âges du nourrisson. Ils veulent dire que, le premier mois, l'enfant ne doit pas prendre, en moyenne, plus de 60 à 70 grammes de lait par tétée; que, le second mois, il doit se borner à des tétées de 100 à 120 grammes; que,

le 3e mois, il peut aller à 140 grammes; puis à 150, à 200 grammes, etc.
Il est bon qu'il ne dépasse jamais ce chiffre, car si son estomac peut contenir
davantage, rien ne nous oblige d'atteindre la limite de la capacité gastrique,
200 grammes représentent à peu près un grand verre; il est bien rare qu'un
nourrisson prenne cela dans une tétée, même à 8 ou 10 mois, et il n'est pas
nécessaire d'aller si loin. Voici les chiffres que l'observation nous permet
de considérer comme très voisins de la vérité dans l'allaitement maternel.

Quantité de lait prise par tétée, suivant l'âge du nourrisson :

	PAR TÉTÉE	PAR JOUR
1er jour.	3 à 4 grammes	20 à 30 grammes
2e —	15 —	120 à 150 —
3e —	40 —	360 à 400 —
4e —	50 —	400 à 500 —
2e et 3e semaine.	60 —	500 à 600 —
2e mois.	80 à 100 —	600 à 700 —
3e —	100 —	700 à 800 —
4e —	120 —	800 à 900 —
5e au 10e mois. .	140 à 150 —	900 à 1000 —

Ces chiffres expriment un maximum, ils ne se rencontrent que dans les
cas d'allaitement exclusif, sans mélange d'autre alimentation, et avec une
bonne laitière. Aussitôt qu'une nourriture supplémentaire est ajoutée aux
tétées, celles-ci diminuent.

Durée de l'allaitement maternel. — Quand la mère est vigoureuse et
saine, la durée de l'allaitement doit être longue. Il y a tout avantage pour
l'enfant à téter le plus longtemps possible, quand on a soin de lui donner,
en temps opportun, une alimentation complémentaire. Les enfants les plus
beaux, les plus vigoureux, les plus sains, les mieux doués au point de vue
de l'estomac et du développement futur, sont ceux qui ont tété le plus longtemps. L'allaitement prolongé jusqu'à 2, 3, 4 ans est très répandu chez
les sauvages, les Africains, les Asiatiques, etc. Au Japon, les enfants tètent
jusqu'à 3 ou 4 ans, et la mortalité infantile est moindre que chez nous. Sur
1 000 enfants, 276 meurent avant l'âge de 5 ans au Japon, et 341 en France.
Un allaitement maternel qui ne dure que 6, 9, 12 mois, est un allaitement
trop court. Il faut aller jusqu'à 15, 18, 20 mois et au delà. La mère ne doit
rester en deçà que pour des raisons majeures : maladies, faiblesse, anémie,
nouvelle grossesse, etc.

Conditions qui peuvent influer sur la durée de l'allaitement. — Une
maladie sérieuse qui frappera la mère à une époque où l'enfant peut être
sevré sans danger, sinon sans désavantage (10 à 12 mois), que cette maladie
soit aiguë (fièvre typhoïde, pleurésie, pneumonie) ou chronique (anémie,
dyspepsie, bronchite), devra faire cesser l'allaitement, car elle tarit presque
la sécrétion mammaire, elle affaiblit la mère, et elle peut infecter l'enfant
(les microbes pathogènes passent quelquefois dans le lait). S'il ne s'agit que
d'une indisposition, d'un rhume, d'une grippe, d'un embarras gastrique,
d'un ictère catarrhal, d'une colique hépatique, je ne crois pas qu'on doive
d'emblée renoncer à l'allaitement; on s'aidera pendant quelques jours avec

[J. COMBY]

un peu de lait stérilisé, et on reprendra l'allaitement après la guérison.

Les fatigues qu'imposent la vie mondaine, les soirées, le théâtre, le bal, les dîners, ne sont pas compatibles avec un bon allaitement; elles épuisent la mère et rendent le lait moins riche et moins abondant. Il faut renoncer à tout cela, au moins pendant les six à huit premiers mois. Plus tard, on pourra concéder quelques sorties et l'usage des plaisirs les moins fatigants pour le système nerveux et pour l'estomac. Une femme du monde qui veut allaiter son enfant dans de bonnes conditions doit suspendre sa vie mondaine pendant un an, et ajourner la satisfaction de ses plaisirs habituels. Elle peut recevoir des visites, en rendre quelques-unes, et c'est tout.

Les émotions morales vives, la colère, la frayeur, etc., ont une influence déplorable sur la lactation, dans quelques cas; on cite des femmes qui, sous l'influence de la peur, ont vu leurs mamelles se tarir momentanément ou définitivement. On fera donc tout pour éviter les grands chocs nerveux, les secousses du cœur, les chagrins profonds. Les relations conjugales n'ont pas, par elles-mêmes, quand elles sont rares et modérées, d'influence sur la sécrétion du lait. Mais elles exposent la mère à une nouvelle grossesse et elles conduisent à un sevrage prématuré. Ce n'est pas que le lait d'une femme enceinte soit pernicieux pour le nourrisson; beaucoup de femmes ont allaité et allaitent tous les jours leurs enfants, qui n'en éprouvent aucun malaise pendant les 2, 3, 4 premiers mois d'une grossesse jusqu'alors ignorée. Dans les espèces animales (bovine, chevaline, etc.), cela est même général, constant. Donc le lait d'une femme enceinte n'est pas mauvais pour le nourrisson. Mais il est pénible, pour la mère, de continuer l'allaitement dans les conditions anormales où elle se trouve; la sécrétion lactée diminue, les forces s'en vont, et le sevrage s'impose. Quoi qu'il en soit, ce sevrage ne devra pas être précipité, car la crainte du *mauvais lait* est absolument chimérique.

Le retour prématuré des règles a-t-il une influence sur l'allaitement? Il est certain que les meilleures nourrices sont celles dont la menstruation est suspendue pendant la plus grande partie de l'allaitement; mais il n'est pas rare de voir les règles revenir après quelques mois, 3, 4, 5, 6 mois. Quelques femmes même ont leurs règles pendant toute la durée de l'allaitement. C'est une condition peu favorable, mais non absolument fâcheuse pour le nourrisson. On remarque que les femmes qui ont leurs règles sont ordinairement moins bonnes laitières que les autres, et surtout que la sécrétion lactée diminue pendant l'époque menstruelle, d'autant plus que les pertes sont plus abondantes et plus prolongées. Mais, surtout quand il s'agit de la mère, le retour inopiné des règles ne doit jamais faire abandonner l'allaitement, ni conduire à un sevrage prématuré.

Hygiène de la mère. — Une mère qui allaite son enfant doit éviter avec soin tout écart de régime, les bons dîners, les mets épicés et échauffants, les aliments indigestes, les crudités, les boissons fortement alcooliques (vin pur, liqueurs, etc.). En dehors de cette règle générale de conduite, elle ne doit pas se croire obligée, parce que nourrice, de changer radicalement son régime alimentaire. Elle habite la ville, elle a contracté l'habitude de prendre une nourriture plus azotée, plus animalisée que les femmes de la campagne, il n'y a pas de raison pour qu'elle essaye d'un régime nouveau auquel son estomac et son tempérament ne sont pas faits.

Qu'elle évite seulement les excès, surtout les excès alcooliques, qui ont une mauvaise influence sur le lait et le nourrisson. On permettra l'eau rougie, la bière légère, etc. La quantité moyenne sera de 2 à 3 litres par 24 heures. Une femme qui allaite ne restera pas enfermée, mais sortira tous les jours avec son nourrisson, si le temps le permet. Elle doit prendre l'air; quand la saison est favorable et quand ses moyens le lui permettent, elle quittera Paris et les grandes villes pour la campagne, où elle se trouvera dans des conditions hygiéniques plus favorables à l'allaitement. Le séjour à la campagne favorise la sécrétion du lait et galvanise parfois des femmes qui, à la ville, ne faisaient que de pauvres nourrices.

Influence du tempérament, de la constitution. — Doit-on tenir compte, pour ou contre l'allaitement maternel, de la couleur des cheveux, du tempérament de la mère, de son embonpoint? On a dit que les femmes rousses ne pouvaient pas faire de bonnes nourrices; rien n'est moins prouvé. Qu'une femme soit rousse, blonde ou brune, elle peut avoir toutes les qualités d'une nourrice et l'on ne doit pas attacher la moindre importance à la couleur des cheveux, au teint de la peau, aux traits du visage, à l'implantation des dents. Les femmes d'un embonpoint moyen sont dans des conditions plus favorables que les femmes émaciées ou obèses pour mener à bien l'allaitement de leurs enfants. L'obésité franche doit être regardée comme une contre-indication; mais l'embonpoint n'en est pas une. Une femme simplement nerveuse pourra nourrir; une femme hystérique à grandes attaques ne le pourra pas. J'ai vu une dame bien constituée et bien portante, capable à coup sûr de faire une bonne nourrice, s'abstenir d'allaiter son enfant, pour l'unique raison qu'elle avait épousé son cousin germain. Les mariages consanguins peuvent bien, dans quelques cas, avoir de fâcheuses conséquences sur la descendance; la consanguinité peut donc contre-indiquer le mariage, mais je ne vois pas comment elle pourrait contre-indiquer l'allaitement maternel.

B. — Allaitement mercenaire.

L'allaitement par une nourrice, qui n'est pas la mère de l'enfant, offre plus de difficultés que l'allaitement maternel. Mais il donne souvent d'excellents résultats, bien supérieurs à ceux que donnerait l'allaitement maternel, si, à la mère faible, délicate, malade, on peut substituer une robuste campagnarde, remplissant toutes les conditions voulues pour faire une bonne nourrice. Les premiers jours d'un enfant mis en nourrice diffèrent sensiblement de ceux de l'enfant mis au sein de sa mère. Celle-ci, qui vient d'accoucher, n'a pas encore de véritable lait; l'enfant, pendant 2 ou 3 jours, ne ramène qu'une faible quantité de colostrum, qui le purge et chasse devant lui le méconium. La nourrice mercenaire, au contraire, est accouchée depuis plusieurs semaines ou plusieurs mois, elle a un lait plus vieux,

[J. COMBY.]

trop abondant, trop caséeux pour un enfant d'un jour; l'un ne répond pas à l'autre, et les premières rencontres ne sont pas toujours heureuses. L'enfant, recevant, dans les premières tétées, plus de lait qu'il ne lui en faudrait, présentera souvent des vomissements, de la diarrhée, des coliques et, loin d'augmenter de poids, il pourra diminuer notablement. J'ai vu des enfants qui, sous l'influence d'un lait trop vieux, ne tardaient pas à présenter des éruptions de la face, des érythèmes des fesses, etc. Ces troubles vont quelquefois assez loin pour imposer le changement de nourrice.

Pour éviter ces inconvénients ou les atténuer, on priera la nourrice de dégorger ses seins trop remplis avant de faire téter l'enfant; elle y parviendra facilement par la traite manuelle et elle en éprouvera elle-même du soulagement. Deux causes rendent les premières tétées indigestes pour le nouveau-né confié à une nourrice étrangère : 1° La trop grande abondance du lait; au lieu de quelques gouttes de colostrum qu'il aurait pris au sein de sa mère, le bébé est exposé à ingérer 50, 60 grammes de lait véritable; 2° Ce lait est relativement vieux, il a des qualités fort différentes du colostrum. Sans doute, quelques enfants s'accommodent facilement et rapidement à cette alimentation trop abondante et trop riche; mais d'autres ont de la peine à s'y faire. On les aidera en leur donnant, après la tétée, quelques gouttes d'eau de chaux ou de Vichy.

Les règles de l'allaitement mercenaire sont les mêmes que celles de l'allaitement maternel, et je n'y reviendrai pas. Pour ce qui est du choix de la nourrice, de son régime, de son hygiène, on trouvera plus loin tous les renseignements désirables. Il est des cas, assurément très rares, mais dont un exemple a été cité par le D' J. Weill-Mantou, d'allaitement combiné (mère et nourrice). Une mère veut bien nourrir son enfant, mais c'est une tâche qui lui paraît au-dessus de ses forces, soit parce qu'elle est faible, soit parce que l'enfant est gros et vorace, etc. Elle prend alors une nourrice qui se charge de donner le sein la nuit pendant qu'elle-même le donne le jour. Un enfant élevé dans ces conditions jusqu'à 15 ou 16 mois, a prospéré, le succès a été complet. Cela n'est pas étonnant; mais voulût-on répéter l'expérience, on trouverait difficilement des nourrices pour consentir à ce rôle un peu effacé de surnuméraire en allaitement. Cette sorte d'allaitement mixte (maternel et mercénaire) ne se voit guère que dans l'élevage des jumeaux, la mère partageant avec une nourrice les charges de l'allaitement de ses deux enfants.

Nourrices. — Il y a deux catégories de nourrices : les nourrices sur lieu, qui, habitant avec les parents de l'enfant, sont étroitement surveillées; les nourrices à la campagne qui, emportant chez elles les nourrissons qu'on leur confie, les soignent souvent mal et leur donnent prématurément des substances plus ou moins indigestes au lieu du lait féminin qu'elles s'étaient engagées à fournir. On donnera donc la préférence aux nourrices sur lieu, qui, il est vrai, coûtent plus cher que les autres. Mais, dans les deux cas, il faut procéder médicalement au choix de la nourrice.

Que la nourrice vienne directement de la campagne à la ville, dans la famille qui l'attend, ou qu'elle soit prise dans un bureau, elle doit subir un examen médical. On peut faire exception pour des nourrices retenues d'avance, connues de la famille ou des amis de la famille, examinées, suivies par le médecin de leur village, etc. Pour les autres, il faut être sévère et exiger toujours la présentation de leur enfant. Le bon état de ce dernier témoigne en faveur de la mère; il faut l'examiner attentivement et s'assurer qu'il n'est pas syphilitique. La nourrice ne sera ni trop jeune, ni trop vieille; trop jeune et primipare, il est à craindre qu'elle manque, non seulement d'expérience, mais encore et surtout d'une lactation suffisante et durable. Au-dessous de 20 ans, et surtout de 19 et 18 ans, il est rare de rencontrer de bonnes nourrices. Les meilleures sont entre 20 et 30 ans, surtout quand elles sont secondipares ou multipares. Toutes choses égales d'ailleurs, la secondipare ou la multipare fera une meilleure nourrice que la primipare. Une femme qui a nourri une ou deux fois avec succès, a fait ses preuves, elle offre plus de garanties que la primipare; quelque bonne que paraisse cette dernière, rien ne prouve qu'elle puisse faire les frais d'un allaitement prolongé. S'il faut rechercher les femmes qui ont déjà nourri, cela ne veut pas dire qu'on doive accueillir avec empressement une femme âgée, ayant passé la trentaine ou la quarantaine, ou épuisée par des grossesses multipliées. Les organismes appauvris doivent être écartés avec autant de résolution que les organismes incomplètement développés.

On refusera également les nourrices n'ayant qu'un sein utile. Sur 32 nourrices n'ayant qu'un sein apte à la lactation, auxquelles on avait confié des nourrissons, le Dr Sabatier a su que 15 de ces derniers étaient morts dès les premiers mois, ce qui donne une mortalité de 48 pour 100. D'autre part, 32 nourrices pourvues de deux seins n'ont donné que 9 morts, soit 28 pour 100. (Service départemental de Lyon.)

On exigera que la nourrice soit à une distance convenable de l'accouchement. Si elle se relève à peine, s'il ne s'est passé que 15 jours ou trois semaines entre la parturition et le placement, il est à craindre qu'elle n'ait encore des pertes, des douleurs, et qu'elle ne donne pas assez de lait. Si elle est accouchée depuis 6 mois ou davantage, son lait est trop vieux pour un enfant nouveau-né. Il est à craindre qu'il ne soit pas bien digéré et qu'il ne tarisse trop tôt. On a bien vu des femmes nourrir successivement deux enfants, mais c'est exceptionnel. Le mieux est de choisir une nourrice accouchée depuis 2 ou 3 mois; le lait ne sera pas trop vieux et durera plus longtemps. Il faut bien savoir en effet que la sécrétion lactée ne conserve pas toujours le même taux; très abondante les premiers mois, elle diminue ensuite trop fréquemment.

Le Dr Ledé a relevé toutes les nourrices au sein venues à Paris, de mai 1879 à fin décembre 1886. Sur un total de 81 756, dont 56 393 femmes mariées, 1 263 veuves, et 24 100 célibataires, il a pu étudier l'âge du lait des filles-mères, qui sont toutes nourrices sur lieu, et dresser le tableau suivant :

Lait de 1 mois 7 801
   —   2 — 5 855
   —   3 — 3 133

[J. COMBY.]

Lait de 4 mois. 1 794
— 5 — 1 275
— 6 — 888
— 7 — 628

Or la loi Roussel (art. 8) veut que l'enfant de la nourrice ait 7 mois révolus ou qu'il soit allaité par une autre femme. Cet article est incessamment violé par les nourrices sur lieu. Il est vrai que, si cet article était rigoureusement observé, l'industrie nourricière aurait vécu en France, car personne ne voudrait d'un lait de 7 mois. Cependant M. le Dr Pinard ne cesse de demander, dans les Sociétés savantes, dans les journaux, dans les thèses de ses élèves, le respect absolu de cet article de la loi Roussel, qui devait sauvegarder tant de malheureux enfants des campagnes. *Le droit de l'enfant à sa mère*, M. Pinard en fait un dogme intangible. Voici la réponse faite par le Dr Poitou-Plessis à la Société de médecine publique et d'hygiène professionnelle, en 1894.

« En fait, l'article visé de la loi Roussel est pratiquement inexécutable et il aboutit directement comme conséquence à la suppression complète de l'industrie nourricière. Si c'est là le but que nous voulons atteindre, il serait plus simple de le dire carrément. Je comprendrais, en effet, que l'on vienne soutenir cette thèse, sous bien des rapports défendable. — L'industrie nourricière étant foncièrement immorale, encourageant les mères riches à se soustraire au plus saint des devoirs de la maternité, nous en demandons la suppression absolue. — Cela est très beau comme thèse philosophique ; mais, au point de vue pratique, on aurait bien des objections à y faire. Certes, je déplore, autant que qui que ce soit, de voir des mères, qui seraient capables de faire d'excellentes nourrices, se refuser, sous le prétexte soit de convenances mondaines, soit d'occupations commerciales, à l'accomplissement de ce devoir. Mais, combien ne voyons-nous pas, chaque jour, de femmes qui désireraient vivement nourrir elles-mêmes leur enfant et qui ne le peuvent parce que la *sécrétion lactée fait défaut* ; et la mère phtisique, prétendrez-vous la contraindre à un allaitement aussi nuisible à elle-même qu'à son enfant ? Et l'enfant dont la mère est morte en couches ? Quel est donc le prétexte philanthropique dont vous vous couvrirez pour l'empêcher d'avoir une nourrice ?

« Vous arrivez donc forcément à cette conclusion : *que s'il peut être désirable de voir restreindre l'industrie nourricière, il serait mauvais de la supprimer* ; et pour ce qui est de la restreindre, il faut compter bien plutôt sur l'influence morale que le médecin peut exercer par ses conseils dans la famille, que sur des dispositions légales impossibles à appliquer.

« Et, en effet, que se passe-t-il dans la pratique ? En premier lieu, aucune femme, voulant se placer comme nourrice, n'attend d'avoir un lait de 7 mois, par cette excellente raison que, 8 fois sur 10, personne n'en voudrait. Non pas tant à cause du préjugé régnant sur les inconvénients d'un lait un peu âgé, que parce qu'on craindrait, non sans raison, de voir chez elle la sécrétion lactée se tarir avant qu'elle ait pu achever la nourriture qu'elle entreprend. Donc, c'est à 2, 3 ou 4 mois au plus qu'elle cherche à se placer comme nourrice ; à ce moment, où son nourrisson a acquis un degré suffisant de force et de résistance, elle le confiera à ses parents, à la campagne (lesquels ont souvent une bonne vache laitière) et qui vont continuer à élever l'enfant au biberon, dans des conditions en somme assez favorables.

« Et voilà ce que votre loi prétend empêcher ! Je me demande, en vérité, au nom de quel principe supérieur pouvant primer ceux de *liberté indivi-duelle et d'égalité devant la loi, qui sont les bases de notre droit public.* Comment ! chaque jour se passe le fait suivant, sans que la loi ait à inter-venir : une commerçante parisienne quelconque vient d'accoucher, et son accoucheur, voyant qu'elle a en abondance un lait succulent, fait tous ses efforts pour obtenir d'elle qu'elle nourrisse son enfant ; mais elle lui répond que cela lui est impossible ; qu'il faut qu'elle surveille son commerce, qu'elle soit à son magasin ; et on envoie le malheureux petit nouveau-né à 10, 15 ou 20 lieues de Paris, pour y être nourri au biberon et dans des con-ditions souvent très défectueuses et qui peuvent augmenter beaucoup ses chances de mortalité (¹).

« En vertu de quel droit le législateur, qui ne se croit pas autorisé à interdire l'élevage au biberon à cette mère qui ne peut arguer que de ses intérêts commerciaux (et alors qu'il s'agit d'un enfant débile et nouveau-né qui va être confié presque sans surveillance à des mercenaires) ; en vertu de quel droit, dis-je, prétend-il interdire ce même élevage au biberon à la paysanne dont l'enfant, déjà vigoureux, en quittant sa mère, ne quitte pas pour cela une famille qui continuera à le surveiller avec tendresse ? »

Et le Dʳ Poitou-Plessis fait ressortir l'état de misère dans lequel croupi-raient les filles-mères de la campagne, si elles ne trouvaient pas à se placer comme nourrices dans des familles aisées. Quant à la prétention d'exiger de la femme qui veut se placer comme nourrice, d'assurer préalablement une autre nourrice au sein à son enfant, elle est également injustifiée, car la malheureuse ne peut donner des arrhes, n'ayant pas un centime.

« Tout ce que l'État a le droit et le devoir de faire, ajoute le Dʳ Poitou-Plessis, c'est d'assurer à cet enfant, dont la mère se sépare, la même sur-veillance et la même protection (qu'il soit élevé au sein ou au biberon) qu'aux autres enfants de son âge mis en nourrice. »

Après cette digression à laquelle nous avons été conduit par la question d'âge du lait des nourrices, nous continuons l'étude des questions relatives au choix et au changement de nourrice. Avant d'arrêter une nourrice, on s'informera du retour de ses règles ; ce n'est pas toujours une cause de renvoi pour une nourrice en fonction, mais c'est un motif d'exclusion dans le choix d'une nourrice nouvelle.

La nourrice doit être robuste et saine, sans tare organique sérieuse, sans soupçon de tuberculose pulmonaire ou de maladie contagieuse quelconque.

(¹) Le Bulletin de statistique municipale donne les chiffres suivants ; je prends une semaine au hasard, onzième semaine de 1895 (10 au 16 mars). On a enregistré la naissance de 1196 enfants ; on a déclaré la mise en nourrice de 403 enfants, dont 15 seront placés à Paris et 388 hors de Paris. Parmi ces enfants, 97 seront nourris au sein et 306 recevront une autre alimentation.

[*J. COMBY.*]

C'est pour s'assurer de l'absence de ces vices rédhibitoires que l'examen médical est nécessaire. On note la couleur du visage, des cheveux, l'état des dents, l'embonpoint ou la maigreur, les cicatrices visibles ou cachées, on ausculte le cœur et les poumons, on examine la gorge, le ventre, etc. On refusera une nourrice trop pâle, anémique, trop maigre, trop grasse. La couleur des cheveux n'a pas d'importance, mais les odeurs fortes exhalées par la peau de certaines femmes seront un motif d'exclusion. Les dents profondément cariées indiquent que la nourrice aura de la peine à s'alimenter et la feront écarter.

On examinera avec le plus grand soin les mamelles, qui devront être volumineuses, pas trop chargées de graisse, mais constituées par des lobes noueux et denses, et sillonnées à leur surface par des veines bleuâtres. Le mamelon doit être saillant, non rentrant; la pression à sa base doit faire jaillir le lait comme une pomme d'arrosoir. Toute nourrice qui aurait un sein annihilé, par atrophie, abcès, cicatrices, doit être refusée. On examinera le lait qu'on aura fait jaillir des deux seins dans une cuiller ou un verre; on jugera ainsi de sa couleur, de sa viscosité, de son apparence.

En mettant une goutte de ce lait sur l'ongle, on apprécie aisément sa richesse en globules, traduite par son opacité et son épaisseur. Mais cette enquête sommaire ne donne qu'une présomption, qu'une approximation. Le lactoscope de Donné permettra de pousser plus loin l'analyse. Le procédé du compte-gouttes d'Hélot de Rouen peut être utilisé : on remplit une seringue de Pravaz, dont la pointe de l'aiguille a été limée, avec le lait de la nourrice, et on le chasse goutte à goutte; on compte le nombre de gouttes écoulées après évacuation complète du corps de pompe; le nombre des gouttes d'eau étant 30, celui des gouttes de lait doit être 35; au-dessous de 35, le lait sera considéré comme mauvais. Mais tout cela est moins probant que l'enfant de la nourrice, qu'on devra toujours se faire présenter en s'assurant qu'il est bien à elle et qu'il n'est pas emprunté pour la circonstance. Si le nourrisson est gros, gras, ferme, gai, vif dans ses mouvements, s'il a bonne mine, s'il a toutes les apparences de la santé, on doit admettre que la mère est une bonne nourrice, alors même que l'une ou l'autre des conditions requises plus haut semblerait en défaut.

Les nourrices de la campagne seront préférées aux nourrices des villes. Les femmes adonnées aux travaux des champs sont supérieures aux ouvrières des usines. Quand on a le choix entre une fille-mère et une femme mariée, laquelle doit-on prendre? La question de moralité pèse d'un grand poids dans certaines familles; mais il faut tenir compte avant tout des qualités nourricières du sujet. Les filles-mères sont souvent plus maniables, plus dociles que les femmes mariées. Ces dernières exigent toujours un prix plus élevé que les autres et les familles sont souvent ennuyées par les exigences de leurs maris.

On ne prendra qu'avec répugnance, et après enquête, une nourrice qui vient de quitter une place, par renvoi, départ volontaire, mort ou sevrage du nourrisson. Les bureaux de nourrices cachent au public les placements antérieurs de leurs clientes, surtout quand ils ont été de courte durée.

Quand une nourrice est bonne au point de vue de la santé et de la lactation, on doit passer par-dessus les imperfections d'ordre moral ou intellectuel qu'elle peut présenter; est-elle inférieure à ce point de vue, on la surveille de très près, on ne lui confie l'enfant qu'au moment des tétées et
surtout on ne la laisse, sous aucun prétexte, coucher avec lui. On sait du
reste que les qualités comme les défauts de la nourrice ne sont pas transmissibles par le lait au nourrisson.

Régime des nourrices. — Quand la mère nourrit elle-même son enfant,
elle n'a pas de régime particulier à suivre; si elle a l'habitude des viandes
rôties, elle continuera à en manger; si elle était végétarienne, elle restera
végétarienne. La question du régime alimentaire se pose uniquement pour
les nourrices sur lieu qui, venant de la campagne où elles vivaient de
pain, de soupes et de légumes, se trouvent transportées dans un milieu où
l'alimentation est plus azotée et plus riche. Il importe de ne pas changer
brusquement le régime auquel la nourrice est faite depuis son enfance.
L'excès de viande et de vin est surtout à redouter. Une nourriture trop
riche en albuminoïdes augmente la quantité de graisse. Le pain, les légumes
(pommes de terre, haricots, pois, lentilles), les ragoûts, les soupes aux
légumes, le fromage seront donnés en abondance. Comme boissons, on se
réglera sur les goûts de la nourrice, mais on ne lui permettra jamais le
vin pur ni les liqueurs fortes, à cause du trouble que l'alcool peut apporter
à la lactation. On a vu, chez la chèvre, que l'alcool, à la dose de 100 grammes, passait dans le lait. L'abus des boissons alcooliques a de plus l'inconvénient de diminuer l'appétit de la nourrice et par suite la quantité de son
lait; il rend ce lait plus gras et plus indigeste. On donnera l'eau rougie,
la bière légère, le cidre pur ou coupé d'eau (2 litres par jour en moyenne).
Si la nourrice ne prend que de l'eau, celle-ci devra être pure, filtrée,
potable en un mot. J'ai vu un nourrisson présenter de la diarrhée et des
vomissements parce que sa mère avait contracté les mêmes accidents en
faisant usage d'une eau impure.

Le nombre des repas sera de 5, de 4 même (y compris le lunch de
l'après-midi que prennent la plupart des nourrices). On donnera à discrétion le pain, la soupe, les légumes, les ragoûts, etc. On rationnera les
viandes rôties, les salades, les mets épicés. Outre les boissons alcooliques et
excitantes (vin pur, liqueurs, café, thé), on interdira certaines substances
qui peuvent passer dans le lait et nuire à l'enfant. L'ail, les oignons, les
poireaux, les asperges, etc., seraient dans ce cas. Dans cette question très
complexe des aliments, on se guidera surtout sur la tolérance de la nourrice et du nourrisson, permettant les mets qui réussissent à l'une et à
l'autre, interdisant ceux qui semblent agir défavorablement sur le lait.

M. le Dr C. Paul a prescrit le régime suivant aux nourrices de la crèche
de l'hôpital de la Charité : lait, pain, soupes maigres, viande à un seul repas,
drèches mélangées à de la farine de lentilles maltée, ce qui constitue un
aliment très azoté et très galactogène; bière pendant les repas seulement et,
dans l'intervalle, d'autres boissons telles que celle qu'on peut préparer en
ajoutant de l'avoine noire grillée au coco ordinaire des hôpitaux; cela ferait

[J. COMBY.]

une boisson sucrée, parfumée et très agréable. Pour lui, ce qu'il faut surtout, c'est réduire la viande, supprimer le vin, augmenter les farineux. Il reconnaît que ce régime n'est applicable qu'aux nourrices sur lieu, à ces paysannes dont l'alimentation change dès leur arrivée dans les villes. La campagnarde qui nourrit dans son pays n'a aucun motif de changer son régime; la citadine, sans changer radicalement son alimentation habituelle, doit s'inspirer des mêmes principes.

L'alimentation des nourrices doit être abondante, mais non excessive; il ne faut pas pousser à l'engraissement, qui pourrait diminuer la sécrétion du lait. Quand les nourrices engraissent, dit-on, les nourrissons maigrissent. C'est pour éviter ce danger qu'on veillera aux occupations, exercices et promenades des nourrices. La nourrice se lèvera et se couchera de bonne heure. Sans l'astreindre à des occupations fatigantes, on ne la laissera pas dans l'oisiveté et on lui donnera de menus ouvrages à faire. On soignera surtout son hygiène, elle devra sortir en promenade tous les jours avec son nourrisson, à pied, de façon à prendre à la fois l'air et l'exercice nécessaires.

Les soins de propreté, les bains ne sont pas nuisibles aux nourrices; on ne les négligera pas. On s'abstiendra de purger énergiquement ou de médicamenter une nourrice sans nécessité absolue. La plupart des remèdes, outre l'action restrictive qu'ils peuvent avoir sur la sécrétion du lait, passent dans le lait, en petite quantité, il est vrai, et peuvent impressionner l'enfant. Il en est ainsi de la quinine, de l'opium, du salicylate de soude, du mercure, de l'alcool, etc. Le salicylate de soude aurait la proprité d'augmenter la sécrétion du lait comme le chlorate de potasse. L'antipyrine aurait celle de la diminuer ou de la supprimer. Une femme qui allaitait son enfant, ayant pris de l'antipyrine pour un accès de migraine, a vu son lait se supprimer.

Du changement de nourrice. — Certaines familles ont une véritable frayeur du changement de nourrice. Sans doute, il ne faut pas, pour des motifs secondaires ou futiles, risquer de compromettre la santé d'un enfant qui vient bien et qui prospère. Dans cette question, il faut avoir égard uniquement au nourrisson. Est-il bien portant, augmente-t-il régulièrement de poids, on doit faire des sacrifices pour conserver la nourrice. Mais, dans le cas contraire (amaigrissement, pâleur, diminution du poids de l'enfant), il ne faut pas hésiter à changer de nourrice, et sur-le-champ. Les bonnes nourrices sont malheureusement assez rares, et l'on voit des familles qui, dans l'espace de quelques mois, changent cinq ou six fois de nourrice; je connais un enfant qui a eu onze nourrices. A la dixième, il avait 15 mois, les parents ont cru qu'ils allaient pouvoir le sevrer. Leur nourrice, à la suite d'émotions et d'ennuis, perdit rapidement son lait. L'enfant, dès ce moment, devint pâle, grognon, refusa la nourriture supplémentaire qu'il recevait déjà depuis longtemps (lait de vache, panades, soupes, crèmes, racahout, etc.). Tout cela était refusé ou vomi, quand l'ingestion était obtenue. La digestion ne pouvait se faire en l'absence du lait féminin, qui servait d'assaisonnement, d'apéritif et de digestif. Force fut donc de prendre une onzième nourrice; l'enfant revint à la santé du jour au lendemain.

On voit des enfants qui, habitués au visage et à l'odeur d'une nourrice, refusent la nouvelle nourrice qu'on leur présente. Il est bon dans ces cas de faire téter l'enfant la nuit. Mais cette répulsion des nourrissons pour les nourrices nouvelles est très rare, et presque jamais insurmontable. Le changement de nourrice s'impose donc quand l'enfant cesse de s'accroître ou diminue de poids. Faut-il la changer quand l'enfant, sans cesser de gagner en poids, ne présente pas le taux moyen d'augmentation? Par exemple si l'enfant qui, dans les premiers mois, doit gagner 20 à 25 grammes par jour, n'acquiert que 8 ou 10 grammes, faut-il immédiatement chercher une nouvelle nourrice? Dans ce dernier cas, il faut attendre en redoublant de surveillance et de soins à l'égard de la nourrice, en s'assurant qu'elle a un régime convenable, qu'elle mange bien, qu'elle prend l'air et l'exercice nécessaires, etc. Si, au bout de quelques semaines, la situation ne s'améliore pas ou s'aggrave, on se décide pour le changement.

Faut-il renvoyer une nourrice qui a ses règles? Oui, si l'on se trouve au début de l'allaitement, si la sécrétion du lait diminue sensiblement, si l'enfant cesse de présenter l'accroissement normal. Non, si l'enfant a 5 ou 6 mois, et si la sécrétion lactée, diminuée pendant les règles, se rétablit convenablement dans leur intervalle. Dans tous les cas, il ne faut jamais prendre une nourrice qui a ses règles, c'est une mauvaise note; les bonnes nourrices n'ont pas leurs règles (sauf exception) avant 10 ou 12 mois. Si la menstruation n'est pas toujours un motif d'exclusion pour les nourrices sur lieu, la grossesse le serait constamment; il n'est pas besoin d'insister sur ce point. Toute maladie grave survenue chez la nourrice impose aussi le changement immédiat (fièvre éruptive, fièvre typhoïde, rhumatisme aigu, pleurésie, pneumonie, tuberculose). Quand on veut renvoyer une nourrice, il est bon de ne pas la prévenir avant d'avoir fait choix de la nouvelle et de la mettre en présence du fait accompli, car le mécontentement qu'elle en éprouverait pourrait avoir son contre-coup sur l'enfant.

Il n'est pas rare de voir le changement de régime, chez une nourrice qui arrive de la campagne à la ville, amener dans les premiers jours une diminution de lait plus ou moins notable. Puis la sécrétion reprend son cours régulier; il ne faudrait donc pas se hâter de renvoyer une nourrice qui présenterait cette *diminution momentanée*.

II. — *Allaitement mixte*

L'allaitement mixte est un mélange, en proportions variables, d'allaitement naturel et d'allaitement artificiel. Il est justifié dans deux circonstances principales :

A. — Ou bien la mère est faible nourricière, l'enfant en témoigne par ses cris, par l'état stationnaire ou décroissant de son poids; il est tout indiqué, quand on ne peut donner une nourrice, d'avoir recours au lait de vache, par exemple.

B. — La mère a bien assez de lait pour nourrir son enfant, mais elle ne peut rester chez elle, elle travaille dehors, pour un salaire. Elle confie son

[J. COMBY.]

enfant, pendant le jour, à une garde, ou à une crèche, et elle se contente de lui donner le sein pendant la nuit. Nécessairement, pendant l'absence prolongée de la mère, l'enfant est allaité artificiellement.

Les deux éléments de l'allaitement mixte, le sein et le biberon, sont associés en proportions variables et la valeur de ce mode d'allaitement est subordonné à ces proportions ; assez bon quand le sein prédomine sur le biberon, mauvais dans les conditions inverses.

Pour les ouvrières qui travaillent dans les ateliers, il est à désirer que les règlements intérieurs leur permettent d'allaiter une, deux ou trois fois par jour leurs enfants, soit qu'on les apporte à l'usine, soit qu'elles aient le temps d'aller les retrouver à domicile. Mais ce ne sont que des solutions bâtardes ; il faudrait que la mère nourrice pût s'occuper librement de son enfant et lui consacrer tout son temps ; le travail d'atelier n'est pas favorable à la lactation et les ouvrières surmenées font généralement de mauvaises nourrices. L'allaitement mixte ne doit pas être essayé trop tôt ; l'enfant le supportera d'autant mieux qu'il sera plus avancé en âge. Le lait de vache, un peu lourd dans les premières semaines et les premiers mois, sera par la suite assez bien digéré et l'enfant augmentera rapidement de poids avec l'allaitement mixte bien réglé. Certaines femmes, qui veulent avoir de bonnes nuits et ne sauraient se priver de sommeil, font le contraire des ouvrières qui donnent le sein la nuit seulement ; elles font téter l'enfant le jour, et la nuit elles chargent une bonne ou une nourrice sèche de lui donner le biberon. D'autres se servent du biberon le jour et la nuit.

Comment faut-il régler l'ordre des tétées ? S'il s'agit d'une mère ou d'une nourrice disposant de tout son temps, mais forcée, par l'insuffisance de son lait, de recourir à l'allaitement mixte, elle fera bien d'employer le biberon pendant le jour et de remplacer une tétée par un biberon alternativement. L'enfant, au lieu de téter toutes les 2 ou 3 heures, ne tétera plus que toutes les 4 ou 6 heures, la tétée intercalaire étant remplacée par un supplément de 100 à 150 grammes de lait stérilisé. Il faut retenir seulement que, dans l'allaitement mixte, le nombre total des repas ne doit pas dépasser celui qu'on permet dans l'allaitement naturel (6 à 8 en 24 heures), et que les intervalles doivent être aussi réguliers dans un mode que dans l'autre.

Quelques personnes conseillent le mélange des deux laits (féminin et animal). On donne une petite ration de lait de vache (50 à 100 grammes) à l'enfant, et, immédiatement après, on le met au sein. Ce procédé, dit-on, permettrait au nourrisson de digérer plus facilement le lait trop lourd de la vache. Il est à coup sûr préférable au procédé inverse ; sein d'abord, biberon ensuite. Mais je crois qu'il vaut mieux s'abstenir de ce mélange que rien ne justifie. Quand la nourrice est obligée d'aller travailler au dehors pendant la journée, elle donne le sein à l'enfant, avant son départ, à 6 ou 7 heures du matin ; quelquefois elle peut revenir à 11 heures ou midi, pour une seconde tétée ; souvent elle ne revoit son enfant que le soir à 7 ou 8 heures. Une absence aussi prolongée de la nourrice met dans la nécessité de donner à l'enfant, quel que soit son âge, un supplément de nourriture. On donnera alors le biberon de 2 en 2 heures, ou de 3 en 3 heures, suivant l'âge du nourrisson. Pendant la nuit, l'enfant, retrouvant sa mère, tétera plusieurs fois ; généralement il couche avec sa mère qui, fatiguée par le travail de la journée, s'endort et lui laisse le sein dans la bouche. Dans ces conditions, l'allaitement mixte ne donne que rarement de bons résultats. Il ne donne pas de bons résultats pour deux raisons : 1° épuisée par le travail, la nourrice n'offre à son enfant qu'un lait insuffisant et imparfait, la part d'allaitement naturel laisse beaucoup à désirer en quantité et en qualité ; 2° l'enfant est surchargé d'aliments pendant l'absence de sa mère, la part d'allaitement artificiel pèche par l'abondance et par la qualité. Par contre, dans les familles aisées, l'allaitement mixte bien réglé, par la mère ou par une nourrice surveillée, peut donner d'excellents résultats, supérieurs à ceux que donnerait un allaitement naturel insuffisant.

Soit que l'enfant reçoive quelques biberons la nuit, soit qu'il prenne du lait de vache dans l'intervalle des tétées, pendant le jour, il n'en souffre pas, il s'en trouve même bien et augmente de poids, si le lait est stérilisé, coupé avec 1/4 ou 1/5 d'eau bouillie sucrée, quand il n'est pas toléré pur, si ce lait n'est pas donné trop souvent et en quantité trop grande. C'est surtout dans les premiers mois qu'il faut régler d'une façon sévère les tétées et les prises de lait. Plus tard, après le 6° mois, l'allaitement mixte devient une nécessité pour la plupart des enfants, et il n'offre presque plus de dangers. Il est bien peu de nourrices qui, après 6 ou 8 mois de nourriture, ne soient obligées de s'aider avec le lait de vache et quelques aliments qui s'en rapprochent. Alors on apprend à l'enfant à boire directement au verre, à la tasse, à la timbale ; le nombre des tétées au sein diminue à mesure que celui des verres de lait augmente, et l'on prépare graduellement, de très loin, un sevrage qui, habilement ménagé, deviendra facile et sans danger.

A quel moment de la vie de l'enfant l'allaitement naturel doit-il devenir mixte ? A quel âge la nourrice peut-elle et doit-elle, sans cesser l'allaitement au sein, donner au nourrisson un supplément de nourriture ? Quand la nourrice a beaucoup de lait, quand l'enfant augmente régulièrement de poids, et semble bien portant, quand il ne crie pas après la tétée, annonçant ainsi qu'il n'est pas rassasié, quand il ne demande pas à téter trop souvent (autre signe de faim non apaisée), on peut attendre. J'ai vu des enfants qui, jusqu'à 10, 11, 12 mois, n'avaient pris d'autre nourriture que le lait féminin. Généralement, vers l'âge de 6 ou 8 mois, l'allaitement naturel devient insuffisant et l'on se voit obligé de donner autre chose à l'enfant. Si l'on ne veut pas s'en rapporter à ses cris, on aura recours à la balance ; indique-t-elle un arrêt dans l'accroissement normal, le moment est venu d'alimenter l'enfant. On donnera d'abord du lait de vache, et plus tard, des crèmes, des panades de biscottes, des bouillies de racahout, etc. L'écueil à éviter, quand on commencera cette alimentation mixte, c'est la surcharge alimentaire ; on ne donnera que le strict nécessaire, et on dépassera d'autant moins le but que les tétées au sein seront plus soigneusement continuées. Avec un enfant qui n'est pas privé du sein, on ne court pas grands risques ; le lait féminin permet de digérer bien des aliments qui, sans lui, ne passeraient pas.

[J. COMBY.]

En résumé, pour que l'allaitement mixte soit toléré et recommandable même dans certaines circonstances, il faut que l'allaitement naturel, c'est-à-dire la *bonne part* de ce mode de nourriture, ne soit pas trop effacé par l'allaitement artificiel, la *mauvaise part*. Il faut que les tétées au sein prédominent ou restent au premier plan; si elles ne sont là que pour la forme, l'allaitement mixte ne vaut pas mieux que l'allaitement artificiel dont je vais parler maintenant.

III. — *Allaitement artificiel*

L'allaitement artificiel consiste à donner à l'enfant, au lieu de lait féminin, le lait d'un animal, qui est le plus souvent la vache, mais qui exceptionnellement peut être l'ânesse, la chèvre, etc. Il y a deux modes principaux d'allaitement artificiel : 1° Le lait est donné après la traite dans un biberon, un verre, une tasse, une cuiller; c'est le mode habituel; 2° l'enfant est mis au pis de l'animal, il tète une ânesse, une chèvre, une chienne. Cet allaitement direct, par un animal, est très peu répandu.

1° **Allaitement artificiel ordinaire ou indirect.** — Quand l'enfant est allaité artificiellement dès sa naissance, il est rare qu'il digère bien et du premier coup le lait de vache qu'on lui donne. Ce lait, en effet, diffère beaucoup par sa composition du lait de femme; il est plus caséeux, plus lourd, plus indigeste, il se précipite dans l'estomac en gros caillots qui se dissolvent péniblement. Pour faciliter la digestion de ce lait, on se voit obligé de le couper, de l'étendre d'eau, dans une proportion variable, suivant l'âge de l'enfant. Plus l'enfant est jeune, plus la quantité d'eau de coupage doit être grande. Cette eau sera préalablement stérilisée ou bouillie; on l'additionnera d'une petite quantité de sucre ordinaire ou de sucre de lait. Les chiffres suivants sont à retenir pour les coupages :

1ᵉʳ mois	1/2 de lait	1/2 d'eau
2ᵉ —	2/3 —	1/3 —
3ᵉ —	3/4 —	1/4 —
4ᵉ —	lait pur	

La proportion de sucre à ajouter sera d'un petit morceau de 4 à 5 grammes par biberon de 150 grammes.

Le Dʳ A.-B. Marfan (*De l'allaitement artificiel*, Paris, 1896) conseille de couper le lait de vache de la façon suivante : dans les premiers jours, 1 partie d'eau, 1 partie de lait; passé le cinquième jour, on donne 2 parties de lait, 1 partie d'eau, jusqu'au 6ᵉ mois; à partir du 6ᵉ mois, lait pur. Pour remédier à l'appauvrissement en beurre et en sucre qui résulte du coupage, Marfan conseille d'ajouter de la lactose cristallisée, 10 pour 100. Jusqu'à 6 mois, on donnera donc :

Lait	2 parties
Eau lactosée à 10 pour 100 . . .	1 partie

A partir du 6ᵉ mois, on donnera le lait pur additionné de 2 pour 100 de lactose.

Jacobi (de New-York) conseille de diluer le lait de vache avec la décoction de gruau (en cas de constipation), d'orge (en cas de diarrhée), dans la proportion suivante : Pour le nouveau-né, 1 partie de lait, 4 à 5 parties de décoction ; pour l'enfant de 6 mois, parties égales. Il croit que le sucre de canne vaut mieux que le sucre de lait, ce dernier se changeant très vite en acide lactique. Il recommande de saler le lait (chlorure de sodium).

Il faut s'abstenir, dans les coupages, de toute substance autre que l'eau pure ; l'eau panée, les infusions ou décoctions de plantes sont à repousser, à cause de leur odeur, de leur altérabilité, etc. Ce qui est permis et recommandable quelquefois, quand l'enfant digère mal, c'est d'ajouter au lait une petite quantité d'eau de Vichy ou d'eau de chaux (1/2 à 1 cuiller à café par biberon), ou bien une pincée de bicarbonate de soude (sel de Vichy). D'après Boury (thèse de Paris, 1894), l'eau de chaux serait préférable aux autres alcalins ; elle retarderait la coagulation, diviserait la caséine, neutraliserait les acidités, et jouerait un rôle utile dans la nutrition. Le lait de vache coupé de 60 grammes d'eau de chaux par litre serait mieux toléré que le lait pur. La nécessité des coupages, même pour les nouveau-nés, n'a pas semblé indispensable à tous les médecins. Parrot prescrivait le lait pur à tout âge et dans tous les cas. Budin donne également le lait pur stérilisé aux nourrissons dès le premier jour de la vie. Je veux bien qu'on agisse ainsi quand les enfants digèrent le lait pur ; sinon, le coupage s'impose. En somme, il faut étendre le lait le moins possible, pour ne pas surcharger l'estomac. Les enfants allaités artificiellement, en effet, reçoivent une quantité de lait bien plus grande que les enfants élevés au sein ; cette quantité peut être double ou triple. Il en résulte pour l'estomac une distension fâcheuse qui prélude à bien des souffrances.

Le lait de vache étant moins facile à digérer que le lait de femme, et laissant dans l'intestin plus de résidus non utilisés, le nourrisson est obligé d'ingérer une quantité excessive de ce lait, quantité augmentée encore par l'eau de coupage. On a essayé de ramener artificiellement la composition du lait de vache à celle du lait de femme, en retirant de ce lait la caséine en excès qu'il contient, c'est le lait humanisé (*humanized milk*). Je parlerai plus loin de ce lait ainsi que du lait centrifugé. A mesure que l'enfant prend de l'âge et des forces, il devient enfin capable de digérer convenablement le lait de vache. Auparavant, quand on le peut, on fera bien de donner le lait d'ânesse, dont la composition se rapproche de celle du lait féminin. Ce lait, peu caséeux et léger, ne convient qu'aux nourrissons délicats et dans les premiers mois. Plus tard il serait insuffisant.

Les difficultés et les dangers de l'allaitement artificiel ne résident pas entièrement dans la composition chimique du lait et dans l'écart qui sépare à ce point de vue le lait de femme du lait de vache. Il y a aussi à considérer la provenance du lait, les fraudes dont il a pu être l'objet, les altérations spontanées qu'il a pu subir à l'air et sous l'influence de la chaleur, les maladies dont il peut contenir le germe, etc. L'infection par le lait, voilà le grand danger de l'allaitement artificiel. A la campagne, quand on possède des vaches, ou quand on se trouve à proximité de fermes ou de vacheries

[J. COMBY.]

que l'on peut surveiller, on donne aux nourrissons un lait connu, qui offre des garanties spéciales. On a du lait toujours frais et, dans les pays à pâturages, de première qualité. Aussi voit-on l'allaitement artificiel donner parfois, dans ces conditions, des résultats satisfaisants. Cependant, même alors, il convient de ne pas donner le lait cru aux nourrissons et de le faire bouillir immédiatement après la traite. On a bien dit que le lait bouilli était moins facile à digérer, moins riche que le lait cru; on avait même, à l'Académie, recommandé de donner le lait simplement tiédi au bain-marie. Mais devant les dangers de transmission de la tuberculose, de la fièvre aphteuse, et d'autres maladies par le lait, on considère aujourd'hui comme indispensable de faire toujours bouillir ou stériliser le lait destiné à l'alimentation des jeunes enfants. Cette stérilisation s'impose surtout en ville où la provenance du lait est suspecte.

Est-il nécessaire, ou seulement utile, de donner toujours, à un même enfant, le lait de la même vache? Il est vrai que quelques nourrissons, habitués à un lait ayant une certaine composition, un certain arôme, pourront ne pas accepter volontiers un lait différent; mais le lait de la même vache diffère lui aussi et incessamment, et on n'accorde aujourd'hui aucun crédit à cet axiome. Le lait mélangé de toutes les vaches d'une ferme a une composition toujours identique et ne présente pas les différences journalières qu'offrirait le lait d'une seule et même vache. Ce lait moyen avait déjà les préférences de Trousseau.

Le lait ayant été stérilisé par l'ébullition ou par un autre procédé, doit être donné tiède à l'enfant, surtout dans les premiers mois; pour cela on plonge le biberon dans un bain-marie qui doit porter le lait à une température de 36 à 37 degrés; on pourra apprécier cette température à la main ou à la bouche, en goûtant le lait; l'emploi du thermomètre serait plus rigoureux, mais il n'est pas indispensable.

J'étudierai plus loin les appareils qui servent généralement à l'allaitement artificiel. Ces appareils, qu'il faut toujours prendre aussi simples que possible (biberon sans tube) et tenir avec une propreté absolue, peuvent être remplacés par un gobelet, une timbale quelconque, ou même une cuiller. On voit encore des enfants élevés au verre, à la timbale, au *petit pot*, comme on dit dans certains pays. On éprouve parfois une réelle difficulté à apprendre aux enfants à boire ainsi, directement, sans exercer les mouvements instinctifs de succion que la présence du sein ou d'une tétine en caoutchouc provoque aisément. Mais la difficulté n'est pas insurmontable.

L'allaitement à la cuiller a l'inconvénient d'exiger des manœuvres multipliées et une très grande patience de la part de la nourrice. Chez quelques enfants atteints de malformations de la bouche (bec-de-lièvre), ou trop faibles pour téter, on est bien obligé d'avoir recours à la cuiller; quelquefois même, l'enfant ne pouvant recevoir le lait par la bouche, on en est réduit à l'allaitement par le nez, ou au gavage avec la sonde. L'allaitement par le nez, qui a rendu, dans certains cas, de précieux services, est très facile. On peut le faire à l'aide d'une petite cuiller ou d'une seringue. L'enfant étant couché sur le dos, on présente une petite cuiller pleine de lait à l'entrée d'une narine; ce lait est aspiré et coule naturellement dans la gorge: il est dégluti sans le consentement de l'enfant. Le Dr R. St-Philippe a obtenu de très bons résultats avec ce mode d'allaitement (Acad. de médecine, 1896)

L'allaitement par le nez avec une seringue a été inauguré il y a longtemps déjà (*Revue médico-chirurgicale*, 1855) par le Dr Henriette (de Bruxelles). « L'enfant étant couché horizontalement dans son berceau, ou mieux encore sur les genoux de sa nourrice, le médecin, placé à sa droite, appuie, pour maintenir et assujettir sa tête, la paume de la main gauche sur le front; le pouce resté libre vient s'appliquer sur la lèvre supérieure, près de l'ouverture nasale. La main droite armée d'une seringue préalablement chauffée, appuie légèrement l'extrémité de la canule sur le pouce resté libre de la main gauche en la présentant à l'ouverture du nez, sans jamais l'introduire de plus d'une ligne de profondeur. Cela n'est pas nécessaire pour la facilité d'introduction du liquide et on évite ainsi l'éternuement qui ne manquerait pas de se produire si on négligeait de suivre le conseil que nous donnons; d'autre part on s'exposerait à blesser les enfants qui sont quelquefois, mais rarement indociles, car c'est même une chose surprenante que la docilité avec laquelle ils s'y habituent. Cela fait, le médecin, qui tient le corps de la seringue entre l'extrémité de l'indicateur et du médius du côté droit, le pouce étant engagé dans l'anneau du piston, pousse très lentement le liquide, lequel tombe goutte à goutte à travers les fosses nasales, sur la partie postérieure du pharynx, dans l'œsophage et l'estomac. Aucun accident de toux ou d'éternuement ne vient contrarier cette légère et inoffensive opération; le liquide injecté est avalé avec la plus grande facilité, et chose remarquable, si l'enfant pleure au moment où il est soumis aux injections, il s'arrête pour respirer, et le liquide alors est précipité par un mouvement de déglutition forcée, involontaire, jusque dans l'estomac.

« Un second phénomène qui se présente quand on injecte du lait dans les narines des enfants nouveau-nés, et qui n'est pas moins remarquable par les résultats qu'il doit produire sur les digestions, c'est que la masse du liquide ne pénètre pas en entier dans l'œsophage, une minime partie revient dans la bouche de l'enfant. Aussi la voit-on s'humecter du lait qui vient ainsi impressionner le sens du goût. L'enfant qui, jusque-là, n'avait fait aucun mouvement de succion, commence par se lécher les lèvres, puis il suce et opère bientôt les mouvements d'une déglutition régulière. La figure change en même temps de caractère et d'expression, il ouvre les yeux, ses membres font quelques mouvements; on voit enfin, de manière à ne pouvoir en douter, que c'est avec jouissance qu'il éprouve la sensation du liquide qui est et doit être son aliment naturel. »

Gavage. — Le gavage consiste à introduire le lait directement dans l'estomac à l'aide d'une sonde. C'est à M. Tarnier qu'on doit la vulgarisation de ce procédé d'allaitement artificiel à l'usage des nouveau-nés qui ne peuvent ni téter, ni boire à la cuiller (1884). On prend une sonde en caoutchouc rouge (n° 14 ou 16 de la filière Charrière), à cette sonde on fixe une cupule en verre, le *bout de sein artificiel* du Dr Bailly par exemple, ou un entonnoir gradué. L'enfant étant tenu sur les genoux, la tête un peu soulevée, on introduit la sonde préalablement mouillée de lait dans la bouche et on la pousse doucement dans l'œsophage ; elle est dans l'estomac après un trajet de 15 centimètres. On pince la sonde entre les doigts et on verse le lait dans la cupule, on cesse de pincer pour qu'il tombe dans l'estomac, et on retire immédiatement la sonde. La quantité de lait, le chiffre des gavages varient suivant l'âge et la force des enfants. Pour un enfant né avant terme et très petit, 8 grammes de lait par heure suffiraient (Tarnier). Quand on aura sous la main une nourrice, on se servira, pour les gavages, de lait féminin, et il sera très facile par la traite manuelle de faire tomber ce lait dans la cupule. A défaut de lait féminin, on aura recours au lait d'ânesse ou au lait de vache stérilisé.

L'enfant bien gavé augmente rapidement de poids, et quelquefois même il peut présenter un œdème des membres dû à l'excès d'alimentation. A mesure qu'il prendra des forces, on alternera les gavages et les tétées, augmentant celles-ci et diminuant ceux-là. Grâce à l'emploi méthodique du gavage et de la couveuse, on est parvenu à élever des enfants qui n'avaient pas six mois de vie intra-utérine.

Quel que soit le mode employé dans l'allaitement artificiel, l'enfant sera soumis à la même réglementation pour le nombre et la quantité des repas qu'il fait en 24 heures. On ne doit pas donner aux enfants de grands biberons remplis de lait, laissant ces biberons dans le berceau, sans s'inquiéter de la façon dont ils sont utilisés. L'enfant ne devra faire que dix repas par jour pendant les premières semaines ; ce chiffre sera abaissé ensuite à 8, 7 ou même 6. La quantité de lait prise à chaque repas sera d'abord de 50 grammes en moyenne, puis de 80, 100, et enfin 150 grammes. On ne devrait pas dépasser ces chiffres. Mais l'enfant criant, digérant mal, attestant encore par son faible accroissement qu'il n'assimile pas assez, aura besoin d'une plus grande quantité de lait, et il n'est pas rare de voir des enfants qui prennent par jour, 1 litre, 1 litre 1/2, 2 litres de lait de vache, alors que ces mêmes enfants, s'ils avaient eu le sein, se seraient contentés de doses moitié moindres. On ne peut donc dire d'avance la quantité de lait de vache qui convient à un enfant ; cela dépend de sa force, de ses aptitudes digestives, de la façon dont il assimile ce lait. Le lait de vache sera toujours, quoi qu'on fasse, moins bien toléré que le lait de femme. On ne commencera pas l'alimentation solide dans l'allaitement artificiel plus tôt que dans l'allaitement naturel. On pourrait même retarder cette alimentation supplémentaire, en augmentant la dose de lait. Jusqu'à 8, 10 mois, rien que du lait. Après, quelques panades légères, soupes au lait, tapioca, racahout, farine lactée, etc.

Biberon. — On donne le nom de biberon à des flacons de 150 à 200 grammes de contenance, dont le goulot est coiffé par un mamelon artificiel ou tétine qui permet d'allaiter les enfants privés du sein. Autrefois, on se servait, pour l'allaitement artificiel, de simples gobelets, de petites burettes en verre ou en faïence (petit pot). Ces ustensiles anciens et primitifs, qui n'exigeaient, de la part de l'enfant, aucun effort de succion, ont été trouvés défectueux et on les a remplacés par les biberons modernes.

Ceux-ci se composent d'un flacon en verre et d'une tétine en caoutchouc, ce sont les plus simples. D'autres, on les abandonne de plus en plus aujourd'hui, présentent en outre un tube en caoutchouc plus ou moins long qui traverse un bouchon en verre ou en liège pour plonger dans le liquide. Cette disposition, adoptée pour le biberon Robert, est malheureuse, car elle multiplie les surfaces de contact entre le caoutchouc et le lait, et elle offre aux ferments et aux microbes un abri sûr. Le biberon doit être simple, sans tube. Le biberon à tube, qui fourmille de microbes, est condamné sans appel. Toutefois ce biberon est d'un emploi beaucoup plus facile pour les nourrices que le biberon sans tube. Le biberon doit être très simple pour être d'un nettoyage facile; il doit être en verre lisse, sans anfractuosités ni rugosités intérieures. Le caoutchouc qui coiffe son embouchure doit être exempt de tout alliage dangereux (plomb, soufre, etc.) et sans odeur. Il ne faut pas employer de caoutchouc vulcanisé. Le nettoyage le plus minutieux des biberons est capital; il doit être fait avec l'eau bouillie et chaude, chargée de carbonate de soude; après le nettoyage, on doit laisser plonger le flacon dans un bain d'eau boriquée. Si on néglige la propreté des biberons, on favorise l'infection de l'enfant par les microbes qui fourmillent sur les parois du verre et dans les recoins du caoutchouc. Sur 31 biberons examinés par le Dr H. Fauvel (Académie de médecine, 1881), 28 contenaient, soit dans le récipient en verre, soit dans les tuyaux qui les traversaient, ou dans la tétine, des amas de champignons, de microbes et de vibrions. Plusieurs biberons, qui avaient pourtant été lavés, contenaient encore des microbes. Dans ceux qui n'étaient pas lavés, le lait exhalait une odeur repoussante, les globules butyreux étaient déformés, et les microbes foisonnaient. Voilà la principale raison qui a fait prescrire les biberons sans tube dans les hôpitaux, hospices, maternités, crèches, etc.

2° Allaitement au pis de l'animal, allaitement artificiel direct. — En faisant téter l'enfant au pis d'un animal (ânesse, chèvre), on est sûr de lui donner un lait pur, non altéré, à une température convenable. Mais ce lait ne peut être coupé; cela n'a pas d'inconvénient s'il s'agit d'une ânesse dont le lait est léger et analogue au lait de femme; cela peut en avoir s'il s'agit d'une chèvre dont le lait est lourd, trop caséeux, indigeste pour les nouveau-nés. Dans les campagnes, c'est généralement à la chèvre qu'on s'adresse, à cause de son peu de valeur, de sa petite taille, de sa douceur, de sa sobriété. On recommande de choisir une chèvre sans cornes, dont les poils soient blancs, longs et serrés, ayant mis bas récemment. Pour faire téter l'enfant, on peut, soit le tenir sur le dos, en le présentant directement au pis, soit le laisser dans un berceau bas, au-dessus duquel la chèvre se placera à califourchon, laissant arriver sa longue mamelle jusqu'à la bouche de l'enfant. Si l'on veut qu'une chèvre n'ait pas un lait trop caséeux, il faut la nourrir avec des fourrages verts et la laisser brouter les feuilles et les brindilles d'arbres dont elle est si friande. L'allaitement par la chèvre, ayant donné des résultats déplorables à l'hospice des Enfants-Assistés de Paris, le Dr Parrot fit installer dans cet asile une nourricerie d'ânesses. Tous les enfants trouvés ou abandonnés auxquels on ne pouvait donner de nourrices,

[J. COMBY.]

à cause de la syphilis héréditaire dont ils étaient atteints ou soupçonnés, étaient élevés directement au pis de l'ânesse. On remarquait que, dans les premières semaines, ils augmentaient assez rapidement de poids; plus tard, le lait d'ânesse devenait insuffisant. Grâce à la substitution de l'ânesse à la chèvre, on a pu sauver quelques enfants qui auraient sûrement péri. Mais, en somme, les résultats n'ont pas été brillants, et les successeurs de Parrot, aux Enfants-Assistés, ont abandonné ce mode d'allaitement; la nourricerie d'ânesses a été supprimée. La jument offre, pour la composition de son lait, les mêmes avantages que l'ânesse, mais elle est moins maniable.

L'allaitement direct par la brebis n'est pas usité; le lait de cet animal est très épais, très caséeux, très indigeste. Inusité aussi l'allaitement direct par la vache. Enfin, on ne connaît que peu d'exemples d'allaitement par la chienne. En voici, cependant, un cas remarquable, emprunté au Dr F. Scohy, qui exerçait à Mont-sur-Marchienne (Belgique) [1]. « Nous avons connu, dit-il, un grand jeune homme, très fort et d'une santé parfaite, qui a eu pour nourrice une jolie... chienne de chasse. L'enfant l'a tétée pendant fort longtemps et souvent, à la belle saison, on retrouvait nourrice et nourrisson endormis tous deux, l'un au sein de l'autre, sous les frais ombrages de quelque coin du jardin. Cet exemple n'est pas un conte, toute la contrée le connaît, et il n'y a pas longtemps que la nourrice est morte. »

L'allaitement au pis d'un animal doit être réglé de la même façon que l'allaitement au sein d'une nourrice. Même intervalle entre les tétées (2 à 3 heures), même nombre de tétées en 24 heures (6 à 8), même quantité de lait prise a chaque tétée (60, 100, 120 grammes, suivant l'âge de l'enfant). Quand il s'agit d'une ânesse, d'une jument, la quantité de lait prise par le bébé doit être aussi forte que dans l'allaitement naturel; s'il s'agit d'une chèvre, d'une vache, d'une brebis, cette quantité doit être inférieure. Après que l'enfant aura tété, on aura soin de laver les trayons de l'animal avec le plus grand soin, on les lavera de même avant la tétée. Quand un enfant élevé au pis d'un animal est syphilitique, on a pu lui faire absorber des médicaments par l'intermédiaire de l'animal, et notamment l'iodure de potassium, le mercure, qui passent aisément dans le lait; mais cette galactothérapie est insuffisante et ne vaut pas le traitement direct.

En somme, l'allaitement au pis d'un animal est et restera un mode exceptionnel d'allaitement artificiel; en ville, il est presque impossible dans les familles, à cause du manque de place, du coût, de la difficulté qu'on aurait à nourrir convenablement la bête. A la campagne, la plupart des difficultés sont aplanies, et l'on voit quelquefois ce mode d'allaitement réussir.

Sevrage. — On désigne sous le nom de sevrage la cessation complète de l'allaitement au sein; l'enfant est séparé du sein de sa mère ou de sa nourrice, il cesse de téter, il est sevré. C'est dire que le sevrage n'existe que dans l'allaitement naturel; la privation du biberon, le remplacement de cet instrument par un autre, ne méritent pas le nom de sevrage. Le sevrage est partout considéré comme une époque critique, comme une source de

---

[1] Scohy. *L'hygiène alimentaire dans la thérapeutique des maladies.* (Paris et Louvain, 1890.)

dangers pour l'enfant qui en est l'objet. C'est effectivement une épreuve redoutable; voilà un petit être qui, habitué dès sa naissance à une nourriture parfaite, éminemment pure et légère à l'estomac, le lait féminin, va quitter cet aliment idéal pour des substances relativement grossières et indigestes; comment n'en serait-il pas incommodé? Pour réduire au minimum les inconvénients et les dangers du sevrage, il faut procéder avec méthode. Quand et comment doit-on sevrer un enfant?

Les uns veulent qu'on sèvre de bonne heure, avant la première année, au 9e ou au 10e mois, sous prétexte qu'à cet âge le lait est insuffisant, que l'enfant doit être habitué à une nourriture plus substantielle, qu'il refuse tant qu'il a le sein, etc. Beaucoup de médecins allemands sont partisans de ce sevrage précoce. Les autres, et je suis du nombre, tout en concédant que l'allaitement exclusif après 10 mois et un an serait insuffisant, croient que le sevrage tardif est un bienfait pour l'enfant, quand il n'est pas nuisible à la mère; et ils conseillent de reculer le sevrage jusqu'à 15, 18, 20 mois. Le sevrage précoce a des inconvénients sérieux : il prive un enfant trop jeune et trop délicat d'un aliment incomparable, précieuse ressource en cas de maladie. Cet aliment, le lait de femme, convient à l'enfant, non seulement pendant les 10 ou 12 premiers mois, il exerce encore son action bienfaisante pendant la seconde année, il aide à tolérer, à digérer les aliments solides qu'on commence à donner à l'enfant. Galien préconisait l'allaitement jusqu'à 2 ans 1/2 et 3 ans; les Hébreux, les Arabes pratiquaient le sevrage tardif qui, partout où il a été adopté, a donné d'excellents résultats.

L'état de la nourrice (maladie, faiblesse, agalactie) peut faire devancer l'époque du sevrage de quelques mois; si l'enfant n'a pas dépassé 8 ou 10 mois, il sera prudent, en pareil cas, de lui procurer une autre nourrice.

On ne peut pas se guider sur l'éruption des dents pour fixer le moment du sevrage; car cette éruption est très variable suivant les conditions hygiéniques et individuelles. Il est cependant désirable que l'enfant ait beaucoup de dents; cela indique que son développement est avancé et qu'il pourra digérer les aliments solides. Le sevrage est dangereux pendant l'été, Rhazès en avait déjà fait la remarque. En été, les aliments qui doivent suppléer au lait féminin, et en particulier, le lait de vache, sont exposés à des fermentations, à des altérations spontanées qui troublent profondément la digestion, donnent de la diarrhée, des vomissements, et conduisent parfois à une entérite mortelle. On devra donc sevrer les enfants avant et après l'été; en Europe, les mois défavorables sont : juin, juillet, août, septembre. Les mois favorables sont tous les mois d'hiver, puis les premiers mois du printemps et de l'automne. On avancera donc ou l'on retardera le sevrage pour ne pas le faire coïncider avec les mois de chaleur. C'est surtout dans les grandes villes que la recommandation est utile; à la campagne, dans de bonnes conditions hygiéniques, on pourra se départir de cette règle, s'il y a urgence.

Quelques praticiens ont conseillé le sevrage brusque, que j'appellerai sevrage brutal. Par exemple, un enfant est aujourd'hui au sein, il tette à discrétion; demain, on éloigne la nourrice, on supprime entièrement et défini-

[J. COMBY.]

tivement le sein, on met l'enfant sans ménagement, sans transition, à un régime nouveau. Quand on procède ainsi, contrairement au bon sens, on expose les enfants à des dangers sérieux, même quand le sevrage est tardif, même quand il est fait dans une bonne saison.

Exemple : On me conduit, le 17 février 1890, un petit garçon de 20 mois qui était nourri au sein par sa mère. Cet enfant a été sevré brusquement il y a 2 mois. Du jour au lendemain, privation du sein, aliments variés, eau rougie, etc. L'enfant a eu de la diarrhée, des vomissements, aujourd'hui il a une entérite dysentériforme, il rend du sang avec des matières analogues, suivant l'expression de la mère, à de la raclure de boyaux ; en même temps, il est abattu, somnolent, et il présente aux fesses de larges plaques d'érythème scarlatiniforme ; il a de la fièvre (38 degrés). En somme, diarrhée de sevrage. Voilà un des dangers auxquels on expose les enfants par un sevrage brutal. « Le sevrage doit être amené de loin et conduit lentement », a dit avec raison Fonssagrives. Pour cela, on commence à réduire peu à peu le nombre des tétées, en augmentant parallèlement la quantité d'aliments étrangers donnés à l'enfant. Au lieu de mettre un jour à sevrer l'enfant, on met un ou deux mois s'il le faut. On supprime d'abord une tétée, puis deux, puis trois par jour. Quand l'enfant arrive à ne téter qu'une fois en 24 heures, on peut le sevrer sans danger. Tel est le sevrage rationnel, d'autant plus inoffensif que le lait féminin sera remplacé par du lait animal ; après comme avant le sevrage, en effet, le lait doit entrer largement dans l'alimentation du jeune enfant.

Un autre avantage du sevrage graduel, c'est de pouvoir revenir sur ses pas, si l'enfant dépérit. Tout danger est ainsi écarté ; on a toujours en mains la santé de l'enfant. Le sevrage brusque, au contraire, est un cassecou qui devrait être absolument banni des familles. On a objecté au sevrage graduel sa durée indéfinie, les enfants refusant obstinément de se détacher du sein, pleurant à la vue de leur nourrice, etc. Quand on jugera que le moment est venu de supprimer le sein, voici ce qu'il convient de faire : s l'enfant a une nourrice mercenaire, on éloignera celle-ci pendant quelques jours ; l'enfant, ne la voyant plus, songera moins au sein. Si l'enfant es nourri par sa mère, on le dégoûtera du sein en touchant le mamelon avec une solution d'aloès ou de quinine. Quand le sevrage est précoce et brutal on cherchera à faire passer le lait de la nourrice à l'aide d'un purgatif e. d'une compression ouatée des seins. Quand le sevrage est graduel, la montée du lait finit par être insignifiante et la femme n'en souffre pas ; le lait passe tout seul.

Si cependant la sécrétion lactée continuait, on recommanderait à la nourrice de restreindre la quantité de ses aliments et de ses boissons, de supprimer la bière. Au besoin, on ferait prendre quelques doses d'antipyrine, et on badigeonnerait les mamelons avec une solution de cocaïne a 1 pour 10. L'enfant sevré devra continuer à prendre du lait de vache, s'il en prenait déjà, ou commencer à en faire usage, s'il s'y était refusé jusque-là On ne reculera pas devant la contrainte. L'enfant sevré fera quatre petits repas : 1er repas (à 7 ou 8 heures du matin). — Bouillie faite avec 150 grammes de lait et l'une des fécules composées suivantes : racahout, phosphatine, farine lactée, arrow-root, farine de gruau séchée au four, etc. 2ᵉ Repas (11 heures ou midi). — Panade avec biscotte de Bruxelles, jaune d'œuf et beurre. — Crème renversée ou œuf au lait. — Œuf à la coque. — Œuf poché avec consommé. — Lait de poule. — Potage au bouillon de poulet ou de veau avec semoule, sagou, pain grillé, vermicelle, pâtes d'Italie. — Soupe au lait. 3ᵉ Repas (3 heures ou 4 heures). — Bouillie avec 150 grammes de lait, racahout, etc. 4ᵉ Repas (6 heures ou 7 heures). — Panade ou potage. — Purée de légumes au lait (pommes de terre, châtaignes, lentilles). — Blanc de poulet, haché menu, cervelles, poissons frais. On peut donner de temps à autre, quelques croûtes de pain ou des grissini à mâcher, des gâteaux anglais. Lait à discrétion. Pas d'autre boisson, ni vin, ni eau rougie, ni eau sucrée, ni cidre, ni bière, ni thé, etc. On doit donner la viande le plus tard possible et le moins possible; on donnera d'abord les viandes blanches (cervelles, poisson, poulet, veau) une fois par jour, au déjeuner ou au dîner. Jusqu'à 3 ans, l'enfant sera surtout végétarien.

Lait. — Le lait est un liquide complexe, plus lourd que l'eau, car il contient des matériaux solides en dissolution ou en suspension dans sa partie liquide. Tandis qu'un litre d'eau pèse environ 1000 grammes, un litre de lait ordinaire pèse 1032 grammes. Telle est la densité du lait de femme et du lait de vache. Les laits de chèvre et de brebis sont plus lourds (1034, 1040); la densité du lait d'ânesse se rapproche de celle du lait de femme. Voici, résumée dans un tableau, la composition des différents laits :
1000 grammes de lait contiennent :

	EAU.	BEURRE.	CASÉINE.	SUCRE.	SELS.
Femme. . .	877 gr.	45 gr.	19 gr.	53 gr.	2 gr.
Vache. . . .	870 —	40 —	56 —	55 —	4 —
Anesse . . .	907 —	16 —	17 —	58 —	5 —
Jument. . .	900 —	12 —	19 —	60 —	4 —
Chèvre . . .	860 —	45 —	40 —	50 —	6 —
Brebis. . . .	850 —	42 —	45 —	50 —	6 —
Chienne . .	755 —	90 —	100 —	90 —	7 —
Chatte . . .	815 —	33 —	90 —	50 —	6 —
Truie. . . .	820 —	55 —	60 —	50 —	3 —

Quand on compare entre eux ces différents laits, on voit que ceux qui se rapprochent le plus du lait de femme sont les laits de vache, d'ânesse, de jument. Le lait de vache a sensiblement la même quantité de beurre et de sucre que celui de femme, mais il en diffère par une quantité double de matières azotées, de caséine. Cet excès de caséine dans le lait de vache le rend lourd et indigeste pour la plupart des enfants en bas âge. Le lait d'ânesse a une proportion de caséine sensiblement égale à celle du lait de femme; c'est un lait léger qui convient aux enfants très jeunes, dans les premiers mois, à tous ceux qui sont faibles, délicats, nés avant terme, et incapables de digérer le lait de vache. Déjà Hufeland recommandait le lait d'ânesse de préférence au lait de vache, quand l'allaitement maternel était impossible (Traité de la maladie scrofuleuse. Traduction Bousquet, 1849). Mais ce lait d'ânesse, s'il est léger, est en même temps pauvre en beurre, ce

[J. COMBY.]

qui le rend inférieur au lait féminin. Son usage ne doit pas être continué trop longtemps; à mesure que l'enfant grandit, il a besoin d'une nourriture plus substantielle et le lait de vache doit être substitué au lait d'ânesse. Ce dernier a d'ailleurs l'inconvénient de s'altérer peu de temps après la traite. Il est enfin, dans les grandes villes, d'un prix très élevé (6 francs le litre à Paris).

Le lait est formé d'une partie liquide, le sérum, et d'une partie solide constituée par des globules graisseux (beurre). Ces globules sont arrondis, sphériques; on ne les voit qu'au microscope, car leur diamètre, d'ailleurs très inégal, est compris entre 2 et 20 millièmes de millimètre. Les globules du lait d'ânesse et du lait de chèvre sont très petits, ils ont seulement 5 millièmes de millimètre de diamètre. Les globules forment le beurre par leur agglomération, et ils en contiennent tous les principes (margarine, stéarine, oléine, etc.). On trouverait aussi dans le lait quelques grains non dissous de caséine.

La partie liquide du lait contient surtout de l'eau et, dissous dans cette eau, le sucre de lait ou lactose, la caséine, les sels minéraux. Tant que le lait est alcalin ou peu acide, la caséine reste dissoute; si le lait devient très acide, elle se précipite et forme du fromage. Cette précipitation se fait naturellement dans l'estomac de l'enfant. Le lait contient en outre des gaz, azote, oxygène, acide carbonique. Pour s'assurer de la qualité du lait, l'analyse chimique est indispensable; cependant on peut avoir une approximation à l'aide de certains instruments faciles à manœuvrer. Le dosage du beurre se fait soit aux butyromètres de Marchand, de Gerber, soit au lactoscope de Donné, soit au microscope. Le lacto-butyromètre de Marchand est une éprouvette graduée sur laquelle sont marqués trois traits équidistants. Le beurre liquide se réunit en haut, sauf une partie (12 grammes 1/2 par litre) qu'on retient par l'éther. On lit le nombre de degrés occupés par la couche butyreuse; chacun d'eux indique 2 gr. 33 de beurre par litre de lait; on multiplie alors 2 gr. 33 par le nombre de degrés et on ajoute 12 grammes 1/2. Le butyromètre de Gerber donne des résultats plus précis. Le lactoscope repose sur ce principe que le lait est d'autant plus clair qu'il renferme moins de beurre. C'est un récipient dont les deux faces sont formées par des glaces parallèles. On éloigne et on rapproche ces glaces, de façon à noter l'épaisseur maxima de la couche de lait permettant d'apercevoir les contours de la flamme d'une bougie à 1 mètre de distance. On introduit le lait avec une cuiller par un petit entonnoir. Une graduation donne l'écartement des glaces, d'où l'on déduit la quantité de beurre à l'aide d'une table dressée par Donné. On peut ainsi, assez rapidement, examiner le lait d'une nourrice; 2 grammes suffisent. Mais ce n'est pas un instrument de précision.

Le microscope permet de se rendre compte du nombre, de la forme, du volume des globules laiteux; le lait est d'autant plus riche qu'il contient un plus grand nombre de ces globules. Donné appréciait la richesse du lait, en plaçant sur le porte-objet du microscope une goutte de lait, et en examinant si les globules étaient plus ou moins rapprochés les uns des autres.

De cet examen, il déduisait la quantité de beurre et des autres substances en se fondant sur le rapport normal qui doit exister entre elles. Or ce rapport n'est pas constant, la quantité de beurre peut être normale, alors que la quantité de caséine est insuffisante ou surabondante; l'analyse chimique seule peut nous renseigner à cet égard.

Le lait normal ne contient pas d'autres éléments figurés que les globules butyreux. Ces globules sont sphériques, mais présentent de très grandes inégalités de volume. Les globules moyens prédominent. Si les gros globules sont en majorité, c'est un signe de lait trop gras; si les petits globules l'emportent sur les autres, le lait est maigre et insuffisant. Si les globules sont déformés, irréguliers, le lait est mauvais. Il est également mauvais, s'il contient des globules de colostrum, de sang, de pus. Quand on donne du lait d'animal (vache, chèvre, etc.) à un enfant en bas âge, il faut s'enquérir de l'alimentation de cet animal. On a remarqué que le lait des vaches qui vont au pacage ou qui sont nourries avec des fourrages verts est plus aqueux et moins riche que le lait des vaches nourries avec des fourrages secs. L'alimentation des vaches par des déchets de betteraves, par des résidus de brasseries (drèches), leur donnerait un lait qui, d'après certains médecins, pourrait nuire aux enfants. Ce lait serait moins facile à conserver et s'altérerait très vite. Au contraire, le lait des vaches nourries avec du foin sec et des graines (farine, son) donnerait de meilleurs résultats et exposerait moins à la diarrhée. Quand il s'agit d'une chèvre, dont le lait est lourd et trop caséeux, les fourrages verts sont préférables aux fourrages secs.

Lait stérilisé. — L'usage du lait de vache cru, transporté de la campagne à la ville, n'est pas sans danger pour les enfants en bas âge. Ce lait, depuis le moment de la traite jusqu'à celui de la consommation, a pu subir des altérations spontanées, des manipulations, voire des fraudes, qui le rendent parfois nuisible. En été surtout le lait cru ne se conserve pas sans de grandes difficultés; il se décompose, tourne, s'aigrit et devient la cause d'indigestions, de diarrhées plus ou moins graves.

Si ce lait provient d'une vache malade de pommelière (tuberculose), ou de cocotte (fièvre aphteuse), il peut être infectant, et l'enfant qui l'ingérera cru pourra être atteint à son tour de tuberculose et de fièvre aphteuse. Si ce lait a été étendu d'eau, ou seulement si les récipients destinés au transport du lait ont été lavés à l'eau froide, cette eau peut avoir été souillée et transmettre au lait des propriétés virulentes. On a vu la fièvre typhoïde, peut-être la scarlatine, la diphtérie, se transmettre par le lait. Il est donc indispensable de stériliser le lait, c'est-à-dire de détruire tous les germes qu'il peut contenir, à moins que ce lait ne provienne d'une source sûre et ne soit consommé par l'enfant immédiatement ou très peu de temps après la traite. Cette condition ne peut être remplie qu'à la campagne.

Je ne condamne donc pas absolument le lait cru, que quelques enfants semblent préférer au lait bouilli ou stérilisé, mais je crois qu'il doit être autorisé seulement dans des cas exceptionnels, à la campagne, quand il provient de vaches ne réagissant pas à la tuberculine.

[J. COMBY.]

Tout enfant nourri au sein trouve, en tétant sa mère ou sa nourrice, un liquide naturellement et originairement stérile; le lait, tiré par la succion des profondeurs de la mamelle, arrive à l'estomac pur et aseptique, il ne contient aucun germe de fermentation ou de maladie, il ne peut contaminer le nourrisson. Cependant si la nourrice était malade, si elle avait une maladie infectieuse ou même des abcès du sein, le lait féminin pourrait être dangereux pour l'enfant, la mamelle étant à la fois un organe d'excrétion et de sécrétion. Budin a vu un nouveau-né perdre rapidement son poids et présenter des tournioles, parce que sa mère, qui l'allaitait, avait eu pendant quelques jours des frissons et de la fièvre (Soc. obst. et gynécol. de Paris, 10 mai 1894, observation recueillie par le Dr Brindeau). L'examen bactériologique du lait de la mère et des tournioles de l'enfant donna, dans les deux cas, du staphylocoque doré[1]. Karlinski ayant injecté des cultures de staphylocoques à des lapines a vu ces microbes passer dans le lait et les petits lapins mourir d'infection staphylococcique.

Quand une mère ou une nourrice est malade, il convient donc de suspendre les tétées et de les remplacer par du lait stérilisé. Mais quand la nourrice et l'enfant sont sains, la question du lait stérilisé ne se pose pas. Elle n'intéresse que les enfants privés totalement ou partiellement du sein féminin. On pourrait ajouter qu'elle n'intéresse pas davantage les enfants allaités directement au pis d'un animal (chèvre, ânesse), si cet allaitement rarissime pouvait entrer en ligne de compte.

La stérilisation n'a pas seulement pour but et pour avantage de détruire tous les germes que le lait peut contenir; elle fait subir à ce lait une modification moléculaire qui le rend plus digestible, plus assimilable, surtout quand elle est combinée avec la décaséination qu'on sait faire aujourd'hui.

Le lait chauffé, jusqu'à l'ébullition, n'atteint pas 100 degrés; il n'est pas complètement stérilisé. M. Duclaux a montré que beaucoup de spores résistaient à cette température, surtout quand elle n'était pas prolongée, et elle ne saurait l'être dans l'ébullition à l'air libre qui fait monter rapidement et déborder le lait. En second lieu, on a dit que le lait bouilli n'avait plus la même composition que le lait frais et cru; la chaleur fait perdre au lait son arome, une partie de son eau, détruit les globules, précipite le beurre et une partie de la caséine. La peau ou frangipane, qui se forme à la surface du lait soumis à l'ébullition, doit être rejetée, d'où un appauvrissement notable.

On a même prétendu que le lait bouilli se digérait moins bien que le lait cru. Le Dr Vassilief (Thèse de Saint-Pétersbourg, 1889) affirme que les principes azotés (caséine, albumine) du lait bouilli sont moins facilement assimilés que ceux du lait frais. Cette différence serait encore plus marquée à l'égard des graisses (beurre), et la quantité des acides gras trouvés dans les excréments serait plus considérable chez les enfants nourris avec du lait bouilli que chez les enfants nourris avec du lait cru. Il en conclut que la

---

[1] HOSTMANN (Thèse de Breslau, 1895), a cependant trouvé le staphylocoque doré et le staphylocoque blanc dans le lait de femmes saines; ces microbes, venus du dehors, pénétreraient dans les mamelles par les canaux galactophores.

valeur nutritive du lait bouilli est notablement inférieure à celle du lait cru. L'analyse chimique semble lui donner raison. D'après deux analyses comparatives faites par Yvon, le lait bouilli contiendrait moins d'eau, un peu moins de beurre et beaucoup moins de caséine que le lait cru.

POUR 1 LITRE.	LAIT CRU.	LAIT BOUILLI.
Eau	887^{gr},78	877^{gr},77
Beurre	28^{gr},60	26^{gr},10
Caséine.	26^{gr},45	12^{gr},13
Lactose (Sucre)	50^{gr},85	56^{gr}

M. le Dr Saint-Yves Ménard croit aussi à la supériorité du lait cru, quand la provenance de ce lait est sûre. Mais il faut laisser parler les faits, l'observation clinique. La plupart des femmes qui, en Normandie et ailleurs, se livrent à l'élevage des enfants, obtiennent avec le lait bouilli plus de succès qu'avec le lait cru.

Le Dr Drouet (*De la valeur et des effets du lait bouilli et du lait cru dans l'allaitement artificiel*, Paris, 1892) a montré que l'ébullition ne diminuait aucunement, dans l'immense majorité des cas, la digestibilité du lait, et que le pouvoir nutritif du lait bouilli était suffisant pour subvenir aux besoins de l'enfant. Quant à l'appauvrissement en caséine, révélé par l'analyse chimique, il serait un avantage plutôt qu'un inconvénient. L'ébullition du lait devait donc triompher, et en réalité elle est pratiquée sur une large échelle, aussi bien à la campagne qu'à la ville; elle a été recommandée officiellement par l'Académie de médecine. Cependant le lait bouilli n'est pas l'idéal et il donne bien des mécomptes. On devait chercher et on a trouvé mieux.

En Allemagne, Soxhlet a imaginé un procédé de stérilisation du lait, qui n'a pas tardé à se répandre et qui, perfectionné par d'autres médecins, rencontre aujourd'hui de nombreux partisans. Le principe de la méthode Soxhlet est le suivant : faire chauffer au bain-marie et à l'abri de l'air, pendant un temps suffisamment long, de petits flacons contenant le repas d'un enfant. Quoique la température, à laquelle le lait est porté et maintenu pendant 3/4 d'heure ou 1 heure, ne dépasse pas 100 degrés, le lait est devenu stérile et peut se conserver assez longtemps. En France, MM. Budin, Ledé, Legay ont imité et perfectionné le procédé de M. Soxhlet.

M. Budin a fait construire un appareil qui se compose des parties suivantes : un bain-marie en métal étamé, une série de flacons gradués de contenance variable suivant l'âge de l'enfant, des obturateurs automatiques.

Le bain-marie est une marmite en fer-blanc ou en tôle émaillée, avec support pour isoler les flacons des parois. Les flacons sont de petites bouteilles graduées par 25 grammes, en cristal blanc; la qualité du verre permet le chauffage sans crainte de brisure, et sa forme rend le nettoyage facile. Le goulot assez étroit de ces bouteilles permet l'adaptation d'une tétine ou du galactophore de Budin. On peut avoir des flacons de 50, 100, 150 et 200 grammes de capacité. On peut encore élever la capacité des flacons à 1/2 litre et agrandir le bain-marie en proportion.

Les obturateurs automatiques sont de petits disques de caoutchouc rouge munis sur une des faces d'un appendice central. Le disque s'applique sur le goulot des bouteilles rodé à l'émeri. Lorsqu'il est soulevé et déplacé par l'ébullition, il se trouve ramené en place par l'appendice qui pénètre dans l'ouverture de la bouteille. Pour utiliser l'appareil, on verse dans chaque flacon la quantité de lait nécessaire pour une tétée, sans remplir la bouteille, en ne dépassant pas la division la plus élevée du flacon; on place l'obturateur sur le goulot. Tous les flacons ainsi garnis sont mis dans le porte-bouteilles, puis dans le bain-marie qui contient de l'eau froide en quantité suffisante pour affleurer le niveau du lait contenu dans les flacons. On couvre et on met sur le feu. On maintient l'ébullition pendant 40 minutes; puis on retire les flacons sans toucher aux obturateurs; on laisse refroidir. A mesure que la température baisse, on voit les obturateurs s'appliquer sur les goulots et se déprimer. Cette dépression est produite par la condensation de la vapeur du lait, et l'obturateur est ainsi fixé par la pression atmosphérique. A la rigueur, on pourrait se contenter de ce mode de bouchage. Pour plus de sûreté, on applique une armature munie de deux crochets sur lesquels on place un fil de laiton ou une ficelle; on peut alors sans crainte déplacer et transporter les flacons.

Pour s'assurer que l'opération a réussi, on doit vérifier l'existence du vide par l'adhérence et la dépression des obturateurs, par l'expérience du *marteau d'eau*. Pour cela, on renverse le flacon et on frappe avec la main d'un coup sec sur le fond; le brusque déplacement du liquide rend un son clair et net.

Quand on veut donner le lait à l'enfant, on plonge le flacon dans l'eau chaude, on débouche, on goûte le lait, et on coiffe d'une tétine ou d'un galactophore. Un flacon débouché ne doit pas servir deux fois. On doit faire la stérilisation chaque jour pour la provision des vingt-quatre heures. Les flacons doivent être conservés dans un endroit frais.

M. Budin et ses élèves ont obtenu des résultats excellents avec le lait stérilisé par ce procédé, à la maternité de l'hôpital de la Charité. Ce lait serait toléré par les nouveau-nés comme par les enfants plus âgés; presque tous les enfants ont digéré le lait stérilisé pur, sans coupage; ils l'ont assimilé et ont augmenté de poids; ceux qui avaient contracté la diarrhée en buvant du lait cru ou bouilli ont guéri par la substitution du lait stérilisé. D'après M. Budin, le lait ainsi stérilisé conserverait la saveur du lait frais, et il donnerait, par sa précipitation dans l'estomac, des caillots fins analogues à ceux du lait de femme; au contraire, le lait de vache cru se prend en masses épaisses, dures et indigestes.

Les appareils Soxhlet, Budin et similaires, ont l'inconvénient du bouchage en caoutchouc qui donne parfois une odeur désagréable au lait.

Avant de stériliser le lait, il faut s'assurer de sa provenance; la stérilisation pare à un danger, l'infection, mais elle ne peut donner au lait des qualités qu'il n'avait pas ou qu'il a perdues depuis la traite jusqu'à la livraison. Ces objections qu'on peut faire à la stérilisation du lait à domicile ont sans doute inspiré la stérilisation industrielle du lait au lieu même de sa production, en Normandie, en Suisse, etc.

Les procédés de stérilisation industrielle sont assez nombreux : les uns portent le lait à une température qui ne dépasse pas 102 degrés; les autres vont jusqu'à 110, 115 degrés. Ces derniers donnent une stérilisation absolue, mais ils caramélisent la lactose, et altèrent la couleur et le goût du lait, qui devient jaune et sent le cuit. On trouve, dans le commerce, du lait stérilisé en flacons de 150, 200, 300, 500 grammes, etc. Ces bouteilles doivent être conservées dans un endroit frais, à l'abri de la lumière (cave), et couchées. Placé dans ces conditions, le lait stérilisé se conserve pendant des semaines et des mois. Il laisse déposer, à la longue, des grumeaux de beurre qu'on peut rejeter ou dissoudre par un léger chauffage. Pendant cinq ans, j'ai usé largement du lait stérilisé fourni par le commerce, j'en ai donné jusqu'à 3500 et 4000 bouteilles par an aux enfants qui fréquentent le dispensaire de la Société philanthropique (166, rue de Crimée). J'ai montré (Société médicale des hôpitaux de Paris) : que ce lait était bien accepté et bien digéré par la plupart des enfants pauvres privés du sein, nourris avec de mauvais lait; que, grâce à lui, on pouvait atténuer ou guérir des diarrhées légères ou de moyenne gravité causées par une mauvaise alimentation. Cependant on a fait des reproches au lait stérilisé industriellement, sur l'incertitude de sa provenance, sur la mauvaise qualité, sur le mauvais goût de certains flacons, sur l'intolérance que manifestaient à son égard un bon nombre de nourrissons. Il est évident que le lait de vache stérilisé n'est pas l'idéal et qu'il ne saurait entrer en parallèle avec le lait féminin. M. Vigier a essayé de ramener la composition du lait de vache stérilisé à celle du lait de femme, en enlevant l'excès de caséine qu'il contient; c'est le lait humanisé (*humanized milk*). La méthode est la suivante : on constate, par l'analyse, qu'un lait de vache donné contient deux fois plus de caséine que le lait de femme. On fait alors deux parts égales de ce lait, et à l'aide de la présure on précipite la caséine d'une de ces parts; après la soustraction de cette caséine coagulée, on mêle les deux parts, et on les stérilise à l'autoclave à 110 ou 115 degrés. Tel est le lait humanisé. Ce lait est bon. D'autre part le Dr Gaertner (de Vienne) a obtenu, par la centrifugation, un lait maternisé analogue, décaséiné et sucré. On trouve aujourd'hui tous ces laits dans le commerce.

Ces tentatives sont dignes d'encouragements, mais le dernier mot n'est pas encore dit sur cette question. Quoi qu'il en soit, la stérilisation a, au point de vue de l'allaitement artificiel, deux avantages considérables : 1° elle supprime tout danger d'infection par le lait; 2° elle fait subir à la caséine du lait de vache une modification moléculaire qui la rend plus assimilable par les enfants en bas âge. Deux procédés de stérilisation se partagent actuellement la faveur des médecins, et par suite du public qui reçoit leurs conseils et s'inspire de leurs exemples : la stérilisation à domicile, par la méthode de Soxhlet, c'est-à-dire le bain-marie à 100 ou 102 degrés, et la stérilisation industrielle qui va jusqu'à 110, 115 et 120 degrés. Quant à la Pasteurisation, qui consiste à porter le lait à 75 degrés et à le refroidir rapidement, elle est utile pour conserver le lait, mais elle ne tue pas tous les germes pathogènes qu'il peut contenir.

[*J. COMBY.*]

A tout prendre, la stérilisation du lait est un bienfait hygiénique de premier ordre pour les nourrissons, et elle est de nature à atténuer, dans une large mesure, les dangers de l'allaitement artificiel.

Lait phosphaté. — On cherche depuis quelques années à obtenir un lait naturel, sans produit pharmaceutique, plus riche en phosphore et en chaux que le lait ordinaire, c'est le lait phosphaté. Le lait de vache de bonne qualité doit contenir, par litre, au moins 3 à 4 grammes de phosphate de chaux, substance indispensable à la bonne nutrition des enfants et à la croissance normale de leur squelette. Les vaches mal nourries donnent un lait peu riche en phosphates. Celles qui reçoivent en abondance de bons fourrages donnent au contraire un lait plus phosphaté. Si l'on fait prendre aux vaches laitières, mêlés à leurs aliments, des phosphates minéraux quelconques, même en quantité excessive, on retrouve tous ces phosphates dans leurs déjections; il n'en passe pas un atome dans le lait. Mais si ces mêmes vaches laitières reçoivent des fourrages riches en phosphates, c'est-à-dire des phosphates de chaux préalablement assimilés par les plantes, alors le lait s'enrichit. Ces expériences ont conduit les agronomes à la production naturelle du lait phosphaté.

Pour obtenir un lait qui, au lieu de 3 à 4 grammes de phosphate de chaux, en contienne 6 à 7 grammes, il faut fumer les prairies naturelles ou artificielles avec des phosphates ou des superphosphates, de façon à donner aux fourrages une teneur exceptionnelle en acide phosphorique. Voilà comment nous trouvons aujourd'hui, dans le commerce, des laits phosphatés, les uns frais, les autres stérilisés. Ces laits conviennent surtout aux enfants délicats, anémiques, rachitiques. Ils constituent le meilleur mode d'administration du phosphate de chaux pour les enfants du premier âge.

La question de la richesse phosphatée des laits de vache a été bien étudiée par M. Jolly (Société de médecine pratique, 1er décembre 1892). Tout le monde est d'accord, dit-il, pour proclamer que la richesse d'un lait en tous ses principes constituants est en rapport direct avec celle des aliments fournis à l'animal. C'est pourquoi, dans les fermes où les vaches sont nourries avec un soin particulier, nous voyons la richesse phosphatée des laits osciller autour d'une moyenne de 4 grammes par litre qui peut répondre largement à tous les besoins d'un enfant. Par contre, chez les paysans qui n'ont qu'une vache et peu ou point de terres, celle-ci n'a, pendant l'été, pour pâturage, que l'herbe maigre qui pousse le long des chemins, dans les terres incultes et dans les bois; aussi le lait est-il d'une pauvreté telle que la quantité de phosphate descend au-dessous de 1 gramme par litre. Il est certain qu'un lait de ce genre ne peut être qu'un aliment insuffisant pour des enfants. L'analyse d'un lait provenant d'une vacherie de la banlieue de Paris n'a donné que 1 gr. 05 de phosphate de chaux par litre; ce lait était mauvais pour l'alimentation. M. Jolly considère comme impropre à l'alimentation des enfants tout lait contenant moins de 2 grammes de phosphate de chaux par litre.

Succédanés du lait. — (*Substances destinées à remplacer le lait ou à renforcer son action dans l'alimentation artificielle des jeunes* *enfants*). Frappés des inconvénients que l'usage du lait de vache, surtout avant la *stérilisation*, pouvait avoir sur le développement et la santé des nourrissons, certains médecins se sont ingéniés à chercher des substances plus ou moins complexes assimilables par les enfants en bas âge. Ces efforts, que nous devons rappeler, n'ont pas tous été couronnés de succès. Nous allons passer en revue les principales substances utilisées.

Lait condensé. — Le lait condensé est du lait de vache qui a été réduit, par évaporation dans le vide, au quart ou au cinquième de son volume; c'est du lait dont l'eau a été enlevée, de sorte que, pour le reconstituer, il suffit d'ajouter au lait condensé 4 ou 5 fois son volume d'eau. Le lait condensé suisse contient, outre les principes naturels du lait, une certaine quantité de sucre de canne (75 grammes par litre). Voici sa composition pour 100 :

Eau.	25 grammes.
Albumine et caséine.	12. —
Graisse.	10 —
Sucre de lait.	12 —
Sucre de canne.	39 —
Sels.	2 —.
Total.	100 grammes

L'insuffisance des matières azotées de ce lait a porté Demme à l'étendre d'eau albumineuse (1 gramme d'albumine par litre).

En France, on fabrique actuellement un lait condensé naturel, sans addition de sucre, ou avec addition de très peu de sucre. Ce produit est excellent comme aliment, comme conserve, mais son usage dans l'allaitement des nouveau-nés ne peut donner que des déboires. Tout au plus pourrait-il servir d'aliment de transition, au moment du sevrage; car son goût sucré, sa consistance mielleuse, qui le font ressembler à une sorte de confiture, et enfin sa haute valeur nutritive justifieraient alors son emploi dans quelques cas. Pour l'allaitement artificiel proprement dit, le lait stérilisé doit être préféré au lait condensé. Quand on veut se servir du lait condensé, on le délaye avec une certaine quantité d'eau bouillie variable suivant l'âge : 10 cuillerées d'eau pour une de lait condensé avant 5 mois, 4 à 6 cuillerées d'eau pour une de lait après cet âge.

Farine lactée. — La farine lactée est un produit très répandu à base de lait et de farine de blé. Elle s'obtient par la concentration du lait dans le vide et par l'addition de pain torréfié et de sucre. Sa composition varie suivant les marques; mais les matières amylacées l'emportent sur toutes les autres et la rapprochent des féculents. Voici la composition moyenne de la farine lactée :

Amylacées.	79,01
Albuminoïdes	9,85
Substances grasses.	3,67
Sels minéraux.	2,17
Eau	5,30
	100,00

[J. COMBY.]

La farine lactée de Nestlé se préparerait de la façon suivante : on porte la farine de blé à 220 degrés, on ajoute du sucre en poudre, on émulsionne avec le lait de vache, et on obtient par l'évaporation une poudre blanc grisâtre qui, diluée au quart dans de l'eau, doit contenir 252 grammes de substances organiques et 5 grammes d'azote par litre. On fait, avec cette farine, des bouillies (1 cuillerée de farine pour 5 cuillerées d'eau) qui peuvent servir d'adjuvant au sein et au biberon, surtout au moment du sevrage. Mais l'emploi prématuré de ces bouillies peut être funeste.

Farine d'avoine et avenaline. — La farine d'avoine d'Écosse, très recommandée dans les pays de langue anglaise, contiendrait, d'après ses promoteurs, des principes excitants et fortifiants qui manqueraient à la farine de froment. Elle sert à faire des bouillies au lait que certains enfants aiment beaucoup. Sous le nom d'*avenaline*, on a préconisé un gruau d'avoine torréfié et diastasé, qui rappellerait la *fromentine*. Mais, en France, l'avoine ne joue qu'un rôle très restreint dans l'alimentation des enfants du premier âge.

Farine de maïs, maïzaline. — La farine de maïs ou maïzaline, tirée du maïs jaune de Bourgogne (*Zea maïs subpræcox*), contiendrait 12 pour 100 de principes azotés, 8 pour 100 de substances grasses, 3 pour 100 de sels, sans parler des féculents et du sucre. On fait, avec cette farine (2 à 3 cuillerées à café par tasse de lait), des bouillies acceptables.

Bouillies à la farine de froment, à la crème d'orge, de riz, etc. — On employait beaucoup autrefois les bouillies au lait faites avec la farine de froment séchée au four ; on étend la farine sur une assiette et on porte à une haute température, qui la dessèche et la stérilise. Ces bouillies sont plus riches que les bouillies de fécules de pommes de terre ; elles sont moins riches que les préparations de *fromentine*, substance tirée de l'embryon du blé et qui a pour composition :

Albuminoïdes	51,31
Amylacées.	29,08
Sels	6,98
Cellulose	12,63
	100,00

Cette substance conviendrait spécialement aux enfants très délicats, elle doit être délayée dans l'eau avant d'être portée à l'ébullition avec le lait ou le bouillon. Les bouillies faites avec l'orge seraient plus laxatives que les précédentes et se prescriraient dans les cas de constipation.

Crème de Biedert, crème de Liebig. — La crème de Biedert, très connue en Allemagne, est un lait artificiel, de composition assez simple :

Lait pur	1/4 de litre
Eau	3/4 —
Sucre de lait	15 grammes

Ce lait étendu et sucré est préférable à la crème de Liebig, dont la préparation est plus délicate et l'emploi plus dangereux.

On fait bouillir, jusqu'à consistance mielleuse, 16 grammes de farine de froment avec 100 grammes de lait écrémé; on triture 16 grammes d'orge germée avec 32 grammes d'eau et 3 grammes d'une solution de bicarbonate de potasse à 2 pour 100. On fait bouillir le tout et on passe au tamis. Cette mixture n'a pas donné de bons résultats.

Panades de biscottes, etc. — Les panades sont des aliments un peu plus lourds, mais plus nutritifs que les crèmes et les bouillies de farine. Elles conviennent à des enfants plus âgés et jouent un grand rôle au moment du sevrage. Elles se préparent en délayant du pain dans l'eau ou dans le lait, et en faisant bouillir avec un peu de beurre et de sel. Pour rendre la panade plus riche, on peut y mêler un jaune d'œuf ou un œuf entier. On ne doit employer, pour les panades, que le pain grillé ou les produits connus en boulangerie sous le nom de *biscottes de Bruxelles*, *Grissini*, etc. Les biscottes sont des tranches de pain de gruau avec légère addition d'œuf et de beurre, qu'on a portées au four de façon à torréfier leurs deux faces. On fait aussi des biscottes de *légumine*, plus riches et plus azotées que les précédentes, soit avec la farine des légumes secs (haricots, fèves, pois, lentilles), soit avec l'embryon du blé et les graines de certaines plantes papilionacées.

Les *Grissini* sont de petites baguettes de pain ne contenant pour ainsi dire que de la croûte, et par conséquent très favorables à l'alimentation des jeunes enfants. On peut en faire des soupes ou des panades au beurre, au lait, au bouillon. Les enfants peuvent même les sucer et les mâchonner.

Racahout et similaires. — Le racahout des Arabes est à base de riz, de fécule, de cacao et de salep; il a pour composition :

Cacao torréfié	
Fécule de pomme de terre	āā 60 grammes
Farine de riz	
Salep.	15 grammes
Sucre.	25 —
Vanille	1 gramme

Le salep, farine retirée des tubercules et rhizomes de certaines orchidées (Orchis bifolia), manque dans certaines formules :

Cacao torréfié	15 grammes
Fécule de pommes de terre.	āā 40 —
Fécule de riz	
Sucre.	60 —
Vanille	2 gramme

La phosphatine Falières est un mélange de farine de riz, tapioca, fécule de pommes de terre, arrow-root à parties égales, plus cacao, sucre et phosphate de chaux (20 centigrammes de phosphate bicalcique par cuillerée à soupe). Cette farine, très analogue au racahout, dont elle offre le goût, en diffère par l'absence de salep, la présence de tapioca et d'arrow-root, l'addition de phosphate de chaux. Ces différentes spécialités servent à faire des bouillies au lait que les enfants aiment beaucoup en général, et dont ils se lassent moins vite que des autres farines.

Arrow-root. — L'arrow est une fécule extraite des rhizomes de plantes cultivées à la Jamaïque (Maranta indica, Maranta arundinacea). C'est une poudre très fine qui sert à faire des bouillies au lait assez agréables. Elle a l'inconvénient d'être pauvre en substances albuminoïdes. On peut la rendre plus riche en la mêlant à d'autres substances, qui la rapprochent alors des racahouts. Le *mélange de Husson* a eu son heure de vogue, et sa formule doit être rappelée :

Arrow-root	
Farine d'avoine	$\bar{a}\bar{a}$ 500 grammes
Sucre.	
Sagou.	400 —
Cacao.	$\bar{a}\bar{a}$ 50 —
Phosphate de chaux	
Vanille	1 gramme.

Semoules, tapioca, sagou, etc. — En broyant incomplètement les céréales (blé, orge, riz), et en les débarrassant des parties corticales à l'aide d'appareils spéciaux, on obtient les semoules, qui peuvent servir à faire des potages au bouillon et au lait, bien tolérés par certains enfants.

Le sagou, le tapioca, sont des fécules retirées de la moelle du sagouier (Sagus farinacea) pour le sagou, de la racine du manioc pour le tapioca, dit encore *sagou blanc*.

Aucune des substances simples ou complexes, que nous venons de passer en revue, ne peut prétendre à remplacer le lait de femme ni même le lait de vache. Employées prématurément, elles conduisent rapidement les nourrissons à la dyspepsie, à la gastro-entérite, à l'athrepsie, etc. Le seul abus du lait condensé et des aliments artificiels a fait naître en Allemagne, en Hollande, en Angleterre, aux États-Unis, une maladie scorbutique que notre collaborateur Barlow a bien voulu décrire pour cet ouvrage. Il y a donc un véritable danger à employer avec excès et intempestivement les substances alimentaires autres que le lait frais. Ces substances peuvent servir à préparer le sevrage ; ce sort des aliments de transition, qui donnent de bons résultats quand ils sont employés avec discrétion, et concurremment avec le lait, qu'ils peuvent aider, qu'ils ne doivent pas remplacer brutalement et complètement, du jour au lendemain.

Incubation des nouveau-nés, couveuses. — Les enfants nés prématurément, faibles de constitution, ont été soumis par M. Tarnier à une véritable incubation, qui a permis d'en sauver un grand nombre. On s'est d'abord servi de caisses en bois rappelant les appareils employés pour l'éclosion artificielle des œufs. Puis on a perfectionné ces instruments, on a même été jusqu'à la création de véritables chambres incubatrices pouvant servir à plusieurs enfants à la fois (Hôpital des Enfants trouvés de Florence). A la couveuse en bois de Tarnier, M. Lion (de Nice) a substitué une couveuse métallique à régulateur automatique. Tous ces appareils sont excellents et ont sauvé bien des existences.

L'enfant est tout habillé dans la couveuse; on l'en retire toutes les deux heures pour le nettoyer et l'allaiter, en le laissant exposé le moins possible à l'air relativement froid de la chambre. Il y a, en effet, dans la couveuse, suivant les cas, 30, 35, 37 degrés, tandis que la température moyenne des appartements ne dépasse pas 18 degrés. La durée du séjour dans la couveuse varie suivant les cas; elle peut être seulement d'une à deux semaines, elle est parfois prolongée jusqu'à un mois, cinq semaines. L'enfant restant faible, dormant, ne criant pas dans la couveuse, il n'y a aucune indication de l'en retirer. Au contraire, s'il prend des forces, s'il crie quand on le met dans la couveuse pour s'apaiser quand on l'en sort, cela est un signe que l'incubation est désormais superflue.

Si les enfants maintenus dans une couveuse à 30 ou 32 degrés s'engourdissent et n'augmentent plus de poids, on abaissera la température à 28 ou à 25 degrés, et on pourra les voir reprendre. On pourrait encore, à l'exemple de Bonnaire, en cas de faiblesse persistante et de cyanose du nouveau-né, faire passer un courant d'oxygène dans la couveuse. Quand on devra retirer définitivement le nouveau-né de la couveuse, on aura soin de ramener graduellement la température de celle-ci au degré constaté dans la chambre, pour éviter les rhumes et autres conséquences d'un refroidissement brusque. La couveuse rend de très grands services, non seulement aux enfants prématurés et atteints de faiblesse congénitale, mais encore à ceux qui ont de l'œdème, du sclérème, de la cyanose. De 1877 à 1880, avant l'emploi de la couveuse, 181 enfants sont morts de sclérème à la Maternité de Paris; de 1882 à 1885, l'emploi de la couveuse a fait tomber ce chiffre à 9. D'après les relevés faits par M. Tarnier, sur 40 enfants de 1 000 à 1 500 grammes incubés, il y a eu 12 survivants et 28 morts (70 pour 100 de mortalité); sur 131 enfants de 1 501 à 2 000 grammes, on a compté 96 survivants et 35 morts (26,7 pour 100 de mortalité); sur 112 enfants de 2 001 à 2 500 grammes, il y a eu 101 survivants, 11 morts (mortalité de 9,8 pour 100). Auvard a montré que les enfants d'un poids inférieur à 2 000 grammes mouraient dans la proportion de 66 pour 100 à la Maternité avant la couveuse; depuis, la proportion s'est abaissée à 36,8 pour 100. Avant l'emploi combiné du gavage et de la couveuse, tous les enfants nés à 6 mois mouraient, tandis qu'on en sauve aujourd'hui 50 pour 100. Avant la couveuse, il ne survivait pas plus de 59 pour 100 des enfants nés à 7 mois, et 78 pour 100 nés à 8 mois; aujourd'hui on en sauve 77 et 88,8 pour 100. Ces chiffres sont concluants.

Le Dr Villemin (*Soc. obstétricale*, 1894) a pu sauver, grâce à la couveuse, une enfant qui n'avait pas plus de 24 à 26 semaines de vie intra-utérine, et dont le poids était inférieur à 1 000 grammes. Cette petite fille, née le 14 mai, est enveloppée de coton et mise dans la couveuse à 37 degrés. Le 17 mai, le poids est de 955 grammes; le 20 mai, il s'abaisse à 900 grammes. Le 10 juin, la longueur du corps est de 38 centimètres, le périmètre thoracique de 20 centimètres. Pendant les 6 premières semaines, l'enfant ne peut prendre que du lait à la cuiller. A partir du 2 juillet, elle prend exclusivement le sein (60 grammes par tétée). Le 31 juillet, après 2 mois 1/2, la couveuse est supprimée. A l'âge de 21 mois, l'enfant a 30 centimètres de taille, 9 425 grammes de poids; elle marche bien, elle a toutes ses dents. Cette enfant, sauvée par la couveuse, n'avait pas été considérée comme viable, et, légalement, elle ne l'était pas.

[J. COMBY.]

Chambres, literie, meubles d'enfants. — Les chambres dans lesquelles couchent les enfants doivent être spacieuses, bien aérées, bien éclairées. Chaque enfant doit disposer d'un cube d'air de 15 à 20 mètres; il faut assurer le renouvellement de cet air par une bonne ventilation. Pour cela on ouvrira largement les fenêtres en hiver, quand l'enfant aura quitté la chambre; en été, on pourra laisser une fenêtre entr'ouverte la nuit, en abaissant les grands rideaux, pour empêcher l'air frais d'arriver directement sur l'enfant.

Un bon moyen de ventilation est assuré par les cheminées à feu de bois. Ce mode de chauffage est préférable à tous les autres. Le chauffage à la houille, au coke, au gaz, et surtout par les poêles mobiles, dessèche l'air et expose à des émanations désagréables ou dangereuses.

Les chambres d'enfants doivent être bien exposées et bien éclairées. En France, la meilleure exposition est celle qui regarde le sud, le sud-est, le sud-ouest. L'exposition au nord est froide et exige un chauffage intense pendant l'hiver.

Pour que l'air, la lumière solaire, pénètrent facilement dans la chambre et inondent sans obstacle tous ses recoins, on supprimera les tentures, paravents et meubles inutiles. Le mobilier sera réduit à sa plus simple expression. L'éclairage artificiel sera assuré par la bougie, qui consomme peu d'oxygène et dégage peu d'acide carbonique. L'éclairage au gaz, au pétrole, à l'huile, vicie l'air, le dessèche et répand souvent de mauvaises odeurs. L'éclairage électrique est préférable. Les veilleuses à l'huile, dont on se sert la nuit, dans les chambres d'enfants, ont l'inconvénient de charbonner et de n'être pas inodores.

Quand un enfant sera malade, on le changera de chambre, chaque jour, si cela est possible, de façon à aérer largement et assainir la chambre qu'il vient de quitter.

On s'assurera, avant d'occuper les chambres d'enfants, qu'elles ne sont pas exposées à des émanations putrides (éviers, cabinets d'aisance), qui pourraient altérer l'air respirable et donner parfois des accès de fièvre.

En hiver la température de la chambre sera, autant que possible, portée à 15 ou 16 degrés; en été, on s'efforcera de la maintenir à 18 ou 20 degrés.

Les chambres d'enfants doivent être dépourvues de tapis, d'étoffes; elles doivent être parquetées simplement, de façon à pouvoir subir un lavage complet. Sur le parquet de chêne ou de sapin, on pourra faire appliquer un tapis de linoléum qui le recouvrira complètement. Ce revêtement permet le lavage complet et la désinfection en cas de besoin, tout en amortissant les chutes.

Les foyers (cheminées ou poêles) seront entourés de grillages en fil de fer, solides, fixés au mur, pour prévenir les chutes dans le feu et les brûlures (garde-feux). Quand l'enfant grandira, on mettra également un grillage aux fenêtres.

Berceaux et lits d'enfants. — On se sert, pour coucher les nouveau-nés, de berceaux ou petits lits ovalaires, dont les variétés sont innombrables. Dans les campagnes, ce sont des cages, des paniers en osier ou en bois très bas et portatifs. Les enfants sont maintenus étroitement serrés dans ces berceaux primitifs et malsains. A la ville et dans les classes aisées, on a renoncé aux berceaux bas, aux corbeilles Moïse, et on leur préfère à juste titre les berceaux en fer, avec filet, sur lequel la literie de l'enfant est pour ainsi dire suspendue. Ces berceaux pour les tout petits, comme les lits pour les plus grands, présentent une flèche qui permet d'entourer la couchette d'un filet protecteur ou parachute.

Dans quelques campagnes, le berceau ne contient aucune pièce de literie, mais seulement du son, au milieu duquel l'enfant est plongé tout nu; les déjections s'amassent en boules qu'on peut aisément retirer. L'élevage dans le son, malgré certains avantages hygiéniques, est peu répandu.

On garnit les berceaux avec les objets suivants : étoffe blanche de piqué allant au lavage pour tapisser le fond, matelas de varech ou de crin, paillon de balle d'avoine, drap de toile; sur ce drap de toile on place un feutre épais recouvert lui-même d'un autre drap de toile, pour empêcher les déjections de souiller le matelas. On recouvre l'enfant avec des couvertures de laine, de duvet; sa tête repose sur un oreiller de crin. On peut entourer le lit ou le berceau de rideaux en tulle, en étoffe percée à jour; mais il faut s'abstenir de ces transparents en satinette qui, sous prétexte d'atténuer la crudité de la lumière, empêchent le renouvellement de l'air.

L'enfant est couché sur le côté gauche de préférence, et non sur le dos, afin que le lait qui pourrait être vomi soit aisément évacué et ne passe pas dans les voies aériennes; car on a vu des enfants asphyxiés par des caillots de lait.

L'enfant doit coucher seul dans son lit, autant que possible; la promiscuité du lit et de la chambre est fâcheuse, surtout pour les enfants de sexe différent, quand ils ont dépassé l'âge de 6 ou 7 ans. Dès cet âge, il est même bon qu'ils ne couchent pas dans la même chambre que leurs parents. Il y a là des questions d'hygiène physique et morale sur lesquelles il est inutile d'insister.

L'enfant ne doit pas partager le lit de son père ou de sa mère, encore moins doit-il coucher avec les bonnes et les domestiques. Quand l'enfant est très jeune, il peut être étouffé accidentellement par sa mère ou sa nourrice; on dit qu'à Londres il meurt par an près d'un millier d'enfants ainsi étouffés dans le sommeil commun. Ce serait surtout dans la nuit du samedi au dimanche, dans la nuit de Noël, après les festins et les libations des jours de fête, que l'accident se produirait.

Meubles d'enfants. — Les meubles destinés aux enfants doivent être simples, stables et solides, exposant le moins possible au renversement et aux chutes. Les chaises basses, les fauteuils, seront en bois, le siège étant canné ou en paille, non rembourré, ni revêtu d'étoffes. Les sièges capitonnés et à ressorts, incessamment souillés par les enfants, sont donc inférieurs aux autres au point de vue hygiénique. Les chaises basses, comme les fauteuils élevés, devront être munis de tablettes qui empêcheront l'enfant de tomber en avant tout en lui permettant d'avoir commodément devant lui les objets dont il a besoin (assiettes, jouets, etc.). Les tables d'enfants

[J. COMBY.]

doivent être basses ou les sièges élevés; on trouve des meubles composés (table et chaise). La chose importante est que ces meubles aient une grande stabilité; on l'obtient en écartant les pieds, c'est-à-dire en élargissant la base de sustentation.

Les ustensiles qui servent aux repas doivent être l'objet d'une surveillance spéciale; je ne parle pas seulement des casseroles et plats servant à la cuisine, et dont l'étamage ou l'émail doivent être intacts, pour ne pas donner aux aliments des qualités nuisibles. J'ai en vue surtout les couverts, assiettes et gobelets, dont la forme et la composition sont à considérer. Les enfants très jeunes ne boiront pas dans des verres ordinaires, qu'ils ont trop de tendance à briser, mais dans des timbales d'argent ou de vermeil, qui ne pourront pas les blesser. Les gobelets d'étain, qui contiennent toujours du plomb, sont à écarter. Les assiettes devront être incassables (métal émaillé). On ne leur laissera au début, ni couteaux, ni fourchettes, qui pourraient les blesser.

Vêtements. — La question des vêtements a une grande importance, surtout dans nos pays tempérés, humides ou froids. Il faut vêtir chaudement les enfants, et d'autant plus qu'ils sont plus jeunes, mais il ne faut pas les emprisonner dans ces maillots qu'on employait autrefois et qui, aujourd'hui, sont justement battus en brèche et de plus en plus délaissés.

Maillot. — Le maillot, auquel J.-J. Rousseau a fait la guerre, n'est plus en honneur dans les classes éclairées; mais il conserve, dans le peuple, d'obstinés partisans. Il remonte d'ailleurs à la plus haute antiquité. Si les Égyptiens, les Lacédémoniens, les Chinois, les Japonais, les sauvages, laissaient ou laissent encore leurs enfants à peu près nus ou très libres dans des vêtements larges et flottants, il faut reconnaître que les Romains pratiquaient l'emmaillotage serré avec des bandelettes qui portaient le nom de *fascia*. Plus tard, ils laissaient libres les bras, puis les jambes. En Italie, on conserve encore l'usage d'entourer le maillot de véritables bandes qui entravent tout mouvement. En France, au moyen âge, on emmaillotait les enfants à la romaine, c'est-à-dire qu'on les ligotait d'une façon barbare.

Si l'on tient à conserver le maillot, il faut au moins supprimer les bandelettes, le ligotage antique, et laisser à l'enfant un peu de liberté. On ne devra ni trop rapprocher les jambes l'une contre l'autre, ni serrer trop fort les pièces du maillot, ni emprisonner les membres supérieurs. Une recommandation capitale à adresser aux nourrices, c'est de n'employer, pour tenir les pièces de vêtements, aucune épingle ordinaire, mais seulement des liens d'étoffes ou des épingles doubles, dites épingles anglaises, épingles de nourrices, épingles de sûreté.

Les différentes pièces du maillot sont les suivantes : une chemise de toile ou de batiste, assez courte, fendue par derrière, une brassière de laine, une brassière de piqué ; ces trois pièces se mettent l'une sur l'autre, dans l'ordre indiqué; un lange de toile triangulaire placé derrière les reins et replié entre les cuisses; un lange carré de flanelle ou de coton, parfois les deux (quand il fait froid), pour entourer le tronc, les membres inférieurs, et former une sorte de cylindre aisément portatif. « Le maillot, disent Tanier et Chantreuil, ne doit pas exercer de constriction à la partie supérieure du thorax, car il gênerait les mouvements respiratoires et déterminerait l'asphyxie, ainsi que cela a été observé. Il faut aussi faire attention à ce qu'il ne fasse pas un bourrelet dans l'aisselle, car il comprimerait les vaisseaux axillaires, ce qui amènerait un gonflement des membres supérieurs, particulièrement des mains, comme nous en avons été témoins plusieurs fois.

« Les langes dont nous venons de parler dépassent de beaucoup la longueur du corps, on les plie à quelque distance des pieds de l'enfant, et l'on en relève la portion inférieure qu'on fixe à la partie qui forme ceinture autour du corps.

« Nous ne saurions trop répéter que lorsqu'on emmaillote les enfants, il faut veiller à ce qu'ils puissent remuer les bras et les jambes; c'est une des conditions les plus importantes de leur développement et de leur accroissement. Il faut de plus les démailloter et changer leurs couches le plus souvent possible, de manière que l'urine et les matières fécales ne restent pas en contact avec la peau des fesses et des cuisses, ce qui amènerait un érythème et même une ulcération de ces parties. »

Habillement à l'anglaise. — Le maillot a presque partout cédé le pas à l'habillement à l'anglaise, qui lui est bien supérieur au point de vue hygiénique. Quelques personnes cependant, tout en préconisant le système anglais, gardent le maillot pour les premiers jours, ou pour la nuit, prétextant que l'enfant, en hiver surtout, risque moins, ainsi ficelé, de se refroidir. Je ne crois pas à l'utilité du maillot, même les premiers jours, même l'hiver. En résumé, voici comment l'enfant, dans l'appartement, doit être vêtu :

Tête nue, pas de bonnet, partant pas de cordons qui serrent le cou, l'irritent, amènent des suintements, de l'érythème; bande de flanelle ou ceinture entourant le ventre pendant les premières semaines; chemise-brassière en toile, brassière de flanelle, brassière de coton dite piqué; ces trois pièces mises l'une dans l'autre, ouvertes par derrière, se passent à la fois; on peut placer la main de l'enfant dans un cornet de papier pour faciliter le glissement et l'introduction du bras.

Pour couvrir le bas du corps, on se sert d'une couche, d'une culotte de flanelle ou de coton, suivant la saison, de bas et de chaussons de laine, et on recouvre le tout d'une robe de flanelle sans manches et d'une robe de linge, dite cache-maillot. La couche est pliée en triangle; on fixe à la base de ce triangle, par un de ses angles, un carré de tissu éponge et la culotte; ces trois pièces sont maintenues à l'aide d'une épingle anglaise. La base du triangle est alors placée sur le dos de l'enfant, par-dessus les brassières; le sommet du triangle est ramené par devant, entre les jambes; les angles latéraux sont aussi ramenés et croisés sur les cuisses de l'enfant. De cette façon, les membres, séparés par la couche, ne peuvent frotter l'un contre l'autre. La culotte a, comme la couche, une forme triangulaire, à pointes émoussées. Elle est munie de boutons et de boutonnières qui permettent de fixer le sommet de l'angle inférieur, ramené en avant, à la portion qui forme ceinture, et les bords de cet angle aux parties latérales.

[J. COMBY.]

On ajoute souvent une petite culotte en toile de caoutchouc, de même forme que la culotte en flanelle. Cette pièce imperméable, utile surtout quand l'enfant est habillé pour sortir, empêche les robes d'être souillées par les urines; mais elle ne doit pas empêcher de changer l'enfant fréquemment; sans cela, les liquides et les matières fuseraient dans le dos, mouilleraient la chemise et les brassières, et exposeraient l'enfant au refroidissement.

Quand on sort l'enfant, on lui met une robe à manches qui couvrent les bras jusqu'aux poignets; cette robe est montante. Dans la méthode américaine, qui est la méthode anglaise outrée, les robes sont décolletées et sans manches, de sorte que les enfants ont le cou et les bras découverts. Avec ce système d'habillement, les enfants conservent, dès la naissance, la liberté de leurs bras, de leurs jambes, ils ne sont serrés en aucun point, ils respirent librement et se meuvent sans entrave.

Veut-on sortir l'enfant, on lui met sur la tête une capote, sur le visage une voilette, sur le vêtement une pelisse plus ou moins chaude suivant la saison, au besoin ouatée. En agissant ainsi, on est sûr que l'enfant ne se refroidira pas plus que dans le maillot le plus serré. La nuit, si la température extérieure est très basse, on met des boules d'eau chaude dans le berceau. Tel est le vêtement des premiers mois. Quand l'enfant commence à marcher, on fait subir quelques modifications à son costume. Il conserve toujours la culotte et le lange de toile, mais il porte une robe plus courte, sur laquelle il ne risque pas de buter en avançant. Cette robe sera en laine, en tricot ou bien en coton, en piqué, suivant la température. Les chaussons de laine seront remplacés par des souliers en cuir souple, puis par des bottines à tiges. Plus tard la robe prendra plus d'ampleur et d'élégance, elle sera doublée d'un jupon de calicot ou de finette. On emploie, pour maintenir les culottes, un corset rudimentaire, non lacé, mais à boutons; cette pièce est utile et n'offre aucun inconvénient, car elle ne serre pas.

Quand l'enfant marche tout seul, il est plus exposé à se refroidir que lorsqu'il est porté dans les bras. Il devra donc être bien couvert, et je ne crois pas à la nécessité de lui laisser les jambes nues, comme le veulent certaines personnes, à moins qu'il ne fasse très chaud. On lui mettra des bas de laine remontant jusqu'aux cuisses, et en hiver il portera des guêtres en drap, en tissu jersey ou en cuir. Les bas seront maintenus par des liens attachés au corset, non par des jarretières. En même temps il aura des pantalons de laine, de coton ou de finette, suivant la saison. Quand l'enfant aura 4 ou 5 ans, on pourra le mettre en culotte, c'est-à-dire qu'on laissera de côté la robe, s'il s'agit d'un garçon, pour la remplacer par un petit costume complet en drap ou en lainage, sur lequel on pourra passer une blouse américaine ou un manteau.

Quand l'enfant commence à être propre, qu'il n'est plus exposé à salir ses draps, on le fait coucher dans une longue chemise de nuit qui, dépassant de beaucoup ses pieds, et s'enroulant autour d'eux, l'empêche de se découvrir et de se refroidir. S'il fait froid, on aura soin de mettre, sous la chemise, une petite camisole de flanelle ou de jersey, et autour du cou, un fichu de soie pouvant se ramener et s'attacher derrière la taille. Du reste, pas plus de bonnet la nuit que le jour. L'enfant ayant pris l'habitude d'avoir la tête nue, dès sa naissance, ne s'enrhumera jamais faute de bonnet.

Faut-il habituer les enfants à porter des gilets ou des chemises de flanelle? Quand ils sont délicats, exposés à s'enrhumer à la suite de transpirations, rhumatisants ou fils de rhumatisants, il sera bon de leur mettre un gilet et même une chemise de flanelle. C'est un bon préservatif contre les refroidissements, et d'autant plus utile que l'enfant sera plus joueur et plus ardent aux exercices du corps. Il est vrai que l'usage de la flanelle devient une habitude avec laquelle il est difficile et imprudent de rompre. Pour les enfants robustes, la flanelle est inutile.

Les enfants ne doivent jamais être serrés par leurs vêtements; on s'assurera que les pantalons n'étreignent pas le ventre; il devront être larges à la ceinture et maintenus par des bretelles. Le port de courroies ou de liens constricteurs doit être absolument interdit, car il expose à des compressions fâcheuses. Les gilets, vestes et robes ne doivent pas plus gêner et comprimer les organes que la ceinture des pantalons; c'est surtout au niveau des aisselles et du cou qu'on donnera de l'aisance aux vêtements, pour assurer la liberté de la circulation et de la respiration. Les cravates seront lâches quand on en mettra. Les chemises seront à col rabattu ou sans col chez les petits enfants; on protégera le cou par un petit foulard de soie, en hiver.

Pour les jeunes filles, il faut retarder le plus possible le port du corset. Je ne parle pas de ce semblant de corset qu'on met à tous les enfants et qui est plutôt une sorte de ceinture ou de bretelle complexe destinée à fournir une attache et un point d'appui aux différentes pièces du vêtement, mais bien de cet appareil constricteur destiné à soutenir les seins et à serrer la taille. On a trop de tendance à abuser de ce dernier et il faut en surveiller l'emploi chez la jeune fille qui n'est pas encore nubile. Les corsets trop serrés gênent l'action du cœur et des poumons, abaissent le foie et le rein, favorisent l'entéroptose et la dyspepsie.

Coiffure, hygiène de la tête. — Les nouveau-nés et les nourrissons auront, dans l'appartement, la tête nue; quand on les sortira, on leur couvrira la tête d'un bonnet, d'une capote, d'un chapeau, suivant l'âge et la saison. Quelle que soit la coiffure adoptée, elle sera légère et aisée, incapable de serrer la tête.

L'enfant qui vient de naître a des cheveux plus ou moins touffus, plus ou moins longs. Ces cheveux sont appelés à disparaître bientôt. Ils seront remplacés par des cheveux d'un teint plus clair qui, graduellement, se foncera. La mue des cheveux est physiologique à cet âge; il ne faudrait pas la prendre pour une alopécie morbide. Les soins de la tête ne viseront donc pas la conservation d'une chevelure éphémère et caduque, mais la propreté du cuir chevelu et le bon fonctionnement des glandes qui concourent à l'entretien des cheveux. On évitera avec soin la formation de ces crasses épaisses et imbriquées qui font adhérer les poils, les tiraillent, les cassent, et les font tomber prématurément; ces crasses peuvent à la longue irriter la peau, atteindre le bulbe pileux et compromettre la vitalité des cheveux futurs. Pour les combattre ou les prévenir, on usera des lotions

[J. COMBY.]

tièdes, des savonnages, de la brosse douce. On fera des onctions avec une pommade émolliente, la vaseline, le glycérolé d'amidon, etc.

Il ne saurait être question, dans les premières années, de couper les cheveux, et les petits garçons comme les petites filles portent avec aisance ces longues mèches ondulées qui encadrent si gentiment leurs visages.

Plus tard, on conserve les cheveux des filles, se bornant à couper l'extrémité des mèches, pour accroître leur force; mais on fait porter les cheveux ras aux petits garçons. Dans les écoles, dans les collèges, le port des cheveux ras est de rigueur; grâce à cette mesure hygiénique, on évite la propagation de la phtiriase, de la pelade, de la teigne. On peut en effet surveiller de très près les moindres maladies du cuir chevelu et les faire soigner en temps opportun. Dans les collectivités enfantines, on devra s'opposer à ces changements de coiffures dont les écoliers font un jeu; chaque enfant aura sa coiffure et ses objets de toilette individuels.

Quand on fera couper les cheveux d'un enfant, on s'assurera que les ciseaux, tondeuses, instruments quelconques servant à cette opération, ont été préalablement stérilisés par le flambage, le trempage dans l'alcool ou l'ébullition dans la glycérine.

Bains, toilette, hygiène de la peau. — Les soins de la peau chez les enfants ont une importance capitale, aussi bien dans l'état de santé que dans la maladie. Avant tout, il faut qu'un enfant soit propre, c'est-à-dire baigné, lavé, savonné journellement. La toilette des enfants n'est pas une question de luxe, de coquetterie, elle est de première nécessité. Beaucoup d'affections de la tête, des yeux, des oreilles, de la peau, beaucoup d'infections à point de départ cutané sont dues à la négligence des soins de propreté. Dès la naissance, l'enfant doit être lavé des pieds à la tête, sans oublier les yeux, les oreilles, etc.

Pour rendre ce lavage plus complet et plus efficace, on plonge le nouveau-né dans un bain d'eau tiède, et, avec une substance grasse (vaseline) ou du savon, on enlève doucement mais complètement l'enduit sébacé qui recouvre l'épiderme. On devra pour ce premier bain et même pour les suivants, employer de l'eau propre, soit bouillie préalablement, soit filtrée, soit additionnée d'acide borique dans la proportion de 1 ou 2 pour 100. Si l'enfant ne crie pas, s'il est faible, on ajoutera 50 grammes de farine de moutarde. La température du bain sera de 34 à 35 degrés; la durée sera courte (5 minutes en moyenne); puis l'enfant sera rapidement essuyé et séché avec des linges chauds. On poudre ensuite avec le lycopode ou l'amidon, surtout au niveau des organes génitaux et des plis naturels et, après avoir pansé le cordon, on habille l'enfant. Pendant les premiers mois de la vie, les bains seront quotidiens. Plus tard, ils peuvent être réduits à 3, à 2, à 1 par semaine. On les remplace alors par des lavages du corps faits tous les matins au moment de la toilette de l'enfant. Les bains ne doivent pas être trop chauds, mais il n'est pas nécessaire qu'ils soient froids, comme le veulent certaines personnes; l'eau froide a bien une action tonique qui, à l'occasion, peut être mise en œuvre; mais elle ne doit pas être employée systématiquement. J'admets bien qu'en été, au moment des plus grandes chaleurs, on ne réchauffe pas l'eau du bain; mais, dans ce cas, l'enfant ne fera qu'entrer et sortir, il sera soumis à une affusion froide plutôt qu'à un bain. En cas de maladie fébrile, par contre, les bains froids peuvent rendre de très grands services, même chez les nourrissons. Le moment le plus convenable pour donner le bain est le matin : toutefois, chez certains enfants agités, dormant mal, le bain pourra avec avantage être donné le soir. Le bain sera donné avant la tétée ou le repas, et non après.

L'eau chaude suffit pour un bain simple; on rendra ce bain *émollien* en ajoutant de l'amidon ou du son (500 grammes); *stimulant*, en ajoutant de la graine de moutarde (50 à 100 grammes) ou du sel marin (1 kilogramme); *calmant*, en faisant infuser 50 grammes de fleurs de tilleul avec les bractées et 10 grammes de feuilles d'oranger; *astringent*, avec 200 ou 250 grammes de feuilles de noyer; *alcalin*, avec 100 grammes de carbonate de soude; *sulfureux*, avec 100 grammes de trisulfure de potassium ou mieux avec 60 grammes de monosulfure de sodium, 60 grammes de chlorure de sodium, 50 grammes de carbonate de soude sec. On fait dissoudre ces trois substances associées dans le bain pour avoir le *bain de Baréges* du Codex français.

Les bains salés naturels ou artificiels et les bains de mer chauds ou froids jouent un grand rôle en hygiène et en thérapeutique infantiles. La France est richement pourvue de sources salées naturelles (Salies-de-Béarn, Briscous-Biarritz, Salies-du-Salat, Salins-Moûtiers, Salins-du-Jura, La Mouillère-Besançon, Bourbonne, Balaruc, Dax, etc.), et de plages marines, où les enfants peuvent puiser des éléments de force et de santé. Les bains de mer froids ne conviennent qu'aux enfants déjà grands; (2° enfance, après 4 ou 5 ans); on peut, aux plus jeunes, aux nerveux, que les lames exciteraient trop, donner des bains de mer chauds. Les bains de lame seront très courts (1 à 2 minutes) et pris loin de l'heure des repas; on n'en donnera pas plus d'un par jour, et on s'empressera de les interrompre, si l'enfant est agité, dort mal, perd l'appétit.

Ce qui est bon surtout, pour les enfants délicats, mous, lymphatiques, anémiques, c'est le séjour sur les plages, c'est l'air marin, essentiellement pur, fortifiant, vivifiant. Aujourd'hui, on voit s'élever partout, en France et à l'étranger, des sanatoria maritimes, pour les enfants anémiés, lymphatiques, scrofuleux, rachitiques, etc. Les enfants font un séjour prolongé dans ces établissements, parmi lesquels il faut citer Berck, Pen-Bron, Arcachon, Banyuls-sur-mer, Hyères-Giens, etc. L'Œuvre des hôpitaux marins fondée en France, il y a quelques années, a pour but d'étendre l'action de la thalassothérapie au plus grand nombre d'enfants possible.

Il convient d'établir des catégories parmi les plages que la France possède; les unes sont très excitantes, les autres peu excitantes ou même sédatives. Parmi les premières, il convient de citer toutes les plages du Nord et de la Manche, depuis Dunkerque jusqu'à Brest; cette première zone conviendra aux enfants mous, qui ont besoin d'une stimulation énergique.

[F. COMBY.]

Les plages de l'Océan, depuis Brest jusqu'à Biarritz et Saint-Jean-de-Luz, en passant par les Sables-d'Olonne, Royan, Arcachon, etc., sont beaucoup moins excitantes que les plages du Nord, beaucoup moins froides, elles forment une seconde zone, où d'ailleurs on pourrait établir des divisions, et qui convient aux enfants d'une excitabilité modérée. Les plages méridionales de cette zone (Biarritz, Saint-Jean-de-Luz) peuvent d'ailleurs être fréquentées de bonne heure, à la fin du printemps, et tard (en automne), à cause de la chaleur qui y règne.

Une troisième zone, qui peut convenir aux enfants arthritiques et nerveux, à cause de la douceur de son climat, de l'absence de marées, etc., nous est offerte par la Méditerranée, surtout dans sa partie orientale, la *Riviera* (Cannes, Menton, etc.). Nous possédons, comme on le voit, toute une gamme de climats et de plages, aussi bien que d'eaux salines naturelles, dont l'hygiène infantile peut tirer le plus grand profit.

Sommeil. — Dans la première enfance, le sommeil joue un grand rôle; la nuit ne suffit pas au nouveau-né pour satisfaire son besoin de sommeil, et il dort une bonne partie de la journée, après chaque tétée, ne se réveillant que pour satisfaire un besoin naturel ou pour téter de nouveau. Quelques enfants, ce sont les plus faibles, les plus délicats, ont une tendance excessive à dormir, et il faut les réveiller pour leur faire prendre le sein. Quand le nourrisson sort en promenade, l'air du dehors le fait dormir, et il n'est pas rare de voir un enfant, qui criait incessamment à la maison, rester calme et somnolent quand il est dehors.

Quand un enfant se porte bien, se nourrit bien, il doit dormir presque toute la nuit, ne se réveillant qu'une ou deux fois pour téter. Si le sommeil est agité, interrompu, on doit soupçonner quelque malaise, une insuffisance d'allaitement, de mauvaises digestions, des coliques, etc. La balance donnera de précieuses indications pour la recherche des causes de cette insomnie. Les enfants qui dorment mal sont généralement des enfants mal nourris, bourrés d'aliments indigestes, ayant de la constipation, de la diarrhée, des vomissements, etc. S'ils sont allaités naturellement, si l'insomnie ne s'explique par aucune faute dans l'hygiène alimentaire, il faut soupçonner un nervosisme héréditaire et donner quelques calmants (bromure ou chloral). Mais il faut s'abstenir des préparations opiacées, des décoctions de têtes de pavot dont les nourrices mercenaires abusent pour faire cesser les cris des enfants qui leur sont confiés.

Le sommeil ne vient pas tout seul chez tous les sujets; il faut souvent le provoquer en promenant, en berçant l'enfant, en lui faisant entendre des chansons plus ou moins monotones. Mais il faut de bonne heure habituer les enfants à dormir dans leur berceau, et non dans les bras de leur mère ou de leur nourrice. On ne permettra pas non plus que les nourrissons partagent, pendant la nuit, le lit de leur nourrice. Cela n'est pas sain, et cela peut devenir dangereux; les exemples d'enfants étouffés par leurs nourrices, pendant le sommeil, ne sont pas rares.

A mesure que le nourrisson avance en âge, le besoin de sommeil devient moins impérieux et moins soutenu; à un an, l'enfant ne dort plus que 2 ou

3 fois dans le jour; à partir de 18 mois, il ne fait plus qu'un somme dans la journée. Mais le sommeil de la nuit devient de plus en plus profond et prolongé; beaucoup d'enfants dorment 12 heures de suite sans s'éveiller. A partir de 3 ans 1/2, 4 ans, l'enfant peut se passer du sommeil diurne; le sommeil nocturne suffit.

Si l'on veut assurer un sommeil calme et profond à l'enfant, il faut régler son alimentation. Le nourrisson qui tète trop souvent, digère mal et dort mal; son sommeil est agité et interrompu par des cauchemars. Si l'enfant est sevré, on lui évitera les surcharges alimentaires, surtout le soir, et on lui rationnera les liquides qui, pris trop abondamment, donnent de l'agitation, des sueurs, des terreurs nocturnes. Les repas devront être assez légers et séparés par des intervalles assez longs. Pour assurer aux enfants un bon sommeil, il faut encore leur faire contracter l'habitude de se coucher de bonne heure, à 7 ou 8 heures du soir. Pas de veilles prolongées, pas de grands dîners, pas de soirées, pas de spectacles.

Promenades, voyages, déplacements. — La première sortie du nouveau-né varie suivant la saison : en hiver, on attendra jusqu'au 15e, 30e jour; en été, on pourra faire sortir l'enfant dès le 8e jour. La première sortie sera retardée pour les enfants prématurés, faibles, délicats, à peine viables. On attendra toujours la chute du cordon. La première sortie sera courte, une demi-heure, une heure à peine; puis on la prolongera le plus possible, quand le temps le permettra. Il faut que l'enfant vive au grand air; cette recommandation s'applique surtout aux habitants des grandes villes, qui souffrent trop souvent, dans leurs logements étroits, de l'air confiné et de l'absence de soleil.

Quand on le pourra, on conduira les enfants à la campagne, pendant la saison chaude. Ils y trouveront un air plus pur et plus excitant; leur appétit augmentera, leurs capacités digestives s'accroîtront, et alors on les verra en quelques mois faire des progrès étonnants. Le séjour à la campagne, pour les enfants condamnés à habiter les villes, jouit d'une efficacité merveilleuse; il a une action tonique et reconstituante, incontestable et incontestée. Le fait a été bien mis en lumière par les voyages scolaires et les colonies de vacances, sans parler des *Jardins d'enfants* de Frœbel, qui ont eu leur moment de vogue dans les pays de langue allemande, mais sans y prendre racine et sans se diffuser au dehors.

Les voyages scolaires, très utiles pour l'instruction et l'éducation des enfants déjà grands, ont l'inconvénient de les fatiguer; ils pèchent donc par le côté hygiénique. Au contraire, les colonies de vacances n'ont que des avantages, et la Ville de Paris l'a bien compris en consentant des subventions considérables pour envoyer pendant quelques semaines des enfants pauvres et délicats à la campagne. Chaque arrondissement a des colonies scolaires de vacances; on prend, parmi les écoliers, dont les parents y consentent, ceux qu'on juge avoir besoin de l'air des champs, on les groupe sous la direction d'un maître, et on les envoie en province. Ces *colonies de vacances*, très populaires en Suisse et en Allemagne où elles ont vu le jour, ont donné partout les meilleurs résultats; les enfants présen-

[F. COMBY.]

tent des augmentations de poids allant de 2 à 5 kilogrammes. En même temps croissent la taille et le périmètre thoracique.

Quand on ne pourra conduire les enfants à la campagne, on les mènera tous les jours dans les jardins et squares, où ils pourront prendre l'air et l'exercice qui leur sont nécessaires; mais on évitera pour eux les contacts suspects, on les isolera; car c'est dans les réunions d'enfants que se contractent les maladies contagieuses.

Quand l'enfant est tout petit, il est porté sur les bras de sa nourrice; plus tard, beaucoup de mères se servent de petites voitures suspendues, assez commodes, mais dans lesquelles l'enfant peut se refroidir, s'il n'est bien couvert. Il vaut mieux, en tout cas, se servir pour les bébés de ce moyen de locomotion individuelle, que de les exposer à la promiscuité des omnibus et des tramways, où ils pourraient se trouver en contact avec des enfants malades. Les lignes d'omnibus qui desservent les hôpitaux d'enfants sont surtout à éviter.

Les longs voyages fatiguent beaucoup les enfants du premier âge, par la trépidation qu'ils déterminent, par l'excitation cérébrale qu'ils occasionnent: ils peuvent déterminer de la fièvre de fatigue ou de surmenage. Les nouveau-nés, quand ils sont transportés sans précautions et sans soins, dans des wagons de 3e classe, mal fermés, encombrés, mal suspendus, peuvent contracter des maladies mortelles. Le Dr Ledé a insisté sur les dangers de l'envoi en province d'enfants trop jeunes. Les enfants des nourrices qui viennent se placer à Paris succombent trop souvent aux secousses, aux refroidissements, aux maladies contagieuses qu'ils ont éprouvés à l'aller ou au retour; il a pu relever ainsi 82 cas de maladies des voies respiratoires, 123 cas de troubles digestifs, 15 cas de rougeole, etc.

Jouets. — Les jouets sont à considérer au point de vue de l'hygiène infantile; il en est d'inoffensifs; mais beaucoup peuvent nuire par leur forme, leur volume, leur couleur, etc. Les jouets très petits (billes, perles, noyaux de fruits, graines de légumineuses) peuvent être avalés, aspirés, introduits dans les orifices naturels, où ils peuvent créer des désordres. Les petites pièces de monnaie, les fragments de métal, peuvent jouer le rôle de corps étrangers des voies aériennes. Il ne faut confier aux enfants mal surveillés que des jouets volumineux, dépourvus de parties fragiles, assez solides pour ne pas être fragmentés au moindre choc. On a vu l'anche d'un sifflet être aspirée par un enfant. Les objets en verre, en porcelaine, peuvent donner des cassures coupantes. Les objets coupants, anguleux, raboteux, pointus, seront écartés. Certains métaux (plomb, cuivre), quand ils ne seront pas enduits de vernis insolubles, seront proscrits, car la plupart des enfants ont une grande tendance à les porter dans leur bouche et à les lécher. Les objets en caoutchouc ne devront pas contenir de sulfure de carbone, d'oxyde de plomb, etc. On fera grande attention à la couleur des jouets comme à celle des pâtisseries; les couleurs dangereuses sont surtout les couleurs minérales. On refusera, aux jeunes enfants, les boîtes de couleurs destinées à la peinture à l'aquarelle.

On ne les laissera pas jouer avec les pains à cacheter; les rouges sont en effet colorés avec le minium, les jaunes avec l'oxyde de plomb, les blancs avec la céruse. Les bruns, violets, roses et noirs sont inoffensifs. Parmi les couleurs des jouets, on se défiera des rouges (sulfure de mercure), des vertes (arsenic), des jaunes (plomb et antimoine), des blanches (céruse). En Autriche, on a réglementé l'emploi des couleurs destinées aux bonbons et aux jouets; les couleurs d'aniline, le vert d'arsenic, le minium, le jaune de chrôme, le rouge cinabre sont interdits. Sont permis : le carmin, la cochenille, le jus de morelle, le curcuma, l'indigo, le bluet, le safran, le carthame, le bleu de Prusse, l'outremer, le jus d'épinards, toutes couleurs d'origine végétale. Parmi les couleurs minérales, ne sont autorisées que les feuilles d'or et d'argent. Ordonnance autrichienne du 1ᵉʳ mai 1886 :

« On ne doit employer, pour peindre les jouets d'enfants, aucune préparation ni aucune couleur contenant de l'arsenic, de l'antimoine, du plomb, du cadmium, du cuivre, du cobalt, du nickel, du mercure (sauf le cinabre pur), du zinc ou de la gomme-gutte. Il est permis d'employer d'autres couleurs métalliques. Cependant la couleur appliquée sur ces objets doit être complètement recouverte d'un vernis qui résiste à l'action de l'humidité et qui ne s'enlève pas facilement. »

Il faut que les jouets donnés aux enfants soient neufs et n'aient pas servi à d'autres. Dans les hôpitaux surtout, il faut faire attention à la transmission des maladies contagieuses par les jouets. Les enfants malades ne devront pas prêter leurs jouets, et, quand ces jouets auront été manipulés par des sujets atteints de maladies contagieuses, ils devront être brûlés.

Mortalité et protection de l'enfance. — La mortalité est énorme dans les premières années de la vie et l'on doit s'appliquer, par une hygiène rationnelle, à la restreindre. Sur 1 000 enfants, il y en a 188 (près du cinquième) qui meurent avant un an; et la mortalité générale n'est que de 25 pour 1 000; on voit l'écart. Cette mortalité des nouveau-nés varie d'ailleurs suivant les pays; très faible en Norvège et en Suède, elle est très élevée en Bavière et en Wurtemberg.

Sur 1 000 enfants nés vivants, il en meurt, dans la première année :

En Norvège et en Suède	106-137
En Angleterre	154
En France	169
En Prusse	217
En Italie	220
En Hongrie et en Autriche	254-258
En Bavière et en Wurtemberg	317-329

La plupart de ces pays perdent trop d'enfants et il faut viser à abaisser la mortalité à 10 pour 100, chiffre dont se rapprochent l'Écosse, la Norvège, la Suède, la Nouvelle-Galles du Sud. Le premier mois de la vie est le plus éprouvé, puis le 2ᵉ, le 3ᵉ, le 4ᵉ et le 12ᵉ (sevrage). Il meurt, dans le premier mois, autant d'enfants que dans la 2ᵉ et la 3ᵉ années réunies, autant que dans les 15 années comprises entre 25 et 40 ans. Sur 1000 enfants nés vivants, 335 meurent avant 5 ans.

En Europe, la mortalité des nouveau-nés est plus grande pendant les

[F. COMBY.]

grandes chaleurs (juillet, août, septembre) que dans toute autre saison. Dans les villes, la mortalité est plus grande que dans les campagnes. Si, sur 100 enfants, il en meurt 33 avant 5 ans à la ville, il n'en mourra que 27 à la campagne. Dans les districts industriels de la Grande-Bretagne, il meurt 46 enfants sur 100 avant 10 ans, au lieu de 33 dans les districts agricoles. Cela tient à la misère plus grande chez les ouvriers des villes, à l'étroitesse de leurs logements, à l'allaitement artificiel qu'ils pratiquent plus volontiers pour aller travailler hors de la maison.

Les pauvres perdent plus d'enfants que les riches, et la mortalité est d'autant plus élevée que la natalité est plus forte, car ce sont précisément les pauvres qui sont prolifiques. En d'autres termes, le grand facteur de la mortalité infantile est la misère.

On a remarqué partout que la mortalité des enfants illégitimes l'emportait sur celle des enfants légitimes.

La mortalité est minime dans les pays où l'allaitement maternel est très répandu (pays scandinaves, Écosse, etc.); elle est énorme dans les pays d'allaitement artificiel et d'industrie nourricière (Nièvre, Bavière, Wurtemberg, etc.). Dans un district de Wurtemberg, où 33 pour 100 seulement des nourrissons étaient au sein, la mortalité chez eux fut de 13 pour 100, tandis qu'elle atteignit 42 pour 100 chez les enfants allaités artificiellement. A Munich, la mortalité est de 15 pour 100 sur les enfants au sein, et de 85 pour 100 sur les enfants au biberon. A Château-Chinon (Nièvre), la mortalité était de 33 pour 100; la guerre de 1870 ferme la route de Paris aux nourrices, et la mortalité de leurs enfants diminue de moitié (17 pour 100). L'allaitement naturel est donc le meilleur remède à opposer à la mortalité infantile et c'est avec raison que J.-J. Rousseau, dans l'*Émile*, s'est élevé contre l'abandon non justifié de ce grand devoir au XVIIIe siècle.

Dès les XVIIe siècle, il y avait, à Paris, un bureau de nourrices autorisé par lettres patentes. Aujourd'hui, il n'y en a pas moins de 17, sans compter le Bureau municipal de Fontenay-aux-Roses, et les nombreux placements faits par l'Assistance publique pour ses Enfants-Assistés. L'industrie nourricière, si développée en France, est une plaie pour notre pays, et il faut s'appliquer à la restreindre en faisant campagne pour l'allaitement maternel dans les classes aisées, en secourant les malheureuses ouvrières qui désertent l'allaitement pour gagner leur vie, en appliquant la loi Roussel, qui veut qu'une nourrice ne puisse se placer avant que son enfant ait 7 mois révolus.

La loi de Protection de l'enfance que le D^r Th. Roussel a fait voter par le Parlement français, le 23 septembre 1874, est née de l'émotion causée par la révélation de la mortalité effroyable des enfants placés en nourrice loin de leurs parents. Cette loi a pour but d'établir une surveillance administrative et médicale sur tous les enfants placés, moyennant salaire, en nourrice, en sevrage ou en garde, jusqu'à l'âge de 2 ans. Dans tous les départements où la loi a été appliquée d'une façon sérieuse, la mortalité des nourrissons a été notablement réduite. Telle qu'elle est et malgré les paperasseries qu'on lui a reprochées, la loi Roussel est donc un bienfait. Il est à souhaiter que tous les conseils généraux veuillent bien voter les fonds nécessaires à l'application de la loi qui, sans argent, reste lettre morte. Les dépenses sont mises, par moitié, à la charge de l'État et des départements. D'après Lunier (Académie de Médecine, 3 février 1885), l'application générale de la loi Roussel conserverait à la France 20 000 enfants par an. Les crédits votés par les Conseils généraux des départements, qui n'étaient en 1887 que de 328 000 francs, atteignaient 1 640 000 francs en 1889, et dépassent aujourd'hui 2 millions. Le département de la Seine dépense pour ce chapitre près de 300 000 francs.

L'initiative privée n'avait pas attendu l'intervention de l'État pour travailler à la protection de l'Enfance, et nous devons signaler les Œuvres intéressantes qui lui sont dues. En 1784, Mme de Fougeret avait fondé une *Société de charité maternelle*, pour empêcher l'abandon des enfants, assister les femmes en couches, distribuer des layettes, de petites sommes en argent, etc. Le service de secours est fait par 164 dames. Beaucoup de Sociétés de charité maternelle ont vu le jour dans les principales villes de France; 72 d'entre elles reçoivent une subvention de 80 000 francs du ministère de l'Intérieur.

Le célèbre manufacturier de Mulhouse, J. Dolfus, ayant remarqué que la mortalité des enfants de ses ouvrières était très grande quand celles-ci reprenaient trop tôt le travail après les couches, leur assura leur salaire pendant 6 semaines, et la mortalité s'abaissa de 40 à 25 pour 100. Une loi allemande (17 juillet 1878) s'est inspirée de cette expérience. En Suisse, la loi du 23 mars 1877 interdit de faire travailler les femmes pendant huit semaines (avant et après les couches). A Paris, on a créé, pour laisser reposer les femmes un temps suffisant avant et après l'accouchement, des refuges ouvroirs, les uns municipaux (rue Fessart), les autres privés (avenue du Maine, asile maternel de la Société Philanthropique). Une société, dite *Œuvre des mères de famille* (avenue de Versailles, 52), fournit du travail à domicile aux femmes ayant des enfants pour leur éviter l'atelier qui les obligerait à mettre ces enfants en garde.

En 1865, quelques médecins ont fondé à Paris la *Société protectrice de l'Enfance*, qui a été présidée par le Dr Marjolin, et reconnue d'utilité publique en 1869. Plus tard, des sociétés semblables ont vu le jour dans les grandes villes de France et de l'Étranger. Ces sociétés encouragent par tous les moyens l'allaitement maternel, donnent des secours en nature et en argent aux mères nourrices pauvres, font visiter les enfants placés au loin par des médecins affiliés à l'Œuvre, etc. La Société Protectrice de l'Enfance de Paris n'a pas distribué moins de 1 million depuis sa fondation. La *Société Protectrice de Lyon*, également très prospère, entretient de nombreuses crèches.

Le 14 février 1876, une *Société pour la propagation de l'allaitement maternel* s'est fondée à Paris. Elle a été reconnue d'utilité publique en juillet 1880. Elle secourt toutes les femmes sans distinction de religion et administre un Refuge-Ouvroir (avenue du Maine).

Des tentatives d'allaitement en commun d'un certain nombre d'enfants ont été faites sous le nom de *Pouponnières* et *Pouponnats*, d'abord par le

[F. COMBY.]

Dr Mouribot en 1875 (Villiers, puis Épinay-sur-Seine, allaitement artificiel), puis par Mme Charpentier (Porchefontaine près Versailles, allaitement naturel). Ce dernier établissement est fait pour 28 enfants et 14 nourrices; chaque nourrice a deux enfants à soigner, l'un au sein, l'autre sevré. Les enfants, reçus le premier jour de leur naissance, sont nourris au sein jusqu'à 6 mois.

Une des œuvres les plus intéressantes et les plus célèbres est celle des *Crèches*, due à F. Marbeau (Paris, 1844); elle permet aux ouvrières, aux mères indigentes, de garder leurs enfants avec elles, sans renoncer au salaire que leur procure le travail du dehors. L'enfant est porté à la crèche le matin et remporté à la maison le soir. A la rigueur, la mère peut revenir dans la journée donner le sein à son enfant, quand il ne peut s'en passer. Les crèches, bien tenues, bien surveillées, peuvent rendre de grands services à la population ouvrière. Elles valent à coup sûr bien mieux que les *garderies* et *maisons de sevrage* de jadis. Mais elles ont des inconvénients; les enfants, n'étant pas isolés et vivant en commun, peuvent contracter des maladies contagieuses. Paris compte actuellement 60 crèches, qui contiennent près de 2 000 places; on en trouve 30 dans la banlieue, et 150 dans les grandes villes de France.

Parmi les autres œuvres concourant à la Protection de l'Enfance, il convient de citer les *Dispensaires pour enfants* auxquels le Dr Gibert (du Havre) a attaché son nom, et qui depuis 20 ans ont pris un développement considérable à Paris et dans les grandes villes. Ces Dispensaires, dus presque tous à l'initiative privée, ont pour but non seulement les soins à donner aux enfants malades, mais aussi les préceptes d'hygiène infantile à répandre dans les classes les plus pauvres et les moins éclairées des villes.

Toutes ces Œuvres, quelle que soit leur forme, quels que soient leurs moyens, concourent toutes au même but : Protéger l'enfant contre les dangers qui menacent ses jeunes années, assurer son développement physique grâce et conformément aux préceptes de l'Hygiène.

CHAPITRE II

CONSIDÉRATIONS THÉRAPEUTIQUES SUR LES MALADIES DE L'ENFANCE

PAR LE Dʳ A.-B. MARFAN

Agrégé, médecin des hôpitaux.

Le médecin appelé à soigner des enfants a un double rôle à remplir. La plupart des maladies de l'enfance pouvant être prévenues par l'hygiène, il a pour premier devoir de faire à ce sujet les prescriptions nécessaires et d'user de son influence pour qu'on les exécute; on vient d'étudier cette partie de sa tâche qui n'est pas la moins importante. Sur l'autre partie, qui regarde la conduite à tenir en présence d'un état morbide constitué, on exposera ici quelques notions fondamentales.

Celui qui demande à l'observation clinique la connaissance des réactions pathologiques et des réactions thérapeutiques propres à chaque époque de la vie ne tarde pas à découvrir les différences qui, à ce point de vue, séparent l'enfant de l'adulte. Il est d'abord frappé de ce que les maladies mettent la vie en danger plus souvent et plus vite dans le jeune âge que dans l'âge adulte. Il constate ensuite que, par une heureuse compensation, les enfants sont plus sensibles aux remèdes et répondent mieux aux actions thérapeutiques. Il voit surtout que la thérapeutique infantile diffère de la thérapeutique de l'adulte, sinon dans son but du moins dans la plupart de ses moyens, et que, contrairement à l'opinion de quelques-uns, les différences ne portent pas seulement sur la question des doses.

Sans doute, ce sont les mêmes principes qui dirigent la conduite du médecin devant un enfant et devant un adulte; sans doute, il doit chercher d'abord à faire une thérapeutique pathogénique, et, dans l'impossibilité d'y recourir, il doit, suivant les cas, savoir rester dans l'expectation ou employer judicieusement la médication symptomatique. Mais, dans la pratique, ces principes ne s'appliquent pas à l'enfant comme à l'adulte.

Dans ce qui suit, on ne veut pas faire un exposé, même incomplet, de la thérapeutique infantile; mais on se propose de formuler quelques règles générales qui la dominent et de montrer, chemin faisant, qu'elle n'est pas une simple réduction posologique de celle de l'adulte. On aura surtout en vue les enfants du premier âge, particulièrement les nourrissons; après la cinquième année, les différences entre la pathologie et la thérapeutique de l'adulte et celles de l'enfant sont bien moins grandes qu'avant et elles s'effacent progressivement.

I. — Dans le traitement des maladies du premier âge, les prescriptions concernant le *régime* ont une importance capitale, au moins égale à celle des prescriptions pharmaceutiques. Chez un nourrisson malade, il est souvent plus efficace de donner des règles d'allaitement que de prescrire des remèdes. Au début d'une gastro-entérite, surtout lorsque l'enfant vomit tout ce qu'il ingère, une diète hydrique de 12 à 24 heures, sans aucun remède, est la meilleure médication à employer tout d'abord. On a beaucoup parlé naguère de l'inaptitude des nourrissons à supporter l'abstinence, et on en a déduit à tort qu'il ne fallait jamais les mettre à la diète. En réalité, ce que le nourrisson supporte mal, c'est l'abstinence d'eau bien plus que l'abstinence de lait. Ce fait est corrélatif d'un autre bien connu, à savoir que, dans les premières années de la vie, toutes les spoliations d'humeur sont bien plus nuisibles que dans l'âge adulte. Ne sait-on pas que des nourrissons peuvent succomber en quelques heures à une diarrhée profuse et qu'un purgatif violent, administré avant quinze mois, peut engendrer une diarrhée mortelle? Sans doute, dans ces faits, il faut faire une part à d'autres facteurs; mais la spoliation des liquides joue probablement un rôle important. Chez le nourrisson, la diète sera donc réglée par ce précepte : *il faut remplacer la quantité de lait qu'on ne donne pas par une quantité au moins équivalente d'eau bouillie*[1]. La diète hydrique est, dans certains cas, une médication héroïque, à la condition qu'elle ne soit pas prolongée trop longtemps, qu'on ne craigne pas de donner une grande quantité d'eau bouillie et qu'à la reprise de l'alimentation on procède avec beaucoup de prudence.

Dans l'âge adulte, on peut à la rigueur et au moins dans quelques cas, se laisser guider, pour les prescriptions diététiques, par l'instinct du patient; mais l'adulte distingue la soif de la faim et non le nourrisson; lorsque celui-ci est altéré, il boit tout ce qu'on lui présente, l'eau comme le lait. Il faut donc discerner pour lui quel régime lui convient. Le médecin d'enfants doit être dans un état d'esprit spécial; en présence d'un petit malade, il ne doit pas songer uniquement aux remèdes à prescrire, il doit voir du même coup le régime et les remèdes qui conviennent.

Dans les moyens à employer pour combattre les accidents morbides de la première enfance, les *agents physiques* doivent, dans beaucoup de cas, l'emporter sur les agents chimiques, et les *applications externes* sur les médications internes.

Ainsi l'*hydrothérapie* rend de grands services sous presque toutes ses formes; bain froid ou frais, bain tiède ou chaud, lotion, affusion, enveloppements humides de tout le corps ou du thorax, bain sinapisé, bain médicamenteux, forment une gamme très riche de moyens capables de remplir, nous le verrons, des indications variées[2]; seules les douches ne s'emploient guère qu'après 5 ans. Les bains de mer modifient heureusement certaines maladies chroniques. Les cures de *climat* ont aussi une action favorable sur celles-ci; la vie à la campagne, le séjour au bord de la mer (même sans balnéation) sont susceptibles de transformer la nutrition de l'organisme infantile. Le *massage* local donne de bons résultats dans la constipation des nourrissons et dans certaines affections de l'appareil locomoteur; le massage

---

[1] Voyez pour l'alimentation des nourrissons malades : MARFAN. *L'allaitement artificiel*, 1896, p. 137.

[2] Voy. plus loin : *Médication antithermique.*

général est excellent dans quelques maladies de la nutrition, comme l'obésité. *L'orthopédie* et la *gymnastique* sont employées dans les maladies du squelette et des muscles. L'*électricité* est utile dans les paralysies obstétricales, les atrophies musculaires, l'incontinence d'urine, les névroses; elle est parfois nécessaire dans l'occlusion intestinale. La *réfrigération* continue à l'aide de la glace a des effets favorables dans certaines inflammations aiguës abdominales ou intracrâniennes; la congélation instantanée avec le chlorure de méthyle ou les produits analogues sert à produire une anesthésie locale ou une révulsion plus ou moins forte.

La *révulsion* est un moyen fort employé, que les attaques de quelques médecins ne feront point disparaître de la thérapeutique infantile, pas plus que de la thérapeutique de l'adulte. Elle consiste à irriter les extrémités nerveuses des téguments de manière à agir par voie réflexe sur d'autres nerfs, en particulier sur les vaso-moteurs des parties profondes et des viscères. D'ordinaire, elle détermine un afflux sanguin à la peau; et cette dérivation s'ajoute sans doute à l'irritation nerveuse pour produire les effets complexes de la révulsion. Celle-ci a une action stimulante générale sur le système nerveux; localement, elle diminue la douleur, l'excitabilité de certains nerfs et elle agit favorablement sur l'hypérémie et l'exsudation.

Dans certaines phlegmasies aiguës de l'enfance, telles que la broncho-pneumonie, il faut que la révulsion soit rapide, étendue et superficielle; on la réalise alors avec les sinapismes, les cataplasmes sinapisés, les bains sinapisés, les bains très chauds[1], l'enveloppement du thorax avec des compresses mouillées. Le vésicatoire n'est que rarement indiqué; il l'est dans certaines inflammations subaiguës et limitées; il ne doit être appliqué qu'en se soumettant à certaines règles[2]. Les pointes de feu sont parfois utiles dans certaines formes de tumeur blanche, particulièrement dans le mal de Pott. La stimulation générale de la peau sous toutes ses formes, par les fric-

---

[1] RENAUT (de Lyon). Traitement de la bronchite diffuse infantile par la balnéation chaude systématisée. *Bull. médic.*, 1896, p. 293.

[2] Le *vésicatoire* doit être employé d'autant plus rarement que l'enfant est plus jeune. On ne doit employer que le vésicatoire volant. On prescrit un vésicatoire fortement camphré, du diamètre d'une pièce de 2 francs à celui d'une pièce de 5 francs. Autant que possible, il ne faut l'appliquer que dans les régions à l'abri de la pression (région antéro-latérale ou postéro-inférieure du thorax). La partie est d'abord lavée à l'alcool; le vésicatoire est appliqué, et au-dessous de cinq ans, n'est laissé que deux ou trois heures; au bout de ce temps, on l'enlève et on applique, pendant quelques heures, un cataplasme de fécule qui a l'avantage d'enlever les portions d'emplâtre restées adhérentes et de faire soulever l'ampoule. Celle-ci ne doit pas être perforée. Lorsqu'elle s'est produite, on enlève le cataplasme et on applique une couche de ouate recouverte de vaseline boriquée; on la laisse quarante-huit heures; quand on la change, il faut se garder d'arracher les parties du pansement qui adhèrent. Si la plaie paraissait infectée, on remplacerait la vaseline boriquée par la vaseline iodoformée à 1/30°.

A. Ollivier et Hayem ont proposé de remplacer le vésicatoire à la cantharide par le *vésicatoire à l'acide phénique*. Voici comment on l'applique. Pour éviter la diffusion du liquide, on circonscrit avec une couche de vaseline, la zone à vésiquer qui aura été au préalable lavée à l'alcool; on badigeonne la région avec un peu de ouate fixée à l'extrémité d'une tige de bois et trempée dans la solution suivante :

    Acide phénique brut . . . . 8 grammes
    Alcool à 90° . . . . 2 —

On attend que la peau blanchisse (une minute environ), puis avec un pinceau imbibé d'alcool on enlève l'acide phénique en excès. On panse avec une couche de ouate.

Les badigeonnages de *teinture d'iode* servent à faire une révulsion moindre que celle du vésicatoire, plus énergique et plus durable que celle du sinapisme; mais il ne faut pas les faire sur de grandes surfaces, M. J. Simon ayant observé, en pareil cas, des accidents d'intoxication.

Le *vésicatoire permanent*, que nos pères appliquaient au bras et dont ils entretenaient la suppuration

[A.-B. MARFAN.]

tions, les lotions, le massage, a une action énergique sur le système nerveux trophique et offre une précieuse ressource dans les maladies chroniques de la nutrition.

La *saignée générale* ne doit pas être employée avant 4 ou 5 ans, parce qu'au-dessous de cet âge toutes les spoliations d'humeurs sont mal supportées. Les *émissions sanguines locales*, réalisées à l'aide des sangsues ou des ventouses scarifiées, peuvent être employées après le 15e mois; très souvent on en retire d'excellents résultats. Ces émissions agissent d'une manière complexe, à la fois par la soustraction d'une petite quantité de sang et par la révulsion, qui est très vive avec la ventouse scarifiée, très spéciale avec la sangsue. Dans la pneumonie lobaire aiguë franche, je fais appliquer au début une ou deux ventouses scarifiées sous le mamelon du côté malade: dans les états méningitiques, dans les convulsions graves, une ou deux sangsues derrière les apophyses mastoïdes ou bien deux ou trois ventouses scarifiées à la nuque apaisent parfois les accidents; dans les néphrites avec anurie ou urémie, deux à quatre sangsues ou ventouses scarifiées placées à la région lombaire, au niveau du triangle de J.-L. Petit, constituent souvent une médication héroïque[1].

Le *nettoyage de la peau et des cavités muqueuses accessibles* est de plus en plus usité dans la thérapeutique infantile. On désinfecte la peau avec des bains de sublimé. Pour les fosses nasales, les irrigations avec le siphon de Weber doivent être prescrites rarement; mais les pansements avec des huiles, des pommades, des poudres sont d'une très grande efficacité. Pour la bouche et la gorge, les gargarismes et les collutoires sont, dans le jeune âge, d'un emploi à peu près impossible et on doit les remplacer par des badigeonnages ou des irrigations. Le lavage de l'estomac rend de précieux services dans certaines formes de gastro-entérite. Il est parfois très utile de nettoyer le gros intestin, particulièrement chez les nourrissons; on use du vulgaire lavement, ou mieux encore du grand lavage de l'intestin.

Dans les applications faites sur le tégument externe, quels qu'en soient d'ailleurs la nature et le but, il ne faut pas perdre de vue : 1° que l'absorption semble plus facile par la peau de l'enfant que par la peau de l'adulte; c'est

pendant des mois et des années, en vue d'obtenir une dérivation pour un eczéma de la tête ou de la face, une ophthalmie chronique, des écrouelles, n'a pas une efficacité bien certaine; comme il présente les dangers d'une plaie permanente, il vaut mieux le rejeter.

Le *cautère permanent* ou *fonticule*, qui a une étendue bien moins grande, qui est plus facile à panser, ne présente pas les mêmes dangers, lorsqu'il est bien appliqué; il ne doit pas être complètement abandonné; il est appelé à rendre quelquefois des services, dans le mal de Pott, avec paraplégie, dans certaines tuberculoses absolument localisées au poumon.

Il faut repousser complètement l'usage de l'emplâtre de *thapsia*.

[1] Voici quelques règles concernant les émissions sanguines locales chez les jeunes enfants :

Avant de placer les sangsues, on lave la peau avec de l'alcool, puis avec de l'eau bouillie chaude; quand elles sont fixées, on les laisse se gorger de sang; lorsqu'elles tombent, on pratique tout de suite l'hémostase; dans quelques cas cependant, on pourra laisser couler le sang, sous des compresses mouillées d'eau boriquée, *mais jamais plus d'un quart d'heure*. L'hémostase s'obtient par l'application d'amadou stérilisé sur les piqûres. Lorsqu'elle est bien obtenue, on panse avec de la vaseline iodoformée au 1/50e.

Les ventouses scarifiées doivent être appliquées avec des instruments désinfectés; avant leur application, on lave la peau avec de l'eau-de-vie camphrée; après, on lave à l'eau boriquée et on place de la ouate stérilisée sèche qu'on la sse adhérer.

ce qu'on n'oubliera pas quand on prescrira une pommade renfermant une substance active; 2° que la peau de l'enfant est fine, délicate, très irritable, surtout chez les sujets convalescents ou cachectiques.

II. — Ce qui précède ne signifie pas que la pharmacologie ne fournisse pas fréquemment des ressources précieuses à la thérapeutique infantile. L'emploi de certains remèdes est souvent indispensable. Mais, ici encore, nous allons nous trouver en présence de problèmes spéciaux à l'enfance, pour le choix du remède, la forme à lui donner et son mode d'introduction, la question de la dose quotidienne, et surtout le fractionnement de cette dose. Disons d'abord qu'il faut être très sobre de médicaments pendant les trois premiers mois de la vie et n'en administrer que lorsqu'il y a nécessité absolue.

Dans le *choix du remède*, il faut tenir compte de la susceptibilité spéciale de l'enfant eu égard à l'action des médicaments. Certaines substances, très usitées chez l'adulte, sont en principe bannies de la thérapeutique infantile; d'autres, au contraire, peu usitées chez l'adulte, sont d'un emploi courant dans le jeune âge.

En ce qui concerne les *médicaments défendus* chez les jeunes enfants, je voudrais, en les énumérant, montrer que la prohibition ne doit pas être toujours absolue. On a banni de la thérapeutique du premier âge l'*opium* et ses dérivés. Le jeune enfant les supporte mal en effet; Trousseau a observé un nouveau-né qui, ayant pris une goutte de laudanum, présenta les signes de l'empoisonnement par l'opium : constriction de la pupille; respiration arythmique, rougeur du visage, somnolence alternant avec l'agitation ou les convulsions. C'est donc une règle admise universellement : pas d'opium aux très jeunes enfants. Il est pourtant des cas où cette règle doit fléchir. Peter, West, J. Simon ont montré que l'opium administré à très faibles doses est très utile dans certaines diarrhées du nourrisson; le laudanum, par exemple, sera donné à la dose d'une demi-goutte ou d'un quart de goutte en 24 heures, et cette dose sera elle-même fractionnée en plusieurs fois; de cette manière, et en surveillant de près l'enfant soumis à la médication opiacée, on n'aura à redouter aucun accident. L'élixir parégorique, qui renferme 20 fois moins d'opium que le laudanum, est plus employé que celui-ci; il m'a paru pourtant moins efficace. Laudanum et élixir parégorique sont d'ailleurs les seules préparations opiacées usitées dans le jeune âge; les sels de morphine doivent être rejetés complètement.

Ce que je viens de dire de l'opium, je pourrais le dire de presque tous les médicaments qu'on a exclus de la thérapeutique infantile; on pourrait à la rigueur les employer presque tous à la condition de les donner à doses très faibles et très fractionnées. Les seuls médicaments qu'on soit autorisé à exclure d'une manière absolue sont ceux qui, présentant des dangers, ont une efficacité douteuse.

Exception faite de la quinine, on rejette de la thérapeutique infantile presque tous les *alcaloïdes* : morphine, aconitine, atropine, digitaline,

[A.-B. *MARFAN*.]

cocaïne[1], pilocarpine. S'il m'était pourtant prouvé que, dans un cas donné, une de ces substances est supérieure à la teinture ou à l'extrait de la plante dont elle provient, je n'hésiterais pas à l'employer, en usant de 1/10ᵉ ou de 1/20ᵉ de milligramme. Et il serait à désirer, à ce propos, que des recherches consciencieuses nous éclairassent sur la posologie des alcaloïdes chez le nourrisson et chez l'enfant aux divers âges. On dit que le danger vient de certaines idiosyncrasies impossibles à prévoir; il faudrait rechercher si ces idiosyncrasies ne pourraient pas être définies; pour ma part, j'ai appris que les nourrissons cachectiques supportent très mal les remèdes actifs et je m'abstiens de leur en prescrire.

On sait aujourd'hui que la *santonine*, si usitée contre les vers intesti-naux, peut provoquer des accidents (céphalalgies, vertiges, vomissements, xanthopsie, convulsions); l'étude de ces accidents a permis de préciser les doses maxima, et la santonine reste d'un usage courant en pédiatrie.

Le *chlorate de potasse*, encore si employé dans les affections de la gorge et de la bouche, peut engendrer des accidents lorsqu'on l'administre à des doses qui dépassent 3 grammes; l'intoxication se traduit par des symptômes qui rappellent ceux de la maladie bronzée hématique et ceux de la néphrite aiguë. L'efficacité du chlorate de potasse étant douteuse pour beaucoup de médecins, on pourra en somme s'abstenir de prescrire ce médicament.

Les enfants âgés de moins de 3 ans semblent très sensibles à l'*acide phé-nique*. Même en applications sur des plaies, il peut engendrer des accidents d'intoxication (nausée, somnolence, collapsus, hypothermie, dyspnée, peau bronzée, urines noires); ces accidents ont quelquefois été mortels. Néan-moins en prenant des précautions, en usant de solutions faibles, en surveil-lant la coloration des urines, je crois qu'on peut faire usage de l'acide phé-nique à l'extérieur; dans certaines affections des voies respiratoires, j'ai eu à me louer des pulvérisations d'eau faiblement phéniquée, faites au voisinage du lit du malade.

La proscription édictée contre l'emploi de l'*iodoforme* en chirurgie infantile tend à disparaître; les accidents qui ont été signalés doivent faire surveiller l'emploi de cette substance, mais non la faire bannir, car elle rend pour les pansements de très grands services.

Il est des substances, comme l'*antifébrine*, *la thalline*, dont l'usage interne peut provoquer le collapsus; en raison de leur peu d'utilité, on doit les rejeter de la thérapeutique infantile.

Par contre, il y a toute une série de *médicaments qui sont employés très fréquemment* dans les maladies de l'enfance. Qu'il me suffise de citer le chloral, les bromures, la belladone, l'aconit, la quinine, le mercure, le calo-mel, le sous-nitrate de bismuth, la magnésie, l'ipéca, etc. Je ferai remarquer que presque toutes ces substances sont très actives, qu'elles doivent être soigneusement dosées et que leur emploi doit être surveillé. Ainsi, je crois qu'on prescrit le mercure à trop hautes doses pour les enfants syphilitiques: je suis porté à penser que la néphrite des hérédo-syphilitiques se développe

<hr>

[1] Cependant les rhinologistes et les oculistes pensent que l'anesthésie locale à la cocaïne ne pré-sente pas d'inconvénients chez les enfants âgés de plus de 2 ou 3 ans.

quelquefois sous l'influence de l'hydrargyrisme. Je crois aussi qu'on abuse de la médication vomitive; il faut qu'on sache qu'un vomitif administré à un nourrisson cachectique peut le faire mourir subitement.

Quant au *mode d'administration*, la voie buccale, qui est la plus usitée, présente chez l'enfant des obstacles parfois difficiles à surmonter; d'où la nécessité de faire pénétrer alors les médicaments par d'autres voies : la voie respiratoire; la voie rectale; la voie cutanée; la voie hypodermique, très sûre et très rapide; la voie intra-veineuse, difficile à suivre chez le très jeune enfant.

Lorsqu'on veut administrer les médicaments par la *bouche*, il faut autant que possible qu'ils soient sous la forme liquide. Si on peut faire prendre des électuaires ou des conserves aux enfants un peu âgés, si on peut aussi leur faire avaler une pilule très petite ou une certaine quantité de poudre en la cachant dans la partie centrale d'une cuillerée de confiture, la forme liquide n'en est pas moins la forme de choix, et c'est la seule qui permette d'administrer un remède au nourrisson. Les potions, juleps ou loochs, doivent être formulés avec une petite quantité d'excipient (60 grammes dans la première année, 60 à 90 grammes de 1 à 5 ans, 90 à 120 grammes pour les enfants plus âgés); l'excipient doit être choisi de manière à masquer le goût ou l'odeur du remède; et c'est tout un art que de bien choisir le véhicule pour atteindre ce but. Certaines poudres insolubles et à peu près insipides, très usitées dans la thérapeutique du nourrisson, telles le calomel et la magnésie, seront administrées en suspension dans une potion gommeuse, dans du lait, de l'eau sucrée.

Malgré cette précaution, on trouvera des enfants qui repoussent les remèdes, les uns à cause de leur odeur ou de leur saveur, les autres par pur caprice. Le médecin est quelquefois obligé de céder, de peur d'exaspérer certains symptômes ou dans la crainte de voir les remèdes rejetés par le vomissement. Si on ne peut remplacer le traitement interne par le traitement externe, et s'il est nécessaire que le remède soit porté dans l'estomac, on essaiera de contraindre l'enfant à avaler par le procédé qu'indiquent Rilliet et Barthez. On maintient le sujet dans l'attitude de l'examen de la gorge; on appuie sur l'intervalle des dents le bec d'une cuiller à café[1] renfermant le médicament. Dès que l'enfant les desserre, on fait pénétrer la cuiller dans la bouche avant d'en verser le contenu, et l'on appuie sur la base de la langue en faisant couler peu à peu le liquide.

La *muqueuse rectale* a un pouvoir absorbant assez marqué, quoique moins considérable que celui de la muqueuse de l'intestin grêle. Aussi le *lavement* est-il un bon moyen d'administrer certains remèdes; mais il faut que l'enfant le garde et rien n'est plus variable à cet égard. Pour formuler les lavements médicamenteux, les règles sont les mêmes chez les enfants et chez les adultes, question de dose mise à part. D'une manière générale, les doses d'un médicament introduit par la voie rectale doivent être le double

---

[1] La cuiller à café recouverte d'un opercule doit être recommandée pour l'administration des remèdes aux enfants.

[A.-B. MARFAN.]

des doses indiquées pour la voie gastrique, la quantité d'excipient sera de 60 à 150 grammes et la préparation sera injectée doucement avec une petite poire en caoutchouc. Tous les jours, pendant une semaine, j'ai fait prendre à un nourrisson de 9 mois atteint d'une coqueluche violente un lavement d'antipyrine (eau, 60 grammes; antipyrine, $0^{gr},50$); l'enfant gardait son lavement et la médication réussit fort bien à diminuer le nombre et l'intensité des quintes. La substance qu'on veut faire absorber par le rectum peut être incorporée à un *suppositoire* et c'est sous cette forme qu'on prescrit souvent la quinine au nourrisson.

Il faut accorder une réelle importance aux procédés qui ont pour but d'amener certaines substances volatiles en contact avec la muqueuse des *voies respiratoires*, soit pour la modifier, soit pour lui faire absorber le remède. Les inhalations, les pulvérisations, les fumigations des balsamiques, des essences, de divers corps volatiles, rendent de grands services dans les infections des voies respiratoires. Dans la chambre d'un enfant atteint de coqueluche, de laryngite striduleuse ou diphtérique, de broncho-pneumonie, de gangrène du poumon, je fais pulvériser 2 fois par jour un 1/2 litre d'eau phéniquée au 1/100, ou je fais évaporer 1 litre d'eau renfermant une cuillerée à dessert de créosote, d'essence de térébenthine, ou d'essence d'eucalyptus. On crée ainsi une atmosphère humide et balsamique, qui a une action favorable sur les voies respiratoires infectées et enflammées. Je n'ai eu qu'à me louer de cette pratique, qui ne m'a paru présenter aucun inconvénient.

Il est un certain nombre de substances qui sont absorbées par la *peau*. Aussi peut-on recourir à cette voie chez les enfants, soit à cause de leur répugnance à prendre le remède par la bouche, soit pour ne pas irriter la muqueuse des voies digestives. Mais la médication cutanée ne rendra des services considérables que le jour où nous connaîtrons exactement quelles sont les substances susceptibles d'être absorbées par la peau, dans quelle mesure elles le sont et sous quelle forme elles le sont le mieux. De nouvelles investigations sur ces points sont d'autant plus nécessaires que depuis le travail de Sciolla sur les effets antithermiques du gaïacol appliqué sur la peau, depuis les recherches de Guinard et Geley (de Lyon) sur les effets analogues des alcaloïdes, surtout de la spartéine, on a pu se demander si, dans certains cas, ces applications externes n'agissaient pas par leur action sur la périphérie des nerfs, plutôt que par absorption.

On sait depuis longtemps que le mercure est absorbé facilement par la peau. En est-il de même pour beaucoup d'autres substances? Il semble bien établi aujourd'hui que la peau ne peut absorber les corps que sous forme de gaz; le mercure est absorbé par la peau à l'état de vapeurs; Linossier et Lannois viennent de démontrer qu'il en est de même pour le gaïacol et l'acide salicylique[1]. On peut donc conclure que, seuls, les corps volatils pourront être absorbés par la peau.

Quoi qu'il en soit, pour montrer les problèmes que soulève l'étude de

______

[1] *Soc. de biologie*, 1894 et 1895.

l'absorption par la peau, nous citerons les recherches de Bourget (de Lausanne) sur l'absorption cutanée de l'acide salicylique[1]. Cette absorption est d'autant plus rapide et intense que le sujet est plus jeune. La rapidité et l'intensité de cette absorption cutanée dépendent aussi du véhicule employé pour dissoudre l'acide salicylique. Les corps gras sont les seuls qui en permettent à un haut degré la pénétration au travers de la peau; avec la vaseline ou la glycérine, celle-ci est nulle ou beaucoup moins active. Bourget recommande de traiter le rhumatisme articulaire aigu par une pommade contenant 10 pour 100 d'acide salicylique incorporé à l'axonge lanolinée et térébenthinée; on enduit le pourtour des articulations atteintes avec cette pommade et on enveloppe le membre avec des bandes de flanelle. Ces applications suppriment la douleur avec une rapidité quelquefois surprenante; le gonflement diminue aussi rapidement et la fièvre tombe en général vers le 5ᵉ jour. Pendant les 2 ou 3 premiers jours du traitement, l'épiderme est rouge et luisant; puis il subit une sorte de mortification et s'enlève bientôt par larges plaques. On ne constate pas avec cette méthode les fâcheux accidents qu'on observe si souvent lorsqu'on donne l'acide salicylique à l'intérieur, tels que bourdonnements d'oreille, délire, troubles gastro-intestinaux. Ces applications sont moins efficaces dans les autres formes de polyarthrite; elles agissent peu dans le rhumatisme blennorragique.

La *voie hypodermique* est de plus en plus employée chez les enfants. Elle offre des avantages très grands. En outre de la difficulté d'administrer les médicaments par la bouche, les raisons qui la font préconiser sont : la rapidité d'action et l'efficacité plus grande du remède ainsi administré; l'intolérance de l'estomac pour certains médicaments, surtout lorsqu'il faut les administrer à hautes doses; l'altération que subissent certaines substances au contact des sucs digestifs, comme les sérums thérapeutiques. Les injections sous-cutanées de solution aqueuse de chlorhydrate neutre de quinine, de benzoate de caféine, d'huile camphrée, du sérum antidiphtérique, des sérums artificiels sont les plus employées; et il me suffit de les citer pour montrer la place de la médication hypodermique dans la thérapeutique infantile. D'une manière générale la dose d'un remède actif administré par voie hypodermique doit être 4 ou 5 fois moindre que la dose indiquée pour la voie gastrique.

La *voie intra-veineuse* paraît appelée à un grand avenir; théoriquement elle est par excellence la voie d'introduction des médicaments, et déjà les injections intra-veineuses de solutions mercurielles dans les cas de syphilis grave, de solutions de quinine dans les formes pernicieuses du paludisme, le lavage du sang dans les septicémies ont donné chez l'adulte de remarquables résultats. On les emploiera sans doute bientôt chez les enfants un peu grands. Malheureusement, au-dessous de 4 ans, il est très difficile de découvrir une veine facile à dénuder. C'est là une circonstance qui retardera les progrès de cette méthode dans la pratique infantile.

---

[1] *Rev. médic. de la Suisse romande,* 1895

[A.-B. MARFAN.]

Les remèdes doivent être administrés à *doses* d'autant plus faibles que l'enfant est plus jeune. Mais dans quelle mesure doit se faire la réduction pour un âge déterminé? On a essayé d'établir des tables qui indiquent la fraction de dose d'adulte qui convient à l'enfant suivant le nombre de mois ou d'années de son âge. La plus ancienne et la plus connue est la *table de Gaubius* (1759).

Au-dessous de 1 an	1/16 à 1/20	de la dose d'adulte
Au-dessus de 1 an	1/15 à 1/12	— —
— 2 ans	1/8	— —
— 5 —	1/6	— —
— 4 —	1/4	— —
— 7 —	1/5	— —
— 14 —	1/2	— —

M. Cottereau a ainsi modifié et simplifié la table de Gaubius :

1 à 5 ans	1/6
5 à 7 —	1/5
7 à 15 —	1/2
14 à 20 —	2/5

Voici le tableau établi par Hufeland. La dose des adultes est représentée par le chiffre 40. Les nombres correspondant aux âges représentent des quarantièmes de dose :

15 jours	1		6 ans	21
1 mois	2		7 —	22
2 —	4		8 —	25
5 —	5		9 —	24
7 —	7		10 —	25
9 —	8		11 —	26
11 —	9		12 —	27
1 an	10		15 —	28
2 ans	15		14 —	29
5 —	16		15 —	50
4 —	18		20 —	55
5 —	20		25 —	40

M. Blarez[1] donne des nombres qui sont au moins faciles à retenir :

1 an et au-dessous	1/10	de dose d'adulte
5 — —	1/4	—
10 — —	1/5	—
15 — —	1/2	—
20 — —	1	—

Baginsky propose la table suivante :

Pendant le 1er mois	1/15 à 1/12
A 1 an	1/10
A 2 et 5 ans	1/8 à 1/4
Après 14 ans	dose d'adulte

Comme la plupart de ces tables sont difficiles à retenir, on] a proposé l'usage de barèmes :

____

(1) Art. Posologie du *Dict. encycl. des sc. médic.*, 2e sér., t. XXVI, 1888.

Barème de Young :

$$\text{Fraction de dose d'adulte pour un enfant d'âge déterminé} = \frac{\text{Numérateur} = \text{âge de l'enfant}}{\text{Dénominateur} = \text{cet âge} + 12}$$

Barème de Fonssagrives :

$$\text{Fraction de dose} = \frac{\text{Numérateur} = \text{âge de l'enfant}}{\text{Dénominateur} = \begin{cases} \text{âge} + 12 \text{ jusqu'à 1 an} \\ \text{âge} + 15 \text{ après 1 an} \end{cases}}$$

Fonssagrives a signalé l'opium comme faisant exception aux règles qu'établit son barème.

P. Bolognini[1], s'inspirant du rapport du poids moyen de l'enfant aux divers âges au poids de l'adulte, préconise les barèmes suivants :

Barèmes de P. Bolognini :

$$\text{Au-dessous de 1 an} \quad : \quad d = \frac{1}{20 - m}$$

d représentant la dose et m le nombre de mois.

$$\text{Au-dessus de 1 an} \quad : \quad d = \frac{2 + a}{25}$$

a représentant le nombre d'années.

Toutes ces tables et tous ces barèmes ne donnent que des approximations. Ils peuvent rendre quelques services aux débutants. Mais il serait mauvais de les suivre d'une manière absolue. Leur défaut, c'est leur prétention de s'appliquer d'une manière universelle et de prescrire pour un même âge la même réduction proportionnelle pour tous les médicaments. En s'en servant, on risque de donner des doses tantôt inactives, tantôt dangereuses. La dose d'un médicament — c'est la physiologie qui nous l'enseigne — doit être proportionnée au poids de l'individu. Dans l'application de ces chiffres, on suppose que les enfants d'un même âge ont tous le même poids, ce qui est inexact ; entre un nourrisson cachectique et un nourrisson sain du même âge, la différence de poids peut aller du simple au double et au triple. En outre, il ne faut pas réduire de la même manière la dose d'adulte pour tous les médicaments. Après 5 ans, les enfants supportent l'antipyrine presque aux mêmes doses que l'adulte ; le sous-nitrate de bismuth, le salicylate de soude peuvent être administrés à des doses bien supérieures à celles qu'indiquent ces tables. *La posologie infantile n'est pas, on le voit, une simple réduction proportionnelle de la posologie de l'adulte.* Il y a des doses minima et maxima pour chaque remède et pour chaque âge ; il faut connaître ces doses. On trouvera, à la suite de ces considérations, une table de posologie indiquant les doses des médicaments les plus usuels qui conviennent aux diverses périodes de l'enfance. Le médecin modifiera ces chiffres, suivant l'âge, le poids, la nature et la gravité de la maladie, l'effet qu'il cherche à obtenir.

Reste enfin la question du *fractionnement des doses* à laquelle il faut attacher une importance majeure. La dose quotidienne étant fixée, cette dose

---

[1] Pirro Bolognini. Le dose dei medicamenti nella pratica infantile. *Il Policlinico*, 1894, fasc. IV., vol. I. M.

[A.-B. MARFAN.]

doit-elle être prise en une seule fois ou en plusieurs fois? Il est d'usage d'administrer certains médicaments en une seule fois : tels la santonine, la magnésie calcinée et les purgatifs. Or, il semble bien que la santonine administrée à doses fractionnées est plus efficace qu'à dose unique. Pour les purgatifs, surtout pour les laxatifs, quelques observations m'ont prouvé qu'il y a avantage à les administrer à doses fractionnées. 1 gramme de magnésie calcinée, donné en 1 fois, se montre moins efficace que 1 gramme de magnésie donné en 4 fois dans la journée. Même remarque pour le calomel, quant à l'effet purgatif. Mais, pour le calomel, une autre raison en indique l'emploi à doses fractionnées et elle a trait à la réalisation de l'antisepsie intestinale. De tout temps, on a remarqué que, dans les gastro-entérites aiguës du nourrisson, le calomel est beaucoup plus efficace à doses réfractées qu'à dose unique. 1 centigramme de calomel n'a presque aucune action quand on le donne en 1 fois; ce même centigramme, donné en 5 ou 6 fois, chacune à 1/2 ou 1 heure d'intervalle, a une action incontestable. Pourquoi? La raison en est sans doute que, pour réaliser l'antisepsie d'un conduit aussi long que le tube gastro-intestinal, il est bon d'administrer par doses successives l'antiseptique choisi, de manière à en stériliser, dans la mesure du possible, les divers étages.

Il y a tout un groupe de remèdes qu'on s'accorde généralement à n'administrer qu'à doses fractionnées; ce sont les remèdes très actifs, ceux dont l'action devient toxique au delà de certaines doses : tels les alcaloïdes, la belladone, l'aconit, les préparations opiacées, le salicylate de soude, l'antipyrine, etc. Le Dr Satsouta, expérimentant avec l'iodure de potassium et le salicylate de soude, a établi que la rapidité d'absorption et la rapidité d'élimination sont en raison inverse de l'âge; l'enfant absorbe donc très vite mais élimine aussi vite. Comme le remarque M. Comby, grâce à cette rapide élimination des remèdes par l'organisme infantile, le fractionnement permet d'être plus audacieux. Pour les substances actives, ce fractionnement est donc indispensable; lui seul permet d'atteindre les doses utiles sans danger, lui seul permet une surveillance attentive. Si l'on désire administrer une goutte de laudanum à un nourrisson, on fera dissoudre cette goutte dans une potion de 60 grammes, on administrera cette potion par cuillerées à dessert, toutes les heures ou toutes les 2 heures; par ce procédé, la surveillance sera facile et on pourra faire cesser l'usage du remède au moindre signe d'intolérance.

III. — Les médicaments servent à réaliser les *médications* qu'il nous reste maintenant à envisager. Un essai de classification rationnelle des médications est encore impossible. Mais, pour en avoir une vue d'ensemble, nous proposons de les grouper de la manière suivante.

Dans un premier groupe, se placent les *médications spécifiques* : telles la sérumthérapie antidiphtéritique, la médication du myxœdème par la thyroïdine, l'inoculation antirabique, la cure iodo-mercurielle dans la syphilis, le traitement du paludisme par la quinine, celui du rhumatisme articulaire aigu par les préparations salicylées, celui de la chlorose vraie par le fer. On en peut rapprocher les méthodes qui ont pour but de créer une immunité prophylactique. Qu'elles aient été découvertes par l'empirisme ou par l'expérimentation, le mode d'influence de ces médications est complexe et mal défini; même l'action de la sérumthérapie, qui a été édifiée sur des expériences rigoureuses, présente encore bien des points obscurs.

Le second groupe comprend les *médications causales non spécifiques*, c'est-à-dire celles qui suppriment une cause de maladie par un procédé qui n'a rien de spécifique et qui peut s'appliquer à plusieurs espèces morbides. Ainsi la désinfection des régions accessibles, qu'on la réalise par un procédé mécanique (lavage) ou physique (chaleur) ou chimique (antiseptiques), rentre dans ce groupe. Il en est de même des moyens qu'on emploie pour soustraire un poison à l'organisme ou pour le neutraliser. Quand on lave l'estomac d'un sujet qui a ingéré un poison, quand on lui fait prendre un alcalin s'il a avalé un acide, ou un acide s'il a avalé un alcalin, on fait aussi une médication causale non spécifique. De même encore quand on enlève un foyer tuberculeux ou une tumeur.

Le troisième groupe comprend les *médications fonctionnelles*, c'est-à-dire les moyens destinés soit à exagérer, soit à diminuer l'activité d'un appareil fonctionnel. Dans les médications *nervines*, les moyens d'exagérer l'activité du système nerveux sont les agents de la médication *stimulante*; ceux qui diminuent cette activité, sont les agents des médications *hypnotique, antispasmodique, analgésique, antipyrétique*. Pour la fonction circulatoire, pour les fonctions glandulaires, pour les actes intimes de la nutrition, il y a aussi des médications excitantes et des médications atténuantes. Pour l'appareil locomoteur, la gymnastique, le massage, l'électricité et même la révulsion peuvent être considérés comme des médications excitantes; le repos, l'immobilisation comme des médications atténuantes.

Nous ne pouvons étudier ici en détail toutes ces médications. Mais nous devons signaler, au moins d'une manière sommaire, les agents des médications le plus souvent indiquées dans le jeune âge, en particulier de celles qu'on emploie dans les maladies générales aiguës fébriles. Au cours d'une de ces maladies, suivant le moment de l'évolution et suivant les cas, il peut être indiqué d'employer la médication antipyrétique, la médication nervine (stimulante ou calmante), la médication excito-sécrétoire, la médication excito-nutritive ou médication tonique. Il faut aussi prévenir les infections secondaires; mais je me borne à mentionner cette dernière indication qu'on remplit en désinfectant toutes les régions accessibles et en empêchant les contacts suspects.

IV. — *La médication antipyrétique* ne doit pas être employée systématiquement dans tout état fébrile. Il fut un temps où on rapportait à l'élévation excessive de la chaleur du corps toute une série de lésions : dégénérescences musculaire, cardiaque, rénale. Alors on craignait la fièvre pour elle-même et on cherchait à la modérer par n'importe quel moyen. Cette manière de voir a fait son temps. L'hyperthermie n'est pas par elle-même un danger, mais elle dénonce un danger qui menace l'organisme, et que

[A.-B. *MARFAN*.]

d'autres troubles qui accompagnent la fièvre révèlent aussi : tels sont l'accélération du pouls et l'asthénie cardiaque, le dessèchement des muqueuses, la diminution de l'activité hépatique, des échanges nutritifs et des excrétions, les accidents nerveux d'excitation ou de dépression. Il ne faudra donc employer la méthode antithermique que lorsque la fièvre, par son degré, par sa durée, par les symptômes qui l'accompagnent, décèle un péril : et la meilleure médication antithermique sera celle qui, tout en faisant baisser la température, modifiera le plus heureusement, de la manière la plus énergique et la plus durable, l'ensemble des signes qui accompagnent la fièvre.

Nous possédons deux moyens d'abaisser la température : la réfrigération hydrique et les antithermiques chimiques. Dans tous les cas de fièvre grave ou durable, la première doit être préférée aux seconds. La réfrigération hydrique, quelle que soit sa forme, a pour effet, non seulement d'abaisser la température, mais encore de stimuler le système nerveux, de relever l'action du cœur et la tension artérielle, de favoriser les oxydations et de provoquer la diurèse; d'après Winternitz, elle augmenterait la quantité d'hémoglobine et le nombre des hématies et des leucocytes. Au contraire, la plupart des antithermiques chimiques ne donnent un abaissement de température qu'au prix d'une dépression nerveuse et circulatoire, d'un ralentissement de l'activité hépatique, des oxydations et des excrétions, d'une altération des globules rouges qui peut aller jusqu'à la transformation de l'hémoglobine en méthémoglobine et à la destruction de la charpente globulaire.

Réfrigération hydrique. — La réfrigération hydrique peut être obtenue par divers procédés : le bain froid, le bain tiède, l'enveloppement avec le drap mouillé, la lotion d'eau froide, l'affusion d'eau froide. Les lotions et les affusions ont une action superficielle, fugace et ne rendent que de médiocres services. On ne doit attendre de bons résultats que du bain froid, du bain tiède et de l'enveloppement avec le drap mouillé.

Bain froid. — Le sujet plongé dans un bain froid subit des modifications subjectives et objectives qui ont été assez souvent décrites pour qu'il ne soit pas nécessaire de les rappeler. Nous indiquerons la technique du bain froid dans ce qu'elle a de particulier au jeune âge.

Le bain froid se donne à 25 degrés. L'enfant y est maintenu de 5 à 6 minutes au-dessous de 2 ans; 5 à 10 minutes de 3 à 5 ans, 10 à 15 minutes de 5 à 10 ans. On le retire d'ordinaire dès que survient un frisson un peu marqué. Pendant la durée du bain, l'eau peut être refroidie jusqu'à 22 degrés, et à 3 ou 4 reprises, on verse sur la tête revêtue d'une compresse un peu d'eau de la baignoire. Après le bain, on essuie sommairement le corps, on enroule l'enfant dans une couverture de laine et on lui fait prendre du lait chaud additionné d'une petite quantité de cognac. Au bout d'un quart d'heure, on le retire de la couverture, on lui remet la chemise et on prend la température rectale, qui a d'ailleurs été prise avant le bain. L'abaissement doit être de 1 degré centigrade environ. Trois heures après chaque bain, on prend la température rectale; si elle atteint ou dépasse 39°,5, on administre un nouveau bain; si elle est au-dessous de 39°,5, on attend et on prend la température de 2 heures en 2 heures; dès qu'elle atteint ou dépasse 39°,5, on administre un nouveau bain. L'eau du bain doit être changée toutes les fois qu'elle a été souillée par l'urine ou les déjections de l'enfant; sinon, on peut ne la renouveler que toutes les 24 heures, à la condition d'y ajouter, pour prévenir les infections cutanées, 1 gramme de résorcine par litre; l'addition de sublimé ou de naphtol rendrait le bain trop irritant. Dans quelques cas très exceptionnels, l'enfant plongé dans l'eau froide cesse subitement de respirer; cette apnée n'a pas de gravité; lorsqu'elle se produit, on retire l'enfant du bain, on pratique de légères flagellations avec une compresse mouillée et la respiration se rétablit aussitôt; au besoin, on pourrait employer les tractions rythmées de la langue d'après le procédé de M. Laborde.

Autant que possible, le médecin doit assister aux premiers bains et faire l'éducation des personnes appelées à soigner l'enfant; il n'aura qu'à se louer de cette manière de faire qui lui donnera une grande sécurité. Les premiers bains doivent d'ailleurs être donnés à titre d'essai; il faut observer comment l'enfant les supporte; si celui-ci fait difficilement sa réaction, si, au sortir de l'eau, il présente une tendance au refroidissement et au collapsus, on ne continuera pas la médication.

Le bain froid est la médication par excellence de tous les états infectieux graves, de ceux qui se caractérisent par une fièvre violente, des phénomènes nerveux graves (agitation, délire ou stupeur et adynamie), de l'oligurie. Rien ne peut le remplacer en pareil cas. Et cependant, on a cherché à le bannir de la thérapeutique du premier âge. Des médecins, d'ailleurs partisans résolus du bain froid, se refusent à l'employer chez les jeunes enfants et lui préfèrent le drap mouillé ou le bain tiède. On dit que l'enfant ne fait pas facilement sa réaction et on craint le collapsus; on redoute l'apnée qui est pourtant un accident rare et sans gravité; on affirme que le bain froid n'abaisse que très peu la température des enfants[1]. Nous avons beaucoup employé le bain froid chez les enfants, même chez des enfants très jeunes, puisque nous l'avons prescrit à un nourrisson de 6 mois. Jamais nous n'avons constaté de collapsus; nous avons observé l'apnée 2 fois; et nous avons presque toujours obtenu des abaissements de température comparables à ceux qu'on obtient chez l'adulte. Nous n'avons eu qu'à nous louer du bain froid dans la fièvre typhoïde lorsque, dès le premier jour, la quinine ne provoquait pas un abaissement de la température; dans la scarlatine et la rougeole malignes, fort rares d'ailleurs chez les enfants pendant ces dernières années; dans la pneumonie lobaire et l'érysipèle avec phénomènes nerveux graves. Dans la broncho-pneumonie, comme l'a fait remarquer M. Hutinel, on n'en retire de bons effets que dans les cas peu communs où, avec des lésions locales très limitées, on observe des symptômes d'intoxication suraiguë. Ils nous ont paru très favorables aussi dans certaines diarrhées fébriles du nourrisson. Au mois de juillet 1893, on apporta, à l'hôpital des Enfants Malades, un nourrisson de 8 mois, atteint de diarrhée toxi-

---

[1] Voir ces objections dans le mémoire de Fisschl, *Ueber Fieberbehandlung bei Kindern. Prager medic. Wochen.*, 1894.

[A.-B. MARFAN.]

infectieuse avec une température de 41°,5; l'aspect de l'enfant était celui d'un moribond; nous prescrivîmes de le mettre dans un bain à 22 degrés, ce qui fut fait devant nous et le Dr Aviragnet, malgré les scrupules de l'infirmière qui craignait de voir l'enfant succomber dans le bain. Après le bain, la température tomba à 38 degrés et l'enfant s'endormit paisiblement; la médication fut continuée pendant 24 heures et la guérison survint en quelques jours[1].

Le bain froid est donc très efficace et, quand on en surveille l'action, il ne présente pas de dangers dans le premier âge. Il a pourtant des *contre-indications*. Il ne faut pas l'employer, sauf dans des cas exceptionnels, dans les 10 premiers mois de la vie, car, à cette époque, la tendance au refroidissement est très marquée, et l'eau froide pourrait provoquer du collapsus hypothermique; il ne faut pas l'employer non plus chez les nourrissons cachectiques, ni chez les enfants qui présentent une lésion cardiaque, congénitale ou acquise.

Bain tiède. — Le bain tiède à 30' ou 32 degrés possède, mais à un moindre degré et à quelques nuances près, les mêmes propriétés que le bain froid; comme il ne présente pas de contre-indications spéciales, il convient de l'employer dans les cas où le bain froid ne peut être administré; il constitue la médication antipyrétique par excellence des nouveau-nés et des nourrissons âgés de moins de 10 mois; on peut l'employer aussi chez les jeunes enfants cachectiques ou cardiaques. Il doit durer 5 minutes chez les enfants débiles et 8 à 10 minutes chez les enfants vigoureux; on le répétera 4 à 6 fois dans la journée; on peut même, dans certains cas, le donner en se servant des mêmes règles que pour le bain froid. Chez les très petits enfants, le bain tiède a une action antipyrétique suffisante, inférieure cependant à celle du bain froid, mais supérieure à celle de l'antipyrine et de la quinine. Sa caractéristique, c'est qu'il calme l'agitation et combat l'insomnie. Aussi devra-t-on l'employer chez les enfants de tout âge, quand on cherchera bien plus à apaiser les nerfs qu'à abaisser la température.

Application du drap mouillé. — Les enveloppements dans le drap mouillé se pratiquent de la manière suivante. Un drap (ou une alèze), plié en deux ou en quatre, est trempé dans l'eau à la température de la chambre (15 degrés environ), puis modérément exprimé, et étalé sur une couverture de laine. Le petit malade est mis dessus tout nu; puis enveloppé jusqu'au cou par le drap et la couverture; la tête est entourée d'une compresse froide; les pieds seuls sont à sec dans la laine de la couverture qui doit dépasser de ce côté le drap mouillé. La durée de l'enveloppement froid doit durer de 10 à 20 minutes. On le renouvelle suivant les mêmes règles que le bain froid.

D'après M. Rendu[2], l'application du drap mouillé provoque des effets qui se succèdent en trois phases, assez analogues à celles de l'accès de fièvre intermittente; elle provoque d'abord une sensation de froid et de la pâleur

---

[1] M. le Dr R. Brunon (de Rouen) s'est loué aussi de l'emploi des bains froids dans l'entérite hyperthermique des nourrissons. (Voy. *Normandie médic.*, 1er août 1895.)

[2] Rendu. Valeur comparée du bain froid et du drap mouillé dans le traitement de la pneumonie. *Journ. des praticiens*, 4 août 1894.

de la peau, mais à un moindre degré que le bain froid; puis, un sentiment de chaleur qui répond à une réelle élévation de la température (1/2 degré), phénomène qui manque dans le bain froid; puis enfin une phase de diaphorèse et de rougeur de la peau qui se prolonge plus ou moins longtemps suivant la durée de l'application du drap mouillé; c'est pendant cette dernière période que la température s'abaisse au-dessous du chiffre initial. M. Rendu affirme que la sudation abondante ne nuit pas, comme on pourrait le craindre, à la diurèse.

Si le drap mouillé provoque un abaissement de température, ce n'est pas de la même manière que le bain froid; celui-ci refroidit par action physique, d'une manière rapide et intense; le drap mouillé abaisse la température tardivement et en raison de la sudation qu'il provoque. Le drap mouillé n'a pas sur les troubles nerveux l'action énergique du bain froid qui calme les excités ou stimule les déprimés; mais il provoque une certaine détente et un sentiment de bien-être; il n'a pas non plus le même pouvoir sur le relèvement du cœur et la diurèse, quoique son action s'exerce aussi dans ce sens. La caractéristique du drap mouillé, c'est qu'il provoque vers la peau un afflux sanguin et que son effet révulsif convient à certains cas particuliers. Le drap mouillé a l'avantage de ne pas présenter de contre-indications spéciales; il pourra donc s'appliquer, comme le bain tiède, aux nouveau-nés et aux nourrissons cachectiques ou cardiaques. Mais on ne le préférera au bain froid ou au bain tiède que lorsqu'on recherchera surtout l'action antithermique, et qu'on ne se préoccupera pas d'agir sur le système nerveux et sur la diurèse. En raison de son action révulsive, on pourra l'employer dans une rougeole dont l'éruption sort mal; on pourra l'utiliser pour combattre l'hypérémie des centres nerveux dans l'éclampsie des nourrissons; dans ce cas, il sera bien supérieur au bain sinapisé qui a parfois des effets contraires à ceux qu'on cherche à obtenir, en excitant les nerfs trop violemment[1].

Nous n'avons pas employé le *bain chaud refroidi* préconisé par M. Bouchard et par son élève M. P. Le Gendre, parce que nous avons trouvé, dans les autres procédés de réfrigération hydrique, de quoi remplir toutes les indications de l'antipyrèse. Voici ce que dit M. P. Le Gendre de ce procédé (P. Le Gendre et Broca. *Traité de thérapeutique infantile médico-chirurgicale*, p. 59 et 60). La température initiale du bain sera inférieure de 2 degrés à la température rectale de l'enfant (si l'enfant a 40 degrés, la température du bain aura 38 degrés); de 10 en 10 minutes, on abaisse la température de 1 degré par addition d'eau froide et on retire l'enfant du bain quand celui-ci a été ramené à 30 degrés. L'enfant est alors placé dans une couverture de laine, replacé dans son lit, vigoureusement frictionné, en même temps qu'une boule d'eau chaude est placée à ses pieds. Cette méthode de balnéation aurait l'avantage d'amener infailliblement un abaissement thermique qui n'est quelquefois que de 1/2 degré, qui atteint habituellement 1 degré, parfois 2 et même 3 degrés; cette chute de la tem-

---

[1] Les enveloppements hydriques *partiels* du thorax, de l'abdomen et du cou seront étudiés dans divers chapitres de ce livre; ils agissent plus comme révulsifs que comme antipyrétiques.

[A.-B. MARFAN.]

pérature est obtenue sans impression désagréable, sans secousse nerveuse, sans crainte de collapsus. On peut, sans bataille avec l'enfant, lui faire prendre ainsi plusieurs bains par 24 heures.

Antithermiques chimiques. — Les antithermiques chimiques sont incapables de remplacer la réfrigération hydrique. Mais ils rendent des services dans les états fébriles d'une gravité moindre que ceux dont nous avons parlé, particulièrement lorsqu'ils s'accompagnent de phénomènes douloureux : telles la grippe et les angines aiguës. Ici, nous avons à choisir dans la nombreuse série des antithermiques analgésiques[1]. Mais, en somme, il n'y en a guère que trois à retenir. La quinine est l'antithermique qui présente au moindre degré les inconvénients que nous avons signalés, puis vient l'antipyrine, enfin le salicylate de soude et les préparations salicylées. On emploiera la quinine dans la fièvre typhoïde légère, l'antipyrine dans la grippe, le salol dans les angines aiguës non diphtéritiques.

Nous doutons que l'aconit et l'alcool aient, comme on l'a avancé, une propriété fébrifuge. Nous n'avons pas eu à nous louer des badigeonnages de gaïacol dont l'action antithermique est réelle, mais très inconstante, et parfois dangereuse.

V. — La *stimulation* du système nerveux défaillant est réalisée par les médications hydriques d'une manière remarquable. Si on juge nécessaire de leur adjoindre d'autres stimulants, ou si on veut produire la stimulation sans employer les bains, on peut recourir à certaines substances au premier rang desquelles se place la caféine. Celle-ci s'administre par injection hypodermique plutôt que par la bouche; elle stimule les nerfs et en même temps relève l'action du cœur et favorise la diurèse; elle rend tous les jours d'éminents services. Dans les cas où il faut agir vite et fort, on associera l'injection d'éther à l'injection de caféine. L'alcool, le musc, l'acétate d'ammoniaque, le camphre, pourront servir à réaliser la médication stimulante, mais avec moins d'efficacité. L'emploi des substances précédentes ne peut être continué longtemps et ne convient qu'aux états aigus. Dans les maladies chroniques, les meilleurs névrosthéniques sont la noix vomique, la strychnine et les préparations phosphatées.

Rien n'est plus remarquable que le calme et le paisible sommeil qui suivent l'administration des bains froids ou tièdes. Aussi l'hydrothérapie est-elle le meilleur agent de la *médication calmante*. Mais, à défaut de celle-ci, certaines pratiques et certains remèdes peuvent servir à la réaliser. Tout d'abord, on cherchera à supprimer les accidents qui sont la cause directe de l'agitation ou de l'insomnie : la toux, la douleur, la dyspnée. Si l'enfant s'endort, il ne faut l'éveiller que si les prescriptions du médecin l'exigent absolument; le silence régnera autour du petit malade. Le changement de chambre le soir, c'est-à-dire l'usage d'une chambre pour le jour et

---

[1] *Congrès de médecine interne de Bordeaux*, août 1894 : Les antithermiques analgésiques, rapports de MM. Schmidt, Laborde et de Nabias.

d'une chambre pour la nuit, apporte souvent le calme, sans doute en permettant l'aération.

Les médicaments qui réussissent le mieux à amener le calme et à provoquer le sommeil sont le chloral, les bromures, puis la belladone et l'aconit. Récemment, M. Moncorvo a recommandé le trional. L'eau chloroformée ou le sirop d'éther pourront être employés si les remèdes précédents se trouvaient en défaut. Il ne faut prescrire l'opium ou ses dérivés comme hypnotiques qu'après 5 ans.

Chez l'enfant, l'*anesthésie générale* est obtenue facilement et rapidement par les inhalations de chloroforme. Cet agent reste, pour le jeune âge, l'anesthésique de choix. L'éther convient très mal aux petits enfants; il détermine dans les voies respiratoires une sécrétion muqueuse et visqueuse, très abondante, dont l'accumulation dans le larynx étroit des jeunes sujets risque d'entraîner une asphyxie mécanique.

La *médication tonique* demande l'emploi des moyens qui stimulent les échanges et favorisent la nutrition. Dans les fièvres, la réfrigération hydrique et une alimentation convenable en sont les meilleurs agents. En raison de la croissance, il faut alimenter l'enfant proportionnellement plus que l'adulte, même dans les états fébriles; malheureusement, ceux-ci rendent la digestion imparfaite, et il faut mesurer l'alimentation à la capacité de l'appareil digestif; le lait, le bouillon dégraissé, la décoction d'orge sucrée ou miellée, les jaunes d'œuf, au besoin des peptones bien préparées, sont les aliments qui fournissent le plus de substances assimilables et demandent un minimum d'élaboration. Dans les maladies chroniques, on excite l'énergie du système nerveux trophique par l'excitation répétée de la peau : lotions froides et affusions froides, frictions sèches ou alcooliques, bains salés ou sulfureux; les phosphates, et surtout les glycéro-phosphates qui sont assimilables et entrent dans la composition normale des tissus, ont une action stimulante sur les échanges en même temps qu'une action névrosthénique.

Pendant le cours des maladies fébriles, il importe de *favoriser les excrétions*. C'est surtout par le rein que s'éliminent les déchets des échanges viciés par la fièvre et les toxines microbiennes. Nous avons indiqué le pouvoir diurétique du bain froid, pouvoir qui est un des principaux éléments de sa bienfaisante action; le bain tiède et l'application du drap mouillé ont la même propriété diurétique, mais à un moindre degré. La diurèse s'obtiendra aussi en faisant boire le malade d'une manière systématique; en dehors des boissons alimentaires comme le lait, le bouillon, la décoction d'orge, on donnera de l'eau pure et fraîche. L'eau est un des meilleurs diurétiques; elle remplace les anciennes tisanes. Si elle paraît fade on fera plus facilement accepter de l'eau légèrement gazeuse ou une eau minérale neutre ou faiblement alcaline. On augmente le pouvoir diurétique de l'eau en l'acidifiant légèrement (limonades citrique, tartrique, sulfurique). M. P. Le Gendre conseille d'ajouter à l'eau du sucre et des sucs de fruits (sirop de limons, de framboises, de groseilles, d'orgeat, jus de citron). En outre du goût

[A.-B. MARFAN.]

agréable que cette addition donne à l'eau, elle a un double avantage. Le foie, dont la fièvre tend à suspendre la propriété antitoxique (Roger), la récupère quand on met à sa disposition une certaine quantité de sucre. Le suc des fruits contient diverses substances nutritives (pectine, etc.), et des sels dont le rôle est utile pour favoriser les échanges nutritifs, notamment la potasse.

Les grands lavements d'eau froide ont été préconisés par M. Bouchard et M. P. Le Gendre en raison de leur action favorable sur l'activité hépatique et sur la diurèse. Sous leur influence, les capillaires du gros intestin se resserrent et le sang qui stagne dans le domaine de la veine porte reflue dans la circulation générale. En outre, une partie de l'eau est absorbée; la tension artérielle s'accroît et l'excrétion rénale devient plus active.

Tels sont les moyens à l'aide desquels on parvient à remplir les principales indications thérapeutiques dans les maladies du premier âge.

La pratique de la médecine infantile exige de celui qui s'y livre des qualités particulières. Quelques maîtres nous ont offert, à ce point de vue, des modèles à peu près achevés. Nous devons méditer leurs exemples et nous souvenir qu'à un grand savoir ils unissaient la fermeté et la patience. La fermeté est nécessaire pour lutter contre l'indocilité du petit malade et contre les préjugés des parents ou de l'entourage; elle ne doit pas toujours se montrer; elle doit être enveloppée de douceur auprès de l'enfant et de politesse auprès des parents; résolu à faire exécuter ses prescriptions, le médecin saura trouver, à l'occasion, les moyens de surmonter les résistances sans qu'il y paraisse. Quant à la patience, elle doit être excessive et aller jusqu'à la résignation; au milieu des cris et de l'agitation du petit malade, malgré son indocilité, malgré l'effarement des parents, il faut pratiquer l'examen sans brusquerie, bien décidé à aller jusqu'au bout de l'exploration clinique nécessaire. Il faut, malgré toutes les difficultés, garder une inaltérable bonne humeur; c'est d'ailleurs le plus sûr moyen de gagner la confiance des petits enfants.

TABLE DE POSOLOGIE INFANTILE

Nous donnons ici une table où sont indiqués, par ordre alphabétique, les médicaments les plus usités dans les maladies de l'enfance avec les doses qui, pour chacun, conviennent aux diverses phases de cette époque de la vie. Pour déterminer la plupart des chiffres qui représentent ces doses, nous nous sommes servis de ceux qui sont fournis par le *Traité de thérapeutique infantile médico-chirurgicale* de MM. P. Le Gendre et Broca et le *Précis de posologie infantile* de M. Nogué; nous les avons parfois modifiés d'après notre expérience personnelle. Pour les médicaments très actifs, les doses *minima* indiquées sont les doses initiales, les doses d'essai, qu'on administrera fractionnées. Elles permettent de tâter la susceptibilité de l'enfant; elles peuvent être augmentées progressivement, si on surveille l'effet du remède de manière à en cesser l'usage quand il se produit des signes d'intolérance.

Nous n'avons mentionné que les médicaments qui servent à l'usage interne. Nous n'avons fait suivre les doses de quelques formules que lorsque cela nous a paru nécessaire.

Acétate d'ammoniaque. — Stimulant, diaphorétique, diurétique, expectorant :

De 0 à 15 mois . . . . 0gr,50 à 1gr par jour.
De 15 mois à 3 ans . . . . 1gr, » à 3gr —
De 3 à 5 ans . . . . 3gr, » à 5gr —
De 5 à 10 ans . . . . 5gr, » à 8gr —

Aconit. — Sédatif et peut-être antithermique.

On emploie seulement l'*alcoolature de racines d'aconit* aux doses suivantes :

De 0 à 15 mois . . . . 1/2 à II gouttes par jour.
De 15 mois à 3 ans . . . . III à V —
De 3 à 5 ans . . . . V à VIII —
De 5 à 10 ans . . . . VIII à XV —

Alcool. — Stimulant, antithermique douteux. Ses effets chez les enfants du premier âge ne m'ont presque jamais paru favorables. On l'emploie sous forme de cognac ou de rhum; peut-être vaudrait-il mieux employer de l'alcool éthylique rectifié et d'un degré connu :

De 0 à 15 mois . . . . 5 à 10gr de cognac ou de rhum
                                      par jour.
De 15 mois à 3 ans . . . . 10 à 15gr —
De 3 à 5 ans . . . . 15 à 20gr —
De 5 à 10 ans . . . . 20 à 30gr —

On l'administre souvent sous la forme d'une potion dite « potion de Todd », en voici la formule pour les enfants :

Cognac ou rhum . . . . 15 à 30gr
Sirop simple 25gr
Teinture de cannelle 3gr
Eau 60gr

Antimoine. — Les préparations d'antimoine sont aujourd'hui beaucoup moins employées qu'autrefois. D'une manière générale, à faibles doses, elles ont des propriétés contro-stimulantes, diaphorétiques et expectorantes; à hautes doses, elles sont vomitives et purgatives.

On se sert des substances suivantes :

1° *Oxyde blanc d'antimoine* (antimoine diaphorétique lavé, méta-antimoniate acide de potasse). — Expectorant et diaphorétique :

De 0 à 3 ans . . . . Abstention.
De 3 à 5 ans . . . . 0gr,10 à 0gr,20 par jour.
De 5 à 10 ans . . . . : 0gr2,0 à 0gr,30 —

Fractionnez les doses.

2° *Kermès minéral* (oxysulfure d'antimoine hydraté). — Expectorant :

De 0 à 3 ans . . . . Abstention.
De 3 à 5 ans . . . . 0gr,03 à 0gr,05 par jour.
De 5 à 10 ans . . . . 0gr,05 à 0gr,10 —

Fractionnez les doses.

3° *Émétique* (tartrate de potasse et d'antimoine, tartre stibié). — Vomitif et purgatif :

De 0 à 5 ans . . . . Abstention.
De 3 à 5 ans . . . . 0gr,005 à 0gr,01 par jour.
De 5 à 10 ans . . . . 0gr,01 à 0gr,02 —

[A.-B. MARFAN.]

Antipyrine (synonymie : analgésine, diméthylphénylpyrazolone). — Antithermique, analgésique, sédatif :

De 0 à 6 mois.	0ᵍʳ,05 à 0ᵍʳ,10 par jour.
De 6 mois à 1 an	0ᵍʳ,10 à 0ᵍʳ,25 · —
De 1 an à 2 ans.	0ᵍʳ,25 à 0ᵍʳ,50 · —
De 2 à 5 ans	0ᵍʳ,50 à 1ᵉʳ, » —

Au-dessus de 5 ans, l'enfant tolère presque les doses d'adulte.
Fractionnez les doses.

Argent (*nitrate d'argent*). — Antidiarrhéique ; peut servir à réaliser l'antisepsie intestinale :

De 0 à 6 mois	1/8 de centigr. par jour. ·
De 6 mois à 1 an	1/4 de centigr. —
De 1 an à 2 ans	1/2 centigr. —
De 3 à 5 ans.	0ᵍʳ,01 à 0ᵍʳ,02 —
De 5 à 10 ans	0ᵍʳ,02 à 0ᵍʳ,05 —

Nitrate d'argent cristallisé.	0ᵍʳ,01
Eau distillée.	60ᵍʳ, »
Sirop simple	30ᵍʳ, »

Dans les vingt-quatre heures, on donnera, suivant l'âge, la totalité, ou la moitié, ou le quart, ou le huitième de cette potion, par cuillerées à dessert ou par cuillerées à café, ou par demi-cuillerées à café (elle renferme environ dix cuillerées à dessert et vingt cuillerées à café). Ainsi, à un enfant âgé de moins de six mois, on donnera de quatre à huit demi-cuillerées à café.

L'usage interne du nitrate d'argent a été banni de la thérapeutique des enfants âgés de moins d'un an. Je crois qu'on peut l'y réintégrer en suivant les indications précédentes.

Arsenic. — Les préparations arsenicales jouissent de propriétés incrassantes et eupnéiques ; elles sont usitées aussi comme anti-paludiques et anti-eczémateuses. On ne doit en employer aucune au-dessous de quinze mois. Celles dont on se sert d'ordinaire sont l'arséniate de soude et l'acide arsénieux.

Arséniate de soude :

De 2 à 3 ans	1/3 à 1/2 milligr. par jour.
De 3 à 5 ans	1/2 à 0,001 mill. —
De 5 à 10 ans	1 millig. à 1 millig. 1/2 par jour.

Potion :

Eau distillée.	500
Arséniate de soude.	0ᵍʳ,05

Une cuillerée à café renferme 1/2 milligramme d'arséniate de soude.

Acide arsénieux. — On l'emploie sous forme de liqueur de Boudin qui est une solution d'acide arsénieux au millième, de sorte que 1 gramme de liqueur de Boudin renferme un milligramme d'acide arsénieux. *Il ne s'emploie que chez les enfants âgés de plus de cinq ans,* particulièrement dans le traitement de la chorée ; on commence par un milligramme par jour et on augmente tous les jours la dose jusqu'à apparition des signes d'intolérance gastrique et intestinale ; cette médication, très efficace, demande une surveillance étroite.

Asaprol (éther sulfurique du naphtol-β à l'état de sel de calcium). — Antiseptique, antithermique, analgésique, hémostatique, très soluble dans l'eau. M. Moncorvo l'a prescrit à des enfants dont l'âge variait de dix jours à douze ans, à la dose quotidienne de 25 centigrammes à 3 grammes, dans une potion sucrée avec du sirop de tolu ou de groseille. Très efficace surtout contre la malaria.

Atropine. — Voyez *Belladone*.

Belladone. — Narcotique, antispasmodique, mydriatique et antisudoral. On emploie les préparations suivantes :

1° *Teinture de belladone :*

De 0 à 15 mois . . . . 1/2 à III gouttes par jour.
De 15 mois à 3 ans . . . . III à V   —
De 3 à 5 ans . . . . V à X   —
De 5 à 10 ans . . . . X à XV   —

Ces doses peuvent être augmentées progressivement, dans la coqueluche par exemple, moyennant une surveillance de l'enfant. — Fractionnez la dose quotidienne.

2° *Sirop de belladone :*

De 0 à 3 ans . . . . Abstention.
De 3 à 5 ans . . . . 5 à 10^{gr}
De 5 à 10 ans . . . . 10 à 20^{gr}
A doses fractionnées.

3° *Sulfate d'atropine :*

De 0 à 3 ans . . . . Abstention.
De 3 à 5 ans . . . . 1/4 de milligr. à 1/2 milligr. par jour.
De 5 à 10 ans . . . . 1/2 milligr. à 1 milligr.   —
A doses fractionnées.

Benzoate de soude. — Stimulant, diaphorétique, diurétique, expectorant, balsamique :

De 0 à 15 mois . . . . 0^{gr},25 à 0^{gr},50 par jour.
De 15 mois à 3 ans . . . . 0^{gr},50 à 2^{gr}, »   —
De 3 à 5 ans . . . . 2^{gr}, » à 4^{gr}, »   —
De 5 à 10 ans . . . . 4^{gr}, » à 6^{gr}, »   —

Benzoïque (Acide). — Mêmes propriétés que le benzoate de soude; plus difficile à manier à cause de son insolubilité dans l'eau :

De 0 à 15 mois . . . . 0^{gr},015 à 0^{gr},02 par jour.
De 15 mois à 3 ans . . . . 0^{gr},02 à 0^{gr},05   —
De 3 à 5 ans . . . . 0^{gr},05 à 0^{gr},10   —
De 5 à 10 ans . . . . 0^{gr},10 à 0^{gr},20   —

Benzonaphtol. — Antiseptique intestinal :

De 0 à 15 mois . . . . 0^{gr},05 à 0^{gr},50 par jour.
De 15 mois à 3 ans . . . . 0^{gr},50 à 1^{gr}, »   —
De 3 à 5 ans . . . . 1^{gr}, » à 1^{gr},50   —
De 5 à 10 ans . . . . 1^{gr},50 à 3^{gr}, »   —

Bétol (salinaphtol). — Antiseptique intestinal et antithermique :

De 0 à 15 mois . . . . 0^{gr},05 à 0^{gr},25 par jour.
De 15 mois à 3 ans . . . . 0^{gr},25 à 0^{gr},50   —
De 3 à 5 ans . . . . 0^{gr},50 à 1^{gr}, »   —
De 5 à 10 ans . . . . 1^{gr}, » à 2^{gr}, »   —

Bicarbonate de soude. — Anti-acide, antidyspeptique, diurétique.

De 0 à 15 mois . . . . 0^{gr},10 à 0^{gr},50 par jour.
De 15 mois à 3 ans . . . . 0^{gr},50 à 1^{gr}, »   —
De 3 à 5 ans . . . . 1^{gr}, » à 2^{gr}, »   —
De 5 à 10 ans . . . . 2^{gr}, » à 4^{gr}, »   —

Bismuth. — Deux sels de bismuth, le sous-nitrate et le salicylate, sont antidiarrhéiques et servent à réaliser l'antisepsie intestinale.

[A.-B. MARFAN.]

Sous-nitrate de bismuth :

De 0 à 15 mois.	0ᵍʳ,20 à 1ᵍʳ, » par jour.
De 15 mois à 2 ans.	1ᵍʳ, » à 3ᵍʳ, » —
De 2 à 5 ans.	3ᵍʳ, » à 4ᵍʳ, » —
De 5 à 10 ans	4ᵍʳ, » à 5ᵍʳ, » —

Salicylate de bismuth :

De 0 à 15 mois.	0ᵍʳ,10 à 0ᵍʳ,50 par jour.
De 15 mois à 3 ans.	0ᵍʳ,50 à 1ᵍʳ, » —
De 3 à 5 ans.	1ᵍʳ, » à 2ᵍʳ, » —
De 5 à 10 ans	2ᵍʳ, » à 3ᵍʳ, » —

Bromoforme. — Antispasmodique, introduit dans le traitement de la coqueluche par Stepp.

La dose initiale doit être de : *autant de fois quatre gouttes que l'enfant a d'années* ; au-dessous d'un an, I goutte jusqu'à 3 mois ; II gouttes de 3 à 6 mois ; III gouttes de 6 à 9 mois ; IV gouttes de 9 à 12 mois. Cette dose initiale doit être augmentée progressivement jusqu'à diminution du nombre et de l'intensité des quintes. Surveiller l'action du médicament.

Le bromoforme est insoluble dans l'eau, soluble dans l'alcool et la glycérine. Mais les solutions alcooliques ou glycérinées ont un goût très fort. J'emploie la formule suivante :

Bromoforme..	XLVIII gouttes.
Huile d'amandes douces.	15 grammes.
Gomme arabique	15 —
Eau de laurier cerise.	4 —
Eau.	Q. S. pour faire 120 cent. cubes.

Mélangez d'abord le bromoforme et l'huile et agitez fortement ; puis ajoutez le reste.

Une cuillerée à café renferme II gouttes de bromoforme.

Bromures. — Sédatifs et antispasmodiques.

1° *Bromure de potassium :*

De 0 à 3 mois	0ᵍʳ,05 à 0ᵍʳ,10 par jour.
De 3 à 6 mois	0ᵍʳ,20 —
De 6 mois à 2 ans	0ᵍʳ,30 à 0ᵍʳ,40 —
De 2 à 5 ans.	0ᵍʳ,40 à 2ᵍʳ, » —
De 5 à 10 ans	1ᵍʳ, » à 4ᵍʳ, » —

2° *Bromure de sodium :* mêmes doses que pour le bromure de potassium.

3° *Bromure d'ammonium :* mêmes doses que pour le bromure de potassium.

4° *Bromure de strontium :* mêmes doses que pour le bromure de potassium.

5° *Bromure de camphre :*

De 0 à 15 mois.	Abstention.
De 15 mois à 3 mois	0ᵍʳ,15 à 0ᵍʳ,30 par jour.
De 3 à 5 ans.	0ᵍʳ,30 à 0ᵍʳ,50 —
De 5 à 10 ans	0ᵍʳ,50 à 1ᵍʳ, » —

Caféine. — Tonique du cœur, stimulant du système nerveux, diurétique ; se donne en injections hypodermiques sous forme de benzoate de caféine et à l'intérieur sous forme de citrate de caféine.

1° *Injections hypodermiques de benzoate de caféine :*

Caféine.	} ää 1 gramme.
Benzoate de soude.	}
Eau distillée	10 —

La caféine n'est complètement dissoute qu'à chaud ; avant l'injection, mettre le flacon au bain-marie.

Chaque seringue de 1 gramme renferme 0gr,10 de caféine.

De 0 à 15 mois. . . . . 0gr,05 à 0gr,15 par jour.
De 15 mois à 3 ans. . . . . 0gr,15 à 0gr,20 —
De 3 à 5 ans. . . . . 0gr,20 à 0gr,30 —
De 5 à 10 ans . . . . 0gr,30 à 0gr,50 —

2° *Citrate de caféine.* — Se donne à l'intérieur en potion ou en pilules aux mêmes doses que la caféine en injection :

Potion :

Sirop simple. . . . . ⎫
Eau distillée. . . . . ⎬ ää 25 grammes.
Rhum. ⎭ 10 —
Citrate de caféine . . . . 1 —

La cuillerée à café renferme environ 0gr,05 de citrate de caféine.

Calcium. — On emploie diverses préparations calciques.

1° *Chaux* (oxyde de calcium). — On emploie la chaux éteinte ou hydratée (la chaux vive est un caustique), sous forme *d'eau de chaux* (solution de chaux éteinte au 1/100). L'eau de chaux est antiacide et antidiarrhéique; elle se donne aux doses suivantes :

De 0 à 15 mois. . . . . 5 à 15 grammes par jour.
De 15 mois à 3 ans . . . . 15 à 25 —
De 3 à 5 ans. . . . . 25 à 30 —
De 5 à 10 ans . . . . 30 à 60 —

2° *Chlorure de calcium.* — Laxatif, antihémorragique, antiscrofuleux :

De 0 à 15 mois. . . . . 0gr,05 à 0gr,20 par jour.
De 15 mois à 3 ans. . . . . 0gr,20 à 0gr,40 —
De 3 à 5 ans. . . . . 0gr,40 à 0gr,80 —
De 5 à 10 ans . . . . 0gr,80 à 1gr,50 —

3° Pour les autres préparations de chaux, voyez *Phosphore.*

Calomel (Protochlorure de mercure). — Purgatif cholagogue, antiseptique intestinal.

Comme purgatif : en une seule dose :

De 0 à 6 mois . . . . Abstention.
De 6 à 15 mois. . . . . 0gr,05 à 0gr,10 par jour.
De 15 mois à 3 ans. . . . . 0gr,10 à 0gr,20 —
De 3 à 5 ans. . . . . 0gr,20 à 0gr,30 —
De 5 à 10 ans . . . . 0gr,30 —

Comme antiseptique intestinal, doses faibles et fractionnées :

De 0 à 6 mois. . . . . Abstention.
De 6 à 15 mois . . . . 0gr,05 3 à 5 fois, à 1 heure d'intervalle.
De 15 mois à 3 ans . . 0gr,01 5 à 6 fois, —
De 3 à 5 ans . . . . . 0gr,02 4 à 5 fois, —
De 5 à 10 ans. . . . . 0gr,03 5 à 6 fois, —

Le calomel est excellent comme antiseptique de l'intestin; il ne faut pas en répéter l'administration tous les jours. On le donne mélangé à du sucre dans un peu de lait, ou d'eau, ou de miel.

Camphre. — Antiseptique interne, stimulant, antispasmodique, diaphorétique, expectorant; utile dans certaines formes de broncho-pneumonie :

De 0 à 15 mois . . . . 0gr,005 à 0gr,01 par jour.
De 15 mois à 3 ans . . . . 0gr,01 à 0gr,05 —
De 3 à 5 ans . . . . 0gr,05 à 0gr,10 —
De 5 à 10 ans. . . . . 0gr,10 à 0gr,15 —

On l'administre par la bouche ou par la voie hypodermique.

[A.-B. MARFAN.]

Pour l'administrer par la bouche, je prescris :

Acide benzoïque. } āā 0ᵍʳ,10.
Camphre pulvérisé. . . . . }
Poudre de sucre. 1ᵍʳ, »

Divisez en 10 paquets.

Par paquets ou demi-paquets dans de l'eau ou du lait toutes les deux heures; le nombre des paquets ou des demi-paquets dépend de l'âge.

Pour l'injection hypodermique, on emploie l'huile camphrée au 1/10; une seringue de 1 centimètre cube renferme 0ᵍʳ,10 de camphre.

Chicorée. — Voyez *Rhubarbe.*

Chloral. — Hypnotique, anesthésique, sédatif.

De 0 à 6 mois . . . . 0ᵍʳ,05 à 0ᵍʳ,20 par jour.
De 6 mois à 1 an. . . . . 0ᵍʳ,20 à 0ᵍʳ,50 —
De 1 à 2 ans. . . . . 0ᵍʳ,50 à 0ᵍʳ,60 —
De 2 à 6 ans. . . . . 0ᵍʳ,60 à 1ᵍʳ, » —
De 6 à 12 ans . . . . 1ᵍʳ, » à 2ᵍʳ, » —

Le sirop de chloral renferme 1 gramme de chloral pour 20 grammes de sirop (à peu près 1 gramme par cuillerée à soupe, 0ᵍʳ,50 par cuillerée à dessert, 0ᵍʳ,25 par cuillerée à café).

Chlorate de potasse. — Employé dans les stomatites :

De 0 à 15 mois. . . . . 0ᵍʳ,05 à 0ᵍʳ,20 par jour.
De 15 mois à 3 ans. . . . . 0ᵍʳ,20 à 0ᵍʳ,50 —
De 3 à 5 ans. . . . . 0ᵍʳ,50 à 1ᵍʳ, » —
De 5 à 10 ans . . . . 0ᵍʳ,50 à 2ᵍʳ, » —

Chlorhydrique (Acide) (acide chlorhydrique officinal). — S'administre dans les dyspepsies hypoacides avec fermentations anormales; il m'a paru peu efficace :

De 0 à 15 mois . . . . 1/2 à II gouttes par jour.
De 15 mois à 3 ans. . . . . II à IV —
De 3 à 5 ans . . . . IV à X —
De 5 à 10 ans. . . . . X à XX —

Acide chlorhydrique officinal . . . . 1 gramme.
Eau distillée. . . . . 200 grammes
Sirop de limons . . . . 50 —

Une ou plusieurs cuillerées à café après les repas.

Chloroforme. — Antispasmodique; a été employé dans la coqueluche (H. Roger). On se sert de l'eau chloroformée saturée (1/100) aux doses suivantes :

De 0 à 15 mois. . . . . 1 à 3 grammes par jour.
De 15 mois à 3 ans . . . . 3 à 5 —
De 3 à 5 ans . . . . 5 à 20 —
De 5 à 10 ans. . . . . 20 à 40 —

Eau chloroformée saturée. . . . . 30 grammes.
Eau de menthe. 5 —
Eau distillée. . . . . 45 —
Sirop simple. . . . . 10 —

Si on l'emploie contre la coqueluche, mêmes règles d'administration que pour le bromoforme.

Codéine. Voyez *Opium.*

Créosote. — Antiseptique des voies respiratoires, antituberculeux :

De 0 à 15 mois. . . . . 0ᵍʳ,05 à 0ᵍʳ,15 par jour.
De 15 mois à 3 ans . . . . 0ᵍʳ,15 à 0ᵍʳ,25 —
De 3 à 5 ans. . . . . 0ᵍʳ,25 à 0ᵍʳ,50 —
De 5 à 10 ans . . . . 0ᵍʳ,25 à 1ᵍʳ, » —

Se donne surtout sous forme d'huile de foie de morue créosotée à 1/150 (la cuillerée à dessert renferme 0gr,10 de créosote).

Dérivés de la créosote :

1° *Gaïacol.* — Mêmes doses que la créosote.

2° *Créosotal* (carbonate de créosote). — Se donne à des doses deux fois plus élevées que la créosote, en suspension dans une potion gommeuse.

3° *Créosal* (tannate de créosote). — Soluble dans l'eau. On se sert d'une solution aqueuse au 1/15 qu'on administre dans de l'eau édulcorée avec un sirop aux doses suivantes :

De 0 à 15 mois. . . . . 1 cuillerée à café par jour.
De 15 mois à 3 ans . . . . 1 à 3 cuillerées à café par jour.
De 3 à 5 ans. . . . . 3 à 5 cuillerées à café   —
De 5 à 10 ans . . . . 1 à 3 cuillerées à bouche par jour.

Nous ne donnons pas ici de formules concernant les injections hypodermiques de créosote ou de ses dérivés. L'expérience nous a montré que ces injections sont nuisibles chez les enfants; fréquemment, elles provoquent des accidents analogues à ceux de la tuberculine de Koch.

Digitale. — Tonique du cœur, diurétique.

1° *Poudre de feuilles de digitale.* — S'emploie en macération dans l'eau.

De 6 à 15 mois. . . . . 0gr,01 à 0gr,05 par jour.
De 15 mois à 3 ans. . . . . 0gr,05 à 0gr,10   —
De 3 à 5 ans. . . . . 0gr,10 à 0gr,20   —
De 5 à 10 ans . . . . 0gr,20 à 0gr,30   —

La macération, bien supérieure à l'infusion, s'opère par le séjour, douze ou vingt-quatre heures, de la dose quotidienne de poudre dans 60 ou 100 grammes d'eau froide. Passez dans un linge fin et donnez-en une fois. Ne pas prolonger la médication au delà de cinq jours.

2° *Teinture de digitale :*

De 6 à 15 mois . . . . I à III gouttes par jour.
De 15 mois à 3 ans . . . . III à X   —
De 3 à 5 ans . . . . X à XV   —
De 5 à 10 ans. . . . . XV à XX   —

3° *Sirop de digitale :*

De 0 à 2 ans . . . . Abstention.
De 2 à 5 ans . . . . 5 à 10 grammes par jour.
De 5 à 10 ans. . . . . 10 à 30   —

4° *Digitaline cristallisée.* — Ne s'emploie pas au-dessous de 5 ans. De 5 à 10 ans, on pourra donner de X à XII gouttes de la solution au 1/1000, ce qui fait 1/5 ou 1/4 de milligramme de digitaline cristallisée.

Élixir parégorique. — Voyez *Opium.*

Émétique. — Voyez *Antimoine.*

Ergot de Seigle. — Stimulant des muscles vasculaires. Hémostatique.

1° *Poudre d'ergot de seigle fraîchement pulvérisé :*

De 0 à 15 mois. . . . . 0gr,05 à 0gr,20 par jour.
De 15 mois à 3 ans. . . . . 0gr,20 à 0gr,40   —
De 3 à 5 ans. . . . . 0gr,40 à 0gr,80   —
De 5 à 10 ans . . . . 0gr,80 à 1gr,50   —

2° *Ergotine du Codex ou de Bonjean* (extrait aqueux de la poudre d'ergot) :

De 0 à 15 mois. . . . . 0gr,05 à 0gr,10 par jour.
De 15 mois à 3 ans . . . . 0gr,25 à 0gr,40   —
De 3 à 5 ans. . . . . 0gr,40 à 0gr,80   —
De 5 à 10 ans . . . . 0gr,80 à 1gr, »   —

[A.-B. MARFAN.]

Injection sous-cutanée. — On emploie l'ergotine Bonjean ou Yvon, soit pure, soit de préférence diluée dans une certaine quantité d'eau.

Ne pas prolonger la médication au delà de 4 ou 5 jours.

Éther sulfurique. — Stimulant et antispasmodique :

De 0 à 15 mois.	I à III gouttes par jour.
De 15 mois à 3 ans	III à X —
De 3 à 5 ans.	X à XV —
De 5 à 10 ans.	XV à XX —

La *liqueur d'Hoffmann*, mélange à parties égales d'éther et d'alcool, s'emploie à doses doubles.

Le *sirop d'éther* renferme 2 pour 100 d'éther; on le prescrit aux doses suivantes :

De 0 à 15 mois	5 à 10 grammes par jour.
De 15 mois à 3 ans	10 à 15 —
De 3 à 5 ans	15 à 20 —
De 5 à 10 ans.	20 à 30 —

Les injections d'éther pur ne doivent être employées que rarement et chez des enfants ayant passé la troisième année (1/4 ou 1/2 centimètre cube).

Eucalyptus. — Antiseptique des voies respiratoires.

1° *Teinture d'eucalyptus :*

De 0 à 15 mois.	0^{gr},05 à 0^{gr},25 par jour.
De 15 mois à 3 ans.	0^{gr},25 à 0^{gr},50 —
De 3 à 5 ans.	0^{gr},50 à 1^{gr}, » —
De 5 à 10 ans	1^{gr}, » à 2^{gr}, » —

2° *Infusion de feuilles d'eucalyptus :* 0^{gr},50 à 3 grammes suivant l'âge dans 100 grammes d'eau.

3° *Eucalyptol* (essence d'eucalyptus). — Ne s'emploie qu'en injections hypodermiques, associé ordinairement à la créosote ou au gaïacol (voyez *Créosote*).

Fer. — Spécifique de la chlorose; il ne devient donc utile qu'aux approches de la puberté. Il ne convient pas à la première enfance, comme l'a dit M. J. Simon. Pourtant les Français administrent l'iodure de fer aux scrofulo-tuberculeux, et les Allemands prescrivent des préparations ferrugineuses aux hérédo-syphilitiques, même lorsqu'ils sont âgés de moins de deux ans. Il n'est pas prouvé que ces deux pratiques soient utiles.

1° *Protoxalate de fer.* — La meilleure préparation quand il s'agit de traiter la chlorose :

De 0 à 15 mois.	Abstention.
De 15 mois à 3 ans.	0^{gr},01 à 0^{gr},15 par jour.
De 3 à 5 ans.	0^{gr},05 à 0^{gr},15 —
De 5 à 10 ans.	0^{gr},15 à 0^{gr},25 —

2° *Iodure de fer.* — On emploie surtout le *sirop d'iodure de fer* aux doses suivantes :

De 0 à 1 an	Abstention.
De 1 à 2 ans.	5 à 15 grammes par jour.
De 2 à 5 ans.	15 à 20 —
De 5 à 10 ans.	30 à 60 —

3° *Tartrate ferrico-potassique.* — La plus soluble des préparations de fer.

De 0 à 1 an.	Abstention.
De 1 à 2 ans	0^{gr},10 à 0^{gr},20 par jour.
De 2 à 5 ans	0^{gr},20 à 0^{gr},50 —
De 5 à 10 ans	0^{gr},50 à 1^{gr}, » —

4° *Hémoglobine soluble.*

De 1 à 2 ans.	0gr,20 à 0gr,50
De 2 à 5 ans.	0gr,50 à 1gr, »
De 5 à 10 ans.	1gr, » à 2gr, »

Voyez *Perchlorure de fer.*

Fougère mâle. — Vermifuge, employé surtout contre le tænia. On emploie l'extrait éthéré de fougère mâle aux doses suivantes :

De 1 à 2 ans.	0gr,50 à 1gr, »
De 2 à 5 ans.	1gr, » à 3gr, »
De 5 à 10 ans.	3gr, » à 5gr, »

On l'associe au calomel dans des capsules renfermant 0gr,05 de calomel et 0gr,50 d'extrait éthéré de fougère; 2 capsules à la fois de 10 minutes en 10 minutes jusqu'à ce qu'on ait atteint la dose qui convient à l'âge.

Si l'enfant est trop jeune pour avaler des capsules, on se servira de l'électuaire du Dr Duchesne :

Extrait éthéré de fougère mâle	0gr,50 à 3gr, »
Calomel	0gr,05 à 0gr,50
Sucre	8gr, »
Gélatine.	Q. S. pour faire une gelée.

Gaïacol. — Voyez *Créosote.*

Grenadier. — L'écorce de la racine est un tænifuge. On l'emploie en décoction dans 200 grammes d'eau aux doses suivantes :

De 15 mois à 3 ans.	5 à 10 grammes d'écorce.
De 3 à 5 ans.	10 à 30 —
De 5 à 10 ans	30 à 40 —

Pelletiérine (tannate ou sulfate de). — Alcaloïde extrait par Tanret de l'écorce de racine de grenadier; s'emploie comme tænifuge aux doses suivantes :

Au-dessous de 5 ans.	Abstention.
De 5 à 10 ans.	0gr,20 à 0gr,30

Hamamelis virginica. — Constricteur des veines, hémostatique.

1° *Teinture d'hamamelis Virginica* :

De 0 à 15 mois.	I à V gouttes.
De 15 mois à 3 ans	V à X —
De 3 à 5 ans.	X à XV —
De 5 à 10 ans.	XV à XX —

2° *Extrait fluide d'hamamelis Virginica.* — Triplez les doses précédentes.

Huile de foie de morue. — Reconstituant des tissus, stimulant de la nutrition : n'employer que les huiles brunes ou blondes :

De 0 à 15 mois	Abstention.
De 15 mois à 3 ans	10 à 20 grammes.
De 3 à 5 ans.	20 à 30 —
De 5 à 10 ans.	30 à 40 —

Huile de ricin. — Purgatif :

De 0 à 6 mois.	2 à 4 grammes.
De 6 à 15 mois.	4 à 6 —
De 15 mois à 3 ans	6 à 8 —
De 3 à 5 ans.	8 à 15 —
De 5 à 10 ans.	15 à 20 —

[A.-B. MARFAN.]

Pour les très jeunes enfants, on doit la prescrire en émulsion :

Huile de ricin. . . . . } āā 1 partie.
Eau de menthe poivrée. . . . . }
Eau commune. 2 parties.
Jaune d'œuf. N° 1

Voici un autre moyen de préparer l'émulsion : versez la dose d'huile de ricin dans 20 à 30 grammes de lait; chauffez en remuant avec une cuiller. Quand l'émulsion est produite, édulcorer avec du sirop de fleurs d'oranger.

Hypophosphite de chaux. — Voyez *Phosphore.*

Hyposulfite de soude. — Voyez *Soufre.*

Iode. — 1° *Sirop iodo-tannique* (20 grammes de ce sirop renferment 4 centigrammes d'iode). — Antiscrofulo-tuberculeux :

De 0 à 15 mois. . . . . 2 à 5 grammes par jour.
De 15 mois à 3 ans . . . . 5 à 10   —
De 3 à 5 ans. . . . . 10 à 15   —
De 5 à 10 ans. . . . . 15 à 20   —

2° *Iodure de potassium; iodure de sodium; iodure de calcium; iodure de strontium; iodure de lithium.* — Antisyphilitique, anti-asthmatique; s'emploient aussi dans les affections du cœur et des vaisseaux particulièrement dans celles qui augmentent la tension artérielle.

De 0 à 15 mois. . . . . 0^{gr},05 à 0^{gr},20 par jour.
De 15 mois à 3 ans. . . . . 0^{gr},20 à 0^{gr},40   —
De 3 à 5 ans. . . . . 0^{gr},40 à 1^{gr}, »   —
De 5 à 10 ans . . . . 1^{gr}, » à 3^{gr}, »   —

Iodoforme. — Antituberculeux très infidèle :

De 0 à 15 mois. . . . . Abstention.
De 15 mois à 3 ans. . . . . 0^{gr},05 à 0^{gr},10 par jour.
De 3 à 5 ans. . . . . 0^{gr},10 à 0^{gr},15   —
De 5 à 10 ans . . . . 0^{gr},15 à 0^{gr},20   —

Ipéca. — A faibles doses, la racine d'ipéca est expectorante; elle s'emploie aussi contre la dysenterie. A hautes doses, elle est vomitive.

1° Comme expectorant, on emploie l'infusion de racine d'ipéca ou le sirop de Desessartz (sirop d'ipéca composé, usité contre la coqueluche).

De 0 à 15 mois. . . . . . 0^{gr},05 à 0^{gr},10 de poudre d'ipéca en infusion
                                     dans 60^{gr} d'eau, par jour.
De 15 mois à 3 ans. . . . 0^{gr},10 à 0^{gr},15   —
De 3 à 5 ans. . . . . . . 0^{gr},15 à 0^{gr},25   —
De 5 à 10 ans . . . . . . 0^{gr},25 à 0^{gr},50   —

Une cuillerée à dessert de sirop de Desessartz renferme l'équivalent d'environ 0^{gr},05 de poudre d'ipéca.

Voici une formule que j'emploie souvent dans la bronchite aiguë des jeunes enfants :

Infusion de racine d'ipéca à 0^{gr},30 . . . . 60^{gr}, »
Sirop de capillaire . . . . 30^{gr}, »
Benzoate de soude . . . . 0^{gr},50

A prendre par cuillerées à café en un, deux ou trois jours suivant l'âge.

On peut remplacer l'infusion d'ipéca par 60 grammes de sirop de Desessartz.

2° Comme vomitif :

Nouveau né. . . . . 0gr,10 de poudre d'ipéca.
Jusqu'à 1 an. . . . . 0gr,20 —
De 1 à 3 ans. . . . . 0gr,30 —
De 3 à 5 ans. . . . . 0gr,50 —
De 5 à 10 ans. . . . . 0gr,50 à 1gr —

On l'administre dans du sirop d'ipéca qui est peu actif par lui-même. Exemple, pour un enfant de 2 ans :

℞ Sirop d'ipéca. 30gr, »
Poudre d'ipéca. 0gr,30

A administrer par cuillerées à café de cinq en cinq minutes jusqu'à vomissement énergique : faire suivre chaque cuillerée à café de la potion d'une gorgée d'eau tiède. Voyez *Poudre de Dower à l'opium.*

Jusquiame. — Même action que la belladone. On emploie la teinture de jusquiame aux mêmes doses et de la même manière que la teinture de belladone.

Kermès. — Voyez *Antimoine.*

Lactique (Acide). — Antidiarrhéique jusqu'à cinq ans, autant de grammes par jour que l'enfant a d'années; s'emploie en solution étendue. Exemple :

℞ Eau distillée. 95 grammes.
Sirop simple. 15 —
Acide lactique. . . . . 2 —
Essence de menthe. . . . . 1 goutte.

Une cuillerée à café toutes les heures ou toutes les demi-heures.

Laudanum. — On n'emploie que le laudanum de Sydenham. — Voyez *Opium.*

Laurier-cerise (Eau). — Sédatif.

De 0 à 3 ans. . . . . Abstention.
De 3 à 5 ans. . . . . 2 à 5 grammes par jour.
De 5 à 10 ans. . . . . 5 à 10 —

Magnésie calcinée. — Anti-acide, laxatif.

De 0 à 15 mois. . . . . 1 à 2 grammes.
De 15 mois à 3 ans. . . . . 2 à 3 —
De 3 à 5 ans. . . . . 3 à 4 —
De 5 à 10 ans. . . . . 4 à 5 —

Magnésie (*Sels de*). — Purgatifs.

1° *Citrate de magnésie :*

De 0 à 15 mois. . . . . 1 à 2 grammes.
De 15 mois à 3 ans. . . . . 2 à 3 —
De 3 à 5 ans. . . . . 3 à 6 —

2° *Sulfate de magnésie* (Sel de Sedlitz ou d'Epsom) :

De 0 à 3 ans. . . . . Abstention.
De 3 à 5 ans. . . . . 3 à 6 grammes.
De 5 à 10 ans. . . . . 6 à 15 —

Manne. — Laxatif :

De 0 à 15 mois . . . . 5 à 10 gr. de manne en larmes.
De 15 mois à 3 ans. . . . . . 10 à 15 —
De 3 à 5 ans. . . . . 15 à 20 —
De 5 à 10 ans . . . . 20 à 30 —
Dans une tasse de lait.

[A.-B. MARFAN.]

Mannite. — Substance cristalisée extraite de la manne, soluble dans l'eau chaude :

De 0 à 15 mois. . . . . 0^{gr},05 à 0^{gr},20
De 15 mois à 3 ans . . . . 0^{gr},20 à 0^{gr},40
De 2 à 5 ans . . . . 0^{gr},40 à 1^{gr}, ».
De 5 à 10 ans. . . . . 1^{gr}, » à 5^{gr}, »

Mercure. — Antisyphilitique. On emploie à l'intérieur le bichlorure de mercure ou sublimé corrosif et le bi-iodure de mercure.

1° *Sublimé corrosif*. — La *liqueur de Van Swieten* est une solution de sublimé à 1/1000; on la donne aux doses suivantes :

De 0 à 2 ans. . . . . II à XX gouttes par jour.
De 2 à 3 ans. . . . . XX gouttes à 2 grammes par jour.
De 3 à 5 ans. . . . . 2 à 4 grammes par jour.
De 5 à 10 ans. . . . . 4 à 10   —

2° *Bi-iodure de mercure*. — On l'emploie sous forme de *sirop de Gibert* qui pour 25 grammes renferme 1 centigramme de bi-iodure et 50 centigrammes d'iodure de potassium. Le sirop de Gibert s'administre aux doses suivantes :

Au-dessous d'un an . . . . . 1/3 à 1/2 cuillerée à café par jour.
A 2 ans. . . . . 1 cuillerée à café par jour.
De 2 à 5 ans . . . . 2 ou 3 cuillerées à café par jour.
De 5 à 10 ans. . . . . 1/2 à 1 cuillerée à soupe par jour.

Il est bon de ne pas le donner pur et de l'incorporer à une potion.

3° Préférer, pour les nourrissons dont la peau est intacte, les frictions mercurielles avec l'onguent napolitain dédoublé :

Onguent napolitain. . . . . } āā 10 grammes.
Axonge benzoïnée. . . . . }

Tous les jours, friction avec le volume d'un pois.

Morphine. — Voyez *Opium*.

Musc. — Stimulant et antispasmodique. On emploie le musc en nature ou la teinture éthérée de musc.

	Musc en nature.	*Teinture éthérée de musc.*
De 0 à 15 mois . . .	0^{gr},02 à 0^{gr},05 par jour.	0^{gr},20 à 0^{gr},25 par jour.
De 15 mois à 3 ans. .	0^{gr},05 à 0^{gr},10 —	0^{gr},25 à 0^{gr},50 —
De 3 à 5 ans	0^{gr},10 à 0^{gr},20 —	0^{gr},50 à 1^{gr}, » —
De 5 à 10 ans. . . .	0^{gr},20 à 0^{gr},50 —	1^{gr}, » à 2^{gr}, » —

Narcéine. — Voyez *Opium*.

Noix vomique. — Stimulant du système nerveux et de l'estomac.

1° *Teinture de noix vomique :*

De 6 à 15 mois. . . . . 1/2 goutte à IV gouttes par jour.
De 15 mois à 3 ans . . . . IV à VIII gouttes par jour.
De 3 à 5 ans. . . . . VIII à X   —
De 5 à 10 ans. . . . . X à XV   —

2° *Sulfate de strychnine :*

De 6 à 15 mois. . . . . 1/3 à 1 milligramme par jour.
De 15 mois à 3 ans . . . . . . 1 à 1 ½   —
De 5 à 10 ans. . . . . 1 à 2   —

Le prescrire en solution :

Sulfate de strychnine . . . . 0^{gr},01
Sirop de sucre . . . . 100^{gr}, »

La cuillerée à café renferme 1/2 milligramme; la cuillerée à dessert 1 milligramme; la cuillerée à soupe 2 milligrammes.

Opium. — Sédatif et hypnotique; antidiarrhéique. Dans les quinze premiers mois, on ne doit employer que le laudanum et l'élixir parégorique; cet emploi doit être très prudent et très surveillé.

1° *Laudanum de Sydenham*.

De 0 à 3 mois . . . . 1/4 de goutte par jour.
De 3 à 6 mois . . . . 1/2 goutte   —
De 6 mois à 1 an. . . . . 1 goutte   —
De 1 à 2 ans . . . . II gouttes   —
De 2 à 3 ans . . . . III gouttes   —
De 3 à 5 ans . . . . III à IV gouttes   —
De 5 à 10 ans . . . . IV à IX gouttes   —

Fractionnez les doses.

2° *Élixir parégorique* (teinture d'opium camphrée). — Il faut XX gouttes d'élixir parégorique du Codex français pour avoir l'équivalent en opium de 1 goutte de laudanum de Sydenham [1].

3° *Extrait thébaïque ou extrait d'opium* :

De 0 à 3 ans . . . . Abstention.
De 3 à 5 ans . . . . $0^{gr},01$ à $0^{gr},02$ par jour.
De 5 à 10 ans . . . . $0^{gr},02$ à $0^{gr},03$ —

4° *Teinture thébaïque* (teinture d'extrait d'opium) :

De 0 à 15 mois. . . . . Abstention.
De 15 mois à 3 ans. . . . . II à III gouttes par jour.
De 3 à 5 ans. . . . . III à X   —
De 5 à 10 ans . . . . X à XV   —

5° *Codéine* (Sirop de) :

De 0 à 2 ans. . . . . Abstention.
De 2 à 5 ans. . . . . 5 à 10 grammes par jour.
De 5 à 10 ans . . . . 10 à 20   —

6° *Morphine* (Chlorhydrate de) :

De 0 à 3 ans. . . . . Abstention.
De 3 à 5 ans. . . . . $0^{gr},001$ à $0^{gr},005$
De 5 à 10 ans. . . . . $0^{gr},005$ à $0^{gr},01$

Sirop de morphine :

De 0 à 3 ans. . . . . Abstention.
De 3 à 5 ans. . . . . 3 à 10 grammes.
De 5 à 10 ans . . . . 10 à 20   —

7° *Narcéine* :

De 0 à 3 ans. . . . . Abstention.
De 3 à 5 ans. . . . . $0^{gr},01$ à $0^{gr},02$
De 5 à 10 ans. . . . . $0^{gr},01$ à $0^{gr},05$

8° *Poudre de Dower* (mélange de poudre d'opium, d'ipéca, de nitrate et de sulfate de potasse) :

De 0 à 3 ans . . . . Abstention.
De 3 à 5 ans . . . . $0^{gr},10$ à $0^{gr},30$ par jour.
De 5 à 10 ans . . . . $0^{gr},30$ à $0^{gr},50$ —

Oxymel scillitique. — Voyez *Scille*.

[1] HAQUIN, *Journal des praticiens*, 1896, p. 79.

[A.-B. MARFAN.]

Papaïne. — Ferment digestif d'origine végétale, analogue à la pepsine animale. Supérieur à la pepsine. Soluble dans l'eau.

De 0 à 15 mois	0ᵍʳ,10 à 0ᵃʳ,30
De 15 mois à 3 ans	0ᵍʳ,30 à 0ᵍʳ,40
De 3 à 5 ans	0ᵍʳ,40 à 0ᵍʳ,50
De 5 à 10 ans.	0ᵍʳ,50 à 1ᵍʳ, »

Papaïne. . . . . } ãã 1 gramme.
Sucre de lait. . . . . }

Divisez en 20 paquets.

Un paquet dans un peu d'eau, après la tétée; 2 à 6 paquets dans les vingt-quatre heures pour un nourrisson.

Pelletiérine. — Voyez *Grenadier*.

Pepsine. — Ferment digestif extrait de l'estomac des animaux. Antidyspeptique. Mêmes doses que la papaïne.

Perchlorure de fer. — Hémostatique qui s'emploie à l'intérieur contre les hémorrhagies gastro-intestinales; a été prôné aussi comme antidiphtérique et possède à ce point de vue une certaine valeur, que la découverte du sérum antitoxique a fait oublier.

Perchlorure de fer à 30° Beaumé :

De 0 à 15 mois.	I à V	gouttes par jour.
De 15 mois à 3 ans.	V à X	—
De 3 à 5 ans.	X à XV	—
De 5 à 10 ans	XV à XXV	—

Phénacétine. — Antipyrétique, analgésique, sédatif.

De 0 à 2 ans.	Abstention.
De 2 à 5 ans.	0ᵍʳ,10 à 0ᵍʳ,20
De 3 à 5 ans.	0ᵍʳ,20 à 0ᵍʳ,30
De 5 à 10 ans.	0ᵍʳ,30 à 1ᵍʳ, »

Phosphore. — Les préparations de phosphore assimilables agissent comme toniques du système nerveux et stimulants de la nutrition; on les emploie comme antirachitiques.

1° *Phosphore* (dissout dans l'huile) :

De 0 à 6 mois	Abstention.
De 6 mois à 1 an.	1/2 milligr. de phosphore par jour.
De 1 à 3 ans	1 milligr. —
De 3 à 5 ans	2 milligr. —
De 5 à 10 ans	2 à 5 milligr. —

On emploie l'huile phosphorée au 1/1000, dont une cuillerée à café représente 5 milligrammes. Ou mieux la préparation suivante de Kassowitz au 1/10000.

Phosphore.	0ᵍʳ,01
Lipanine	30ᵍʳ, »
Sucre blanc pulvérisé. . . . . } ãã 15ᵍʳ, »
Gomme adragante pulvérisée. . . . . }
Eau distillée.	40ᵍʳ, »

Une cuillerée à café de cette solution renferme un 1/2 milligramme de phosphore.

2° *Phosphate de chaux.* — On doit employer le biphosphate de chaux ou phosphate acide qui seul est soluble dans l'eau :

De 0 à 15 mois.	0ᵍʳ,05 à 0ᵍʳ,10 par jour.	
De 15 mois à 3 ans.	0ᵍʳ,10 à 0ᵍʳ,15	—
De 3 à 5 ans.	0ᵍʳ,15 à 0ᵍʳ,20	—
De 5 à 10 ans	0ᵍʳ,20 à 0ᵍʳ,50	—

3° *Lactophosphate de chaux* et *chlorhydrophosphate de chaux.* — Mêmes doses.

Voici la formule d'une préparation que j'administre aux rachitiques :

Huile de foie de morue	500 grammes.
Solution de lacto-phosphate de chaux à 50 pour 1000	150 —
Sirop de lacto-phosphate de chaux à 50 pour 1000	350 —
Gomme adragante	5 —
Alcoolature de zeste de citrons	20 —

2 à 5 cuillerée à café par jour.

4° *Hypophosphite de chaux.* — Le *sirop* et la *solution* du Codex sont titrées au 1/100. On donnera de l'un ou de l'autre :

De 0 à 15 mois	5 à 10 grammes par jour.
De 15 mois à 3 ans	10 à 15 —
De 3 à 5 ans	15 à 20 —
De 5 à 10 ans	20 à 40 —

5° *Glycéro-phosphate de chaux :*

De 0 à 6 mois	Abstention.
De 6 mois à 15 mois	$0^{gr},01$ à $0^{gr},02$ par jour.
De 15 mois à 3 ans	$0^{gr},02$ à $0^{gr},05$ —
De 3 à 5 ans	$0^{gr},05$ à $0^{gr},15$ —
De 5 à 10 ans	$0^{gr},15$ à $0^{gr},20$ —

Podophyllin. — Purgatif.

De 0 à 15 mois	Abstention.
De 15 mois à 3 ans	$0^{gr},005$ à $0^{gr},01$ par jour.
De 3 à 5 ans	$0^{gr},01$ à $0^{gr},02$ —
De 5 à 10 ans	$0^{gr},02$ à $0^{gr},05$ —

Quinquina et quinine. — Antipaludique, antithermique, analgésique.

1° *Extrait mou de quinquina :*

De 0 à 15 mois	$0^{gr},10$ à $0^{gr},30$ par jour.
De 15 mois à 3 ans	$0^{gr},30$ à $0^{gr},50$ —
De 3 à 5 ans	$0^{gr},50$ à 1^{gr}, » —
De 5 à 10 ans	1^{gr}, » à 4^{gr}, » —

2° *Sirop de quinquina du Codex :*

De 0 à 15 mois	1 à 2 cuillerées à café par jour.
De 15 mois à 3 ans	2 à 4 — —
De 3 à 5 ans	1 cuillerée à bouche —
De 5 à 10 ans	2 à 3 cuiller. à bouche —

3° *Vin de quinquina du Codex :*

Au-dessous de 3 ans	Abstention.
De 3 à 5 ans	2 cuillerées à café par jour.
De 5 à 10 ans	2 cuillerées à dessert —

4° *Quinine.* — Le *sulfate de quinine* a été longtemps le sel de quinine le plus employé, en raison de sa stabilité et de sa richesse en quinine (74 0/0); mais il n'est soluble que dans 750 parties d'eau. Aussi tend-on à le remplacer par les sels plus solubles, particulièrement les chlorhydrates de quinine. On en utilise trois : 1° le monochlorhydrate de quinine (chlorhydrate basique) soluble dans 25 fois son poids d'eau et renfermant 81,74 de quinine pour 100; 2° le bichlorhydrate de quinine (chlorhydrate neutre) soluble dans 2 fois son poids d'eau et renfermant 89,9 de quinine pour 100; 3° le chlorhydro-sulfate de quinine qui est soluble dans son poids d'eau et renferme 74,2 pour 100 de quinine; ce sel est peu stable. Nous donnons la préférence au bichlorhydrate (chlorhydrate neutre), en raison de sa stabilité, de sa solubilité, de sa richesse en quinine.

[A.-B. MARFAN.]

Les sels de quinine se prescrivent aux doses suivantes :

De 0 à 1 an. . . . . $0^{gr},05$ à $0^{gr},15$, par jour.
De 1 à 2 ans . . . . $0^{gr},10$ à $0^{gr},20$ —
De 2 à 3 ans . . . . $0^{gr},15$ à $0^{gr},25$ —
De 3 à 4 ans . . . . $0^{gr},20$ à $0^{gr},30$ —
De 4 à 7 ans . . . . $0^{gr},25$ à $0^{gr},40$ —
De 7 à 10 ans . . . . $0^{gr},30$ à $0^{gr},60$ —

Pour faire prendre le sulfate de quinine par la bouche, il faut le mêler à de la confiture ou à du miel, ou à du jus de réglisse, à moins que l'enfant ne soit assez âgé pour pouvoir l'absorber en pilules ou en cachets. Le bichlorhydrate de quinine, étant très soluble, est plus facile à manier.

Potion :

Eau distillée. . . . . 50 grammes.
Extrait de réglisse 5   —
Sirop de sucre. 10   —
Bichlorhydrate neutre de quinine . . . . $0^{gr},10$ à $0^{gr},40$

Injection hypodermique :

Bichlorhydrate neutre de quinine . . . . $2^{gr},50$
Eau distillée. . . . . 10 cent. cubes.

1 centimètre cube renferme $0^{gr},25$ de bichlorhydrate de quinine.

Lavement (doublez les doses) :

Bichlorhydrate de quinine. . . . . $0^{gr},30$
Infusion de camomille tiède. . . . . $60^{gr},$ »
Laudanum de Sydenham . . . . 1/2 goutte.

Suppositoire :

Bichlorhydrate de quinine. . . . . $0^{gr},30$
Beurre de cacao. . . . . $2^{gr},$ »

Onctions: — Le chlorhydro-sulfate s'absorbe assez bien par la peau :

Axonge benzoïnée . . . . 20 grammes.
Chlorhydro-sulfate de quinine 4   —

En frictions sous les aisselles.

Si on veut employer un sel moins soluble que le bichlorhydrate ou le chlorhydro-sulfate, comme le chlorhydrate basique de quinine, on utilisera la propriété que possède l'antipyrine d'augmenter la solubilité des sels de quinine. Ainsi, pour une injection hypodermique on pourra se servir de la formule suivante :

Chlorhydrate basique de quinine. . . . . $2^{gr},50$
Antipyrine. . . . . $1^{gr},$ »
Eau distillée. . . . . 10 cent. cubes.

On dissout à chaud et on a une solution dont 1 centimètre cube renferme $0^{gr},25$ de chlorhydrate basique et $0^{gr},10$ d'antipyrine.

Ratanhia. — Astringent dont le tanin est le principe antidiarrhéique. On emploie le *sirop de ratanhia* aux doses suivantes :

De 0 à 15 mois . . . . 5 à 10 grammes par jour.
De 15 mois à 3 ans . . . . 10 à 20   —
De 3 à 5 ans . . . . 20 à 30   —
De 5 à 10 ans. . . . . 30 à 50   —

Rhubarbe. — Laxatif.

1° *Poudre de rhubarbe :*

De 6 à 15 mois . . . . $0^{gr},10$ à $0^{gr},20$
De 15 mois à 3 ans . . . . $0^{gr},20$ à $0^{gr},40$
De 3 à 5 ans . . . . $0^{gr},40$ à $0^{gr},50$

2° Le *sirop de rhubarbe simple* renferme, pour 30 grammes, 2 grammes de rhubarbe.

3° Le *sirop de rhubarbe composé* ou *sirop de chicorée composée* renferme, pour 30 grammes, 1ᵍʳ,54 de rhubarbe (une cuillerée à café par jour chez le nourrisson).

Salicylate de soude. — Antithermique, analgésique, antirhumatismal.

De 0 à 15 mois.	0ᵍʳ,25 à 0ᵍʳ,50 par jour.
De 15 mois à 3 ans.	0ᵍʳ,50 à 1ᵍʳ,50 —
De 3 à 5 ans.	1ᵍʳ,50 à 3ᵍʳ, » —
De 5 à 10 ans.	3ᵍʳ, » à 4ᵍʳ, » —

Salol (Salicylate de phénol). — Possède les mêmes propriétés que le salicylate de soude, mais très atténuées; sert aussi, en raison de son insolubilité, à l'antisepsie gastro-intestinale :

De 0 à 15 mois	0ᵍʳ,10 à 0ᵍʳ,20
De 15 mois à 3 ans	0ᵍʳ,20 à 0ᵍʳ,50
De 3 à 5 ans	0ᵍʳ,50 à 1ᵍʳ, »
De 5 à 10 ans	1ᵍʳ, » à 2ᵍʳ, »

Salophène (salicylate d'acétylparamidophénol). — Mêmes propriétés que le salicylate de soude; moins toxique et moins irritant pour l'estomac que celui-ci, plus efficace que le salol. Se donne aux mêmes doses que le salol.

Santonine et **Semen-Contra**. — Anthelmintique, utile seulement contre les ascarides lombricoïdes.

1° *Poudre de semen-contra* :

Jusqu'à 2 ans.	Abstention.
De 2 à 5 ans	1 à 2 grammes.
De 5 à 10 ans.	2 à 5 —

En infusion dans 60 grammes d'eau bouillante sucrée.

2° *Santonine* :

Jusqu'à 2 ans.	Abstention.
De 2 à 5 ans	0ᵍʳ,05 à 0ᵍʳ,10
De 5 à 10 ans.	0ᵍʳ,10 à 0ᵍʳ,15

Les tablettes de santonine du Codex renferment chacune 0ᵍʳ,01 de santonine. Il est bon de l'associer au calomel :

Santonine	0ᵍʳ,02
Calomel	0ᵍʳ,02
Sucre de lait.	0ᵍʳ,50

Pour 1 paquet, faites 6 paquets semblables, donnez 3 paquets le matin deux jours de suite; chacun à une heure d'intervalle.

Scammonée. — Purgatif.

Poudre de racine de scammonée :

Jusqu'à 1 an	Abstention.
De 1 à 3 ans.	0ᵍʳ,05 à 0ᵍʳ,10
De 3 à 5 ans.	0ᵍʳ,20 à 0ᵍʳ,30
De 5 à 10 ans.	0ᵍʳ,30 à 0ᵍʳ,50

Scille. — Diurétique, expectorant.

1° *Poudre de scille* :

De 0 à 15 mois.	Abstention.
De 15 mois à 3 ans.	0ᵍʳ,05 à 0ᵍʳ,10 par jour.
De 3 à 5 ans.	0ᵍʳ,10 à 0ᵍʳ,15 —
De 5 à 10 ans	0ᵍʳ,15 à 0ᵍʳ,30 —

[A.-B. MARFAN.]

2° *Teinture de scille* :

    Jusqu'à 3 ans. . . . . Abstention.
    De 3 à 5 ans. . . . . 0ᵍʳ,50 à 1ᵍʳ, » par jour.
    De 5 à 10 ans . . . . 1ᵍʳ, » à 2ᵍʳ, » —

3° *Oxymel scillitique*. — Spécialement préconisé contre la coqueluche par Netter (de Nancy) :

    Jusqu'à 15 mois. . . . . Abstention.
    De 15 mois à 3 ans . . . . 5 à 10 grammes par jour.
    De 3 à 5 ans . . . . 10 à 30 —
    De 5 à 10 ans. . . . . 30 à 40 —

Séné. — Purgatif.

Poudre de séné épuisé par l'alcool :

    De 0 à 15 mois . . . . Abstention.
    De 15 mois à 3 ans . . . . 0ᵍʳ,10 à 0ᵍʳ,25
    De 3 à 5 ans . . . . 0ᵍʳ,30 à 0ᵍʳ,50
    De 5 à 10 ans. 0ᵍʳ,50 à 2ᵍʳ, »

Pour un lavement, infusion d'une dose trois ou quatre fois plus forte dans 60 à 100 grammes d'eau.

Sérum antidiphtérique. — Employez le sérum de Roux, préparé par l'Institut Pasteur. On le trouve dans toutes les pharmacies françaises. Il est délivré dans des flacons de 10 grammes. S'assurer qu'il n'est pas trop vieux et qu'il a gardé sa limpidité. Voici les doses qui conviennent pour une injection :

	FORMES ORDINAIRES	FORMES GRAVES OU AVEC CROUP
Au-dessous de 2 ans.	5 c. c.	10 c. c.
Au-dessus de 2 ans	10 c. c.	15 à 20 c. c.

Dès que le diagnostic de diphtérie est établi, ou même dès qu'il est probable, injectez sans crainte une de ces doses. Pour savoir dans quel cas et à quel moment l'injection doit être répétée, consultez l'article DIPHTÉRIE qui est dans ce volume.

Sodium (Sels de). — 1° *Sulfate de soude*. — Purgatif :

    De 0 à 15 mois . . . . Abstention.
    De 15 mois à 3 ans . . . . 5 à 10 grammes.
    De 3 à 5 ans . . . . 10 à 15 —
    De 5 à 10 ans. . . . . 15 à 25

2° Le *citrate de soude* est aussi un purgatif qui s'emploie aux mêmes doses que le citrate de magnésie. — Voyez *Magnésie*.

Soufre. — 1° *Fleur de soufre*. — Laxatif.

    De 0 à 3 ans . . . . Abstention
    De 3 à 5 ans . . . . 0ᵍʳ,02 à 0ᵍʳ,05
    De 5 à 10 ans. . . . . 0ᵍʳ,05 à 0ᵍʳ,10

2° *Hyposulfite de soude*. — Diaphorétique et laxatif. Antiseptique des voies respiratoires :

    De 6 à 15 mois. . . . . 0ᵍʳ,10 à 0ᵍʳ,25 par jour.
    De 15 mois à 3 ans. . . . . 0ᵍʳ,25 à 0ᵍʳ,50 —
    De 3 à 5 ans. . . . . 0ᵍʳ,50 à 1ᵍʳ, » —
    De 5 à 10 ans . . . . 1ᵍʳ, » à 2ᵍʳ, » —

Spartéine (Sulfate de). — Tonique du cœur.

    Jusqu'à 3 ans . . . . Abstention.
    De 3 à 5 ans. . . . . 0ᵍʳ,02 à 0ᵍʳ,05 par jour.
    De 5 à 10 ans . . . . 0ᵍʳ,05 à 0ᵍʳ,10 —

Strophantus. — Tonique du cœur, diurétique.

Teinture de semences de strophantus au 1/5 :

Jusqu'à 5 ans . . . . Abstention (Demme).
De 5 à 10 ans . . . . IV à V gouttes par jour.

Strychnine. — Voyez *Noix vomique*.

Sulfonal. — Hypnotique.

Jusqu'à 3 ans . . . . Abstention.
De 3 à 5 ans. . . . . $0^{gr},10$ à $0^{gr},25$ par jour.
De 5 à 10 ans . . . . $0^{gr},25$ à $0^{gr},50$. —

Tanin. — L'employer sous forme de ratanhia. (Voy. *Ratanhia.*)

Tannigène. — Dérivé éthéré du tanin. Antidiarrhéique bien supporté par l'estomac. Insoluble. On l'administre à doses fractionnées dans une cuillerée de lait.

De 0 à 2 ans. . . . . $0^{gr},15$ à 1^{gr}, » par jour.
De 2 à 5 ans. . . . . $0^{gr},75$ à $1^{gr},50$ —
De 5 à 10 ans . . . . 1^{gr}, » à 2^{gr}, » —

La dose quotidienne est administrée en 3 ou 4 fois.

Tartre stibié. — Voyez *Antimoine*.

Térébenthine. — Stimulant, anthelmintique, balsamique qui sert à réaliser l'antisepsie des voies respiratoires et des voies urinaires.

1° La *térébenthine* ne peut s'administrer en nature qu'aux enfants un peu âgés sous forme de capsules renfermant de $0^{gr},10$ à $0^{gr},20$ de substance.

De 3 à 5 ans. . . . . $0^{gr},25$ à $0^{gr},50$ par jour.
De 5 à 10 ans . . . . $0^{gr},50$ à 1^{gr}, » —

2° Le *sirop de térébenthine* du Codex (au 1/100ᵉ) se donne aux doses suivantes :

De 0 à 15 mois. . . . . 5 à 10 grammes par jour.
De 15 mois à 2 ans . . . . 10 à 20 —
De 2 à 5 ans . . . . 20 à 30 —
De 5 à 10 ans. . . . . 30 à 40 —

Terpine. — Dérivé de la térébenthine. Mêmes propriétés, plus énergiques. Soluble dans 200 fois son poids d'eau :

De 0 à 15 mois. . . . . $0^{gr},05$ à $0^{gr},10$ par jour.
De 15 mois à 3 ans. . . . . $0^{gr},10$ à $0^{gr},20$ —
De 3 à 5 ans. . . . . $0^{gr},20$ à $0^{gr},30$ —
De 5 à 10 ans . . . . $0^{gr},30$ à $0^{gr},50$ —

Potion :

Eau . . . . 60^{gr}, »
Terpine. . . . . $0^{gr},30$
Sirop de cachou . . . . 15^{gr}, »

Trional. — Hypnotique.

Jusqu'à 2 ans. . . . . Abstention.
De 2 à 5 ans . . . . $0^{gr},30$ à $0^{gr},50$ par jour.
De 5 à 10 ans. . . . . $0^{gr},50$ à 1^{gr}, » —

Valériane. — Antispasmodique.

1° *Extrait ou poudre de valériane :*

De 0 à 15 mois. . . . . $0^{gr},10$ à $0^{gr},25$ par jour.
De 15 mois à 3 ans. . . . . $0^{gr},25$ à $0^{gr},50$ —
De 3 à 5 ans. . . . . $0^{gr},50$ à 1^{gr}, » —
De 5 à 10 ans . . . . 1^{gr}, » à 3^{gr}, » —

La poudre se donne en infusion dans 60 ou 100 grammes d'eau.

[A.-B. MARFAN.]

2° *Teinture éthérée de valériane.* — Mêmes doses que l'extrait ou la poudre.

3° *Sirop de valériane :*

De 0 à 15 mois . . . .   2 à 5 grammes.
De 15 mois à 3 ans. . . . .   5 à 10   —
De 3 à 5 ans . . . . 10 à 20   —
De 5 à 10 ans. . . . . 20 à 30   —

4° *Valérianate d'ammoniaque cristallisé :*

De 0 à 15 mois. . . .   .   Abstention.
De 15 mois à 3 ans. . . . .   0^{gr},01 à 0^{gr},05 par jour.
De 3 à 5 ans. . . . .   0^{gr},05 à 0^{gr},15   —
De 5 à 10 ans . . . . : . .   0^{gr},15 à 0^{gr},30   —

5° *Valérianate d'ammoniaque liquide (solution de Pierlot) :*

De 0 à 15 mois . . . .   0^{gr},50 à 1^{gr}, » par jour.
De 15 mois à 3 ans . . . .   1^{gr}, » à 2^{gr}, »   —
De 3 à 5 ans . . . .   3^{gr}, » à 5^{gr}, »   —
De 5 à 10 ans . . . .   5^{gr}, » à 10^{gr}, »   —

6° *Valérianate de quinine et valérianate de zinc :*

De 0 à 15 mois . . . .   Abstention.
De 15 mois à 3 ans . . . .   0^{gr},02 à 0^{gr},05
De 3 à 5 ans . . . .   0^{gr},05 à 0^{gr},10
De 5 à 10 ans . . . .   0^{gr},10 à 0^{gr},20

CHAPITRE III

MALADIES INFECTIEUSES

I

SCARLATINE

PAR LE D' MOIZARD

Médecin de l'Hôpital des Enfants-Malades.

Si la scarlatine peut se montrer à tout âge, même dans la vieillesse, c'est surtout une maladie de l'enfance. La variabilité de ses symptômes, son extrême gravité dans certains cas, la multiplicité de ses complications, rendent son étude aussi intéressante que compliquée.

Historique. — C'est en 1556 seulement que la scarlatine fut nettement séparée de la rougeole et des autres exanthèmes, et décrite sous le nom de Rossania par Ingrassias. Jusqu'à cette époque, quoi qu'on en ait dit, il est impossible de trouver, pas plus dans les livres hippocratiques que dans les travaux des auteurs moins anciens, le moindre indice de la connaissance de cette maladie, qui était confondue avec les autres fièvres éruptives, avec les éruptions d'origines si diverses que nous connaissons bien aujourd'hui, et surtout avec la diphtérie. En France Jean Coyttar (de Poitiers) la décrit le premier vers 1578 sous le nom de fièvre pourprée épidémique et contagieuse. Depuis cette époque jusqu'au xvII^e siècle, de nombreux travaux lui sont consacrés, mais dans la plupart la distinction entre la diphtérie et la scarlatine n'est pas nettement établie ; et il faut arriver à Sennert de Wittemberg pour trouver la première description complète de la scarlatine (1654). C'est Sydenham qui en fut le parrain. Sa description de la scarlatine est restée classique, bien que, l'ayant basée sur les faits étudiés pendant une épidémie légère qui sévit à Londres, il en ait exagéré la bénignité qu'il a exprimée dans la phrase célèbre : *Hoc morbi nomen, vix enim altius assurgit.* Quelques années après, de nouvelles et très graves épidémies observées en Angleterre par Morton et Fothergill vinrent donner tort au pronostic favorable de l'illustre médecin ; et par une bizarrerie sur laquelle nous reviendrons, non seulement la scarlatine est restée généralement plus grave en Angleterre qu'en d'autres pays, mais il semble que la race anglo-saxonne y soit plus vulnérable, même hors de l'Angleterre. Du reste, ces variations dans la gravité des épidémies ont été souvent observées. De 1793 à 1822, dans une pratique très active, Bretonneau n'avait pas vu mourir un scarlatineux, quand en 1824 éclate à Tours une épidémie qui fit de nombreux ravages, aussi bien chez les adultes que chez les enfants, et qui nous a valu la description magistrale que Bretonneau en a laissée.

Graves, Trousseau, West ont consacré à la scarlatine d'admirables leçons cliniques. Barthez et Rilliet, Cadet de Gassicourt l'ont étudiée avec un soin

[MOIZARD.]

minutieux. Enfin Sanné, dans le *Dictionnaire encyclopédique des sciences médicales*, et Guinon, dans le *Traité de médecine* de Charcot et Bouchard, ont écrit deux articles remarquables, auxquels j'ai dû faire de nombreux emprunts. L'article de Sanné contient un historique extrêmement détaillé, auquel je renvoie, la place qui m'a été accordée ne me permettant pas d'entrer dans d'aussi longs développements.

Si le microbe pathogène de la scarlatine n'a pu être isolé, la bactériologie, en nous montrant le rôle important du streptocoque dans ses complications, a précisé nos connaissances sur leur mécanisme et sur leur nature : les remarquables travaux de Bourges et de Wurtz surtout ont bien fait connaître la véritable nature de l'angine du début de la scarlatine, et ont permis de la séparer nettement de la diphtérie. Je limite à ce court sommaire l'historique de la scarlatine, devant indiquer ultérieurement les différents travaux qui y ont été consacrés.

Étiologie. — Toute scarlatine naît d'une scarlatine, directement ou indirectement. C'est là une proposition qui domine toute l'étiologie. Il est souvent difficile, impossible même, surtout dans les grandes villes où la scarlatine est endémique, de remonter à l'origine de la contagion. Mais la doctrine de la spontanéité de la scarlatine, admise par Barthez et Rilliet, Guersant, Blache, etc., doit être abandonnée.

La scarlatine se transmet donc du malade au sujet sain, par l'absorption du germe émanant de la peau, et surtout de la gorge du malade. Par quelle voie a lieu cette transmission? L'air ambiant permet aux germes morbides d'arriver au contact du sujet sain, et de l'infecter. C'est par l'appareil respiratoire, et très probablement par la muqueuse pharyngée qu'a lieu cette absorption.

L'inoculation a été tentée par Stoll, Fritze, Lehmann, Mandl, Petit-Radel, et Miguel (d'Amboise). Les résultats sont restés douteux.

La contagion a lieu, soit directement, par contact plus ou moins prolongé avec un malade, soit indirectement par un objet souillé par lui, ou par le transport de squames épidermiques détachées de sa peau, que ces squames soient contagieuses par elles-mêmes, ou parce qu'elles ont été infectées par les sécrétions pharyngées du malade. La contagion directe est évidente. J'indiquerai plus loin à quelle période de la maladie elle peut le plus facilement se produire. La contagion indirecte est plus intéressante à étudier. Une personne qui a été en contact avec un scarlatineux peut-elle transmettre la maladie à une autre personne?

Je crois, comme Sevestre, qu'il faut un contact assez prolongé, un séjour assez long auprès du malade pour qu'il en soit ainsi. Sanné cite un exemple bien probant. Un enfant est atteint de scarlatine au collège. La mère qui avait un autre enfant qu'elle allaitait, venait plusieurs fois par semaine passer une heure ou deux auprès du malade. De retour chez elle, elle donnait le sein à son nourrisson qui contracta la scarlatine. Mais quand il n'y a pas séjour prolongé auprès du malade, la transmission ne semble pas à craindre.

Le médecin, en particulier, ne porte pas la scarlatine, à condition, bien entendu, qu'il prenne les précautions nécessaires. Chacun de nous pourrait en témoigner. Pourtant quelques faits viennent à l'encontre de cette proposition ; celui de Rezek qui dit avoir rapporté la scarlatine à une de ses filles, et celui d'Hildenbrand qui raconte qu'un habit noir qu'il avait en visitant un malade atteint de scarlatine, et qu'il emporta de Vienne en Russie, sans l'avoir mis depuis plus d'un an, lui communiqua la scarlatine, qu'il répandit à son tour dans une ville où elle était jusqu'alors presque inconnue. Je n'ai pas besoin de faire ressortir l'invraisemblance d'un pareil fait, et tout au moins l'impossibilité de prouver la réalité de l'étiologie qu'il implique.

Si le médecin prend les précautions de désinfection nécessaires, s'il se lave avec soin les mains en quittant le malade, s'il emploie surtout pour cet usage la liqueur de Van Swieten, il aura la conscience tranquille. Il est très facile de faire prendre aux familles la précaution d'avoir en permanence de la liqueur de Van Swieten, de leur recommander que toute personne qui a approché le malade se lave les mains dans cette solution, en le quittant, et de donner l'exemple de cette précaution. De plus, beaucoup de familles acceptent l'usage de la blouse ; grâce à cette précaution, tout danger de transmission par le médecin est écarté. Mais je puis assurer qu'aucun de mes maîtres, ou de mes collègue interrogés, sur ce point, ni moi, n'avons jamais été des agents de transmission de la scarlatine.

Les objets touchés par les malades atteints de scarlatine peuvent transmettre la maladie. Le cas le plus typique est celui cité par Sanné dans le *Dictionnaire encyclopédique*, et qui doit être rapporté en détail : Une dame habitant avec sa fille la Bretagne, dans une localité absolument indemne de scarlatine, reçoit une lettre d'une jeune femme fixée en Allemagne ; dans cette lettre, cette personne annonçait qu'elle était en convalescence de scarlatine, et que la desquamation était tellement abondante, qu'en écrivant, elle avait dû secouer le papier à différentes reprises, afin d'en chasser les pellicules qu'elle y laissait tomber. Quelques jours après l'arrivée de cette lettre, la mère et la fille sont prises de scarlatine. La fille guérit, la mère fut emportée par la maladie. C'est là un fait des plus probants.

Fox a publié dans la *Semaine médicale* (1889) un cas où la contagion semble bien s'être faite par un livre touché par un malade atteint de scarlatine, et l'intéressante communication de M. du Cazal montre que les livres peuvent être des agents de transmission pour la scarlatine, comme pour d'autres maladies infectieuses. C'est là une notion dont il est important de tenir compte, en interdisant tout envoi de lettres, toute communication de livre ou d'un objet quelconque, par un malade atteint de scarlatine, ou en convalescence.

Le contage scarlatineux conserve très longtemps sa virulence. Benedict cite un cas dans lequel des enfants contractèrent la scarlatine après leur retour dans une chambre où était mort un scarlatineux, 2 mois auparavant. Cependant, la pièce avait été nettoyée avec le plus grand soin.

A quelle période la scarlatine est-elle contagieuse ? Pour Sanné la période de la desquamation est la plus dangereuse au point de vue de la contagion. Il cite de nombreux exemples à l'appui de la notion du danger que comporte le contact avec des personnes convalescentes ou même guéries de la scarlatine. Des enfants ayant même fini leur desquamation, ayant été baignés, étant sortis, ont pu transmettre la maladie au bout de six, de sept, et même de dix semaines après le début des accidents. Sanné, qui cite ces faits si intéressants, a eu bien raison d'y insister. Mais nous verrons s'il n'y a pas lieu de les expliquer autrement. En tout cas, ce qu'il est important d'affirmer, c'est que la scarlatine est contagieuse depuis le début des accidents jusqu'à la fin de la desquamation, et même plus tard.

Girard (de Marseille), *Bulletin de la Société médicale des hôpitaux*, 1865, a démontré que la scarlatine, comme les autres fièvres éruptives, est transmissible dès le début, surtout au début. Il pense même que, passé les premiers jours, la transmission n'a plus lieu. Cette dernière proposition n'est pas admissible; des faits trop nombreux l'infirment. Mais il est certain que la scarlatine est contagieuse dès la période d'invasion. Du reste, dès 1844, Potier avait signalé un cas de transmission de scarlatine d'une mère à son enfant, bien que l'isolement ait été fait dès l'apparition des premiers symptômes.

Dans une récente communication à la Société des hôpitaux (novembre 1895), M. Lemoine vient d'étudier cette question de la contagiosité de la scarlatine, et il a prouvé comme Sevestre, Cameroun (*the Lancet* 1882), Mabboux (*Gazette hebdomadaire*, 1886), Bandsom (*Brit. Medic. Journal*, 1887) que la scarlatine est contagieuse pendant l'éruption, et même pendant la période prééruptive. Mais à quel moment la scarlatine est-elle surtout contagieuse? Est-ce au début, l'agent de la contagion résidant surtout dans la bouche, et la cavité buccale? Est-ce à la fin, les squames épidermiques étant l'agent principal de la propagation de la maladie? (Guinon et Wurtz).

Lemoine, dans un très intéressant mémoire, cite plusieurs faits de soldats convalescents de scarlatine, rentrant en pleine desquamation à la caserne ou dans leur famille, et ne contagionnant personne. Tout en ne niant pas la contagiosité à la période de desquamation, il pense que le contage scarlatineux est élaboré au début de l'affection, là où se trouve très vraisemblablement sa porte d'entrée ordinaire, le pharynx. De là, il peut se répandre sur la surface cutanée, sur les vêtements, sur les objets qui entourent le malade. Mais le point de départ est la gorge, et c'est dans la gorge qu'il persiste le plus longtemps. Ces notions sont très importantes, et j'aurai soin d'insister sur les conséquences pratiques qui en résultent.

Déjà, interprétant le cas de Spear (*New-York Medic. Journal*, 1875) dans lequel un convalescent de retour chez lui contagionne après 3 mois son jeune frère, Sevestre fait remarquer que les vêtements et le linge avaient été complètement renouvelés, et se demande si l'antisepsie de la surface du corps est suffisante, et s'il ne faut pas admettre une persistance de la virulence de l'agent pathogène dans la bouche et le pharynx. Le fait de Boud (*British Medic. Journal*, 1887) est explicable de cette façon. Un jeune malade avait quitté l'hôpital 6 semaines après le début d'une scarlatine légère, ne présentant plus trace de desquamation depuis 15 jours, ayant été baigné, et les vêtements ayant été désinfectés. Rentré chez lui, il fut placé dans le même lit que sa sœur qui fut prise de scarlatine au bout de 5 jours.

Wood (*the Therapeutic Gaz.*, 1889) cite un fait absolument semblable, avec cette différence seule que les deux frères n'avaient été réunis que dans une campagne éloignée où n'existait aucun cas de scarlatine.

Les cas très nombreux de contagion observés à la suite de scarlatine fruste, principalement dans cette forme où l'angine est l'unique expression de la maladie, viennent encore à l'appui de l'opinion de Lemoine. Graves, Trousseau, Blachez, Dreyfus-Brisac, Picot et beaucoup d'autres ont publié des exemples de scarlatines simplement angineuses, sans éruption, qui ont été le point de départ de scarlatine. Ces faits, qui ne sont pas discutables, sont encore confirmés par les travaux de Colin, de Kelsch, de Vaillard, montrant le nombre considérable d'angines qui précèdent, accompagnent et suivent les épidémies de scarlatine, n'en étant que des formes frustes, atténuées, souvent méconnues, expliquant l'erreur de certains auteurs qui ont admis la spontanéité de la scarlatine dans certains cas. Ce sont les *scarlatinæ sine scarlatinis* de Gubler, analogues aux *morbilli sine morbillis*.

D'après Lemoine, au mémoire duquel j'ai emprunté les lignes qui précèdent, la scarlatine, dans les milieux adultes, présenterait plus souvent que chez les enfants, la forme abortive, angineuse. Lemoine cite en dernier lieu la façon dont il contagionna sa fille, après avoir eu, pendant sa visite à l'hôpital, le visage souillé par le rejet de la salive d'un scarlatineux sur lequel il se préparait à prélever de l'exsudat pharyngé. N'ayant pu prendre que des précautions de désinfection insuffisantes, il rentra chez lui, embrassa sa fille qui n'était pas sortie depuis 5 semaines, et par conséquent ne pouvait avoir été contagionnée ailleurs. L'enfant présenta les premiers symptômes de la scarlatine trois jours après.

Le mémoire si intéressant de Lemoine montre donc d'une façon indiscutable que l'agent encore inconnu de la scarlatine réside surtout dans le pharynx où sa présence se manifeste par les premiers symptômes de la maladie, et que c'est là surtout qu'il faut chercher à l'atteindre. S'il est utile d'activer la desquamation, de désinfecter la surface du corps, il n'est pas moins important d'assurer la désinfection de la bouche et des fosses nasales par des lavages antiseptiques qui doivent être continués pendant tout le temps de la maladie, et même pendant plusieurs semaines après sa guérison apparente. Lemoine est persuadé qu'en prenant ces précautions on pourrait rendre la liberté au malade avant que la dernière squame soit tombée. Malgré les faits qu'il cite à l'appui de l'innocuité de cette manière d'agir, je ne partage pas cette opinion.

Est-ce à dire, en effet, malgré ces notions mises de nouveau en lumière par le mémoire de Lemoine, qu'il faille dénier aux squames de la desquamation le pouvoir contagieux qu'on leur accordait trop exclusivement autrefois ? Les faits cliniques, les observations si probantes de Sanné ne permettraient pas d'émettre une pareille opinion. A vrai dire, il faudrait tenir compte, dans une certaine mesure, de l'absence de désinfection des vêtements, du manque des précautions prises aujourd'hui, pour les expliquer. Field a vu des vêtements de scarlatineux contagionner des enfants au bout d'un an. Mais la nocuité des squames est cependant évidente. Comment l'expliquer ? Admettre une migration de l'agent pathogène de la scarlatine à travers les couches épidermiques de la peau, c'est se heurter à l'objection tirée de l'absence de tout microbe dans le sang des scarlatineux. Dowson (de Bristol), et André Bergé dans sa thèse (1896) admettent que les squames ne tirent leur contagiosité que de leur contamination même, au même titre qus les vêtements, et les autres objets en contact avec les scarlatineux. Si ces squames sont les véhicules les plus ordinaires de la contagion, c'est précisément qu'elles sont dans les conditions les meilleures pour être contaminées par la salive des malades, pendant toute la durée de la maladie. Les squames des parties découvertes, mains, cou, face, sont exposées constamment à être souillées de cette façon, soit à distance par les particules salivaires, dans la parole, la toux, l'acte de cracher ou d'éternuer, soit par le contact direct des mains aux lèvres, à la bouche, pendant les repas. Cette théorie est ingénieuse et en somme très plausible ; elle est en parfait accord avec les faits que j'ai précédemment cités, et, pour ma part, je l'accepte très volontiers.

Age. — La scarlatine peut se rencontrer à tous les âges ; mais c'est surtout une maladie de l'enfance. Les nourrissons peuvent en être atteints ; mais ils résistent plus à l'infection. Le Gendre dit avoir vu plusieurs fois des nourrissons, non isolés de leur mère atteinte de scarlatine, demeurer indemnes.

D'après Baginsky les neuf dixièmes des cas de mort par scarlatine ont lieu dans les dix premières années de la vie, et, d'après les statistiques de Londres, le maximum de mortalité aurait lieu entre 2 et 5 ans. C'est donc surtout une maladie de l'enfance : elle frappe les deux sexes indifféremment. La scarlatine peut se montrer en toute saison ; pourtant, dans les villes où elle est endémique comme à Paris, il y a une recrudescence bien évidente à la fin de l'hiver et au printemps. Elle peut se développer sous toutes les latitudes.

En Angleterre, on a considéré le lait comme un moyen de transport très commun du contage de la scarlatine. Les épidémies de Hendon, Marylebonne, Wiltshire auraient été observées presque exclusivement dans la clientèle de certaines fermes. La maladie aurait cessé après l'interdiction du lait incriminé. Mais ces faits, dans une population où la scarlatine est très fréquente, ont peu de valeur. On ne les a jamais observés en France.

Guinon, dans son article du *Traité de médecine*, ajoute, qu'admettant cette condition étiologique, deux médecins anglais, Klein (*Proceeding of the royal Society*, London, XLII, 1887) et Power (*Report of the medical officer of the local Government Board*, 1885, 1886), ont été conduits à chercher sur les vaches laitières la maladie originelle. Ils constatèrent sur le trayon de plusieurs animaux de la ferme de Hendon des ulcérations multiples. Ils purent isoler dans les sécrétions de ces lésions un coccus qui, inoculé à des veaux, produisit des accidents généraux avec chute des poils et angine, et ils identifièrent ces accidents à la scarlatine. Mais les recherches de Crookshank et l'enquête de la Société médicale d'Édimbourg établirent qu'aucun des gens chargés de la traite des vaches malades n'avait la scarlatine et que les lésions observées n'étaient autres que le cow-pox altéré, enfin que, si le lait est le véhicule du contage, il faut en chercher l'origine dans le personnel chargé de la préparation ou de la distribution.

La prédisposition pour la scarlatine n'est pas aussi grande que pour la rougeole. Il est peu d'enfants qui échappent à la rougeole, beaucoup n'ont pas la scarlatine. Certaines familles semblent avoir cette prédisposition à un haut degré, et une vulnérabilité extrême, les cas graves y étant fréquents. Mais beaucoup de ces cas peuvent s'expliquer par la persistance du contage dans une habitation désinfectée incomplètement.

Incubation. — La durée de l'incubation est variable; depuis 7 heures (Thomas), 12 heures (Sevestre) jusqu'à 12, 17 jours (Gérard). Dans une observation indiscutable de Trousseau, l'incubation fut de 24 heures. Mais les observations récentes de Sevestre à l'hôpital des Enfants assistés, donnent invariablement le chiffre de 4 à 5 jours comme durée de l'incubation. Certains auteurs admettent que les blessures, l'accouchement raccourcissent la période d'incubation, comme si ces conditions favorisaient la pénétration et la diffusion des germes. Paget a vu l'éruption, 1, 2 et 3 jours après une opération. Sœrensen a observé l'éruption neuf fois dans les 3 jours qui suivirent l'accouchement. Il n'y a aucun rapport entre la durée de l'incubation et la gravité de la maladie.

Bactériologie de la scarlatine. — Bien que l'agent pathogène de la scarlatine soit inconnu, on cherche depuis longtemps à en démontrer l'existence. Dès les premières révélations de la bactériologie, on lui supposa un microbe spécifique. Coze et Feltz, 1872, signalèrent la présence de microcoques, soit dans le sang, soit dans les squames épidermiques, soit dans la gorge. Fraenkel et Freudenberg ont constaté la présence d'un streptocoque dans les cultures du foie, du rein, de la rate faites dans 3 cas mortels de scarlatine. Babès, dans 18 cas sur 20, a constaté un streptocoque, variété, selon lui, du streptocoque pyogène. Power et Klein étudiant l'épidémie de Hendon trouvèrent un streptocoque qu'ils considérèrent comme le microbe spécifique de la scarlatine, mais Crookshank démontra que ce n'était qu'un streptocoque vulgaire, agent d'infections secondaires. Les conclusions des recherches de Jameson et d'Édington (1887) furent aussi contestées puis rejetées par Duclaux (*Ann. Instit. Pasteur*, 1887). Tous les travaux de bactériologie qui se sont répétés sur la question de la microbiologie de la scarlatine, entre autres ceux de Klein, de Löffler, de Fraenkel, de Fraudenberg, Babès, Marie Raskin, d'Espine et Marignac, Bourges et Wurtz, Lemoine, concluent à la présence des streptocoques dans la scarlatine, et permettent de lui attribuer la plupart de ses accidents locaux. S'agit-il d'une variété particulière de streptocoque?

D'après Babès, il diffère du streptocoque de Fehleisen, en ce qu'il est plus petit, moins virulent, et surtout parce qu'il se développe moins bien dans la gélatine. Mais il reconnaît que ces caractères ont peu de valeur, et le considère comme une variété du streptocoque pyogène.

D'après d'Espine et Marignac (*Académie des sciences*, 6 mai 1895), le streptocoque qu'ils ont constaté, soit dans le sang, soit sur les amygdales, présentait les caractères suivants qu'ils donnent comme lui appartenant en propre : Il coagule le lait, rapidement, avec formation de petit-lait, entourant un caillot central compact. Les cocci sont plus petits que ceux du streptocoque vulgaire, ils sont arrondis, au lieu d'être lenticulaires. D'autres caractères du streptocoque scarlatineux seraient moins fixes et moins certains, telle, la formation, dans le bouillon, d'un dépôt en grains difficiles à dissocier parce qu'ils sont formés de chaînettes enchevêtrées (Kurth). D'Espine et Marignac considèrent donc ce microbe comme spécial à la scarlatine ; ils l'ont rencontré dans le sang au début de l'éruption, et sans complication.

L'avenir nous apprendra la valeur de ces recherches très intéressantes. En tout cas, elles ne peuvent être acceptées encore comme définitives, et on ne peut qu'être très frappé, après les travaux de bactériologie qui mettent en lumière la ressemblance du streptocoque de la scarlatine avec le streptocoque pyogène, par les faits de Lenhartz, de Jaccoud, qui prouvent que l'érysipèle peut compliquer la scarlatine, et de Heubner, qui, examinant la gorge d'un scarlatineux, reçut au niveau d'une érosion tégumentaire de la face une particule salivaire et contracta un érysipèle. Ces faits cliniques viennent confirmer les travaux de bactériologie et en fortifient les conclusions ; ils rendent très probable la nature streptococcique de la scarlatine. La plupart des accidents locaux de la scarlatine ressortissant au streptocoque, on se demande même ce qui doit rester au microbe inconnu de la scarlatine, surtout si l'on tient compte de la propriété du streptocoque de provoquer dans certaines conditions une éruption scarlatiniforme.

C'est Fiessinger d'Oyonnax (*Semaine médicale*, juillet 1893), qui a émis le plus explicitement l'hypothèse du rôle scarlatinogène du streptocoque, en se fondant surtout sur les analogies de la scarlatine et des érythèmes infectieux scarlatiniformes. Il le considère, non pas comme un agent d'infections secondaires, mais comme l'agent même de la scarlatine. Cette opinion est appuyée par la notion aujourd'hui généralement admise que la gorge est la porte d'entrée de la maladie. C'est Walter Dowson de Bristol (*Patholog. Soc. of London*, 21 mars 1893) qui a soutenu cette opinion ; il admet que le virus scarlatineux est un poison microbien sécrété dans les amygdales malades.

Bergé, dans sa thèse inaugurale (1896), partage les idées de Dowson et de Fiessinger : pour lui l'amygdalite constitue la lésion initiale de la scarlatine, elle marque la première étape de l'infection scarlatineuse.

En résumé, il est encore impossible, dans l'état actuel de la science, de formuler une opinion ferme sur la nature de l'agent microbien de la scarlatine. Malgré les travaux si intéressants qui montrent son analogie avec le streptocoque vulgaire, malgré les faits cliniques qui viennent à l'appui de cette notion bactériologique, il reste toujours à expliquer pourquoi, par exemple, un même organisme fait dans un cas l'érysipèle, dans un autre la scarlatine. Problème encore insoluble aujourd'hui, qui sera peut-être élucidé demain. Mais le rôle du streptocoque dans les complications de la maladie, est, dès à présent, nettement établi. C'est là une notion capitale, non seulement au point de vue nosologique, mais encore au sujet de la thérapeutique de la maladie. J'aurai soin d'y revenir en temps et lieu.

Anatomie pathologique. — En étudiant les différentes complications de la scarlatine, la néphrite en particulier, j'indiquerai les lésions anatomiques qui en sont la conséquence, à l'exemple de Baginsky et de Guinon : ces complications ont une individualité tellement marquée, que procéder autrement enlèverait beaucoup à la netteté de leur description. Dans ces conditions l'anatomie pathologique de la scarlatine se réduit à l'étude des lésions de la peau, et des ganglions lymphatiques. Elle a été très complètement faite par Guinon dans son article du *Traité de médecine*. Je ne saurais mieux faire que de reproduire les principaux traits de sa description, nul travail nouveau n'ayant été publié sur ce point, depuis cette publication.

Pendant l'éruption, les différentes couches de la peau sont altérées; les cellules de la couche de Malpighi sont gonflées, quelquefois creusées de vacuoles. Entre les cellules existent quelquefois des extravasations sanguines. De nombreuses cellules migratrices abondent jusque dans la couche cornée, surtout sur le trajet des conduits excréteurs des follicules pileux. Le derme est distendu par ces cellules, et par les vaisseaux remplis de sang. Le tissu conjonctif prolifère, les vaisseaux lymphatiques paraissent dilatés.

Dans presque tous les viscères, les lésions sont très marquées; dans les cas foudroyants, il n'existe que de la congestion des viscères abdominaux, du cerveau, du poumon; dans les formes hémorragiques, il existe de nombreuses ecchymoses à leur surface. D'après Quinquaud, le sang présenterait une diminution d'urée, d'hémoglobine, d'oxygène.

Les ganglions lymphatiques, surtout ceux du cou, sont tuméfiés, de couleur lie de vin; leurs veines sont thrombosées. Les séreuses présentent souvent des lésions; la plèvre et la péricarde contiennent un liquide louche ; dans les cas où la mort est survenue à une période un peu avancée de la maladie, on constate quelquefois, soit une pleurésie, soit une péricardite purulente.

Le cœur est ramolli, distendu par le sang coagulé. Le myocarde est rouge foncé; il y existe quelquefois de la dégénérescence des fibres avec prolifération embryonnaire. Le foie est gros, mou, ses cellules ont des contours incertains, ou bien elles sont nécrosées, et l'on voit les débris de leurs noyaux. En outre, il existe des lésions interstitielles; on trouve entre les lobules des amas de cellules embryonnaires. La rate est augmentée de volume. Les follicules lymphatiques de la base de la langue sont hypertrophiés; les follicules de l'intestin, les plaques de Peyer également, comme à la première période de la fièvre typhoïde.

Henoch dit avoir rencontré dans l'œsophage et le pharynx des ulcérations allongées, recouvertes d'exsudations fibrineuses. L'estomac est le siège de lésions interstitielles et glandulaires; la muqueuse, épaissie, trouble, est recouverte de mucus. L'hypertrophie du tissu lymphatique et des nombreux follicules de la muqueuse comprime les glandes qui présentent tous les caractères de l'inflammation. Elles semblent hypertrophiées, leurs culs-de-sac élargis renferment de nombreux amas d'éléments cellulaires; les vaisseaux sont dilatés.

[MOIZARD.]

Dans l'oreille, peuvent exister des lésions graves, dont l'otite moyenne suppurée avec perforation du tympan, destruction des osselets, est la plus fréquente; il peut en résulter de la thrombose des sinus et de la méningite suppurée. Des phlegmons profonds, des arthrites suppurées, des abcès métastatiques de la rate et du foie, des péritonites suppurées, peuvent être également observées.

Symptômes. — Je décrirai d'abord la forme normale de la scarlatine, me réservant d'étudier à part et successivement les formes anormales, avec leurs diverses manifestations du côté de la gorge et du système nerveux.

Première période. — Invasion. — Le début de la scarlatine est toujours brusque, et le plus souvent d'une remarquable intensité : un enfant en pleine santé est pris tout à coup, soit pendant la journée, soit pendant la nuit, d'un malaise général, avec courbature, frissons répétés, d'une élévation brusque de température qui le plus souvent atteint un degré élevé 40 degrés et même plus. Le plus souvent des vomissements accompagnent ces premiers symptômes de la maladie, et presque en même temps paraît la douleur de gorge. La brusque apparition de la fièvre, du mal de gorge, des vomissements, est caractéristique. Le médecin qui la constate doit immédiatement songer à la possibilité d'une scarlatine.

Le pouls est plein, très fréquent (120-140), plus fréquent même chez les jeunes enfants. Trousseau attachait une grande importance à cette fréquence du pouls, et Fiessinger, qui a si bien étudié les scarlatines apyrétiques, a démontré que, même dans les cas où la température est peu élevée, sinon normale, cette fréquence exagérée du pouls existe. C'est même là un signe qui, dans ces formes anormales d'un diagnostic souvent si difficile, constitue un argument sérieux en faveur de l'existence de la scarlatine. La peau est brûlante, sèche. L'enfant est agité, anxieux; lorsque la température est très élevée, il peut y avoir du délire dès le début, et dans les formes graves, le délire, l'agitation, sont d'emblée extrêmes.

Les ganglions sous-maxillaires sont tuméfiés dès les premières heures, et, quand on examine la bouche, on constate que la langue est saburrale, rouge à la pointe et sur les bords, que les gencives sont rouges et légèrement tuméfiées. L'examen de la gorge montre dès les premières heures une rougeur diffuse étendue sur le voile du palais, les amygdales et les piliers. Cette rougeur est d'un ton variable; parfois écarlate, vineuse, étendue en nappe sur toutes ces parties, elle est dans beaucoup de cas d'un ton moins vif; c'est une simple injection de la muqueuse, soit générale, soit constituée par un pointillé de petites macules rouges, légèrement saillantes, tranchant sur le fond régulièrement injecté de la muqueuse, reproduisant, en un mot, sur le voile du palais surtout, l'éruption cutanée, telle que je la décrirai tout à l'heure. C'est l'énanthème, c'est-à-dire la première manifestation de la scarlatine. Il peut présenter, comme intensité, comme étendue, comme coloration, toutes les gammes; depuis l'injection la plus légère, le pointillé le plus discret, jusqu'à la rougeur diffuse, intense, en nappe, avec la coloration écarlate caractéristique. Les personnes qui n'ont pas vu beaucoup de scarlatines, sont toujours surprises devant ces formes atténuées de l'énanthème pharyngé, qui, si j'en juge par ce que j'ai observé, sont assez fréquentes pour qu'il soit nécessaire d'appeler sur elles l'attention.

Tels sont les traits caractéristiques de l'énanthème pharyngé du début de la scarlatine, c'est lui qui la spécifie surtout. Car il s'en faut que l'angine existe toujours. Cadet de Gassicourt a bien insisté sur cette distinction laissée un peu dans l'ombre dans les descriptions classiques. Il m'a semblé important de m'y arrêter à mon tour. Malgré l'affirmation contraire de Bergé, dans sa très intéressante thèse (1896), il y a des cas où l'angine, l'amygdalite, font complètement défaut.

Si l'angine peut faire défaut au début de la scarlatine, ainsi que je viens de l'indiquer, elle existe le plus souvent, et peut présenter toutes les variétés de coloration, de tuméfaction avec ou sans exsudat. Dans certains cas, en effet, c'est une simple tuméfaction des amygdales, présentant une coloration rouge carminée plus ou moins intense. Le plus souvent, il s'y joint de l'exsudat, et celui-ci à son tour peut être très limité par points isolés, au niveau des cryptes amygdaliennes, sans adhérences au tissu sous-jacent, nettement pultacé par conséquent, ou bien s'étaler, formant des plaques à contours irréguliers.

Bergé a observé quelquefois, dans l'amygdalite scarlatineuse, surtout après la période d'éruption, des érosions, ou même des ulcérations plus ou moins profondes. On les observerait aussi bien dans les cas légers que dans les cas graves; pour les constater, il faut avoir soin d'essuyer la muqueuse avec un tampon d'ouate. Je n'ai jamais vu ces lésions ulcéreuses de la gorge, qui sont en tout cas très superficielles, et qui semblent pouvoir être comparées à ces érosions pharyngées décrites par Duguet dans la fièvre typhoïde, et qui se développeraient au niveau des follicules lymphatiques de la muqueuse. Dans certains cas, l'angine peut prendre dès le début de la scarlatine un développement beaucoup plus considérable. Les amygdales sont très tuméfiées, recouvertes d'exsudat pseudo-membraneux absolument d'apparence diphtérique, les ganglions sous-maxillaires sont augmentés de volume, et, lorsqu'il y a du jetage des narines, c'est absolument l'aspect d'une angine diphtérique grave.

J'ai vu des cas où cliniquement la confusion était impossible à éviter, et j'avais été frappé de la guérison relativement rapide de ces pharyngopathies intenses du début de certaines scarlatines.

Bourges et Wurtz ont étudié au point de vue bactériologique ces angines du début de la scarlatine, et la dénomination de pseudo-diphtériques qu'ils leur ont donnée indique le résultat de leurs recherches. Ils n'y ont presque jamais trouvé, en effet, le bacille de Löffler, mais le streptocoque, le plus souvent à l'état isolé, quelquefois associé au staphylocoque, ou plus rarement au bacterium coli. L'opinion de Trousseau que l'angine de la scarlatine au début, même très intense, n'est pas diphtérique, se trouve donc ainsi consacrée par la bactériologie.

Telles sont les différentes formes des manifestations pharyngées de la scarlatine. On voit qu'elles présentent tous les degrés, depuis l'énanthème le plus discret, jusqu'à l'angine la plus intense, et cette variété d'aspect leur

X Cependant les travaux de Vaunot et Devé, (Soc. Méd. H X 1900) ont montré que l'angine dipht. est plus fréquente [MOIZARD.] au début de scarlatine qu'on ne le pensait autrefois.

enlève tout caractère spécifique; aussi, le médecin qui constate chez un enfant une angine, quelque bénigne qu'elle soit, ou même de l'injection pharyngée, ne doit-il jamais manquer de penser à la possibilité d'une scarlatine, et de rechercher l'éruption. Le nombre des scarlatines méconnues est en effet considérable, et cette erreur est aussi préjudiciable au médecin qu'au malade. On l'évitera sûrement en se conformant à la règle de pratique formulée plus haut.

Tels sont les symptômes de la période d'invasion de la scarlatine. Ils sont essentiellement constitués par les manifestations pharyngées. Bergé, dans sa thèse, adoptant l'opinion de Dowson, distingue et sépare l'amygdalite de l'énanthème scarlatineux. Elle serait la lésion initiale de la scarlatine, constituant la première manifestation de la défense de l'organisme contre l'agent de la scarlatine; l'énanthème, comme l'éruption cutanée, ne serait que le résultat de cette lésion. Cette conception théorique est évidemment très originale et, d'après ces auteurs, elle répondrait à des faits constants, l'amygdalite existant toujours dans la scarlatine. Je crois impossible d'admettre cette affirmation. Certes, l'amygdalite existe le plus souvent au début, mais, après Cadet de Gassicourt et d'autres observateurs, j'ai vu des cas assez nombreux où elle faisait défaut, pour que les idées théoriques que je viens d'indiquer me semblent très discutables.

Quoi qu'il en soit, cette période d'invasion est très courte. Quelques heures séparent seulement les premiers symptômes de la maladie de l'apparition de l'éruption, qui, dans certains cas même, est contemporaine des premiers malaises, la période d'invasion n'existant pas en réalité. Cette dernière éventualité est exceptionnelle. Le plus souvent la durée de la période d'invasion varie de 12 à 36 heures. Elle peut être beaucoup plus longue. Trousseau, Jaccoud, signalent des cas où elle a duré 8 et 9 jours; j'ai observé un cas où l'éruption ne parut que le 6e jour. Cette longue durée de la période d'invasion répond, soit à des formes graves avec des troubles nerveux intenses, soit à des formes absolument normales et bénignes; en tout cas, elle est exceptionnelle.

Deuxième période. — Éruption. — L'éruption de la scarlatine présente des variétés multiples, qui nécessitent une description minutieuse. Contrairement à celle de la variole et de la rougeole, elle ne débute jamais par la face. C'est une éruption que le médecin doit chercher. C'est en effet au niveau de la poitrine, sur le ventre, les aines, les jarrets, aux plis des coudes qu'elle paraît tout d'abord, et comme, dans quelques cas, elle est très discrète et fugace, on comprend qu'elle puisse passer inaperçue. La face, quand elle est prise, n'est guère touchée que sur les joues.

Quels sont les caractères de l'éruption scarlatineuse? Pour les exposer clairement, il me semble indispensable d'insister tout d'abord sur les caractères de l'élément éruptif dont la confluence variable est l'origine de toutes les variétés d'aspect de l'éruption. Cet élément éruptif est constitué par une petite papule, de l'étendue d'une tête d'épingle au plus, de rougeur intense, faisant à la surface de la peau une saillie appréciable au toucher, indiquant une légère infiltration dermique, et entourée d'une zone de congestion de coloration rosée, sur laquelle elle ressort du fait de sa coloration plus intense, et de sa légère saillie à la surface cutanée. Tel est l'élément éruptif de la scarlatine, bien différent, on le voit, de celui de la rougeole. Le nombre, la cohésion, la confluence de ces papules permettent de comprendre toutes les variétés d'aspect que peut présenter l'éruption.

Tantôt, en effet, l'éruption est extrêmement discrète. C'est au niveau de la poitrine, du ventre et des aines qu'elle sera constituée par un pointillé des plus discrets, formé par la réunion de quelques papules. Dans ces cas, l'éruption très fugace, très passagère, peut facilement passer inaperçue. D'autres fois, les éléments sont beaucoup plus nombreux; ils tranchent par leur légère saillie, par leur coloration plus intense, sur le fond rosé qui résulte de la congestion dermique dont j'ai parlé plus haut; on les rencontre non seulement au niveau des régions signalées, mais au niveau des genoux, des jarrets, des cous-de-pied, des coudes, au niveau des extrémités, sur les doigts, sur les orteils, au niveau desquels la peau prend quelquefois un aspect mamelonné, et qui peuvent être légèrement tuméfiés. Enfin, dans les scarlatines intenses, les éléments éruptifs sont tellement nombreux et confluents, qu'il n'est plus possible à l'observateur de les isoler. Ils forment alors de grandes nappes éruptives, surtout au niveau du cou, de la poitrine et du ventre, de coloration rouge écarlate, ou rouge foncé, comme si ces régions avaient été badigeonnées avec du jus de framboise. Même alors, à la périphérie des grandes nappes d'éruption, on peut isoler des éléments éruptifs caractéristiques. Enfin, dans certaines scarlatines, le corps tout entier peut être couvert d'une éruption confluente.

L'éruption se montre assez rarement sur la face; elle ne dépasse guère la partie supérieure du cou. Elle peut pourtant envahir le visage, s'y montrant sous forme d'éléments papuleux isolés, ou formant, par leur cohérence, des bandes éruptives qui donnent l'apparence de l'empreinte des doigts, comme si le malade avait reçu un soufflet.

Telle est l'éruption de la scarlatine! Une pression faite avec le doigt sur la peau, même avant l'éruption, laisse une raie blanche assez persistante, au centre de laquelle paraît une raie rosée plus mince. C'est la raie scarlatineuse, signalée par Borsieri, étudiée par Bouchut et Lemaire. Elle permettrait de prévoir quelques heures à l'avance l'apparition de l'exanthème.

Très souvent, si l'éruption est intense, il s'y ajoute de la miliaire. Archambault lui attribuait une certaine importance diagnostique, disant que, dans les cas d'éruption douteuse, la coexistence de la miliaire constituait un argument sérieux en faveur de la scarlatine. Cette miliaire, dont les vésicules argentées tranchent sur le fond rouge de l'éruption scarlatineuse, lui donne un aspect tout spécial. Elle évolue d'une manière absolument particulière, les vésicules restant presque toujours peu étendues, s'ouvrant au bout de quelques heures ou de quelques jours, laissant à leur suite de petites squames épidermiques qui pourraient en imposer pour la desquamation de la scarlatine, lorsque l'éruption miliaire a été très confluente, et que l'épiderme semble soulevé par lambeaux assez étendus. Mais cette desquamation

de la miliaire est beaucoup plus précoce que celle de la scarlatine, et ne peu-
être confondue avec elle. En outre, dans les cas où elle est si développée
que l'erreur pourrait être commise, on trouvera toujours, en cherchan.
attentivement, les traces d'une vésicule miliaire isolée, avec la légère
desquamation en couronne qui est la suite de la rupture du centre de la
vésicule. La miliaire n'existe que dans les éruptions assez intenses, et surtout au niveau des points où la confluence est la plus grande. C'est surtout au niveau du ventre, du cou, sur la poitrine qu'on la rencontre.

Dans quelques cas, la poussée congestive cutanée est si intense, qu'il
peut se produire quelques ruptures vasculaires donnant lieu à du purpura
C'est assez rare, et le purpura ne se rencontre guère que dans les scarlatines
graves, malignes; il est alors accompagné d'autres hémorragies (épistaxis.
hématuries) et d'un état général grave qui indique la malignité de la
maladie.

Généralement l'éruption de la scarlatine ne s'accompagne pas de démangeaisons. Il est tout à fait exceptionnel de voir un enfant, atteint de scarlatine, se gratter. Il ne se plaint que d'une sensation d'ardeur à la peau, de
brûlure même dans certains cas, et ces sensations pénibles ne dépassen:
guère quelques heures de durée. Pourtant, la démangeaison existe dans
certains cas. Signalée par Grisolle, Rilliet et Barthez, Hardy, elle a été
étudiée par Saint-Philippe dans la *Revue des maladies de l'enfance* (février
1890). Elle siège surtout sur l'abdomen et sur le dos. Elle n'a pas beaucoup
d'importance, et ne dure pas généralement plus de quelques jours. D'après
les faits observés par Saint-Philippe, la démangeaison n'existe que dans les
scarlatines légères ou de moyenne intensité; on ne la constate jamais dans
les scarlatines graves. Pour qu'elle existe, il faut que l'éruption soit peu
intense, et la lésion cutanée peu profonde. Elle pourrait donc constituer
un élément de pronostic. Mais c'est un fait rare; je ne l'ai pour ma part
jamais observé, et j'ai toujours été frappé, au contraire, de l'absence de
toute démangeaison chez les malades atteints de scarlatine.

La main appliquée sur la peau d'un scarlatineux donne la sensation d'une
chaleur sèche, mordicante; il n'y a presque jamais de moiteur; au début
tout au moins.

La langue, qui dès le début présentait une coloration rose de la pointe.
et un enduit blanchâtre sur le reste de sa face supérieure, ne tarde pas à se
dépouiller de cet enduit, et présente dès le second ou le troisième jour cet
aspect caractéristique, si important, que, dans le cas où l'éruption n'existerait plus au moment de l'examen, il suffit à lui seul ou presque à lui seu
à permettre de formuler le diagnostic de scarlatine. La langue, en effet
dépouillée de son enduit saburral, subit, du 3e au 5e jour, une véritable
desquamation qui commence dès le 2e jour, s'étend de la pointe vers la base.
et lui donne un aspect caractéristique. En effet, la langue est d'un rouge
vif; sur sa surface lisse, vernissée, tranchent les saillies caractéristiques
des papilles linguales qui lui donnent l'aspect framboisé (langue framboisée). Cette desquamation est plus ou moins étendue, suivant que l'énanthème buccal a été plus ou moins intense.

Quelquefois bornée à l'extrémité de la langue, elle l'envahit d'autrefois
tout entière. Dans ces cas, la muqueuse de toute la cavité bucco-pharyngée
présente une desquamation analogue; la face interne des joues, le voile du
palais, la face postérieure du pharynx, les amygdales (si l'exsudat a rapidement disparu), présentent un aspect vernissé, une coloration rouge tout
à fait caractéristique, qui peuvent persister pendant 7 ou 8 jours, et même
davantage, c'est-à-dire jusqu'à ce que l'épithélium se reforme et acquière
une épaisseur suffisante. Lorsque cette desquamation de toute la cavité
buccale est aussi intense, le malade y éprouve des sensations très pénibles
de sécheresse, d'empâtement, mais il n'y a pas de véritable douleur. Cette
desquamation de la langue n'appartient guère qu'à la scarlatine. Je l'ai
observée deux fois à la suite d'infections gastro-intestinales intenses. Elle
a donc toute la valeur que j'indiquais au début comme lui appartenant au
point de vue du diagnostic.

Telle est l'éruption scarlatineuse, et ses manifestations pharyngées. Son
développement est généralement très rapide; en 24 ou 36 heures au plus,
elle est complètement constituée, et son apparition n'amène aucune amélioration dans l'état du malade. La température, très élevée le plus souvent dès
le début, se maintient à 40 degrés et même au-dessus. l'agitation, le délire
même, dans certains cas, persistent. La soif est vive, l'appétit nul. Dans les
formes normales, les vomissements du début ne persistent pas. Le pouls,
dans les cas bénins, ne présente d'autre caractère que sa fréquence, qui est
du reste en rapport avec l'élévation de la température.

L'urine est rare, foncée, chargée d'urates; elle contient quelquefois, dès
le début, une petite proportion d'albumine; mais cette albuminurie du début
de la scarlatine est très rare, et en tout cas passagère, sauf dans certains
cas de scarlatines malignes terminées rapidement par la mort. Elle est donc
tout à fait distincte de l'albuminurie secondaire causée par la néphrite. La
durée de la période d'éruption varie de 5 à 7 jours; dans les formes légères,
normales, l'atténuation des symptômes se fait d'une façon progressive,
parallèlement à la marche de la température, dont la décroissance se fait en
lysis, absolument comme dans la fièvre typhoïde. En 5 jours, 8 jours au
plus, la température, par des oscillations graduellement descendantes, est
redevenue normale, le pouls également. L'éruption pâlit, et ne tarde pas à
disparaître. Dans les cas où elle a été très intense, elle persiste plus longtemps : 10 jours après son début, elle peut être encore très nette; alors que
la desquamation commence déjà, la coloration rouge de la peau persiste.
Dans les formes légères, au contraire, l'éruption peut être absolument passagère, et ne durer même que quelques heures.

La température pendant la période d'invasion et d'éruption est généralement très élevée. L'hyperthermie peut précéder l'angine; le plus souvent,
elle coexiste avec son début. Elle atteint parfois son maximum dès le premier jour, avant l'apparition de l'éruption : le plus souvent, cependant,
c'est au moment de l'éruption qu'elle est le plus élevée, et elle augmente
encore après elle. Dans d'autres cas, plus rares, c'est quelques jours après
l'éruption qu'elle atteint son plus haut degré. La courbe se continue par des

oscillations irrégulières, avec des relèvements secondaires souvent inexpli-
cables. Pendant quelques jours, la forme en plateau peut exister, elle
coïncide toujours avec ces symptômes plus ou moins graves.

La fièvre diminue progressivement avec l'éruption, elle peut lui survivre
quelquefois. Cadet de Gassicourt a vu la fièvre persister 5 jours après
l'éruption, sans complications. Dans les cas légers, elle tombe avant la
disparition de l'exanthème ; le 3e ou le 4e jour, la température est rede-enue
normale. Cette défervescence peut être brusque ; c'est exceptionnel ; le plus
souvent elle se fait par lysis, par oscillations graduellement descendantes,
menant à l'apyrexie en 3 ou 5 jours, par une courbe descendante absolument semblable à celle de la fièvre typhoïde.

La durée de la fièvre dans la scarlatine ne dépasse pas 12 jours, sauf dans
le cas où il survient des complications. Quand elle a cessé, il peut survenir
de nouvelles ascensions thermiques, en dehors de toutes complications appréciables. Pastor, Gumprecht, Bouveret ont vu, après le 10e jour, deux ou trois
exacerbations successives durant 1 à 2 jours, et séparées par des intervalles
de 3 à 6 jours. Gumprecht décrit, sous le nom de *fièvre consécutive*, cette
persistance de la fièvre sans cause évidente. Il est bien probable qu'il s'agit
là d'infections secondaires passagères et à évolution très rapide, sans localisation appréciable.

Période de desquamation. — Dans les formes normales, peu intenses,
la desquamation ne suit pas immédiatement l'éruption, qui a disparu complètement quand elle se montre. Elle ne paraît guère en effet avant le
10e jour qui suit le début de l'éruption. Dans les cas graves, ou simplement
lorsque la fièvre a été très intense, et l'éruption très développée, la desquamation commence avant la disparition de la fièvre et de l'éruption.

J'ai dit plus haut qu'il fallait se garder de confondre la desquamation
de la miliaire, dans les cas très fréquents où elle s'est surajoutée à l'éruption scarlatineuse, avec celle de la scarlatine : elle s'en distingue très
nettement par sa précocité, paraissant en effet 2 ou 3 jours après son début,
et par sa forme tout à fait spéciale. La desquamation scarlatineuse ne paraît
pas avant le 10e jour ; elle est quelquefois même plus tardive. Elle paraît
d'abord au cou, au niveau des aines, des plis des coudes, sur la poitrine, et
sur le ventre, c'est-à-dire au niveau des points où l'éruption a été la plus
intense et s'est tout d'abord montrée, se produisant en dernier lieu aux
mains et aux pieds. Certains auteurs ont cité cependant des faits de desquamation abondante, en des points où l'éruption avait fait défaut. Ces faits
restent suspects ; car on est en droit de se demander si l'éruption, très
fugace, n'a pas passé inaperçue.

La description la plus complète de la desquamation a été donnée par
Barthez et Rilliet, et par Sanné dans son article du *Dictionnaire encyclopédique*. Je ne saurais mieux faire que d'en reproduire les principaux traits.
L'épiderme, qui est devenu rugueux, se ride en formant de petites élevures
arrondies, grosses comme des pointes d'épingle ; bientôt elles s'accroissent
et prennent le volume de sudamina dont elles se distinguent par leur
absence de contenu liquide, par leur flaccidité, leur sécheresse, leur

opalinité. Séparées d'abord par des espaces restreints d'épiderme adhérent, elles peuvent se rapprocher par groupes; mais, dans tous les cas, isolées ou agglomérées, elles se déchirent par leur centre, laissant à leur place des surfaces épidermiques nouvelles qui sont limitées par l'épiderme ancien, dont les bords circulaires sont soulevés jusqu'à une certaine distance. Le décollement se propage d'une surface à l'autre; et bientôt la peau présente un mélange de places dénudées, et de lambeaux épidermiques à moitié détachés, ternes, vitreux, ayant l'apparence d'écailles minces, légères et sèches, détachées par leurs bords, qui forment une sorte de liséré blanc. Peu à peu les squames tombent, et la peau reprend sa netteté. Dans les régions où l'épiderme est plus épais, aux mains, à la plante des pieds, la desquamation est plus tardive; elle se produit par bandes; dans certains cas même, l'épiderme conserve, en tombant, la forme de la partie qu'il abandonne. On voit alors se former de véritables gants épidermiques : tantôt c'est un ou plusieurs doigts, ou l'épiderme du pied tout entier. Plusieurs observateurs ont noté la chute des poils, des cheveux et même des ongles (Graves). Mais c'est là très probablement une erreur, la chute des ongles ne semblant appartenir qu'aux dermatites exfoliatrices, scarlatiniformes.

L'intensité de la desquamation est en rapport avec l'intensité de l'éruption. Pourtant Graves, Kopp ont cité des faits de desquamation abondante dans des cas où l'éruption avait manqué. Bien que ces faits soient contestables, il est difficile de ne pas s'incliner devant l'autorité de pareils observateurs : il faudrait admettre, pour expliquer ces faits, un trouble profond de la nutrition de la peau, malgré l'absence d'éruption. Il me semble néanmoins que cette opinion mérite confirmation.

D'une façon générale les scarlatines très légères, dans lesquelles la fièvre a été peu marquée, ainsi que l'éruption, ne donnent lieu qu'à une desquamation minime, quelquefois imperceptible. La durée de la desquamation est influencée par les mêmes causes; une éruption très forte est presque toujours suivie d'une desquamation commençant de bonne heure et finissant très tard. Dans le plus grand nombre de ces cas, la desquamation est terminée vers le 30e jour. Mais elle peut être beaucoup plus prolongée; Trousseau cite un cas où elle n'était pas terminée le 70e jour; Sanné l'a vue durer 2 mois et il cite une observation de Klamann (1877) où elle se serait prolongée pendant 7 mois. S'agissait-il d'une scarlatine dans ce cas? — Sydenham a observé plusieurs desquamations successives.

Après la desquamation, l'épiderme présente pendant quelques jours une coloration rose pâle, pour reprendre petit à petit sa teinte normale. Les bains, les onctions avec une pommade antiseptique, ou l'axonge comme le conseillait West, accélèrent beaucoup la desquamation.

J'ai indiqué plus haut que cette chute de l'épiderme se rencontre également sur les muqueuses bucco-pharyngées, dont la chute de l'épithélium constitue une véritable desquamation; seulement elle est beaucoup plus précoce que celle de la peau; commençant dès le 3e jour après le début de la maladie, elle est presque toujours terminée le 8e ou 10e, alors que la desquamation cutanée commence à peine

Pendant la convalescence, qui commence après la chute de la fièvre et se poursuit dans les cas bénins sans incident jusqu'à la fin de la desquamation, le malade, s'il ne présente pas de complications, est dans un état de santé parfaite, en apparence. Son appétit ne tarde pas à revenir, ses digestions sont bonnes, son sommeil très calme. C'est donc tout à fait l'apparence de la santé ; mais avec une susceptibilité extrême, à la moindre influence du froid, au moindre écart de régime ; c'est ce qui fait que la convalescence est peut-être la période la plus dangereuse, surtout dans les formes bénignes, atténuées, où le malade et son entourage ne comprennent guère la nécessité des précautions.

Telle est la scarlatine normale, de moyenne intensité, celle qu'il faut prendre comme type d'une description clinique, sous peine de se perdre dans l'infini des variétés et des nuances. — Mais s'en tenir à une description aussi générale serait laisser forcément dans l'ombre des particularités importantes, des formes spéciales de la maladie, qui nécessitent au contraire une étude approfondie, d'autant plus que dans certains cas elles peuvent, par l'irrégularité de leur marche, ou les caractères incomplets du tableau clinique, dérouter un observateur non prévenu.

Formes anormales de la scarlatine. — Il y a donc lieu d'étudier les formes anormales de la scarlatine. Les auteurs ont proposé des classifications variables de ces anomalies, basées les unes sur les modalités de l'éruption, les autres sur la durée ou sur les caractères de la fièvre. Ces divisions forceraient à tracer des cadres très artificiels, aussi, je préfère adopter, comme Guinon dans son article du *Traité de médecine* de Charcot-Bouchard, la classification des auteurs français et ranger les scarlatines anormales en deux classes : 1° Formes éruptives ; anomalies de l'éruption.

2° Anomalies dans l'évolution des phénomènes généraux.

1° Anomalies de l'éruption. L'anomalie peut porter sur la durée, l'intensité, l'évolution, sur les caractères physique de l'éruption. Au lieu de sa durée normale, 5 à 8 jours, elle peut ne persister que quelques heures, 4 ou 5 heures, et être tellement discrète qu'elle ne laisse pas de traces. Dans ces cas la desquamation est généralement peu marquée ; elle peut même faire complètement défaut. — C'est la forme la plus fréquente de ce que Trousseau appelait si justement les scarlatines frustes. Il est inutile d'insister sur l'extrême difficulté du diagnostic dans ces cas, c'est en se basant sur l'état de la gorge puis de la langue que le médecin peut se faire une opinion, car il est trop fréquent qu'il ne puisse pas constater l'éruption. La notion de contagion possible, ou d'épidémie, peut être très utile en pareil cas ; on sait combien sont fréquentes au début ou à la fin des épidémies de scarlatine, comme aux mêmes périodes des épidémies de fièvre typhoïde, ces cas frustes, incomplets. Mais à Paris, où la scarlatine est endémique, ce renseignement important fait le plus souvent défaut. Il y a même des cas où l'éruption fait complètement défaut ; avec quelque soin qu'on la cherche, si on a été appelé dès l'apparition des accidents, il est impossible de la constater. Ces faits sont d'autant plus importants à connaître qu'ils peuvent présenter pendant la convalescence les mêmes accidents que la scarlatine la plus complète.

Je suis persuadé que beaucoup d'albuminuries, dont on ne peut préciser la cause, remontent ainsi à des scarlatines frustes qui ont été méconnues; cette erreur est d'autant plus facile à commettre, que, si le plus souvent ces scarlatines incomplètes se manifestent par de la fièvre, de l'angine, des symptômes généraux assez intenses pour forcer le malade à se mettre au lit, il est des cas plus rares, mais cependant indiscutables, dans lesquels les symptômes généraux font absolument défaut, et où l'angine est réduite à un degré tellement atténué qu'elle passe inaperçue du malade lui-même. J'ai été atteint, il y a vingt ans, d'une scarlatine de ce genre dont le premier symptôme fut la desquamation, et j'ai eu l'occasion d'observer depuis un fait analogue. Ce sont des exemples de scarlatine latente. A côté de ces formes frustes de scarlatine, où l'éruption manque ou passe inaperçue en raison de sa fugacité, et en opposition avec elles, il est certaines formes de scarlatines malignes qu'on pourrait appeler sidérantes, dans lesquelles le malade meurt en quelques heures emporté par des accidents nerveux ataxo-adynamiques, avant même l'apparition de l'éruption.

Au lieu de se développer progressivement et en une fois, l'éruption peut se faire en deux actes. L'exanthème une fois constitué s'éteint, puis reparaît ensuite sans que les phénomènes généraux du début se montrent de nouveau. C'est ce que Jaccoud appelle la scarlatine à réversion; cette absence de réapparition des phénomènes généraux la distingue de la rechute.

On a décrit sous le nom de *Scarlatina variegata*, celle où l'exanthème forme des plaques irrégulières qui n'ont aucune tendance à se rejoindre. La scarlatine papuleuse est caractérisée par de petites élevures rouge sombre rendant la peau rude au toucher. Ce n'est qu'une exagération du volume de l'élément éruptif papuleux que j'ai décrit plus haut. On a décrit également une forme miliaire, — mais la miliaire est si fréquemment surajoutée à la scarlatine dans les cas où l'éruption est intense, que cette description à part est vraiment sans motif.

On peut observer des pétéchies plus ou moins abondantes, même dans les scarlatines de moyenne intensité. Quand il n'y a pas coexistence d'hémorrhagies nasales ou autres, ces hémorrhagies cutanées qui ne sont que le fait d'une fluxion exagérée n'ont aucune signification. Dans le cas contraire il s'agit de la forme hémorrhagique de la scarlatine maligne.

2° Anomalies dans l'évolution des phénomènes généraux. Les phénomènes généraux peuvent être très atténués : c'est surtout la fièvre qui peut être nulle ou presque nulle; ces cas méritent une description sous le nom de scarlatine apyrétique. D'autres fois au contraire, ils sont tellement développés qu'ils dominent absolument la scène morbide, constituant ce qu'on appelle la scarlatine maligne.

Scarlatine apyrétique. — J'indiquais plus haut qu'il est des cas dans lesquels l'éruption peut faire défaut, ou n'avoir qu'une existence tellement éphémère qu'elle passe inaperçue, constituant la forme la plus fréquente de ce que Trousseau a si magistralement décrit sous le nom de scarlatine fruste. Dans la scarlatine apyrétique, les principaux symptômes sont au complet, l'éruption peut être aussi développée que dans la scarlatine la plus intense ; — une seule manifestation de la maladie manque complètement ou à peu près : la fièvre. Si l'apyrexie peut être complète, absolue, continue, il y a quelquefois au début, et pendant 1 ou 2 jours, une très légère élévation de la température (38 degrés, 38°,2, 38°,5, comme température rectale). Cette absence de fièvre est d'autant plus singulière que les descriptions classiques nous ont tellement habitués à considérer la scarlatine comme la maladie pyrétique par excellence, que, dans l'esprit de beaucoup de médecins, scarlatine et température élevée sont deux termes invariablement unis. Cadet de Gassicourt, dans ses remarquables leçons cliniques, fait de l'absence de fièvre la caractéristique absolue des érythèmes scarlatiniformes.

Cette forme est d'autant plus importante à connaître que les conséquences pratiques d'une erreur peuvent être très graves, aussi bien au point de vue du malade que de son entourage. Aussi suis-je forcé d'entrer dans quelques détails sur cette forme si curieuse de scarlatine anormale.

Barthez et Rilliet sont peut-être les premiers qui l'aient observée. Sur un total de 87 cas de scarlatine, ils en notent 4 dans lesquels la fièvre a manqué complètement ou ne s'est montrée qu'au moment de l'éruption. H. Roger a observé un cas de scarlatine où la température n'a pas dépassé 38 degrés. Il a bien montré que ces faits, qu'il appelle des « scarlatinettes », exposent aux mêmes complications qu'une scarlatine ordinaire. Trousseau et Graves ont surtout parlé des scarlatines latentes qui ne sont révélées qu'ultérieurement par une complication caractéristique, l'anasarque par exemple. Sanné et Picot, dans leurs articles des dictionnaires, indiquent la possibilité de l'apyrexie dans la scarlatine, mais sans insister.

Bartels, comme Barthez et Rilliet, dit avoir observé des scarlatines apyrétiques. Mais c'est surtout le mémoire de Fiessinger d'Oyonnax qui a fait connaître cette forme si singulière de scarlatine (*Gazette médicale* de Paris, 4 et 11 mars 1893). Un de mes élèves, le docteur Couatarmanach, en a fait une bonne description dans sa thèse (thèse de Paris, 1893), dont il a puisé les éléments dans mon service.

Sauf l'absence de fièvre et le peu d'intensité des phénomènes généraux, la scarlatine apyrétique présente tous les symptômes classiques de la scarlatine la plus normale. — La période d'invasion est le plus souvent marquée par des phénomènes à peine appréciables. C'est ordinairement un malaise général avec inappétence et céphalalgie qui ouvre la scène; quelquefois des vomissements alimentaires ou bilieux s'y ajoutent; mais, règle générale, le début de la scarlatine apyrétique est peu bruyant.

L'angine, qui peut être très marquée et présenter même des exsudats pseudo-membraneux, est le plus souvent légère, et caractérisée par une rougeur diffuse du voile du palais, de la luette et des piliers. L'éruption paraît à sa date normale; elle est ou très marquée, ou très discrète, présentant toutes les variétés que l'on peut rencontrer dans les scarlatines ordinaires. Elle peut même être généralisée et s'accompagner de miliaire.

La desquamation de la langue manque souvent d'après Fiessinger : mais il n'en est pas toujours ainsi ; dans 4 des observations que Couatarmanach a prises dans mon service, la langue présentait l'aspect caractéristique au bout de quelques jours, et, dans le plus grand nombre des autres, une desquamation légère s'y produisit.

La desquamation est normale, mais, dans les cas où l'éruption a été peu intense, elle est peu marquée. Ce qui caractérise donc essentiellement la scarlatine apyrétique, c'est l'absence des phénomènes généraux et en particulier de la fièvre. C'est là ce qu'il est important de mettre en lumière. Cette absence de fièvre peut être absolue, la température rectale oscillant entre 37 et 38 degrés, pendant toute la durée de la maladie, ou relative et essentiellement transitoire (38°, 38°,5, comme température rectale). En général, le pouls est augmenté de fréquence : avec 37°,2 de température, une fille de 5 ans avait 128 pulsations. C'est là un fait important au point de vue du diagnostic ; il n'est pas constant cependant.

La fréquence de la scarlatine apyrétique est assez grande pour que, dans l'épidémie d'Oyonnax qui a servi de base à son étude si remarquable, Fiessinger en ait observé 11 cas sur un ensemble de 37 scarlatines. Cette proportion considérable est due évidemment au caractère bénin de l'épidémie qu'il lui a été donné d'observer. Dans l'espace de 2 mois, M. Couatarmanach a pu recueillir 12 observations dans mon service à l'hôpital Trousseau. La fréquence de la scarlatine apyrétique est donc relativement assez grande. Comme la scarlatine ordinaire, on l'observe surtout chez les enfants de 2 à 10 ans. Fiessinger l'a vue une seule fois chez un adulte de 23 ans.

Il a été pendant si longtemps classique de se baser sur l'existence de la fièvre pour affirmer la scarlatine dans les cas douteux, et de faire rentrer dans la classe des érythèmes scarlatiniformes les faits où elle fait défaut, qu'il pourrait rester quelques doutes dans l'esprit des médecins, qui, n'ayant pas observé de scarlatine sans fièvre, pourraient croire à une erreur d'interprétation. A cette objection, je répondrai que les 12 observations prises dans mon service à l'hôpital Trousseau et utilisées par M. Couatarmanach pour sa thèse, ont eu pour sujets des enfants qui ont séjourné tout le temps de leur maladie au pavillon de la Scarlatine, et qu'aucun n'y a contracté la maladie ; avant la période où ont été prises ces observations, comme après, j'avais observé dans ce même pavillon d'assez nombreux cas de scarlatine apyrétique ; aucun des malades qui en avaient été atteints n'avait présenté de scarlatine ultérieurement, malgré un séjour de 1 mois à 6 semaines au milieu d'enfants affectés de scarlatine.

Mais les faits observés par Fiessinger, dans une petite localité où l'évolution d'une épidémie peut être facilement suivie, répondent d'une façon beaucoup plus péremptoire à cette objection. Nées dans certains cas de scarlatines fébriles, les scarlatines apyrétiques observées par lui ont été le point de départ de nouveaux cas. Des scarlatines fébriles ont été prises par les frères ou sœurs des malades qui n'avaient pas de fièvre. La preuve est donc faite, et bien faite ; il est impossible de nier l'existence de la scarlatine apyrétique.

[MOIZARD.]

Le diagnostic est évidemment très difficile. La fièvre a donc perdu à ce point de vue l'importance que lui accorde Cadet de Gassicourt.

Pour les rash scarlatiniformes qu'on voit survenir dans le cours de certaines diphtéries, le diagnostic pourrait être d'autant plus difficile que, dans le plus grand nombre des cas, la diphtérie est une maladie sinon apyrétique, du moins à élévation thermique modérée. Mais cet érythème infectieux est ordinairement polymorphe, son apparition assez tardive, plus tardive en tout cas que celle de la scarlatine; il n'est ordinairement pas suivi de desquamation, et le cas si intéressant cité par Mussy dans sa thèse d'un érythème diphtérique, suivi d'une desquamation nettement scarlatiniforme pendant laquelle survint une nouvelle poussée d'érythème infectieux, est jusqu'à présent isolé.

Certains poissons, certains médicaments, le mercure en première ligne, l'opium, la belladone, l'antipyrine, les iodures, peuvent donner naissance à des érythèmes scarlatiniformes apyrétiques, dont le diagnostic avec la forme de scarlatine que j'étudie peut être très épineux. Pourtant, l'absence totale de manifestation pharyngée (sauf dans le fait d'intoxication par la belladone), et de desquamation de la langue, les commémoratifs permettent de formuler un diagnostic précis.

Il est plus difficile de distinguer la scarlatine apyrétique des érythèmes scarlatiniformes, idiopathiques, récidivants, désignés aussi sous le nom de dermatites exfoliatrices. La précocité de la desquamation, ou plutôt la simultanéité de l'éruption et de la desquamation est certes un signe différenciel important ainsi que l'a démontré Besnier; mais sa valeur n'est pas absolue. Cadet de Gassicourt l'a observé dans la scarlatine. De mon côté j'ai observé un fait de desquamation commençant au 4e jour d'une scarlatine tout à fait normale. Il en résulte que c'est surtout l'angine et quelques jours plus tard l'état de la langue qui plaident en faveur de la scarlatine. La notion du caractère récidivant de l'affection cutanée lèverait tous les doutes.

Telle est la scarlatine apyrétique : c'est en somme une scarlatine fruste caractérisée par l'absence de fièvre. Il est certain que cette notion de l'absence de fièvre dans la scarlatine détruit toutes les idées classiques, mais les faits sont indéniables, et il m'a semblé important d'y insister. Du reste la pathologie nous montre que la scarlatine n'est pas la seule PYREXIE qui puisse être *apyrétique*. Ne voit-on pas, sans aucun des symptômes de la fièvre pernicieuse algide, certains accès palustres modérés s'accompagner d'un abaissement thermique de $36°,5$ à $36°,2$, même de $35°,9$, abaissement qui disparaît d'ailleurs sous l'influence du sulfate de quinine ?

MM. Potain, Blachez ont observé des dothiénentéries évoluant sans fièvre. Von Gerloczy, Wendland, Fürbringer, Teissier (de Lyon), ont observé des cas analogues. L'observation de M. Potain est la plus caractéristique; non seulement à aucun moment de la maladie il n'y eut pas d'élévation thermique, mais encore la température fut au-dessous de la normale, et ne devint régulière que lorsque la guérison se confirma. On a signalé, et Teissier en a publié une très belle observation, des pneumonies évoluant sans fièvre; la grippe peut également évoluer sans fièvre, et cette apyrexie anormale dans ces maladies a été observée en dehors de toute complication, de tout collapsus, répondant soit à des infections légères, soit à des formes de la plus haute gravité.

Pourquoi ces irrégularités dans l'évolution thermique de certaines pyrexies? Est-ce une réaction anormale des centres régulateurs thermiques? Suivant le degré de virulence des microbes, pourraient-ils être excités ou paralysés? — Ce n'est là qu'une hypothèse. — Depuis que M. Bouchard a démontré que, parmi les substances toxiques éliminées par les urines, les unes ont une action hyperthermisante, les autres un effet hypothermisant, Le Gendre a pu attribuer à la rétention prédominante de certaines de ces substances dans l'organisme, les formes tantôt fébriles, tantôt hypothermiques de l'urémie. Ne pourrait-on pas admettre qu'il en soit ainsi des toxines sécrétées par les microbes pathogènes dans certaines infections? C'est une hypothèse au moins plausible dont les expériences de Teissier, Gabriel Roux, Pittion, de Lyon, avec le microbe isolé par eux dans le sang et les urines des grippés, tendent à démontrer la réalité. Ils ont montré que, lorsqu'on injecte aux animaux des cultures jeunes, très virulentes, on détermine une hypothermie très accentuée qui persiste plusieurs heures. Gilbert et Boix ont de même constaté dans certains cas l'action hypothermisante du coli-bacille. MM. Rodet et Courmont ont prouvé que le staphylocoque peut, dans certaines conditions, avoir la même action. Charrin (*Société de Biologie*, 1895), par des expériences pratiquées avec des urines de typhiques, a montré que le bacille d'Éberth peut produire des effets analogues par les toxines qu'il sécrète.

Il est certainement impossible encore de déduire de ces expériences la véritable cause de ces pyrexies apyrétiques, comme le dit Teissier de Lyon dans une clinique parue en juin 1894, dans la *Semaine médicale*, mais elles éclairent cependant leur pathogénie et nous permettront sans doute d'être fixés prochainement sur l'origine et le mécanisme de ces formes anormales d'infections. J'ai tenu à entrer dans quelques développements au sujet de la scarlatine apyrétique. C'est, comme je l'ai dit, une forme de scarlatine fruste; — mais elle a une physionomie si singulière, l'apyrexie dans la scarlatine est tellement en contradiction avec les idées reçues, cette notion a une telle importance nosologique, qu'il m'a semblé indispensable d'y insister.

Scarlatine sans éruption. Scarlatine latente. — Les anomalies que je viens d'étudier, celles qu'il me reste à indiquer, justifient cette proposition de Graves : « Il est très important, au point de vue pratique, de ne jamais perdre de vue cette proposition qui s'applique également aux maladies aiguës et aux maladies chroniques : une maladie générale peut ne révéler son existence que par 1 ou 2 des symptômes qui la caractérisent ordinairement. Cette anomalie paraît plus fréquente dans les maladies produites par la contagion et par les poisons animaux ou végétaux que dans les maladies engendrées par des causes inhérentes à la constitution elle-même. » — Nulle maladie ne confirme autant que la scarlatine les idées du célèbre médecin irlandais.

Si la fièvre peut faire défaut dans certains cas, dans d'autres c'est l'éruption qui manque. La gorge présente le caractère de l'angine scarlatineuse, la langue également; et cependant l'examen attentif de la surface cutanée ne permet de constater à aucun moment l'existence d'une éruption. Cette absence d'éruption est rare dans les formes bénignes, on la constate surtout dans les formes graves, malignes. Enfin, Graves et Trousseau ont signalé des cas dans lesquels tous les symptômes de la période aiguë de la scarlatine font défaut : il n'y a ni fièvre, ni mal de gorge, ni éruption, la desquamation fait également défaut. La scarlatine est absolument *latente*. On ne peut en présumer l'existence antérieure que par l'apparition d'une des complications caractéristiques de la scarlatine, une anasarque, une pleurésie purulente, une hématurie suivie de néphrite (Graves, Trousseau).

Malgré l'autorité de tels maîtres, j'avoue que ces faits me paraissent très difficiles à interpréter, et qu'en tout cas l'opinion soutenue par eux me semble sujette à contestation. Je crois que le plus grand nombre des scarlatines latentes est constitué par des scarlatines méconnues. J'en ai déjà parlé plus haut, à propos d'une observation personnelle, et j'estime que dans les cas où les phénomènes morbides sont extrêmement atténués, l'erreur est trop facile à commettre, que le médecin ait été appelé ou non, pour qu'il ne soit pas plus vraisemblable d'admettre l'existence d'une scarlatine très atténuée ou fruste, plutôt que celle d'une scarlatine latente.

Quoi qu'il en soit, tous ces faits sont très importants à connaître. Ils prouvent avec quelle attention il faut examiner les malades, et justifient la proposition émise plus haut, qu'un mal de gorge aigu étant donné, quels que soient ses caractères, le médecin doit toujours penser à la possibilité d'une scarlatine, et diriger son examen en conséquence. Ils prouvent également que, depuis la scarlatine moyenne qui nous a servi de modèle pour la description, on peut observer toute l'échelle des atténuations dans les symptômes de la maladie, la scarlatinette de Roger, la scarlatine apyrétique, la scarlatine fruste, la scarlatine latente.

Scarlatine maligne. — En opposition à ces formes atténuées, il me reste à décrire les formes malignes de la scarlatine, dans laquelle les symptômes graves ont une intensité telle, qu'ils menacent à brève échéance l'existence du malade. Qu'est-ce que la malignité? La définition qu'en donne Graves est encore la meilleure : « c'est, dit-il, l'intoxication générale de l'économie par le poison animal de la fièvre scarlatine. » Il y a dans ces cas une perturbation profonde de l'organisme, portant surtout sur le système nerveux, et qui détermine des désordres tels que la mort est le plus souvent rapide. Quelle sont les véritables causes de la malignité comprise ainsi dans son sens le plus large, celui de l'extrême gravité? Guinon lui reconnaît trois causes, et je partage absolument son opinion :

1° La virulence du contage peut varier. Bien que nous ne connaissions pas encore l'agent microbien de la scarlatine, qu'il soit constitué comme certains le pensent, par le streptocoque, ou non, il est très rationnel de lui supposer, dans certains cas, à lui comme aux autres agents pathogènes, une virulence exagérée, entraînant la gravité plus grande des symptômes.

2° L'individu atteint par le contage peut offrir moins de résistance qu'un autre ou réagir d'une façon trop violente. Cette proposition est démontrée par ces observations de familles dont tous les enfants, successivement infectés dans des épidémies différentes, succombent à des formes rapidement mortelles de scarlatine (Graves, Henoch, Guinon).

3° Enfin, les associations microbiennes, dans la scarlatine comme dans beaucoup d'autres maladies, la diphtérie en particulier, peuvent expliquer le caractère de malignité dans certains cas. A ce point de vue, il est impossible de ne pas être frappé des analogies de ces scarlatines graves avec angine énorme dès le début (angines que Bourges et Wurtz nous ont appris être indépendantes du bacille de Lœffler et causées par le streptocoque), phénomènes d'intoxication profonde, hyperthermie considérable, adénopathie sous-maxillaire très marquée, avec les formes toxiques de la diphtérie, dans lesquelles on note constamment l'association du streptocoque avec le bacille de Lœffler. Sauf l'éruption, et ce fait que dans ces diphtéries toxiques l'adénopathie sous-maxillaire et l'œdème qui l'entoure sont encore plus considérables, le tableau clinique dans les deux cas a bien des points de ressemblance.

La scarlatine maligne présente des variétés qui permettent d'en décrire plusieurs types :

a. **Forme foudroyante.** — C'est la plus terrible. Brusquement, sans aucun prodrome, au milieu d'une santé parfaite, un enfant est pris d'un violent malaise, avec céphalalgie, courbatures, vomissements accompagnés quelquefois d'une diarrhée profuse. La température d'emblée excessive atteint 40°,5, 41°, et peut s'élever encore plus haut. Presque en même temps que ces premiers symptômes se manifestent des phénomènes nerveux de la plus haute gravité, agitation extrême, délire, fréquence énorme du pouls, qui ne tarde pas à présenter une faiblesse inquiétante. Il existe en même temps, soit une angine intense avec adénopathie sous-maxillaire très marquée, soit une simple congestion pharyngée. Le plus souvent il est impossible de constater la moindre éruption. Le malade succombe en quelques heures et même en quelques minutes (Baginsky). Cette forme foudroyante de la scarlatine maligne serait impossible à reconnaître sans la notion de l'existence d'une épidémie de scarlatine, ou de cas de cette maladie dans le voisinage ou l'entourage du malade. Les observations de Graves, de Trousseau, de Wunderlich, de Baginsky en ont démontré nettement l'existence, et suffisamment fixé les traits, pour que dans un cas où les phénomènes graves décrits plus haut éclatent brusquement chez un enfant, une des hypothèses que doit examiner le médecin est celle d'une scarlatine maligne à forme foudroyante. Je dois ajouter que ces faits sont extrêmement rares, surtout en France. Je n'en ai, pour ma part, jamais observé.

b. **Forme nerveuse commune** (Jaccoud). — Le plus souvent, après un début caractérisé par les phénomènes nerveux décrits plus haut, mais atténués, les symptômes de la scarlatine se montrent. Le malade est dans un état d'anxiété extrême, en proie à une dyspnée qui contraste avec l'intégrité de l'appareil pulmonaire. C'est une dyspnée toxique d'origine bulbaire, sur la gravité de laquelle Trousseau a bien insisté et qui serait, d'après lui, un des signes les plus certains de la malignité des accidents. La peau est brûlante, sèche, la température très élevée, le pouls d'une fréquence extrême. L'enfant s'agite, il a un délire de paroles plus ou moins violent ; les lèvres sont sèches, la langue est rôtie, la gorge d'une rougeur livide, avec exsudat pultacé ou d'apparence membraneuse. Enfin, au bout de quelques heures ou d'un jour, l'éruption paraît. Elle est peu ou pas développée, ou au contraire confluente : en tout cas, elle est d'une rougeur livide, mélangée de pétéchies, qui, lorsqu'elles sont nombreuses, donnent à la peau une coloration violette. L'éruption se fait mal, incomplètement dans le plus grand nombre des cas. Le pouls devient de plus en plus fréquent, de plus en plus faible, filiforme, les extrémités se refroidissent et se cyanosent, les traits se tirent et l'enfant, dont les urines sont supprimées, ou très rares, et quelquefois albumineuses, succombe au bout d'un jour ou deux, soit avec du refroidissement des extrémités (forme algide), soit au milieu de convulsions suivies ou non de coma, soit enlevé par des accidents de collapsus cardiaque (forme syncopale de Wood et Kennedy). En temps d'épidémie, surtout en Angleterre et en Allemagne, on voit plusieurs enfants d'une même famille succomber successivement à ces formes malignes de scarlatine. Le plus souvent, dans ces formes malignes, la température est très élevée ; exceptionnellement elle peut être normale ou abaissée. Dans un cas observé par moi, la température, au milieu des phénomènes nerveux les plus graves, oscilla pendant deux jours entre 37°,2 et 37°,5, le pouls restant à 180, et n'atteignit 39° que le 3e jour, quelques heures avant la mort.

c. Jaccoud décrit également une forme typhique, à évolution plus lente, où les accidents graves ne paraissent qu'à la période d'éruption, quelquefois même dans la seconde semaine. Le malade présente, à ce moment, tout à fait l'apparence d'un typhique. La langue est sèche, fuligineuse, les lèvres également ; le ventre est ballonné ; il y a souvent de la diarrhée et des vomissements ; les urines sont rares, souvent albumineuses. Les manifestations pharyngées sont très intenses, l'exsudat abondant, l'engorgement ganglionnaire considérable. C'est, soit une angine grave à streptocoque, soit, si les manifestations pharyngées ne sont pas primitives, une angine secondaire diphtérique. Mais, dans ces cas, il s'agit toujours d'une diphtérie associée au streptocoque. Il y a souvent du jetage par le nez, des épistaxis abondantes, l'adynamie s'accentue de plus en plus, la température reste très élevée, le pouls fréquent et petit. Des eschares se montrent à la période terminale, et le malade succombe comme un typhique, dans le coma, ou à la suite d'accidents de collapsus cardiaque.

d. **Forme hémorrhagique.** — Dans toutes les formes de scarlatine maligne on peut observer des hémorrhagies, soit sous forme d'épistaxis, soit sous forme d'hémorrhagies sous-cutanées. Ce qui distingue la forme hémorrhagique, c'est la multiplicité de ces hémorrhagies. Fothergill, Huxham, Withering ont décrit cette scarlatine hémorrhagique, dans laquelle, avec les divers symptômes graves de la scarlatine maligne, on observe des hémorrhagies abondantes et répétées, sous forme d'hématuries, d'épistaxis, et d'hémorrhagies sous-dermiques ou intra-dermiques abondantes, dans certains cas même d'hémorrhagies intestinales. En fait, ce n'est qu'un trait ajouté par ces hémorrhagies multiples au tableau clinique de la scarlatine maligne, et ici, comme dans les autres formes, ce qui la caractérise c'est l'intensité, la multiplicité des phénomènes nerveux.

e. **Forme maligne tardive.** — Quelquefois les accidents de malignité paraissent tardivement, dans le cours d'une scarlatine ayant évolué normalement jusque-là, sans qu'il soit possible de les rattacher à une complication nettement définie. C'est une forme maligne, véritablement tardive. J'ai vu, il y a quelques années, un enfant arrivé sans aucun incident à la troisième semaine d'une scarlatine jusque-là normale, être enlevé en quelques heures par des accidents hémorrhagiques, épistaxis abondantes, hémorrhagies sous-cutanées donnant lieu à de vastes collections sanguines, hémorrhagies intestinales, accompagnés des accidents nerveux graves signalés plus haut, et sans albumine dans les urines. Je pense cependant que, dans ces cas, il s'agit plutôt d'accidents causés par des infections secondaires amenant une véritable septicémie dont l'agent est encore inconnu.

Forme récurrente ou à rechute de la scarlatine. — Très rare, la rechute avec réapparition de l'exanthème a été observé par Trojanowski, Körner, Schwarz, Laugier, Hüttenbrenner, Henoch, Baginsky. Elle est tout à fait exceptionnelle en France. Tantôt moins grave, tantôt plus grave que la première atteinte, elle peut se terminer par la mort. On la rencontre surtout chez les enfants de 3 à 14 ans. C'est de 10 jours à 4 semaines après la première manifestation de la maladie qu'on l'observe ordinairement. Tous les symptômes de la maladie, l'angine, l'exanthème réapparaissent alors et leur intensité peut être aussi grande que la première fois. Baginsky dit avoir observé, chez une petite fille de 4 ans, une énorme desquamation après le second exanthème. Ces faits sont importants à connaître; on doit cependant être prémuni contre l'erreur qui consisterait à prendre, pour une rechute de scarlatine, une éruption toxique d'apparence scarlatineuse coïncidant avec une angine diphtérique secondaire. Une des observations de Baginsky me semble passible de cette objection, puisqu'il signale que la rechute fut accompagnée d'une angine diphtérique secondaire. Les observations de rechutes de scarlatine doivent donc être soumises à une critique très sévère, maintenant que nous connaissons la fréquence des éruptions liées à des infections secondaires, la diphtérie en particulier. Jeanselme les a bien étudiées sous le nom de fausses rechutes de la scarlatine. C'est la gorge qui en semble le plus souvent le point de départ. Comme toutes ces éruptions toxiques elles sont plutôt caractérisées par un érythème polymorphe.

Le pronostic de la rechute est ordinairement bénin. Jeanselme note 5 morts sur 40 cas analysés par lui. L'apparition des rechutes, d'après lui et Thomas de Leipzig, serait due surtout à l'encombrement. En tout cas, comme pour la rechute de la fièvre typhoïde, on les observe surtout dans certaines épidémies. Antony, sur 51 soldats de la garnison de Saint-Martin-de-Ré qui furent atteints de scarlatine, a constaté 17 rechutes.

Les récidives, c'est-à-dire la réapparition d'une nouvelle scarlatine après la guérison complète, définitive, de la première, sont aussi très rares. L'intervalle entre les deux infections est très variable, de quelques mois à quelques années. La seconde scarlatine est le plus souvent bénigne (4 morts

[MOIZARD.]

sur 32 cas relevés par Jeanselme). Il paraît exister une prédisposition héréditaire et familiale aux récidives de scarlatine, qu'il ne faut pas confondre, ainsi que cela a dû souvent avoir lieu, avec les érythèmes scarlatiniformes récidivants.

Fièvre scarlatineuse tardive. — A côté de la forme récurrente ou à rechute, Baginsky signale la possibilité, dans le cours de la convalescence, d'accès de fièvre plus ou moins intenses, ordinairement de courte durée, sans rapport avec une complication locale appréciable. La fièvre, ainsi inexpliquée, peut réapparaître après l'effacement de l'exanthème et le début de la défervescence, être très élevée, et s'accompagner même de symptômes graves, surtout du côté du système nerveux. Thomas, de Leipzig, a le premier décrit cette sorte de fièvre secondaire de la scarlatine; il en distingue plusieurs espèces, dont l'une s'accompagne de phénomènes d'apparence typhique, et il insiste sur l'absence de toute lésion locale propre à provoquer un mouvement fébrile qui peut être d'assez longue durée (*Ziemssen's Handb. der Path. und Therap.*, 1877); Gumprecht (*Deutsch. medic. Wochenschrift*, 1888) a repris l'étude de cette fièvre scarlatine secondaire; Fürbringer l'a étudiée également sous le nom de fièvre post-scarlatineuse tardive. Le mémoire de Gumprecht est basé sur 13 observations. La fièvre oscille entre 39 et 40 degrés, dure de quelques jours à deux semaines, ne s'accompagne pas de symptômes graves, et se termine par une défervescence plus ou moins rapide. Bouveret a publié, dans la *Revue de médecine* (avril 1892), une étude sur cette singulière anomalie qu'il appelle hyperthermie secondaire de la scarlatine sans complication locale. Il y relate 5 observations remarquables par l'intensité de la fièvre (41 degrés et au-dessus) : c'est une poussée hyperthermique rapide, intense, accompagnée dans ses trois faits de symptômes nerveux d'une haute gravité; il la compare à une poussée de rhumatisme cérébral hyperthermique. Dans ses 5 observations, c'est du 8e au 10e jour de scarlatines en pleine défervescence qu'éclatèrent brusquement les accidents, caractérisés non seulement par la rapide élévation thermique, mais par de la céphalalgie, de l'agitation, de l'excitation nerveuse très marquée qui dans un cas fit place à une somnolence voisine du coma. Dans un cas, la température monta jusqu'à 42°,3′. La durée des accidents fut très courte, de 2 à 4 jours. Il n'a donc pas eu l'occasion d'observer la prolongation des accidents fébriles pendant une et même deux semaines, comme l'a signalé Gumprecht.

Cet auteur attribue cette fièvre secondaire à une infection surajoutée, généralisée, due aux streptocoques qui proviennent surtout des amygdales, et qui agissent, soit directement, soit par leurs toxines, sur les régions des centres nerveux qui président à la calorification. Dans les 5 cas de Bouveret la balnéation froide eut rapidement raison des accidents. En tout cas, et bien que la pathogénie de ces faits ne soit pas encore absolument élucidée, il est important de les connaître, de façon à ne point être dérouté par l'apparition brusque d'accidents fébriles, dans le décours d'une scarlatine, sans qu'il soit possible de les expliquer par une complication locale quelconque.

Mort soudaine et imprévue à la période d'éruption de la scarlatine.

— En étudiant les scarlatines malignes, j'ai insisté sur la gravité des symptômes qui d'emblée attestent l'intensité de l'infection. Il est des cas plus singuliers encore dans lesquels la mort se produit brusquement, alors que la scarlatine évolue le plus normalement du monde. Les accidents mortels, d'une soudaineté dont rien n'approche, peuvent se montrer dans les formes mêmes les plus bénignes en apparence. C'est pour cela que je les indique en un paragraphe spécial à la fin de l'étude des anomalies de la scarlatine. Ils ont été très bien étudiés par Duclos de Tours, dans une leçon publiée dans le *Journal des praticiens* (20 juillet 1895). Je ne saurais mieux faire que de résumer une de ses observations, pour bien fixer les caractères de ces accidents si singuliers : un enfant, au 4ᵉ jour d'une éruption scarlatineuse, tout à fait normale, en excellent état quelques instants auparavant, perd tout à coup connaissance, sans contractures, sans convulsions, sans écume à la bouche. Le pouls devient petit, puis filiforme, d'une fréquence extrême, la peau est brûlante, sans nulle modification de l'éruption. La mort a lieu en moins de 2 heures. Selon Duclos ces cas seraient moins rares qu'on pourrait le croire d'après le silence des auteurs classiques. On ne saurait les expliquer autrement que par une intoxication formidable, probablement causée par une brusque suppression des phénomènes d'élimination. C'est évidemment une variété de scarlatine maligne, mais insidieuse, masquée sous des dehors bénins au début, donnant par conséquent au médecin une sécurité trompeuse, et d'une physionomie tellement spéciale qu'il m'a paru préférable, pour la faire mieux ressortir, de l'indiquer à part.

Complications de la scarlatine. — Comme pour toutes les autres maladies, les complications de la scarlatine sont constituées, soit par l'exagération d'un de ses symptômes normaux, soit par l'apparition d'un accident étranger. L'angine grave est peut-être la plus importante de ces complications, non seulement par elle-même, mais par les accidents qui peuvent en être la suite (otite suppurée, adénites cervicales, adéno-phlegmons du cou, septicémie). Dans certaines épidémies, elle présente une telle gravité qu'elle semble constituer toute la maladie. C'est ce qui explique les épidémies d'angines malignes, putrides, décrites par les anciens auteurs (Fothergill, Huxham), qui avaient méconnu leur nature scarlatineuse.

Angine pseudo-membraneuse du début de la scarlatine. — Dans certains cas, les manifestations angineuses de la scarlatine prennent un développement et une intensité extrêmes. Soit au début de la maladie, soit au bout de 2 ou 3 jours, la gorge se couvre d'un exsudat d'apparence absolument diphtérique. Ce sont les mêmes fausses membranes, épaisses, recouvrant les amygdales, les piliers, la luette; quand on les enlève, la muqueuse des amygdales, qui sont très tuméfiées, est saignante, quelquefois ulcérée plus ou moins profondément, et les fausses membranes se reproduisent rapidement. L'haleine présente une odeur fétide; les sécrétions buccales et salivaires très augmentées forment une bave fétide, souvent sanguinolente, incessamment rejetée par le malade. En outre, l'adénopathie sous-maxillaire est très marquée, présentant souvent cet empâtement périganglionnaire si fréquent dans la diphtérie toxique. Le plus souvent coexiste avec ces lésions pharyngées si graves un coryza très accentué qui donne un jetage séro-purulent très abondant, quelquefois légèrement teinté de sang, laissant en se desséchant au-dessous des narines, après s'être écoulé sur la lèvre supérieure et les joues, ces traces à reflet brillant que M. Bergeron a si justement appelées « traînées de limace », et qui sont un des caractères du coryza diphtérique. Le teint est plombé, grisâtre. C'est donc, avec des variétés d'intensité multiples, la physionomie de l'angine diphtérique, et de l'angine diphtérique la plus toxique, la plus grave.

La véritable nature de ces angines pseudo-membraneuses du début de la scarlatine n'a pu être définitivement élucidée que par la bactériologie. Graves, Trousseau, par une prescience vraiment admirable, avaient nettement soutenu leur origine scarlatineuse, et nié absolument leur nature diphtérique. Jaccoud, Dieulafoy, Hennch, Heubner s'étaient ralliés à l'opinion des deux grands cliniciens. Pourtant Niemeyer, Archambault, Cadet de Gassicourt admettaient qu'elles pouvaient dans certains cas être diphtériques.

Les recherches bactériologiques de Lenhartz, Raskin, Bourges et Wurtz ont définitivement fixé leur nature, et prouvé que si dans quelques cas très rares (1 fois sur 18 cas, Bourges) on y trouve le bacille de Klebs-Lœffler, associé au streptocoque, ce sont le plus souvent des angines pseudo-membraneuses à streptocoque. On l'y trouve soit isolé, soit associé au staphylocoque ou au *bacterium coli*. Les travaux de Bourges et de Wurtz, confirmés par ceux de Lemoine, ont définitivement fixé la nature de ces angines ; elles sont très exceptionnellement diphtériques.

Dans la forme gangréneuse, il peut y avoir des ulcérations profondes qui ont pu déterminer une mort rapide par hémorrhagie à la suite de l'ulcération de la carotide interne (Gauthier, Vaughans).

L'angine pseudo-membraneuse du début, qu'elle soit légère ou présente l'extrême gravité dont j'ai parlé, est donc une angine pseudo-diphtérique. Dans les cas où elle est très développée, elle n'en est pas moins grave, et entraîne rapidement, indépendamment des accidents locaux ou de voisinage dont j'ai parlé, une septicémie le plus souvent mortelle.

L'angine tardive secondaire, qui paraît après la disparition de la pharyngopathie du début de la maladie, dans le deuxième ou le troisième septénaire, est au contraire toujours diphtérique[1]. C'est toujours alors une diphtérie associée au streptocoque, diphtérie grave, présentant presque toujours les symptômes de la diphtérie toxique, et entraînant rapidement la mort des malades.

Adénopathies. Bubon scarlatineux. — Comme toute maladie infectieuse, la scarlatine atteint le système lymphatique : « la scarlatine a ses bubons », disait Trousseau. En fait, l'adénopathie sous-maxillaire, à un degré quelconque, ne manque jamais dans la scarlatine. Mais, dans les scarlatines intenses, dans les formes angineuses surtout, cette adénopathie peut prendre un développement considérable. Non seulement la tuméfaction peut

---

[1] Cette notion classique de la nature diphtérique des angines scarlatineuses secondaires est singulièrement atteinte par la communication de MM. Marfan et Apert à la Société médicale des hôpitaux (8 mai 1896). Dans 18 cas d'angines secondaires à la scarlatine observés à l'hôpital des Enfants en 1895, ils n'ont jamais trouvé le bacille de la diphtérie. Toutes ont été à streptocoques.

être considérable par le fait de l'adénopathie qui envahit la plus grande partie des ganglions sous-maxillaires, et même les ganglions parotidiens, mais l'infiltration du tissu cellulaire qui s'y ajoute l'augmente encore. La tuméfaction est dure, résistante; l'évolution se fait tantôt vers la résolution, toujours longue à se produire, les ganglions restant augmentés de volume pendant de longues semaines, surtout chez les enfants scrofuleux. Souvent la suppuration se produit. Si l'abcès est très profond et qu'on l'abandonne à lui-même, les désordres les plus graves peuvent résulter du décollement des tissus. Le pus fusé profondément en arrière du pharynx, ou le long des vaisseaux dont il envahit la gaine, et dont il peut déterminer l'ulcération (ulcérations de la jugulaire, de la carotide); on peut voir alors survenir d'énormes hémorrhagies rapidement mortelles. Dans certains cas, ce sont des troubles respiratoires qui sont la conséquence de ces grandes collections purulentes cervicales, soit par compression du larynx et de la trachée, soit par œdème de la glotte de voisinage. Indépendamment de ces accidents locaux graves, ces grandes suppurations peuvent tuer par infection générale, par septicémie. Heureusement, elles sont fort rares aujourd'hui; la rigueur de l'antisepsie buccale, recommandée par tous les médecins dans la scarlatine, est le meilleur moyen de les prévenir.

Otite. — La scarlatine, comme toutes les maladies à détermination pharyngée, s'accompagne souvent d'otite; l'infection de l'appareil auditif se fait par la trompe d'Eustache. La forme légère de l'otite est très fréquente (55 pour 100 d'après Bader et Guinon) et ne détermine que des douleurs peu vives et un peu de fièvre. La forme grave, suppurée, est beaucoup moins fréquente (4,55 pour 100 d'après Burckhart et Guinon); elle paraît le plus souvent pendant la période d'éruption, au moment où les déterminations pharyngées sont dans tout leur développement. Quelquefois, la suppuration paraît très rapidement après avoir été précédée de douleurs peu violentes : il est probable que le peu d'intensité des douleurs est dû à la perforation rapide du tympan, qui livre passage au pus accumulé dans la caisse. D'autres fois, la douleur est plus prolongée et beaucoup plus violente; elle arrache des cris au malade, détermine de l'agitation, quelquefois même des convulsions, une fièvre violente, ou une recrudescence de la fièvre encore existante.

Le pavillon de l'oreille est douloureux, il peut être tuméfié, l'apophyse mastoïde est douloureuse à la pression, et dans les cas suraigus, où les cellules mastoïdiennes sont d'emblée envahies par l'infection, la peau, à son niveau, peut être rouge et tuméfiée. Dès que le tympan est perforé et a permis l'écoulement du pus, la douleur cesse, la fièvre tombe, les phénomènes réactionnels disparaissent. Dans le plus grand nombre des cas, des soins antiseptiques rigoureux amènent la guérison relativement rapide de cette otite. Elle n'en est pas moins grave parce qu'elle expose à des désordres d'une grande gravité. C'est l'envahissement des cellules mastoïdiennes, rarement primitif, mais se produisant assez souvent à une période plus ou moins avancée de l'otite; la suppuration de l'apophyse mastoïde en est presque toujours la conséquence, et nécessite sa trépanation. C'est la thrombose des sinus, la méningite suppurée, la carie du rocher. La lésion du rocher détermina, dans un cas de Porter signalé par Graves, des hémorrhagies de l'oreille très abondantes, qui se répétèrent pendant 15 semaines, et finirent par entraîner la mort. Porter et Graves les attribuent à l'ulcération de la carotide interne. Jaccoud, dans une note de sa traduction des cliniques de Graves, les rapporte plutôt, en raison de la longue durée des accidents, qui n'est guère compatible avec une lésion de la carotide interne, à l'ulcération d'une petite branche qui, née de l'artère méningée moyenne, va s'anastomoser dans l'aqueduc de Fallope avec la stylo-mastoïdienne de l'artère occipitale. L'existence de l'hémiplégie faciale chez le malade de Porter milite en faveur de cette opinion. Sans avoir des conséquences aussi graves, les otites suppurées prolongées peuvent déterminer dans l'oreille interne des lésions que Ketz a décrites et qui entraînent une surdité incurable.

Complications respiratoires. — Ces complications sont très rares dans la scarlatine. Les laryngites sont tardives, et appartiennent le plus souvent au croup. Le mot de Trousseau, « la scarlatine n'aime pas le larynx », est vrai pour le début de la maladie; les recherches bactériologiques démontrant que l'angine n'est jamais diphtérique en donnent la raison. Mais les angines secondaires, tardives, qui sont presque toujours de nature diphtérique, peuvent être le point de départ d'accidents laryngés. En outre, on peut voir survenir, très rarement il est vrai, des accidents de croup dus au streptocoque, qui peut déterminer aussi des lésions plus profondes, ulcérations laryngées, produisant la périchondrite et même la nécrose du larynx. La broncho-pneumonie, très rare, toujours déterminée par le streptocoque, appartient aux formes graves, infectieuses. La pleurésie complique quelquefois la scarlatine, elle suppure souvent. Cela est si vrai que, lorsqu'on constate une pleurésie purulente, une des hypothèses pathogéniques à examiner est celle d'une scarlatine antérieure. Elle ne présente rien de particulier à signaler, sinon que le pus contient toujours des streptocoques, et qu'une intervention précoce amène le plus souvent une guérison rapide. Le plus souvent le début de cette pleurésie est insidieux.

Les complications que je viens d'étudier sont des complications locales, si on peut ainsi parler. Ce sont des lésions de voisinage déterminées par l'envahissement progressif par le streptocoque des tissus ou appareils voisins de la localisation pharyngée primitive. Tout autre est le processus des complications qu'il nous reste à décrire : ce sont des lésions éloignées, qu'une véritable infection, une septicémie rattache à la lésion pharyngée initiale. Cette septicémie résulte de la pénétration dans le sang, à la faveur de l'angine, des streptocoques qui en sont les agents; car, dans tous les cas, on retrouve à l'origine une angine grave (Guinon). Bien que cette conception des complications de la scarlatine, qui ne sont pas explicables par l'envahissement progressif des tissus ou appareils voisins du pharynx, soit tout à fait rationnelle, et que je l'admette comme Guinon, il n'est pas exact de dire qu'on retrouve toujours à leur origine une angine grave. Telle néphrite par exemple peut se rencontrer à la suite d'une scarlatine dont les déterminations pharyngées ont été très peu marquées. Pourtant, comme le dit si justement Guinon, la septicémie, la pyohémie même, dans certains cas à suppurations multiples, sont le lien entre les lésions de siège si varié qu'il me reste à décrire.

Complications de l'appareil vasculaire. — L'endocardite se rencontre quelquefois; elle peut être précoce dans les formes très graves; elle prend souvent la forme ulcéreuse (Baginsky) et peut alors déterminer des embolies multiples. La péricardite est plus rare; comme la pleurésie elle est souvent suppurée. Les lésions du myocarde n'ont point été, que je sache, signalées: les accidents de collapsus cardiaque sont toujours sous l'influence de désordres nerveux d'origine centrale.

Complications nerveuses. — J'ai signalé, dans les scarlatines malignes, la fréquence des accidents nerveux. On n'en observe guère d'autres dans le décours de la scarlatine, et les accidents nerveux qui peuvent s'y montrer sont presque toujours sous la dépendance de lésions rénales, et de l'urémie qui peut en être la conséquence. Pourtant Cadet de Gassicourt a publié dans ses cliniques une remarquable observation de méningite cérébro-spinale suppurée dans le décours d'une scarlatine. C'est là une complication extrêmement rare, je n'en connais pas d'autre exemple.

Arthropathies de la scarlatine. Pseudo-rhumatismes scarlatineux. — Cette dénomination de pseudo-rhumatisme implique la notion moderne de la nature des arthropathies de la scarlatine. Contrairement aux idées de l'identité entre le rhumatisme et la scarlatine, défendues autrefois par Blondeau, du réveil de la diathèse rhumatismale sous l'influence de la scarlatine, admis par Peter, ces arthropathies de la scarlatine sont considérées aujourd'hui comme des pseudo-rhumatismes infectieux, conformément aux idées que Bourcy a défendues dans sa thèse. Ce pseudo-rhumatisme, dont les allures ont été très bien fixées par Graves dans ses cliniques, est, comme la plupart des autres complications de la scarlatine, sous l'influence du streptocoque. Il se limite à l'exsudation fibrineuse dans les formes légères, devient purulent dans les formes graves. Lenhartz, Raskin ont trouvé le streptocoque dans les arthrites séreuses de la scarlatine; Heubner, Bokai, Babès, Raskin l'ont rencontré également dans l'arthrite suppurée. Il y a en effet deux formes de rhumatisme scarlatineux, comme il y a deux formes d'arthropathies diphtériques : l'une séreuse, l'autre suppurée. C'est une complication rare de la scarlatine. Cadet de Gassicourt dit ne l'avoir observé que dans un dixième des cas, Trousseau le disait plus fréquent chez les adultes que chez les enfants.

Il est ordinairement borné, dans sa forme séreuse, à un petit nombre d'articulations, surtout à celles de la main et du poignet, ou à celles des vertèbres cervicales, et particulièrement, comme l'avait indiqué Graves, à l'articulation atloïdo-axoïdienne; ce rhumatisme cervical, dont Graves avait un peu exagéré la fréquence dans la scarlatine, au point d'en faire une localisation presque caractéristique, s'accompagne de contracture des muscles cervicaux. Cette forme séreuse des arthropathies est une complication tardive de la scarlatine; elle n'apparaît guère avant le 20e jour. Elle est ordinairement peu intense et de courte durée. Il y a peu de tuméfaction des articulations malades, pas de rougeur à leur niveau; les douleurs sont ordinairement modérées. Le plus souvent la terminaison est rapide et heureuse, sans qu'il en persiste de traces. Pourtant, la résolution de ces arthrites peut être longue, ainsi que l'a indiqué Chevallet. Dans des cas exceptionnels elles laissent à leur suite de la raideur, et même de l'ankylose. Demme a publié un cas de ce genre (*Jahres des Jenner'schen Kinderspital*, Berne, 1887); une arthrite scarlatineuse fut suivie de lésions articulaires avec ankylose. Bokai aurait vu une arthrite scarlatineuse se transformer en une véritable tumeur blanche. C'est là un exemple d'une infection secondaire par le bacille de Koch d'une articulation d'abord touchée par la scarlatine.

On n'avait décrit jusqu'à présent, dans les rares autopsies de malades ayant succombé avec des arthropathies séreuses dans le cours de la scarlatine, que des lésions superficielles des séreuses et des cartilages articulaires. Sevestre, Richardière et Péron (*Société médicale des hôpitaux*, 1er décembre 1893) ont publié deux observations dans lesquelles les extrémités osseuses présentaient des lésions manifestes caractérisées par des déformations considérables. C'est ce qu'ils ont appelé la forme osseuse du rhumatisme scarlatineux. Dans ces deux observations le début a été tardif : 32e et 35e jours. Dans la première observation les lésions se sont montrées à l'articulation tibio-tarsienne droite, au coude droit, sur les deux articulations phalango-phalanginiennes du médius et de l'annulaire droits. Toutes ces articulations sont devenues énormes par suite du gonflement des extrémités osseuses. Dans la deuxième observation, le genou gauche a seul présenté des déformations osseuses, limitées à l'extrémité tibiale, qui était très développée. L'augmentation de volume des extrémités osseuses s'accompagnait, dans ces deux observations, de rougeurs de la peau, et d'œdème périarticulaire.

La régression est très lente : dans une des observations, l'ankylose a été le résultat de deux des arthrites phalangiennes. Les muscles voisins des articulations malades se sont atrophiés rapidement. Ces faits sont rares; il était important de les signaler; ils sont à rapprocher de la forme osseuse du rhumatisme blennorrhagique décrit par Garrod, Charcot et Lorain.

Beaucoup plus rare est la forme suppurée des arthropathies scarlatineuses; on ne les rencontrerait, d'après Carslow, qu'une fois sur 50 cas de rhumatisme scarlatineux. Presque toujours limitées à une seule articulation, un des genoux le plus souvent, elles peuvent exceptionnellement en frapper plusieurs. Elles présentent tous les symptômes classiques des arthrites suppurées, et ne s'observent que dans les cas d'infection généralisée et très grave par le streptocoque. C'est ce microbe qu'on trouve toujours, soit isolé, soit associé au staphylocoque dans le pus qui distend l'articulation. Le plus souvent les malades qui ont de pareilles lésions présentent un état infectieux des plus graves avec accidents ataxo-adynamiques qui entraînent la mort. La suppuration articulaire n'est qu'une manifestation de la pyohémie. Dans les cas très rares où les accidents généraux sont très atténués, l'arthrotomie faite d'une façon précoce pourrait amener la guérison.

Vulvite. — Dans les pavillons de scarlatine, il est très fréquent d'observer la vulvite. C'est toujours le fait d'une infection surajoutée à gonocoques le plus souvent. Une fillette entre à l'hôpital avec une vulvite, assez peu intense pour passer inaperçue ; les autres enfants sont contagionnées, par le vase, par des linges, par le thermomètre appliqué dans le rectum, et souillé par les sécrétions vulvaires. Une épidémie très intéressante de vulvite dans un pavillon d'isolement des hôpitaux de Lyon n'avait pas d'autre cause que le thermomètre qu'on croyait cependant désinfecté d'une façon suffisante. Elle ne cessa que lorsque chaque enfant eut un thermomètre spécial. C'est là une petite complication qu'on ne voit qu'à l'hôpital. Il m'a paru important de la signaler, non seulement au point de vue de l'hygiène hospitalière, mais encore parce que j'ai observé deux fois, chez des enfants atteints de vulvite intense, des douleurs de ventre très violentes, assez prolongées, au niveau d'un des hypochondres, s'accompagnant de fièvre, et qui m'ont semblé devoir être attribuées à des poussées de salpyngite résultant de l'infection progressive de l'appareil utérin. — Ces deux faits, dans lesquels un diagnostic précis m'avait été impossible, m'avaient beaucoup frappé. Il me semble que l'interprétation que j'avais admise des accidents constatés chez ces deux fillettes est confirmée par une observation très intéressante de Baginsky, communiquée à la Société de médecine de Berlin, en mars 1896. Il s'agit d'une fillette de onze ans, qui au cours d'une vulvo-vaginite a été prise d'une péritonite généralisée très grave. Dans le côté gauche de l'abdomen on sentait une tumeur qui, à l'exploration rectale, paraissait fluctuante. Les symptômes étaient tellement graves qu'on jugea l'intervention inutile.

Toutefois on fit une ponction ; le pus retiré contenait des gonocoques et des staphylocoques. La malade mourut dans la journée : à l'autopsie on trouva une salpyngite suppurée avec abcès des ovaires. J'ai tenu à signaler ce fait qui vient à l'appui de l'opinion émise pour expliquer les douleurs abdominales de deux enfants atteintes de vulvite, dans le cours de la scarlatine, et chez lesquelles les accidents abdominaux purent heureusement être enrayés.

Néphrite scarlatineuse. — Longtemps avant la connaissance de l'albuminurie, bien plus longtemps avant la notion de la néphrite dont elle est la conséquence, les médecins avaient constaté la fréquence de l'anasarque dans le décours de la scarlatine. On sait aujourd'hui que la néphrite est la cause et de l'albuminurie et de l'anasarque. C'est une complication fréquente de la scarlatine ; on l'observerait 30 fois sur 100 cas, d'après Cadet de Gassicourt, et cette complication est tellement fréquente à la suite de la scarlatine, qu'un cas de néphrite étant donné chez un enfant, le médecin doit toujours rechercher s'il n'y a pas eu une scarlatine antérieure.

Il existe dans la scarlatine deux formes d'albuminurie liées l'une et l'autre, très probablement, à une néphrite. L'une précoce, contemporaine de l'éruption : désignée sous le nom d'albuminurie fébrile, elle est très probablement liée à une néphrite légère et passagère. On ne s'accorde pas sur sa fréquence. James Miller, Steiner, Gubler, Lécorché et Talamon la considèrent comme très fréquente. Cadet de Gassicourt au contraire dit ne l'avoir observée que très rarement. Il est probable que sa fréquence varie selon les épidémies. Quoi qu'il en soit, l'albuminurie de la période fébrile de la

scarlatine ne se manifeste ordinairement par aucun symptôme. Il faut la
chercher. Elle est, en tout cas, presque toujours passagère, et on cite seulement quelques cas très rares où elle a pu se prolonger pendant la convalescence. Exceptionnellement l'albuminurie fébrile s'accompagne d'hématurie et d'anurie (Juhel-Rénoy, *Archives de médecine*, 1886). Cet accident
est rapidement mortel : mais ceci est l'immense exception, et presque toujours l'albuminurie du début de la scarlatine n'a aucune gravité. Quant à sa
pathogénie, après avoir accusé l'hyperthermie, puis une altération dyscrasique
du sang, elle semble manifestement sous l'influence d'une forme légère,
précoce de néphrite infectieuse, conformément aux idées de Bouchard,
Babès, Raskin et Gauchet. La néphrite infectieuse, si légère qu'elle soit,
semble être la cause de l'albuminurie fébrile, ou tout au moins la cause la
plus fréquente. C'est ce qui relie cette forme d'albuminurie précoce de la
scarlatine à la seconde.

Albuminurie tardive. Néphrite scarlatineuse. — Si Cadet de Gassicourt
la note dans 50 pour 100 des cas de scarlatine observés par lui, si Stevenson
Thomson l'a observée 55 fois sur 112 cas, Jaccoud ne l'a pas constatée
une fois chez un scarlatineux pendant 15 ans. La fréquence est donc variable
selon les épidémies. Mais elle n'en constitue pas moins une des complications les plus fréquentes de la scarlatine. On ne la rencontre guère avant la
fin de la première semaine, quelquefois dans le cours de la seconde, mais
c'est surtout vers la 3e semaine de la maladie qu'on l'observe. Elle n'apparaît guère plus tard que la 6e semaine. J'en ai observé un cas survenu le
40e jour.

La néphrite scarlatineuse a un début essentiellement variable; dans
beaucoup de cas, c'est insidieusement que la lésion se produit, sans amener
aucun symptôme appréciable, aussi est-il de règle d'examiner les urines
d'un scarlatineux tous les jours : j'ai vu d'assez nombreux cas de début insidieux pour insister sur l'utilité de cet examen quotidien de l'urine. Quoi
qu'il en soit, ce début insidieux n'est pas le plus fréquent; presque toujours quelques symptômes appellent l'attention du médecin. C'est un peu
de céphalalgie, quelques étourdissements, des vertiges, des troubles passagers de la vue; à ces phénomènes nerveux s'ajoutent quelques troubles
digestifs, perte d'appétit, quelques vomissements, enfin quelques désordres
très peu marqués du côté de l'appareil urinaire : douleurs de reins, polla-
kiurie, urines plus rares, plus foncées, mousseuses. C'est bien souvent à ces
seuls symptômes que se réduit la symptomatologie de la néphrite au début :
en même temps le malade pâlit, il y a une légère bouffissure de la face appréciable surtout le matin au réveil, et un peu d'anhélation.

C'est la forme clinique atténuée de la néphrite scarlatineuse. Dans beaucoup d'autres cas l'infiltration sous-cutanée est plus marquée. Elle peut se
montrer d'emblée, précéder même l'albuminurie de quelques jours : ces cas
pourtant restent suspects d'une erreur dans l'examen de l'urine. L'œdème
envahit d'abord le visage, les paupières surtout, puis le reste du corps
et devient général et permanent, constituant l'anasarque scarlatineuse
avec des degrés variables dans son développement, connue bien long-

temps avant que l'on sût qu'elle fût sous la dépendance d'une néphrite.

Dans certains cas, l'œdème, au lieu d'être généralisé ou limité à la face ou aux paupières, présente des localisations anormales : on l'observe limité aux bourses, aux replis aryténo-épiglottiques donnant les symptômes de l'œdème de la glotte qui peuvent marquer le début de la néphrite ; mais ce sont là des localisations exceptionnelles. Le plus souvent l'œdème est ou général constituant l'anasarque, ou limité à la face. Très souvent ces symptômes s'accompagnent d'une légère élévation de température. Enfin, dans d'autres cas, le début de la néphrite scarlatineuse se fait d'une façon brusque, éclatante, par une fièvre violente, des douleurs de reins très intenses, une hématurie plus ou moins abondante et prolongée, présentant tous les caractères de l'hématurie rénale, des vomissements se produisent ; et, si les lésions rénales sont étendues, on peut voir se développer rapidement tous les symptômes de l'insuffisance rénale ou urémie. J'ai vu des enfants enlevés très rapidement, en quelques jours, en quelques heures même, par des accidents de ce genre. Mais cette forme grave, suraiguë de la néphrite scarlatineuse est exceptionnelle.

Dans ces formes graves il peut exister de l'anurie pendant quelques heures, même pendant un jour et plus. Cette anurie s'accompagne rapidement des symptômes les plus graves de l'anurie. Guinon dit que Pisano l'a vue durer 10 jours et l'enfant guérir après une crise polyurique et sudorale. La sécrétion urinaire une fois rétablie, l'urine présente les modifications d'abondance, de densité, de coloration communes à toutes les néphrites, et sur lesquelles il est inutile d'insister ici. La proportion d'albumine, dans ces cas graves, peut être considérable, mais Cadet de Gassicourt ne l'a jamais vue dépasser 5 grammes. Elle est formée, dans des proportions variables, de sérine et de globuline.

La marche et les symptômes ultérieurs de la néphrite sont essentiellement variables suivant l'importance de la lésion rénale : quelquefois à peine marqués, ils sont dans d'autres cas aussi accentués que possible, les crises d'insuffisance urinaire se succédant à intervalles plus ou moins rapprochés. Dans leur intervalle, les enfants présentent des troubles dyspeptiques plus ou moins marqués, des vomissements, de la diarrhée, une augmentation de volume du foie signalée par Hutinel, des manifestations pulmonaires, poussées congestives, œdème pulmonaire, des troubles cardiaques consistant surtout en de la dilatation. Tous ces désordres des appareils pulmonaire et cardiaque s'accompagnent de palpitations, de dyspnée présentant souvent l'apparence de crises asthmatiformes, à recrudescences nocturnes, dyspnée d'origine nerveuse et de nature toxique. C'est en un mot le tableau clinique au grand complet de la néphrite avec dépuration urinaire incomplète constituant l'urémie prolongée. Des troubles oculaires peuvent se montrer chez l'enfant comme chez l'adulte, tantôt d'origine centrale, passagers, tantôt permanents et sous l'influence de la rétinite.

Dans le plus grand nombre des cas, cependant, les symptômes ne sont ni aussi graves, ni aussi prolongés. Quand l'enfant a échappé aux phénomènes graves qui caractérisent le début de la forme intense de la néphrite scarlatineuse, l'anasarque persiste pendant quelque temps, les symptômes s'atténuent progressivement, et finissent par disparaître. Quant à la durée de la néphrite, elle est essentiellement variable et il est impossible de la fixer par des chiffres. Si la guérison de la néphrite scarlatineuse est la règle, l'albumine ne disparaît guère avant 2 ou 4 semaines, et encore cette disparition rapide est-elle tout à fait exceptionnelle. Le plus souvent, l'albumine persiste longtemps, pendant des mois entiers, et avec un état général relativement bon. Après la guérison, il est nécessaire de surveiller attentivement et pendant longtemps les reins par un examen fréquent de l'urine. Souvent l'albuminurie reparaît passagèrement, soit à la suite d'une fatigue, d'un refroidissement, soit sous l'influence d'un écart de régime. Pendant fort longtemps, le rein reste un organe peu résistant; toutes les infections, même les plus légères, peuvent l'impressionner. Ces notions sont importantes; les analyses d'urine, même les plus complètes, ne donnent que des renseignements approximatifs sur l'état du rein, et, longtemps après la guérison apparente de la néphrite, le médecin doit exiger de grandes précautions, et un régime sévère, s'il veut garantir le malade contre un retour offensif d'autant plus dangereux que son début est insidieux, passe inaperçu par conséquent, et peut amener pour l'avenir les conséquences les plus graves. Car la néphrite scarlatineuse peut devenir chronique, et constituer un véritable mal de Bright, avec toutes ses conséquences. Charcot et Bartels avaient nié cette possibilité; ce passage à l'état chronique est très rare pour Liebermeister et Labadie-Lagrave. Mais sa réalité est indéniable. Cornil et Ranvier, Brault, Picot, Guinon ne la mettent pas en doute, et, pour moi, je me rappelle avoir vu mourir à l'hôpital Trousseau une enfant atteinte d'un mal de Bright remontant à plusieurs années et dont le début avait été nettement causé par une scarlatine.

Pathogénie de la néphrite scarlatineuse. — Les recherches récentes ont démontré que le streptocoque est l'agent de la néphrite. Marie Raskin l'a trouvé plusieurs fois dans les reins malades, seul ou associé à un diplocoque Babès, sur 30 cas de néphrite, a isolé 26 fois le streptocoque dans les reins malades. Sur ces 26 cas, il a pu le retrouver 5 fois dans les coupes, formant des chaînettes dans les anses glomérulaires, sur les capsules de Bowmann et entre les cellules épithéliales; dans 3 cas, où il s'agissait de gros reins blancs avec infiltration embryonnaire, les streptocoques remplissaient quelques-uns des petits vaisseaux (Guinon). La nature parasitaire de la néphrite n'est donc plus discutable. C'est une des manifestations de la septicémie scarlatineuse dont l'agent est le streptocoque.

Est-ce à dire qu'il faille nier l'influence du refroidissement sur son développement? Autrefois c'est à lui seul qu'on l'attribuait; la précision des notions actuelles, en nous faisant connaître l'agent pathogène de la néphrite, ne peut cependant enlever au refroidissement toute influence occasionnelle, quand on se rappelle surtout combien souvent on le note au début d'une néphrite scarlatineuse. Il est possible, probable même que le streptocoque existe dans les reins de scarlatineux qui ne présentent aucun trouble fonctionnel de cet organe. Vienne un trouble de circulation du rein sous l'influence d'un refroidissement, ou d'un écart de régime, la néphrite peut se développer. Je pense en effet, avec M. Jaccoud, que, pendant le cours de la scarlatine et à sa suite, le rein constitue un organe très vulnérable et qu'il faut éviter tout ce qui peut en troubler le fonctionnement, le refroidissement et les écarts de régime. C'est pour cela que, suivant l'opinion de l'éminent professeur de la Faculté, j'ai l'habitude de maintenir les scarlatineux au régime lacté, absolu pendant une quinzaine de jours, mitigé ensuite; et j'attribue à cette manière d'agir le fait que je n'observe presque jamais de néphrite chez les scarlatineux soumis à mes soins.

Anatomie pathologique. — La néphrite scarlatineuse, comme les autres néphrites, a passé, au début des études histologiques entreprises à son sujet, par les mêmes alternatives; on a voulu la systématiser, la spécifier : Kelsch, Kiener, Charcot, en ont fait un type de néphrite interstitielle aiguë; Klebs la considère comme exclusivement glomérulaire; d'autres, comme Lecorché, Bartels, Lancereaux, ont fait ressortir l'importance des lésions parenchymateuses. En vérité, la néphrite scarlatineuse, comme les autres variétés de néphrite, ne se cantonne pas dans une région déterminée du rein; elle frappe aussi bien la région glomérulaire que celle des pyramides, les vaisseaux et le tissu conjonctif que les épithéliums. C'est une néphrite mixte. Guinon, dans son article du *Traité de médecine*, l'a très complètement décrite; aussi, comme depuis cette époque il n'y a pas eu de travaux importants à ce sujet, je ne saurais mieux faire que de reproduire les principaux traits de sa description.

Lorsque le malade succombe dans les premiers jours de la scarlatine, et que le rein présente déjà des lésions, il est hyperhémié, dur; la coupe est rouge foncé. L'épithélium de la capsule de Bowmann commence à desquamer, celui des tubes contournés est tuméfié, infiltré de granulations graisseuses, les cellules embryonnaires s'accumulent autour des vaisseaux. C'est une néphrite diffuse aiguë, légère (Cornil et Brault). Lorsque le malade a succombé à une période plus avancée de la maladie, l'aspect du rein est variable suivant l'époque à laquelle la mort a eu lieu. Tantôt il est hyperhémié avec des hémorrhagies intra-tubulaires; tantôt il présente des hémorrhagies, soit à sa surface, soit à la coupe; tantôt il a l'apparence du gros rein blanc; à la coupe, les glomérules font une saillie rougeâtre sur un fond blanc jaunâtre; les épithéliums sont toujours profondément altérés dans cette forme. Enfin lorsque les malades succombent à une période plus avancée encore, le rein peut présenter les caractères du petit rein contracté.

Les lésions histologiques frappent tous les éléments du rein. Klebs, Rosenstein, Litten, ont insisté sur la glomérulite, et en font la caractéristique du rein scarlatineux. Les glomérules sont toujours altérés, souvent imperméables. Mais quelles sont les lésions? Ici, les histologistes ne s'entendent plus. Pour Klebs, il y a multiplication des noyaux interstitiels du paquet vasculaire; pour Litten, ce sont les noyaux de la paroi vasculaire elle-même. Klebs explique l'urémie par la compression, Litten l'attribue à l'obstruction des vaisseaux. Pour Kelsch, tous les éléments des glomérules sont lésés et transformés en une masse nucléaire. Cornil et Brault donnent moins d'importance aux lésions glomérulaires et font jouer un grand rôle à la diapédèse.

L'épithélium de la capsule est gonflé au début, un exsudat granuleux et fibrineux la distend, sépare le bouquet glomérulaire de la capsule et le refoule vers le hile; de nombreux leucocytes émigrés des vaisseaux, des granulations graisseuses (Litten) se mêlent à cet exsudat. On y trouve des hématies dans les cas aigus, quelquefois une véritable hémorrhagie. A un degré plus avancé la sclérose envahit tout le bouquet vasculaire, la capsule s'épaissit et s'entoure de tissu fibreux. L'épithélium est toujours touché. La dégénérescence graisseuse des épithéliums constitue souvent avec la glomérulite la seule lésion. Pour Leichtenstein, Bartels, Lancereaux, Lecorché, les lésions épithéliales sont prédominantes : ce seraient la tuméfaction trouble, la disparition des noyaux, la désintégration et la chute de l'épithélium. Ces lésions atteignent les tubes contournés, les tubes droits et les anses de Henle. Les lésions interstitielles sont aussi importantes; il existe une diapédèse considérable des globules blancs qui constitue autour des capillaires qui accompagnent les tubes droits un véritable œdème lymphatique. Les noyaux embryonnaires ou les leucocytes abondent partout entre les tubes, et surtout autour des glomérules. Cette lésion existe surtout dans les formes aiguës et rapides. Litten a signalé une dégénérescence hyaline des vaisseaux, et Fischer la périartérite des petites artères.

Diagnostic. — Le diagnostic de la scarlatine ne présente généralement aucune difficulté, et pourtant elle est souvent méconnue. Cela tient à ce que beaucoup de médecins n'ayant pas passé par les hôpitaux d'enfants n'ont jamais vu de scarlatine. C'est une pyrexie relativement rare chez l'adulte, assez rare pour qu'en 6 ans, dans un grand service de l'hôpital Tenon, je n'aie pu en montrer qu'un cas aux élèves. De plus l'éruption de la scarlatine, n'atteignant que rarement le visage, doit être recherchée ; si on n'y pense pas, on ne la cherche pas là où elle existe, et on la méconnait.

Toutes les fois qu'on est appelé auprès d'un enfant atteint d'angine, il faut songer à la possibilité d'une scarlatine, la chercher dès le premier jour, et les deux ou trois jours suivants. J'attache une grande importance à cette règle de pratique, dont j'ai maintes fois vérifié l'utilité, et que je recommande constamment à mes élèves. Elle est basée sur la variabilité extrême des caractères de l'angine de la scarlatine. J'ai insisté sur ce fait en décrivant les symptômes, et montré que la pharyngopathie varie depuis le simple énanthème, jusqu'à l'angine la plus intense, d'apparence même diphtérique. En se conformant à cette règle, on évitera toujours l'erreur si grave pour le médecin, si dangereuse par ses conséquences pour le malade, de méconnaître une scarlatine.

Le diagnostic doit être envisagé à deux périodes : les phénomènes de début, le diagnostic de l'éruption. La scarlatine débute brusquement, par de la fièvre et des vomissements. Ce mode de début est si fréquent qu'il faut y songer toujours lorsque ces phénomènes se présentent avec une grande intensité. A vrai dire, beaucoup de maladies aiguës débutent ainsi. Mais cette brutale entrée en scène est tellement dans les allures de la scarlatine que, lorsqu'elle existe, le médecin doit y penser. C'est l'examen complet du malade qui lui permettra de se prononcer.

Quand les phénomènes généraux sont très développés, et qu'il s'agit du début de ces scarlatines malignes, dans lesquelles le malade passe en quelques heures d'une santé parfaite aux désordres nerveux les plus graves, le diagnostic serait impossible sans la notion de contagion ou d'épidémie.

Est-il nécessaire de parler du diagnostic entre la scarlatine et la variole? L'erreur ne pourrait être commise que lorsqu'il y a un rash scarlatiniforme au début : la douleur de reins si intense, si caractéristique, l'absence d'angine, l'apparition rapide des papules varioliques lèveront rapidement tous les doutes. Du reste, le rash de la variole a souvent une apparence ecchymotique qui n'existe qu'exceptionnellement dans la scarlatine.

Les phénomènes de catarrhe de la rougeole sont assez caractéristiques pour qu'il n'y ait pas d'erreur, même si l'éruption ne présente pas de caractère très net.

La rubéole, cette fièvre éruptive si intéressante que nous ne connaissons bien que depuis quelques années seulement, pourrait prêter à l'erreur, par ce fait que son éruption peut, dans certains cas, prendre l'apparence scarlatineuse. Il n'y a pas d'angine dans la rubéole; on y constate presque toujours un léger catarrhe oculo-nasal. Mais ce qui la caractérise absolument, c'est l'adénopathie cervicale et sous-occipitale, si nette, et dont la ressemblance à tous les points de vue avec l'adénopathie de la syphilis est si remarquable. De plus, l'éruption est presque toujours hybride, scarlatineuse en certains points, rubéolique en d'autres.

L'éruption une fois constituée, il ne peut y avoir de doute, si tous les symptômes de la scarlatine sont au complet. Mais s'il s'agit de formes légères, de ces formes frustes dont j'ai parlé, il y a lieu souvent de se demander si l'on est en présence d'une scarlatine ou d'une éruption scarlatiniforme. De nombreuses influences peuvent déterminer en effet des érythèmes qui comme aspect, comme localisation, simulent absolument la scarlatine. Pourtant, dans le plus grand nombre des cas, il s'agit d'érythème polymorphe, et ce caractère a une grande importance.

La belladone, l'opium, la quinine, dans certains cas très rares, mais qu'il est important de connaître, peuvent donner lieu à des érythèmes dont l'apparence est absolument celle de la scarlatine. J'ai vu un fait où le diagnostic eût été des plus difficiles sans l'absence de fièvre et d'angine, et sans la notion de récidive constante sous l'influence de la moindre dose de quinine. Guinon dit avoir vu un fait où l'antipyrine détermina une éruption scarlatiniforme avec angine et fièvre intense ; le catarrhe oculaire permit d'éviter l'erreur. Généralement l'antipyrine détermine un érythème polymorphe qui ne ressemble nullement à la scarlatine.

Les érythèmes déterminés par le mercure sont plus difficiles à reconnaître. Lorsqu'il s'agit de formes légères, l'erreur est facile à éviter ; mais dans les formes graves, pyrétiques, la ressemblance avec la scarlatine peut être absolue, ainsi que Morel-Lavallée l'a bien montré (*Revue de médecine*,

[MOIZARD.]

juin 1890). L'éruption hydrargyrique en elle-même ressemble absolument à celle de la scarlatine; c'est le même élément éruptif, formant par sa confluence les mêmes nappes éruptives, c'est la même miliaire. Ordinairement, il n'y a ni fièvre, ni angine, et la miliaire seule desquame avec les caractères si nets que j'ai indiqués; mais dans les formes graves le début peut être fébrile et brusque, et on a pu observer de la desquamation de la langue. Quant à la desquamation cutanée, dans ces cas, elle ressemble absolument à celle de la scarlatine; mais elle commence plus tôt, du 5e au 8e jour, et elle peut se renouveler plusieurs fois : quoi qu'il en soit, dans ces formes graves d'hydrargyrisme, le diagnostic serait impossible sans la notion d'étiologie.

L'érythème scarlatiniforme desquamatif, ou la dermatite exfoliatrice récidivante pourrait être facilement confondue avec la scarlatine au début. Cependant, les phénomènes généraux sont très peu marqués, alors que l'éruption est plus prononcée que celle de la scarlatine. Cette discordance entre les lésions locales très intenses, et les phénomènes généraux légers ou nuls, signalés par Besnier et Brocq, a une très grande importance. Si l'on y joint l'absence d'angine et d'adénopathie sous-maxillaire, on pourra, même au début, reconnaître la véritable nature des accidents, qui sera évidente au bout de quelques jours, par la précocité de la desquamation, qui est très abondante et se montre déjà alors que l'éruption est dans son plein développement. La chute des poils et des ongles appartient à la dermatite exfoliatrice et non à la scarlatine. Il est certain que les cas de scarlatine cités par Graves, et dans lesquels il dit avoir observé la chute des poils et des ongles, appartiennent à la dermatite exfoliatrice et non à la scarlatine. La notion de la récidive si fréquente dans la dermatite exfoliatrice a aussi une grande importance au point de vue du diagnostic.

Les érythèmes scarlatiniformes qu'on observe dans certaines maladies infectieuses, la diphtérie et la fièvre typhoïde en particulier, pourraient dans certains cas entraîner des erreurs de diagnostic. Dans la diphtérie, ces érythèmes sont généralement assez tardifs, et, à elle seule, leur date d'apparition suffirait à fixer leur véritable nature. Mais, quand ils sont très précoces, le diagnostic peut être très difficile. Il faut, dans ce cas, attendre la desquamation de la langue, et même celle de la peau pour pouvoir se prononcer; pourtant si l'examen bactériologique, pratiqué dès le début, montre la présence du bacille de Lœffler dans les exsudats pharyngés, le diagnostic sera beaucoup facilité, puisque l'on sait que l'angine du début de la scarlatine est très exceptionnellement diphtérique.

Quant à l'érythème scarlatiniforme de la fièvre typhoïde signalé par Murchison et observé depuis par beaucoup de médecins, c'est en se basant sur les mêmes considérations qu'on pourra le reconnaître. Les recherches récentes ont montré, du reste, que beaucoup de faits décrits autrefois comme des coïncidences de scarlatine soit avec d'autres fièvres éruptives, soit avec d'autres maladies, ne sont que des faits d'éruptions scarlatiniformes dues à des infections secondaires aujourd'hui très connues et dont le streptocoque est presque toujours l'agent.

En somme, le diagnostic de la scarlatine est relativement facile. Il est des faits, cependant, où l'analyse la plus minutieuse, l'observation ultérieure la plus attentive ne peuvent donner une certitude. Dans ces cas, la conduite à tenir n'est pas douteuse; il faut trancher la question dans le sens de la scarlatine, parce que le malade serait exposé, en cas d'erreur, aux complications les plus graves, et le médecin aux responsabilités les plus lourdes.

Pronostic. — Rien n'est plus difficile à fixer que le pronostic de la scarlatine : il varie du plus bénin au plus grave. C'est affaire d'épidémies : certaines sont remarquables par une extrême bénignité, d'autres par une gravité formidable, sans qu'il soit possible de savoir la raison de ces différences. C'est également affaire de race. La scarlatine semble d'une façon générale beaucoup plus grave en Angleterre que sur le continent, et il semble que les Anglais, même lorsqu'ils n'habitent plus l'Angleterre, conservent cette vulnérabilité plus grande à la scarlatine. On sait qu'à Boulogne et à Calais, où les populations anglaise et française sont juxtaposées, et soumises à des conditions hygiéniques semblables, les scarlatines graves sont beaucoup plus fréquentes chez les Anglais que chez les Français. C'est aussi affaire de famille : certaines familles sont décimées par la scarlatine pendant des épidémies qui sont moins cruelles pour d'autres. Il y a de nombreux exemples de ces faits qui pourraient s'expliquer, peut-être, par des conditions d'hygiène particulières à ces familles. Même incertitude au point de vue du pronostic, de l'évolution de la maladie. Telle scarlatine d'apparence bénigne peut devenir grave inopinément, soit par l'apparition brusque, inexplicable de phénomènes de malignité, soit par la production de complications imprévues. Parmi ces complications, beaucoup se montrent insidieuses, demandent à être cherchées ; aussi le rôle du médecin dans le traitement de la scarlatine est-il considérable; et ce traitement exige-t-il une grande attention.

Traitement de la scarlatine. — Pour le décrire méthodiquement, il faut envisager à part les cas de scarlatine simple, normale, d'intensité moyenne, sans complications, et les formes graves; en outre la conduite à tenir en présence des nombreuses complications possibles de la scarlatine doit être exposée séparément.

Traitement de la scarlatine simple, sans complications. — A vrai dire, le rôle des médecins, en pareil cas, se borne à prescrire des règles d'hygiène. Mais comme elles ont une grande importance, et que la marche régulière de la maladie dépend en grande partie de leur exécution, il est important de les exposer avec détail.

Le médecin doit se préoccuper d'installer le malade aussi confortablement que possible, et, pour prévenir les complications, d'assurer aussi complètement qu'il le pourra l'asepsie des cavités nasale et buccale. J'ai assez longuement parlé de l'origine le plus souvent pharyngée de ces complications pour n'avoir pas besoin d'insister sur l'importance de cette pratique. Il devra se préoccuper également d'assurer le bon fonctionnement de la peau du malade, et de prévenir la contagion des autres personnes de la maison.

La chambre d'un malade atteint de scarlatine doit être, s'il est possible, vaste et bien aérée. Elle doit être débarrassée de tous les objets inutiles, contenir aussi peu de meubles et de tentures que possible. L'air y sera renou-

[MOIZARD.]

velé, soit en faisant un feu clair dans la cheminée, soit en ouvrant la porte communiquant avec une chambre voisine. La température n'y sera pas trop élevée, 17 à 20 degrés au plus. Baginsky ne craint pas le froid pour ses malades : il recommande de laisser la fenêtre ouverte hiver comme été ; j'avoue n'avoir jamais employé cette pratique, qu'il y aurait quelque peine à faire accepter par nos familles françaises.

Il faudra veiller à la position du lit du malade qui ne devra pas être exposé à des courants d'air d'une porte ou d'une fenêtre vers la cheminée. Cette précaution a de l'importance. On a vu des complications de néphrite ou de rhumatisme pour la production desquelles la position défectueuse du lit semble n'avoir pas été sans influence. Le personnel qui donnera des soins au malade ne devra pas, quand la situation et l'installation de la famille le comportent, communiquer avec les autres personnes de la maison. C'est là une prescription impossible à réaliser dans la pratique, tout au moins dans l'immense majorité des cas. Le port de la blouse par les personnes qui soignent les malades, et par le médecin pendant ses visites, constituera, avec les lavages des mains avec une substance antiseptique, la liqueur de Van Swieten surtout, une précaution suffisante. Ce sont là des moyens très suffisants de s'opposer à la propagation de la scarlatine : quand ils peuvent être rigoureusement mis en œuvre, la contagion ne se fait pas aux personnes de la famille que leur devoir ou leur service ne fixe pas auprès du malade. De plus, pendant toute la durée de la maladie, si l'on exerce à Paris ou dans une ville où il existe des étuves à désinfection, le linge du malade devra être mis à part dans un sac et envoyé à l'étuve où il sera désinfecté avant d'être livré au blanchisseur. A la campagne, ou dans les villes dépourvues d'appareil à désinfection, on devra avant de l'envoyer au blanchissage le plonger pendant plusieurs heures dans un vase contenant une solution phéniquée au 25e par exemple. Ceci dit des conditions d'installation du malade et de l'organisation de son service, revenons aux soins que nous devons lui donner.

Pendant les premiers jours, et jusqu'à ce que l'éruption soit complètement développée, j'ai l'habitude de prescrire une potion à l'acétate d'ammoniaque à dose variable suivant l'âge de l'enfant, 0 gr. 50 au-dessous d'un an, 1 gramme d'un an à trois ans, de 2 à 5 grammes de quatre à quinze ans ; j'y ajoute de l'alcoolature de racine d'aconit, et de la teinture de digitale, à doses variables suivant les âges, si la fièvre est violente, et s'il y a de l'agitation.

Quand l'éruption est complètement développée, l'acétate d'ammoniaque peut être suspendu ; on peut continuer l'alcoolature d'aconit pendant le temps que la fièvre persiste, si elle se maintient à un taux assez élevé. Mais ce n'est là qu'une médication accessoire et passagère ; l'important est de s'occuper dès le début d'assurer l'antisepsie de la bouche, du nez et de la peau.

L'angine de la scarlatine doit être traitée avec une persévérance d'autant plus grande, que l'on sait que le pharynx est l'habitat primitif du streptocoque, qui, dans une de ses variétés tout au moins, semble être, sinon l'agent pathogène de la scarlatine, du moins le microbe qui détermine le plus grand nombre de ses complications ; et qu'une fois l'angine guérie ou améliorée, la desquamation de la bouche, de la langue, du pharynx va laisser tout ouverte à l'absorption cette grande étendue de muqueuse. A titre de pansement, d'attouchement détersif, il est utile de toucher deux ou trois fois par jour la gorge avec un tampon d'ouate trempé soit dans du jus de citron s'il s'agit de manifestations pharyngées peu intenses, soit dans un collutoire à l'acide salicylique si les lésions sont plus accentuées. Voici la formule que je prescris ordinairement :

Glycérine.	18 grammes
Alcool à 90°.	2 —
Acide salicylique.	1 gramme

Pour bien faire ces attouchements, il est bon de nettoyer d'abord la gorge avec un tampon d'ouate sèche, et de faire ensuite l'attouchement avec un autre tampon imbibé du collutoire ; ils doivent être pratiqués légèrement. On doit les cesser lorsque tout exsudat a disparu et surtout lorsque la muqueuse a pris cet aspect rouge écarlate et vernissé qui résulte de la chute de l'épithélium. A cette période en effet ces attouchements seraient douloureux, irritants, et il faut se borner aux lavages. Du reste, il faut prescrire dès le début les grands lavages de la bouche faits au moins deux fois par jour avec de l'eau boriquée chaude à 3 ou 4 pour 100. L'eau phéniquée doit être proscrite pour ces lavages, les enfants avalant souvent quelques gorgées de liquide, ce qui ne serait pas sans inconvénient s'il s'agissait d'une solution phéniquée même faible, l'enfant y étant très sensible. A vrai dire, je crois que, dans ce cas, comme dans la diphtérie, l'eau bouillie serait aussi utile, le lavage agit comme agent détersif, simplement mécanique, en enlevant les sécrétions bucco-pharyngées. Ces injections doivent se faire soit avec l'irrigateur, soit avec un vase maintenu élevé, et muni d'un tube de caoutchouc aboutissant à la canule en os qui est maintenue sur la langue et l'abaisse pendant qu'une personne tient la tête de l'enfant inclinée en avant au-dessus d'une cuvette. Ces injections, qui doivent être continuées, en les réduisant à deux par jour après la guérison de l'angine, pendant toute la durée de la maladie et même pendant une quinzaine de jours après la première sortie, ont une très grande importance : non seulement en assurant, dans une certaine mesure, l'asepsie buccale, par le fait de l'élimination fréquente des sécrétions qui s'accumulent dans cette cavité, elles constituent un moyen de prévenir les complications de la scarlatine, dont l'agent pathogène, le streptocoque, a pour habitat la cavité buccale dès le début de la maladie, mais encore elles ont une utilité réelle au point de vue prophylactique. J'ai insisté sur ce point en étudiant l'étiologie et la pathogénie de la scarlatine.

Je ne conseille pas les injections nasales, ayant observé des cas assez nombreux d'otites qui m'ont semblé déterminés par des injections données d'une façon imparfaite. Si l'enfant est assez grand, je fais renifler deux fois par jour de l'eau boriquée, ou de l'eau bouillie, et, après chacun de ces lavages, introduire dans les narines aussi profondément que possible de la vaseline boriquée au 10°, ou bien insuffler dans chaque narine une fois par jour, de la poudre d'aristol. Carslaw, de Glasgow. (*Semaine médicale*, 24 octobre

[MOIZARD.]

1894), pour assurer l'antisepsie des cavités nasales, recommandé l'introduction dans les narines de bougies médicamenteuses en gélatine contenant de l'eucalyptol, ou de l'iodoforme. Ces bougies y sont laissées à demeure. Cette pratique me semble difficile, sinon impossible à faire tolérer par les enfants.

Je fais également laver matin et soir la vulve des petites filles avec de l'eau boriquée, que je remplace par une solution de sublimé au cinq millième s'il y a le moindre indice de vulvite. Dans ce cas il est nécessaire de faire un pansement de la vulve après chaque lavage, avec de l'ouate aseptique imbibée de la solution de sublimé, ou enduite d'une pommade boriquée, salolée, ou iodoformée.

La peau des scarlatineux doit être l'objet de soins attentifs qui ont pour but d'en assurer le bon fonctionnement en facilitant et en hâtant la desquamation. Beaucoup de médecins recommandent dès le début l'emploi des bains tièdes où des lotions. C'est une excellente pratique, fort utile à l'hôpital où elle est appliquée par un personnel expérimenté, mais assez délicate à instituer en ville, où le plus souvent le personnel qui sert le malade manque de l'expérience nécessaire à ce sujet ; de plus les familles n'acceptent les bains qu'à titre d'exception dans les cas graves : s'il survenait un accident de convalescence, on ne manquerait pas de l'attribuer à l'emploi des bains et de le reprocher au médecin. A vrai dire, dans les cas légers, où l'indication des bains n'existe pas, on peut y suppléer facilement ; je fais dès le début laver les mains tous les jours avec de la liqueur de Van Swieten étendue de cinq fois son volume d'eau chaude ayant bouilli ; mêmes précautions pour le siège et les parties génitales ; le visage est lavé tous les jours avec un tampon d'ouate imbibée d'eau boriquée où d'eau chaude ayant bouilli ; les ongles soigneusement nettoyés chaque jour. Enfin, tous les jours, dès que la fièvre est tombée, je fais onctionner la surface du corps avec de la vaseline boriquée. C'est un moyen d'aseptiser la peau, de favoriser la desquamation, et, quand elle se produit, de faciliter la chute des squames épidermiques. C'est du reste une pratique indiquée par West qui conseillait de faire deux fois par jour pendant l'éruption, une fois par jour pendant la convalescence, des onctions sur toute la surface du corps avec de l'axonge fraîche. Scoutteten alternait les frictions sur tout le corps avec une flanelle imbibée d'huile chauffée au bain-marie, et les grands bains tièdes prolongés. Il usait de cette pratique au début de la période de desquamation qu'il rendait ainsi beaucoup plus rapide. Ces onctions avec des corps gras aseptiques sont excellentes et, dans les cas simples, rendent de grands services, autant que les bains qu'on hésite souvent à prescrire, quand il n'y a pas nécessité, et que très souvent l'installation des malades rend difficiles à organiser.

Cependant, pendant la période de desquamation, les bains tièdes sont très utiles ; grâce à eux la desquamation se produit beaucoup plus rapidement. L'alimentation du malade doit être rigoureusement surveillée. Avec le professeur Jaccoud, je pense que le régime lacté absolu prescrit dès le début doit être continué jusqu'après la chute de la fièvre, et j'attache comme lui une très grande importance à cette pratique. Le lait est un excellent aliment, produisant peu de toxines intestinales; sa digestion est facile, et surtout il assure la diurèse. Or, dans la scarlatine, comme dans toutes les autres maladies infectieuses, le médecin doit se préoccuper du bon fonctionnement du rein, qui, on le sait, est une des principales voies d'élimination des toxines; à ce double point de vue le régime lacté a une importance extrême dans la scarlatine. Jusqu'à la chute complète de la fièvre, je prescris donc le régime lacté absolu; quand la température est revenue depuis plusieurs jours à la normale, et que l'appétit commence à renaître, j'y ajoute du chocolat, du café au lait, du potage au lait, puis des œufs; ce n'est qu'au bout d'une huitaine de jours de ce régime, la quantité d'aliments étant ainsi progressivement augmentée, que j'autorise la viande et les légumes, ne donnant bien entendu jamais ni poisson, ni viande de porc, ni mets épicés; mais, alors même que le malade s'alimente normalement, il ne boit que du lait aux repas, et, dans leur intervalle; j'exige un litre, un litre et demi, deux litres de lait, suivant l'âge des enfants, et je continue ce régime lacté mixte, jusqu'au 40e jour, et au delà. Comme le professeur Jaccoud, je n'ai jamais vu de malades soumis à ce régime et prenant les précautions nécessaires contre le froid, présenter de l'albumine pendant la convalescence de la scarlatine. Je lui attribue, à ce point de vue, une valeur prophylactique très importante.

Ziégler (de Potsdam) suit cette pratique, et en 6 ans, sur 100 enfants traités, il n'a pas observé un seul cas de néphrite. Bien entendu, j'autorise le malade à boire, indépendamment du lait, des boissons, tièdes pendant la période fébrile, à la température de la chambre ensuite, aqueuses, légèrement acidulées, ou additionnées d'un sirop choisi selon le goût de chacun : il est important que les scarlatineux comme tous les malades atteints de maladies infectieuses boivent beaucoup, pour exciter les fonctions du rein, et entraîner dans les urines les matériaux usés et les toxines qui menacent la vitalité des cellules organiques.

Combien de temps le malade doit-il rester au lit? Quinze jours à trois semaines au moins, suivant l'intensité de la scarlatine. Je ne permets guère le premier lever avant trois semaines, à moins de scarlatine très bénigne, et pendant la saison chaude. Le séjour à la chambre doit durer six semaines en tout. La première sortie n'aura pas lieu avant le 40e jour, et encore elle sera subordonnée au temps. Si l'on a affaire à des cas dans lesquels la desquamation soit très prolongée, la première sortie devra être différée, aussi bien pour le malade que pour les personnes avec lesquelles il pourrait se trouver en contact. Mais, en prenant les soins de la peau indiqués plus haut, ces desquamations prolongées ne s'observent guère.

Tel est le traitement d'une scarlatine normale : repos au lit, régime lacté, antisepsie de la bouche, de la gorge et de la peau, telles en sont les principales indications. En s'y conformant, on n'observera jamais d'accidents dans le cours d'une scarlatine de moyenne intensité. Il me faut maintenant indiquer la conduite à tenir dans les formes graves, anormales, malignes de la scarlatine, et le traitement des complications qui peuvent se présenter pendant la convalescence.

Traitement des formes anormales de la scarlatine. — Dans les formes anormales de la scarlatine, le danger vient surtout de l'hyperthermie, des accidents nerveux qui l'accompagnent presque toujours, mais peuvent pourtant se montrer en dehors d'elle et de l'intensité de l'angine.

Lorsque la fièvre atteint et dépasse 40 degrés et se maintient à ce taux, sa continuité devient un danger; de plus elle s'accompagne toujours d'un délire plus ou moins violent, d'une agitation très vive, et très souvent de troubles dans les fonctions du rein, caractérisés surtout par le peu d'abondance de l'urine. Elle nécessite alors une médication dirigée particulièrement contre elle. Avec presque tous les médecins, je crois que les substances antipyrétiques de la matière médicale, sauf la quinine, ne doivent pas être employées. L'antipyrine, l'acide salicylique, le salicylate de soude sont tous plus ou moins toxiques, et, dans ces formes graves, il faut les laisser de côté. La quinine, soit sous forme de sirop, soit en suppositoires, la digitale peuvent être employées, mais, dans les formes avec hyperthermie intense, la balnéation froide ou tiède, seule, donne de bons résultats. Ici, comme dans la fièvre typhoïde, l'eau froide rend les plus grands services. Non seulement elle abaisse la température, mais elle calme l'agitation nerveuse, détermine presque toujours un sommeil plus ou moins prolongé et surtout elle amène la diurèse. L'action sur le pouls est également des plus manifestes; il tombe de 180 à 150 chez les enfants. La diarrhée et les vomissements, très fréquents dans ces formes graves, s'atténuent ou cessent sous l'influence de la balnéation. L'action de l'eau froide à tous ces points de vue est merveilleuse. C'est Currie qui l'employa le premier en 1798 sous forme d'affusions froides. Les deux premiers malades à qui il les appliqua furent ses deux fils atteints de scarlatine maligne. Après leur guérison, il les prescrivit à un grand nombre de malades, et en fixa dès lors les deux indications qui nous guident encore aujourd'hui : l'hyperthermie, et les accidents nerveux. Currie procédait de la façon suivante : le malade était porté nu dans une baignoire, et on projetait sur lui plusieurs seaux d'eau aussi froide que possible. Ces affusions étaient répétées toutes les heures. Trousseau adopta cette pratique.

Brand, Jurgensen, Bartels, Liebermeister, Cohn, préconisèrent les bains froids à 18 degrés ou 25 donnés systématiquement dès que la température atteint 39°,5. Le bain froid, loin de faire rentrer l'éruption (c'est la terreur qu'en ont les familles), la ranime plutôt; il a une action sédative très marquée, et abaisse la température d'un degré, d'un degré et demi. Quand il existe du délire, il est très utile de verser sur la tête et la nuque du malade, pendant le bain, de l'eau froide. Le bain doit être prolongé pendant dix minutes, un quart d'heure, suivant la façon dont le malade le supporte. Mais son action n'est que passagère. Il faut le renouveler toutes les trois ou quatre heures, ou, pour parler plus exactement, dès que la température s'élève de nouveau et atteint 39°,5. Dans un cas de scarlatine maligne avec anurie, les bains froids appliqués par Juhel-Rénoy ont sauvé un enfant de cinq ans qui avait de l'hyperthermie, du délire, des convulsions, du coma. Le premier bain fut donné à 25 degrés, avec eau froide à 16 degrés sur la tête ; l'enfant frissonne au bout de 6 minutes et sort du bain qui n'avait plus alors que 22 degrés. Le cours des urines se rétablit, et le coma disparut. (Comby, *Traité de thérapeutique appliquée*, IV.)

Il n'y a pas à hésiter : dans les formes très graves de scarlatine maligne, les bains froids systématiquement employés peuvent seuls sauver le malade. L'asphyxie, la tendance au collapsus cardiaque constituent les seules contre-indications à l'emploi des bains froids. Dans ces cas, lorsque les accidents cardiaques ne sont pas assez intenses pour qu'il soit impossible de recourir à la balnéation, il est préférable d'employer les bains tièdes.

Du reste, les bains tièdes à 30 degrés, 33 degrés, rendent, dans les formes moins graves de scarlatine, les services les plus signalés. J'en ai obtenu dans beaucoup de cas des résultats excellents, et dans ma pratique je les emploie très souvent, dans les formes hyperthermiques, avec accidents nerveux d'intensité moyenne, réservant les bains froids pour les formes très graves.

Du reste l'hydrothérapie peut être employée sous d'autres formes : les lotions froides ont la même indication que les bains. On emploie l'eau à 20 ou 25 degrés. On passe sur toutes les parties du corps du malade, en exerçant une pression assez forte, une grosse éponge largement imbibée d'eau. La lotion dure de une à deux minutes, et après elle, comme après le bain, le malade, qu'on n'essuie pas, est enveloppé dans des couvertures chaudes. Ce n'est qu'au bout d'une demi-heure au moins que sa chemise lui est remise. Les effets de ces lotions sont excellents, moins marqués pourtant que ceux du bain froid.

L'enveloppement froid, recommandé par Baginsky et bien étudié par notre collègue Rendu, peut rendre aussi de grands services. On enveloppe, pendant plusieurs heures, le malade dans un drap trempé dans de l'eau à 12 ou 14 degrés, bien exprimé, et disposé de telle sorte qu'il soit en contact avec toutes les parties du corps. Ces enveloppements peuvent être renouvelés toutes les quatre ou cinq heures. Certes, ces enveloppements n'ont pas l'efficacité des bains froids, mais ils n'en sont pas moins très utiles. Il faut aider l'action de l'eau froide ou tiède, par l'alcool, les excitants, parmi lesquels l'acétate d'ammoniaque aux doses indiquées plus haut, les toniques.

Le chloral agit bien comme adjuvant de la balnéation contre le délire, à dose variable suivant l'âge de l'enfant.

La scarlatine, comme toutes les maladies infectieuses, se complique souvent d'accidents cardiaques qui constituent, dans certains cas, une contre-indication absolue à la balnéation. Quand ils s'accompagnent d'accès de collapsus, ils peuvent menacer la vie à bref délai. Le meilleur moyen de les combattre est la caféine, sous forme d'injections hypodermiques. Les enfants la supportent très bien, et à dose élevée. On injecte 5 à 10 centigrammes et même, dans certains cas très graves, 20 centigrammes chaque fois, et la dose, pour 24 heures, varie de 20 centigrammes à 1 gramme suivant l'âge de l'enfant, suivant la façon dont il supporte le médicament. Si dans la plupart des cas, en effet, les enfants atteints de ces graves troubles cardiaques supportent admirablement les hautes doses de caféine, doses qu'il faut atteindre pour obtenir une action efficace, il est des cas où l'excitation nerveuse déterminée par cet agent force à l'abandonner. Dans ces cas, les injections sous-cutanées de sulfate de spartéine donnent également d'excellents résultats, sans avoir les inconvénients de la caféine. J'emploie une solution dosée à 4 centigrammes de sulfate de spartéine par gramme d'eau distillée, et j'injecte chaque fois une demi-seringue de Pravaz, c'est-à-dire 2 centigrammes. On peut injecter dans les 24 heures, 2, 4, 6, 8 et même, chez les enfants de 15 ans, 10 centigrammes de sulfate de spartéine. Tonique et régulatrice du cœur, diurétique aussi, la spartéine répond absolument aux indications dans les cas dont je parle. Si elle n'a pas toute l'efficacité de la caféine, elle ne présente pas ses inconvénients. C'est un merveilleux agent contre les accidents de collapsus cardiaque; je lui préfère cependant la caféine dans les cas graves, mais, quand elle ne peut être tolérée par les malades, le sulfate de spartéine que j'ai eu l'occasion d'employer très souvent m'a donné d'excellents résultats, aussi bien du reste dans les accidents cardiaques de la diphtérie et de la fièvre typhoïde, que dans ceux qui compliquent certaines scarlatines.

Quand l'angine est très intense, il faut diriger contre elle une médication énergique; les attouchements de la gorge avec la glycérine phéniquée à 3 pour 100, ou avec le liquide de Gaucher, peuvent rendre alors de grands services, combiné aux grands lavages qu'il faut faire plus fréquemment que dans les formes moyennes. Heubner conseille même d'injecter dans l'épaisseur des amygdales une solution d'acide phénique à 5 pour 100, pour arrêter plus sûrement la migration des microbes (Guinon).

Traitement des complications. — La néphrite, dont le début, souvent insidieux, nécessite pour être reconnu à temps une surveillance constante et un examen quotidien des urines, doit être traitée très énergiquement. Dès le début, on doit faire appliquer des ventouses scarifiées, de 4 à 10 suivant l'âge de l'enfant, au niveau de la région rénale. Les jours suivants on pratique des applications quotidiennes de ventouses sèches. Le régime lacté absolu est rigoureusement prescrit, et le lendemain de l'application des ventouses scarifiées on donne une purgation assez forte; l'eau-de-vie allemande est très bien supportée par les enfants à la dose de 5 à 20 grammes dans un peu de thé léger. Les jours suivants on donne le tanin, soit sous forme de solution dans l'eau, soit en pilules, soit en cachets. Suivant l'âge de l'enfant, la dose varie de 0,20 à 0,60, 0,80 centigrammes et même 1 gramme. On peut en continuer l'usage pendant longtemps. Si la néphrite persiste, j'y joins de l'iode, sous forme de sirop iodo-tannique, très bonne préparation bien tolérée par les enfants. Ce traitement doit être plus ou moins longtemps continué suivant l'évolution de la néphrite. On peut alterner les préparations iodo-tanniques avec les sels de strontium, le lactate surtout qui est bien supporté en solution par les enfants à des doses variant de 0,50 centigrammes à 2 grammes suivant l'âge.

Le passage à l'état chronique de la lésion rénale, très rare, ainsi que je l'ai indiqué, sera d'autant plus sûrement évité que la néphrite reconnue dès son début sera plus rigoureusement attaquée.

Il est des cas où la néphrite, diffuse dès son apparition, s'accompagne d'emblée d'accidents urémiques graves. Dans ces cas, il faut recourir soit aux émissions sanguines générales plus ou moins abondantes, plus ou moins répétées, soit aux sangsues appliquées derrière les oreilles.

Angines secondaires. — Presque toujours diphtériques, elles doivent être traitées par les injections de sérum antidiphtérique à doses plus ou moins considérables, et répétées plus ou moins souvent, suivant les cas.

Complications pleurales et cardiaques. — La péricardite, souvent suppurée, est presque toujours mortelle. La pleurésie, presque toujours purulente, est une pleurésie à streptocoque. Elle est justiciable de l'empyème pratiqué d'une façon aussi précoce que possible.

Arthropathies de la scarlatine. — Dans les formes légères, même le salicylate de soude ne les modifie pas. C'est du reste là un caractère commun à tous les pseudo-rhumatismes infectieux. Dans les formes atténuées, des applications de teinture d'iode et des fomentations chaudes sont très utiles Dans les formes graves, suppurées, c'est à l'arthrotomie qu'il faut avoir recours. Quand il n'y a pas d'infection générale trop profonde, et qu'une seule articulation est prise, elle est quelquefois suivie de succès.

Je n'insiste pas sur le traitement des autres complications de la scarlatine (otite, œdème; phlegmons cervicaux, etc.). Mais je tiens à indiquer de nouveau que le caractère commun à toutes ces complications est la tendance à la suppuration. La bactériologie, précisant ce que l'observation clinique avait depuis longtemps reconnu, a montré que toutes ces complications reconnaissent le même agent pathogène, le streptocoque.

Les sérums antistreptococciques de Marmorek et de Roger peuvent-ils prévenir ces complications, ou bien quand elles existent en conjurer la gravité? C'est avec le sérum de Marmorek que les expériences ont été faites, par Josias d'abord, par Baginsky ensuite. Josias (*Tribune médicale,* septembre 1895) a cherché à prévenir les infections secondaires et les accidents toxiques si fréquents dans la scarlatine en injectant, aux petits malades du pavillon de la Scarlatine de l'hôpital Trousseau, de petites quantités de sérum antistreptococcique. Il a injecté à une cinquantaine de scarlatineux une dose minima de 5 centimètres cubes de sérum de Marmorek dans le but de les mettre à l'abri des complications de la scarlatine. Ces expériences ont été faites de concert avec Nocard. Les injections, non douloureuses, ont été très bien supportées : on n'a noté qu'un seul accident imputable au sérum, une éruption d'urticaire. L'auteur n'a perdu aucun des malades injectés; mais il se hâte d'ajouter que ces injections n'ont nullement modifié la marche de la maladie, ni prévenu les complications ganglionnaires ou rénales. Le sérum employé avait été recueilli par Nocard sur le mouton. Baginsky (*Société de médecine berlinoise,* 11 mars 1896) a soigné 57 cas de scarlatine par les injections de sérum de Marmorek. La statistique, qui comprend en réalité 48 cas, est divisé en trois groupes.

Dans le premier groupe, qui comprend 27 cas, on a employé avec un certain succès, et en injections successives, 20, 30, 60 centimètres cubes de

sérum. La température est tombée après la première ou la seconde injection.
et il ne s'est pas produit de complication.

Le second groupe comprend 16 cas, avec 6 morts. — Deux enfants
ont rapidement succombé : probablement à la gravité de l'intoxication. Dans
le 3e cas, la mort est survenue à la suite d'une otite avec mastoïdite; le
4e et le 5e enfant ont été emportés par des complications de bubons, d'arthrites, de néphrite, que l'on observe d'ailleurs sans sérum. Tous les autres
cas de ce groupe ont présenté des complications; mais Baginsky fait remarquer que la quantité de sérum était insuffisante.

Dans le troisième groupe, on compte 5 cas, où les injections ont été faites
tardivement, et seulement pour combattre une complication déjà survenue.
En somme le traitement a donné 7 morts sur 48 cas, soit une mortalité de
14,6 pour 100. Mais ces cas sont trop peu nombreux pour permettre une
conclusion. On peut seulement dire que le sérum ne parait pas avoir eu
d'effet nuisible. Du reste la question de l'efficacité du sérum antistreptococcique, après avoir été résolue hâtivement dans un sens affirmatif, demande,
semble-t-il, à être soumise à un supplément d'enquête.

II

ROUGEOLE

PAR LE Dr J. COMBY
Médecin de l'Hôpital Trousseau.

La rougeole, *morbilli* (*measles*, anglais; *Masern*, allemand; *rosolia*, italien; *sarampión*, espagnol), est une maladie générale infectieuse, spécifique, contagieuse, caractérisée par des taches rouges cutanées, et par un catarrhe oculo-nasal, buccal, pharyngo-laryngé et bronchique précédant l'exanthème. C'est la plus répandue des fièvres éruptives.

Historique. — Très commune en Europe et dans tous les pays civilisés, la rougeole n'a pas toujours présenté l'universalité qu'elle accuse aujourd'hui. Elle semble avoir été importée chez nous par les Sarrasins au xiiie siècle; depuis cette époque, elle a pris racine dans l'ancien continent et les progrès de la navigation l'ont disséminée partout, dans le nouveau comme dans l'ancien monde.

Longtemps confondue avec la scarlatine et même la variole, elle ne fut nettement distinguée que par Sydenham, Borsieri, Willan, Bateman, et après eux par la pléiade des médecins d'enfants (Blache, Guersant, Trousseau, Rilliet et Barthez, Hénoch, Cadet de Gassicourt, J. Grancher, Sevestre, Demme, etc.) qui ne se sont pas contentés d'étudier minutieusement son évolution particulière, mais qui ont voulu aussi pénétrer ses modes de propagation dans un but prophylactique. Girard, Béclère, Grancher, Sevestre, Bard, ont bien établi que la rougeole était surtout contagieuse pendant la période d'invasion et cessait de l'être sûrement après la fin de l'éruption (thèse de Paris, 1882, Béclère). Plus récemment, on a essayé de dévoiler l'agent de la contagion. Cet agent existe, les inoculations positives, la transmission directe ou indirecte le prouvent. Et cependant les travaux de Coze et Feltz, de Canon et Pielicke, de Cornil et Babès ne semblent pas avoir résolu le problème ni triomphé des difficultés qui s'opposent à la mise en évidence d'un germe pathogène que tout le monde soupçonne, mais que personne ne peut saisir.

De nombreux travaux ont été consacrés à la rougeole dans ces dernières années; parmi les plus récents, nous citerons les articles ROUGEOLE des *Dictionnaires* Dechambre (Sanné) et Jaccoud (d'Espine) et des *Traités des maladies des enfants* de Rilliet et Barthez, Picot et d'Espine, Cadet de Gassicourt, Hénoch, Baginsky, Descroizilles, J. Comby, l'article du professeur J. Grancher dans le *Traité de médecine et de thérapeutique* de P. Brouardel (Paris, 1895), la monographie du Dr Barbier (*La rougeole, Bibliothèque médicale* Charcot-Debove, Paris, 1894), les études et les communications du Dr Sevestre à la Société médicale des hôpitaux (1889, 1890), les communications des Drs Chauffard et Lemoine sur la *Rougeole à rechute* (Société médicale des hôpitaux, 1895), et du Dr Comby sur l'*Énanthème buccal de la rougeole* (*ibid.*, 1895). Les autres travaux seront cités à leur place au cours de la description.

Étiologie. — La rougeole est, à l'heure actuelle, dans le monde civilisé. la plus commune des maladies contagieuses.

Fréquence, épidémiologie. — Dans les grandes villes, elle est endémique; dans les petits centres, dans les campagnes, dans les localités éloignées, dans les îles, elle ne règne pas en permanence et se présente sous forme d'épidémies plus ou moins graves, plus ou moins étendues.

La *morbidité* de la rougeole ne peut être établie sur des bases indiscutables, car cette maladie n'est pas de celles dont la déclaration soit obligatoire. Mais, dans les villes où la statistique est bien faite, la *mortalité* est connue d'une façon assez exacte pour permettre de présumer la *morbidité*. A Paris, en 1893, la rougeole a causé 701 décès; si nous admettons que la mortalité globale soit d'environ 5 pour 100, ce chiffre de 701 décès indiquerait plus de 14 000 cas. Mais ce chiffre n'est qu'approximatif; il est possible qu'il soit de beaucoup supérieur ou de beaucoup inférieur à la réalité.

Tantôt la rougeole se diffuse à toute une ville, à toute une région; tantôt elle reste cantonnée dans certaines agglomérations : collèges, pensions, casernes, etc. Des foyers isolés peuvent ainsi se montrer, comme au hasard, dans une cité; mais tous sont unis par le même lien, par la contagion.

La fréquence de la rougeole varie suivant les saisons. A Paris, tandis que la diphtérie est surtout commune en automne et en hiver, la rougeole est rare pendant la saison froide, pour redoubler de fréquence au printemps et en été. C'est ainsi que, en 1895, au pavillon d'isolement de la rougeole de l'hôpital Trousseau, j'ai pu relever les chiffres suivants qui accusent un minimum de cas en janvier et un maximum en juillet :

Janvier	8 cas.		Juillet	125 cas.
Février	20 —		Août	86 —
Mars	33 —		Septembre	41 —
Avril	46 —		Octobre	25 —
Mai	67 —		Novembre	71 —
Juin	95 —		Décembre	71 —

Dans cette statistique, les chiffres de novembre et de décembre sont plus forts que d'habitude, parce qu'une épidémie scolaire, ayant sévi dans le XVe arrondissement, les cas de rougeole hospitalisés ont encombré successivement l'hôpital des Enfants et l'hôpital Trousseau.

Quand un pays n'a jamais été visité, ou n'a été que rarement visité par la rougeole, les épidémies présentent un développement et une gravité extrêmes. En 1846, les îles Féroë sont envahies par la rougeole, dont la dernière apparition remontait à plus de 60 ans; sur 7782 habitants, 6000 furent atteints. En 1875, la rougeole fait une première apparition aux îles Fidji et les dépeuple. Dans les régions tropicales, la rougeole est plus bénigne que dans les régions froides et tempérées.

Age et sexe. — Le sexe n'influe pas, mais l'âge influe beaucoup sur l'étiologie de la rougeole. Si aucun âge n'est à l'abri de la rougeole, puisqu'on a pu voir des vieillards de 70, 75, 80 ans lui payer tribut, il faut bien convenir que, sauf ces exceptions qu'on peut compter, l'âge de prédilection de la rougeole est l'*enfance*. Très commune dans les premières années de la vie, moins commune chez les adolescents, relativement rare chez les adultes, la rougeole devient exceptionnelle dans l'âge mûr, après 30 ans par exemple. On a cité quelques cas de rougeole intra-utérine; une mère atteinte de rougeole pendant la grossesse peut contaminer le fœtus, et l'on a vu des enfants porter en naissant ou présenter quelques jours après leur naissance l'éruption morbilleuse (Blache et Guersant, Gontier, Lefour). Cependant la rougeole des nouveau-nés est très rare; il semble que, dans les premiers mois, l'enfant soit moins apte que plus tard à contracter la maladie, abstraction faite de l'isolement plus sévère qui l'entoure et de la moindre prise qu'il offre de ce chef à la contagion. Mais il ne faudrait pas inférer de cette remarque que les nourrissons sont réfractaires, aucun enfant, si jeune soit-il, n'offrant d'immunité absolue et permanente à la plus contagieuse des fièvres éruptives. Voici comment se répartissent, suivant l'âge, les 715 morbilleux que j'ai soignés à l'hôpital Trousseau, en 1895 :

Au-dessous de 1 an	45 cas.
De 1 à 2 ans.	176 —
De 2 à 5 ans.	336 —
De 5 à 15 ans.	158 —

D'après cette statistique, la rougeole serait rare au-dessous de 1 an, assez commune entre 1 et 2 ans, très commune entre 2 et 5 ans, relativement rare après 5 ans. Mais je ferai remarquer que le chiffre de 45 cas pour les enfants de moins de 1 an est trop faible et ne répond pas à la réalité; car, chaque fois qu'un enfant de cet âge m'était présenté, je ne le recevais qu'à mon corps défendant et j'obtenais souvent des parents qu'ils le gardassent chez eux, par crainte des dangers que l'hospitalisation lui faisait courir. D'autre part nous ne recevions que des enfants sevrés ou allaités artificiellement, ce qui éliminait les rougeoleux de moins d'un an allaités au sein.

Pour toutes ces raisons, la rougeole doit être considérée comme assez fréquente chez les nourrissons de moins d'un an, mais elle est particulièrement répandue après le sevrage, chez les enfants compris entre 2 et 5 ans. Cependant d'Espine a vu, dans une même famille, tous les enfants être pris de rougeole à l'exception du nouveau-né, et Sevestre cite des nourrices rougeoleuses n'ayant pas contaminé leurs nourrissons.

Si les adultes échappent aux atteintes de la rougeole plus que les enfants, cela ne tient pas seulement à une immunité naturelle apportée par l'âge, mais aussi à l'immunité acquise par une première atteinte, la plupart des adultes ayant eu la rougeole pendant leur enfance. Lors de l'épidémie de 1846 des îles Féroë, Panum a vu les vieillards frappés par l'épidémie de 1781 être seuls épargnés.

Rechutes et récidives. — La rougeole en effet ne récidive généralement pas; une première atteinte confère l'immunité pour la vie entière. Cependant on a cité des cas de récidive, qui semblent incontestables; sans les récuser tous, il est permis de dire que la plupart s'expliquent par des erreurs de

[J. COMBY.]

diagnostic. On nous présente tous les jours des enfants qui, au dire de leurs parents, auraient eu 2, 3 fois la rougeole. Or, le plus souvent, il s'agit de roséoles saisonnières, de rubéoles, d'érythèmes morbilliformes pathogénétiques, etc. Le diagnostic différentiel ne peut être fait en pareil cas que par un médecin très au courant de toutes ces modalités exanthématiques.

J'ai été trop souvent témoin d'erreurs de diagnostic commises par des médecins instruits et consciencieux pour ne pas émettre quelque doute sur la réalité des récidives de rougeole. Je ne les nie pas, mais je dois déclarer que je n'en ai pas encore vu un seul exemple probant. A côté de la récidive qui surviendrait à une distance plus ou moins éloignée de la première atteinte, il faut placer la *rechute*, sur laquelle Chauffard et Lemoine ont appelé l'attention à la Société médicale des hôpitaux (27 décembre 1895), et qui s'observerait dans la convalescence de la maladie, peu de jours après la cessation des symptômes aigus. Tandis que la récidive dérive toujours d'une contagion exogène, la rechute pourrait être le résultat d'une réinfection par le sujet lui-même, comme le fait s'observe dans la fièvre typhoïde et dans la scarlatine. Le D⁰ Lemoine a constaté la rechute chez 5 militaires soignés au Val-de-Grâce, avec un intervalle moyen de 15 jours entre les deux poussées éruptives. Les cas de Chauffard ont trait à une épidémie familiale (7 enfants et une bonne allemande qui les soignait). Sur ces 8 sujets, 2 ont eu la rougeole sans rechute, les 6 autres âgés de 2, 5, 8, 9, 10 ans 1/2, 11 ans 1/2, ont présenté des rechutes à 15 jours, à 3 semaines, à 1 mois de distance. Ainsi, dit Chauffard, dans une même famille, dans l'espace de 2 mois, s'étaient succédé 8 cas de rougeole, dont 6 avec rechute, soit un total de 14 éruptions morbilleuses! En réunissant les observations de Lemoine et Chauffard, on a 11 cas de rechute morbilleuse observés dans deux milieux fort différents, mais à peu près à la même époque (avril, mai, juin 1895). Les auteurs discutent la possibilité de rubéoles s'étant mêlées aux rougeoles, mais pour l'écarter, quoique les périodes intercalaires entre les poussées éruptives aient été très variables (12 jours (2), 14 jours, 20 jours (3), 21 jours, 27 jours, 40 jours), et quoique plusieurs malades aient présenté de l'engorgement ganglionnaire. Dans 6 cas la rechute a été de même intensité que la première rougeole, dans 2 cas elle a été plus intense, dans 2 cas plus bénigne. Mais aucune de ces rougeoles n'a été grave. Les auteurs précédents incriminent l'*encombrement* et concluent, comme l'avait fait L. Guinon (article ROUGEOLE du *Traité de médecine*), à une *réinfection rubéolique exogène*. M. Catrin a vu des faits semblables et partage cette manière de voir. M. Bucquoy, qui aurait rencontré des cas analogues, ne croit pas à une contagion nouvelle, mais à une véritable rechute comparable à celle de la fièvre typhoïde, comme si la maladie, n'ayant pas épuisé sa virulence dans un premier cycle, avait repris un nouvel essor. M. Sevestre (Société médicale des hôpitaux, 10 janvier 1896) a vu deux séries de faits comparables à ceux de MM. Chauffard et Lemoine. Une petite fille est prise de rougeole le 18 avril, et présente une seconde éruption le 10 mai. La sœur, prise le 28 avril, n'a pas eu de rechute. Sur 4 enfants d'une autre série, 3 ont présenté une seconde éruption quelques jours après la première. « Je pense donc, dit M. Sevestre, que dans certaines circonstances, il peut y avoir des rechutes de rougeole à quelques jours de distance, mais j'ajoute que ces cas doivent être absolument exceptionnels, car je n'en ai pas observé un seul pendant mon séjour à l'hospice des Enfants-Assistés (1885 à 1889), et l'on sait cependant combien dans cet établissement la rougeole est fréquente et aussi combien sont communes les formes anormales. Je n'en ai pas observé non plus à l'hôpital Trousseau de 1890 à 1894 ».

Le Dr Le Clerc (de Saint-Lô) a cité également une rechute de rougeole, à 15 jours de distance, chez une fillette de 3 ans (Soc. méd. des hôp., 24 janvier 1896). M. Béclère émet des doutes tant sur la réalité des rechutes que sur celle des récidives, et il croit que les faits de Chauffard et Lemoine peuvent s'expliquer par la coexistence d'épidémies de rougeole et de rubéole, ces deux maladies ne pouvant se différencier qu'avec les plus grandes difficultés, et seulement par la filiation des cas. On voit que l'accord n'est pas absolu sur l'interprétation de ces intéressantes observations.

Contagion. — La contagiosité de la rougeole est évidente et incontestée; c'est par contagion qu'elle naît et se propage, mais cette contagion reconnaît plusieurs modes : elle peut être *directe* ou *indirecte*. Le contage semble résider surtout dans les sécrétions des muqueuses, bien plus que dans l'efflorescence. Avant que la clinique nous eût révélé cette particularité, les inoculations positives faites par Monro, Looke, Willan, Mayr l'avaient mis en évidence. Au xviiie siècle, Monro et Looke inoculèrent les sécrétions lacrymales et salivaires et obtinrent une éruption morbilleuse typique au bout d'une semaine. Mayr (1860) dépose sur la muqueuse nasale de 2 enfants sains un peu de mucus provenant d'un morbilleux, et observe le coryza prémonitoire après 8 jours d'incubation. F. Home (1858), ayant inoculé le sang provenant des taches rouges à des enfants sains, vit les prodromes de la rougeole se déclarer au 6e jour. Speranza (1822), lors de l'épidémie de Milan, obtint le même succès. Katona (1842), opérant avec les larmes et le sang, ne fut pas moins heureux; mais on peut objecter à ces expérimentateurs qu'ils opéraient en plein foyer épidémique. Aujourd'hui nous n'oserions plus reproduire ces essais qui sont condamnables, mais l'étude minutieuse des contacts fortuits entre les enfants sains et malades nous a montré que la contagion s'exerçait surtout au début de la maladie, avant toute éruption, ce qui prouve bien la contagiosité du catarrhe prémonitoire.

Mais est-il nécessaire qu'il y ait *contact direct*? Ou ne suffit-il pas du transport à courte distance du germe contagieux émané de l'enfant malade? Pour Sevestre, il existe, autour de chaque rougeoleux, une *zone dangereuse* de 3 à 4 mètres, et l'atmosphère joue un rôle dans la propagation de la maladie. Dans une salle d'hôpital, ce sont les voisins de lit, et non les enfants éloignés du rougeoleux, qui sont contaminés. A cela M. Grancher répond qu'il a vu des enfants pris à des distances de 12 mètres. L'air expiré est aseptique; dans la rougeole comme dans la phthisie, ce n'est pas lui qui est infectant, ce sont les mucosités desséchées, les crachats, les sécrétions lacrymales ou nasales qui pourront être véhiculées avec les poussières de l'air et aller, à une courte distance, infecter les enfants du voisinage. Et quand on voit la transmission se faire à distance, il ne faut pas incriminer l'atmosphère, mais plutôt les infirmiers, les médecins, les élèves qui, venant d'examiner un rougeoleux, vont ensuite porter le contage à des enfants indemnes.

La contagion *indirecte* joue donc un rôle important comme la contagion *directe*, et elle peut s'exercer par les vêtements, les mains, les jouets et objets qui auront subi le contact récent du rougeoleux. Nous disons contact *récent*, parce qu'il semble bien que le germe de la rougeole soit peu vivace et perde rapidement sa virulence en dehors de l'organisme. Sevestre croit que cette virulence ne dure pas plus de 2 à 3 heures; dans quelques cas exceptionnels elle pourrait être plus durable. « Chaque enfant atteint de rougeole, dit M. Grancher, est dangereux et son voisinage immédiat p us dangereux que son voisinage à distance, mais, à mon avis, le péril vient du contact du sujet ou des objets qu'il a contaminés, et non pas de l'air a nbiant qu'il respire. Dans mes salles de l'hôpital des Enfants-Malades, nous avons vu bien souvent, mes élèves et moi, la contagion se faire entre deux enfants placés à la plus grande distance possible, et épargner les voisins du morbilleux. Et l'enquête démontrait le plus souvent que la contagion avait eu lieu par contact. Par exemple, deux enfants placés aux lits n° 1 et n° 12, salle Parrot, à 12 mètres de distance et isolés dans leurs boxes parce que l'un et l'autre avaient la scarlatine, prennent la rougeole l'un de l'autre, dans le temps réglementaire, à 14 jours de distance, tandis que les vois ns immédiats sont épargnés. Si l'on cherche la raison de ce fait, on ne peut la trouver dans la contagion par l'atmosphère, car il faudrait admettre une sélection bizarre ou un courant aérien bien capricieux. Mais il se trouve que ces deux enfants étaient so gnés par la même infirmière qui ne touchai à aucun autre enfant. L'un de ces enfants, en éruption de scarlatine, était en même temps en incubation de rougeole, et, 14 jours après le début de l' nvasion rubéolique, le deuxième était à son tour en pleine éruption morbilleuse. Ce seul fait prouve : 1° la contagion par les objets, linges, etc. ; 2° la contagion indirecte ; 3° la prédominance de ce mode de contage sur la contagion par l'air. Mais comment expliquer que, dans une réunion d'enfants, un bal par exemple, un seul morbilleux contagionne 20 ou 30 autres enfants? Par la multiplicité des contacts *directs* ou *indirects*. Ces derniers, les contacts indirects, quand ils sont *immédiats*, sont aussi dangereux que les contacts directs. Et c'est précisément le cas dans les bals enfantins où les rondes et les jeux réunissent toutes les mains. Dans l'école, la contagion est mo ns nombreuse, surtout si les classes et les récréations sont distinctes. Souvent même la classe voisine échappe complètement. Toutefois, nous avons vu, dans l'hôpital, les germes contages transportés d'une salle à une aut e, séparées par un palier, par une infirmière ou un élève. Je crois même être certain que la contagion s'est faite une fois, par *contact indirect*, à travers une grande cour qui sépare le service commun de la salle des morbilleux. Dans une épidémie qui éclata salle Parrot, 14 jours après la visite du service à la salle des rougeoleux, nous ne pûmes trouver d'autre cause que cette visite..... J'ai dit que, pour être efficace, le contact indirect devait être immédiat. C'est que nous ne savons pas combien de temps le germe morbilleux peut conserver sa virulence. J'avais cru d'abord que cette virulence durait *peut-être* 2 ou 3 jours. Aujourd'hui je crois plutôt avec M. Sevestre et M. Bard à une durée très éphémère : quelques heures ou moins encore peut-être. Il est probable que la dessiccation, la lumière, etc., tuent très vite le germe de la rougeole. En tout cas, je n'ai jamais constaté sa reviviscence. Hors du malade, le contage morbilleux meurt. » On voit, par cette citation, quelle place importante le D* Grancher accorde à la contagion indirecte, qu'il a pu saisir plusieurs fois sur le vif à l'hôpital des Enfants.

Le D* Joel (de Lausanne) écrivait le 24 mai 1885 (*Semaine médicale*) : « Au mois de décembre 1885, une fillette prenait la rougeole dans une salle de l'hôpital d'enfants que je dirige. Cherchant les origines, je trouvai que le père de cette enfant lui avait fait visite ayant chez lui deux autres enfants affectés de rougeole. Je ne pus douter qu'il ne fût le vecteur de l'épidémie et, malgré toutes mes précautions d'isolement, 8 autres enfants prenaient successivement la rougeole dans le courant du mois. » Cependant il faut bien reconnaître que ce n'est pas ainsi que la rougeole se propage d'ordinaire dans les salles hospitalières. Les cas importés, à la période d'incubation ou d'invasion, et par suite non isolés, jouent un bien plus grand rôle que la transmission indirecte par les visites des parents, des médecins, des élèves, etc.

J'ai déjà dit que la rougeole était contagieuse avant l'éruption : le fait a été amplement démontré par Girard, Béclère, Sevestre, Bard, Grancher, etc. On croyait autrefois que la période éruptive et la période desquamative étaient seules dangereuses et Panum ne craignait que la phase éruptive. Si la période d'éruption était seule contagieuse, la prophylaxie de la rougeole serait bien simple ; elle ne l'est malheureusement pas, car la rougeole est contagieuse avant l'éruption, c'est-à-dire avant d'être reconnaissable. Dès la première heure de l'invasion, alors qu'il n'y a que du larmoiement, de l'enchifrènement, alors qu'on eût pu croire qu'il ne s'agit que d'un simple rhume, ou d'une grippe, la rougeole peut se transmettre et elle n'y manque pas. D'après Bard, c'est surtout l'avant-veille de l'éruption, au moment où le catarrhe oculo-nasal est très accusé, que la contagion est à redouter. La contagiosité irait ensuite en s'atténuant, et la période d'éruption ne serait pas ou presque pas dangereuse. En réalité, l'éruption, dans ses premiers jours, est contagieuse et tout au plus doit-on admettre, avec Béclère, que la rougeole n'est plus contagieuse 5 jours après le début de l'éruption, quoique des cas isolés de contagion aient été cités au 9e jour (Guinon), et au 11e jour (Darolles). L'éruption terminée, la fièvre tombée, le catarrhe desséché, la contagion n'est plus à craindre et l'on peut donner la libre pratique aux enfants en desquamation. Ces faits, bien établis aujourd'hui, sont d'une extrême importance au point de vue prophylactique.

Parmi les faits de contagion pré-éruptive les plus frappants, on peut citer le suivant rapporté par le D* Eyre dans le *British medical Journal* (23 février 1889) : Un maître d'école de Beckenham rentre, après les vacances de Pâques, pour reprendre ses cours (30 avril 1888). Il se sent indisposé ce jour-là et continue cependant son service le 1er et le 2 mai. Le soir du 2 mai, il se couche et l'éruption se déclare pendant la nuit; il n'eut dès lors plus de rapports avec les écoliers, qui furent congédiés. Parmi les élèves, au nombre de 29, âgés de 7 à 14 ans, 15 avaient eu déjà la rougeole : ils restèrent indemnes. Les 14 autres furent pris sans exception, le premier cas s'étant déclaré le 1C mai et le dernier le 17 mai, la durée d'incubation ayant oscillé entre 8 et 16 jours.

Bactériologie et anatomie pathologique. — On ne connaît pas encore d'une manière certaine et indiscutable l'agent pathogène, le microbe de la rougeole, et cependant nous devons rendre compte des tentatives plus ou moins heureuses qui ont été faites pour le découvrir. Dès 1871, Coze et Feltz (Strasbourg) avaient décrit des bactéries fines et mobiles retirées du sang des rougeoleux et de leur mucus nasal. Plus tard Babès a rencontré un bacille très court, qu'il n'a d'ailleurs pas retrouvé dans les examens ultérieurs qu'il a faits. Les recherches les plus importantes sont dues à Canon et à Pielicke qui ont vu, dans le sérum sanguin, un bacille simulant un diplocoque et ne se colorant pas par la méthode de Gram (14 fois sur 14 cas, dans le service de Guttmann, à Berlin). Voici comment ils ont procédé : le sang étendu sur la lamelle et séché à l'air est plongé dans l'alcool absolu pendant 5 bonnes minutes. Puis on met à l'étuve à 37 degrés, dans le mélange colorant suivant, pendant 6 à 20 heures :

Solution aqueuse de bleu de méthylène . . .)
Solution d'éosine (0gr,25 p. 100 d'alcool à 70°) } ãã 40 grammes.
Eau distillée : . . . .)

Les bacilles de Canon et Pielicke auraient des dimensions variables; ils se rencontreraient dans le sang surtout au moment de la défervescence. Ils ont été observés également dans les sécrétions du nez, du larynx, de la trachée, de la conjonctive. Les cultures, faites en différents milieux, ont été négatives. Le Dr H. Barbier a examiné les sécrétions lacrymales de 40 à 50 rougeoleux de l'hôpital des Enfants; il a obtenu un bacille dont la première culture très peu abondante était à peine visible, mais qui se cultivait bien ensuite sur différents milieux. Ce bacille rappelait un peu le bacille de la diphtérie, et surtout celui de Canon et Pielicke. Mais il ne s'est montré virulent dans aucun cas (inoculations négatives au cobaye, au lapin, au rat, à la souris). Tchaïkosky a aussi retrouvé le bacille de Pielicke.

En somme, nous n'en sommes qu'à la période d'essais, de tâtonnements, et si l'on veut bien tenir compte des résultats négatifs obtenus par les auteurs qui ont voulu contrôler la découverte de Canon et Pielicke, on en conclura que le microbe spécifique de la rougeole est inconnu. Mais, à défaut de ce microbe spécifique, il n'en manque pas d'autres qui sont appelés à jouer un rôle plus ou moins important dans les complications, dans les infections secondaires de la rougeole. H. Barbier, ayant ensemencé les humeurs conjonctivales d'un grand nombre de malades, y a trouvé très souvent le staphylocoque blanc et moins souvent le streptocoque. Dans la salive, Méry et Boulloche ont trouvé le pneumocoque et le streptocoque, auxquels

H. Barbier ajoute une strepto-bactérie spéciale, un coccus jaune ressemblant à l'aureus mais ne liquéfiant pas la gélatine, des staphylocoques blancs et dorés, un bacille ressemblant à celui de la diphtérie. Ce dernier auteur insiste sur la fréquence du streptocoque. Ces microbes, qui s'observent dans les rougeoles simples, non compliquées, se rencontrent aussi et à plus forte raison dans les lésions secondaires, dans les otites, stomatites, broncho-pneumonies, vulvites, etc., qui viennent si souvent aggraver la maladie primitive.

Les lésions anatomiques de la rougeole dépendent précisément de l'irritation déterminée par les microbes spécifiques ou non spécifiques, du côté de la peau, des muqueuses, des parenchymes. Du côté de la peau, il existe une congestion vive du corps muqueux de Malpighi, avec infiltration leuco-cytique péri-vasculaire, péri-glandulaire, intra-papillaire. Dans quelques cas rares, la congestion peut aller jusqu'à l'hémorrhagie. Le Dr Catrin (*Archives de méd. exp.*, 1891) a pu étudier microscopiquement la peau dans un cas de rougeole terminée par la mort. Il a trouvé: dans le derme, une diapédèse des globules blancs; dans l'épiderme, une substance colloïde distendant la cavité péri-nucléaire des cellules de Malpighi et refoulant le protoplasma. A ces masses colloïdes s'ajoutaient des cellules épithéliales, des globules blancs, lésions bien suffisantes pour expliquer la desquamation qui termine le processus éruptif. Il s'agit là, en somme, d'une *nécrose par coagulation*.

Du côté des muqueuses, les lésions sont tout aussi marquées et parfois davantage. Le Dr Coyne (Thèse de Paris, 1874) a étudié particulièrement les lésions laryngées : la muqueuse est rouge, gonflée, surtout au niveau des cordes vocales supérieures, ce qu'on peut voir parfois sur le vivant à l'aide du laryngoscope. Le calibre du larynx est rétréci par la tuméfaction inflammatoire, les ventricules sont effacés; la muqueuse, soulevée par les glandes sous-jacentes, est recouverte de muco-pus. Au microscope, on voit, le derme muqueux infiltré de leucocytes qui s'accumulent principalement autour des vaisseaux et des glandes. Les follicules lymphatiques font saillie et sont gorgés de cellules qui, dépassant les limites des follicules, infiltrent le tissu sous-jacent. L'épithélium de revêtement peut être altéré, surtout au niveau de la corde vocale inférieure. La laryngite de la rougeole peut être *catarrhale* ou *ulcéreuse*; dans ce dernier cas, les follicules clos sont nécrosés et entamés; la lésion peut aller plus loin et gagner les cartilages (périchondrite, abcès sous-muqueux, etc.). Du côté de la muqueuse intestinale, on a signalé l'hypertrophie des follicules clos et des plaques de Peyer. Les ganglions en rapport avec les muqueuses malades sont peu atteints dans la rougeole, beaucoup moins que dans la scarlatine et la diphtérie.

Dans les cas compliqués, on peut observer des lésions viscérales plus ou moins graves, et en particulier la broncho-pneumonie qui peut être lobulaire disséminée, ou pseudo-lobaire, ou à forme de bronchite capillaire (congestion étendue, bronchite suppurée des petites bronches). Je passe sur les lésions gangréneuses de la bouche, de la vulve, du poumon dont il sera parlé d'ailleurs au chapitre des *Complications*.

L'examen du sang n'a pas montré l'aspect et les lésions qu'on observe

[J. COMBY.]

dans d'autres maladies infectieuses, dans la diphtérie par exemple. Le sang *dissous*, le sang *sépia* sont rares. Mais Demme a trouvé que, dans la période fébrile de la maladie, le chiffre des globules rouges diminuait de moitié; il y aurait, à cette période, en même temps que l'hypoglobulie, une grande abondance de microzytes, de noyaux libres, de fragments de noyaux. Le taux de la fibrine serait également abaissé. Griffiths a trouvé, dans l'urine des rougeoleux, une ptomaïne qui aurait pour formule $C^9H^5Az^3O$, et qui, inoculée aux chats, déterminerait de la fièvre et la mort en moins de 2 jours.

Enfin, dans cette esquisse anatomique des lésions de la rougeole, doit figurer la mention des complications tuberculeuses qu'on observe si souvent à la suite de la maladie, soit du côté des ganglions médiastinaux (caséification), soit du côté des poumons (granulations grises, jaunes, amas caséeux, broncho-pneumonies tuberculeuses à différents degrés d'évolution, etc.). Très souvent, à l'autopsie d'enfants morts de rougeole, la tuberculose se révèle, soit qu'elle existât au préalable (cas fréquent), soit qu'elle se soit développée sous l'influence de la rougeole.

Symptômes. — La rougeole est une maladie cyclique qui évolue suivant des étapes parfaitement réglées d'avance, toujours les mêmes, quand elles ne sont pas troublées par des complications intercurrentes; tous les cas sont en quelque sorte superposables, et le type morbide se reproduit incessamment chez les différents sujets, dans sa forme, dans sa chronologie, dans ses allures générales. Seule l'intensité varie suivant les circonstances d'âge, de milieu, de terrain, etc. On distingue dans la rougeole, comme dans les autres fièvres éruptives, quatre périodes : *l'incubation, l'invasion, l'éruption, la desquamation.*

1° *Incubation.* L'incubation est la période qui s'écoule entre la pénétration du germe dans l'organisme et la manifestation de ses effets. Sa durée n'est pas toujours facile à établir, le contact n'impliquant pas forcément la contamination immédiate, et l'on comprend les divergences des auteurs à ce sujet. Les faits minutieusement observés par Panum, Béclère, Sevestre, Grancher, etc., fixent à 9 ou 10 jours la durée de l'incubation, et ce chiffre est très voisin de celui que les inoculateurs avaient obtenu (7 à 8 jours). Il faut donc compter 10 jours au maximum entre le moment où un enfant a pris la rougeole, et le moment où cette maladie s'annoncera par des prodromes fébriles, du catarrhe oculo-nasal, etc. Pendant cette longue période d'incubation, l'enfant est bien portant; il joue, il mange, il sort, il se promène, il n'est pas malade. Rien, dans sa manière d'être, ne permet de prévoir la rougeole. C'est en vain que Bohn et Rehn ont prétendu saisir quelques légers malaises, que Dieulafoy dit avoir observé des éruptions passagères; Grancher déclare que rien n'est constant et qu'il a pendant 2 ans cherché, dans son service, à reconnaître la rougeole avant l'invasion, sans trouver un symptôme ayant le moindre caractère, non pas de certitude, mais de probabilité. « La fièvre, par exemple, que nous supposions précéder de quelques heures au moins l'invasion, c'est-à-dire l'énanthème, arrive en même temps que lui; et, lorsque, à la première élévation du thermomètre, l'enfant en prévision de la rougeole était isolé, il était déjà trop tard le plus souvent. L'incubation qui dure, de l'infection à l'invasion, 8 à 10 jours, se passe donc silencieusement. » Voici deux courbes montrant ce silence de l'incubation :

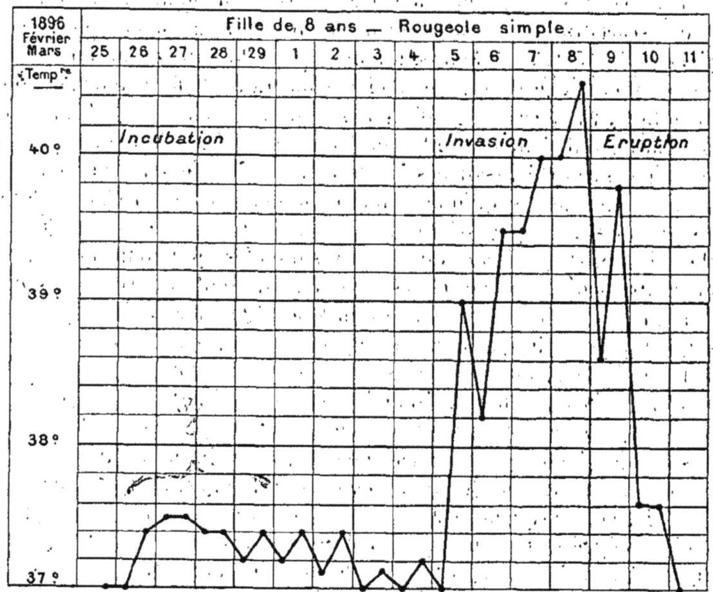

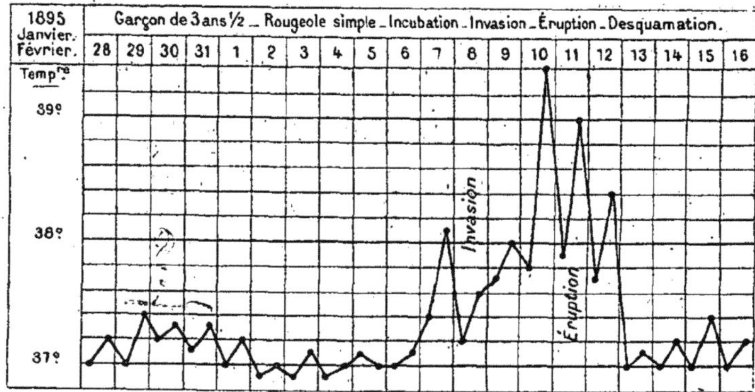

2° *Invasion.* L'invasion de la rougeole est caractérisée par la fièvre et les symptômes généraux qui en dépendent et par l'*énanthème* ou catarrhe prémonitoire. La durée de l'invasion, plus longue que celle des autres fièvres éruptives (rubéole, variole, scarlatine, varicelle), est en moyenne de 3 à 4 jours; elle est rarement plus courte ou plus longue. Cependant on a cité des cas d'une durée exceptionnelle (5, 6 jours et davantage). L'invasion peut manquer d'une façon absolue, l'éruption se présentant d'emblée, sans avoir été

[J. COMBY.]

précédée de fièvre ni de catarrhe oculo-nasal. Je viens d'en observer deux cas fort nets chez des enfants qui, convalescents de scarlatine, étaient l'objet d'une surveillance étroite, et dont la température rectale était prise matin et soir : F.... Georges, âgé de 8 ans 1/2, entre à l'hôpital, le 21 juin 1890, pour une scarlatine qui évolue normalement; il avait depuis plus de trois semaines, 37°, 37°,5, quand subitement, le 25 juillet, le thermomè re accuse 39°,6 et une éruption de rougeole apparaît à la face, puis au tronc et aux membres. U.... Olga, âgé de 4 ans, entre à l'hôpital, le 4 juin, pour une scarlatine qui évolue régulièrement; le 10 juillet, la température q ii, depuis 9 jours, ne dépassait pas 37° le matin, 37°,5 le soir, monte à 38° 6, 39°,4, en même temps qu'une éruption de rougeole se déclare à la face, pour suivre ses phases classiques. Dans ces deux cas, il n'y eut ni invasion fébrile, ni catarrhe prémonitoire. L'invasion n'est pas toujours bruyante; elle peut être insidieuse; dans ce cas les enfants ne sont pas arrêtés, ils ne gardent ni le lit, ni la chambre; ils continuent à fréquenter l'école, à jouer avec leurs camarades, et ils peuvent ainsi, pendant les premiers jours, semer la contagion dans leur entourage. Sans doute, si l'on prenait la température à ce moment, on trouverait un degré plus ou moins élevé de fièvre; mais on n'est pas sollicité à le faire par les symptômes morbides. La fièvre s'accuse quelquefois par des frissonnements, par la chaleur de la peau avec turgescence du visage, par de l'agitation, des vomissements parfois, et, chez les enfants prédisposés, il peut y avoir des convulsions. L'appétit est perdu, la soif vive, le sommeil agité. Si l'on prend la température centrale avec le thermomèt e, on trouve 39, 39,5, 40 degrés même dès le 1er ou le 2e jour. La températue vespérale est généralement plus haute que la température matinale; le 3e jour, la veille de l'éruption, on constate, dans quelques cas, une rémission qui peut aller à 2 degrés et faire croire à un avortement de la maladie. Voici une courbe de rougeole simple montrant la durée ordinaire de l'invasion :

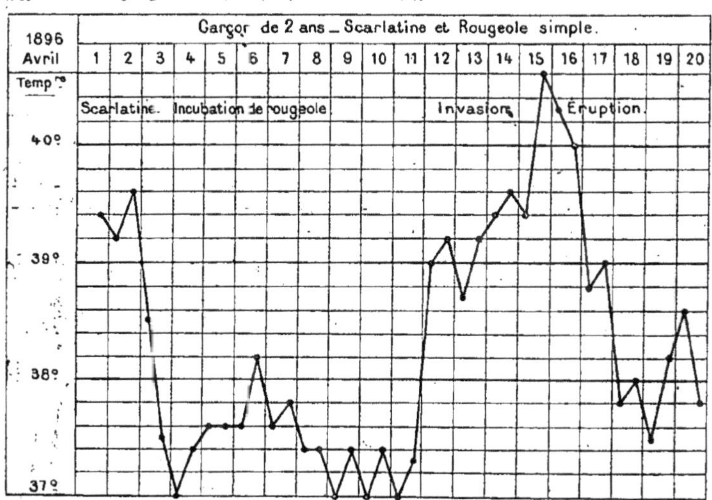

En voici une autre avec invasion prolongée (5 jours) :

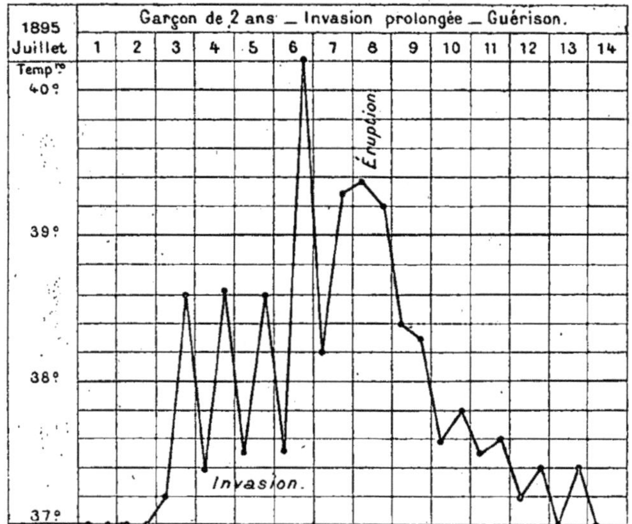

En voici une troisième avec invasion raccourcie :

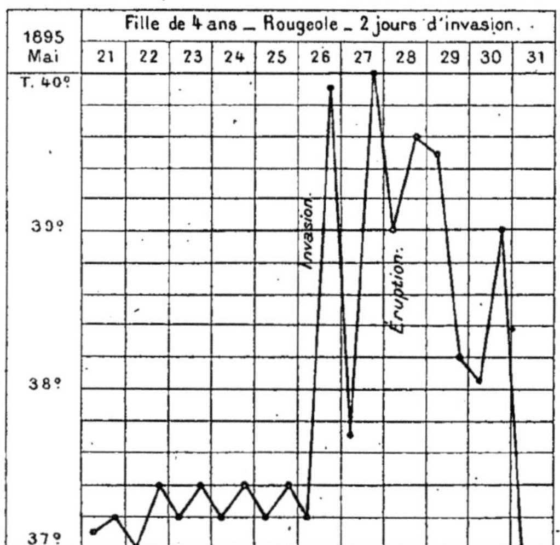

Mais la courbe thermique n'a pas d'objectivité, on ne peut la suivre que de parti pris et le thermomètre à la main. Au contraire, le catarrhe oculo-nasal est objectif, il s'impose d'emblée à l'attention et mérite d'être étudié avec le plus grand soin. L'enfant, dès le premier jour, a les yeux larmoyants, les conjonctives injectées, les paupières gonflées; une sécrétion muco-purulente se dépose aux coins des yeux, les bords palpébraux sont chassieux ; il se plaint de chatouillements, de picotements désagréables, de photophobie. En même temps les narines sont gênées, obstruées, enchifrenées ; des éternuements répétés se montrent, et quelquefois des épistaxis. Le coryza est des plus manifestes et se traduit par un écoulement séreux et muqueux qui irrite le pourtour des narines et la lèvre supérieure. L'enfant se plaint de chatouillements désagréables dans les fosses nasales et quelquefois de douleur et de tension au niveau de la racine du nez et des sinus frontaux. Il tousse péniblement, car la congestion s'étend au pharynx, au larynx, aux bronches ; la toux est rauque, creuse, férine ; quelquefois il y a un véritable accès de stridulisme, avec dyspnée extrême, tirage passager ou permanent. Dans quelques cas, on a pu craindre le croup. L'examen laryngoscopique, quand il a été fait, a montré la rougeur et le gonflement de l'épiglotte, des cordes vocales, de toute la muqueuse du larynx ; cette laryngite érythémateuse est l'éruption de la rougeole sur la muqueuse. Il est probable et même sûr que cette éruption descend plus bas, dans la trachée, dans les bronches. L'auscultation en témoigne : râles ronflants, sibilants, sous-crépitants précédent l'exanthème.

L'énanthème n'est pas borné aux voies respiratoires, quoiqu'il les atteigne avec prédilection et intensité. Dès le début de l'invasion et pendant l'éruption, on peut constater que toute la muqueuse buccale est rouge, tuméfiée, que le voile du palais est souvent le siège d'un pointillé rubéolique, que le pharynx est érythémateux dans sa totalité. Enfin il existe du catarrhe gastrique et du catarrhe intestinal attesté quelquefois par des flux diarrhéiques. Un médecin italien, le Dr Bolognini (*La Pediatria*, 1895) a prétendu même que le péritoine était touché par l'énanthème et il signale au début un froissement péritonéal obtenu par la palpation méthodique de l'abdomen. Ce froissement, très superficiel, très fin, neigeux, je l'ai cherché dans beaucoup de cas et je crois l'avoir trouvé quelquefois ; mais je n'oserais l'affirmer d'une façon absolue. Ce qui est constant et évident, c'est l'énanthème buccal, qui précède l'éruption et l'accompagne. Il suffit d'écarter les lèvres des enfants, pour voir que les gencives sont gonflées, rouges, parfois violacées, sans être ni fongueuses, ni saignantes. Dans la plupart des cas elles sont revêtues d'un enduit épithélial opalin ou blanchâtre, très mince, très facile à détacher avec l'ongle, et ne rappelant que de loin les fausses membranes.

J'ai insisté sur cette *stomatite érythémato-pultacée* des rougeoleux, et sur sa valeur au point de vue du diagnostic différentiel dans les cas douteux. Sans doute elle n'est pas propre à la rougeole, on la retrouve dans la scarlatine, dans la grippe et dans d'autres maladies aiguës. Mais elle manque dans la rubéole et les érythèmes morbilliformes pathogénétiques, et elle peut être utilisée pour éliminer les fausses rougeoles. L'énanthème gagne tout le pharynx, envahit les trompes d'Eustache et l'oreille moyenne, les cellules mastoïdiennes, etc. Cette propagation nous explique la fréquence des otites, des mastoïdites, des perforations du tympan rencontrées si souvent au cours ou à la suite de la rougeole.

Le Dr Bezold (*Münch. med. Woch.*, mars 1896), ayant examiné avec soin l'oreille de 16 enfants qui avaient succombé à la rougeole, a toujours rencontré des lésions inflammatoires, et Tobeitz, sur 22 examens, était arrivé au même résultat. L'inflammation se montre dans la trompe d'Eustache, dans la caisse du tympan, dans les cellules mastoïdiennes; la muqueuse est rouge, gonflée, recouverte d'un exsudat muco ou séro-purulent, crémeux ou fibrineux. L'examen bactériologique a révélé la présence des streptocoques dans la moitié des cas, celle des staphylocoques blancs ou dorés dans l'autre moitié. L'otite de la rougeole est très précoce, comme les autres localisations de l'énanthème. Chez un malade de Tobeitz mort 24 heures après l'éruption, l'otite était déjà constituée. Dès le 3° ou le 4° jour, la muqueuse des trompes, de la caisse, des cavités mastoïdiennes, peut être gonflée et enchifrenée, et plus tard se recouvrir de fongosités, de bourgeons charnus, de productions polypiformes. Ces otites ne sont pas, d'ordinaire, l'expression d'une infection secondaire, elles résultent de la poussée énanthématique, restent le plus souvent latentes et guérissent sans suppuration, sans perforation du tympan, sans surdité consécutive. Quelques-unes seulement aboutissent à ces terminaisons.

Toutes les muqueuses sont atteintes à des degrés divers par l'énanthème de la rougeole; celles des organes génitaux comme celles des organes des sens. La vulve des petites filles est rouge, tuméfiée, et présente souvent un écoulement muco-purulent qui, s'il n'est pas l'objet de soins minutieux de propreté, peut s'aggraver et survivre à la maladie qui l'a provoqué. Donc vulvite, otite, laryngite, conjonctivite, rhinite, stomatite, etc., ne sont que des expressions précoces de l'éruption morbilleuse sur les différentes muqueuses de l'économie.

Pour terminer ce qui a trait à l'invasion, je dois parler d'un fait assez rare qui a été signalé par quelques auteurs et dont j'ai vu cette année deux exemples assez nets. Il s'agit des *rash* de la rougeole. La rougeole n'est pas une maladie à *rash*. Cependant, avant l'éruption morbilleuse caractéristique, pendant l'invasion, on pourra, dans quelques cas exceptionnels, constater des éruptions scarlatiniformes ou morbilliformes éphémères qui méritent bien le nom de *rash*. Une fillette de 4 ans 1/2 est prise, au début de l'invasion, d'une éruption scarlatiniforme qui persiste le 18 et le 19 juillet; le 22 juillet apparait la rougeole. Une autre enfant du même âge entre à l'hôpital, le 20 juillet, avec un rash morbilliforme occupant la face; le 22 juillet, ce rash fait place à la rougeole.

3° *Éruption.* L'énanthème de la période d'invasion a pu être négligé, passer inaperçu; l'exanthème va entrer en scène et s'affirmer aux yeux les moins prévenus. Après la détente du 3° jour, qui d'ailleurs n'est pas constante, la fièvre s'est rallumée, a atteint ou dépassé 40 degrés. Les yeux sont plus rouges et plus larmoyants que jamais, et la face se couvre bientôt de petites taches rosées ou rouge vif, légèrement saillantes, douces et veloutées au toucher, arrondies, ovalaires, ou déchiquetées, les unes isolées, semées comme au hasard sur un fond blanc de peau saine, les autres groupées en corymbes, en demi-cercles, en placards plus ou moins irréguliers. Ces taches

[J. COMBY.]

se montrent d'abord autour des oreilles, des yeux, des narines, de la bouche, c'est-à-dire des orifices naturels. Puis elles forment sur les joues, sur e menton, une sorte de masque symétrique. Le premier jour, la face seule est prise, le tronc et les membres sont indemnes ou à peu près. Le second jour, le tronc et les membres supérieurs sont envahis, et le 3e jour, c'est le tour des membres inférieurs. A ce moment, au 5e jour de l'éruption, tout le corps est semé de ces taches rouges qui, plus ou moins cohérentes suivant les régions, plus serrées et plus abondantes dans les points qui sont le siège d'une pression, d'une congestion, d'une irritation préalables, laissent cependant toujours entre elles ou entre leurs groupes des intervalles de peau saine. Rapidement les éléments éruptifs perdent la vivacité de leur coloration, et il n'est pas rare de les voir pâlir à la face quand ils ne font que de se montrer aux membres inférieurs. Après le 5e jour, toutes les taches ont commencé à se décolorer et, à la fin de la semaine éruptive, elles sont remplacées par des macules grisâtres, pigmentées, qui donnent aux téguments un aspect tigré des plus manifestes.

L'éruption présente des variations individuelles : tantôt les taches font une saillie à peine accusée, qui se sent plus au toucher qu'à la vue; tantôt elles sont acuminées, turgescentes (*rougeole boutonneuse*); quelquefois elles présentent au centre un élément miliaire, granité, qui rappelle un peu a miliaire sudorale ou la miliaire scarlatineuse.

Pendant toute la durée de l'éruption, la fièvre n'a pas cessé, oscillant autour de 39 ou de 40 degrés, avec des rémissions matinales et des exacerbations vespérales. Puis, à partir du 4e ou du 5e jour, le thermomètre accuse une chute notable, la défervescence se fait brusquement en 24 heures, ou en échelons, mettant 36 heures, 48 heures à s'achever. Voici quelques courbes montrant la défervescence de la rougeole simple, sans complication :

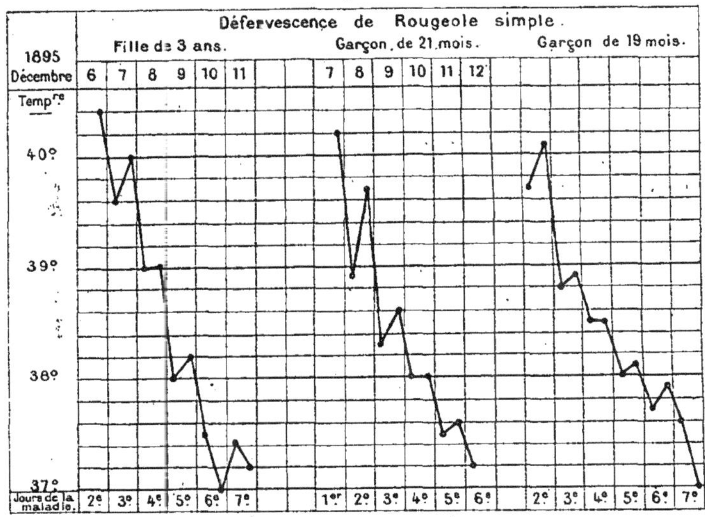

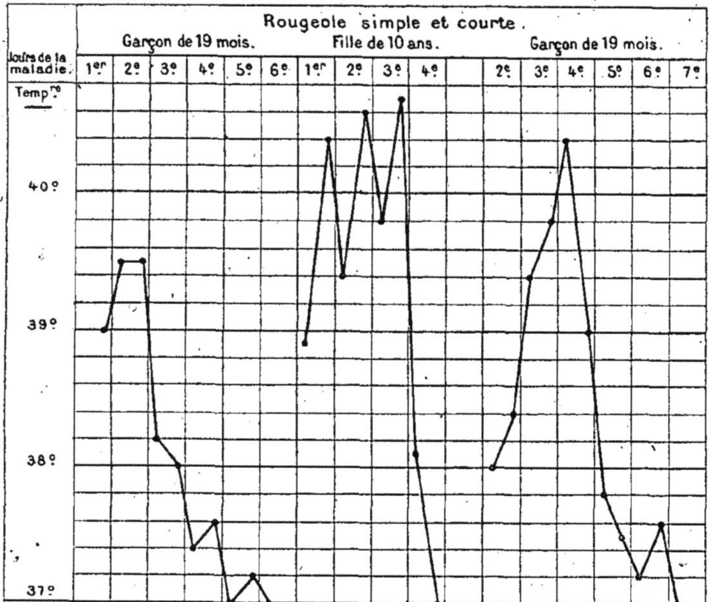

S'il y a une complication infectieuse, la défervescence peut manquer ou être retardée. Le pouls suit les variations de la courbe thermique; au moment de l'acmé, on trouve 130, 140, 150 pulsations à la minute, puis le chiffre des pulsations s'abaisse à 100, à 80, à 70 au moment de la défervescence. Quelquefois, on constate, après cette dernière, un ralentissement notable du pouls avec irrégularité, arythmie. La toux persiste pendant l'éruption et l'auscultation laisse entendre des râles sibilants, ronflants, souscrépitants disséminés. Ces râles, quand la terminaison est favorable, restent discrets, s'évanouissent au moment de la défervescence ou peu de temps après elle, et l'enfant entre de plain-pied dans la convalescence.

4° *Desquamation*. Cette convalescence est marquée par une desquamation plus ou moins abondante, qui débute par les taches les plus anciennes et se continue pendant plusieurs jours et même 1 ou 2 semaines. On constate, à la face d'abord, puis au cou, à la poitrine, sur les membres, de petites écailles épidermiques, tantôt fines, furfuracées, tantôt lamelleuses, mais ne procédant jamais par larges lambeaux comme dans la scarlatine. La desquamation est très variable en étendue et en intensité, on peut dire qu'elle est proportionnelle à l'étendue et à l'intensité de l'éruption. Dans quelques cas, elle est si discrète, qu'elle pourrait passer inaperçue; d'autres fois elle est très prononcée et attire vivement l'attention; sa présence peut servir au diagnostic rétrospectif, quand on n'a pas assisté à la phase éruptive. Telles sont les différentes phases de la rougeole normale, évoluant sans complications, sans perturbations spontanées ou provoquées chez un sujet sain et vigoureux. Nous allons maintenant décrire les anomalies et les complications.

Anomalies. — Très rares sont les anomalies, très communes sont les complications dans la rougeole. Dans les anomalies, on a décrit des rougeoles atténuées, avortées, écourtées, des rougeoles frustes, méconnaissables, et enfin des rougeoles malignes, hyperthermiques, ataxo-adynamiques, hémorrhagiques. Il est bien rare que la rougeole présente les atténuations et les perturbations éruptives qu'on constate assez souvent dans la scarlatine. Cependant on a décrit des rougeoles qui, après s'être affirmées par le catarrhe prémonitoire, par l'éruption morbilleuse, tournaient court au bout de 1 ou 2 jours d'éruption et s'évanouissaient à l'improviste. Dans ces cas, la période fébrile, au lieu de durer 8 jours, n'en durait que 4 ou 5, et les enfants entraient en convalescence après une ébauche de maladie. Telle est la rougeole avortée. Ailleurs, les phases se déroulent suivant l'ordre et la durée classiques, mais tous les symptômes sont excessivement atténués, la fièvre est légère, l'énanthème et l'exanthème sont à peine reconnaissables, l'appétit n'est pas aboli, l'état général est peu touché. Cette forme de rougeole est embarrassante, et, si l'observation n'avait pas montré que ces cas douteux étaient fertiles et pouvaient créer autour d'eux des rougeoles normales et légitimes, on serait porté à incriminer le diagnostic.

La rougeole est dite *fruste* quand un ou plusieurs des symptômes cardinaux manquent ; c'est ainsi qu'on a cité des rougeoles sans éruption (*morbilli sine morbillis*), ou sans catarrhe des muqueuses. Ces faits, à coup sûr exceptionnels, ne pourront être admis que dans les cas où les malades, placés dans un foyer épidémique, auraient présenté tous les autres symptômes de la rougeole. Et encore le doute est permis ! Comment admettre une rougeole sans éruption ? Quant aux rougeoles sans énanthème, elles ne sont pas moins douteuses pour ceux qui savent combien fréquentes sont les éruptions morbilliformes (roséoles saisonnières, rubéole, roséoles pathogénétiques, etc.), chez les enfants. Toutes les observations publiées de rougeole sans énanthème et de rougeole sans exanthème sont également sujettes à caution. Elles ne seront indiscutables que le jour où, le microbe de la rougeole étant nettement déterminé, sa recherche clinique sera mise à la portée de tout le monde. Tant qu'on ne nous aura pas fourni la preuve bactériologique des rougeoles *frustes*, nous les mettrons en doute.

Parmi les anomalies incontestables de la rougeole, il faut relever la *malignité*, vieux mot destiné à disparaître, et qui, dans son imprécision, exprime une gravité exceptionnelle de la maladie. Cette malignité peut se traduire par des hémorrhagies, des taches purpuriques à la peau, des ecchymoses, des écoulements sanguins par les muqueuses, par l'hyperthermie, par l'abattement extrême. La forme hémorrhagique de la rougeole est très rare dans notre pays, et ne s'observe que chez les enfants déjà épuisés par une maladie antérieure, par une cachexie, par la tuberculose, par une fièvre éruptive, par une diphtérie, etc. Peut-être était-elle moins rare autrefois, alors que le virus morbilleux n'avait pas été atténué par des passages successifs, et que des organismes vierges de toute vaccination individuelle ou atavique s'offraient à ses coups. La forme hyperthermique et ataxo-adynamique, rappelant la fièvre typhoïde, se voit encore quelquefois : les enfants

ont une température excessive (41 degrés et plus), du délire, de la carphologie, des soubresauts des tendons, des fuli-
ginosités aux lèvres, la langue rôtie, etc. C'est
dans ces formes hyperthermiques et ataxiques
dès le début qu'on peut voir des enfants présenter une dyspnée extrème, avec suffocation
imminente, cyanose, asystolie aiguë, sans que
l'auscultation des poumons indique une participation active de ces organes. Il semble que
le système nerveux régulateur de la circulation
et de la respiration, que le bulbe notamment,
soit paralysé par le poison morbilleux, et la
mort ne saurait se faire attendre.

Mais, en général, dans la rougeole hyperthermique, on trouve, à l'autopsie, des lésions
diffuses de congestion pulmonaire ou de catarrhe suffocant. En voici quelques exemples
terminés rapidement par la mort au 6e jour, au
5e jour, au 4e jour, au 2e jour de l'éruption,
avec des températures de 41°, 42°, 42°,5; j'ai
même vu un cas où la température s'est élevée
à 43 degrés; et il ne faut pas oublier que la
rougeole est une des maladies les plus hyper-
thermisantes que l'on connaisse.

Quand l'enfant prend la rougeole alors
qu'il est en proie à une autre maladie plus
ou moins grave, il est exposé à des anoma-
lies. Les rougeoles *secondaires* peuvent évoluer suivant le mode clas-

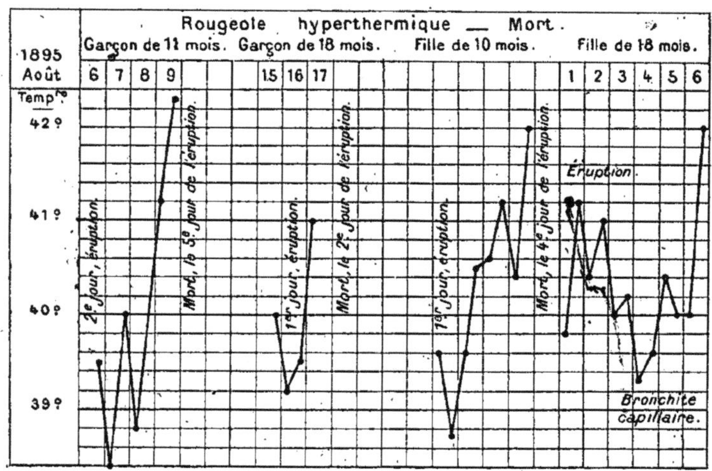

sique: quand elles présentent des irrégularités, ces irrégularités sont relatives à l'invasion, qui peut passer inaperçue; à l'éruption, qui peut être pâle, mal sortie; à la convalescence, qui peut être entravée et compromise par des complications redoutables. Ces perturbations sont assez communes dans la rougeole des enfants cachectiques (tuberculose, syphilis, rachitisme grave, athrepsie, etc.). Si la rougeole survient dans le cours ou à la suite d'une maladie aiguë, d'une autre fièvre éruptive par exemple, l'invasion passera souvent inaperçue, l'éruption se généralisera plus rapidement qu'à l'état normal, les complications du côté des voies respiratoires seront plus fréquentes et plus graves, la malignité, en un mot, sera accrue. L'association de la rougeole avec la scarlatine est grave; plus grave encore est l'association de la rougeole avec la diphtérie. Mais on peut dire, en règle générale, que si le pronostic est aggravé, l'évolution de la rougeole est relativement peu modifiée par son association avec les autres fièvres éruptives. Il est un fait que j'ai nettement observé et qui me paraît indiscutable : c'est que la rougeole, survenant à la période aiguë de la varicelle, arrête l'éruption des vésicules, la suspend, pendant les quelques jours que dure l'éruption morbilleuse, sans s'opposer d'ailleurs par la suite à la terminaison naturelle de ces vésicules. Cette action d'*arrêt*, la rougeole l'inflige, elle ne la subit pas.

Complications. — Les complications de la rougeole sont multiples et variées. Nous les étudierons, appareil par appareil, organe par organe.

Appareil respiratoire. — La première place, pour la fréquence et l'importance, appartient sans conteste aux complications qui portent sur l'appareil respiratoire. L'énanthème de la rougeole atteignant les voies respiratoires dans toute leur étendue, depuis les fosses nasales jusqu'aux alvéoles pulmonaires, ouvre la porte à des lésions plus ou moins sérieuses de toutes les sections de cet appareil. Nous allons les suivre, en procédant de haut en bas. Le coryza du début, qui s'éteint habituellement avec la période fébrile, peut se prolonger, se transformer de simple catarrhe en rhinite purulente, de coryza aigu en coryza chronique. La muqueuse se boursoufle, se ramollit, s'ulcère, donne un écoulement sanieux, séro-purulent; des croûtes épaisses obstruent l'entrée des narines, des lésions impétigineuses se greffent sur la rhinite, et irradient sur les parties voisines, sur la lèvre supérieure, qu'elles irritent et hypertrophient. Le catarrhe, d'ordinaire antérieur, peut, dans quelques cas, gagner le rhino-pharynx, irriter les éléments lymphoïdes de la région, favoriser leur prolifération et leur gonflement, et la rougeole laisse quelquefois à sa suite, non seulement un catarrhe *naso-pharyngien*, mais des *végétations adénoïdes* persistantes. Ces manifestations des voies supérieures ont généralement une marche chronique et doivent figurer dans les suites plutôt que dans les complications de la phase aiguë de la rougeole.

Du côté du larynx, au contraire, nous avons des manifestations aiguës qui peuvent présenter une intensité effrayante. Quelques enfants, dès la période d'invasion, avant l'exanthème, traduisent l'érythème laryngé par des accès de laryngisme striduleux, avec menaces de suffocation. La laryngite striduleuse du début de la rougeole diffère de la laryngite striduleuse primitive, par sa persistance et sa gravité plus grande. L'enfant, dans l'intervalle des accès, ne respire pas librement, la dyspnée est continue, la voix et la toux restent rauques, il y a du tirage sus et sous-sternal, et l'on ne peut se défendre de l'idée du croup. Cette laryngite du début a pu nécessiter le tubage ou la trachéotomie ; mais généralement elle s'apaise au moment de l'éruption. Quelquefois elle est véritablement pseudo-membraneuse, c'est le croup secondaire à la rougeole, le plus grave de tous. Par la suite les enfants, dont le larynx aura été fortement touché, pourront présenter des accidents graves : les uns conserveront de la raucité de la voix, de l'aphonie qui pourra persister des semaines et des mois et qui est attribuable, non pas à une adénopathie trachéo-bronchique que les Drs J. Simon et Joal voient trop fréquemment dans la rougeole, mais à une lésion de la muqueuse laryngée et à l'épaississement des cordes vocales. Quelquefois il y a ulcération de ces cordes ; il peut même y avoir abcès sous-muqueux, œdème de la glotte, périchondrite suppurée, nécrose des cartilages, et la trachéotomie devient nécessaire.

Le catarrhe des bronches, non moins accusé et non moins précoce que celui du larynx, constitue une autre menace souvent suivie d'effet chez les enfants jeunes et chez ceux qui sont hospitalisés, c'est-à-dire exposés à l'encombrement et aux infections secondaires. Tout enfant atteint de rougeole est menacé de bronchite capillaire, de broncho-pneumonie. Chez les enfants débilités, chez les nourrissons de quelques mois, on voit parfois le catarrhe bronchique prémonitoire s'aggraver très rapidement et entraîner la suffocation avant que l'éruption se soit affirmée. Dès la période d'invasion, la bronchite capillaire peut être constituée avec ses principaux signes : dyspnée, cyanose, râles fins dans la poitrine, souffle, etc. Quelquefois la bronchite capillaire semble imminente ; une ascension brusque de la température la dénonce ; puis tout tourne court : il ne s'agit heureusement que d'une poussée de *congestion pulmonaire* éphémère, comme on le voit sur cette courbe :

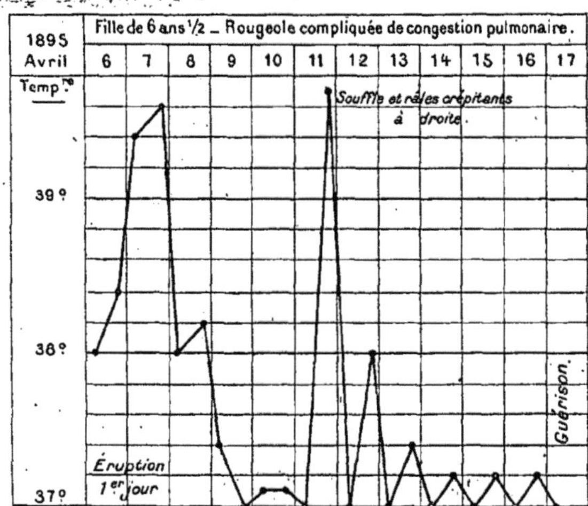

D'ordinaire la bronchite capillaire est plus tardive et ses symptômes ne s'accusent qu'au moment de l'éruption ou de la desquamation. Je n'ai pas à donner ici les symptômes des broncho-pneumonies qui, dans la rougeole comme ailleurs, procèdent de la même façon. Mais je crois devoir insister sur la fréquence de cette complication et sur la mortalité qu'elle entraîne. Abstraction faite des raretés pathologiques, il est permis de dire que la *broncho-pneumonie* fait toute la gravité de la rougeole, et que la mort, dans cette fièvre éruptive, est due le plus souvent à son intervention. Or tous les auteurs ont insisté sur ce point, que la broncho-pneumonie était beaucoup plus fréquente à l'hôpital qu'en ville, et que les rougeoleux hospitalisés couraient, de ce chef, un plus grand danger que les rougeoleux soignés dans leurs familles. Sur 715 malades soignés au pavillon d'isolement de la rougeole, à l'hôpital Trousseau, j'ai compté 85 broncho-pneumonies, qui ont donné 70 décès (soit 81,59 pour 100 de mortalité). Encore faut-il remarquer que ma statistique a été plus satisfaisante que celle de mes prédécesseurs dans le même service.

Il importe, dans une salle d'hôpital, de saisir le début de cette complication redoutable, afin d'isoler immédiatement l'enfant qui en est atteint et de préserver ses camarades. Quand, dans le cours ou à la fin de l'éruption, on verra tout à coup la température, qui tendait à décroître, présenter une ascension imprévue, quand en même temps la dyspnée, la fréquence des mouvements respiratoires, le battement des ailes du nez augmenteront, on devra soupçonner la broncho-pneumonie. L'auscultation révélera la présence de râles crépitants en un point, ou de souffle, et le diagnostic sera fait. La broncho-pneumonie une fois déclarée, son évolution est variable : tantôt elle affecte une marche aiguë qui pourra se terminer en 8 ou 10 jours par la mort ou par la guérison; tantôt elle présente des oscillations qui la prolongent 3 ou 4 semaines; tantôt enfin elle suit la marche chronique, l'enfant s'amaigrit, se cachectise, et l'on croit à la tuberculose pulmonaire. Voici une courbe de rougeole compliquée de broncho-pneumonie et terminée par la mort le 23ᵉ jour :

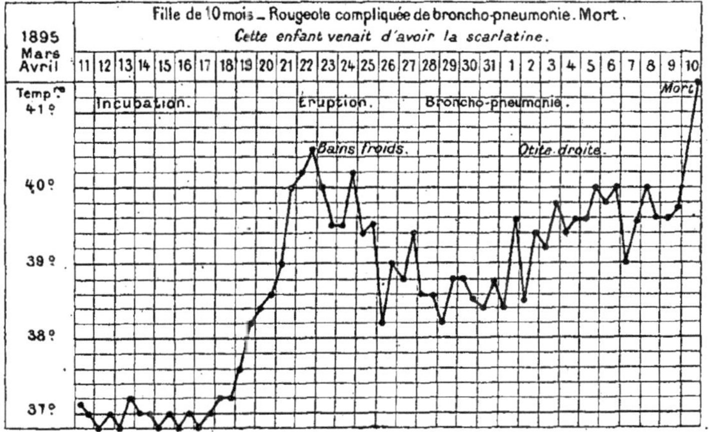

En voici deux autres où la broncho-pneumonie a évolué plus rapidement :

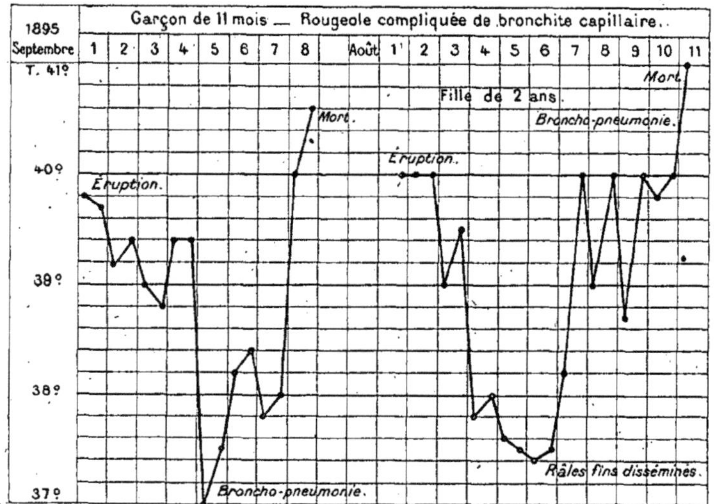

La broncho-pneumonie n'est pas la seule des complications pulmonaires de la rougeole, quoiqu'elle soit de beaucoup la plus fréquente.

J'ai vu la pneumonie franche survenir au moment de la desquamation ; j'ai vu aussi la pleurésie séro-fibrineuse compliquer deux fois un foyer de broncho-pneumonie ; les 3 cas ont parfaitement guéri. Dans un 4ᵉ cas la broncho-pneumonie s'était compliquée d'empyème et l'enfant a succombé. Il faut reconnaître que la rougeole touche peu les séreuses, et que les pleurésies, péricardites, péritonites, méningites sont exceptionnelles dans cette maladie (Varangot, thèse de Paris, 1894). Quelquefois les complications de la période aiguë, au lieu de se résoudre, entraînent des suites durables ; la broncho-pneumonie peut aboutir à la sclérose pulmonaire et à la dilatation des bronches, elle peut entraîner l'emphysème, elle peut être suivie de gangrène. La bronchite, même simple, peut, à la suite d'une rougeole, devenir chronique. Enfin la tuberculose, dans toutes ses formes — aiguë, granulique, chronique et ulcéreuse — peut se greffer sur les manifestations pulmonaires provoquées par la rougeole. Il faut faire, à la tuberculose, la place qu'elle mérite dans le pronostic de la rougeole. La rougeole est une maladie essentiellement *tuberculisante*. Tantôt elle prépare la voie, elle ouvre la porte au bacille de Koch en lésant la muqueuse des bronches et en affaiblissant l'organisme. Tantôt elle donne un coup de fouet à une tuberculose latente qui préexistait, et favorise le réveil d'un foyer caséeux endormi, d'où va partir la dissémination granulique, souvent mortelle, qui emporte les convalescents de rougeole. La rougeole se complique, dans quelques cas, d'infection bronchique aiguë ou prolongée, caractérisée par une fièvre modérée, par des râles sonores et bullaires, sans que le processus aboutisse à la broncho-pneumonie.

[J. COMBY.]

En voici un cas, avec guérison retardée jusqu'au 20ᵉ jour, à compter de l'éruption :

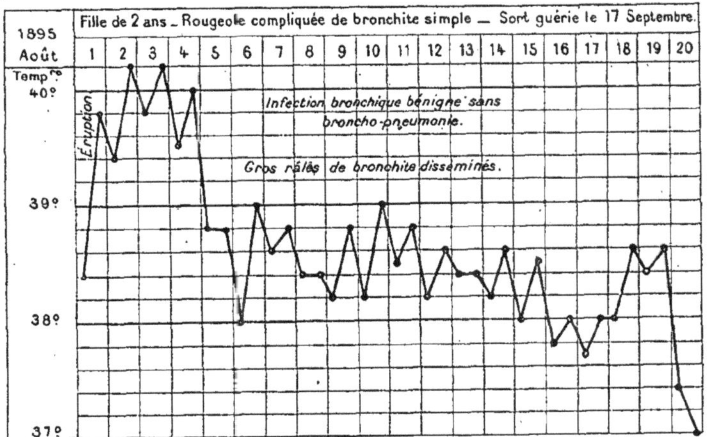

Toutes les complications respiratoires de la rougeole sont d'autant plus à redouter que les malades sont plus jeunes. Voici les chiffres de ma statistique : 45 malades de moins de 1 an ont fourni 16 broncho-pneumonies (35,5 pour 100) ; 176 malades de 1 à 2 ans en ont donné 45 (25,5 pour 100) ; 536 malades de 2 à 5 ans n'en ont fourni que 20 (5,55 pour 100) ; 158 malades âgés de plus de 5 ans n'en ont donné que 5 (3,16 pour 100). On peut dire qu'un rougeoleux de moins de 2 ans a 8 fois plus de chances de prendre une broncho-pneumonie qu'un enfant de 5 ans, et qu'un enfant de moins de 1 an en a 11 fois plus.

Appareil digestif. — Les complications du côté de l'appareil digestif, pour être moins communes et moins graves que les précédentes, ne sont pas dépourvues d'intérêt. Du côté de la bouche, nous trouvons la stomatite impétigineuse ou diphtéroïde que j'avais signalée, comme manifestation de l'impetigo contagiosa en 1887, et dont MM. Sevestre et Gaston ont montré plus tard la nature staphylococcienne. Cette stomatite commence par la face muqueuse des lèvres et, sous l'influence des grattages, elle peut s'accompagner de suintements, d'ulcérations, de saignements plus ou moins abondants. Quelquefois elle ouvre la porte à la gangrène de la bouche ou *noma* qui siège au niveau des joues, peut aboutir à la destruction des parties molles, à la nécrose des os, peut gagner le pharynx, le poumon, et infecter l'économie tout entière. La stomatite gangréneuse, autrefois commune chez les rougeoleux hospitalisés, est devenue très rare ; on ne la voit presque plus, même dans les hôpitaux les plus encombrés. Mais toutes les variétés de stomatite ulcéreuse sont communes, et la stomatite diphtérique vraie peut se rencontrer. Sur les 715 rougeoleux que j'ai soignés en 1895, je n'ai relevé que 5 cas de stomatite ulcéreuse, et pas un seul cas de noma. Du côté de l'intestin on a signalé des diarrhées abondantes, profuses, et des accidents dysentériformes inquiétants. Ces complications sont très rares. La parotidite a été rencontrée à la suite de la rougeole; j'en ai vu un cas chez un petit garçon de 4 ans, en 1896. Une collection purulente s'était formée dans la parotide gauche; cette collection, incisée et drainée par le Dʳ Jalaguier, a guéri, malgré l'intervention d'une broncho-pneumonie subaiguë du même côté.

Organes des sens. — Du côté des organes des sens, les complications ne sont pas rares; les yeux sont fréquemment atteints et l'on voit des blépharites rebelles, des conjonctivites granuleuses, des kératites survivre longtemps à la rougeole, faisant souffrir les enfants des mois et des années, et pouvant compromettre la vision. Quand on prend soin des yeux, les complications oculaires se réduisent à peu de chose, et, sur 715 malades, je n'ai noté que 17 conjonctivites un peu accusées. Les complications auriculaires ne sont pas moins

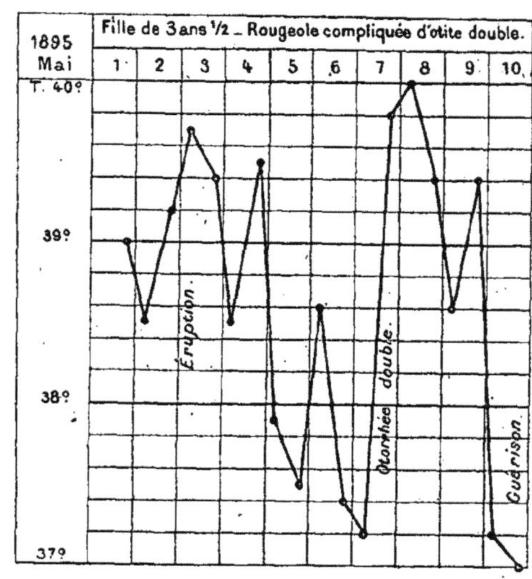

communes, et les otorrhées chroniques consécutives à la rougeole ne se comptent pas. Tantôt l'otite est unilatérale, tantôt elle est double:

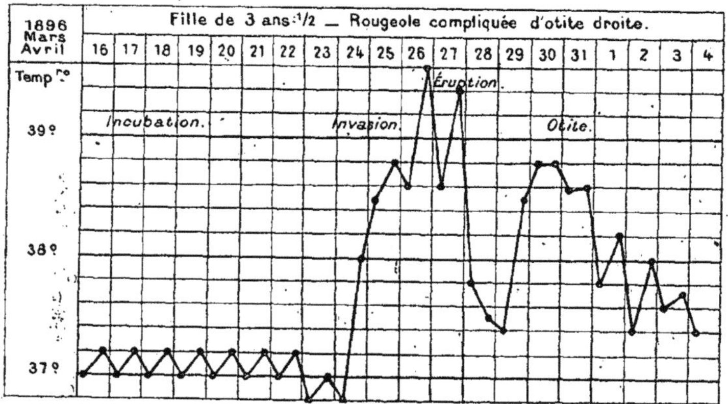

la suppuration est intarissable, elle ne tarde pas à devenir fétide; si elle tarit, ce n'est souvent que momentanément, les rechutes sont fréquentes, les cellules mastoïdiennes peuvent se prendre, le rocher peut être carié et par suite le nerf facial est très exposé. Quand l'otite se déclare à la fin de la rougeole, elle peut déterminer une nouvelle ascension thermique, comme on le voit sur les graphiques ci-dessus.

[J. COMBY.]

Organes génito-urinaires. — Du côté des organes génitaux, on a noté la fréquence des vulvites, des ulcérations vulvaires, de la gangrène de la vulve, qui peut être isolée ou accompagner le noma. Sur 715 malades, la vulvite s'est montrée 25 fois, proportion peu élevée qui tient à ce que tous les enfants du pavillon d'isolement étaient soumis systématiquement à des lavages antiseptiques répétés. Le rein n'est qu'exceptionnellement touché par le poison morbilleux. Cependant j'ai eu en 1895, dans mon service, un jeune garçon qui, à la suite d'une rougeole légitime, a présenté de l'anasarque et de l'albuminurie. Cet enfant, sous l'influence du repos prolongé au lit, et du régime lacté, a guéri en quelques semaines. Cette année, j'ai rencontré un nouveau cas d'albuminurie avec anasarque consécutivement à la rougeole. Dans un cas de septicémie morbilleuse, Audeoud et Jaccard ont trouvé, outre la broncho-pneumonie, la pleurésie purulente, la péricardite, des abcès miliaires des reins.

Appareil circulatoire. — La rougeole ne touche pas plus souvent les organes de la circulation que ceux de l'urination; l'endocardite, la péricardite sont exceptionnelles dans la rougeole, cependant on en a cité quelques exemples. Hutchinson prétend avoir vu 4 cas d'endocardite à la suite de la rougeole (Medico-chirurgical Society, 14 avril 1894). J'ai moi même observé une fillette de 9 ans qui, à la suite de la rougeole, avait présenté un souffle très net d'insuffisance mitrale.

Peau. — Du côté de la peau, la rougeole peut donner le signal de nombreuses complications, infections cutanées secondaires plus ou moins graves suivant les sujets qui les présentent et les soins dont elles sont l'objet. Ce sont des poussées eczématiformes, des pustules d'impétigo et d'ecthyma, des furoncles, des abcès, des staphylococcies de formes diverses. Dans quelques cas on voit se produire de petits foyers multiples de gangrène, avec aspect noirâtre et sécheresse des parties, puis les eschares se détachent et laissent des cavités cratériformes sans tendance à la réparation. De ces infections cutanées peuvent partir des complications viscérales, des septicémies généralisées qui emportent les malades. Enfin, à la suite de la rougeole, on peut voir, non seulement des abcès multiples simples, à streptocoques ou à staphylocoques, mais de véritables gommes tuberculeuses, de même qu'on voit des tuberculoses ganglionnaires, osseuses, viscérales plus ou moins graves. Chez plusieurs enfants j'ai vu survenir, à la fin de l'éruption ou peu de temps après, une poussée d'urticaire généralisée; dans un de ces cas, on pouvait croire, à première vue, qu'il s'agissait d'une rechute de rougeole; cette erreur d'interprétation avait même été commise par un de mes externes. Dans deux autres cas, compliqués de broncho-pneumonie, j'ai vu l'éruption se terminer par une poussée extraordinaire de sudamina gigantesques recouvrant tout le corps. Urticaire, sudamina, ne sont pas à proprement parler des complications, mais je devais les mentionner.

Système nerveux. — Le chapitre des complications du côté de l'appareil nerveux est très court, mais assez intéressant : on a signalé des névrites, des myélites, se traduisant par des paraplégies plus ou moins complètes, ou par de simples parésies avec ou sans participation de la sensibilité. Dawson Williams (Medico-chirurgical Society, 28 nov. 1895) a vu des troubles nerveux analogues à ceux de la sclérose en plaques survenus chez une fillette de 3 ans 1/2 au 4ᵉ jour d'une rougeole. Il y eut d'abord des convulsions avec perte du sentiment pendant 10 jours. 1 mois après, on constatait que l'enfant était inerte, qu'elle avalait difficilement, ne parlait pas, ne pouvait rester assise, ni marcher, ni se tenir debout; puis la paralysie rétrocéda et alors on constata du tremblement et de l'incoordinance motrice. Au bout de 3 mois l'enfant pouvait manger seule, se tenir debout et marcher avec l'aide d'une personne. A l'âge de 6 ans, l'enfant avait la parole lente et scandée, du tremblement des mains, elle était arriérée comme intelligence. Réflexes rotuliens exagérés. L'état spasmodique, le tremblement persistent pendant de longues années encore. M. Dawson Williams croit qu'on peut observer, à la suite de la rougeole comme à la suite d'autres maladies infectieuses : des myélites diffuses aiguës, de fausses scléroses en plaques, de fausses ataxies, des paralysies ascendantes.

M. Bruce, dans un cas de myélite diffuse aiguë post-morbilleuse, aurait constaté une infiltration de la moelle par des hématies et des leucocytes, surtout au niveau des cornes antérieures. Dans un autre cas, le Dʳ Barlow trouva un ramollissement étendu de la moelle épinière. Ormerod a soigné trois enfants qui, un mois après la rougeole, présentèrent des symptômes paralytiques. Cheadle a vu une méningite cérébro-spinale survenir le 10ᵉ jour d'une rougeole. Audeoud et Jaccard (*Revue médicale de la Suisse Romande*, 1894) ont signalé la paralysie vésicale et la rétention d'urine chez une fille de 9 ans qui, pendant 22 jours, n'a pu uriner seule, quoiqu'elle sécrétât beaucoup d'urine : on lui retirait par le cathétérisme 1 litre 1/2, 2 litres d'urine par jour. Le Dʳ Ortholan (Thèse de Bordeaux, 23 novembre 1894) cite l'observation d'une fille de 5 ans qui, à la suite de la rougeole, accusa de la faiblesse des jambes, puis une véritable paraplégie; 6 semaines après, elle ne pouvait marcher; les jambes étaient amaigries, le réflexe rotulien, la contractilité faradique étaient abolis. Pas de troubles de la sensibilité. L'enfant guérit après avoir été traitée par la noix vomique et l'électricité. Était-ce une myélite ou une polynévrite ?

Pronostic. — On entend parler souvent dans le monde de la bénignité de la rougeole, considérée généralement comme une maladie légère et presque inévitable. Sans doute un enfant vigoureux, bien portant, assez avancé en âge, résiste assez bien à une atteinte de rougeole. Mais cela ne veut pas dire qu'on doive l'exposer à la contracter et qu'on ne doive pas prendre toutes les mesures pour qu'il ne la contracte pas ou pour qu'il la contracte le plus tard possible. Les statistiques publiées partout et notamment celles de la Ville de Paris donnent tort aux optimistes, et les ravages de la rougeole sont considérables; jusqu'à ces derniers temps, la mortalité par rougeole, à Paris, venait immédiatement après la mortalité par diphtérie, et dépassait de beaucoup la mortalité globale causée par la coqueluche et la scarlatine réunies. Aujourd'hui que, grâce à la sérumthérapie, la mortalité diphtérique a été très réduite, la rougeole devient la plus meurtrière de toutes les maladies infectieuses de l'enfance.

[J. COMBY.]

Voici les chiffres relevés dans la statistique municipale de Paris, depuis 1880 jusqu'à 1893 inclusivement :

ANNÉES	DÉCÈS PAR ROUGEOLE
1880.	986
1881.	925
1882.	1 018
1883.	1 067
1884.	1 533
1885.	1 564
1886.	1 255
1887.	1 674
1888.	958
1889.	1 220
1890.	1 532
1891.	1 020
1892.	919
1893.	701
TOTAL EN 14 ANS.	16 372

Soit près de 1 200 décès par an.

La rougeole a donc fait, en 14 ans, 16 372 victimes, et ces victimes étaient presque toutes des enfants. On peut voir, en consultant ce tableau, que le chiffre des décès a beaucoup varié suivant les années, sans manifester de tendance à suivre l'accroissement de la population, subissant des progrès et des reculs absolument irréguliers. Si l'on a égard au chiffre de la population, on remarquera des différences assez sensibles suivant les localités, et suivant les années. Décès par rougeole pour 100 000 habitants dans les villes suivantes :

ANNÉES	PARIS	LONDRES	BERLIN	VIENNE
1880 à 1889.	52	60	30	»
1890 à 1894.	41	77	20	70
1895 .	26	59	17	49

Le pronostic varie donc suivant les localités considérées, suivant les années, suivant les épidémies. Voici les chiffres relevés par M. Colin pour quelques épidémies :

ANNÉES	LOCALITÉS	CAS	DÉCÈS	POURCENTAGE
1861.	Ruelle.	582	139	27,7
1864.	Arras.	45	13	28,8
1860.	Val-de-Grâce.	125	40	32,0
1870.	Bicêtre.	457	168	36,7

Il y a des épidémies très meurtrières, il y en a de bénignes.

Depuis longtemps on a été frappé de la gravité énorme que présente la rougeole hospitalisée ; les enfants soignés dans leurs familles courent relativement peu de risques, les enfants soignés à l'hôpital présentent une mortalité effroyable. De 1867 à 1872, à l'hospice des Enfants-Assistés (Oyon), la mortalité était de plus de 42 pour 100 ; les années suivantes, on relève les chiffres suivants :

HOSPICE DES ENFANTS-ASSISTÉS

ANNÉES	CAS	DÉCÈS	POURCENTAGE
1882	280	128	45
1883	268	128	47
1884	328	187	57
1885	570	147	46
1886	529	158	42
TOTAL EN 5 ANS. .	1575	728	MOYENNE 46,22

La mortalité moyenne, à l'hospice des Enfants-Assistés, a donc été, de 1882 à 1886, de 46,22 pour 100. A l'hôpital des Enfants-Malades, les résultats sont un peu meilleurs :

HOPITAL DES ENFANTS-MALADES

ANNÉES	CAS	DÉCÈS	POURCENTAGE
1882	285	98	54
1883	218	59	27
1884	436	191	43
1885	501	119	55
1886	406	197	48
1887	516	206	40
1888	423	178	42
TOTAL EN 7 ANS. .	2585	1048	MOYENNE 40,15

A l'hôpital Trousseau, les résultats obtenus ont toujours été plus favorables, avant comme après l'installation du pavillon d'isolement :

HOPITAL TROUSSEAU

ANNÉES	CAS	DÉCÈS	POURCENTAGE
1882	121	20	16,22
1883	167	48	28,74
1884	210	52	24,76
1885	197	51	25,88
1886	212	56	26,41
TOTAL EN 5 ANS. .	907	227	MOYENNE 25,02

Depuis que la rougeole a été isolée dans un pavillon spécial, voici les chiffres obtenus :

HOPITAL TROUSSEAU

ANNÉES	CAS	DÉCÈS	POURCENTAGE
1890	472	154	32,6
1891	262	75	28,6
1892	575	153	26,6
1893	397	102	25,6
1894	562	145	25,8
TOTAL EN 5 ANS. .	2248	630	MOYENNE 28,0

Pendant l'année 1895, la mortalité au pavillon de l'hôpital Trousseau a été très réduite :

1895 . . . . . 715 cas. 103 décès. 14,4 pour 100 de mortalité.

[J. COMBY.]

Ces chiffres montrent que, même dans les hôpitaux, la mortalité est infiniment variable suivant les années, les épidémies, les installations, les soins hygiéniques, etc. Une des causes qui influent le plus sur la mortalité est l'âge des malades. Henoch, sur 294 malades soignés dans son service de Berlin, a eu 55 pour 100 de mortalité chez les enfants de 0 à 2 ans, et seulement 9,4 pour 100 entre 2 et 11 ans. Voici les variations que j'ai observées à ce point de vue sur les 715 malades que j'ai soignés en 1895 à l'hôpital Trousseau :

	CAS	DÉCÈS	MORTALITÉ
Au-dessous de 1 an . .	45	15	33,3 pour 100
De 1 à 2 ans.	176	52	29,5 —
De 2 à 5 ans.	336	30	8,9 —
De 5 à 15 ans.	158	6	3,8 —

Le pronostic est donc très grave dans la première enfance, et très bénin dans la seconde. Les enfants de moins de 2 ans, dans les meilleures statistiques hospitalières (la mienne est du nombre), meurent dans une proportion de 50 pour 100 au moins; cette proportion, dans les statistiques les plus défavorables, monte à 55 ou 60 pour 100. Les enfants âgés de plus de 2 ans meurent dans une proportion quatre fois moindre, et ceux de 5 à 15 ans, dans une proportion dix fois moindre.

Parmi les autres causes qui influent sur le pronostic de la rougeole, il faut citer l'état de santé antérieure du sujet, c'est-à-dire le terrain. Relativement bénin chez les enfants sains, vigoureux, exempts de tares morbides (*rougeole primitive*), le pronostic devient grave chez les enfants déjà malades, affaiblis, épuisés par une pyrexie aiguë, par la coqueluche, par la diphtérie, par la scarlatine, ou par une maladie chronique, par la tuberculose, par le rachitisme, etc. (*rougeole secondaire*). La rougeole secondaire est, toutes choses égales d'ailleurs, plus fertile en complications que la rougeole primitive. Dans ma statistique de 1895, je trouve 23 rougeoles secondaires à la coqueluche avec 10 décès (43,47 pour 100 de mortalité); 16 rougeoles secondaires à la scarlatine, avec 5 décès (31,25 pour 100 de mortalité); enfin 15 rougeoles secondaires à la diphtérie, avec 2 décès, soit 13,33 pour 100 de mortalité, chiffre inespéré, attribuable à la sérumthérapie. D'après cette statistique restreinte, l'association la plus funeste serait celle de la rougeole avec la coqueluche; viendraient ensuite la scarlatine et la diphtérie.

La rougeole n'étant grave, en somme, que par ses complications, on peut dire que toute rougeole qui reste simple est bénigne; sur 548 cas non compliqués, je n'ai compté que 10 décès, soit 1,8 pour 100 de mortalité: 139 cas compliqués ont donné 97 décès, soit plus de 69 pour 100 de mortalité. La rougeole ne tue pas par elle-même. mais par ses complications. Ces complications sont favorisées par l'entassement, l'encombrement des malades, la malpropreté, l'obscurité, l'insalubrité des locaux qui les abritent, par l'absence ou l'insuffisance d'isolement entre les cas simples et les cas compliqués, ce qui favorise la propagation des infections secondaires des uns aux autres. On voit donc que, dans le pronostic général de la rougeole.

il faut tenir un grand compte des conditions extérieures au malade et à la maladie ; nous y reviendrons au paragraphe de la *Prophylaxie*.

Diagnostic. — Le diagnostic offre, au point de vue de la prophylaxie, un intérêt capital, et nous aurions le plus grand intérêt à faire ce diagnostic de bonne heure, avant l'éruption, pendant la phase du catarrhe prémonitoire, qui marque le summum des dangers au point de vue de la contagion. Pour que l'isolement porte tous ses fruits, pour qu'il nous permette de circonscrire les progrès de la rougeole, d'arrêter sa dissémination, de préserver les collectivités d'enfants où elle exerce ses ravages (écoles, asiles, hospices, hôpitaux, etc.), il faut qu'il soit institué dès le début de l'invasion, avant l'éruption. Or, actuellement, cela ne se fait pas, car nous sommes dans l'impossibilité de reconnaître la rougeole avant l'éruption. La période d'incubation est, nous l'avons vu, absolument silencieuse ; c'est à tort qu'on lui a attribué la production de rash, de poussées fébriles, qui mettraient sur la voie du diagnostic. Rien, en dehors des renseignements anamnestiques, ne dénonce la probabilité d'une rougeole. Dans plusieurs cas, chez des enfants qui avaient été exposés à la contagion, Sevestre a pris régulièrement la température des suspects sans trouver la moindre modification de l'état normal. Les tracés que j'ai recueillis confirment son opinion. D'ailleurs, à cette période, l'enfant n'est pas dangereux pour ses camarades, il ne le devient qu'à la période d'*invasion*. Cette période est tantôt insidieuse, tantôt bruyante : insidieuse, elle n'arrête pas les petits sujets qui ne paraissent pas souffrir et manifestent à peine les signes d'un léger rhume ; bruyante, elle donne de la fièvre, de la courbature, des éternuements, du larmoiement, de la toux, symptômes de nature à éveiller l'attention du médecin. Mais souvent, après 24 ou 36 heures de malaise sérieux avec fièvre vive, l'enfant présente une rémission trompeuse, demande à manger, à sortir, à jouer, et les alarmes de la première heure se dissipent. Le lendemain la fièvre réapparaît et bientôt l'éruption vient lever tous les doutes, mais il est déjà trop tard. Quand on se trouve dans un milieu où la rougeole sévit, quand on sait que les enfants suspects ont été exposés à la contagion, on tient grand compte du catarrhe oculo-nasal de l'invasion, et l'on prédit l'éruption avec une certaine assurance. Si les renseignements font défaut, on hésite et l'on cherche, du côté des muqueuses, le secret d'un diagnostic précoce. L'injection vive des conjonctives, la photophobie, la boursouflure des paupières, la toux sèche et férine, les éternuements, l'érythème buccal, l'érythème pharyngé, le pointillé rosé du voile du palais, tous ces petits symptômes réunis donneront presque la conviction d'une rougeole.

Sevestre insiste beaucoup sur l'érythème palatin : « Lorsqu'on examine la gorge des enfants qui vont avoir la rougeole, on constate souvent une rougeur occupant parfois tout le pharynx, mais plus spécialement le voile du palais ; cette rougeur n'est pas uniforme, mais se présente sous forme de petites taches arrondies ou irrégulières, parfois disséminées en petit nombre, d'autres fois presque confluentes ; c'est, en somme, l'éruption qui se manifeste sur le voile du palais avant de se faire à la peau. L'existence de cette *rougeur pointillée* offre pour le diagnostic une valeur considérable, et quand

[J. COMBY.]

on l'observe, on peut presque sûrement affirmer la rougeole; malheureusement elle manque dans certains cas, ou du moins ne précède l'éruption cutanée que d'un temps très court. » Girard (de Marseille) dit avoir vu cette rougeur du voile du palais 5 ou 6 jours après la contagion, mais Sevestre déclare qu'elle ne précède l'éruption que de 1 jour ou 2. Quand, avec ces premiers signes, survient la diarrhée, les présomptions de rougeole augmentent. La grippe qui, dans certains cas, rappelle si bien l'invasion de la rougeole, s'en distinguerait, d'après Sevestre, par l'absence de la rémission fébrile du 2e ou 3e jour, qui va jusqu'à l'intermission complète et déroute toutes les prévisions.

En réalité, le diagnostic de la rougeole n'est jamais ou presque jamais fait avant l'éruption, et nous devons maintenant l'étudier à cette période. Dans la plupart, dans l'immense majorité des cas, l'éruption est des plus nettes et le diagnostic saute aux yeux. Cependant les erreurs de diagnostic, à la période d'éruption, ne sont pas rares, et, pendant que j'avais la direction du pavillon des rougeoleux à l'hôpital Trousseau, j'ai pu relever un assez grand nombre de ces erreurs commises par des internes et des médecins distingués. L'erreur habituelle consiste à prendre, pour une rougeole légitime, des éruptions morbilliformes qui en diffèrent absolument. Plusieurs enfants, entrés au pavillon avec des érythèmes de cette nature, y ont contracté la rougeole et nous avons eu à déplorer 2 décès survenus dans ces circonstances. Parmi les dermopathies qui peuvent prêter à confusion, il faut citer : la rubéole, les érythèmes morbilliformes saisonniers, pathogénétiques (médicaments, sérum, etc.), les éruptions sudorales, l'eczéma rubrum, les érythèmes des nouveau-nés, l'urticaire aiguë, la scarlatine, les rash de la variole, de la varicelle, de la vaccine, la suette miliaire, etc.

La rubéole, qu'on doit distinguer absolument aujourd'hui de la rougeole, ne présente pas la même invasion que cette dernière; elle est presque toujours apyrétique, dénuée de catarrhe oculo-nasal, d'énanthème buccal; son éruption est souvent polymorphe, les taches rouges sont plus grandes que dans la rougeole, plus persistantes, plus lentes à s'effacer, l'éruption de la rubéole ne se fait pas en 2 ou 3 temps comme celle de la rougeole, elle est d'emblée générale, elle ne s'accompagne jamais de bronchite, ne se complique pas de broncho-pneumonie, mais se reconnaît parfois à la présence de chaînes ganglionnaires cervicales, axillaires et inguinales.

Dans les roséoles saisonnières, plus ou moins voisines de la rubéole, il y a apyrexie presque complète, absence de catarrhe; les macules ne présentent aucun soulèvement; l'éruption est d'emblée générale, elle ne débute pas à la face, derrière les oreilles, comme dans la rougeole; rien, dans l'évolution, comme dans la forme, n'est identique; les apparences seules existent, elles ne tromperont pas un clinicien exercé. La roséole syphilitique, quand elle s'observe chez les enfants en bas âge, ce qui est exceptionnel, rappelle un peu la rougeole; mais elle en diffère par l'absence de fièvre et de catarrhe oculo-nasal, par la présence d'autres accidents spécifiques, sans parler des renseignements qui peuvent mettre sur la voie. Les érythèmes morbilliformes produits par les médicaments veulent être étudiés avec soin.

L'antipyrine, chez quelques enfants, donnera un érythème en larges placards, prédominant à la face, aux membres, aux pieds et aux mains; cet érythème, souvent plus durable que l'éruption de rougeole, en diffère par l'absence de saillie et la grandeur des éléments, par l'absence de fièvre et de catarrhe des muqueuses.

L'érythème du chloral est plus analogue à l'éruption morbilleuse que le précédent; il se présente sous forme de petites taches rosées arrondies, parfois cohérentes, mais il est d'emblée répandu sur tout le corps, respectant souvent la face et ne s'accompagnant pas d'énanthème. Il est, de plus, très éphémère. Les éruptions dues à la quinine, aux balsamiques, sont généralement prurigineuses et rappellent plus l'urticaire que la rougeole. Mais l'urticaire elle-même, quand elle est aiguë et généralisée, quand elle s'étend à la face, quand elle s'accompagne de fièvre, a pu être prise pour la rougeole. On remarquera qu'elle donne lieu à des démangeaisons plus ou moins vives, à des boursouflures des téguments, et qu'elle n'est pas décomposable en ces petites macules veloutées qui caractérisent la rougeole.

Les sérums thérapeutiques, usités depuis quelques années (sérum de Roux, sérum de Marmorek, etc.), donnent souvent dans les premiers jours ou plus tardivement des éruptions morbilliformes, avec fièvre, rappelant par quelques traits la rougeole. Ils sont même assez persistants pour induire en erreur, si l'on ne prenait en considération les renseignements fournis par l'entourage, l'absence de catarrhe, l'absence d'invasion, etc.

La suette miliaire présente de grandes analogies avec la rougeole : catarrhe et fièvre avant l'éruption, taches morbilleuses, etc. Mais, dans la suette, il y a des vésicules miliaires surajoutées et une sueur profuse qui donne son cachet à la maladie. N'oublions pas cependant que la rougeole peut s'accompagner d'une éruption miliaire; et, au début des épidémies de suette, les erreurs de diagnostic sont fréquentes.

La scarlatine, généralement, est très facile à distinguer de la rougeole; elle a une invasion beaucoup plus courte, elle frappe la gorge avec intensité, son éruption débute plutôt par le tronc que par la face, ou du moins elle n'évolue pas de haut en bas comme celle de la rougeole, elle est de plus étendue, sans intervalle de peau saine, à de larges surfaces sauf les cas de scarlatine tachetée (*scarlatina variegata*); le contact donne une sensation de rudesse et de sécheresse; un semis de granulations se voit souvent au-dessus de l'éruption framboisée (miliaire scarlatineuse). Mais, dans quelques cas, la rougeole est confluente, se complique de miliaire et peut, si l'on n'y fait grande attention, causer des erreurs. En cas de doute, on cherchera, du côté des membres, de la face, du cou, les éléments isolés, typiques, les macules un peu saillantes, veloutées, arrondies, qui appartiennent à la rougeole. Les rash morbilliformes de la variole, de la varicelle, de la vaccine, présentent des éléments analogues à ceux de la rougeole, mais ces rash ne procèdent pas comme la rougeole véritable; ils sont moins étendus, respectent souvent la face et coïncident avec d'autres éléments vésiculeux ou pustuleux qui donnent le diagnostic. Certaines rougeoles boutonneuses, quand elles frappent avec intensité le visage, peuvent faire croire au début

[J. COMBY.]

d'une variole confluente ; mais celle-ci a pour elle ses vomissements, sa rachialgie, sa céphalée, et bientôt les pustules apparaissent. Quant aux érythèmes des enfants en bas âge, ils débutent généralement par les fesses et les parties génitales, coïncident avec une mauvaise alimentation, des troubles digestifs, de la diarrhée, ne s'accompagnent pas de fièvre, sont plus durables que la rougeole, etc. Les érythèmes sudoraux sont précédés de sueurs abondantes, et sont surmontés de petites vésicules acuminées qu'on voit bien à la face, au cou et sur les parties découvertes. L'eczéma rubrum présente également, sur un fond rouge uniforme, des éléments vésiculeux innombrables qui laissent à leur suite un suintement inconnu dans la rougeole. L'érythème polymorphe et les érythèmes infectieux en général, qu'ils soient primitifs ou qu'ils soient secondaires, ne procèdent jamais avec la régularité de l'éruption morbilleuse, ne sont jamais généralisés comme elle, ni précédés d'un catarrhe des muqueuses ; leur polymorphisme d'ailleurs leur donne un cachet particulier.

En somme, dans toutes les manifestations exanthématiques rappelant de près ou de loin l'éruption morbilleuse, et l'on a vu qu'elles sont nombreuses, il faudra toujours tenir un grand compte des symptômes concomitants, de la fièvre ou de l'absence de fièvre, de la présence ou de l'absence d'énanthème ; en un mot, le diagnostic ne devra pas reposer sur un seul signe, mais sur l'ensemble de tous les symptômes présentés par le malade. En procédant ainsi, en rassemblant tous les symptômes, en les classant dans leur ordre d'apparition et dans leur hiérarchie naturelle, on arrivera avec un peu de tact et d'attention à une appréciation exacte.

Pour ce qui est du diagnostic des complications, on étudiera de très près la courbe thermique, et, avant même la constatation des signes physiques, on pourra soupçonner l'intervention présente ou imminente de la bronchopneumonie, de l'otite aiguë, etc. Une ascension subite et importante de la température, une dyspnée insolite, un redoublement ou un retour de la toux, feront ausculter le malade avec soin et, 9 fois sur 10, on trouvera les premiers signes de l'infection secondaire qui vient remettre tout en question et entraver, retarder, ou compromettre la marche naturelle vers la convalescence et la guérison. A la période de desquamation, quand on n'a pas assisté à l'évolution des premières phases de la maladie, on peut encore commettre des erreurs et bien souvent on annonce des rougeoles qui n'ont pas existé ou inversement. Il ne faut pas oublier qu'il existe, en dehors des fièvres éruptives, des maladies aiguës capables de laisser à leur suite des desquamations plus ou moins étendues. Weill, de Lyon, a annoncé le fait pour la fièvre typhoïde, et je l'ai étendu à la pneumonie, à la grippe, au rhumatisme aigu, à l'angine aiguë, etc. Presque toujours dans la fièvre typhoïde, assez souvent dans les autres maladies cycliques et fébriles de l'enfance, on peut voir des desquamations furfuracées et lamelleuses, plus ou moins durables et plus ou moins étendues. Ces desquamations, je l'ai démontré (*Société médicale des hôpitaux*, février 1896), sont dues à des poussées de sudamina qui les précèdent toujours et les commandent étroitement.

Prophylaxie. — La prophylaxie de la rougeole est très importante, mais présente d'extrêmes difficultés. Pour qu'elle fût efficace, il faudrait que la maladie fût reconnue avant sa période contagieuse ou dès le début de cette période. Or il n'en est rien. L'incubation de la rougeole dure assez longtemps, 9 ou 10 jours; pendant tout ce temps, rien ne trahit l'imminence morbide. L'invasion dure 4 jours, et pendant ces quatre longues et anxieuses journées, les plus dangereuses pour l'entourage de l'enfant, le diagnostic de la maladie ne peut être affirmé et l'isolement, quand il est fait, arrive trop tard. Avant l'éruption, impossible de reconnaître la rougeole. On peut bien, éclairé par les circonstances, le milieu, les commémoratifs, prévoir la maladie; mais, l'annoncer sûrement, cela ne se peut pas. Pendant cette longue période d'ignorance ou d'indécision, l'enfant, non convaincu de rougeole, à peine suspect quand il n'est pas déclaré indemne, continue à fréquenter ses frères et sœurs, ses camarades et amis.

L'éruption est enfin déclarée; on se hâte d'isoler l'enfant, de le mettre en quarantaine, d'éloigner de son lit, de sa chambre, de l'appartement, de la maison qu'il habite, tous les enfants avec lesquels il a été en relation. On fait des sacrifices pour envoyer bien loin, chez des parents ou des amis dévoués, les frères et sœurs. Mais il est trop tard. L'isolement, loin d'enrayer la propagation de la maladie, ne sert, dans ces conditions, qu'à la favoriser; les enfants qui ont été en contact avec le malade deviennent à leur tour le centre de petites épidémies, et le mal se dissémine dans toutes les directions. Toutes les mesures ont été vaines, et cependant on ne peut rester les bras croisés. Nous allons dire ce qu'il convient de faire pour prévenir la rougeole dans la famille, à l'école, à l'hôpital, etc.

Dans la famille, quand on a plusieurs enfants, vivant en commun, n'étant pas encore séparés par des occupations diverses, en préserver un, c'est les préserver tous. On fuira la fréquentation des enfants inconnus qui se rencontrent dans les squares, les promenades publiques; on ne laissera pas jouer ensemble des enfants sûrement indemnes avec des enfants dont l'état de santé est incertain. On évitera les foules et les agglomérations enfantines; on ne conduira pas de jeunes enfants au théâtre, dans des bals et autres réunions telles que arbres de Noël, ventes de charité, comédies de salon, etc. Bien souvent, c'est à l'occasion d'une petite fête de famille dont on a voulu élargir le cadre en invitant de petits amis, qu'on introduit la rougeole à la maison. Et je ne vois pas d'autre moyen de l'éviter qu'un isolement systématique des jeunes enfants. Avant l'école, les enfants doivent peu se fréquenter, et surtout ne pas se fréquenter en masse. Les relations enfantines doivent être choisies, discrètes, réservées.

Je suppose qu'un cas de rougeole vient de se déclarer dans une famille; doit-on immédiatement faire un isolement rigoureux et absolu, et mettre entre le malade et ses frères une distance considérable? Si les bébés à préserver sont très jeunes, on fera bien de les éloigner; s'ils sont d'âge et de santé à supporter vaillamment la rougeole, il est inutile de les éloigner, car la contagion a déjà fait son œuvre. Dans tous les cas, la chambre du rougeoleux sera condamnée et la quarantaine sera absolue jusqu'à la fin de l'érup-

[J. COMBY.]

tion. Ne devront pénétrer dans cette chambre que les personnes indispensables au traitement et aux soins exigés par la maladie, et ces personnes éviteront de porter le contage à d'autres enfants, en prenant les précautions d'usage. La transmission de la rougeole par des tiers est sans doute exceptionnelle; cependant les médecins, les gardes-malades, les personnes qui voient de près, qui examinent, qui palpent les rougeoleux, devront revêtir avant d'entrer dans la chambre une blouse qui protégera leurs vêtements, et faire en sortant des ablutions destinées à débarrasser leurs mains, leur visage, des germes qui auraient pu s'y fixer. Combien de temps laissera-t-on l'enfant en quarantaine? Le Dr Ollivier, dans un rapport au conseil d'hygiène (1884), veut que l'isolement des enfants malades, que l'éloignement des enfants bien portants dure trois semaines, à partir du jour de l'éruption. Il veut encore qu'on désinfecte la chambre du malade à l'acide sulfureux (20 grammes de soufre par mètre cube), les matelas étant exposés, ouverts, aux vapeurs sulfureuses; il veut enfin que les vêtements, linges, et tous les objets souillés soient plongés dans une solution de chlorure de zinc ou de sulfate de cuivre (50 grammes par litre). Or nous savons aujourd'hui que la rougeole cesse d'être contagieuse après l'éruption, en admettant même qu'elle le soit jusqu'à la fin de l'éruption (ce qui est douteux). On peut donc réduire la quarantaine à 15 jours, à 10 jours même, quand la rougeole évolue sans complication. Nous savons d'autre part que le germe de la rougeole a peu de vitalité en dehors de l'organisme, et que tout germe émané du rougeoleux est mort au bout de quelques heures. La désinfection est donc superflue dans les familles. Toutes ces considérations ont prévalu lors de la discussion sur la *déclaration obligatoire* des maladies infectieuses, à l'Académie de médecine, il y a quelques années. La rougeole a été rayée de la liste des maladies à déclarer par les médecins.

Aux partisans de la déclaration, M. Grancher a répondu : « Les maladies inscrites sur la liste de l'Académie doivent être passibles de l'intervention administrative et de mesures sanitaires utiles. Eh bien, à mon avis, la rougeole ne répond pas à ce programme, parce que les seuls moyens prophylactiques qui soient pratiques sont l'isolement du malade ou la désinfection. Or, dans la rougeole, l'*isolement* est inefficace parce qu'il est trop tardif, et la *désinfection* est inutile parce que la virulence du germe rubéolique a une durée très éphémère. Cette mort spontanée et rapide du germe rubéolique rend toute désinfection de la literie, des linges ou de l'appartement, inutile. Le médecin sanitaire, prévenu par la déclaration du médecin traitant, qu'un cas de rougeole vient d'éclater dans une famille, ne pourra donc pas, s'il est instruit, prescrire l'isolement du malade, j'entends l'isolement rigoureux, car cette mesure, souvent difficile à réaliser, sera le plus souvent inefficace. Que fera-t-il? Sûrement il n'ordonnera pas le transport à l'hôpital, car il ne peut ignorer que c'est multiplier singulièrement les chances de mort, par broncho-pneumonie ou diphtérie, du petit rubéoleux; et ce départ pour l'hôpital serait de même, en tant que mesure préservatrice, parfaitement inutile à la famille du malade et à son voisinage. Reste la désinfection. J'ai cru longtemps que la désinfection pouvait rendre des services même dans la rougeole. Je n'y crois plus. Depuis 4 ans nous avons organisé, mes collaborateurs et moi, dans mon service à l'hôpital des Enfants, l'isolement des malades et la désinfection de tous les objets souillés, y compris le lit même.... Autant nous avons été heureux pour la diphtérie, la scarlatine, la pneumonie, les oreillons, la coqueluche, dont la contagion a à peu près disparu, autant pour la rougeole nous avons échoué. La désinfection est inutile, puisque la rougeole ne renaît pas de ses cendres. Elle meurt sur place et très vite et une nouvelle épidémie est toujours la conséquence d'une nouvelle importation. Le médecin sanitaire fera-t-il donc de la désinfection dans la chambre ou l'appartement d'un rubéoleux? Si oui, il fera une œuvre vexatoire et inutile. Mais si le médecin sanitaire ne peut prescrire utilement ni l'isolement du rubéoleux, ni la désinfection, que fera-t-il? Rien. D'où je conclus qu'il faut rayer la rougeole de la liste des maladies épidémiques entraînant la déclaration obligatoire. » Or c'est ce qui a été fait. Le médecin traitant, consulté par les familles sur la nécessité ou l'opportunité de la désinfection en cas de rougeole, pourra donc hardiment répondre par la négative. Mais la désinfection des objets et des locaux, superflue en général, pourra devenir utile et nécessaire dans certains cas particuliers. Quand un enfant aura succombé à une complication, à la broncho-pneumonie par exemple, ou à toute autre infection secondaire, la désinfection s'imposera. La chambre où sera mort un rougeoleux ne devra pas servir à un autre enfant avant d'avoir subi une désinfection complète. C'est dans cette mesure que la prophylaxie sera appliquée aux familles.

Dans les écoles, les asiles, et généralement dans toutes les collectivités d'enfants sains, quelles sont les mesures prophylactiques à prendre à l'égard de la rougeole? Un cas est importé dans une école, dans une pension; doit-on immédiatement licencier l'école entière, le collège, le pensionnat? Si, dans l'école ou le collège, il y a plusieurs sections, plusieurs classes, plusieurs dortoirs; si ces différentes sections d'enfants n'ont pas de rapports entre elles et vivent parallèlement, à une certaine distance, sans se rencontrer dans leurs jeux comme dans leurs études, on pourra circonscrire l'épidémie, sans en venir aux moyens extrêmes, et au licenciement absolu et général. Il s'agit d'ailleurs d'enfants déjà grands, dont plusieurs ont eu la rougeole; il n'est pas certain que l'épidémie prendra une grande extension, et cette extension, un licenciement prématuré pourrait la développer hors des murs du collège. On commencera donc, après avoir isolé le malade, par mettre en observation ou en quarantaine les voisins immédiats de ce malade, pendant toute la durée de l'incubation et de l'invasion, en dépassant un peu cette durée. Quinze jours pleins d'observation donneront toute sécurité. Si de nouveaux cas se déclarent dans le groupe isolé, on redouble de rigueur dans l'isolement. S'il s'agit d'externes ou de demi-pensionnaires, on refusera l'accès des études aux frères du malade pendant 15 jours. Enfin, si, malgré ces précautions, l'épidémie se développe, on se résoudra au licenciement provisoire.

Dans les crèches destinées à abriter les enfants du premier âge, il convient de redoubler de prudence, à cause de la gravité de la rougeole dans la

[J. COMBY.]

première enfance; les médecins chargés de la surveillance de ces établissements, ainsi que les directeurs et directrices, devront refuser tout enfant suspect, tout enfant qui tousse, qui éternue, qui a de la fièvre, etc. Si la rougeole se déclare, malgré les précautions prises, on devra fermer la crèche. Dans les consultations des hôpitaux, dans les dispensaires, dans les policliniques, la rougeole peut se propager, avec d'autant plus de facilité que les enfants sont plus entassés et font un plus long séjour dans les salles d'attente. Cette promiscuité a fait bien des victimes autrefois, quand on ne prenait aucune mesure préservatrice. Aujourd'hui la nécessité de faire une sélection à l'entrée des enfants dans les salles de consultation est reconnue par tout le monde.

Dans les hôpitaux, tous les matins, dès l'ouverture des salles d'attente de consultation, un interne est chargé d'examiner les enfants et d'interroger les parents, ne laissant pénétrer dans la salle commune que les cas non transmissibles: les contagieux sont, ou bien reçus d'urgence et dirigés sur les services d'isolement, ou bien priés d'attendre dans de petites salles séparées de la salle commune. Quand la sélection est bien faite, elle rend de très grands services. Dans les dispensaires, les mêmes mesures s'imposent, et je n'ai pas manqué de les appliquer au dispensaire d'enfants que j'ai dirigé pendant 11 ans à la Villette-Paris.

Donc, dans les consultations hospitalières, comme dans les policliniques privées, les enfants atteints ou soupçonnés de rougeole ne devront jamais, sous aucun prétexte, séjourner dans la salle d'attente commune. Cette dernière étant réservée aux maladies non transmissibles, toute policlinique doit être pourvue de petites salles d'attente en nombre suffisant pour les maladies contagieuses et pour les cas douteux ou suspects.

Dans les hôpitaux, la prophylaxie n'a pas un moindre rôle à jouer. Les rougeoles importées dans les salles de malades créent de petits foyers successifs très difficiles à éteindre, et, malgré tous les efforts des médecins, les *cas intérieurs* ne diminuent pas. Sur 715 malades soignés en 1895 au pavillon d'isolement de la rougeole à l'hôpital Trousseau, il n'y avait pas moins de 80 cas déclarés dans les salles communes de médecine et de chirurgie. Or ces rougeoles, nées dans l'hôpital, sont plus graves que les autres, car elles atteignent des enfants déjà malades, ce sont des *rougeoles secondaires*. Les services de chirurgie sont souvent décimés par la rougeole, les suites opératoires sont compromises, les interventions les plus rationnelles sont soumises à un aléa fâcheux. Il y aurait donc le plus grand intérêt à supprimer ce danger permanent. Le seul moyen efficace serait de transformer tous les hôpitaux d'enfants en véritables lazarets, c'est-à-dire d'établir, avant l'accès aux salles communes, un véritable filtre qui arrêterait toutes les maladies contagieuses en incubation. Pour cela il faudrait, soit un grand nombre de chambres d'isolement individuel, soit un nombre suffisant de petites salles permettant, sinon de supprimer la contagion, du moins de la restreindre au minimum possible. En tenant en observation pendant 15 jours tout enfant qui entre à l'hôpital, on préviendra sûrement les cas intérieurs. Mais cette mesure radicale implique des dépenses devant lesquelles toutes les administrations françaises ont reculé. En attendant, que voyons-nous? Depuis quelques années, dans les hôpitaux d'enfants, la rougeole est isolée dans des pavillons ou des salles séparées. Cet isolement, qui n'est pas individuel, qui se fait en masse, dans des salles trop grandes, contenant trop d'enfants, n'a permis de diminuer ni les cas intérieurs, ni la mortalité. L'isolement en masse des rougeoleux les expose à des complications meurtrières, qui sont contagieuses, et qui se multiplient avec une déplorable facilité dans les salles d'isolement.

La mortalité des rougeoleux, qui oscillait entre 27 et 58 pour 100, de 1876 à 1885 à l'hôpital des Enfants, monta à 40, 48 pour 100 dès que l'isolement en masse fut mis en pratique. La mortalité par rougeole, chez les enfants de 2 à 15 ans, qui, de 1867 à 1871, dépassait 42 pour 100 à l'hospice des Enfants-Assistés, où les rougeoleux étaient isolés dans une grande salle, n'atteignait pas 20 pour 100 à l'hôpital Sainte-Eugénie, où ils étaient disséminés dans les salles communes. Sans doute les pavillons d'isolement peuvent rendre des services, mais à la condition d'être eux-mêmes divisés en de très nombreuses petites chambres où l'on fera l'isolement individuel. Si cet isolement individuel ne peut être réalisé, faute d'argent ou faute de place, on s'en rapprochera le plus possible, en ne mettant dans chaque salle que 5 ou 4 enfants seulement. En agissant ainsi, on évite les effets funestes de l'encombrement, et surtout la transmission de la broncho-pneumonie. En outre, on prévient la transmission de la rougeole à des enfants qui auraient été envoyés par erreur au pavillon d'isolement.

L'absence d'isolement vaut assurément mieux que l'isolement en masse, et M. Grancher l'a démontré dans son service où il a pu combattre la contagion, sans isolement réel, par une discipline sévère à laquelle il a soumis son personnel, ses élèves et ses malades. Partant de ce principe que la contagion ne se fait pas à distance par l'atmosphère, mais plutôt par les intermédiaires solides (mains des infirmières, des élèves, objets souillés, etc.), il a entouré chaque enfant suspect d'un cordon sanitaire visible, et pratiqué une antisepsie médicale rigoureuse qui lui ont donné d'excellents résultats. Tous les coins des salles communes sont réservés aux enfants suspects; leur lit est entouré d'un grillage métallique, sorte de paravent de 1 m. 20 de hauteur, qui empêche les contacts directs avec les autres malades. Une porte permet à l'infirmière de pénétrer dans ce *box* pour les soins à donner au malade. Cette infirmière ne doit soigner que les suspects; elle se lave les mains et la figure chaque fois qu'elle a touché à l'enfant. Tous les objets d'usage courant, les couverts, les assiettes, les gobelets sont stérilisés par l'eau bouillante après avoir servi aux enfants suspects.

Dans les salles des pavillons d'isolement, il est très important d'isoler les cas simples des cas compliqués de broncho-pneumonie, ou d'autres maladies infectieuses. Si la désinfection est superflue dans les familles, elle devient très souvent nécessaire et périodiquement elle devrait être faite dans les salles encombrées. Les murs, les parquets doivent être lavés avec des antiseptiques puissants (sublimé à 1 pour 1000); les lits, les matelas doivent être désinfectés par l'étuve à vapeur sous pression. Les locaux, comme les

[J. COMBY.]

objets mobiliers, doivent être stérilisés aussi parfaitement que possible, avant d'être remis en service.

L'isolement et la désinfection doivent prévenir l'infection exogène; mais il faut aussi songer à l'auto-infection et y parer dans la mesure du possible par des soins appropriés dont nous allons parler à l'occasion du traitement.

Traitement. — Quand la rougeole est simple, dénuée de complications, de symptômes anormaux, la thérapeutique doit être surtout hygiénique et préventive. Il faut mettre l'enfant dans de bonnes conditions d'air, de chaleur, d'alimentation, de propreté, et attendre la fin naturelle du processus morbide. On ne se départira pas d'une surveillance étroite, d'un examen attentif des organes menacés, mais on se gardera des médications violentes et perturbatrices. L'enfant sera placé, autant que possible, dans une chambre vaste, bien exposée, éclairée par de larges fenêtres, chauffée par une cheminée à feu de bois. Il est inutile de le surcharger de couvertures pour le faire transpirer et faire *sortir* son éruption; les éruptions *rentrées*, dont on avait autrefois une véritable frayeur, ne sont que des éruptions compliquées. Il n'est pas indispensable non plus de donner des tisanes sudorifiques, de forcer les enfants à boire de grandes quantités d'infusion de bourrache; cependant il faut faire boire, afin d'augmenter la quantité des urines et de favoriser la dépuration par le rein. La diète sera liquide, et le lait paraît être le meilleur moyen de la réaliser, sans affaiblir le malade.

On donnera, dès le 1er jour, un bain de propreté, qu'on pourra renouveler dans le cours de la maladie. Indépendamment des bains, qui ne sont pas toujours bien acceptés par les familles, il faut insister sur le lavage soigné et répété, au moins 2 fois par jour, des orifices naturels touchés par l'énanthème. L'eau boriquée tiède servira dans ce but. On lavera, avec le plus grand soin, les yeux, les narines, la bouche, les parties génitales.

Il ne faut pas se borner à entretenir la propreté, l'asepsie des surfaces, il faut pénétrer dans les cavités accessibles à l'aide des pulvérisations, irrigations, badigeonnages, etc. En agissant ainsi, on fera beaucoup pour prévenir les infections secondaires, les otites, stomatites, broncho-pneumonies qui menacent les rougeoleux. Le Dr Belloir, élève du Dr Armand Siredey, a insisté sur ces soins préventifs, dans sa thèse (*De l'antisepsie dans la rougeole*, Paris, 24 juillet 1894). Il s'est servi d'irrigations du nez, de la bouche, de la gorge avec l'eau naphtolée à 20 centigrammes par litre; on peut employer aussi le sublimé à 1 pour 10 000, le permanganate de potasse à 1 pour 5000, l'eau phéniquée à 1 pour 200, l'eau boriquée, l'eau bouillie, etc. Ce traitement n'est pas d'une application très facile chez les enfants, auxquels il faut faire violence. Voici les conseils donnés à ce sujet par le Dr Belloir. On roule l'enfant dans une alèze, les bras fixés le long du corps. Un aide, assis sur une chaise à dossier droit empêchant tout mouvement de recul, presse entre ses genoux les jambes de l'enfant et lui maintient la tête immobile. Une cuvette étant placée sous le menton du petit malade, on pince le nez de l'enfant pour lui faire ouvrir la bouche qu'on maintient béante au moyen d'un coin de bois ou d'un bouchon placé entre les molaires, puis l'opérateur, tenant à la main une canule en communication avec un vase rempli d'une solution antiseptique, dirige le liquide vers les différents points de l'isthme du gosier. Le jet doit être vigoureux afin de provoquer une contraction du pharynx par suite de laquelle la solution reflue aussitôt au dehors sans que l'enfant puisse faire des mouvements de déglutition. Après avoir injecté ainsi environ 1 litre de liquide dans la gorge, on procède à la toilette du nez. On fait pencher en avant la tête de l'enfant, on abaisse un peu le bock pour diminuer la force du jet, on introduit la canule dans l'une des narines et on presse légèrement sur l'aile du nez pour rendre l'adaptation de la canule plus parfaite. On a soin de diriger le courant, non pas en haut, mais vers l'arrière-cavité nasale. Le liquide pénètre ainsi jusque derrière la cloison et revient par l'autre narine en entraînant avec lui toutes les mucosités. Là encore on fait passer 1 litre de liquide. Ces irrigations sont répétées 3 fois par jour. Elles ne doivent être cessées que 3 ou 4 jours après que la fièvre est complètement tombée.

J'avoue que, pour les enfants, je préfère les grandes pulvérisations répétées pendant 5 minutes toutes les 2 ou 3 heures avec le pulvérisateur à vapeur de Lucas-Championnière. L'enfant reçoit ainsi à bout portant, dans le nez, dans la bouche, et par suite dans le pharynx, le larynx et même les bronches, une buée qui détermine l'expulsion des mucosités des premières voies et assure un nettoyage suffisant. Quoi qu'il en soit, à l'hôpital d'Aubervilliers, les résultats obtenus par M. Siredey ont été excellents. Avant que ce traitement ne fût appliqué, 50 cas de rougeole avaient donné 23 complications (46 pour 100); grâce au traitement 53 cas n'ont plus fourni que 7 complications (13 pour 100), ce qui est un bénéfice considérable. En résumé, dans tout cas de rougeole, il faut veiller à l'antisepsie de la peau, des organes des sens, des organes génitaux, et des cavités muqueuses accessibles.

Quand la rougeole cesse d'être simple, quand elle présente des phénomènes inquiétants, une température excessive (41 degrés), du délire, des convulsions, que doit-on faire? Les antithermiques chimiques sont peu recommandables, parce qu'ils menacent tous plus ou moins le globule sanguin. Cependant j'ai essayé sur une vaste échelle l'antipyrine dans la rougeole, et je n'ai pas eu à m'en repentir (voyez la thèse de mon élève le Dr Leprévost, Paris, 1895). Avec ce médicament, employé à doses assez fortes, non fractionnées (1/2 gramme, 1 gramme à la fois), on obtient des abaissements de 1 degré, 1 degré et demi, 2 degrés, qui persistent 2, 3 et 4 heures, sans que le malade éprouve autre chose que du soulagement. La quinine est loin d'assurer les mêmes effets. Mais, dans les rougeoles hyperthermiques, délirantes, convulsives, ataxo-adynamiques, malignes en un mot, je mets au-dessus de tout les bains froids à 20 degrés, qui produisent, outre l'abaissement momentané de la température, un soulagement manifeste. Quand une complication survient, la broncho-pneumonie par exemple, le bain froid peut être continué, s'il est toléré, si l'enfant réagit bien, s'il se réchauffe après le bain. Le bain froid trouve son indication surtout quand l'hyperthermie est très accusée et la lésion locale limitée. Dans les bronchopneumonies diffuses, dans les formes suffocantes, j'ai remarqué qu'il était mal toléré. En pareil cas, je le remplace par le drap mouillé ou par les compresses d'eau froide renouvelées fréquemment.

Récemment des tentatives sérumthérapiques ont été faites par M. Marmorek à l'hôpital Trousseau. Cinq rougeoleux broncho-pneumoniques de mon service ont été traités en 1895 par le sérum antistreptococcique; 2 ont succombé et 5 ont survécu. Cela pouvait être considéré comme un succès relatif. Mais, en 1896, mon collègue Netter ayant confié à M. Marmorek une série de broncho-pneumonies morbilleuses, pour les traiter par les injections de sérum, a obtenu des résultats peu encourageants. Pas un des enfants, au nombre de 14, traités par le sérum, n'a survécu.

On ne peut donc, a l'heure actuelle, compter sur ce traitement spécifique pour atténuer la mortalité de la plus redoutable et de la plus répandue des complications de la rougeole. Quant à la sérumthérapie de la rougeole elle-même, elle ne saurait entrer en ligne tant que nos connaissances bactériologiques sur cette maladie resteront incertaines. Cependant le Dr Weisbecker (*Zeils. f. klin. Med.*, 1896) a traité quelques cas de rougeole par le sérum sanguin provenant de sujets guéris de cette maladie. Ce sérum serait efficace, non seulement contre la rougeole elle-même, mais encore contre ses manifestations et complications pulmonaires.

III

RUBÉOLE

PAR PIERRE BOULLOCHE

Ancien chef de clinique à l'hôpital des Enfants-Malades.

Synonymie : Rötheln, Rubella, Rubbiolæ, German measles, French measles, Rubeola sine catarrho, Rubeola nota, Roséole épidémique.

Historique. — La rubéole n'est connue à titre d'entité morbide que depuis quelques années; c'est seulement à la suite du Congrès de Londres, en 1881, qu'elle a pris rang parmi les fièvres éruptives. Jusque-là, la confusion la plus grande a régné dans les termes et dans la doctrine. L'affection signalée par Baillou au xvi° siècle sous le nom de *rubbiolæ* paraît n'être que la scarlatine; Hildebrand donne ce nom à une maladie qu'il regarde comme un hybride de la scarlatine et de la rougeole. Pour Willan, la *rubeola sine catarrho* est une affection spéciale, indépendante de la rougeole contre laquelle elle ne confère pas l'immunité. Cette manière de voir est partagée par Bateman, par Maton (1819) qui, un des premiers, distingue la rubéole à la fois de la rougeole et de la scarlatine; puis par Paterson, W. Tripe (1852), Balfour (1857), Engleman (1856), qui étudient sous ce nom une affection spéciale, indépendante, tantôt très bénigne, tantôt très grave (Paterson). En Allemagne, le terme de *Rötheln*, introduit dans la littérature par Bagen en 1752, fut appliqué par Heime, par Stœber (1841), par Wunderlich (1854), soit à la rougeole ou à la scarlatine modifiée, soit aux deux affections réunies; l'obscurité est complète : la *rubeola*, les *Rötheln* ne constituent pas une espèce morbide.

La notion de spécificité, soupçonnée par les auteurs anglais et américains, méconnue en Allemagne (Hebra et Kaposi), en France (Gintrac[1]), prend corps avec les travaux d'Emminghaus[2], de Meigs et Pepper[3], de Robinson James[4] et enfin avec les communications au Congrès de Londres en 1881 de Cheadle, de Shuttelworth, de Kassowitz, de Lewis Smith, de W. Squire qui en donne une description très exacte. En même temps, paraissent les premières observations françaises, celles de Lecorché et Talamon, puis celles de Bourneville et Bricon[5], de Raymond[6], de Desnos et Desplats[7], de Comby[8], enfin les communications plus récentes d'Arnozan[9], de Juhel Renoy et Gau-

---

(1) GINTRAC. *Cours théorique et clinique de pathologie interne*, t. IV, p. 415.
(2) EMMINGHAUS. *Handb. d. K.-Krankheiten*, 1877.
(3) MEIGS et PEPPER. *Diseases of children*, 1882.
(4) ROBINSON JAMES. *British med. Journal*, 1860, t. I, p. 9222.
(5) BOURNEVILLE et BRICON. *Progrès médical*, 1884.
(6) RAYMOND. De la rubéole. *Progrès méd.*, 1881.
(7) DESNOS et DESPLATS. *Bull. de la Soc. méd. des hôp.*, 1886.
(8) COMBY. *Bull. de la Soc. clin.*, 1886.
(9) ARNOZAN. Une épidémie de rubéole. *Journ. de méd. de Bordeaux*, 15 septembre 1889.

[P. BOULLOCHE.]

cher[1]. C'est à ces auteurs que nous emprunterons les principaux traits de la description qui va suivre[2].

Étiologie. — La rubéole est une affection *contagieuse* au même titre que les autres fièvres éruptives. Sa contagiosité serait même (Griffith) supérieure à celle de la rougeole. Elle se transmet presque toujours par le contact d'un individu atteint de rubéole; cependant il y a des faits indéniables où un sujet sain, ayant été en contact avec des rubéoleux, a servi d'agent de transmission.

Comme la rougeole avec laquelle elle offre tant de ressemblance, elle est contagieuse dès le début, souvent même pendant la période d'invasion, avant l'éruption, avant qu'elle puisse être reconnue, ce qui rend la prophylaxie fort difficile. Par contre, durant la convalescence, elle paraît infiniment peu contagieuse.

Très rarement la rubéole existe à l'état *endémique*, sous forme de cas sporadiques, sauf dans les grandes villes : le diagnostic en. est alors très malaisé. Presque toujours elle se présente sous la forme *épidémique*. Ces épidémies peuvent frapper une maison, un pensionnat[3], toute une ville ; elles peuvent exister seules ou coïncider avec des épidémies de rougeole ou de scarlatine. Elles apparaissent plus fréquemment, du moins en Allemagne et en Angleterre, en hiver et au printemps ; leur durée peut varier de deux semaines à trois ou cinq mois. Elles procèdent généralement par poussées successives séparées par des intervalles qui correspondent à la période d'incubation de la maladie, c'est-à-dire à quinze jours en moyenne.

La rubéole paraît avoir été observée plus souvent en Angleterre et en Allemagne qu'en France. Cette rareté plus grande dans notre pays tient peut-être à ce que la maladie a été souvent méconnue; les observations deviennent plus nombreuses depuis qu'elle est mieux étudiée. Sa bénignité extrême explique pourquoi les malades qui en sont atteints n'entrent jamais à l'hôpital : elle s'observe surtout dans les policliniques et principalement dans la classe pauvre. Malgré le grand nombre des cas qui doivent passer inaperçus, elle ne semble pas très rare, dans les pays de langue allemande du moins, puisque, d'après Lotz[4], qui a relevé les registres statistiques de la ville de Bâle, elle serait 21 fois moins fréquente que la rougeole, 11 fois moins que la scarlatine, 5 fois moins que la varicelle.

C'est une maladie du jeune âge; exceptionnelle dans la première enfance, elle se rencontre surtout chez les enfants de 3 à 5 ans, aussi bien chez les garçons que chez les filles. Cependant les adultes peuvent être contaminés (Rehn[5], Dupré[6], Seitz[7]) : on a pu constater pendant une épidémie que les enfants

[1] JUHEL RENOY. *Bull. de la Soc. méd. des hôp.*, 1890.

[2] On consultera avec fruit sur la question : THOMAS. *Handb. f. Kinderkrank.*, 1869-70. — GRIFFITH. *The med. Record*, juillet 1887. — Les revues de LONGUET. *Union méd.*, 1883. — MOREL-LAVALLÉE. *Gaz. des hôpit.*, août 1887. — BROCQ. *Ann. de dermat*, 1887. — LEFLAIVE. *Gaz. des hôp.*, 1891. — Les thèses de DELATRE, Paris, 1883 ; LAZARD, 1890 ; DIDIER, 1891.

[3] SHUTTELWORTH (Congr. de médec. de Londres, 1881) a rapporté l'histoire d'une épidémie limitée à un asile d'idiots dans laquelle il a observé 58 cas.

[4] LOTZ. Cité par NETTER, in *Traité de médec. et de thérap.*, t. I., p. 521.

[5] REHN. *Jahrb. f. Kinderheilkunde*, t. XXIX, p. 3 et 4.

[6] DUPRÉ. *Bull. de la Soc. clin. de Paris*, 1886.

[7] SEITZ. Ueber Rötheln. *Corr. Bl. für Schweiz. Aertze*, 1890.

étaient touchés dans la proportion de 64 pour 100 et les adultes dans celles de 4 pour 100 seulement.

Une première atteinte de rubéole donne l'immunité. La possibilité d'une récidive, niée par la plupart des auteurs, est admise par Bourneville et Bricon. Elle ne met pas à l'abri de la rougeole ni de la scarlatine, pas plus d'ailleurs qu'une première attaque de ces deux maladies ne protège contre la rubéole.

Description. — La période d'*incubation* de la rubéole est assez longue. Les chiffres inférieurs à 10 jours paraissent sujets à caution. Griffith a cependant rapporté un fait où elle n'aurait été que de 5 jours. Dans une observation de M. Gaucher elle a été exactement de 12 jours; elle serait de 12 à 14 jours, d'après Bondet[1], de 15 jours exactement (Juhel-Renoy). La durée la plus habituelle de l'incubation est de 12 à 14 jours; plus variés sont les cas où elle s'est prolongée pendant 18 à 20 jours.

L'*invasion*, à l'inverse de ce qui se passe dans la rougeole, est extrêmement courte; elle dure à peine quelques heures. Elle est marquée par de la céphalée, de la courbature, un malaise général et un léger mouvement fébrile; il est exceptionnel de voir ces phénomènes généraux persister pendant plusieurs jours (Chantemesse). Plus souvent, ces signes d'invasion, même si atténués, font tout à fait défaut et l'*éruption* apparaît d'emblée, surprenant le malade en pleine santé.

Elle débute presque toujours à la face, de préférence sur les joues, autour du nez, par des taches semblables à celles de la rougeole, peut-être un peu moins déchiquetées, d'une disposition moins régulière, d'une coloration un peu plus foncée; rarement ces macules sont remplacées par des papules analogues à celles de la variole (Dupré), elles s'effacent à la pression du doigt et laissent entre elles des intervalles de peau saine, à la figure du moins.

L'éruption se généralise très rapidement; en 12 ou 24 heures au plus elle envahit le tronc et les membres. Tantôt elle y garde l'apparence maculeuse qu'elle avait à la face; tantôt, surtout au niveau des plis de flexion, aux reins et aux genoux, elle se présente sous l'aspect de placards érythémateux, soit roses, soit d'une rougeur foncée, presque ecchymotique. Au niveau des mains et à la plante des pieds l'éruption est toujours discrète. Très fréquemment, les macules plus ou moins étendues sont le siège de démangeaisons légères ou même d'une cuisson parfois fort vive.

Suivant la prédominance des macules ou des placards érythémateux, la plupart des auteurs sont d'accord (L. Guinon) pour distinguer deux formes : une forme morbilleuse, et une forme scarlatineuse, dans laquelle un examen attentif permet seul de reconnaître les maculo-papules de la rubéole. Mais le plus souvent, sur le même sujet, l'éruption rappelle en même temps celle de la rougeole et celle de la scarlatine : ce polymorphisme de l'éruption constitue même un des attributs les plus caractéristiques de la rubéole.

Quelques heures au plus après l'éruption ou en même temps qu'elle se montrent les *phénomènes catarrhaux*, mais jamais, à l'inverse de ce qui est

---

[1] Cité par Delastre.

[P. BOULLOCHE.]

la règle dans la rougeole, ils ne précèdent l'apparition de l'exanthème. Ils consistent d'ordinaire en un léger degré de coryza avec larmoiement et injection des conjonctives et surtout dans une rougeur diffuse de l'arrière-gorge, sans gonflement, rarement très douloureuse, gênant seulement un peu la déglutition. Cette angine, qui ne fait presque jamais défaut dans les cas typiques de rubéole, peut quelquefois exister seule à l'exclusion des autres manifestations catarrhales. La laryngo-trachéite est exceptionnelle. La toux rauque, férine, n'est notée que dans un petit nombre d'observations.

La présence d'*adénopathies* constitue un des signes de la rubéole les plus constants. On ne l'a vu manquer que dans un très petit nombre de cas (Sevestre, Galliard). Les adénites présentent le caractère important d'apparaître d'une façon précoce, avant l'éruption, et de persister parfois plusieurs jours après sa disparition. Les ganglions les plus souvent intéressés sont les ganglions rétro-auriculaires, sous-maxillaires et cervicaux; quelquefois un seul peut être touché. Cette adénopathie est parfois généralisée à tout le corps, aux aines, à l'aisselle (Dupré); rarement elle est assez marquée pour être appréciable à la vue seule; elle n'est pas douloureuse spontanément, mais seulement un peu sensible au palper.

La rubéole évolue quelquefois sans *fièvre* : c'est lorsque les signes d'invasion font défaut et lorsque l'éruption apparaît d'emblée. Le plus souvent, l'apparition de l'exanthème s'accompagne d'un léger mouvement fébrile; la température atteint 33 degrés, 38°,5 et tombe généralement au bout de 2 ou 3 jours. Il est exceptionnel, sauf dans certaines épidémies (Rehn, Bourneville), de voir l'ascension thermique atteindre 39 ou 40 degrés : alors il survient en même temps des troubles digestifs marqués, des vomissements, une céphalée très vive, parfois même du délire.

D'ordinaire la *durée* de l'éruption est de 2 à 4 jours; il est tout à fait rare qu'elle se prolonge pendant 7 à 9 jours. Les taches pâlissent progressivement et disparaissent. La peau est parfois le siège, surtout au niveau des placards érythémateux, d'une très légère desquamation furfuracée; jamais on n'observe, comme dans la scarlatine, une desquamation par larges lambeaux. Il est rare que la pigmentation cutanée qui s'est développée au niveau des taches persiste plus de 4 ou 5 jours. L'éruption disparue, la guérison est tout de suite complète; cependant il faut savoir qu'il peut se produire des poussées successives apparaissant 8 à 10 jours après la première; quelquefois même, ces nouvelles poussées sont si tardives, se montrant seulement au bout de 15 à 20 jours, qu'elles peuvent être considérées comme de véritables *rechutes*.

Cette forme de rubéole, la plus commune en France, est d'une bénignité extrême : elle constitue à peine une maladie puisqu'il arrive souvent que les sujets qui en sont atteints ne gardent même pas le lit; elle ne donne lieu à aucune complication.

A côté d'elle, il convient de signaler une forme plus sévère, étudiée par les auteurs anglais (Cheadle) et allemands. La fièvre y est beaucoup plus élevée, les phénomènes de catarrhe du pharynx ou des voies aériennes supérieures y sont plus accusés; les signes d'invasion ne font jamais défaut et précèdent parfois durant 3 ou 4 jours l'apparition de l'exanthème. C'est à cette forme qu'appartiennent les *complications* signalées au cours de la rubéole, le délire, les angines à fausses membranes, la broncho-pneumonie, l'albuminurie, les diarrhées graves; la suppuration des ganglions hypertrophiés est des plus rares. Les quelques cas de mort au cours ou à la suite de la rubéole sont dus à l'une quelconque de ces complications; ils sont tellement peu nombreux que le *pronostic* de la rubéole n'en reste pas moins de la plus grande bénignité.

Nature. — Ainsi que nous l'avons déjà dit. la nature de la rubéole a donné lieu à de nombreuses discussions. Cela tient à ce que, pendant très longtemps, on a donné ce nom à des cas fort discutables, des rougeoles et des scarlatines atténuées, des rougeoles et des scarlatines évoluant simultanément, des érythèmes papuleux ou saisonniers, des roséoles fébriles et enfin des rubéoles. Aussi s'explique-t-on que, suivant les faits qu'ils observaient, les auteurs aient envisagé la rubéole de façon fort différente. Leurs opinions peuvent être rangées sous trois chefs principaux.

a) La rubéole est une rougeole modifiée. — Townsend[1] s'est fait le défenseur de cette opinion déjà soutenue par Hebra et Kaposi, en se fondant sur ce fait que, dans les épidémies de rougeole, on peut rencontrer des cas ressemblant absolument à ceux qu'on décrit sous le nom de rubéole. La rareté extrême des complications thoraciques dans la rubéole, la constance presque absolue de l'angine si rare dans la rougeole peuvent déjà être invoquées contre cette manière de voir. Mais le meilleur argument est que la rougeole ne préserve pas de la rubéole; que celle-ci, dans bon nombre d'épidémies, s'est montrée chez des enfants qui avaient antérieurement eu la rougeole[2]. Il n'est pas davantage permis de dire que la rubéole n'est qu'une récidive de rougeole se produisant sous une forme atténuée; en effet, une rubéole n'a jamais donné lieu par contagion qu'à des affections remarquablement bénignes, reproduisant le type de la maladie primitive. à des rubéoles; jamais elle n'a donné naissance à des rougeoles graves. Or, s'il s'agissait d'une même maladie, on sait par l'exemple de la varioloïde que l'affection très légère, fruste, chez un sujet, peut évoluer chez un autre avec toute sa gravité. Il faut admettre, jusqu'à preuve du contraire (Talamon[3]), que la rubéole et la rougeole malgré leur ressemblance si grande sont deux maladies distinctes au même titre que la variole et la varicelle. Les mêmes réflexions permettent de dire que la rubéole n'est ni une récidive, ni une forme atténuée de la scarlatine[4].

b) La rubéole est un hybride de scarlatine et de rougeole (Schönlein ; Gintrac, 1859). — L'association de ces deux affections, quoique rare, est chose possible, surtout en temps d'épidémie (Bez[5]); elles peuvent soit se succéder

[1] Townsend. *Arch. of Pediatrics*, 1890.

[2] Duke, in *Lancet*, 1881, a noté que, sur 60 enfants atteints de rubéole, 59 avaient eu auparavant la rougeole.

[3] Talamon. Rougeole et rubéole. *Méd. mod.*, 1890, n° 23.

[4] M. Gaucher (in th. Lazard) a rapporté l'observation absolument probante; à ce point de vue, d'un enfant de 9 ans atteint successivement de rubéole et de scarlatine, puis d'un autre enfant de 5 ans, son frère, qui contracte successivement de lui la rubéole et la scarlatine. L'évolution parallèle chez les deux sujets des deux affections avec leurs caractères normaux est la meilleure preuve de leur indépendance.

[5] Bez. De la contemporanéité des fièvres éruptives. Th. de Paris, 1877.

[P. BOULLOCHE.]

à un très court intervalle, soit coexister : c'est à cette association que l'on a quelquefois donné le nom de *Rötheln*, et de rubéole. Mais, dans ces cas, le tableau clinique varie beaucoup d'un sujet à l'autre suivant la prédominance de l'une ou l'autre fièvre éruptive, il ne rappelle pas le type morbide défini qui constitue la rubéole. La gravité de ces associations morbides est extrême (Blache[1]), ce qu'on distingue grandement de la rubéole toujours si bénigne. Enfin, si la rubéole n'était due qu'à la coexistence de la scarlatine et de la rougeole, on ne comprendrait pas comment cette affection ne donne jamais lieu par contagion soit à une rougeole ou une scarlatine, soit à ces deux fièvres éruptives évoluant successivement, comment au contraire elle ne produit autour d'elle que des rubéoles.

c) La rubéole est une variété de roséole. — Ici encore la confusion des termes explique la divergence de vue des auteurs. C'est ainsi que Bourneville et Bricon, Picot, d'Espine donnent le nom de roséole idiopathique ou épidémique à une affection de tous points semblable à la rubéole ; de même Longuet, Laveran et Teissier : aucun de ces auteurs ne sépare la rubéole, la *Rötheln*, de la roséole fébrile de Trousseau ; cette distinction, au contraire, est maintenue par MM. Raymond, Delastre, Morel-Lavallée, Lazard, Talamon. C'est là, croyons-nous, la vraie doctrine. En effet, si l'on compare la *Rötheln* à la roséole de Trousseau telle que l'ont comprise Valleix, Roger et Damaschino, Grisolle, on ne trouve entre les deux affections qu'une ressemblance lointaine. La roséole paraît infiniment peu contagieuse (Blache, Bazin, Guersant), elle ne procède pas par épidémie, mais par poussées saisonnières dues à une transpiration excessive ou à une infection passagère ; elle ne donne pas l'immunité et peut apparaître plusieurs fois chez le même sujet ; le plus souvent, elle évolue sans réaction générale, sans fièvre. Au point de vue clinique, l'éruption de la roséole, formée exclusivement de macules bien distinctes, s'effaçant aisément sous le doigt, disparaissant parfois au bout de quelques heures pour reparaître le lendemain ou le surlendemain, diffère bien de celle de la rubéole, polymorphe, papuleuse par place, d'une durée plus longue, suivie parfois de desquamation, légèrement fébrile, s'accompagnant d'engorgement ganglionnaire et de signes de catarrhe qui font défaut dans la roséole.

Dans le groupe des roséoles, il convient donc de séparer deux types morbides : d'une part, la roséole de Trousseau, de l'autre des roséoles contagieuses, à éruption spéciale, auxquelles on peut donner le nom de roséoles épidémiques, mais que le terme de *Rötheln* ou de rubéole distingue encore plus nettement de la roséole de Trousseau.

En résumé, de cette discussion et de la description clinique que nous avons donnée, il semble légitime de conclure qu'il existe, à côté de la rougeole et de la scarlatine, une fièvre éruptive spéciale, épidémique, contagieuse, la rubéole, devant à son éruption, à l'angine et à l'adénopathie qui l'accompagnent, à son évolution particulière, de constituer, dans le groupe des fièvres éruptives, un type morbide à part, que les observations nouvelles contribueront encore à définir plus nettement.

____

[1] BLACHE. Rougeole et scarlatine. *Gaz. des hôp.*, 1870.

Diagnostic. — La rubéole est d'un diagnostic assez facile quand elle se présente à l'état épidémique ou lorsqu'elle survient chez un sujet ayant auparavant eu la *rougeole*. Le plus souvent, c'est la notion d'une rougeole antérieure qui permet de rattacher à la rubéole une éruption morbilliforme : il est vraisemblable que la plupart des récidives de rougeole ne sont que des cas de rubéole. Il est indispensable de penser à la rubéole pour ne pas la méconnaître, mais à un examen attentif l'apparence particulière de l'éruption formée de taches plus grandes, moins régulièrement distribuées que celles de la rougeole et de placards érythémateux, le peu d'intensité des phénomènes catarrhaux, leur apparition plus tardive, la présence de l'angine et des adénopathies, la faible élévation thermique, parfois même l'apyrexie complète, sont en faveur de la rubéole.

La *scarlatine* se distinguera facilement à la brusquerie extrême du début, marqué par une forte fièvre, de la céphalée, très souvent par des vomissements ; l'angine est beaucoup plus intense (mais ce signe n'a pas une valeur absolue), enfin la généralisation uniforme de l'exanthème à tout le corps ou aux lieux d'élection (région antérieure du thorax, plis de flexion) ne rappelle pas celle de la rubéole.

Il est exceptionnel que le diagnostic doive se faire avec la *variole*. Cependant, dans un petit nombre de cas, la confluence de l'éruption au visage, son caractère papuleux (Dupré) très prononcé, l'apparition d'un rash scarlatiniforme intense dans les plis inguinaux, auraient pu en imposer pour une variole au début.

On a déjà vu par où la rubéole se distinguait de la *roséole* de Trousseau. Quant aux autres variétés de roséoles, soit émotives, soit médicamenteuses, (copahu, cubèbe, antipyrine, etc.), elles ne pourraient être confondues avec la rubéole que si elles s'accompagnaient, ce qui est exceptionnel, de phénomènes catarrhaux et de fièvre ; l'absence de ces deux signes est le meilleur élément de diagnostic, car l'exanthème des roséoles médicamenteuses peut, comme celui de la rubéole, être, chez le même sujet, tantôt morbilliforme, tantôt scarlatiniforme. C'est dire que les accidents cutanés dus à *l'iodisme*, qui s'accompagnent de congestion des muqueuses et fréquemment de fièvre, peuvent être, en l'absence de tout commémoratif, d'un diagnostic très difficile.

Traitement. — L'affection est tellement bénigne qu'elle a à peine besoin d'être traitée. Elle ne réclame, en général, que quelques soins hygiéniques, sauf dans les formes graves (Cheadle) où il convient de combattre les signes d'infection, la céphalée, les vomissements, la fièvre.

La *prophylaxie* comprend l'isolement des sujets atteints ; mais, l'affection étant contagieuse avant l'éruption, ce sont surtout les enfants suspects, ceux qui ont été au contact des rubéoleux, qu'il convient de séparer des autres. Comme celui de la rougeole, l'agent pathogène de la rubéole semble être très éphémère et ne pas se propager à distance : aussi l'isolement des convalescents ne doit-il pas être prolongé plus de huit jours après la disparition de l'éruption (Sevestre[1]) et la désinfection des objets et des locaux contaminés est-elle presque entièrement superflue.

(*) Sevestre. *Bull. Soc. méd. des hôpit.*, 27 oct. 1895.

[P. BOULLOCHE.]

IV

VARIOLE

PAR LE Dʳ J. COMBY

La variole est le type des fièvres éruptives; c'est une maladie éminemment infectieuse, spécifique, contagieuse et inoculable. Fléau redoutable jusqu'à la fin du siècle dernier, elle n'a cessé de reculer devant la vaccine, découverte par Jenner, et elle finira par disparaître, il faut l'espérer, du monde civilisé. L'empirisme nous a donné un remède préventif des plus efficaces contre la variole; ce vaccin précieux est aujourd'hui universellement conseillé, adopté, mis en œuvre; dans beaucoup de pays même la loi le rend obligatoire. S'il était partout imposé, on arriverait certainement à la suppression complète et définitive d'une des maladies pestilentielles les plus terribles qui aient jamais ravagé la surface du globe.

En attendant, il nous faut étudier encore la variole, qui peut atteindre les enfants non vaccinés (il y en a toujours), ou mal immunisés par une vaccine insuffisante ou trop ancienne. On exige bien le certificat de vaccine à l'entrée de toutes les écoles, des crèches, des asiles, etc., mais, avant le moment où l'enfant est en âge de fréquenter l'école, il peut être contaminé, la loi n'obligeant nullement les familles à le faire vacciner dès son entrée dans la vie. Aussi, quand une épidémie de variole se déclare, on ne tarde pas à voir les enfants les plus jeunes, c'est-à-dire les plus vulnérables, payer tribut à la maladie, sans parler de ceux qui sont atteints avant la naissance, dans le sein de leur mère.

Étiologie. — Quand une femme enceinte est prise de variole, si le cas est grave, l'avortement a de grandes chances de se produire, et l'on est en présence d'un fœtus variolisé. Dans cette *variole congénitale*, l'éruption est discrète d'ordinaire, très rarement confluente. Les pustules, baignées par le liquide amniotique, se développent mal, ne se dessèchent pas, ne forment pas de croûtes. Charcot, qui a pu étudier des fœtus infectés par la variole, a constaté des lésions profondes du derme; en détachant l'épiderme, on soulevait le disque pseudo-membraneux des pustules ombiliquées, et on trouvait, au-dessous d'elles, des ulcérations taillées à pic atteignant la profondeur du derme et laissant voir le tissu cellulaire et les muscles.

Cependant une femme varioleuse peut accoucher d'un enfant sain, et jouissant alors d'une sorte d'immunité temporaire et inconstante à l'égard de la variole. En cas de grossesse gémellaire, un seul enfant peut être atteint, l'autre restant indemne. Kaltenbach rapporte le cas d'une femme qui accoucha, au cours de sa variole, de trois enfants : deux présentaient l'éruption, le troisième était indemne. L'expulsion prématurée de l'enfant se produit d'autant plus facilement que la grossesse est plus avancée; à partir du 3ᵉ mois, on peut compter de 50 à 60 avortements sur 100 grossesses.

Donc l'enfant est très compromis par la variole de la mère. Quelquefois l'accouchement prématuré ne se produit pas, mais le fœtus témoigne de sa souffrance par des mouvements exagérés et désordonnés. L'enfant, pris de variole dans le sein de sa mère, peut venir au monde vivant avec une éruption nettement dessinée ; mais parfois l'éruption ne se déclare qu'après la naissance, au 2ᵉ, au 5ᵉ, au 8ᵉ jour et même plus tard.

C'est surtout dans les derniers temps de la grossesse, au 9ᵉ mois, que la contamination par le placenta a le plus de chances de se faire. Cette infection du fœtus par la voie placentaire a pu être observée, dans quelques cas, sans que la mère ait présenté des signes de variole ; elle a pu absorber les germes de la maladie, les transmettre à son produit, garantie qu'elle était sans doute par une vaccine ou une variole antérieures. Quoi qu'il en soit, la variole congénitale est toujours très grave, et l'on ne voit guérir que les enfants porteurs d'une éruption discrète. Après la naissance l'enfant contracte la variole dans les mêmes conditions que l'adulte, par *contagion*. Autrefois on pouvait ajouter à ce mode d'acquisition l'*inoculation variolique*, détrônée aujourd'hui par la vaccine.

La variole se propage surtout par le virus contenu dans les pustules et dans les croûtes qui succèdent à leur dessiccation. L'agent figuré de ce virus, éminemment contagieux et inoculable, est encore inconnu. Cornil et Babès ont vu, dans le liquide des pustules, des microcoques isolés, ou réunis par 2, par 4, en amas zoogléiques ; mais ces microbes n'ont pu être cultivés ni donner la preuve expérimentale de leur spécificité. Quels qu'ils soient, les germes de la variole sont peu volatils, ne se propagent qu'à très courte distance par l'atmosphère, mais se fixent, s'attachent aux vêtements, aux objets, aux meubles souillés par les varioleux, et peuvent alors être transmis soit directement par les malades, soit indirectement par des tiers, médecins, etc., qui n'auraient pas pris toutes les précautions antiseptiques d'usage. La contagion reste généralement stérile quand elle tombe sur des enfants récemment vaccinés ; et quand elle leur donne la variole, celle-ci est discrète, avortée, peu grave. Il semble que, dans la plupart des cas, la contagion s'opère par les voies respiratoires, par l'inhalation de poussières vectrices de microbes pathogènes ; mais la voie digestive, la voie cutanée (éraillures, plaies), peuvent servir aussi de portes d'entrée à la variole.

L'immunité naturelle est très rare, il ne faut pas y compter ; la vaccine seule ou une première atteinte de variole garantit les enfants contre la variole ; cette immunité acquise, chèrement acquise parfois, n'est d'ailleurs pas absolue, et la variole peut récidiver chez le même sujet.

Anatomie pathologique. — Résumons en quelques lignes les lésions anatomiques : au début de l'éruption (macules et papules), le derme est rouge et congestionné, les capillaires sanguins et lymphatiques sont dilatés, les cellules du corps muqueux de Malpighi deviennent troubles ; quand la pustulation se produit, on voit les cellules de l'épiderme se soulever, former une cavité réticulée contenant un liquide clair d'abord, louche et purulent ensuite. On peut voir, dans ce liquide, de nombreux leucocytes et des globules rouges sortis par diapédèse des capillaires sanguins. La pustule

[J. COMBY.]

détermine, autour d'elle, une réaction inflammatoire plus ou moins vive, caractérisée surtout par une infiltration œdémateuse du derme. Après la dessiccation, on constate la formation d'un tissu cicatriciel, avec stigmates indélébiles. Quand le cas est très grave (variole confluente, variole hémorrhagique), les viscères sont profondément atteints : le foie est gros, mou, jaune, imprégné de graisse; les poumons sont congestionnés ainsi que les reins, la rate, le cerveau; le cœur est augmenté de volume, parfois dégénéré dans sa fibre musculaire (myocardite). Le sang est noir, diffluent (sang dissous), riche en microcoques. S'il s'agit d'un cas de variole hémorrhagique, on peut trouver du sang répandu dans tous les tissus, sous la peau, dans les parenchymes, dans les os, dans les cavités séreuses. Ces lésions en somme n'ont rien de spécifique et se retrouvent dans toutes les grandes pyrexies infectieuses.

Symptômes. — On décrit, dans la variole, quatre phases cliniques qui se déroulent avec une grande régularité : l'incubation, l'invasion, l'éruption, la dessiccation.

1° *Incubation*. — La période d'incubation, c'est-à-dire le temps qui s'écoule entre l'imprégnation de l'enfant et l'invasion des premiers symptômes, est en moyenne de 1C à 12 jours. Dans la variole inoculée, elle est un peu plus courte. On remarque que l'incubation de la variole, plus longue que celle de la scarlatine, de la vaccine, est plus courte que celle de la rougeole, de la varicelle, des oreillons.

2° *Invasion*. — L'invasion est marquée par de la fièvre, par des frissonnements, une rachialgie plus accusée chez l'adulte que chez l'enfant, par du mal de tête, par des vomissements, quelquefois par des convulsions ou un état de somnolence comateuse. Ces accidents nerveux inquiétants s'observent surtout chez les enfants très jeunes et chez ceux qui sont prédisposés par l'hérédité neuro-pathologique. Les convulsions peuvent se répéter plusieurs fois le 1ᵉʳ et le 2ᵉ jour, elles peuvent se compliquer de délire. L'enfant est courbaturé, brisé, anxieux, agité; tout, dans sa physionomie, exprime l'entrée en scène d'une grande maladie. Cependant l'invasion des formes discrètes et bénignes est loin d'être aussi bruyante, elle peut même passer inaperçue, l'éruption marquant le début des symptômes.

Dans les formes graves, le thermomètre monte, dès le premier jour, à 40 degrés, 40°,5, 41 degrés même et s'y maintient pendant 48 ou 60 heures, puis il baisse. La douleur lombaire, indice d'une congestion médullaire, comme la céphalalgie d'une congestion cérébrale, est parfois très violente et assez durable; dans quelques cas, elle s'accompagne d'une impotence des membres inférieurs qui va jusqu'à la paraplégie. Les urines, très colorées et rares, renferment une ptomaïne (Pouchet).

Vers la fin de la période d'invasion qui dure, suivant les cas, 2, 3, et rarement 4 jours, apparaît une éruption prémonitoire inconstante dite *rash*, tantôt morbilliforme, tantôt scarlatiniforme, tantôt purpurique (variole hémorrhagique) qui siège au niveau des aines, des cuisses, de l'abdomen, des aisselles, et qui envahit quelquefois la presque totalité du corps. En dehors du rash hémorrhagique, vineux, noirâtre, purpurique, qui indique la variole hémorrhagique, les rash en général n'ont aucune signification pronostique.

Quand l'invasion dure peu (2 jours), on doit redouter une forme grave; quand elle est prolongée (3 à 4 jours), on doit s'attendre à une variole discrète et bénigne. La fin de l'invasion est marquée par une dépression du thermomètre qui tombe presque à la normale.

5° *Éruption.* — L'éruption de la variole est des plus caractéristiques; il faut l'étudier avec soin, car elle donne à la fois le diagnostic et le pronostic. Au début, on voit des taches rouges et arrondies (*macules*), qui se soulèvent bientôt en dômes ou en pointes mousses (*papules*); tels sont les phénomènes du premier jour. Dès le second jour, la papule est surmontée d'une petite cloche pleine de liquide transparent (*vésicule*); le troisième jour, cette vésicule se trouble, s'entoure d'une base rouge et dure, un peu saillante (*pustule*). Les pustules n'ont ni le même volume, ni la même forme. Les unes sont petites, arrondies ou acuminées; les autres sont larges, hémisphériques, ombiliquées, c'est-à-dire déprimées à leur centre. Les pustules les plus grosses se voient dans les régions où la peau est épaisse (dos, nuque, face dorsale des avant-bras, des mains, des poignets).

Chez quelques enfants, j'ai vu l'éruption variolique simuler l'impétigo par la superficialité de ses pustules, leur durée éphémère, leur remplacement par des croûtes melliformes. Chez les enfants vigoureux, on constate des pustules pleines et bien développées; chez les enfants chétifs, athrepsiés, la pustulation se fait mal et dure peu.

L'éruption peut être *discrète*; les pustules sont disséminées en petit nombre sur la face, le tronc, les membres; elles laissent entre elles de grandes étendues de peau saine. Quelquefois, sans cesser d'être discrètes, les pustules se réunissent par petits groupes, bouquets, corymbes, bandes, etc. On a remarqué que ces placards prédominaient surtout dans les régions qui avaient été le siège de quelque pression ou de quelque irritation superficielle (ceinture, sinapisme, teinture d'iode, etc). L'éruption est *cohérente* quand les pustules, assez rapprochées les unes des autres, laissent entre elles peu d'intervalles libres. Elle est *confluente* quand les pustules se touchent ou empiètent les unes sur les autres; la face, dans ce cas, a l'air recouverte d'un masque parcheminé, l'épiderme se soulève en masse, les yeux sont cachés par des paupières tuméfiées outre mesure, les joues sont bouffies, l'aspect est hideux et l'odeur repoussante. Cette forme de variole est la plus grave de toutes.

Outre la peau, la variole envahit les muqueuses, et un énanthème plus ou moins notable vient compliquer l'exanthème. La bouche est prise, et la pustulation de la muqueuse bucco-pharyngée se traduit par une salivation abondante et par une dysphagie plus ou moins notable. Du côté du larynx, la variole se traduit par de l'aphonie et de la dyspnée pouvant aller jusqu'à l'asphyxie (œdème de la glotte). La muqueuse des yeux, du nez peut être également touchée par l'éruption. A ce moment, nous sommes en pleine suppuration (du 4° au 8° jour de l'éruption). La fièvre, qui était tombée la veille de l'éruption, se rallume, et devient d'autant plus intense que la con-

[J. COMBY.]

fluence est plus grande et la suppuration plus étendue. Quand la variole survient chez un enfant qui a été vacciné avec succès, cette suppuration est réduite au minimum, la fièvre est insignifiante, et la pustulation passe insensiblement à la dessiccation. Vers le 10° jour, dans les cas graves, le malade a la face bouffie, il salive, il a la diarrhée, ses pieds et ses mains sont gonflés; s'il ne succombe pas. nous allons assister à la dessiccation des pustules.

4° *Dessiccation*. — La suppuration ne tarit pas du jour au lendemain, elle se prolonge encore, sinon dans tous les points, du moins dans quelques pustules jusqu'au 12°, 13°, 14° jour. Alors les pustules se flétrissent, se dessèchent, se recouvrent de croûtes assez épaisses, rugueuses, inégales. Ces croûtes, au bout de quelques jours, tombent spontanément, pour être remplacées par d'autres plus sèches et plus légères; le phénomène peut se reproduire 2, 3 fois, de sorte que la période de dessiccation se prolonge 15 jours, 3 semaines, 1 mois. Pendant tout ce temps l'enfant est dangereux. il ne doit pas être remis en circulation.

Formes de la variole. — J'ai parlé chemin faisant de la variole discrète, avortée, bénigne, qu'on a nommée aussi *varioloïde*, quoiqu'elle appartienne bien à la variole; cette forme abortive et atténuée s'observe surtout chez les sujets vaccinés et jouissant d'une immunité relative. Après cette forme, insignifiante comme gravité, viennent la forme *cohérente*, plus sérieuse; la forme *confluente*, très grave; et enfin la *forme hémorrhagique*, la plus effrayante et la plus meurtrière. La variole hémorrhagique, plus rare chez l'enfant que chez l'adulte, s'annonce par une invasion solennelle avec hyperthermie, prostration, anxiété, dyspnée, et dès le premier ou le second jour par un *rash purpurique* qui tourne bientôt à la teinte vineuse et au noir (*variole noire*). Bientôt des ecchymoses se montrent sur les muqueuses des yeux, de la bouche, du palais, en même temps que les malades sont pris d'épistaxis, d'hématurie, de melæna. Le malade tombe dans l'adynamie la plus profonde et il succombe parfois avant la sortie des pustules qui sont petites, avortées, retardées, et bientôt envahies par le sang. Les urines sont albumineuses. Telle est la variole hémorrhagique d'emblée qui ne pardonne jamais; moins grave est la variole hémorrhagique secondaire, dans laquelle les pustules, sorties d'une façon normale, ont été envahies consécutivement par l'hémorrhagie; cette variole pseudo-hémorrhagique est curable.

Complications de la variole. — Les complications de la variole sont très nombreuses; les unes relèvent de la violence et de l'intensité de la maladie primitive, les autres d'associations et d'infections secondaires. Toutes ces éruptions pustuleuses du côté de la peau, du côté des muqueuses, ouvrent la porte aux microbes pyogènes et prédisposent : aux poussées de lymphangite, d'érysipèle, aux furoncles, aux abcès, à la gangrène, qu'on voit si souvent sur la peau; aux ulcérations de la cornée, aux panophtalmies, à la cécité, aux otites avec perforation du tympan et surdité consécutive; à la laryngite œdémateuse, aux périchondrites et nécroses des cartilages du larynx, etc.

Les viscères peuvent être atteints dans les formes graves; la broncho-pneumonie, la pleurésie purulente, la gangrène pulmonaire peuvent compliquer la variole; j'ai vu une fillette qui, à la suite de la variole, a présenté des signes de broncho-pneumonie chronique avec amaigrissement, sueurs, cachexie, pouvant faire craindre le développement de la phtisie; elle a néanmoins guéri après plusieurs mois de traitement. Du côté de l'appareil circulatoire, la variole peut déterminer l'endocardite, la péricardite, la myocardite (Desnos et Huchard), l'endartérite et l'endophlébite (phlegmatia alba dolens). Du côté des glandes, il faut retenir l'orchite varioleuse et la parotidite suppurée.

Quand la variole vient compliquer une autre maladie débilitante, une gastro-entérite, une athrepsie, une broncho-pneumonie, une fièvre éruptive, elle aggrave singulièrement le pronostic. Son intervention, au contraire, a pu sembler favorable dans les cas d'eczéma, teigne, gale, etc.

Pronostic. — La variole est d'autant plus grave que les sujets sont plus jeunes; elle est presque toujours mortelle chez les nouveau-nés et les nourrissons non encore vaccinés; on l'a bien vu pendant le siège de Paris (1870), les enfants mourant de la variole dans la proportion de 60 à 70 pour 100. Les enfants récemment vaccinés ont beaucoup moins de chances que les non vaccinés de contracter la variole, et quand ils la contractent, ils n'en meurent pas, la maladie se montrant discrète, atténuée, avortée.

Le Dr Brouardel a bien fait ressortir l'influence préservatrice de la vaccine (*Académie de médecine*, 5 mars 1891). En temps d'épidémie, sur 4 personnes non vaccinées, 3 contracteront la variole et en mourront 1 fois sur 2; sur 4 personnes vaccinées, 1 seule sera atteinte et aura 19 chances contre 1 de guérir. Enfin si la vaccination protège la plupart des sujets, la *revaccination* leur assure à tous une immunité presque absolue. Les revaccinés traversent presque indemnes, dans la proportion de 1 pour 118, les épidémies les plus meurtrières; il n'en meurt que 1 sur 70 000. La revaccination met donc à l'abri de la variole les individus et les agglomérations humaines.

Un cas de variole étant donné, le pronostic sera basé, non seulement sur l'âge et la santé antérieure de l'enfant, c'est-à-dire sur sa force de résistance, mais aussi sur la forme de la maladie; discrète, la variole guérit toujours; cohérente, elle guérit presque toujours; confluente ou hémorrhagique, elle tue presque fatalement.

Diagnostic. — Le diagnostic est facile pour les médecins qui ont vu et qui ont présents à l'esprit les caractères objectifs de la maladie; mais les occasions de voir deviennent de plus en plus rares et il importe cependant de ne pas se laisser surprendre. Rien ne ressemble à la variole cohérente ou confluente; cette invasion soudaine, séparée par 2 ou 3 jours de l'éruption, cette éruption luxuriante de pustules déformant les traits, stigmatisant la peau, offensant l'odorat comme la vue, sont caractéristiques. Mais la variole discrète, avortée, précédée de symptômes vagues et peu bruyants, attestée par de rares pustules acnéiformes, exige beaucoup d'attention pour être reconnue. La varicelle peut la simuler; mais, dans cette maladie, les pustules sont superficielles, n'intéressent pas le derme, procèdent par poussées

[J. COMBY.]

successives, sont précédées de vésicules ou de bulles absolument claires et cristallines; y a-t-il des éléments douteux, on cherchera sur tout le corps et on ne manquera pas de trouver des éléments de différents âges parmi lesquels les vésicules transparentes de la varicelle en plus ou moins grand nombre permettront de faire le diagnostic.

Le purpura hémorrhagique pourrait être confondu avec la variole hémorrhagique qui, en somme, s'annonce par un véritable purpura. Mais quelle différence dans les symptômes généraux ! Le purpura n'est rien à côté de cette variole noire qui plonge d'emblée les malades dans la prostration et l'adynamie, et marque leur facies d'une empreinte désespérée.

Avant l'éruption, en dehors de la notion épidémique, il est bien difficile de reconnaitre la variole; son invasion est celle de toutes les grandes infections aiguës, de la scarlatine, de la rougeole, etc. Cependant s'il y a des vomissements, de la rachialgie, de la céphalalgie, on pensera à la variole.

Quand on se trouve en présence de ces *rash* prémonitoires qui imitent la rougeole, la rubéole, la scarlatine, on ne se hâtera pas d'annoncer l'une ou l'autre de ces maladies, et l'on tiendra compte des symptômes concomitants, de l'invasion spéciale, de l'origine et de l'étendue des placards éruptifs, de l'absence d'énanthème bucco-pharyngé, etc. En somme, avec un peu d'attention, le diagnostic sera toujours facile.

Traitement et prophylaxie. — La maladie étant déclarée, il faut placer les enfants dans les meilleures conditions hygiéniques possibles : chambre bien aérée et bien exposée, chauffée modérément (18 degrés); nourriture liquide (lait, bouillon, grogs légers); bains antiseptiques (sublimé à 1 pour 10 000) répétés tous les jours ou tous les deux jours, dans le but de prévenir les infections cutanées; lavages et irrigations antiseptiques (eau boriquée, eau bouillie) des muqueuses accessibles (yeux, narines, bouche, pharynx); purgatifs antiseptiques (calomel, 5 centigrammes par année d'âge); diurétiques (tisane de queues de cerise avec nitrate de soude); et enfin médication symptomatique. S'il y a de la douleur, de l'insomnie, on donnera un peu de sirop de codéine ou de chloral (10 à 50 grammes suivant l'âge). M. du Castel a préconisé l'emploi simultané de l'extrait thébaïque et de l'éther qui, tout en soulageant les malades, préviendraient la suppuration des pustules.

Topiquement, on a recommandé une foule de remèdes destinés à faire avorter les pustules ou à prévenir les cicatrices désobligeantes de la face. La plupart de ces topiques sont, ou inefficaces ou dangereux, et doivent être écartés. Talamon s'est bien trouvé cependant dé pulvérisations répétées 2 ou 5 fois par jour, pendant une minute seulement, avec le liquide suivant :

Sublimé	⟩	
Acide tartrique	⟩ āā 1 gramme	
Alcool à 90º.	5 centimètres cubes	
Éther. . . . . q. s. pour	50 —	

Au moment de la suppuration, si la fièvre est très vive, on cherchera à la diminuer par la quinine, l'antipyrine, ou même les bains froids (à 20 degrés). Vers la fin de la maladie, pour hâter la chute des croûtes, on insistera sur l'usage des bains tièdes, savonneux, et des frictions avec une pommade acide :

> Glycérolé d'amidon ou vaseline. . . . . 40 grammes
> Acide tartrique. . . . . 1 gramme

L'enfant ne devra jamais sortir de l'isolement auquel il a été condamné avant la chute complète et définitive des croûtes ; la moindre squame légitimera la prolongation de la quarantaine. La prophylaxie en effet serait impossible si l'on remettait trop tôt en circulation les varioleux. Le règlement des lycées et collèges de France exige pour la variole une quarantaine de 40 jours. Les varioleux doivent être isolés de tous les autres malades et des personnes non récemment vaccinées. Tous ceux qui les approchent doivent prendre de minutieuses précautions pour ne pas transporter au dehors les germes de la maladie (lavage aseptique des mains, de la face, de la barbe et des cheveux, blouses de revêtement). Les objets contaminés doivent être stérilisés par l'étuve à vapeur sous pression ; les parquets, les murs, doivent être lessivés au sublimé (1 pour 1 000). Les squames répandues par les malades seront brûlées ; leurs déjections seront reçues dans des vases contenant une solution forte de sublimé, de phénol, de chlorure de zinc ou de sulfate de cuivre (1 pour 1 000 du premier, 5 pour 100 des trois autres). Les varioleux doivent être transportés dans les hôpitaux d'isolement par des voitures spéciales soumises à la désinfection.

Une loi récente, promulguée il y a quelques années, a rendu obligatoire pour tous les médecins français la déclaration de la variole. Mais le meilleur instrument de prophylaxie, c'est la vaccination qu'on devrait aussi rendre obligatoire pour tous les enfants dans les premiers mois de la vie ; et la revaccination, qui doit être faite au moins tous les 10 ans. En temps d'épidémie, cette revaccination est applicable à tous, quelle que soit la date de la dernière vaccination.

Avant de terminer cet article, nous devons dire que des tentatives de traitement de la variole par le sérum de génisses vaccinées ont été faites par le Dr Béclère, avec l'aide de MM. Saint-Yves Ménard et Chambon. Le Dr Auché (de Bordeaux) en 1893, puis le Dr Landmann (de Francfort), avaient bien essayé d'injecter de faibles doses de sérum humain recueilli chez des sujets immunisés par une atteinte de variole. M. Landmann et M. Mac-Elliot avaient même employé le sérum de génisse vaccinée, mais à faible dose et sans résultat appréciable. M. Béclère est entré avec plus de résolution dans la voie de la sérumthérapie de la variole et il a fait part de ses premiers succès à l'Académie de médecine (décembre 1895) et à la Société médicale des hôpitaux (janvier 1896). Auparavant, il s'était assuré que le sérum de génisse vaccinée, recueilli après la dessiccation des pustules, possédait une action immunisante à l'égard de la vaccine. L'action immunisante du sérum est beaucoup plus prompte que celle de l'inoculation du virus vaccinal, mais elle est moins durable et en quelque sorte éphémère ; elle exige de plus l'injection d'une dose considérable, alors que la plus petite parcelle de virus vaccinal suffit. Ayant ensuite recueilli aseptiquement le

[J. COMBY.]

sérum de génisse vaccinée, et s'étant assuré par l'autopsie, que l'animal était indemne de tuberculose, il a injecté ce sérum à différents varioleux, tant enfants qu'adultes. La quantité, chez l'adulte, égalait le cinquantième du poids du corps, et, chez l'enfant, le vingtième. C'est ainsi qu'un enfant de 24 jours, atteint de variole, a reçu sous la peau de l'abdomen et des cuisses une quantité de sérum égale à 1/20 de son poids; il a parfaitement guéri sans aucun accident local ni général, tandis que son frère, âgé de 5 ans, prenait de lui la variole, n'était pas soumis au même traitement et en mourait.

V

VACCINE ET VACCINATION

PAR H. DAUCHEZ

Ancien chef de clinique adjoint de la Faculté.
Ancien interne des hôpitaux de Paris.

Définition de la vaccine. — La vaccine est une affection spécifique développée chez l'homme consécutivement à l'inoculation du virus vaccin, c'est-à-dire de l'élément virulent inclus dans la sérosité des pustules originairement développées sur le pis de la vache (cow-pox)[1], sur les téguments du cheval (horse-pox) ou de l'âne (ass-pox). — Reconnu constitutionnel en 1874 par MM Bouley et Reynal, le horse-pox jadis confondu par Jenner avec le grease, affection suppurative des membres inférieurs chez le cheval, s'en distingue par ses allures mesurées, réglées, et la protection conférée par les sécrétions incluses dans ses pustules.

L'*historique* de la vaccine est trop connu pour qu'il soit utile de rappeler autre chose que les dates des phases par lesquelles a passé la découverte de Jenner. Officiellement démontrée, le 14 mai 1796, par Jenner, qui rendit ainsi réfractaire à la variole un enfant de huit ans vacciné sur la main atteinte de cow-pox d'une jeune paysanne, la vaccine aurait (suivant Richard, de Nancy, *Traité sur l'éducation physique des enfants*, 1843, p. 135) eu pour précurseur Rabaut Pommier (de Montpellier) qui s'en serait ouvert en 1781 à Ireland (de Bristol), au D' Pew et par ceux-ci à Jenner. Il n'en est pas moins vrai que Jenner mûrit pendant 20 ans sa découverte, alors que d'autres observateurs parmi lesquels Sutton et Fewster (de Thornbury) avaient isolément, vers 1765, variolisé sans succès des sujets atteints de cow-pox, sans étendre plus loin leurs recherches.

Parmi les premiers propagateurs de la vaccine, il n'est que juste de rappeler les noms d'Aubert et Woodville (1800), Husson, le célèbre promoteur du comité de la vaccine, Dufresne et Coindet (de Genève), Bousquet et Steinbrenner, etc.

Caractères distinctifs et évolution comparée du cow-pox et du horse-pox. — Bien que le cadre de cet article nous oblige à nous restreindre à l'étude clinique de la vaccine chez l'enfant, nous ne croyons pas qu'un médecin mis en présence d'un cas de horse-pox ou de cow-pox puisse, faute

---

[1] On doit donc en pratique distinguer soigneusement le cow-pox, éruption locale et spontanée des vaches récemment vêlées, de la variole transmise de l'homme à l'espèce bovine. Ces faits de transmission (CHAUVEAU, Acad. de méd., 20 oct. 1891) sont certains et la transformation de la variole en vaccin sur la vache est une erreur. Ce virus, inoculé aux bovidés et rapporté sur l'espèce humaine, se comporte toujours comme le virus variolique (Chauveau et Hervieux). — Vient-on à inoculer à une même génisse, à la lèvre droite du virus variolique, à la lèvre gauche du virus vaccin, on voit chacun des deux virus évoluer simultanément suivant sa nature, et l'éruption conserver ses caractères distinctifs, papules varioliques d'un côté, pustules vaccinales de l'autre. (*Cf.* p. 231, où ce parallèle est plus complètement établi.)

de certaines notions de pathologie comparée, hésiter à les reconnaître. — Aussi pensons-nous devoir les résumer ici brièvement.

Identiques par leur nature, différents seulement par des caractères secondaires, le cow-pox chez la vache, le horse-pox chez le cheval se modifient seulement sous l'influence du terrain et de l'espèce animale qui les reçoivent.

Affection rare, et très passagère, le *cow-pox* (qui en 1871 fut signalé à Depaul en 14 communes différentes), atteint presque exclusivement les vaches laitières, se localise aux mamelles, et sur les trayons sous forme de pustules qui, arrivées à leur parfait développement, consistent en boutons arrondis, saillants, aplatis, ombiliqués, blanc grisâtre, entourés d'un liséré rouge. Le cow-pox se propage presque toujours chez toutes les vaches d'une même étable, prouvant ainsi qu'il n'est pas primitif, mais bien contagieux, bien que certains faits isolés n'aient pu s'expliquer. La vaccination n'est donc autre chose que le cow-pox transporté sur l'espèce humaine. La *rétro-vaccination*, c'est-à-dire le report à la génisse du vaccin d'enfant pour le régénérer n'aurait jamais rendu au virus plus d'activité, malgré l'opinion contraire de Bollinger (1877), Ritter et Livius Fürst (1891).

Cultivé plus particulièrement en série sur des génisses, par Troja, chirurgien napolitain (1804), le cow-pox qui, suivant cet auteur, devait s'affaiblir en s'acclimatant sur un nouveau terrain (l'homme), peut en effet s'entretenir sur la génisse en séries indéfinies et passer de là à l'homme sans rien perdre de sa virulence.

Très longtemps méconnue en France, la maladie vaccinogène du cheval (*horse-pox*) se rencontre actuellement bien plus fréquemment que le cow-pox, et atteint plus spécialement les jeunes chevaux. Malgré ses affinités avec le cow-pox, le horse-pox s'en distingue par sa fréquence égale chez le cheval et la jument, par son éruption presque toujours généralisée à la tête, aux membres, aux organes génitaux, par ses pustules plus petites, acuminées au lieu d'être aplaties. C'est surtout par le contact et les pièces de harnachement que s'opère la transmission du horse-pox.

A défaut de cow-pox on peut inoculer à l'enfant le horse-pox, parfois cependant extrêmement virulent.

Cultures du cow-pox, du horse-pox et du vaccin dans la série animale. — Loin d'être exclusive à l'espèce humaine, la culture du vaccin dans la série animale tenta les expérimentateurs. C'est ainsi que Valentin (de Nancy) inocula au début du siècle des chiens, avec succès d'ailleurs (Jenner, Sacco, Ferré, Hervieux). Aujourd'hui on sait, en outre, que le vaccin peut être cultivé avec succès sur le porc, sur le bufflon (Calmettes et Marchoux, 1893), sur le mouton (Sacco, de Milan, 1804, Depaul et Bouley), sur la chèvre et l'ânesse (Sacco, de Milan, 1801-1802), sur le lapin (Bard et Leclercq). On échouerait chez les rongeurs, le rat et le cobaye (Dubiquet). La vaccination échoue le plus souvent chez le lapin (Saint-Yves). Chez le chien et le porc la vaccine a été cultivée (Louis Valentin, de Nancy, 1802)[1]. Elle produirait, il

[1] Cf. à l'*Essai de Bibliographie sommaire et raisonnée*, par A. Maygrier, secrétaire de l'École impériale d'agriculture de la Saussaie, 1865 (Chambon).

est vrai, autant de pustules que d'inoculations, mais celles-ci sont mal venues, petites, insuffisantes. En outre, l'usage n'en a jamais prévalu, tant à cause du préjugé que du peu de matière inoculable.

A Saïgon, où Calmettes et Marchoux ont mis en honneur la vaccination sur bufflon et bufflonne (*Revue d'hygiène*, 1893), les résultats furent excellents. On vaccina ainsi 128 000 enfants, alors qu'autrement la variolisation presque exclusivement acceptée entraînait de fréquents abcès locaux sans préserver de la variole.

Sur la chèvre, les cultures réussiraient toujours. Mais le *vaccin, loin de conserver toujours et sûrement* ses propriétés virulentes, serait très infidèle. Cependant, en 1889, Chambon vaccina avec succès 150 enfants à l'hôpital Bichat avec les pustules vaccinales d'une belle chèvre (non sur des chevreaux) inoculée au vaccin de choix. Les enfants furent tous revus le 8e jour. Mais la contre-épreuve (revaccination) ne fut pas tentée. Au contraire, entre les mains d'Hervieux, le vaccin de chèvre a toujours paru inefficace. Expérience A (Hervieux) : La chèvre n° 9 est soumise à 56 scarifications de vaccin de génisse. Le vaccin prend et sert à faire 23 inoculations à la chèvre n° 10. La chèvre n° 10 fournit à son tour de quoi ensemencer 4 scarifications à une génisse chez laquelle se développent de très insuffisants boutons vaccinaux dont la matière transportée à 12 enfants échoue absolument. Épreuve B (Hervieux) : La chèvre n° 11 est vaccinée (30 insertions) sur une génisse. Son vaccin est beau. Avec le vaccin de la chèvre n° 11 on inocule en 34 endroits une génisse sur le flanc droit. En même temps on pratique 100 scarifications sur le flanc gauche et on ensemence au vaccin de génisse proprement dit. Or le vaccin de génisse donna lieu à des boutons très volumineux. Le vaccin de chèvre ne produisit rien. Ces mêmes expériences pratiquées par le Dr S. Bernheim avec la pulpe du vaccin de chèvre restèrent négatives et ne produisirent que de la lymphangite. Une série d'enfants furent vaccinés au bras droit sur la chèvre, au bras gauche sur la génisse : 7 fois sur 8, le bras gauche fut seul couvert de pustules. L'insuccès fut absolu chez le 8e enfant.

Transplanté sur l'homme par Jenner, le cow-pox, désormais cultivé de bras à bras sous le nom de vaccin jennerien, moins abondant, moins facile à cultiver que le vaccin de génisse, *moins facile à contrôler* surtout, abandonne aujourd'hui le pas au vaccin animal sous l'influence du très remarquable travail de MM. Chambon et Saint-Yves Ménard[1] auquel nous empruntons l'historique de la question.

Immunité (*sa pathogénie*). — Quelle que soit d'ailleurs la source à laquelle on ait puisé le vaccin, qu'il provienne de l'homme, de la génisse, du cheval, qu'il ait été purifié, cultivé ou défibriné, son action virulente s'exerce constamment en conférant l'*immunité* à la variole ou à la vaccine dans les délais que nous rappellerons plus loin au chapitre des revaccinations. Or, l'immunité est encore, malgré son apparente simplicité, un problème très

---

(¹) *Vaccine et vaccination*, par Chambon et Saint-Yves Ménard. — *Journ. de méd. et de chir.* du Dr Lucas Championnière (mai 1893).

[H. DAUCHEZ.]

complexe, interprété différemment par MM. Pasteur et Chauveau et sur lequel ce dernier semble avoir jeté une vive lumière.

Pour Pasteur, l'immunité serait liée aux altérations subies par le sang de l'organisme [1] atteint par la maladie infectieuse, altérations telles qu'une infection analogue nouvelle ne trouve plus les conditions propres à sa reproduction, insuffisantes néanmoins pour conférer à d'autres l'immunité par inoculation du sang emprunté au sujet en puissance de vaccin (Maurice Raynaud).

Pour Chauveau, au contraire, l'immunité n'est pas liée à une modification du sang devenu infertilisable par la pénétration de l'agent virulent dans l'économie, mais bien par l'absorption au sein de l'organisme du sérum [2] sanguin débarrassé des organismes virulents, simplement chargé de toxines virulentes. C'est ainsi que Chauveau rendit réfractaires des agneaux nés de brebis inoculées du charbon pendant la gestation.

Évolution comparée du vaccin sur l'homme et sur la génisse. — Bien que le vaccin humain puisse indifféremment être transmis à la génisse et réciproquement, bien que l'un et l'autre dérivent du cow-pox, l'évolution du même virus s'effectue différemment sur les deux terrains. Tandis que le cow-pox naturel n'est vésiculeux qu'au 7e jour et pustuleux, c'est-à-dire bon à récolter, du 9e au 11e jour (Cecly et Warlomont), le vaccin humain n'est bon à emprunter que du 7e au 9e jour [3]. Transplanté de l'homme à la génisse, le vaccin arrive à maturité du 6e au 7e jour, époque préférée par MM. Chambon et Saint-Yves Ménard pour la préparation de la pulpe glycérinée (Dr Fouque, Th. de Paris, 1888).

Caractères microscopiques et structure de la pustule vaccinale.

[1] Le passage de la matière vaccinale dans le sang n'existe que pendant la période éruptive et à très faible dose. Sept semaines plus tard l'inoculation du sang est négative; Straus, Chambon et Saint-Yves Ménard n'ont pu réussir que dans les conditions précitées en transfusant à un animal sain 4, 5 ou 6 kilogrammes de sang recueilli chez une génisse en pleine éruption. Les éruptions de vaccine généralisée confirment cette opinion. — M. Raynaud démontra aussi la présence de l'agent vaccinal (Acad. des sciences, 1877) en recueillant dans les lymphatiques de la veine saphène interne d'un cheval inoculé de horse-pox près du boulet, 22 centimètres cubes de lymphe, qui, transfusée à un autre animal, détermina le 16e jour une éruption confluente de horse-pox.

[2] La pénétration du vaccin dans le sang de la génisse est aujourd'hui un fait expérimentalement certain depuis les derniers travaux de Béclère, Chambon et Saint-Yves Ménard (17 déc. 1895) qui, en injectant en plusieurs séances à une génisse 1500 centimètres cubes de sérum de génisse vaccinée, recueilli de 10 à 50 jours après la vaccination, confèrent à cet animal dès le 3e jour une immunité rarement absolue (1 fois sur 25) mais presque complète aux scarifications vaccinales qui échouent, ou avortent pour la plupart. — En outre, ces pustules renferment peu ou pas de matière inoculable. Ce sérum de génisse vaccinée agit donc par absorption de ses substances solubles. Il immunise plus rapidement que la vaccination du bras, mais cette immunité dure moins longtemps que celle de la vaccination jennerienne. — L'injection de sérum, pratiquée après plusieurs inoculations au bras, annule celles-ci les 2 premiers jours. — Elle a donc un pouvoir curateur (Béclère, Chambon, Saint-Yves). — Ces injections de sérum diffèrent absolument de l'injection sous-cutanée de lymphe vaccinale, les premières conférant l'immunité en 2 jours, la seconde en 8 jours.

Appliquant ces données à la « Sérumthérapie de la variole », M. Béclère (*Soc. médicale des hôpitaux*, 10 janvier 1896) a réussi à faire avorter, ou à atténuer la variole chez deux malades : une femme injectée le 3e jour de son éruption avec 1560 centimètres cubes de sérum, soit la 50e partie de son poids (guérison rapide, parfaite, sans accidents locaux); — un nouveau-né de 20 jours injecté au sérum (le 20e de son poids). — Cet enfant guérit tandis que son frère âgé de 5 ans, non inoculé au sérum, mourut.

Tandis que le virus vaccinal inoculé à la lancette sous la peau, même à très petite dose, confère *lentement* une *immunité complète* pour plusieurs années, le sérum de génisse vaccinée confère *rapidement, immédiatement*, une immunité *peu durable* (Béclère).

Déjà en 1877 (Acad. des sciences) Maurice Raynaud avait démontré l'existence de l'agent vaccinal dans les lymphatiques de la veine saphène d'un cheval atteint de horse-pox.

[3] Comme on le verra plus loin, à propos de la vaccinelle (dite à tort fausse vaccine), le bouton vaccinal renferme déjà antérieurement au 7e jour, dès son apparition, de la matière inoculable.

— C'est à Cornil, Ranvier, Straus et Damaschino, que revient, pour la plus grande part, le mérite d'avoir reconnu que les lésions anatomiques de la pustule vaccinale concordaient de tout point avec celle de la pustule variolique (Auché). Or, d'après Pincus, il existerait toujours trois zones au niveau du point d'inoculation : 1° zone vaccinale par destruction des cellules épidermiques et multiplication des micrococci; 2° zone d'irritation par multiplication des noyaux. Ces microcoques à noyaux seraient, d'après Straus, surtout abondants vers le 6ᵉ ou 7ᵉ jour dans les espaces lymphatiques du derme.

Division clinique de la vaccine. — Ces préliminaires une fois posés, jetons un coup d'œil sur la marche clinique de la vaccine, dont l'exposé, pour être méthodique, doit être scindé selon que l'évolution de la vaccine sera régulière ou irrégulière.

Quatre cas peuvent en effet se présenter. Leur étude doit être distincte suivant que :

1° La vaccine reste locale (vaccine locale);

2° La vaccine se généralise (vaccinides) (Fournier, Dauchez);

3° La vaccine se modifie (vaccine modifiée, vaccine atténuée);

4° La vaccine reste latente (vaccine latente).

A ces quatre subdivisions il convient d'en ajouter une cinquième qui englobe celles que Despine appelle si justement les *éruptions post-vaccinales* et qui servent de trait d'union entre les manifestations virulentes et inoculables du vaccin et les dermatoses suscitées ou rappelées par la vaccination (dites éruptions indirectes, Hervieux) et non inoculables.

Les chapitres suivants seront réservés aux anomalies, aux complications de la vaccine, aux rapports de la variole et de la vaccine à la bactériologie et à la conservation du vaccin, enfin à la vaccination et aux revaccinations d'après les travaux les plus récents.

I. — Vaccine locale régulière au point d'inoculation. Évolution. — Lorsque l'inoculation a été pratiquée de bras à bras, ou directement sur la génisse (moyen de beaucoup le plus efficace chez les réfractaires), chez un enfant sain, vigoureux et bien portant qui n'a été ni vacciné ni variolisé préalablement, on voit (si l'asepsie du bras a été observée) dès le 3ᵉ ou 4ᵉ jour, paraitre une petite papule rouge saillante; le 5ᵉ jour la papule devient vésicule et s'entoure d'une zone rouge. Le 6ᵉ jour paraît une petite pustulette qui s'élargit et s'ombilique le 7ᵉ et le 8ᵉ jour, époque à laquelle elle est complète, d'un blanc mat, ou à reflet argenté et nacré. Du 8ᵉ au 10ᵉ jour, elle s'élargit encore provoquant le plus souvent du prurit, quelquefois un léger engorgement ganglionnaire. La fièvre, légère et inconstante, n'apparaît en général qu'en raison de la confluence des pustules, de leur excoriation ou du volume considérable de ces éléments. Étudié par von Jaksh et Erich Peiper, le mouvement fébrile apparaît 6 fois sur 50 dans la période d'incubation, plus souvent du 4ᵉ au 7ᵉ jour. Rarement la température atteint 38 degrés, exceptionnellement 40 degrés. Existe-t-elle? Elle affecte alors le type rémittent. Chez les revaccinés on l'observe encore moins souvent que dans le cours d'une première vaccination. Le pouls est toujours en concordance avec l'élévation thermique. Il n'est pas rare enfin de voir pendant la période vaccinale l'accroissement en poids se ralentir, ou se suspendre, chez l'enfant au sein.

La vaccine a-t-elle été pratiquée directement sur le pis de la vache, les pustules seront plus grosses, la phlegmasie et la réaction générale beaucoup plus intenses (Descroizilles).

Du 10° au 13° jour, la pustule se sèche. Il ne reste bientôt plus qu'une croûte noirâtre qui tombe du 13° au 30° jour et dont la chute laisse après elle une cicatrice gaufrée à peu près indélébile dont la profondeur n'est pas en rapport avec l'immunité acquise. Bien qu'une seule pustule suffise pour conférer l'immunité variolique, Gregory et Marson ont démontré que la mortalité par la variole était chez les vaccinés porteurs d'une seule cicatrice douze fois plus grande que chez ceux porteurs de cinq cicatrices ou plus (H. Surmont, *loc. cit.*, p. 217).

II. — Vaccine généralisée (Vaccinides). — Comme l'indique le terme générique que nous employons ici, dans certains cas très rares, la pénétration dans l'économie du vaccin, qui d'habitude reste locale, se généralise soit autour des points d'inoculation, soit à grande distance sous la forme de pustules vaccinales surnuméraires ou d'érythèmes qui témoignent de la virulence et du lieu de pénétration[1] de la lymphe vaccinale moléculée.

Telle est, d'une façon générale, la signification qu'il faut attribuer au terme de « vaccinides ». On voit alors, dans les cas les plus typiques, la lymphe s'éliminer comme par effraction sur les points *minoris resistentiæ*, c'est-à-dire au niveau des placards d'eczéma, d'érythèmes, sur les régions humides, au pourtour des parties génitales, sur des plaques de miliaire exulcérées, etc. (Trousseau).

Complication très rare de la vaccine, les éruptions générales sont inconnues dans l'armée, où les sujets sont revaccinés et non vaccinés, c'est-à-dire déjà immunisés, et cependant où la revaccination est obligatoire. A Paris, sur une moyenne de 500,000 vaccinations, à peine cite-t-on 6 à 8 cas de vaccine généralisée. A Lyon, malgré une surveillance spéciale, Chauveau n'en a pas observé un cas sur 500 vaccinations. — En 1883 nous n'en avons relevé qu'environ 40 cas, et en 1885, Moulinet (Th. de Paris) n'ajoutait à cette liste que 4 à 5 cas recueillis à l'hôpital Saint-Louis, dans le service de Lallier.

A. — Vaccinides éruptives, contemporaines, parallèles à la vaccine locale (Observations). — Telle est la vraie vaccine généralisée, fièvre éruptive sans auto-inoculation contemporaine de l'éruption du bras, parallèle à celle-ci, moins fréquente que la vaccine supplémentaire par auto-inoculation, qui simule celle-ci et peut prêter à des confusions graves.

C'est ainsi que, dans un cas rapporté par le Dʳ Morin (de Paris), une auto-inoculation vaccinale périvulvaire, transportée du bras dans la région

---

[1] Éruption vaccinale expérimentale anormale; ARLOING (Soc. biologie, 11 janvier 1896). M. Arloing a obtenu, *par injection intraveineuse* de virus variolique dans les veines d'un animal, une éruption vésico-papuleuse en diverses régions du corps et laissant des croûtes.

L'injection intraveineuse du virus vaccinal a provoqué des éruptions pustuleuses locales autour des lèvres et des vésico-pustules sur divers points du corps par poussées successives (Soc. biologie, 11 janvier 1896).

périnéale, faillit être prise chez une jeune dame pour des ulcérations syphilitiques.

D'ailleurs, pour avoir entraîné la conviction d'observateurs tels que Husson, Bousquet, Cazenave et Hervieux, il faut bien admettre qu'il existe des faits authentiques de vaccinides éruptives, primitives. La démonstration de cette vérité, que nous croyons d'ailleurs avoir solidement établie dans notre thèse, repose sur ce fait que la vaccine généralisée apparait chez certains malades, sur le tronc, les membres, la face, le cuir chevelu en même temps qu'au bras inoculé, suivant pas à pas l'évolution clinique de la vaccine régulière (qu'elle apparaisse sur des tissus sains ou exulcérés) — que l'éruption dans la vaccine généralisée spontanée est d'habitude beaucoup plus confluente que dans les cas discrets où elle succède à des auto-inoculations; qu'elle s'accompagne de symptômes généraux beaucoup plus graves que dans la pustulation surnuméraire par auto-inoculation au point de mettre la vie en danger chez les jeunes enfants. A part le cas de Gaucher (Société de dermatologie, 25 mars 1891), aucun cas mortel n'a cependant été signalé.

Autrefois déjà, notre regretté maître Damaschino avait bien remarqué que les éléments éruptifs de la vaccine éruptive étaient parfois contemporains les uns des autres et de même intensité.

Enfin ces éruptions anormales se distinguent aussi de la variole par la durée de la vaccine générale que l'on voit s'éteindre en même temps que la vaccine des bras.

Ces éléments de diagnostic se retrouvent dans 12 observations citées par nous en 1883 (Th. de Paris) et que nous croyons utile de résumer ici pour démontrer le parallélisme et la simultanéité de la vaccine du bras et des téguments.

1re *Observation* (Dr Cazalas 1810). — Apparition le 4e jour de 180 pustules surnuméraires.

2e *Observation* (Dr Lereboullet, 1880). — Apparition le 5e jour de 200 pustules vaccinales à la face.

3e *Observation* (Dr Besnier, 1880). — Apparition du 4e au 6e jour d'une éruption vaccinale généralisée au menton et sur les membres supérieurs. chez un eczémateux soumis à une seule inoculation et dont le bras avait été recouvert d'un pansement par occlusion. — Symptômes locaux et généraux graves.

4e *Observation* (Dr Behrend, 1883). — Vaccine généralisée chez un enfant anciennement atteint de variole (Th. de Paris, 1883, Dr Dauchez).

5e *Observation* (personnelle, *ibid.*, 1883). — Sujet eczémateux revacciné. Apparition le 7e jour, sur une plaque d'eczéma sans prurit ni grattage, de 90 pustules (vaccin de génisse). — Fièvre modérée.

6e *Observation* (Dr Guéniot, 1882). — Enfant de 5 mois. 7 inoculations au bras, à cause d'un précédent insuccès. Le 7e jour apparition spontanée d'une multitude de petites papules. Le 9e jour 280 pustules apparaissent. — Symptômes généraux très graves qui tombent brusquement le 17e jour après dessiccation des croûtes.

[H. DAUCHEZ.]

7e *Observation* (Dr Gérin-Roze). — Apparition de la vaccine générale discrète le 8e jour en même temps que l'éruption du bras.

8e *Observation* (Dr Rendu, 1880). — Apparition chez un sujet de 19 ans d'une éruption vaccinale généralisée le 4e jour avec une fièvre excessive.

9e et 10e *Observations* (Dr Rigabert). — Apparition spontanée d'une éruption vaccinale généralisée le 11e jour chez un premier sujet et le 12e jour chez un sujet inoculé avec le vaccin du premier (Vaccinides en série).

11e *Observation*. — Un confrère d'Alger cite une éruption analogue apparue le 8e jour.

12e *Observation* (Dr Padieu, d'Amiens, *Gaz. des hôp.*, 1880). — Cette observation, la plus intéressante de toutes, a trait à un enfant de 8 mois, eczémateux, vacciné sur la génisse et qui, au 4e jour de sa vaccination, eut 200 pustules sur le corps, la face, le cuir chevelu. — Symptômes généraux très graves, fièvre, suffocation, vomissements, diarrhée colliquative. Le 14e jour dessiccation des pustules et suppression brusque des accidents.

Ce qui prouve que dans l'espèce la variole n'était pas la cause des accidents, c'est que 102 sujets vaccinés *sur la même génisse* eurent sans exception une vaccine absolument régulière et toujours locale.

La mère et la bonne de ce même enfant s'inoculèrent au menton et à la joue le vaccin de ce jeune sujet et, après des symptômes graves, guérirent aussi.

On peut rapprocher de ces observations celles du Dr Creyton et du Dr Morin dans lesquelles la vaccine se manifeste à distance, longtemps après la vaccination.

Dans l'observation du Dr Creyton, un enfant fut vacciné par trois piqûres dont une seule s'anima vers le 9e jour. Le 14e jour on vaccina d'autres enfants avec cette pustule tardive. Le 17e jour la pustule de l'enfant était sèche et flétrie lorsque tout à coup apparut une éruption secondaire de 55 boutons de vaccine régulière dont l'inoculation reproduisit la vaccine. La contre-épreuve par l'inoculation variolique échoua.

Dans le cas non moins curieux du Dr Morin, un enfant, chez qui le vaccin de génisse avait échoué, conserva 8 jours la trace des piqûres, fut vacciné de bras à bras sur un enfant par le Dr Morin. Non seulement l'inoculation réussit, mais encore on vit refleurir des pustules surnuméraires au siège des piqûres déjà sèches où avait été déposé inutilement le vaccin de génisse.

B. — **Vaccine supplémentaire par auto-inoculation. — Preuves expérimentales et cliniques.** — L'existence de la vaccine générale éruptive ne saurait donc être méconnue, non plus d'ailleurs que la vaccine secondaire par auto-inoculation beaucoup plus fréquente que les vaccinides vraies, et que l'on pourrait à bon droit s'étonner de ne point rencontrer plus souvent, si l'immunité n'était probablement acquise dès les premiers jours.

La plupart des médecins (nous-même avons vu l'expérience répétée par MM. Rendu et Chantemesse) savent que des auto-inoculations vaccinales à la lancette peuvent réussir chez des sujets porteurs de petites pustules. — Dans ces cas la seconde série de pustules apparaît 5 à 8 jours après le moment de l'inoculation empruntée à la pustule mal venue. On conçoit donc aisément que certains enfants se soient revaccinés eux-mêmes sur diverses régions du corps le 8e jour (Hervieux), le 11e jour (Warlomont et Morin), le 12e jour (Aubry), le 13e jour (Dumontpallier, Erich Peiper[1], Heischberg, Berry, Schapringe), notamment aux bras, à la joue, à la vulve, dans la bouche (Dr Richard, *Bull. Acad. méd.* 1890).

C. — Conclusions. — Diagnostic différentiel entre la vaccine généralisée et la variole. — Des faits précédemment énoncés, on est autorisé à conclure :

1° Que la vaccine généralisée vraie (vaccinides éruptives) évolue (chaque élément pris individuellement) comme la pustule du bras dont elle dérive, dans le même laps de temps.

2° Qu'elle apparaît presque toujours chez les eczémateux, chez les sujets herpétiques prédisposés à l'érythème, à la miliaire, à l'herpès, dans les régions humides ou irritées antérieurement (vésicatoire, frictions).

3° Que sa nature vaccinale a été démontrée maintes et maintes fois par des inoculations en série sur un grand nombre de sujets et par les insuccès d'inoculations varioliques (Creyton).

4° Que la prédisposition du sujet est le principal facteur (Depaul, Longet, Besnier, Guéniot, Weismann). Néanmoins les observations du Dr Rigabert, du Dr Padieu et de Jeanselme montrent l'extrême virulence de certains vaccins[2].

5° Que les vaccinides généralisées apparaissent après l'inoculation de bras à bras, aussi bien que sur la génisse, et ont été signalées à l'époque où l'on inoculait la poudre sèche de vaccin[3], la lymphe sèche, etc., à l'aide de scarifications ou expérimentalement par injection trachéale, chez le cheval.

6° Bien que l'organisme vierge des enfants se prête mieux à la diffusion du vaccin que les organismes adultes, on peut voir (observation personnelle) la vaccine générale éclater lorsque l'immunité a été perdue depuis très longtemps.

7° La clinique seule permet de distinguer les faits de la vaccine généralisée de la variole spontanée et de la variole inoculée. On se rappellera que l'incubation est plus longue dans la variole, que la rachialgie fait défaut dans

---

(1) Dans le cas d'Erich Peiper (*Rev. mal. enfance*, 1894, p. 49), le vaccin du bras avorta le 7e jour et le 13e jour on vit apparaître des pustules vaccinales sur les deux paupières.

(2) L'étude des principaux facteurs qui ont une influence incontestable sur la production de la vaccine généralisée se trouve parfaitement résumée par Jeanselme (*Gaz. des hôpit.*, 1894, p. 255). Notre savant collègue, opposant la vaccine généralisée chez l'homme et chez les animaux, fait ressortir les quatre points suivants : 1° *Influence toute-puissante du terrain.* Le cow-pox est local, le horse-pox est généralisé. Les poulains contractent le horse-pox mieux que les vieux chevaux. Chez l'homme adulte ces éruptions sont excessivement rares en raison de la première imprégnation vaccinale. — 2° *Influence du procédé d'introduction du virus.* Pour Chauveau, on n'obtient la vaccine généralisée, chez le cheval, que si le vaccin arrive dans la circulation sans passer par la peau. Les observations classiques de Richard et d'Étienne (Art. Vaccine du *Dict. encyclop.*, par Loxœr) montrent les apparitions de ces éruptions au 13e et au 15e jour chez des enfants ayant sucé leur vaccin du 7e au 9e jour. Chauveau reproduit ces expériences en mélangeant aux aliments ingérés par des poulains de notables quantités de lymphe vaccinale. — 3° *Quantité du virus introduit.* Malgré quelques faits contraires à l'expérience de Chauveau, ce savant expérimentateur réussit à provoquer un horse-pox généralisé avec de minimes quantités de vaccin. — 4° *Provenance du virus.* Virulence intensive du horse-pox transmis directement à l'homme sans passer par l'espèce bovine. Chez un élève vétérinaire du professeur Bouley, qui s'était inoculé le horse-pox, la vaccine généralisée fut suivie d'accidents infectieux très graves.

(3) Ce procédé est encore employé aujourd'hui en Chine par les Missionnaires (Bizeul) et par les empiriques chinois auxquels il est interdit de vacciner. (H. D.)

[H. DAUCHEZ.]

la vaccine; que celle-ci évolue moitié plus vite; qu'il ne se produit jamais de contagion vaccinale; enfin que ses éruptions sont généralement plus bénignes que celles produites par la variolisation même atténuée (Blot). On trouvera dans notre thèse inaugurale (1883) trois tableaux comparatifs de la variole spontanée, inoculée, et de la vaccine généralisée.

III. — **Vaccine modifiée, atténuée.** (*Vaccinelle dite fausse vaccine ou vaccinoïde. Activité de la fausse vaccine ou vaccinelle*). — Lorsque l'organisme a subi l'influence d'une première infection vaccinale ou variolique, il est d'observation courante que le terrain ainsi modifié par un premier ensemencement est moins favorable à une seconde culture. Alors, de deux choses l'une, ou la revaccination se traduit par des pustules grêles ou faiblement développées, ou même les pustules avortent, soit complètement, soit seulement du 2e au 5e jour sans arriver à s'ombiliquer. Telle est la *fausse vaccine* dans laquelle l'absorption virulente ne paraît plus s'effectuer[1], bien qu'il reste en dépôt, sur le sujet porteur de ces éléments incomplets, de minimes quantités de matière inoculable du 3e au 5e jour.

C'est cette variété de vaccine modifiée que Cadet de Gassicourt et Hervieux ont dénommée « vaccinelle ou vaccinoïde » en 1893, appellation légitime (H. Surmont) puisqu'il s'agit de vaccine vraie modifiée par la réceptivité du sujet. La vaccinelle transmet, en effet, la vaccine vraie. Comme elle, elle incube, mais moins longtemps (24 heures).

La vaccinelle ou fausse vaccine présente, elle aussi, trois degrés de développement : papule rosée à peine saillante, papule coiffée d'une vésicule, papule très vésiculeuse. La croûte tombe sans laisser de cicatrice (Hervieux). Chez l'enfant nouveau-né, la fausse vaccine ou vaccinelle n'existe pas. La vaccine prend ou ne prend pas (Saint-Yves Ménard, Dauchez). Si elle ne prend pas, c'est que l'enfant est réfractaire (très exceptionnellement). Il ne faut pas confondre la vaccinelle avec les excoriations dues au prurit dans lesquelles la vésicule et la pustulette font défaut.

C'est ce que Warlomont exprimait déjà en 1883, lorsqu'il disait que la fausse vaccine est, dans une certaine mesure, à la vraie vaccine, ce que la varioloïde est à la variole.

[1] Cette opinion a trouvé quelques contradicteurs, parmi lesquels M. le professeur Burlureaux, du Val-de-Grâce, dans une note qu'il a bien voulu nous communiquer. Se fondant sur l'opinion du Dr Hervieux (Séance Acad. de méd., 12 sept. 1884), qui reconnaît la possibilité de produire des pustules vaccinales classiques avec du vaccin recueilli sur des pustules imparfaites, et sur celle de Blot qui obtient de magnifiques pustules vaccinales avec du vaccin avorté sur un enfant des plus chétifs, M. Burlureaux reprit en 1884 une série d'expériences dont il croit pouvoir conclure à la *réimmunisation des jeunes sujets par la vaccinelle dite à tort fausse vaccine*. Se conformant à une circulaire ministérielle qui prescrivait de faire aux jeunes soldats des revaccinations coup sur coup, le Dr Burlureaux pratiqua à 500 sapeurs, 1, 2 et même 5 revaccinations dans le courant de l'année 1883. Quelques mois plus tard, en septembre 1883, M. Hervieux voulut bien revacciner lui-même avec du vaccin de premier choix, fraîchement régénéré, tous ceux qui n'avaient point eu aux premières opérations de pustules typiques, soit *cent dix hommes sur trois cents*. Ces 110 hommes comprenaient : 1° les réfractaires absolus; 2° les porteurs de papules vaccinales considérées en général comme incapables d'immuniser (fausse vaccine); 5° ceux dont les pustules avaient avorté (fausse vaccine). Ces revaccinations échouèrent chez tous ceux de la troisième catégorie, chez presque tous ceux de la seconde, tandis qu'elles donnèrent des résultats inespérés chez les sujets de la première qui avaient été réfractaires. — M. le professeur Burlureaux en conclut qu'il n'y a pas de fausse vaccine, mais seulement des vaccines plus ou moins atténuées, dépendant de la réceptivité du sujet, conférant une immunité proportionnelle au plus ou moins de développement des pustules vaccinelliques. En d'autres termes, il n'y aurait insuccès complet que si la piqûre reste absolument muette.

IV. — **Vaccine latente** (*vaccine sans éruption, vaccine profonde, vaccine tardive*). — Il est rare, très rare, exceptionnel même que le principe virulent de la vaccine produise ses effets sans se manifester extérieurement. Le médecin devra toujours se défier de ces faits extraordinaires.

Deux cas pourtant peuvent se présenter dans lesquels l'influence vaccinale existe sans manifestations extérieures. Ces deux cas résument à peu près l'histoire des *réfractaires*[1] à la vaccine.

Ou bien, en effet, par suite d'une insertion vaccinale trop profonde, la lymphe est introduite en plein tissu à l'aide de la lancette et de l'aiguille de Pravaz. Il se produit alors des tubercules profonds au point inoculé (Descroizilles) et l'imprégnation s'effectue quelquefois sans accidents locaux.

Parfois aussi la pustule vaccinale se fait attendre 10, 15, 20 et 30 jours et fleurit tardivement (Bousquet). On peut même, dit Bousquet, voir, comme l'a prouvé le Dr Treluyer, à Nantes, des vaccines « sans éruption ». « Soixante enfants furent vaccinés dans l'espace de 6 semaines sans succès apparent, mais présentèrent vers le 8e jour une fièvre assez forte qui dura deux ou trois jours. Tous furent ensuite revaccinés ou variolisés sans succès. » En 1883, le Dr R. Blache rapportait également à l'Académie l'observation d'une vaccine efficace sans manifestations cutanées.

Vaccine fruste chez les enfants immunisés par la variole ou la vaccine pendant la gestation. — Dans une récente et judicieuse étude (*Arch. clin. de Bordeaux*, 1894) sur l'influence de la variole des parents sur l'état de réceptivité des enfants à l'égard de la vaccine, M. le professeur agrégé Auché (de Bordeaux) et le Dr Delmas (de Dax) concluent dans les termes suivants (pages 15 et 16) :

« 1° Que la variole du père paraît être sans influence sur l'état de réceptivité de l'enfant à l'égard de la vaccine.

« 2° Que la variole chez le père et la mère avant la conception n'agit pas sur l'état de l'enfant d'une façon plus efficace que la variole maternelle seule.

« 3° Que la variole, de la mère lorsqu'elle précède la grossesse détermine quelquefois l'immunité de l'enfant. Les faits négatifs sont plus nombreux que les faits positifs.

« 4° Que si l'affection éclate pendant le cours de la grossesse, plusieurs alternatives sont possibles.

a) L'enfant est en état d'incubation ; il est encore sensible au virus vaccinal jusqu'à cinq ou six jours, rarement trois ou quatre jours seulement, avant l'apparition de l'éruption.

b) Il vient au monde en état de variole ou marqué par cette affection, il est bien évidemment réfractaire au vaccin.

c) Il n'a pas eu, n'a pas et n'aura pas la variole, s'il naît pendant l'incubation, l'invasion, l'éruption et même la suppuration de la variole maternelle,

---

(1) Comme l'observe très justement H. Surmont (*Traité de médecine*, art. VACCINE), l'inaptitude originelle d'un sujet à contracter la vaccine serait inférieure à 1 pour 100, et serait de 1 pour 9000 d'après Seaton. Trois enfants cités par Spurgin et Marshall étaient à la fois réfractaires à l'inoculation variolique et à la vaccine.

[H. DAUCHEZ.]

car il peut être vacciné avec succès. S'il vient au monde pendant la dessiccation et la convalescence, il est quelquefois réfractaire, souvent sensible au virus vaccinal. Plus tard il est généralement doué de l'immunité. L'immunisation n'est donc pas instantanée. Elle semble demander un certain temps pour se produire. Une fois acquise, l'immunité est transitoire et dure de quelques mois à deux ou trois ans seulement.

 - « 5° Les faits qui précèdent peuvent vraisemblablement s'appliquer à l'immunité envers la variole, aussi bien qu'à l'immunité envers la vaccine. Ce que nous savons des deux affections nous permet d'établir ce rapprochement. »

Mais les faits d'immunité absolue sont rares et, quel que soit leur intérêt, ils confirment ce fait que la plupart des cas de vaccines latentes appartiennent aux réfractaires nés d'une mère varioleuse pendant la grossesse, ou variolisés eux-mêmes au début de la vie. Quant à la vaccine conférée à la mère avec succès pendant sa grossesse, elle ne conférerait que rarement l'inaptitude vaccinale au nouveau-né. Sur 65 femmes enceintes vaccinées avec succès, Behm n'a rencontré que 12 enfants réfractaires à une première vaccination. Encore faut-il ajouter que deux seulement d'entre eux furent suivis et revaccinés sans succès.

Un travail récent du Dr Lopp, de Marseille (Th. de Paris, 1893), conclut sur ce sujet que l'enfant né d'une mère varioleuse est assez rarement affecté de la variole en naissant, que la variole de la mère a pour conséquence chez le fœtus soit la variole, soit une vaccination qui rend le nouveau-né réfractaire à la variole et à la vaccine. Cette immunité à l'inoculation jennerienne durerait aussi longtemps que celle conférée par le vaccin. À l'appui de cette immunité persistante par transmission héréditaire, le Dr Lopp rapporte 57 observations personnelles d'immunité vaccinale et quelques expériences pratiquées sur des lapins, qui corroborent les opinions de Burckart et de Behm.

Toutefois ces observations d'immunité acquise n'ont de valeur qu'autant que des inoculations pratiquées sur la génisse ou de bras à bras auront échoué (Guéniot).

V. — Exanthèmes post-vaccinaux. — *Division et classification.* — De même que les pustules vaccinales supplémentaires doivent être étudiées séparément, suivant qu'elles se produisent spontanément ou par auto-inoculation, de même aussi les exanthèmes post-vaccinaux sont les uns liés directement au stimulus de l'infection vaccinale, comme l'urticaire et la roséole (improprement appelée rash vaccinal[1]), tandis que les autres (simples dermatoses) s'y rattachent indirectement en reflétant presque toujours un état ou une tare constitutionnelle du sujet vacciné : tels sont la miliaire, l'eczéma, le pemphigus et le purpura.

 a) **Érythèmes vaccinaux vrais** (*roséole*). — Attribués par Behrend à la pénétration du vaccin ou à la résorption du pus des pustules, les érythèmes vaccinaux seraient, selon Malcom Morris, liés à une irritation réflexe de la

____

[1] C'est à tort, croyons-nous, que le nom de rash vaccinal a été attribué à la roséole, le rash précédant la pustule dans la variole, tandis que la roséole accompagne ou suit l'éruption vaccinale.

plaie d'inoculation. Nous croyons avec T. Patoir qu'il est plus conforme à l'observation d'attribuer ces érythèmes à l'élimination du virus ou à son action sur les éléments nerveux et vasculaires des papilles[1].

Inconstante dans sa fréquence, dans sa marche et dans son siège, la roséole ou érythème vaccinal a été étudiée en France par Roger, Damaschino, Hervieux, Besnier, par nous-même, par Mlle Sara Weissmann (Th. de Paris, 1892), en Allemagne par Epstein (1892).

Caractérisée par une éruption morbilliforme qui paraît du 4e au 11e jour après la vaccination, elle est apyrétique, sans retentissement catarrhal sur les muqueuses et rappelle morphologiquement les érythèmes balsamiques. Presque toujours, on la voit apparaître en pleine santé, sans élévation de température. Il faut donc la chercher....

La durée de la roséole n'excède guère 4 à 5 jours, souvent moins.

Personnellement nous l'avons observée exclusivement du 8e au 11e jour, sans manifestations angineuses, sous forme de placards étendus à toute la surface du corps, sans traces de papules. A Vienne, au contraire, Steiner signale la roséole papuleuse, et Epstein, en 1892, l'a rencontrée 14 fois sur 430 vaccinations opérées par lui. Dans cette série, la roséole vaccinale parue du 4e au 11e jour et plus particulièrement le 7e (5 fois sur 14) occupait plus exclusivement l'un des quatre membres du côté de l'extension, à l'exclusion du thorax et des lombes. Si maintenant nous cherchons le rôle de la *prédisposition* comparé à celui de la *virulence* du vaccin inoculé, nous croyons, qu'en pareille matière, l'éclectisme nous paraît le meilleur guide. C'est ainsi que Depaul et Hervieux incriminent exclusivement la constitution des malades, et contestent la trop grande virulence du vaccin animal.

Tout en admettant, comme incontestables, les influences de terrain, nous rappellerons cependant que nous avons vu la roséole vaccinale succéder une fois à des réauto-inoculations multiples le 8e jour chez un enfant porteur d'une maigre pustule, et de ce fait sursaturé de vaccin; une autre fois chez un enfant trois fois réfractaire au vaccin humain et inoculé sur la génisse de trois énormes pustules suivies d'érythème généralisé. Les observations d'Epstein, qui cite 14 cas d'érythème vaccinal sur 430 enfants inoculés, semblent indiquer l'existence de séries auxquelles le vaccin peut n'être pas étranger. Déjà le Dr Bonnerie, en 1880, paraissait conclure dans ce sens.

Néanmoins l'*individualisme* ne peut être méconnu, ne serait-ce qu'en rappelant l'apparition de la roséole sur un ou deux enfants isolés au milieu d'une série d'enfants inoculés avec la même lymphe (Longet, art. VACCINE. *Dict. encyclop.*, 1888, et *Union médicale*, 1895).

Quoi qu'il en soit, les érythèmes, qu'il vaut mieux désigner sous ce nom en raison de leur polymorphisme, sont bénins, ne desquament pas, et se distinguent de la rubéole par l'absence d'adénopathies.

Variétés d'érythèmes. — Diagnostic de la roséole vaccinale et de la roséole syphilitique. — En regard de la roséole typique, Darier aurait

[1] Exanthème vaccinal par injection veineuse (Arloing). — Une injection intraveineuse de vaccin de génisse a fourni au professeur Arloing chez un jeune poulain un exanthème généralisé atypique (1896). Cet exanthème était semé de vésicules, jamais de pustules. — Le contenu des vésicules n'a pas été inoculé.

[H. DAUCHEZ.]

observé, à l'instar des auteurs allemands, des érythèmes pigmentés du 10e au 11e jour après la vaccination sur la génisse chez un enfant de 22 mois (*Union médicale*, 1885).

La roséole vaccinale pouvant être confondue avec la roséole syphilitique, nous rappellerons pour mémoire que l'érythème vaccinal s'en distingue par son apparition brusque, contemporaine du vaccin, par sa fugacité, son évolution rapide, tandis que l'érythème syphilitique n'apparaît que 5 ou 4 semaines après la vaccination, paraît lentement, disparaît en 4 à 5 semaines et non en 4 ou 5 jours comme la roséole vaccinale.

b) Urticaire vaccinale. — Assez mal connue des nosographes, sans doute en raison de sa rareté, l'urticaire semble pourtant avoir été connue dès l'origine de la vaccine, puisque Jenner et Pearson la signalaient jadis comme fréquente (1 fois sur 50). La description de Pearson ne peut laisser de doutes.

Cette éruption de larges papules dures, plates, sans sérosité, sans suppuration, est également signalée, en 1803, par le Dr Alcyon dès le 5e jour sur 2 enfants vaccinés par lui.

L'urticaire est-elle liée à des impuretés de la matière vaccinale ou à son activité propre? c'est ce que nous serions tentés d'admettre depuis les récentes découvertes de Roux et l'apparition des urticaires par pénétration dans l'économie de toxines des sérums empruntés aux animaux, qu'il se produise ou non une excitation réflexe.

La clinique nous en fournit d'ailleurs de nombreuses preuves. Ces urticaires toxiques se manifestent, en effet, chez certains sujets prédisposés à la suite de l'introduction des poisons organiques ou minéraux dans l'économie : injections de sérum de chèvre à des nourrissons (Pinard) ; lavages de kystes hydatiques par des solutions faibles de sublimé (Debove), injection de sérum antidiphtéritique, etc.

Si l'urticaire apparaît moins souvent dans le cours de la vaccination jennerienne que dans les autres, il est vraisemblable que la dose faible et la lenteur de pénétration dans les tissus du vaccin antivariolique étant moindre que la dose massive de sérum antidiphtéritique, ses effets en sont moins constants.

Peut-être aussi, comme l'admet Behrend, l'urticaire est-elle souvent méconnue.

DERMATOSES POST-VACCINALES
DIATHÉSIQUES, INFLAMMATOIRES OU SEPTICÉMIQUES

Ici encore deux courants d'idées viennent partager les observateurs. Tandis qu'en France la plupart des dermatoses sont considérées comme le reflet du terrain constitutionnel, en Allemagne, au contraire, la miliaire, l'eczéma, l'impétigo[1] sont rattachés à la vaccine par quelques auteurs (Steiner, etc.).

---

[1] Il est illogique de considérer l'impétigo comme lié à la diffusion du vaccin, alors que, dans les épidémies citées plus loin, la nature contagieuse de l'impétigo s'est révélée en atteignant même des sujets non vaccinés. Peut-être existe-t-il deux formes d'impétigo?

Aujourd'hui qu'il est démontré, et admis universellement, qu'aucune inoculation positive n'a jamais fourni de pustules vaccinales avec le contenu des vésicules emprunté à l'*eczéma*, à la *miliaire*[1], et des bulles du *pemphigus*, il est plus rationnel de considérer ces efflorescences comme le réveil d'un état constitutionnel ou l'indice révélateur d'une diathèse.

L'*impétigo contagiosa* (voy. plus loin : chap. SEPTICÉMIE), l'*ecthyma*, la *furonculose* au contraire, véritables *infections secondaires*, seraient liés à des inoculations ou à des auto-inoculations de matières septiques inévitables dans la classe pauvre, dus peut-être au terrain lymphatique, bien que l'inoculation des germes par la lancette puisse être parfois incriminée. C'est ainsi que, dans l'épidémie d'impétigo vaccinal de Rugen, 75 sujets sur 79 vaccinés au vaccin humain de l'Institut de Stettin furent contaminés. La contagion atteignit 342 malades et causa 5 décès (Dr Perron, de Bordeaux. *Bull. méd.*, 1888).

En 1885, une épidémie analogue éclata à Widow, près Clèves, à la suite d'inoculations de vaccin humain, probablement souillé par un des vaccinifères. L'impétigo atteignit même des sujets non vaccinés, par contagion directe (Layet, de Bordeaux. *Traité pratique de vacc. animale*, 1889).

Enfin, à Eberfeld, une troisième épidémie d'impétigo vaccinal fut observée chez le Dr Protze, quoique les génisses fussent d'apparence saine. Le Dr Protze découvrit dans la lymphe incriminée le tricophyton et des organismes qui produisirent par inoculation des bulles. — Ceux-ci provenaient, paraît-il, de l'eau ayant servi à laver le champ d'inoculation.

L'importance de l'*eczéma* étant très secondaire, il reste surtout à rappeler ici les caractères des complications les plus menaçantes et heureusement les plus rares, nous voulons parler du pemphigus et du purpura, avant d'aborder l'étude de la vaccine ulcéreuse et de la syphilis vaccinale.

Pemphigus post-vaccinal (*vaccina bullosa*). — Traduction fidèle de l'état général, le pemphigus post-vaccinal n'apparaît, en général, dans le cours de la période vaccinale, que chez les enfants cachectisés, mal nourris, rachitiques ou scrofuleux; son apparition isolée, chez un seul enfant, son extension en surface, l'affaiblissement des sujets souvent en puissance de quelque autre maladie infectieuse, excluent l'idée de virulence exagérée du vaccin. Signalé par Alcyon en 1805, par Hebra, Kaposi, Steiner, Duhring, Blot, Carré (d'Avignon), Hutchinson et Stockes, par Tisné cité par nous (1883), le pemphigus paraît plus rare en France qu'en Allemagne, où la dénomination de *vaccina bullosa* a prévalu. — Cette appellation devrait être réservée aux cas seuls où la pustule vaccinale devient elle-même pemphigoïde.

Purpura vaccinal (*vaccine hémorragique; vaccine pétéchiale*). — C'est avec raison que la plupart des auteurs ont fait ressortir l'extrême rareté du purpura vaccinal dont nous avons cité en 1883 trois observations de

---

[1] *La miliaire*, analogue à celle qui accompagne la scarlatine, n'a aucune spécificité, et fort peu d'importance. On l'a signalée (Weissmann) chez des enfants atteints en même temps de roséole vaccinale. Elle paraît du 8e au 18e jour sous forme de fines gouttelettes de rosée (Hébra) du volume d'un grain de millet. Ces vésicules renferment un liquide séreux qui plus tard devient louche. C'est inutilement que Voisin, d'Archiac et nous-même avons inoculé à des enfants ou aux adultes le contenu de ces vésicules. Chambon a aussi échoué sur la génisse.

[H. DAUCHEZ.]

Gregory (1842), Bergeron et Burlureaux. Dans les deux premières, les sujets,
hémophiliques avérés, avaient eu des épistaxis, de l'otorragie, des pétéchies,
des ecchymoses. Le premier malade présenta des pustules noires et franchement hémorragiques. Le second n'eut qu'un purpura très discret. Le troisième sujet mourut en huit jours avec d'énormes ecchymoses au point d'insertion du vaccin, des épistaxis, des hémorragies buccales et des hématuries
ayant débuté le quatrième jour de la vaccination.

Telle est la forme grave, comparable à la variole hémorragique : de là
les noms de « vaccine pétéchiale ou hémorragique » attribués à ces différentes formes. — Dans les cas bénins, au contraire, cités par Epstein en 1893
(*Revue des mal. de l'enfance*, 1894), le purpura vaccinal affecta une demi-
douzaine d'enfants de 4 à 12 mois dont un seul était rachitique. Après 2 jours
de fièvre, d'agitation, d'insomnie, vers le 4ᵉ jour de l'inoculation, apparut le
purpura, localisé aux membres, sans hémorragie au point vacciné. Tous
guérirent en 8 jours. Un enfant de la série eut la rougeole le 13ᵉ jour sans
accidents hémorragiques.

Pfeiffer rapporte également (1893) 5 cas parus du 4ᵉ au 11ᵉ jour, dans
lesquels le purpura débuta par les pustules vaccinales. Aucune hémorragie
par ailleurs. Le purpura, quoique généralisé, fut discret et bénin.

ANOMALIES ET COMPLICATIONS DE LA VACCINE

Anomalies d'évolution. — Après la description déjà faite des vaccines
latentes, vaccines frustes, des vaccines tardives et des formes graves par
infection secondaire au point d'inoculation du vaccin, nous signalerons seulement pour mémoire certaines irrégularités portant sur la forme des pustules dites bigéminées lorsqu'elles se soudent l'une à l'autre, sur l'abrévia-
tion des périodes d'incubation, sur la non-ombilication des pustules, dont
l'importance ne peut être mise en parallèle avec les complications gravement
préjudiciables qui nous restent à décrire.

Complications majeures. — Rappelons d'abord par ordre de fréquence
la syphilis vaccinale, la vaccine ulcéreuse, enfin l'érysipèle heureusement
très rare, dont nous résumerons à grands traits les épidémies.

Quant aux inoculations de *la lèpre et de la tuberculose* (ou du lupus),
admises par Besnier, elles sont contestées par Straus et Josserand, qui ont
inutilement cherché le bacille de Koch dans la lymphe vaccinale des tuberculeux et n'ont jamais réussi à cultiver celui-ci ni dans la chambre antérieure
de l'œil des lapins, ni dans le péritoine des cobayes.

Septicémie vaccinale et érysipèle. — Trois affections peuvent, surtout
au cours de la vaccination, donner naissance à des accidents éruptifs ou ulcéreux d'un pronostic grave. Nous voulons parler de la septicémie vaccinale
(Proust, 1878 ; Brouardel, 1885) ; de la vaccine ulcéreuse (pseudo-chancre
vaccinal de Leloir, épidémie de la Motte-aux-Bois, 1889) ; enfin de la syphilis
vaccinale qui complète la série des accidents les plus graves.

Les rapports qui lient ensemble l'infection septicémique et l'érysipèle sont si complexes, les descriptions des auteurs représentant les sujets atteints d'éruptions morbilliformes, scarlatiniformes, d'érysipèles, de phlegmons, sont si confuses, que nous croyons nécessaire de grouper sous un même chef ces formes variées d'une même infection.

Dans l'épidémie de Grabnick relatée par M. le professeur Proust, sur 90 enfants vaccinés pour la première fois, le 19 juin 1878, en moins de 8 semaines, 53 enfants tombèrent malades et 15 succombèrent. L'autopsie des cinq victimes démontra au siège des pustules du gonflement, des ulcérations et des suppurations dues à des bactéries.

En 1888, une épidémie terrifiante de septicémie frappa 42 enfants vaccinés, à Asprières (Aveyron), par un médecin de la localité. Le vaccin, cause de ce désordre, avait été recueilli sur une pustule déjà ouverte à la lancette la veille, et restée découverte sans pansement du 8e au 9e jour : une première série d'enfants vaccinés n'avait rien éprouvé; la seconde génération éprouva quelques malaises; à la troisième génération 6 des enfants étaient morts le lendemain. Chez les autres éclatèrent dès le premier jour des vomissements, de la diarrhée, de l'hyperthermie, des convulsions.

Les piqûres étaient énormes et sécrétaient le 5e jour un liquide séropurulent.

Chez tous une éruption impétigineuse locale et généralisée succéda à l'inoculation (*Bull. méd.* et Th. de Weismann, 1892).

Descroizilles (*Traité de pathol. infantile*, p. 1040) rappelle aussi les accidents septicémiques, observés à San-Quirino d'Orcia, en Italie, chez de jeunes sujets âgés de moins de 20 mois, auxquels on avait inoculé un virus provenant d'une génisse appartenant à l'Institut vaccinal de Rome. Un seul enfant mourut, plusieurs autres eurent de vastes phlegmons avec décollements multiples dans les interstices des muscles.

Vaccine ulcéreuse. — Moins violente, mais non moins infectieuse dans ses allures, est la *vaccine ulcéreuse* apparaissant au déclin (12e au 15e jour de la vaccine), au point même d'insertion. — Contrairement au chancre et aux syphilides, les lésions inflammatoires suivies d'œdème, de lymphangite, avec adénopathies parfois suppurées, sans induration ganglionnaire, prédominent. Les symptômes généraux peuvent même revêtir l'aspect typhoïde. Dans l'épidémie de la Motte-aux-Bois, décrite en 1889 par Leloir, les ulcérations vaccinales étaient arrondies, et mesuraient de 1 à 5 centimètres de diamètre.

Le vaccin inoculé était-il altéré par le pus (Vidal)? ou trop tardivement recueilli? La première hypothèse nous paraît la plus plausible, car un certain nombre d'enfants contaminés étaient sains et vigoureux.

Syphilis vaccinale. *Diagnostic différentiel.* — Malgré les rapprochements apparents que pourraient faire naître la vaccine ulcéreuse et la syphilis vaccinale, il existe de nombreux signes différentiels que résume magistralement le tableau tracé en 1888 par M. le professeur Fournier (reproduit dans la *France médicale*, par le Dr Portalier) et qui, mieux qu'une description, mettra sous les yeux du lecteur les caractères distinctifs de ces deux infections

[H. DAUCHEZ.]

VACCINE ULCÉREUSE	CHANCRE VACCINAL
I. — SIGNES D'ÉVOLUTION	
1. Invasion du 12ᵉ au 15ᵉ jour après la vaccination.	1. Invasion se produisant en général au delà de la 5ᵉ semaine, jamais avant le 15ᵉ jour.
2. Lésion déjà pleinement constituée dès le 20ᵉ jour après la vaccination.	2. A échéance de 20 jours après la vaccination, le chancre est encore à naître ou ne fait qu'éclore, ou est encore petit ou rudimentaire.
II. — SIGNES CLINIQUES	
1. Affecte généralement toutes les pustules d'une vaccination.	1. Ne se développe guère que pour quelques-unes des pustules vaccinales. Souvent même se produit sans être précédé de pustules vaccinales.
2. Physionomie générale, celle d'une lésion ulcéreuse et vivement *inflammatoire*.	2. Physionomie générale, celle d'une lésion *croûteuse*, habituellement *aphlegmasique*.
3. Lésion ulcéreuse, excavée, térébrante, *trop profonde* pour donner l'idée d'un chancre.	3. Lésion soit simplement excoriative, soit ulcéreuse, mais *bien moins creuse* (sauf exceptions rares) que la vaccine ulcéreuse.
4. Suppuration abondante, trop abondante pour se dessécher en croûte.	4. Lésion presque constamment croûteuse.
5. Bords nettement entaillés, quelquefois à pic, rappelant ceux du chancre simple.	5. Bords non entaillés, peu élevés, jamais à pic, se raccordant en pente douce avec le fond de la lésion.
6. Fond anfractueux, inégal, de mauvais aspect, quelquefois pultacé ou sphacélique.	6. Fond lisse, uni.
7. Base dure, mais d'une dureté inflammatoire, empâtée, œdémateuse.	7. Base présentant *une induration spéciale* par sa circonscription spéciale, surtout par sa résistance sèche, plastique, parcheminée (induration chancreuse proprement dite).
8. Aréole inflammatoire, rouge, très accentuée, quelquefois très étendue.	8. Aréole minime relativement, moins inflammatoire, souvent inappréciable.
9. Ou bien nul retentissement ganglionnaire, ou bien adénopathie de caractère inflammatoire.	9. *Adénopathie constante* et adénopathie spéciale, c'est-à-dire ganglions aphlegmasiques, indolents et durs.
10. Complications fréquentes, angioleucite, phlegmons, érysipèle, accidents fébriles, etc.	10. Complications très rares.

Ce tableau nous dispense d'entrer dans de longs détails. — Dans quelles conditions voit-on éclater la syphilis vaccinale? Dans la vaccination de bras à bras, surtout lorsque la lancette est teinte de sang (Fournier). — Personnellement nous en avons vu un cas. — Haushalter (*Rev. méd. de l'Est*, 1894), observa cependant un enfant syphilisé sur la génisse. Cet auteur suppose que le germe syphilitique avait dû être déposé par la lancette sur la plaque de vaccin au cours de la série des vaccinations qui précédaient, bien que le coupable n'ait pas été retrouvé. — On évitera ce grave accident en versant goutte à goutte et au fur et à mesure le vaccin du tube sur la lancette.

Toujours est-il que, suivant le professeur Fournier, l'inoculation syphilitique a lieu tantôt sans que le vaccin prenne, et paraît au point d'inoculation de la 3ᵉ à la 4ᵉ semaine (papule indurée), tantôt après la 4ᵉ semaine, lorsque la croûte vaccinale est tombée, parfois enfin sous la croûte vaccinale.

Le schéma suivant qui s'applique à toute syphilis vaccinale résume méthodiquement, suivant l'expression du professeur Fournier, la syphilis vaccinale. Évolution en quatre temps.

I. Immédiatement après la vaccination étape silencieuse de quelques semaines de durée (incubation);

II. Au delà, éclosion du chancre, et bientôt après développement du bubon satellite;

III. Puis nouvelle étape silencieuse de 6 à 7 semaines, où rien de nouveau ne s'ajoute aux phénomènes précédents (seconde incubation);

IV. Enfin, à échéance de 60 à 70 ou 75 jours au delà de la vaccination, invasion des accidents généraux;

Le chancre au point d'inoculation sera donc le criterium de la syphilis vaccinale. Jamais on ne le trouvera dans la syphilis héréditaire.

Néphrite vaccinale. — Bien que la vaccine soit par sa nature même une affection bien nettement infectieuse, on n'avait jusqu'alors jamais signalé de déterminations rénales comme celles qui relèvent de la variole, de la scarlatine, des oreillons, voire même de la varicelle.

Le Dr M.-L. Perl rapporte donc un cas exceptionnel (*Berl. klin. Woch.* 1893, p. 28) qui rappelle la néphrite varicelleuse signalée par Henoch (1884), Soudeikine, Hofmann, Labric (1890), etc. Il s'agit d'un enfant de 30 mois, rachitique et eczémateux, vacciné aux deux bras par six piqûres en même temps que trois enfants sur le même vaccinifère. Aucune complication n'apparaît chez les autres enfants, tandis que celui-ci est pris du 5e au 6e jour de fièvre, agitation, douleur dans les membres. L'urine devient rare, rouge, albumineuse (50 centigrammes par litre), renferme des hématies, des leucocytes, des cylindres hyalins revêtus d'hématies ou d'épithelium. — En six jours l'enfant guérit. A défaut d'aucune autre affection intercurrente, la vaccine en fut rendue responsable.

Mais c'est là, répétons-le, une observation unique, beaucoup plus rare que celle de néphrite variolique ou varicellique.

CARACTÈRE ET NATURE DE LA VACCINE. — SA VIRULENCE. — RECHERCHE DES MICRO-ORGANISMES

Nature et virulence du vaccin. — Nous avons vu, au début de cette étude, les caractères distinctifs qui, depuis les travaux de Lafosse, de Toulouse (1860), et Bouley (1870), permettaient de distinguer le cow-pox et le horse-pox du grease, malgré les conclusions hâtives des savants anglais.

Nous devons chercher maintenant auquel des éléments (lymphe, granulations, micro-organismes) le vaccin doit son activité.

En ce qui concerne la lymphe (surtout lorsque celle-ci exprimée par la pince est mêlée au sérum sanguin), lorsqu'elle est seule, absolument pure, elle est peu active. Elle agit pourtant parce que le liquide, même filtré, possède encore de fines granulations (Keber). — Vient-on à la diluer, dans parties égales de bouillon de culture, puis à l'inoculer après filtrage sur plâtre (Straus, Chambon et Saint-Yves Ménard) l'inoculation de 4 grammes de ce filtrat échoue chez le veau.

Micrococcus vaccinal ou matière inoculable (?). — L'agent actif du vaccin serait donc le micro-organisme du vaccin. Mais quel est-il? Ici nous devons reconnaître que, malgré les recherches de Quist, d'Helsingfors, qui seul aurait réussi en 1883 à cultiver le micrococcus sur un milieu artificiel (sérum de bœuf, glycérine, eau distillée et carbonate de potasse) et aurait pu ainsi vacciner un enfant plus tard réfractaire à la revaccination, les caractères sinon l'existence de ce micro-organisme sont des plus incertains, et exigent encore les plus expresses réserves.

En Allemagne Klebs, Voigt, Henoch auraient constaté l'existence de micrococci groupés 2 par 2 ou 4 par 4, de bactéries signalées aussi par Bittersack en 1893. Nous donnerons aussi plus loin un aperçu des conclusions fournies par quelques auteurs français et étrangers. Mais nous le répétons, les descriptions contradictoires nous obligent à réserver comme MM. Chambon et Saint-Yves à l'agent virulent le nom de « matière inoculable », en attendant qu'il soit mieux connu.

Signalées dès 1860 par Chauveau, les granulations charriées par la lymphe ne seraient pour Warlomont que des organismes végétaux parasitaires. La régularité de leur forme, leur groupement, la constance de leur apparition à tous les stades de l'éruption sont rappelés par cet auteur.

Morphologiquement toujours sphériques, ces granulations mesureraient, d'après Klebs, environ six millièmes de millimètre. On en trouverait, d'après le même auteur, d'analogues dans les pustules varioliques. Dans la pustule vaccinale, leur groupement quatre par quatre leur avait fait donner le nom de *micrococcus quadrigeminus*. (Th. de Fouque, Paris, 1888.)

Elles naîtraient et se développeraient toujours dans la couche muqueuse de Malpighi, où le professeur Straus aurait réussi à en colorer quelques-unes par le violet de gentiane. — Ces micrococci apparaissent alors non groupés quatre par quatre, mais en amas compacts ou en séries linéaires, suivant les espaces lymphatiques (Soc. de Biologie, 1882).

En France[1] et en Italie, trois auteurs ont plus particulièrement et presque simultanément repris la question : 1° *au point de vue du développement :* « Le micrococque vaccinal, dit le Dr Maljean (*Gaz. hebdom.* juin 1893), se retrouve non seulement dans les pustules vaccinales de l'homme et de la génisse, mais encore dans la simple papule vaccinale, incomplète, arrêtée dans son développement (vaccine rouge). Il le renferme si bien qu'on peut le cultiver dans la pulpe glycérinée. Si on le transporte successivement sur deux génisses, on obtient même un vaccin très pur, très actif et dépourvu de tout agent inflammatoire étranger à la vaccine. »

2° *Au point de vue de ses transformations :* Les pustules vaccinales, dit Guarnieri (*Archives italiennes de biologie*, octobre 1893), sont liées à l'évolution d'un être amœbiforme possédant un noyau et un protoplasma. Celui-ci se multiplie par scission du noyau et du protoplasma. Cet être mo-

---

nocellulaire serait un protozoaire parasite de la classe des spirozoïdes (*Citoryctes vaccinæ*).

3° *Au point de vue morphologique* : Le microcoque vaccinal (Antony et Vaillard) ne serait possible à déceler que dans la *lymphe fraîche vivante* et non dans la pulpe mêlée de lymphe. Ce microcoque se présenterait le plus souvent sous forme de diplocoque, parfois en courts chaînons de 4 à 5 éléments, faciles à colorer par toutes les couleurs d'aniline. En moins de 24 heures, il trouble les tubes de bouillon peptonisé. — Enfin sur l'agar il donne naissance à des colonies, d'un blanc de porcelaine, d'où le nom de diplocoque porcelainé.

Toujours mélangé à de nombreux cocci jaunes, en proportion variable, parfois même aux bacilles de la pomme de terre ou des volailles, leur proportion ne saurait primer celle du coccus porcelainé sous peine d'enlever au vaccin son activité ou de le rendre suspect.

Nous verrons plus loin qu'en vieillissant le vaccin se revivifie, se purifie sur la génisse et se débarrasse de ses éléments étrangers, ce qui explique les succès plus constants obtenus deux mois après la récolte.

Dilution et virulence de l'agent vaccinal. — Telle est l'activité de 'agent vaccinal, que Chauveau, diluant l'agent virulent du vaccin dans des milieux alcalins, réussit à leur conserver leurs propriétés actives en les mélangeant à des solutions représentant 2 fois, 15 fois leur poids d'eau. Le même expérimentateur, injectant dans les veines d'un cheval 8 milligrammes de sérosité vaccinale dans 400 fois son volume d'eau, réussit à provoquer une éruption confluente de horse-pox artificiel (d'Espine).

RAPPORT DE LA VACCINE ET DE LA VARIOLE

Parallèle clinique. — En dépit des affinités qui relient la variole à la vaccine, les rapports existant entre ces deux affections connexes sont encore discutés, sauf en France, où les dualistes l'emportent depuis 1865. Acceptée encore en Angleterre et en Allemagne, la théorie uniciste invoque l'observation des épizooties, coïncidant avec les épidémies de variole, l'inoculabilité de celle-ci de l'homme à la vache. Mais les unicistes oublient que la vaccine n'est jamais épidémique (Bousquet), jamais contagieuse, à moins d'inoculation accidentelle, exceptionnellement généralisée, à peu près dépourvue de fièvre, sans complications.

Enfin s'il est vrai que la vaccine passe facilement de la génisse à l'homme, la variole humaine végète, se développe péniblement ou avorte très souvent chez la vache, sur laquelle la variole conserve avant d'avorter sa virulence, ses droits, et son identité.

Dualité. — Dans une récente étude sur les rapports de la variole et de la vaccine (Acad. méd., 3 déc. 1895), le Dr Layet, de Bordeaux, relate, en collaboration avec M. le professeur Le Dentu, une série de six expériences, dans lesquelles il pratiqua sur la génisse des inoculations de lymphe empruntée à des varioleux et recueillie sur des pustules naissantes non encore suppurées.

[H. DAUCHEZ.]

— Il inocula aussi à la génisse du sang recueilli sur un varioleux une heure après la mort.

Ces inoculations furent pratiquées par scarifications, sur de larges surfaces, avec des instruments neufs, dans une chambre isolée. — Elles donnèrent les résultats suivants :

Expérience I. — Inoculation le 29 décembre 1893 de lymphe variolique et de sang à la génisse, sur les scarifications et sur une large incision. — En outre, injection intradermique de virus glycériné. — Le 5 janvier, on vaccine la génisse. — L'évolution du vaccin est retardée et modifiée. — En même temps apparaît une pustule de variole à l'aine gauche, loin de toute inoculation. — Donc la génisse était variolisée, mais la variole n'était pas arrivée à temps pour annuler l'action du vaccin. — Expérience II. — Inoculation de sang varioleux. — Éruption papuleuse discrète le 5e jour. — Vaccination de contrôle qui s'arrête au 5e jour.

Dans des expériences successives (III) le raclage des papules de l'expérience II inoculé provoqua des pustules au 8e jour. Le vaccin de contrôle échoua. — Avec le raclage des pustules de l'expérience III, on obtint (IV) une éruption variolique légère et le vaccin de contrôle échoua. — L'inoculation faite avec le raclage des produits des expériences IV et V ne donna que des éruptions locales analogues à celles du vaccin.

Le Dr Layet croit à la dualité, et s'appuie sur l'apparition de l'éruption chez la première génisse au delà du lieu d'inoculation. — Ces expériences prouvent que la variole protège contre la vaccine ou la modifie.

Partisan résolu de la dualité, Chauveau rappelait encore en 1891 que, depuis les millions de vaccinations pratiquées depuis Jenner, la vaccine eût dû, comme la variole, récupérer sa virulence et redevenir à la fois variole et épidémique. Est-il admissible que deux affections distinctes puissent évoluer simultanément sur un même terrain (Juhel-Renoy, Barth et Millard), avec leurs caractères propres, si la maladie est une (expérience B)[1]? Quoi qu'il en soit et bien que le débat paraisse vidé, la doctrine de l'identité de la variole et de la vaccine trouva récemment encore de nouveaux défenseurs. Ici nous laissons la parole à MM. Chambon et Saint-Yves Ménard (*Vaccine animale*, 1893) : « Les établissements vaccinogènes, principalement en Allemagne, éprouvaient de sérieuses difficultés pour entretenir le cow-pox de génisse à génisse. Cela donna l'idée de recourir à la variole

---

[1] Quelques jours après la communication de M. Chauveau à l'Académie, le Dr Voituriez (de Lille), résumant la question dans le *Journal des sciences médicales de Lille* (20 nov. 1891) groupait ainsi les trois séries d'expériences auxquelles nous faisons allusion. — Expérience A : Dans une première série le virus variolique est inoculé à de jeunes génisses. On voit apparaître au bout de 5 à 6 jours une éruption spéciale *papuleuse*, différente de la pustule vaccinale. Cette éruption est généralisée. Elle confère l'immunité, c'est-à-dire que plus tard la variole ne peut plus être inoculée avec succès. En outre, chez une génisse inoculée au virus variolique, le virus vaccinal demeure de même inactif. Donc le virus variolique préserve l'espèce bovine de la vaccine comme le vaccin préserve l'homme de la variole. — Expérience B: Dans une seconde série, on inocule en même temps sur la lèvre droite de la vulve d'une génisse, du virus variolique et sur la lèvre gauche du virus vaccin. Chacun des deux virus évolue simultanément suivant sa nature et conserve ses caractères distincts, papules varioliques d'un côté, pustules vaccinales de l'autre. — Expérience C : Dans un troisième groupe, on inocule en série, à des génisses, le contenu des papules varioliques développées sur la muqueuse vulvaire de la vache. Le virus inoculé successivement d'animal à animal perd peu à peu de son pouvoir, de ses propriétés jusqu'au point de devenir inactif complètement, mais sans jamais prendre l'aspect d'une éruption vaccinale. — Inversement, nous voyons la vaccine se reproduire toujours en séries indéfinies (H. D.).

comme source de vaccin. La méthode de Thiélé, Ceely et Badcock fut ainsi reprise, par Voigt, à Hambourg, en 1881 ; Fischer, à Carlsruhe, en 1886 ; Éternod et Haccius, à Lancy, en 1892 ; Hime, à Bradford, en Angleterre, 1892. Elle fut modifiée en deux points essentiels : 1° la variole s'inoculant difficilement aux animaux de l'espèce bovine, on offrit au virus de grandes surfaces d'absorption (longues incisions, scarifications quadrillées, dénudation) ; 2° au lieu d'utiliser comme vaccine la variole bovine, on s'efforça d'acclimater la variole humaine chez la vache pendant plusieurs générations. C'est ce qu'on appelle le *variolo-vaccin*.

Variolo-vaccin. — Dans ces conditions, poursuit M. Chambon, ces distingués collègues affirment avoir obtenu un *variolo-vaccin* très actif qui s'est montré absolument inoffensif après de nombreuses générations dans l'espèce humaine. Ils pensent avoir transformé la variole en vaccine et avoir ainsi démontré que le cow-pox et la vaccine n'ont jamais été que la variole modifiée dans son passage par l'espèce bovine. L'identité serait démontrée par la ressemblance des pustules varioliques et vaccinales, sur les veaux, et par la bénignité de la variole bovine reportée à l'homme.... Ces auteurs sont-ils autorisés à conclure ainsi? Nous ne le pensons pas. La science, en effet, commande les objections suivantes :

1° Parmi les maladies infectieuses, deux types voisins peuvent être bien distincts, même avec des caractères objectifs communs ;

2° La variole ainsi modifiée n'est qu'atténuée, mais non transformée, à l'instar des virus atténués. On n'a encore jamais rencontré d'exemple de transformation véritable d'une maladie en une autre ;

3° Si la vaccine dérive de la variole, c'est seulement par l'expérimentation et la culture qu'on est arrivé à l'atténuer, comment cette transformation a-t-elle pu se faire naturellement?

4° L'identité de deux maladies infectieuses voisines ne peut être établie que sur la connaissance des caractères morphologiques et biologiques des deux microbes, problème encore très obscur dans l'espèce.

D'ailleurs, comme le répètent avec raison MM. Chambon et Saint-Yves Ménard, le *variolo-vaccin n'offre réellement aucun avantage sur le cow-pox.*

CHOIX DU VACCINIFÈRE

Examen du sujet. — Comme nous l'avons dit précédemment, la vaccination animale tend de plus en plus à se généraliser. Il n'en est pas moins très légitime d'utiliser le vaccin humain, après s'être assuré préalablement que la mère du vaccinifère ne présente aucun vice rédhibitoire, qu'elle n'a pas été syphilisée (cicatrices en groupes, pigmentation, fausses couches, etc.); que les apparences de l'enfant sont excellentes, sans lésions de la peau, des ganglions, des muqueuses, que l'enfant a dépassé 5 à 6 mois et qu'il n'a présenté, antérieurement à ces délais, nulle trace de syphilis héréditaire.

Récolte et conservation du vaccin en réserve. — La récolte du vaccin

[H. DAUCHEZ.]

chez l'enfant aura lieu du 6e au 8e jour très légèrement de crainte d'enflammer les pustules. Les scarifications de ces éléments devront être superficielles. Elles donnent issue à la lymphe et sont préférables pour les deux intéressés aux ponctions et aux dilacérations. Le vaccin recueilli peut être conservé entre deux plaques de verre flambé, sur la pointe de la lancette, sur des pointes d'ivoire (Warlomont), qu'il suffit d'humecter d'une goutte d'eau pour diluer, avant l'insertion, l'agent virulent.

Les tubes ou ampoules de verre sont aujourd'hui presque exclusivement utilisés.

Culture du vaccin sur la génisse. — Indépendamment des contaminations plus fréquentes du vaccin humain, celui-ci est évidemment impropre à la culture en grand. C'est donc à la génisse qu'il faudra recourir pour ces cultures.

Déjà 14 instituts vaccinogènes fonctionnent en Allemagne, 13 en France, de 1 à 5 dans chacun des autres pays de l'Europe. En Amérique on en compte 6 à 8 et dans l'Indo-Chine française 1 institut vient d'être ouvert à Saïgon.

Mais là encore, pour que le vaccin soit beau, il faut que le vaccinifère soit placé dans d'excellentes conditions comme celles dont jouissent les vaccinifères de Lancy, près Genève, et de l'institut vaccinal de MM. Chambon et Saint-Yves Ménard à Paris. Pour éviter tout insuccès, M. Chambon se fait adresser directement du Limousin toutes ses génisses par le même boucher, toutes de même race, de même robe. On évite ainsi la fièvre aphteuse prise habituellement sur le marché. Ces génisses sont mises en observation dans une étable spéciale en dehors de l'Institut vaccinal. M. Chambon refuse les veaux de lait trop sujets à la diarrhée infectieuse. Il préfère les génisses sevrées de 5 à 6 mois qu'il nourrit de foin, de son et d'avoine. Pourquier (de Montpellier) aurait eu de fréquents insuccès avec les génisses de la Lozère, du Tarn et d'Auvergne, malgré leur aspect vigoureux.

A Lancy, les veaux préférés sont âgés d'un mois, pèsent de 100 à 200 kilos, doivent être sains et suralimentés (14 litres de lait, mêlés d'œufs crus). La récolte une fois faite, l'animal est abattu et le vaccin n'entre dans la consommation qu'après autopsie et procès-verbal déclarant que l'animal n'est atteint ni de tuberculose, ni de phtisie (maladie perlée, pommelière).

D'après G. Schmidt, on n'aurait à l'abattoir de Wurtzbourg pas trouvé un seul veau contaminé par la tuberculose sur 150 000 sujets. A Augsbourg, Adam n'en a point observé un seul cas sur 24 320 veaux examinés à l'abattoir.

Manuel opératoire. — L'animal une fois choisi, la région abdominale est soigneusement rasée à l'eau boriquée. On le place alors sur une table à bascule, lavée, savonnée, puis l'opérateur pratique avec une lancette flambée de cent cinquante à deux cents incisions de 1 à 3 centimètres de long, sur chacune desquelles sont déposées quelques gouttelettes de vaccin dont la pureté bactériologique a été contrôlée à l'étuve (Chambon). Ce vaccin doit avoir deux mois de date (délai d'épuration). Le 5e et le 6e jour, les pustules parfaitement développées donnent une lymphe abondante (lymphe et sérum). C'est alors qu'on les utilise en les grattant et en mélangeant la pulpe à la glycérine.

Préparation de la pulpe. — Après un décapage de la pustule et de ses croûtes (celles-ci renferment un vaccin très actif), celle-là est saisie à sa base par une pince à clan (pince de Chambon droite ou courbe) qui fait sourdre la lymphe *pure* préférée par quelques médecins. Pour la *défibriner*, il suffit de laisser reposer la lymphe et d'en extraire le caillot fibrineux sur un verre de montre.

La pulpe ainsi grattée jusqu'au derme est recueillie dans un godet métallique, versée en masse dans l'ingénieux appareil de Chalybäus (de Dresde), composé d'un tube creux à spire, dans lequel se meut un mandrin dont la spire en relief triture, broie et liquéfie la pulpe étendue de glycérine. Après la trituration, la pulpe écrasée au mortier d'agate est tamisée, puis mise en tube. La pulpe, mélangée par moitié d'eau filtrée bouillie, et de glycérine chimiquement pure, constitue en dernière analyse un tout parfaitement homogène, sans grumeaux, bouillie grisâtre ou rosée. Les tubes fermés à la lampe ne renferment aucune bulle d'air.

Conservation du vaccin. Son activité. Sa purification. Préparations de choix. — Que devient la pulpe glycérinée? Se conserve-t-elle? S'altère-t-elle? Les faits vont nous répondre. Lorsque en 1884 nous posions la question à notre regretté maître le Dr Blot, ce savant observateur nous affirmait la dégénération rapide du vaccin animal. Depuis lors et par suite de l'introduction de la glycérine (sans doute, milieu de culture et de préservation pour l'agent vaccinal), le virus conserve toute son activité cinq à six mois et plus. C'est ainsi que des tubes de vaccin animal, envoyés au Japon et en Amérique, furent en partie utilisés, en partie retournés et restèrent efficaces [1].

Bien plus, il semblait même que le vaccin se purifiait, que son action se régularisait en vieillissant. Utilisait-on du vaccin frais, les pustules apparaissaient alors, tantôt avortées, tantôt tuméfiées à l'excès.

En présence de ces inégalités, Chambon et Saint-Yves Ménard soupçonnèrent l'existence du *Staphylococcus albus* et *aureus* dans le vaccin frais, constatation contrôlée par le professeur Straus. — Dès lors, ces consciencieux observateurs firent une sélection rigoureuse des vaccinifères, n'empruntèrent de vaccin qu'aux pustules les mieux venues. Le succès répondit à leur attente, mais ne fut complet que lorsque la lymphe eut deux mois de date, délai suffisant pour l'extinction des microbes étrangers au vaccin. — Antérieurement déjà, dans les différents services de clinique du Val-de-Grâce, MM. les professeurs Colin et Vallin avaient reconnu la supériorité de la pulpe vaccinale, 5 à 6 semaines après sa récolte.

[1] Les expériences relatives à la durée de conservation de la pulpe glycérinée sont contradictoires. Pour quelques auteurs, elle perdrait sa virulence au bout de trois mois. Le Dr Coiffier (*Stat. méd. de l'armée franç.*, 1889) aurait eu des succès avec une pulpe glycérinée de 7 mois dans la proportion de 75 pour 100. La poudre vaccinale peut conserver sa virulence 2 à 3 ans (H. Surmont). Le Dr Saint-Yves a réussi en septembre 1895 des inoculations avec du vaccin de génisse conservé en *tube clos stérilisé* depuis le 15 janvier 1893, c'est-à-dire depuis deux ans.

[H. DAUCHEZ.]

Comparées l'une à l'autre, ces diverses préparations de la lymphe vaccinale sont classées comme il suit par Hervieux, suivant leur plus ou moins d'activité. — De beaucoup la moins virulente, la lymphe pure doit son peu d'activité à son mélange avec le sérum sanguin. — Mélangée à la pulpe, la lymphe serait plus active. — La pulpe glycérinée aurait enfin une virulence remarquable, trop active même pour les jeunes bovidés et perdrait sa virulence après 6 ou 8 mois environ (Hervieux, Acad. méd., mai 1894).

En somme, il n'est pas douteux qu'en cas d'affluence, en temps d'épidémie, il ne faille accorder la préférence au vaccin de génisse (200 vaccinations par heure — Vallin, Antony). — L'altération de la lymphe défibrinée serait certaine du 6ᵉ au 7ᵉ mois. — On devra donc toujours inscrire sur le vaccin la date de sa récolte.

Précautions à prendre dans la conservation du vaccin. — Conservé à une température modérée, le vaccin ne s'altère pas. — Au delà de 52 degrés centigrades, ses propriétés s'altèrent. Mais si sa résistance à la chaleur est faible, l'agent vaccinal supporte mieux le froid. — Aussi l'Académie dépose-t-elle ses réserves dans une glacière, pratique abandonnée par MM. Chambon et Saint-Yves Ménard qui pensent que ces changements brusques de température sont susceptibles d'altérer le produit virulent. On pourrait, à l'époque des grandes chaleurs, déposer dans les armoires des boîtes chargées de glace jusqu'à production de températures moyennes.

VACCINATIONS ET REVACCINATIONS

Définition. — Lorsque, pour la première fois, on inocule à un sujet vierge le virus vaccinal, que celui-ci provienne de la génisse ou de l'homme, on pratique la vaccination. Vient-on plus tard à renouveler 7, 8, 10, 15 ou 20 ans plus tard la même inoculation, le sujet est dit revacciné.

Conditions d'âge, de santé; vaccinations avant terme. — Le vaccin peut se développer chez des enfants moribonds. — Maladies intercurrentes (*variole, scarlatine, rougeole*). — On peut poser en principe que l'âge du sujet, que son état de santé, sont absolument secondaires en cas d'épidémie variolique, et, comme l'a dit Husson : « en présence de la réceptivité universelle de l'immense multitude au vaccin, ce serait un crime en cas de danger de pécher par abstention. »

Tout enfant en effet est apte à être vacciné, même avant terme, témoin la statistique de Dubiquet, de Lille (1890), citée par Surmont, qui réussit à inoculer 6 enfants nés à 7 mois et 33 fois sur 35 vaccina avec succès des enfants nés à 7 mois et 1/2 et 8 mois. A la clinique de la Faculté il nous souvient d'avoir vu le professeur Depaul vacciner, en 1879, le jour de leur naissance et sans accidents, les enfants confiés à ses soins. — En 1889, Wolf rapporte (*Virchow's Archiv.*, 1889, n° 2) avoir vacciné 57 enfants âgés de 6 heures à 6 jours, 42 fois avec du vaccin humain, 15 fois avec du vaccin animal. Pas un ne fut réfractaire à la vaccine, *ce qui prouve incidemment l'égale intensité des deux virus.* Sur ces 57 sujets un seul n'eut qu'une pustule. Les autres en portaient quatre, assez petites, sans fièvre, sans accidents. Cet enfant isolé avait été vacciné avec de la lymphe vieille de 158 jours.

L'âge importe donc peu. — Le sexe et la saison sont sans importance.

L'état de santé peut pourtant entrer en ligne de compte. Les eczémateux, les enfants porteurs d'impétigo ou d'ulcérations diathésiques seront vaccinés par une piqûre en temps d'épidémie seulement et pansés par occlusion, bien que la vaccine généralisée puisse encore éclater malgré ces précautions (Besnier).

Nous savons, en outre, que *les maladies intercurrentes* (scarlatine, rougeole) retardent ou suspendent l'évolution de la pustule (Trousseau).

La variole, tant qu'elle n'a pas éclaté, ou si elle éclate en pleine pustulation vaccinale, marche parallèlement et peut emporter le malade comme nous l'avons vu chez M. Bouchut en 1883. Pendant notre Internat à l'hôpital des Enfants, nous avons également observé l'évolution normale du vaccin, sans atténuation, chez des enfants mourant de broncho-pneumonie.

Le professeur Damaschino en profita même pour pratiquer, dans des cas semblables, des recherches nécropsiques relatives à la pustule vaccinale chez de jeunes sujets mourant en période vaccinale.

La vaccination peut donc et doit, puisqu'elle est inoffensive et salutaire, être toujours tentée en temps d'épidémie.

Tables de léthalité antérieures à la vaccination. —Léthalité actuelle. — Aux adversaires de la vaccine, si rares aujourd'hui, on peut répondre en produisant les statistiques de Lotz (Comm. fédér. sanit. de Genève, 1889) : « Avant Jenner, dit cet auteur, la variole tuait à Trieste 14 000 individus par million d'habitants. De 1838 à 1850, c'est-à-dire après la vaccination officielle quoique facultative, la mortalité tombe à 180 par million d'habitants! »

Aujourd'hui, on est en droit d'espérer, en raison des mesures prophylactiques adoptées (revaccinations dans les écoles, les casernes, les hôpitaux, les administrations), voir disparaître la variole de nos grandes villes, sauf en temps de guerre où l'hygiène malheureusement perd ses droits.

Age des revaccinations en France et à l'étranger. — A cet égard, l'âge auquel doivent être prescrites les revaccinations, sans être absolument certain, oscille entre 7 et 10 ans, comme le prouve la statistique du Dr P. Raymond (*Progrès méd.*, 1894) :

De 9 à 10 ans	56 revaccinés	14 succès soit 1/4	ou	25 pour 100
— 8 à 9 —	41 —	10 —	— 1/4 —	25 — 100
— 7 à 8 —	40 —	10 —	— 1/4 —	25 — 100
— 6 à 7 —	15 —	2 —	— 1/7e —	14 — 100 environ.

Personnellement, en 1883, nous n'obtînmes, sur 30 enfants de quatre ans que nous fîmes revacciner dans le service du Dr Labric, à l'hôpital des Enfants, que deux succès dont un douteux.

« En Allemagne, dit M. Hervieux (Acad. de méd., 1892), la première revaccination n'est imposée qu'à 13 ans. » Le même auteur préfère n'attendre que 7 ans, d'accord avec Rilliet, Barthez et Guéniot. Grisolle propose d'attendre 9 ans, Juhel-Renoy, 5 ans. Notre regretté collègue citait, en janvier 1894,

[H. DAUCHEZ.]

l'observation d'un enfant de 6 ans, régulièrement revacciné et succombant à
la variole.

La *revaccination obligatoire* est donc aussi utile que la vaccination.

Contre-indications. — Ma gré les services rendus par la découverte de
Jenner, l'urgence de la vaccination n'est point telle qu'on ne doive y surseoir,
comme nous l'avons dit plus haut, chez les herpétiques, chez les cachectiques,
chez les sujets hémophiliques, de peur de voir surgir la vaccine ulcéreuse.
C'est *surtout en cas d'épidémie d'érysipèle* que l'abstention devient une
règle absolue.

Des revaccinations échelonnées en cas d'insuccès. — Dans quels
délais doit-on revacciner en cas d'insuccès? Pour répondre à cette question,
le Dr Marty rapporte des statistiques fort probantes portant sur 700 cas
environ (*Gaz. des hôp.*, 31 juillet, 1895). De celles-ci, on peut déduire :
1° qu'un insuccès ne démontre jamais qu'un sujet n'est pas réinoculable à
brève échéance, c'est-à-dire 2, 3, 5, 7 semaines (de 3 à 11 mois après une
revaccination infructueuse) ; 2° que le chiffre des succès n'est pas en rapport
avec le temps écoulé depuis la revaccination précédente. Ainsi, 3 semaines
après la revaccination infructueuse de 56 sujets, le Dr Marty obtient une revaccination effective sur 26 sujets de cette même série tandis que 10 mois après
une revaccination infructueuse il échoue 42 fois sur 47 sujets de la même
série. L'auteur conclut donc, avec le professeur Combemale (*Gaz. des hôp.*,
1894), qu'il faut admettre, chez l'enfant, le principe d'une inoculation
annuelle.

Ces conclusions, vraies en théorie, sont-elles applicables en pratique?

Manuel opératoire (*scarification et inoculation*). — Au début de cette
étude, nous avons décrit l'évolution du vaccin. Rappelons maintenant les
divers modes opératoires. Bien que la lancette à saignée puisse suffire à
défaut d'autre, on lui préfère aujourd'hui la lancette cannelée en fer de lance,
vissée sur un tube creux qui permet d'utiliser deux aiguilles, l'une forte,
l'autre fine, et de les introduire dans l'étui après l'opération. On a récemment
proposé le vaccinostyle de Blanzy dû au médecin-major Mareschal, sorte de
plume fine et cannelée, d'une fabrication assez grossière, mais économique.
La lancette triangulaire de Chambon peut servir à la fois au grattage des
pustules de la génisse et à la vaccination. Ces divers instruments permettent
également d'inoculer le vaccin par l'un des deux *procédés classiques usuels*,
la scarification et l'inoculation[1].

A peu près exclusivement employée autrefois, la *scarification* consiste à
faire à chaque bras une série de petites éraflures parallèles les unes aux
autres. Très superficielles, ces scarifications quadrillées ouvrent à l'absorption
de nombreuses voies. Aussi M. Chambon préfère-t-il ne faire qu'une seule
scarification transversale en trois points distants de 5 centimètres et, sur
chaque insertion de 1 centimètre, il verse une gouttelette de vaccin déposée
du tube sur la lancette.

---

[1] Expérimentalement, notre excellent ami le Dr Béclère, médecin des hôpitaux, a réussi à rendre
réfractaires plusieurs sujets en pratiquant une ou plusieurs injections hypodermiques superficielles de
pulpe vaccinale.

Chez l'enfant, ces scarifications multiples pourraient même être l'origine d'accidents par la confluence des pustules, danger plus théorique que réel, inconnu des vaccinateurs des bureaux de bienfaisance qui les pratiquent journellement.

Plus simple encore et tout aussi efficace (Warlomont) est l'introduction du vaccin par piqûre, à 2 ou 3 millimètres de profondeur, sous l'épiderme.

Lorsqu'on doit procéder à l'inoculation, on devra tout d'abord faire déshabiller les deux sujets. Nous ne reviendrons plus sur l'examen préalable du vaccinifère, sinon pour dire que *la lymphe des sujets revaccinés*, étant beaucoup moins active que celle des sujets vaccinés, devra être refusée sauf le cas de nécessité (Bucquoy, Soc. méd. des hop., 1885).

L'enfant à inoculer, couché sur le côté, la tête fixée par la main d'un aide, sera présenté au vaccinateur qui, après avoir excité la peau avec un linge fin jusqu'à rubéfaction et lavé au savon et à l'alcool l'épaule de l'enfant, devra *toujours* passer à l'alcool sa lancette, la flamber et, après avoir tendu la peau près de l'insertion deltoïdienne, déposer en trois points assez distants sur une ligne horizontale (filles) ou suivant une ligne triangulaire le vaccin emprunté au vaccinifère. S'agit-il du vaccin de génisse en tube, on agitera celui-ci pour inoculer le mélange de pulpe glycérinée et non la glycérine neutre qui s'isole de la pulpe, vu sa fluidité.

La pointe de la lancette introduite de champ est retournée dans la plaie pour essuyer les deux faces de la lancette chargée du virus. — A-t-on scarifié? On retournera la lancette sur le quadrillage.

Telle est la *rapidité d'absorption* du vaccin, que, à moins de brûlures profondes, de cautérisation, la vaccination est fatale, sans que l'aspiration d'une ventouse puisse troubler l'évolution du germe vaccinal.

La vaccination pratiquée par une main exercée est souvent si légère, que l'enfant mis au sein ne se réveille ou ne se retourne pas. — Un *pansement sommaire* (baudruche imbibée d'eau boriquée; gaze salolée, ouate salicylée) couvrira pendant 7 à 8 jours les points d'inoculation, quelques bains suffiront à combattre l'inflammation du bras si elle se produit. Grâce à ces précautions on pourra, s'il y a lieu, vacciner de 10 à 20 enfants sur un même enfant, en empruntant le vaccin tantôt à une pustule, tantôt à l'autre.

Ajoutons que le vaccin ne doit fournir ni sang, ni pus, de peur de contamination (syphilis ou septicémie). A l'Académie, où nous suivîmes longtemps le service du Dr Blot, il était d'usage de distinguer les enfants revaccinés des enfants vaccinés en inoculant le vaccin par trois piqûres triangulaires à sommet inférieur.

Contrairement à l'usage courant, le médecin sera sollicité par certaines mères de familles de vacciner les petites filles à la jambe ou à la cuisse, parfois même à titre curatif sur un nævus. Chez les jeunes enfants dont les membres inférieurs sont toujours souillés par les déjections, nous croyons ce procédé inutile et défectueux, l'usage permettant toujours à une jeune fille de découvrir son bras.

Parallèle entre les vaccins jennerien et animal. — Également protectrice, l'immunité conférée par le vaccin, quel que soit le milieu de culture,

[H. DAUCHEZ.]

persiste à peu près également, bien que les statistiques de Bordesen, de Copenhague (*Transac.* Soc.- méd. de Copenhague, 1894), démontrent la *presque infaillibilité* de la vaccine animale. « A l'établissement Royal de Copenhague, dit cet auteur, sur 1221 enfants vaccinés avec la lymphe animale, les résultats ont été positifs chez 99,84 pour 100. — Et 95,9 pour 100 des piqûres ont donné des résultats. Sur 24 335 vaccinations faites en 1893 par des médecins de la ville, le résultat fut positif chez 95 pour 100. »

Propagation et progrès de la vaccination. — Si maintenant, jetant un coup d'œil rétrospectif sur les progrès faits en France en faveur de la diffusion de la vaccine, nous comparons les progrès réalisés depuis 1889 par le service de la vaccine, nous voyons la proportion des envois de vaccin s'accroître comme il suit (*Bull. de l'Acad.*, Dr Hervieux, 1892):

En 1889	1 génisse par semaine, fournit en un an	5 766 tubes de vaccin
— 1890	2 — — fournissent —	14 811 —
— 1891	3 — — — —	20 525 —
— 1892	5 — — — —	26 423 —

Applications de la vaccination à la cure du nævus. — Très anciennement connue, la vaccination appliquée à la cure du nævus devra pour réussir être appliquée très méthodiquement comme il suit sur l'enfant non encore vacciné. A la surface du nævus, on pratiquera de 100 à 250 mouchetures très fines et superficielles avec la lancette armée de vaccin. Ces mouchetures devront être semées au centre et à la circonférence de la tumeur. Chaque groupe doit être relié au groupe voisin par contact d'un de ses bords comme l'essieu, les rayons et le cercle d'une roue. *Le 5ᵉ jour, si le vaccin n'a pas levé sur tout le champ opératoire*, on réinoculera les points mal ensemencés. Après la chute des croûtes, la plaie doit être pansée comme une plaie simple et guérir par bourgeonnement.

Vaccination municipale, prophylactique, à domicile. — Bien qu'en France la vaccine obligatoire n'ait point encore été imposée, la ville de Paris, soucieuse de préserver les quartiers infectés par la variole, a organisé, depuis deux ans, un service municipal de vaccine à domicile. — Dès que la variole est signalée au Bureau d'hygiène du Dr Martin siégeant à l'Hôtel de Ville, un avis est aussitôt apposé sur la maison contaminée pour prévenir tous les intéressés (locataires et voisins) du jour où seront gratuitement vaccinés tous les habitants du quartier. La même feuille porte au revers les jours et heures des revaccinations gratuites dans les mairies, pour les ouvriers absents à cette heure. Grâce à cette mesure, l'épidémie de 1893 fut réduite, éteinte en moins de 5 mois.

Vaccine obligatoire. — **Statistiques comparatives en Allemagne, en Angleterre, en France, en Autriche et en Italie.** — Et maintenant devra-t-on maintenir facultative la vaccination en France? en Algérie surtout où la variolisation est seule acceptée des indigènes en vertu de préjugés religieux? Un individu a-t-il le droit de risquer sa vie par caprice, par ignorance ou par paresse? Des parents seront-ils libres de contaminer de malheureux enfants, victimes de leur négligence?

Les faits sont là pour nous répondre.

En Angleterre, la vaccination a passé par trois phases : 1° de 1847 à 1853, vaccination facultative; 2° de 1854 à 1871, vaccination obligatoire; 3° de 1871 à 1880, vaccination obligatoire avec sanction pénale. — Depuis cette seconde période, la diminution dans la mortalité a été immense, surtout parmi les enfants au-dessous de 10 ans (Playfair). On a, en outre, constaté qu'entre la première et la troisième période, la mortalité par variole chez les personnes de tout âge était tombée de 100 à 51 et chez les enfants au-dessous de 5 ans de 100 à 20. — En 1879, 10504 facteurs de la poste ont été revaccinés (on revaccinait tous ceux qui ne l'avaient pas été 7 ans auparavant) et pendant 10 ans (de 1870 à 1880) il n'y eut pas un seul décès par variole parmi ces employés (*Gaz. hebdom.*, 6 juillet 1883).

Remarquons néanmoins que depuis 1891 à 1894 la variole a repris ses droits en Angleterre, parce que le service des vaccinations est paralysé par la ligue antivaccinale.

En France, rappelle Surmont dans son remarquable article (*Traité de médecine et thérapeutique*, 1895, art. VACCINE, p. 220), où les vaccinations ne sont pas obligatoires en dehors de l'armée, le chiffre des décès est 56 fois plus élevé qu'en Allemagne; il l'est 60 fois plus en Autriche (prof. Arnould), 97 fois plus en Italie que dans les pays d'Outre-Rhin. A défaut de la vaccination obligatoire, quelles mesures propose-t-on pour prévenir les épidémies varioliques? Suivant le professeur Lefort (1891), l'isolement et la désinfection suffiraient à l'extinction de la variole. — Une loi les imposant l'une et l'autre respecterait-elle donc mieux la liberté individuelle? Nous ne le pensons pas. En effet, de deux choses l'une : ou elle la violerait, ou, comme l'expérience le prouve aujourd'hui, cette loi, comme la loi relative aux déclarations obligatoires, tomberait vite en désuétude. — Sans doute, la création d'un hôpital d'isolement pour varioleux a fait tomber à Paris la mortalité de 55 pour 100 000 habitants à 5 pour 100 000 habitants, mais cette création déciderait-elle le malade à quitter ses proches, à mourir loin d'eux? Les hôpitaux de varioleux ne seront-ils pas de nouveaux foyers? L'isolement et la désinfection, par qui et comment s'exécuteront-ils dans les campagnes, si surtout l'épidémie devient intense? Pourra-t-on empêcher les malades en incubation d'aller propager la variole dans un centre jusque-là indemne? L'épidémie de Bruxelles (1891) éclata nonobstant les mesures les plus rigoureuses d'isolement et de désinfection (*Journal des sc. médic. de Lille*, Dr Dervile, 20 mars 1891). — Reste donc la vaccination en masse, qui, pratiquée dans un douar algérien ravagé par une épidémie de variole (1891), fit cesser l'épidémie. Le feu cessa faute d'aliments (Prengrueber). — En résumé, la *vaccination et la revaccination obligatoires* soulèvent infiniment moins de difficultés que l'isolement et la désinfection obligatoires. Elles sont *applicables partout*, essentiellement *économiques* et *pratiques* et rendront de moins en moins nécessaires les mesures d'hygiène publique, louables en elles-mêmes, mais toujours insuffisantes.

N'est-il pas permis de souhaiter, en raison de ces considérations, que la liberté individuelle, souvent si inconsciente ou si mal éclairée, soit moins respectée en France pour le plus grand profit de la Société en général?

[H. DAUCHEZ.]

VI

VARICELLE

PAR LE Dr J. COMBY

La varicelle, dite encore *vérolette*, *petite vérole volante*, porte en Angleterre le nom de *chicken-pox*, et parfois de *swine-pox*. C'est une fièvre éruptive, contagieuse et spécifique. Longtemps confondue avec la variole, à cause de certaines analogies éruptives, elle en diffère radicalement.

Barthez et Rilliet, Bazin, Hébra le père, ont en vain décrit la varicelle comme une expression atténuée de la variole; plus récemment Talamon (*Médecine moderne*, 1894) a pu plaider éloquemment, mais sans preuve, contre l'autonomie de la varicelle. Cette autonomie avait déjà triomphé avec Trousseau qui, au nom de l'observation clinique, l'avait défendue par des arguments sans réplique. Que voyons-nous en effet? La varicelle ne confère pas l'immunité à l'égard de la variole, et *vice versâ*. On rencontre des enfants atteints, à peu d'intervalle ou même simultanément, des deux formes éruptives. J'ai vu, pour ma part, en 1885, au pavillon des varioleux de l'hôpital Saint-Louis, dont j'avais la charge, une mère et son nourrisson admis par mégarde comme varioleux dans les salles communes réservées à ce genre de malades. En réalité, ils étaient atteints tous les deux, la suite ne l'a que trop prouvé, de varicelle. Tous les deux, après la guérison de cette maladie, contractèrent la variole, dont l'enfant, qui n'avait pas encore été vacciné, mourut. Des faits analogues ont été publiés par d'autres médecins, et notamment par mon collègue Œttinguer (*Semaine médicale*, 1894).

Enfin la vaccine, qui préserve de la variole, n'a pas le même effet préventif contre la varicelle, de même que cette dernière ne prévient pas les effets de l'inoculation vaccinale. Donc la cause est entendue, et cette fièvre éruptive, la varicelle, n'a pas plus de parenté avec la variole qu'avec la vaccine. On objectera l'absence de preuves bactériologiques et expérimentales; sans doute les microcoques rencontrés dans les vésicules de la varicelle comme dans les pustules de la variole et de la vaccine, n'ont pas encore affirmé leur spécificité; ni les cultures, ni les inoculations aux animaux n'ont un caractère assez positif pour trancher la question sur le terrain du laboratoire; mais cette question, elle est tranchée, depuis longtemps, pour les cliniciens; les faits ont parlé assez clairement pour lever tous les doutes.

Étiologie. — La varicelle est une maladie du jeune âge; elle est incomparablement plus fréquente chez les enfants que chez les adultes; cependant on peut l'observer aussi chez ces derniers, quand ils ont été en contact avec des enfants qui en étaient atteints.

Rare chez les nouveau-nés et les nourrissons, qui présentent peut-être une réceptivité moins grande, s'ils ne sont pas protégés par l'isolement rela-

tif de leur genre de vie, la varicelle se rencontre surtout dans la seconde
enfance, entre 2 et 7 ans. Elle sévit souvent, dans les collectivités d'enfants (crèches, asiles, écoles, hôpitaux), sous forme épidémique; c'est une
des maladies les plus communes. Elle est extrêmement contagieuse; le
contact direct, le transport par les objets, peut-être par l'air à une courte
distance, servent à sa diffusion. La contagion est surtout à craindre au
début, pendant les premiers jours de l'éruption; il n'est pas certain que le
germe reste vivace dans les croûtes et les poussières de la période de dessiccation. Quoi qu'il en soit, ce germe semble posséder une vitalité très faible,
en dehors de l'organisme humain, et la transmission médiate ne joue qu'un
rôle effacé dans sa multiplication.

Si la contagiosité de la varicelle n'est pas douteuse, son inoculabilité
l'est encore malgré les recherches de Steiner et de d'Heilly. D'Heilly (*Soc.
méd. des hôp.*, 1885), ayant inoculé plusieurs enfants de son service hospitalier, n'a pu obtenir que 5 résultats sur 10 opérations. Et encore peut-on
lui objecter que ses inoculés vivaient dans le même milieu que les *vari-
cellifères*, et qu'ils ont pu être contagionnés par eux suivant le mode habituel (contact direct, atmosphère, etc.).

Ce qui rend encore plus incertains les résultats de d'Heilly, c'est l'inégalité flagrante et excessive observée dans les incubations. Pour Steiner,
la durée de l'incubation chez les inoculés serait de 8 jours; pour d'Heilly, elle
varierait entre 5 et 17 jours, ce qui est absolument inadmissible. En effet,
les fièvres éruptives, qu'on a pu inoculer jusqu'à ce jour avec succès (variole,
vaccine), ont une incubation toujours identique, et généralement plus courte
que celle de la maladie transmise par contagion. La varicelle ne doit pas
faire exception. D'autre part, l'incubation de la varicelle est de 14 jours,
quand elle est contractée par contagion; elle ne saurait être plus longue
quand l'inoculation lui a donné naissance. Ces extrèmes de 5 et 17 jours
observés par d'Heilly sont précisément de nature à nous faire douter du succès de ses tentatives d'inoculation. Cependant, malgré ces desiderata, rien
n'empêche d'admettre l'inoculabilité de la varicelle; il serait même étonnant
qu'elle n'existât pas. Mais la preuve est difficile à fournir, non pas tant à
cause de la technique à suivre, que de la responsabilité à encourir quand on
opère *in animâ nobili*.

La varicelle, comme les autres fièvres éruptives, est incapable de récidive, ou du moins ses récidives sont exceptionnelles. Pour ma part je n'en
ai point observé; Trousseau, Guersant, Gerhardt en ont parlé. Mon collègue
Netter (*Soc. méd. des hôp.*, 1891) a vu une fois la récidive de la varicelle.
Les auteurs classiques sont presque tous muets sur ce point, qui d'ailleurs
intéresse plus la doctrine que la pratique. Si je n'ai pas noté de récidive, au
sens propre du mot, j'ai vu, en mai 1896, une *varicelle à rechute* chez une
fillette de 5 ans et demi. Cette enfant venait d'avoir, un mois auparavant,
une éruption de varicelle ayant duré dix jours. Quinze jours après la dessiccation, nouvelles poussées de vésicules pendant quatre ou cinq jours.

Symptômes. — On distingue, dans la varicelle, comme dans les autres
fièvres éruptives, quatre phases principales, quatre étapes distinctes, qui

[J. COMBY.]

jalonnent d'une façon presque mathématique la route suivie par la maladie. Ce sont l'*incubation*, l'*invasion*, l'*éruption*, la *dessiccation*.

Incubation. — L'incubation est la période qui sépare l'entrée du germe dans l'organisme de la manifestation de ses effets. Pendant cette période, souvent la plus longue, l'enfant n'est pas malade, il sert uniquement de terrain de culture au germe qui a été déposé en lui, et nous ne pouvons mesurer la durée de cette phase incubatrice qu'en étudiant de très près la chronologie des faits. Or il résulte d'observations prises avec le plus grand soin par Talamon, et vérifiées ensuite par d'autres observateurs, que la varicelle a, comme les autres fièvres éruptives (variole, vaccine, rougeole), une incubation fixe qu'on peut évaluer à 14 jours. Deux semaines exactement séparent le moment du contact du jour de l'invasion. Déjà Gerhardt avait évalué à 14 ou 15 jours l'incubation de la varicelle.

Il faut accepter cette donnée, pour comprendre les allures et les modes de propagation de certaines épidémies. Au point de vue pratique, si l'incubation ne compte pas pour le médecin traitant qui ne voit l'enfant qu'après l'invasion, elle intéresse l'hygiéniste qui pourra demander 15 jours d'isolement et d'observation pour les enfants ayant été en contact avec des varicelleux. Mais cela est affaire de prophylaxie.

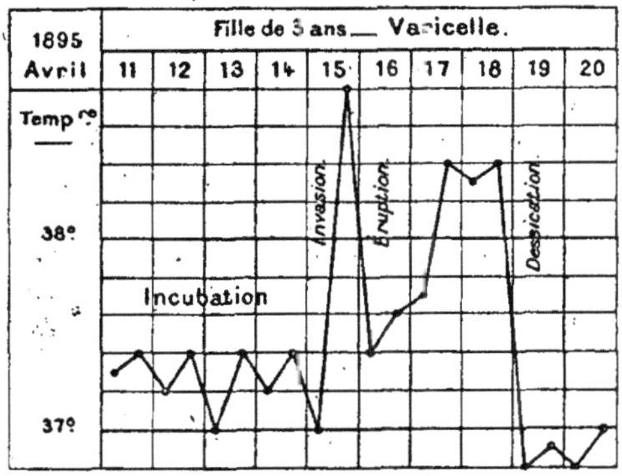

Voici une courbe montrant que l'incubation est silencieuse et apyrétique :

1895 Avril	11	12	13	14	15	16	17	18	19	20

Invasion. — L'invasion de la varicelle est plus courte et moins bruyante que celle de la variole. Elle dure un jour, deux jours, rarement plus ; elle est parfois si courte qu'elle passe inaperçue, l'éruption marquant le début du mal. On voit ainsi des enfants qui, sans avoir garlé le lit, continuent à sortir, à fréquenter l'école, avec des vésicules déjà typiques.

A côté de ces invasions insidieuses et bénignes, il y a des invasions bruyantes et sévères : la fièvre monte à 39, 40 degrés et davantage, l'enfant est agité, accuse des douleurs de tête, de la rachialgie, de la courbature, il présente des vomissements, plus rarement des convulsions. Il semble qu'il va être la proie d'une dangereuse maladie. Mais l'intensité des premiers symptômes ne se maintient pas et une détente se manifeste en même temps que s'annonce l'éruption.

Ordinairement l'invasion est silencieuse comme l'incubation et la température ne s'élève que pendant l'éruption ; l'hyperthermie peut exister, mais elle est éphémère, comme on le voit dans les courbes suivantes (p. 257).

Quand l'invasion est bruyante, on peut penser à la variole, surtout si l'enfant n'a pas été vacciné ; on devrait y penser encore si l'on voyait apparaître ces *rash* scarlatiniformes ou *morbilliformes* observés une dizaine de

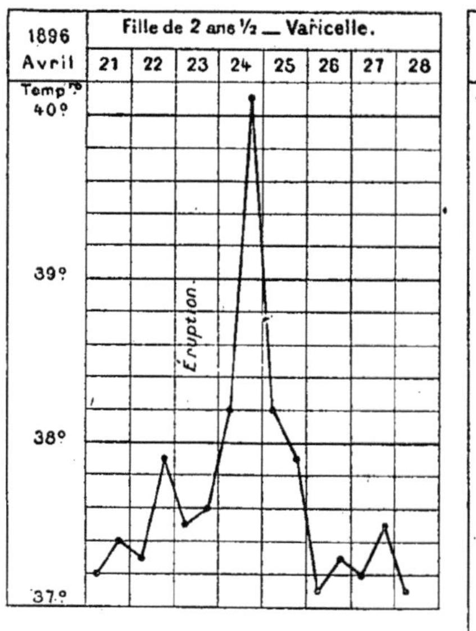

fois par différents auteurs, avant ou pendant la sortie des vésicules (Demme, Galliard, Chauffard, Gillet, etc.).

Les rash de la varicelle peuvent précéder les poussées vésiculeuses ou leur succéder. Demme a vu un rash scarlatiniforme annoncer trois poussées chez le même malade; chez le malade de Galliard, le rash termina la poussée; chez celui de Gillet, il était interposé entre deux poussées.

Avec le rash, la fièvre se rallume, mais à titre éphémère, et le cours régulier de la maladie se poursuit. Voici la courbe d'une varicelle accompagnée de rash scarlatiniforme éphémère (48 heures de durée) au second jour de l'éruption :

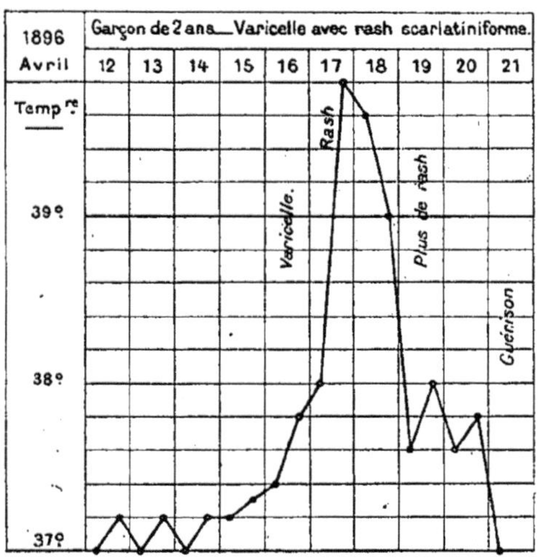

Éruption. — La caractéristique de la varicelle, il faut bien le dire, est dans l'éruption, qu'il faut étudier avec soin, pour éviter des erreurs fâcheuses pour les malades, humiliantes pour les médecins.

L'éruption débute indifféremment par la tête, le tronc ou les membres; rien de régulier ni de hiérarchique comme dans les autres fièvres éruptives, variole, rougeole, etc., où les éléments semblent procéder de haut en bas. L'élément éruptif, l'exanthème, est constitué par une vésicule ou mieux une bulle dont les dimensions sont variables. Les bulles, tantôt grosses comme des graines de chènevis, ou des petits pois, tantôt aussi volumineuses que de petits raisins, sont ovalaires, ou hémisphériques. Elles sont semées comme au hasard, sur les différentes parties du corps, sur le tronc, sur les membres, sur le visage, sur le cuir chevelu. Rarement cohérentes, elles sont d'ordinaire en petit nombre, laissant entre elles de grands espaces de peau saine. On les voit plus abondantes, presque confluentes, dans les points qui sont le siège de quelque irritation ou de quelque pression prolongée. Chez un enfant auquel on avait fait des badigeonnages iodés, Galliard a vu les vésicules germer en masse sur les points irrités, alors qu'elles étaient discrètes ailleurs.

Quand on a pu suivre l'éruption dès le début, on voit que les vésicules sont précédées par des macules rouges ou rosées, taches érythémateuses bientôt surmontées de bulles pleines d'un liquide clair et transparent comme l'eau de roche. Ce liquide est contenu dans les lacunes de la couche la plus superficielle de l'épiderme. Dès le second jour, la vésicule se trouble et devient une pustule qui se dessèche rapidement. Quelques bulles sont nettement ombiliquées, comme dans la variole.

Dans les points où l'épiderme est très épais, comme la paume des mains ou la plante des pieds, les vésicules sont plates, larges, et souvent douloureuses, à cause du peu d'élasticité de la couche cornée qui les enserre. La base des vésicules est variable suivant les cas et chez le même malade; tantôt elle est rosée, mais non saillante; tantôt elle est soulevée comme une papule; tantôt elle manque, et les vésicules simulent des gouttes de rosée semées sur la peau intacte. Même inégalité, même inconstance quant au volume et à la forme des vésicules; il y en a de petites (miliaires), de moyennes, de grosses (bulles pemphigoïdes, varicelle bulleuse). Il en est d'oblongues à côté d'hémisphériques, etc.

Les démangeaisons, d'ordinaire modérées, sont parfois atroces, surtout au cuir chevelu où la structure de la peau et la présence des cheveux se prêtent peu à la vésiculation simple; il en résulte des grattages énergiques qu'il faut savoir prévenir.

L'éruption procède par poussées successives, c'est là un de ses caractères; le premier jour, on pourra compter quelques ments dissélééminés en très petit nombre et annoncer une forme discrète de la maladie; mais tout n'est pas fini; le lendemain d'autres éléments sont venus s'ajouter aux précédents; le surlendemain il y en a encore de nouveaux, et ainsi de suite; ces poussées successives, accompagnées chacune d'une reprise de la fièvre, peuvent prolonger l'éruption jusqu'au 10ᵉ, 15ᵉ, 20ᵉ jour et davantage. En général, la phase éruptive ne dure pas plus de 8 jours.

Voici une courbe de varicelle avec sept poussées successives, invasion silencieuse, fièvre modérée :

Mais, quelle que soit la durée de l'éruption, quel que soit le nombre des poussées vésiculeuses, la varicelle n'en est pas moins reconnaissable à la

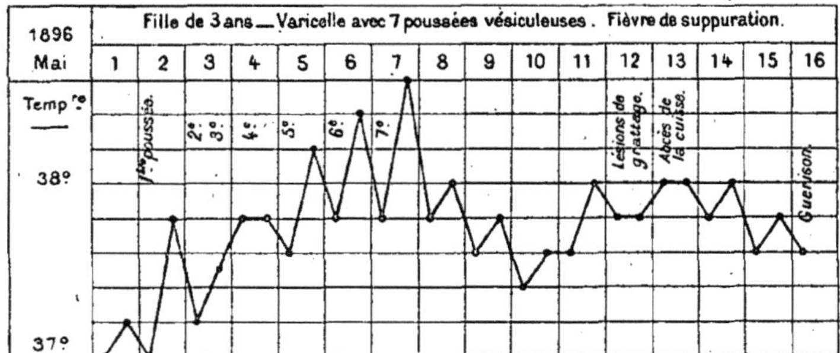

forme même et à la dissémination de ces éléments cristallins éphémères qu'aucune autre fièvre éruptive ne donne aussi parfaitement.

L'exanthème n'est pas tout; les muqueuses des organes des sens et des premières voies sont souvent atteintes par les éléments éruptifs, et l'*énanthème* de la varicelle mérite plus qu'une mention. Dès le premier jour de l'éruption et parfois même avant l'exanthème, la muqueuse bucco-pharyngée peut être prise; les enfants ont les gencives tuméfiées, la langue épaisse et saburrale, les joues gonflées, la gorge sensible; ils présentent de la salivation. Un examen attentif montre alors des vésicules arrondies et superficielles occupant le voile du palais, la face interne des joues, la langue, les gencives, la face muqueuse des lèvres. La vésiculation est si éphémère sur une muqueuse sans cesse humectée par la salive, qu'on ne peut généralement pas la saisir; mais on voit à sa place de petites érosions arrondies, blanc jaunâtre, limitées par une collerette rose; il n'en faut pas davantage pour reconnaître la localisation de la varicelle sur la muqueuse de la bouche.

L'énanthème bucco-pharyngé est en général très discret et passe souvent inaperçu. Mais quelquefois, j'en ai rapporté des exemples, il détermine une réaction vive, une inflammation, une stomatite, qui prend la première place sur la scène morbide. C'est la *stomatite varicelleuse*, sur laquelle j'ai appelé l'attention (*Progrès médical*, 1884). Les enfants qui en sont atteints perdent l'appétit et éprouvent une véritable gêne pour mastiquer et déglutir les aliments. Mais ces phénomènes sont peu durables, et ne retardent pas la guérison.

J'ai vu aussi la varicelle atteindre les paupières, sur leur bord libre, sur leur face interne, la conjonctive bulbaire, et même la cornée, déterminant alors une variété de conjonctivite et de kératite varicelleuse qui peut avoir sa gravité et laisser à sa suite une taie indélébile.

Les vésicules de la varicelle peuvent envahir encore les narines, le conduit auditif externe; on les a vues au prépuce, à la vulve, et j'ai signalé plusieurs cas de vulvite varicelleuse, avec suintement muco-purulent plus ou moins abondant. Une localisation plus grave, et sans doute tout à fait exceptionnelle, est celle que M. Boucheron a indiquée dans sa thèse (Paris, 1893):

[J. COMBY.]

laryngite varicelleuse avec spasme de la glotte mortel. Plus récemment MM. Marfan et Hallé ont rapporté deux observations qui tendent à établir la possibilité d'un énanthème laryngé de la varicelle (*Revue mensuelle des maladies de l'enfance*, janvier 1896).

Dans le premier cas, il s'agissait d'un petit garçon de 5 ans reçu au pavillon de la diphtérie comme atteint de croup. Il avait, en effet, la toux et la voix rauques, du tirage, sans fausses membranes dans la gorge. La culture des mucosités de l'arrière-gorge ne donne pas de diphtérie. Au troisième jour, on est obligé de pratiquer la trachéotomie; cependant des vésicules de varicelle sont apparues; le frère du petit malade a d'ailleurs en même temps une varicelle typique; guérison. Dans ce cas, le spasme laryngé a précédé l'éruption et marqué l'invasion de la fièvre éruptive.

Dans le second cas, il s'agit d'un petit garçon de 9 mois, entré au pavillon de la diphtérie pour des symptômes de croup, sans fausses membranes dans la gorge; les cultures sont négatives. Cependant le tirage est très marqué et l'on constate une éruption varicelleuse sur le visage, le cuir chevelu, le tronc. Une broncho-pneumonie se déclare et l'enfant succombe, 7 jours après son entrée à l'hôpital. L'autopsie montre, outre des noyaux de broncho-pneumonie disséminés, une petite ulcération arrondie, de la grandeur d'une lentille, occupant la partie postérieure de la corde vocale inférieure droite, juste au niveau de l'orifice glottique. Et les auteurs en concluent que l'éruption de la varicelle peut se développer sur la muqueuse du larynx, qu'elle est précoce, qu'elle se traduit par de petites ulcérations circulaires occupant les cordes vocales inférieures. Tantôt la varicelle du larynx détermine une sténose permanente simulant le croup, tantôt elle se traduit par des accès de spasme glottique. Mais ces localisations sont infiniment rares.

Dessiccation. — Rien de fixe dans la marche de la dessiccation; chaque poussée vésiculeuse, et nous avons vu qu'il peut y en avoir plusieurs et parfois un très grand nombre, entre en dessiccation pour son propre compte et sans attendre ses voisines. Les éléments vésiculeux ou bulleux sont très éphémères, et la dessiccation est déjà manifeste vers le deuxième jour de l'éruption. Le liquide clair du début s'est troublé, l'épiderme s'est affaissé, et le tout forme bientôt une croûte gris noirâtre qui tombera au bout de 7 à 8 jours. Parfois même la croûte ne se forme pas, la vésicule se flétrit par une sorte d'évaporation de son contenu, laissant à peine une squame pour témoigner de sa présence.

Il n'y a pas de phase suppurative proprement dite, comme dans la variole, et la dessiccation se fait sans aucun incident, sans fièvre, sans affaiblissement du malade; une chose est à retenir seulement, c'est que l'enfant présente simultanément sur son corps des éléments à divers degrés d'évolution; des macules qui seront bientôt surmontées de bulles, des bulles en pleine efflorescence, des vésico-pustules, des croûtes desséchées, et même des surfaces pigmentées et des cicatrices ayant succédé à la chute des croûtes des éléments de la première heure.

La pigmentation des taches est peu durable en général, sauf certaines prédispositions individuelles (peaux brunes, pigmentées, etc.). Quant aux cicatrices, elles ne sont permanentes que dans les cas où les enfants, par des grattages intempestifs, ont déterminé la suppuration du derme. On pourra avoir alors une ébauche de *fièvre de suppuration*, comme cela est indiqué dans la courbe précédente.

On peut être marqué, à la suite de la varicelle comme à la suite de la variole; mais les stigmates sont inconstants, très discrets, et peuvent être prévenus.

Complications. — Très simple et très bénigne dans l'immense majorité des cas, la varicelle peut être aggravée par quelques complications. Ces complications sont locales ou générales; locales, elles affectent la peau, les surfaces envahies par l'éruption; générales, elles sont l'expression d'une virulence plus grande du germe morbide, d'une association infectieuse, d'un affaiblissement préexistant de l'organisme et peuvent atteindre les viscères (cœur, rein, etc.). Les enfants vigoureux et bien portants ont peu à redouter de la varicelle; les sujets délicats, cachectiques, épuisés par une autre maladie, peuvent succomber à des complications ou à des infections secondaires.

Parmi les complications que nous devons redouter avant tout, dans le milieu hospitalier, je citerai les gangrènes disséminées et multiples de la peau; on voit des vésicules, en plus ou moins grand nombre, au lieu de se dessécher, s'agrandir, se creuser, prendre la forme térébrante et l'aspect livide du sphacèle; en même temps la fièvre se rallume, l'amaigrissement fait des progrès, la cachexie se précipite. Tel est le plus haut degré de l'infection secondaire des vésicules; plus bas nous trouvons la lymphangite, l'érysipèle, le phlegmon et l'abcès local, les furoncles et l'anthrax, qui pourront être le résultat de grattages malheureux, et qui témoignent de l'invasion cutanée, par les vésicules, de streptocoques ou staphylocoques plus ou moins virulents. Nous trouvons dans la thèse du D' Hulot sur les *Infections d'origine cutanée* (Paris, 1895), un cas de varicelle chez un enfant de 27 mois compliquée d'infection à staphylocoque (peau criblée d'abcès dermiques et sous-dermiques, foyers de broncho-pneumonie et d'empyème; staphylocoques blancs dans le sang et les viscères).

On a signalé aussi la transformation hémorragique des vésicules, qui pourrait s'accompagner d'épistaxis, d'hématurie, etc. Cette forme hémorragique de la varicelle est très rare dans notre pays. Cependant j'ai eu l'occasion de voir, avec le D' Marenger (de Paris), un très beau cas de *varicelle bulleuse et hémorragique* chez une fillette de 8 ans (mars 1896). Cette enfant, dont le père est diabétique et dont la mère est morte tuberculeuse, avait présenté, le 25 février, une éruption typique de varicelle; le 29 février, cinquième jour de l'éruption, elle est prise d'épistaxis, d'abattement, et de larges phlyctènes se montrent autour de certaines vésicules en dessiccation. L'état général est mauvais, il y a de l'abattement et des vomissements. Le 1er mars, je vois la malade avec le D' Marenger et je constate les phénomènes suivants : çà et là, sur la face, sur le tronc, sur les membres, vésicules discrètes et de volume moyen, les unes en voie de dessiccation, les autres croûteuses. Autour de quelques-unes des vésicules les plus anciennes,

[J. COMBY.]

larges phlyctènes pemphigoïdes, les unes pleines de liquide citrin, les autres troubles et affaissées. L'une d'elles, très large, siégeait derrière l'oreille droite; elle avait été percée et pansée comme une brûlure. Outre ces phlyctènes, il existait, en plusieurs points du corps, des mouchetures purpuriques, et des vésicules hémorragiques. Au milieu de la fosse iliaque droite l'enfant accusait de la douleur; la pression révélait une certaine tension de la peau et on constatait une ecchymose diffuse, révélatrice d'une hémorragie sous-cutanée. Nouvelle épistaxis, vomissements de sang dégluti.

En somme, varicelle compliquée de bulles pemphigoïdes, de pétéchies, d'hémorragies autour des vésicules anciennes, d'hémorragies sous-cutanées, d'épistaxis. Traitement par le perchlorure de fer à l'intérieur (20 gouttes), le champagne frappé, le poudrage antiseptique des parties malades. L'enfant a succombé le 7e jour de la maladie.

L'évolution de la varicelle peut être modifiée par l'intervention d'une autre fièvre éruptive. J'ai vu, chez un jeune enfant, l'intervention d'une rougeole amener pour ainsi dire la suspension de l'éruption varicelleuse, la retarder, accroître sa durée dans des proportions inusitées. Cette action d'arrêt ne fut d'ailleurs pas nuisible au malade. Dans d'autres observations, on a pu voir la rougeole déterminer la gangrène des vésicules (Poullain, Thèse de Paris, 1894). Si la rougeole est terminée quand les vésicules se montrent, la varicelle, comme on le voit dans la courbe suivante, n'est pas modifiée :

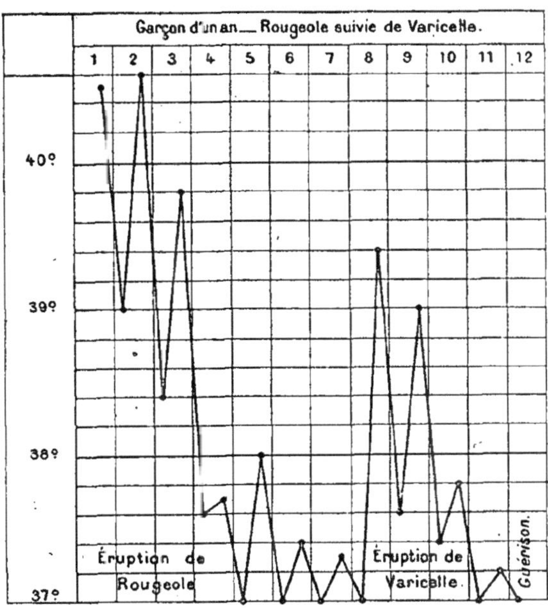

Les septicémies les plus graves peuvent avoir leur point de départ dans les vésicules de la varicelle; quelques observations d'arthrites, de pseudo-rhumatisme, à la suite de la varicelle, avaient été rapportées par Perret, Bokaï, Charrin (Thèse de Lyon, 1889); mais aucune n'a présenté le caractère de gravité de celle que M. Braquehaye a publiée (*Gaz. hebdomadaire*, 1894) : fillette de 3 ans qui, à la suite d'une varicelle, a présenté des arthrites suppurées, une endocardite végétante, etc. L'examen bactériologique a montré qu'il s'agissait d'une infection à streptocoque.

Du côté du système nerveux, on a noté des complications tout aussi rares, mais non moins curieuses. W. Gay (*Brit. med. Journal*, 1894) a vu un enfant de 2 ans 1/2 présenter, à la période de dessiccation de la varicelle, une paralysie notable des membres inférieurs, avec abolition de la sensibilité et des réflexes, intégrité de la vessie et du rectum; la guérison fut obtenue en trois semaines. De cette polynévrite à forme paraplégique, on peut rapprocher la monoplégie brachiale observée par Marfan.

Mais la complication la plus intéressante, à cause des travaux dont elle a été l'objet et de sa fréquence relative, est la *néphrite varicelleuse*. C'est à Henoch (*Berl. klin. Woch.*, 1884, n° 2) qu'on doit la première mention de cette néphrite, dont il avait vu quatre cas, entre 2 et 10 ans, avec 3 guérisons et 1 décès (fillette de 2 ans, syphilitique). Après lui Rachel, Soudeikine, Hoffmann, Hogyes, Oppenheim, Unger, en ont publié des exemples.

L'examen méthodique des urines fait par Unger chez tous les varicelleux lui a montré sept fois la présence de l'albumine. C'est vers la fin de l'éruption qu'apparaissent les symptômes de la néphrite (du 8e au 20e jour) : anasarque, hématurie, oligurie, albuminurie, cylindres dans les sédiments urinaires, etc. La guérison de la néphrite varicelleuse est la règle, et la mortalité est exceptionnelle.

Voici le résumé d'une observation publiée par Cassel dans le *Deut. med. Woch.* (10 août 1893) : une fillette de 4 ans est atteinte de varicelle, sans avoir eu auparavant la moindre maladie infectieuse. A la fin de la 2e semaine apparaissent les signes suivants : œdème de la face, urines rouges contenant du sang et de l'albumine, constipation, anorexie, 39 degrés de température; pendant six jours la néphrite persiste, puis va en s'atténuant pour disparaître en quinze jours; guérison complète.

Dans les cas terminés par la mort (2 ou 3 tout au plus) on a trouvé les lésions de la néphrite parenchymateuse et l'on a pu comparer la néphrite varicelleuse à la néphrite scarlatineuse.

Pronostic. — Malgré les complications quelque peu effrayantes dont j'ai été amené à parler, le pronostic de la varicelle est en général d'une bénignité absolue. Les enfants sont à peine arrêtés par cette petite fièvre éruptive, et la guérison ne se fait pas attendre; seuls les enfants très jeunes, ou cachectiques, ou exposés à des infections secondaires (milieu hospitalier), courent des dangers. La varicelle simple guérit toujours, la varicelle compliquée peut entraîner la mort; le pronostic est donc lié aux complications de la maladie. C'est ainsi que l'existence de l'anasarque, de l'hématurie, de l'albuminurie, doit inspirer de sérieuses craintes; de même la gangrène des pustules, l'érysipèle, les arthrites infectieuses, etc. On doit distinguer, au point

[J. COMBY.]

de vue du pronostic, les arthropathies simples (rhumatisme varicelleux) des arthrites suppurées qui seules offrent du danger.

Quand elle évolue simplement, la varicelle ne laisse jamais de traces, elle ne marque pas le visage, elle ne défigure pas les enfants. Si les vésicules ont été excoriées et enflammées par des grattages maladroits, elles peuvent laisser des cicatrices indélébiles. Certaines localisations de l'éruption sont fâcheuses pour le pronostic; ce sont surtout les localisations oculaires, la kératite varicelleuse, quand elle aboutit à des taies désobligeantes ou nuisibles à la fonction visuelle.

Diagnostic — Le diagnostic de la varicelle, facile dans la plupart des cas, est quelquefois très délicat; et comme il est important qu'il soit fait, nous allons y insister. Avant tout, il faut savoir distinguer la varicelle de la variole, même dans ses formes les plus atténuées (variole discrète, varioloïde, etc.). Or rien de commun entre les bulles de la varicelle et les pustules de la variole.

Laissons de côté l'incubation, l'invasion, qui peuvent prêter à la controverse; tenons-nous-en à l'élément éruptif. A lui seul il permet de se faire un jugement. La variole s'annonce par des papules acuminées à base rouge et indurée, qui se terminent par des pustules arrondies, pleines ou ombiliquées, ressemblant aux pustules d'acné, ou au *molluscum contagiosum*. La varicelle a pour elle des vésicules ou des bulles translucides, oblongues, ou arrondies, logées dans l'épiderme, n'entamant pas le derme, ayant une durée absolument éphémère.

Si la dessiccation a envahi ces éléments et les a défigurés, qu'on cherche bien et l'on trouvera, en quelque point du corps, un ou plusieurs éléments jeunes qui lèveront tous les doutes. Il suffit d'avoir vu 5 ou 6 cas de varicelles typiques pour reconnaître cette maladie sans la moindre hésitation. Dans quelques cas, l'éruption varicelleuse a été si abondante et la desquamation si prononcée, que l'enfant présente de larges placards épais simulant l'*impétigo*. Chez un enfant de 9 mois, observé en 1887 à l'hôpital Saint-Louis, la face était couverte de croûtes épaisses, et sur le tronc on voyait des placards semblables. S'il n'y avait pas eu, au niveau de l'avant-bras gauche, deux vésicules typiques, on aurait fait le diagnostic d'impétigo.

Ailleurs, ce sera l'urticaire vésiculeuse, le *prurigo varicelliforme* d'Hutchinson, qui fera naître des doutes; mais, dans l'urticaire vésiculeuse ou bulleuse, on remarquera que les vésicules, que les bulles ont pour base une surface papuleuse ou œdémateuse qui manque dans la varicelle. De plus le prurit est intense, et, à côté des éléments vésiculeux, on retrouve des lésions de grattage sans vésicules, et des placards d'urticaire simple.

Le *pemphigus aigu* des petits enfants, quand il se présente à nous sous forme de petites bulles, le cas n'est pas très rare, peut faire songer à la varicelle. Chez une fillette de 25 mois, j'ai hésité un instant; l'enfant prise de fièvre le 20 mars, présentait le 22, à la face et au cou, des vésicules arrondies et transparentes qui rappelaient celle de la varicelle. Mais il n'y avait aucune vésicule sur le reste du corps et pas trace d'énanthème. Le 24 mars, d'énormes bulles pemphigoïdes avaient pris la place des éléments primitifs, et le diagnostic de pemphigus était confirmé. Mort le 8e jour de la maladie.

Le diagnostic est surtout difficile dans les cas de varicelle dite *bulleuse*, à cause de l'énorme volume de ses éléments éruptifs ; mais, à côté des bulles géantes, on retrouvera toujours de petites bulles varicelleuses typiques.

Les hasards de la clinique m'ont mis en présence de varicelles simulant l'impétigo contagiosa, d'urticaire vésiculeuse et de pemphigus aigu simulant la varicelle ; j'ai cru devoir donner les éléments du diagnostic différentiel de ces maladies. Mais je reconnais que la seule difficulté à vaincre, la seule différenciation utile à faire, se rapporte à la variole.

Traitement et prophylaxie. — Le traitement de la varicelle, dénuée de complications, sera très simple et avant tout hygiénique. L'enfant devra garder la chambre et même le lit pendant toute la durée de l'éruption, pour deux motifs : éviter les refroidissements qui pourraient amener quelque complication, écarter les chances de contagion pour le voisinage et les familiers de la maison.

Quand il y a de la fièvre, de l'embarras gastrique, une langue saburrale, on se trouve bien d'un purgatif et de la diète lactée ; si l'albuminurie a été constatée, on maintiendra le régime lacté jusqu'à sa disparition. On protégera avec soin les vésicules contre les déchirements et les grattages en les saupoudrant de poudres inertes (lycopode, amidon, talc) additionnées de 1/10 d'acide borique. Au besoin on attachera les mains de l'enfant. Contre la stomatite varicelleuse, on prescrira les lavages à l'acide borique, au borate de soude, au chlorate de potasse (2 à 5 pour 100). S'il y a de l'ophtalmie varicelleuse, on fera quelques instillations astringentes (sulfate de zinc à 1 pour 100) et mydriatiques (sulfate d'atropine, 1 pour 500) : une goutte matin et soir dans l'œil malade. Si la gangrène envahit les vésicules, on fera des pansements à l'iodoforme, après avoir essayé les bains de sublimé et l'on stimulera l'enfant à l'aide du café, du quinquina, de l'alcool.

Quand la varicelle évolue simplement, il faut bien se garder de l'hospitaliser même quand les parents le désirent. Cette maladie est trop bénigne pour exiger l'hospitalisation qui, loin de lui être utile, pourrait lui nuire par les infections secondaires qui s'y donnent rendez-vous. C'est dire que l'isolement des varicelleux dans des pavillons séparés n'est pas indiquée ; tout au plus doit-on réserver quelques chambres séparées pour les cas intérieurs qui se présentent de temps à autre dans les salles communes.

Au point de vue de la prophylaxie, il faut demander que les enfants atteints de varicelle soient exclus de l'école et ne puissent y rentrer qu'après avoir pris des bains antiseptiques pour terminer et compléter la desquamation. La durée de cette quarantaine est variable comme la maladie elle-même ; dans les lycées et collèges de France, la durée de l'isolement, comptée à partir du début de l'invasion, est de 25 jours pour la varicelle. Ce délai est trop court pour les formes prolongées, à poussées multiples, trop long pour les cas simples qui terminent leur évolution en 8 ou 10 jours. La varicelle ne figure pas d'ailleurs dans la liste des maladies dont la déclaration est obligatoire pour les médecins.

[J. COMBY.]

VII

OREILLONS [1]

PAR LE Dr COMBY

Sous le nom d'oreillons, ourles, fièvre ourlienne, parotide épidémique,
on décrit une maladie générale infectieuse, spécifique, contagieuse, se
localisant avec prédilection sur les glandes salivaires (parotides, sous-maxillaires, sublinguales), et pouvant intéresser accessoirement d'autres glandes
de l'économie (testicules, glandes lacrymales, thyroïde, prostate, mamelles,
ovaires, etc.).

La fièvre ourlienne est essentiellement une maladie *humaine*; elle est
inconnue dans les autres espèces animales, elle n'a pas pris place dans la
médecine vétérinaire. Un Américain, Poore, dit bien avoir vu un jeune
garçon communiquer les oreillons à un chien (*New York medical Record*,
mai 1890, p. 543); mais ce fait est resté unique jusqu'à ce jour, et d'ailleurs MM. Laveran et Catrin, dans leurs tentatives expérimentales, n'ont pas
réussi à communiquer les oreillons aux animaux.

Cette maladie, dont la connaissance remonte à la plus haute antiquité, a
été parfaitement décrite par Hippocrate. Le père de la médecine a bien vu
que les oreillons atteignaient de préférence les jeunes sujets, qu'ils ne se
bornaient pas toujours au gonflement pré-auriculaire, qu'ils pouvaient
descendre dans les testicules, etc. Il a insisté sur le peu de réaction générale
de la maladie, sur sa bénignité et sa terminaison favorable. Après lui, et
pendant des siècles, les oreillons ont été méconnus dans leur nature intime
et confondus avec les parotidites simples et même avec les adénites de la
région (A. Paré, Sennert, van Swiéten). J. Capuron, dans son *Traité des
maladies des enfants* (Paris, 1820), témoigne de cette confusion persistante: « On donne le nom d'oreillons, dit-il, au gonflement des parotides.
Ces sortes de tumeurs sont presque toujours produites par le travail de la
dentition, par le dessèchement subit des oreilles ulcérées ou en suppuration ;
elles dépendent aussi quelquefois du vice scrofuleux; elles sont avec ou
sans fièvre, suivant qu'elles consistent dans le simple engorgement ou dans
l'inflammation des glandes. »

Cependant, au xviiie siècle, quelques médecins mieux avisés apprécient
plus sainement les oreillons. Hamilton (épidémie d'Écosse, 1761) se fait
une idée assez exacte de la maladie et reconnaît l'orchite ourlienne. Mangor
(épidémie de Wiburg, 1773) insiste sur la contagiosité des oreillons.
J. Pratolongo (épidémie de Gênes, 1752) va plus loin, car, dans une lettre
à Borsieri, il tente d'assimiler les oreillons aux fièvres éruptives. Cette comparaison a été reprise par Trousseau, Peter, L. Colin, Laveran, tous par-

[1] Consulter *Les Oreillons*, 1 vol. de la bibliothèque médicale Charcot-Debove, Paris, 1893.

tisans convaincus de la spécificité des oreillons, admise aujourd'hui par tout le monde.

Etiologie. — Les oreillons sévissent sous forme d'épidémies plus ou moins étendues; ils frappent surtout les collectivités de jeunes sujets (écoles, pensions, collèges, casernes). C'est une maladie des écoliers et des soldats; voilà pourquoi elle est décrite avec ampleur par les médecins d'enfants et par les médecins militaires; car ce sont eux qui sont le plus souvent aux prises avec elle.

Quand on jette un coup d'œil sur les innombrables épidémies relevées par les auteurs, on ne tarde pas à se convaincre que les oreillons sont de tous les climats et de tous les pays. Les questions de races, de climats, de chaud et de froid, de sécheresse et d'humidité, ne jouent en effet aucun rôle appréciable; la contagion seule règle l'évolution des épidémies ourliennes.

Les conditions météorologiques n'ayant aucune influence, les courants de l'atmosphère ne jouant qu'un rôle effacé dans la dissémination du mal, on conçoit que les épidémies ourliennes restent cantonnées et enfermées dans des limites étroites (une école, une prison, une caserne, une maison). Dans la même ville, toute la population infantile n'est pas menacée, toutes les écoles, toutes les pensions ne seront pas atteintes; les oreillons se localisent à un seul établissement, parfois à une seule division, à une seule classe. Dans la même garnison, tous les régiments ne seront pas envahis, toutes les casernes ne seront pas contaminées; un seul corps, une seule caserne, parfois une seule chambrée payeront tribut à l'épidémie. C'est dire que la force d'expansion des oreillons n'est pas grande et qu'elle est en tout cas bien inférieure à celle de la rougeole, de la variole, de la scarlatine, de la grippe, du choléra, etc. Voici par exemple les épidémies des Demoiselles de Saint-Cyr, de l'École des cadets de Berlin, des orphelinats de Halle et de Moscou, du collège de Strasbourg, etc., qui restent cantonnées dans ces établissements, sans en franchir les murs. Telle est la règle, qui comporte des exceptions; car on a vu des épidémies dépasser les limites d'une ville et suivre des provinces entières.

La marche des épidémies n'est pas foudroyante, elle se fait par étapes successives, qui en prolongent la durée pendant des semaines et des mois. L'épidémie des orphelins de Moscou (1847) a atteint, en 3 mois, 200 des pensionnaires sur 300. Cette proportion est très forte, et généralement la majorité des enfants exposés à la contagion y échappent. J'ai vu bien souvent, dans mon service d'hôpital, des cas importés rester stériles, malgré l'absence de toute mesure d'isolement. Cependant la contagiosité des oreillons est indéniable; ils sont transmissibles directement d'un enfant à un autre. Sont-ils transmissibles aussi par des objets, par des tiers? Cela est possible, car Roth a vu une personne contracter la maladie en couchant dans le lit qu'avait occupé précédemment une autre personne atteinte d'oreillons, et il cite le cas d'un assistant de l'hôpital de Bamberg qui, après avoir donné des soins aux ourliens hospitalisés, transporta la maladie à une tierce personne habitant la ville.

Le germe des oreillons est peu volatile, peu viable en dehors de l'orga-

[J. COMBY.]

nisme, peu transportable par conséquent. Dans une salle d'hôpital, si les oreillons se transmettent, c'est de proche en proche, aux enfants les plus rapprochés du malade, aux voisins de lit. Le transport ne se fait pas à longue distance, et l'on peut voir une épidémie s'arrêter devant une porte vitrée ou un mur peu élevé. Voici la relation qui a été donnée par Variot dans le *Bulletin médical* (1887) :

« Dans une des écoles municipales maternelles de la ville de Paris, 25 enfants sont atteints par les oreillons dans l'espace d'une quinzaine de jours. Les salles de cette école maternelle sont situées au rez-de-chaussée d'un grand bâtiment dont les étages supérieurs sont occupés par une autre école de jeunes filles comptant plus de 200 élèves. Une grande porte vitrée, habituellement fermée, et un mur de 2m.50 de haut séparent la cour de l'école maternelle de la cour des grandes filles. La porte vitrée n'est ouverte que 2 ou 3 fois par jour pour les besoins du service et on la referme aussitôt. Or cette clôture mince et incomplète a suffi pour limiter l'épidémie à son premier foyer et l'empêcher de gagner l'école des grandes filles. »

Les oreillons sont-ils contagieux pendant toute leur durée, ne le sont-ils qu'au début, le sont-ils encore à la fin, pendant la convalescence, etc.? Autant de questions qu'il faut chercher à résoudre par les faits. Quelques exemples rapportés par Rendu, Sevestre, et d'autres, ont montré que les oreillons étaient contagieux dès le début, et même avant l'apparition du gonflement parotidien. Un jeune enfant joue quelques heures avec un de ses petits camarades, nullement malade en apparence, mais qui, le lendemain, présentait le gonflement parotidien. Dix-huit jours après, les oreillons se déclaraient chez ce jeune sujet. Rendu, qui a observé le cas, en conclut que les oreillons peuvent se transmettre pendant la période des accidents prémonitoires qui précèdent de vingt-quatre ou quarante-huit heures la tuméfaction de la parotide. Comme dans la rougeole, la contagiosité serait surtout redoutable au début, à la période d'invasion, pour s'atténuer et s'éteindre ensuite.

Toutefois on a observé des cas de transmission à la période d'état et même pendant la convalescence. Voici ce que rapporte Bernutz (Thèse de Séta, Paris, 1869) : « Trois enfants d'une famille à laquelle je donnais mes soins eurent successivement les oreillons; je prévins les parents que la maladie était contagieuse et je leur recommandai d'isoler les malades. Au bout de six semaines, les parents me demandèrent si leurs enfants pourraient sans danger aller rendre visite à la famille de leur oncle qui était à la campagne et dont j'étais également le médecin. Ils y allèrent et communiquèrent la maladie à leurs deux petits cousins. »

Au point de vue de la réceptivité morbide, on doit tenir compte de l'âge des sujets; les nouveau-nés et les nourrissons sont rarement atteints, et c'est surtout dans la seconde enfance, chez les écoliers, que sévissent les oreillons. Une nourrice est atteinte d'oreillons (Merklen) et continue à donner le sein à son nourrisson; non seulement la sécrétion lactée ne se tarit pas, mais encore l'enfant échappe à la contagion.

Sur 73 cas de l'épidémie de Genève (*Gaz. méd. de Paris*, 1850), Rilliet et Lombard ont relevé l'âge des sujets :

AGE	NOMBRE DE CAS
De 0 à 2 ans.	0
— 3 à 5 —.	7
— 5 à 10 —.	18
— 10 à 15 —.	19
— 15 à 20 —.	8
— 20 à 30 —.	9
— 30 à 40 —.	8
— 40 à 50 —.	2
— 50 à 60 —.	1
— 60 à 70 —.	1
Total.	73

D'après ce tableau, on voit que la maladie est exceptionnelle dans le premier âge et dans la vieillesse, et que la grande majorité des cas s'est rencontrée entre cinq et quinze ans. Telle est la règle, le chapitre des exceptions sera court.

V. Gautier (*Revue médicale de la Suisse Romande*, 1883) a vu un nouveau-né contracter la maladie de sa mère; mais le gonflement ne porta que sur les glandes sous-maxillaires. Le Dr Human, que cite M. d'Heilly dans le *Dictionnaire de Jaccoud* (article OREILLONS), rapporte un fait de contagion intra-utérine : une femme de 45 ans est prise d'oreillons au 8e mois de la grossesse; elle accouche avant terme et, le lendemain, l'enfant présentait un gonflement de la région parotidienne gauche, et poussait des cris dès qu'il ouvrait la bouche; le gonflement augmenta pendant deux jours encore, puis disparut.

On a dit que les oreillons avaient une prédilection marquée pour le sexe masculin, et que les collèges de garçons étaient plus souvent atteints que les pensionnats de filles. C'est une opinion qu'explique la prédominance des agglomérations de garçons sur celles de filles. En réalité, la contagion seule explique la propagation des oreillons et le sexe ne lui oppose aucune barrière.

Comme la plupart des maladies infectieuses, les oreillons ne récidivent pas, une première atteinte confère l'immunité généralement pour toute la vie. Mais cette règle comporte des exceptions bien mises en relief par nos confrères de l'armée (Jacob, Nimier, Antony, Catrin, etc.). Sur 157 cas personnels, Catrin a noté 9 récidives et 2 rechutes (ces dernières après 18 jours et 5 mois). Les récidives ont été séparées par des intervalles d'un an (1 cas), 2 ans. (2 cas), 4 ans (3 cas), 5 ans (1 cas), 7 ans (1 cas), 10 ans (1 cas). Catrin déclare avoir relevé une cinquantaine de cas de récidives vraies, chiffre minime comparé aux milliers de cas des statistiques militaires. Chez les enfants, d'après mes recherches personnelles, les récidives seraient encore plus rares que chez les adultes. Le Dr Albert (*Revue de médecine*, 1895) a vu des trompettes présenter des rechutes répétées aboutissant à une forme chronique d'oreillons. Ces rechutes avaient sans doute pour cause les efforts occasionnés par les instruments à vent dont ces hommes étaient obligés de jouer.

Bactériologie des oreillons. — La nature infectieuse des oreillons s'est

[J. COMBY.]

vivement éclairée depuis quelques années par la bactériologie. En 1881, Capitan et Charrin, ayant examiné plusieurs élèves de l'École polytechnique, ont trouvé six fois, dans le sang et la salive, de nombreux microbes, sphériques pour la plupart, quelquefois allongés en bâtonnets mobiles (Société de Biologie). Après eux, Ollivier, Boinet décrivent des microbes analogues (Académie de médecine. — *Lyon médical*, 1885). Bordas (*Société de Biologie*, 1889) a fait des cultures avec le sang provenant de malades atteints d'oreillons et obtenu en 8 heures un bacille parfois renflé à ses extrémités prenant la forme d'un S ou d'un V, qu'il nomme *bacillus parotidis* MM. Laveran et Catrin ont repris ces recherches et obtenu des résultats plus précis. Ils ne se contentèrent pas d'examiner le sang, mais la sérosité parotidienne et péri-parotidienne, la sérosité testiculaire, celle de certains œdèmes le liquide articulaire dans quelques cas de rhumatisme ourlien (Société de Biologie, 1893. — *Gazette des hôpitaux*, 1895). Sur 92 malades, ils ont eu 67 résultats positifs; 59 fois sur 56 cas, ils ont eu des cultures pures en ponctionnant les parotides. Le liquide orchitique a presque toujours donné des résultats positifs, 12 fois sur 16; le liquide des œdèmes ourliens a donné 5 résultats positifs sur 5 cas, et la sérosité d'une arthrite ourlienne du genou a cultivé 2 fois sur 2. Le sang des ourliens, au moment de la fièvre, a donné, 10 fois sur 15, les mêmes microbes. Les microbes ont été retrouvés dans le sang 15 jours et même 5 semaines après la guérison, jamais après 1 mois. Voici les caractères de ces microbes : microcoques associés par 2 (diplocoques), plus rarement par 4, ou en zooglées; dimensions, 1 μ à 1 μ 5; mobilité restreinte; ils prennent facilement les couleurs usuelles, mais pas le Gram; ils se cultivent dans le bouillon à 35 degrés, sur gélatine, sur gélose, etc. Inoculations négatives chez les animaux.

Jusqu'à plus ample informé et malgré les recherches de Letzerich dans l'urine des ourliens, qui auraient abouti à la découverte d'un bacille plus court et plus large que celui de l'influenza, il faut considérer le *diplocoque* de MM. Laveran et Catrin comme le microbe pathogène des oreillons.

Dans une note présentée à l'Académie des sciences (9 novembre 1891), M. Griffiths annonce qu'il a trouvé dans les urines des malades atteints d'oreillons, une ptomaïne encore mal définie, mais qui ne se retrouverait pas chez les enfants sains.

Anatomie pathologique. — On n'a que très rarement l'occasion de faire des autopsies d'oreillons, et l'on en est réduit à des conjectures sur les lésions de la parotide et des autres glandes. Virchow admet, dans les oreillons, l'existence d'une parotidite analogue à celle des maladies infectieuses; elle serait primitivement canaliculaire dans les deux cas : mais, dans l'une, le catarrhe serait simple; dans l'autre, il aboutirait à la suppuration. Trousseau pensait qu'il n'y avait dans les oreillons que de la fluxion sanguine, de l'hypérémie; et il opposait cette congestion ourlienne à la véritable parotidite secondaire aux maladies générales. M. Jacob, chez un soldat emporté par l'œdème de la glotte, au cours des oreillons, a vu que les glandes salivaires n'étaient pas augmentées de volume, mais que leur atmosphère celluleuse était remplie d'une sérosité verdâtre, gélatineuse, transparente, donnant au tissu la consistance lardacée. Ranvier, au microscope, n'a pas trouvé de lésions inflammatoires; épithélium des canaux salivaires intact; pas de prolifération cellulaire, œdème de la glotte et du tissu cellulaire péri-parotidien, sans œdème inter-acineux. Cet examen histologique montre donc que, au point de vue anatomique, les glandes salivaires sont très légèrement touchées, et que l'inflammation, tant des éléments glandulaires que du tissu interstitiel, n'est pas accusée.

Reclus a eu l'occasion d'étudier une fois l'atrophie ourlienne du testicule : il a trouvé cet organe mou et flasque, trop petit pour l'albuginée qui l'entourait, anémié, pâle ; à la coupe, les tubes séminifères étaient grêles et fragiles. L'examen histologique, pratiqué par Malassez, a montré : vaisseaux sains, tissu conjonctif normal et non épaissi, tubes séminifères diminués de volume et transformés en cordons pleins (plus d'épithélium, tunique interne épaissie). Cette *sclérose parenchymateuse* du testicule équivaut à la suppression fonctionnelle de l'organe.

Dans le sang, Quinquaud a vu l'urée un peu augmentée, l'hémoglobine normale, l'albumine descendant à 65 grammes pour 1000, la fibrine à 3 ou 5 grammes, les matériaux de désassimilation s'élever à 8, 12, 14 grammes.

En somme, ces lésions n'ont rien de spécifique et leur étude, l'occasion faisant défaut, n'est qu'ébauchée.

Symptômes. — Avant l'apparition des symptômes caractérisques, on a constaté, non seulement des prodromes plus ou moins vagues, mais aussi une période assez longue d'incubation latente, pendant laquelle le germe pathogène cultive sans bruit dans le milieu organique.

Incubation. — L'incubation des oreillons est relativement très longue, plus longue assurément que dans n'importe quelle fièvre éruptive. La durée moyenne de cette période est de 3 semaines, 19, 20, 21 jours. Quelquefois l'incubation est raccourcie, d'autre fois elle est prolongée au delà de 24, 25, 26 jours. Hénoch fait osciller la période d'incubation entre 14 et 22 jours ; Rilliet, entre 8 et 26 jours ; Pearse, Roth la fixent à 18 jours. Sur 29 cas favorables à la recherche chronologique, Rilliet et Lombard indiquent, pour la durée de l'incubation, les chiffres suivants :

8 jours.	1 cas
19 à 20 —	11 —
20 à 22 —	13 —
23 à 26 —	1 —

En somme, tous les auteurs s'accordent pour attribuer aux oreillons, dans la grande majorité des cas, sinon dans tous, une incubation dépassant 18 jours.

Prodromes. — L'invasion des oreillons est généralement des plus insidieuses, le gonflement parotidien attirant l'attention avant qu'aucun trouble de la santé générale n'ait mis sur la voie du diagnostic. Cependant un observateur avisé et prévenu pourrait saisir une phase prodromique annoncée par de la fièvre, de l'anorexie, de la courbature, etc. Barthez et Sanné, dans une épidémie de pension ayant atteint 230 enfants sur 540, ont noté les prodromes dans la moitié des cas. Sur 157 cas, Catrin a relevé 102 fois des symptômes prodromiques :

44 fois.	Malaise *avec frissons.*
58 —.	Malaise *sans frissons.*
41 —.	Sueurs nocturnes.
14 —.	Épistaxis.
18 —.	Bourdonnements.
8 —.	Otalgies.
15 —.	Arthralgies.
4 —.	Herpès labial.
2 —.	Syncopes.

Il insiste surtout sur la fièvre et sur l'angine qui, en effet, précède souvent les oreillons.

31 fois.	Grosses amygdales.
26 —.	Rougeur du pharynx.
51 —.	Rougeur et grosseur des amygdales.
10 —.	Angine pultacée.

Parmi les symptômes prodromiques qu'il m'a été donné d'observer, je signalerai l'otalgie unilatérale ou bilatérale, précédant de 12 ou 24 heures le gonflement parotidien; la somnolence, la céphalée, l'épistaxis.

Voici quelques exemples de cette invasion parfois bruyante et très douloureuse :

1° Un garçon de 11 ans 1/2 est pris de douleurs dans l'oreille gauche, assez vives pour empêcher le sommeil; puis un gonflement apparaît au niveau de la région parotidienne droite ;

2° Une fille de 10 ans présente, en même temps que du *trismus*, un gonflement parotidien gauche; ce gonflement a été précédé, depuis 5 jours, de somnolence, avec fièvre, rougeur de la face, anorexie, céphalée; le second et le troisième jour l'enfant a saigné du nez ;

3° Un jeune garçon de 5 ans, frère de la précédente, a, depuis 2 jours, une *otalgie* qui le fait beaucoup souffrir et l'empêche de manger; le gonflement est déjà visible :

4° Un petit garçon de 6 ans 1/2, frère des précédents, aurait eu les oreillons il y a 15 jours, et la maladie aurait été annoncée par des douleurs d'oreilles assez violentes pour lui arracher des cris.

La fièvre peut être fort vive avant toute localisation glandulaire, et le Dr Audigé a vu un enfant atteint, deux jours avant le gonflement parotidien, d'un état fébrile intense (40 degrés) faisant craindre une fièvre éruptive. Mais ces prodromes bruyants sont rares et le plus souvent les enfants n'ont rien présenté d'appréciable avant le gonflement parotidien caractéristique, qu'il nous faut étudier avec soin.

Gonflement des glandes salivaires (parotides, sous-maxillaires, sublinguales). Les glandes parotides sont presque constamment touchées par les oreillons, au point que le diagnostic est basé sur la présence ou l'absence du gonflement parotidien. Sans gonflement parotidien, impossible de parler d'oreillons, à moins qu'on n'observe en pleine épidémie et que les cas frustes soient éclairés par les cas bien dessinés. Le gonflement est d'autant plus frappant qu'il déforme le visage et donne aux enfants un aspect ridicule qui ne saurait passer inaperçu. Il occupe exactement la région pré-auriculaire, répondant à la loge parotidienne, c'est-à-dire à l'espace anguleux qui sépare l'apophyse mastoïde de la branche montante du maxillaire. La peau est épaissie, lisse au toucher, douloureuse à la pression, les mouvements des mâchoires sont limités par la douleur et quelquefois par une contracture réflexe qui mérite bien le nom de *trismus.*

De la région parotidienne, le gonflement, qui intéresse à la fois le derme et l'hypoderme, s'étend aux parties voisines, sans changement de coloration, ce qui fait écarter d'emblée le diagnostic d'érysipèle..

Il est rare qu'une seule parotide soit prise, — *les oreillons n'ont pas de singulier*, disait Bouchut — mais les glandes ne sont pas envahies simultanément, à 1, 2, parfois 3 jours d'intervalle. Dans l'épidémie de Genève, la proportion de l'oreillon simple à l'oreillon double a été de 1 à 6 et la proportion des oreillons successifs aux oreillons doubles d'emblée de 3 à 1. Rilliet, qui donne ces chiffres, distingue trois degrés dans le gonflement :

1° Tuméfaction légère et molle altérant peu la physionomie et pouvant échapper; 2° Saillie bien évidente de la région parotidienne, peu tendue et parfois un peu rouge; 3° Gonflement énorme défigurant les enfants, débordant sur les parties voisines, sur le cou, allant jusqu'à la clavicule.

Chez un jeune enfant, que j'ai vu, l'engorgement des glandes et la congestion œdémateuse périphérique étaient tels que les deux gonflements parotidiens se rejoignaient sur la ligne médiane, formant un triple menton des plus gênants et des plus disgracieux. Dans ce cas, horrible à voir, toutes les glandes salivaires étaient prises et peut-être aussi les glandes lymphatiques.

La pression est plus ou moins douloureuse suivant le cas; Rilliet signale des points particulièrement sensibles : 1° au niveau de l'articulation temporo-maxillaire; 2° au-dessous de l'apophyse mastoïde; 3° au niveau de la glande sous-maxillaire. Il n'y a que peu d'endolorissement spontané, mais plutôt de la gêne, de la raideur, une sensation d'empâtement qui se révèlent surtout quand l'enfant parle, mange, bâille, rit, c'est-à-dire quand il fait mouvoir sa mâchoire inférieure.

Dans quelques cas, j'en ai vu des exemples après Rilliet, il y a un véritable *trismus* réflexe, les dents sont serrées les unes contre les autres et l'on est obligé d'alimenter les enfants avec un biberon ou un chalumeau. Les liquides seuls peuvent être déglutis. Sans être ainsi tétanisées, les mâchoires peuvent être assez entravées pour altérer la prononciation d'une manière frappante. Une fillette de 10 ans présente le 8 juin 1892 un gonflement de la parotide gauche. Le 10 juin, quand je la vois, l'enfant n'ouvre la bouche qu'avec peine, et *parle entre ses dents.*

Le gonflement œdémateux ne se propage pas seulement en bas, vers le cou, il peut gagner les parties supérieures de la face, les paupières, les conjonctives, la cavité orbitaire : œdème palpébral, chémosis, exophtalmie. MM. d'Heilly, Kärth admettent, en pareil cas, la participation de la glande lacrymale. Hénoch, ayant noté la dilatation des veines temporales et péri-orbitaires, admet une compression de la veine faciale par la parotide engorgée.

En général, le gonflement des parotides évolue rapidement; il atteint son acmé en 2 ou 3 jours, puis décroît pour disparaître entièrement en 8 jours: il peut être plus fugace, il peut être aussi plus persistant, sans parler des rechutes qui peuvent retarder la délitescence, et de l'intervalle plus ou moins long qui sépare l'envahissement successif des deux parotides et fait varier le terme du gonflement.

Il n'est pas rare de voir le gonflement, après les parotides, gagner les glandes sous-maxillaires. On peut même observer, à titre d'exception, la limitation du gonflement à ces dernières glandes, sans participation aucune des parotides. Amodru, dans une épidémie de pension qui frappa 19 jeunes filles, constata 4 fois les oreillons sous-maxillaires. J'ai vu de mon côté un cas dans lequel le gonflement était limité à ces glandes, et un autre cas dans lequel il persistait à leur niveau, après avoir abandonné les parotides. On me conduit, le 20 novembre 1892, une fillette de 4 ans 1/2 prise depuis l'avant-veille de fièvre et d'anorexie, et présentant depuis la veille une sorte de fluxion dentaire; je constate une tuméfaction bilatérale, plus prononcée à gauche qu'à droite, et je sens, sous le maxillaire inférieur, un corps ovalaire gros comme une amande, qui ne peut être que la glande sous-maxillaire. Parotides intactes. Chez une autre fillette de 9 ans, observée la même année, le gonflement avait commencé par la glande sous-maxillaire droite, pour s'étendre à la parotide du même côté; et, quatre jours après, à la parotide et à la sous-maxillaire gauches. Au huitième jour, je constatai l'engorgement persistant des deux sous-maxillaires, le retour à l'intégrité de la parotide droite, un reste de tuméfaction molle de la parotide gauche. Le gonflement sous-maxillaire était douloureux à la pression et à la mastication; l'enfant ouvrait difficilement la bouche et ne déglutissait qu'avec peine. Au premier abord, on songeait à une fluxion dentaire, mais les dents étaient saines et les ganglions intacts. Il y avait donc, dans ce cas, localisation primitive et principale des oreillons sur les glandes sous-maxillaires.

L'oreillon *sub-lingual* est beaucoup plus rare que l'oreillon sous-maxillaire. Le 30 novembre 1892, j'ai vu une fillette de 11 ans prise, la veille, après des malaises vagues, d'un gonflement sus-hyoïdien, arrondi, rénitent, peu douloureux à la pression. D'après les parents, ce gonflement aurait été accompagné d'une légère boursouflure des régions parotidiennes et sous-maxillaires. Mais, au moment de mon examen, cette boursouflure n'existait plus, et la tuméfaction du plancher buccal attirait seule l'attention.

Sous le nom de *sub-glossite*, Hénoch a décrit un gonflement analogue du plancher de la bouche, avec refoulement de la langue en haut, saillie en bas de la région sus-hyoïdienne, salivation abondante. Cette *sub-glossite*, ou oreillon sub-lingual, se terminait par résolution en 7 ou 8 jours.

État de la muqueuse bucco-pharyngée, sécrétion salivaire. — Ordinairement, l'examen de la muqueuse buccale ne révèle rien d'anormal; mais, dans quelques cas, on a noté un gonflement avec rougeur, un érythème, une congestion que certains auteurs ont rangée à côté des énanthèmes des fièvres éruptives. Cet érythème envahit parfois le voile du

palais, les amygdales, le pharynx, et il n'est pas rare de voir l'angine érythémateuse, l'angine pultacée précéder d'un, de deux, de plusieurs jours,
le gonflement parotidien. Bouchut dit que, si l'on parvient à faire ouvrir
la bouche des enfants, on trouve la muqueuse de l'isthme du gosier ou du
pharynx rouge, tuméfiée et offrant les traces d'une inflammation érythémateuse bien prononcée. Barthez et Sanné ont noté l'amygdalite et la pharyngite
30 fois sur 250 cas. J'ai vu, en 1895, un garçon de 9 ans présenter, trois
jours avant l'apparition des oreillons, une angine diphtéroïde à streptocoques.

Jourdan, qui a vu l'angine ourlienne 19 fois sur 61 cas (épidémie de
Dax, 1878), a noté, après la cessation des symptômes, une atrophie des
amygdales, qu'il compare à l'atrophie testiculaire consécutive aux orchites
ourliennes.

Il est probable que, si l'on examinait systématiquement la gorge de tous
les enfants atteints d'oreillons, on trouverait très fréquemment une angine
plus ou moins accusée. L'angine ourlienne est incontestable et incontestée.

Il n'en est pas de même de la *stomatite ourlienne* dont Guéneau de
Mussy a voulu faire un véritable énanthème. Jobard a insisté sur la rougeur de la muqueuse buccale et le dépouillement de la langue. J. Moursou.
Granier ont vu l'orifice du canal de Sténon entouré d'un bourrelet rouge
et saillant, ce canal lui-même donnant la sensation d'un cordon épais et
dur. M. Laveran met en doute ces altérations. M. Guéneau de Mussy (*Clinique médicale*, tome II) est très explicite :

« Les oreillons, comme l'a si judicieusement remarqué Trousseau,
offrent les plus grandes analogies avec les fièvres éruptives; et si mes
observations personnelles ne m'ont pas fait illusion, ce rapprochement
deviendrait plus étroit encore par la coexistence d'un état congestif, avec
tuméfaction de la muqueuse buccale, plus accusée vers les dernières molaires, vers la face interne des joues, autour de l'orifice du canal de Sténon,
dans la partie antérieure de la voûte palatine, et qui m'a paru constituer un
véritable énanthème, et être sur le système tégumentaire la manifestation de
cette maladie. » Et il ajoute en note qu'il a retrouvé ces caractères dans
trois cas d'oreillons, l'un de ces cas affectant les glandes sous-maxillaires
et sub-linguales, à l'exclusion des parotides.

J'ai vu, chez cinq enfants, des manifestations buccales analogues à celles
que Guéneau de Mussy a mises en relief. 1° Une petite fille de 9 ans a présenté une rougeur très vive de la muqueuse buccale, surtout au niveau des
gencives, avec salivation abondante. Chez elle, le gonflement parotidien était
colossal et la région sous-mentonnière était prise. 2° Un petit garçon de
4 ans, observé la même année (1888), présentait aussi un gonflement
excessif débordant sur le cou. La muqueuse buccale était rouge, gonflée
et recouverte d'enduits pultacés au niveau des gencives et de la face interne
des lèvres; elle saignait facilement et l'écoulement de la salive était notable.
Cette stomatite *érythémato-pultacée* ourlienne a cédé rapidement avec la
fluxion parotidienne. Ces deux cas ont été publiés dans la *Revue mensuelle
des maladies de l'enfance* (1888), et résumés dans mon livre sur les Oreillons (Paris 1893). 3° Une petite fille de 7 ans entre dans mon service de

[J. COMBY.]

l'hôpital Trousseau, le 21 avril 1895, avec une température de 40 degrés ; le lendemain, elle avait un gonflement des régions parotidiennes, qui se propagea bientôt aux glandes sous-maxillaires. L'examen de sa bouche nous a montré un érythème très prononcé de la muqueuse avec gonflement, enduit pultacé, fétidité de l'haleine, et enfin saillie manifeste au niveau de l'embouchure du canal de Sténon. 4° Un petit garçon de 11 ans 1/2, observé le 17 juin 1892, fut pris d'otalgie droite, puis d'engorgement parotidien du même côté. Dans ce cas d'oreillon unilatéral, l'examen de la bouche a montré, autour de l'orifice du canal de Sténon droit, une rougeur assez forte de la muqueuse dans un rayon de 10 millimètres environ ; du côté gauche (côté sain), cet érythème faisait défaut. 5° Une fillette de 13 ans 1/2 est prise le 6 janvier 1894 d'un gonflement de la parotide gauche entravant la mastication. Quand l'enfant mangeait, la glande augmentait de volume. Le 9 janvier, la glande sous-maxillaire droite est prise (oreillons parotidien et sous-maxillaire croisés). Le 10 janvier, je constate, du côté de la bouche, autour du conduit de Sténon gauche, une écume salivaire abondante, avec rougeur vive dans l'étendue d'un centimètre. Rien de pareil du côté droit.

Tels sont les faits, assez rares d'ailleurs, qui pourraient étayer l'*énanthème ourlien* de Guéneau de Mussy.

Dans une maladie qui atteint si manifestement les glandes de la salive, la sécrétion de ce liquide ne saurait rester indifférente. Rilliet, Laveran n'auraient observé ni salivation exagérée, ni sécheresse de la bouche. Bouchut admet la sécheresse : « Dans les cas où il n'y a qu'un seul oreillon, la sécheresse n'existe que du côté affecté. Comme je l'ai fait connaître, le canal de Sténon est parfois gonflé, dur et oblitéré, ce qui produit la rétention salivaire. » Trousseau croyait aussi à cette suspension de l'écoulement salivaire, quand il disait que le malade était obligé de boire sans cesse en mangeant, l'insalivation n'ayant pas lieu. Pour ma part, sans nier la diminution de la salive et la sécheresse de la bouche, notées par un grand nombre d'auteurs, j'avoue avoir rencontré bien plus souvent l'exagération de la sécrétion salivaire : les enfants salivent beaucoup, jusqu'à en être incommodés. MM. Simon et Prautois ont même vu l'hypersécrétion salivaire survivre à la résolution des glandes, et céder à l'administration de l'atropine.

Ayant eu la patience d'examiner, avec le papier de tournesol, la réaction de la salive, dans un très grand nombre de cas, il m'a semblé que cette réaction était plus souvent acide que neutre. J'ai cru même, entraîné par le hasard des séries, que l'acidité était constante ; mais je dois dire que, par la suite, j'ai rencontré des salives neutres.

Quelles que soient les modifications qu'on observe du côté de la gorge, du côté de la bouche, du côté de la fonction salivaire, leur importance est minime et leur durée est courte. La marche de l'*énanthème*, si énanthème il y a, est parallèle à celle des fluxions glandulaires, et sa valeur clinique est restreinte.

Symptômes généraux. — La réaction générale est variable suivant les cas ; mais elle est le plus souvent modérée. La fièvre est, pour ainsi dire, constante, quand on emploie systématiquement le thermomètre. Les enfants, si peu atteints qu'ils le paraissent, éprouvent du malaise, de l'anorexie ; ils cessent de manger, boivent plus que d'habitude, et présentent parfois des vomissements. Quelques-uns ont de l'insomnie, de l'agitation nocturne, des cauchemars, du délire, très exceptionnellement des convulsions. En somme, il s'agit d'une maladie générale et l'on conçoit que le tableau clinique, même en dehors de toute complication, soit assez chargé. Cependant, il faut retenir que, dans bien des cas, les symptômes généraux sont peu accusés, et que les enfants ne sont pas arrêtés par les oreillons ; ils continuent à se lever, à sortir, à fréquenter l'école, jusqu'à l'apparition du gonflement parotidien.

Chez les enfants, dans l'immense majorité des cas, les oreillons évoluent simplement et rapidement, sans complications, sans surprises fâcheuses ; tout se résout en quelques jours, en une semaine, sans convalescence laborieuse ; la maladie terminée, tout est fini, l'enfant revient immédiatement à la santé. Rilliet dit bien : « J'ai vu plusieurs malades qui, au bout de 15 jours à 3 semaines, n'avaient pas repris leur santé habituelle, et étaient étonnés qu'une maladie aussi légère eût pu produire un si grand abattement. » Mais cela ne s'applique que rarement aux enfants. Dans quelques cas cependant, l'invasion est si brutale, la température si élevée, qu'on peut croire à une fièvre éruptive, à la fièvre typhoïde, à la grippe, etc. ; mais l'erreur n'est pas de longue durée. La fièvre semble suivre la fluxion parotidienne, diminuant avec elle, se rallumant quand elle réapparaît. Elle peut se juger par des sueurs profuses, par de la polyurie, par un ralentissement du pouls avec arythmie plus ou moins marquée ; à ce moment, l'hypothermie peut se montrer passagèrement, le thermomètre marquant 36 degrés et même 35 degrés dans le rectum. L'hypothermie se rencontre surtout dans les cas compliqués d'orchite, et elle peut alors être accompagnée de symptômes typhoïdes, d'accidents méningitiques.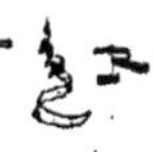

Les oreillons se terminent par résolution après un cycle fébrile unique de 7 à 8 jours ; mais la durée, habituellement courte, peut être allongée par des rechutes. Sur 250 cas, Barthez et Sanné ont relevé 20 rechutes séparées par des intervalles de 10 jours à 3 semaines ; il y eut 3 rechutes dans 3 cas.

Les glandes reviennent à leur volume normal, sans laisser à leur suite de gonflement, d'induration, de phlegmasie sous-cutanée ou ganglionnaire. On a soutenu que les oreillons ne suppuraient jamais. Certainement la suppuration est exceptionnelle, mais elle existe, surtout chez les adultes ; les enfants ne présentent presque jamais d'oreillons suppurés. Le microbe de Laveran et Catrin n'est pas pyogène, et si la glande parotide suppure, cela tient à une infection secondaire, à une invasion streptococcique ou staphylococcique par les conduits salivaires. L'antisepsie buccale préviendrait cette complication. On ne peut qu'être étonné de lire, dans la relation de l'épidémie des Demoiselles de Saint-Cyr (Dionis, *Cours d'op. de chir.*, Paris, 1773), que les oreillons se terminèrent presque tous par la suppuration. Ferrand a rapporté un cas sujet à contestation (Société méd. des hôpitaux, 1888) : Un enfant de 7 ans est pris de fièvre, puis de roséole sans catarrhe.

[J. COMBY.]

Au bout de 6 jours, gonflement sous-maxillaire; 8 jours après, gonflement parotidien. La fluctuation se manifeste au niveau de l'angle de la mâchoire du côté droit, et du pus s'écoule à l'incision; puis la fluctuation gagne le côté gauche, et on fait sortir du pus par une seconde incision. L'examen bactériologique a montré des streptocoques. En résumé, la suppuration n'est pas une terminaison naturelle des oreillons; c'est une complication, une infection secondaire des plus rares.

Localisations extra-salivaires, métastases, complications. — Si les oreillons se bornaient toujours aux glandes salivaires, leur histoire serait simple et d'un médiocre intérêt. Mais il n'est pas de maladie aussi irrégulière dans sa marche, aussi fertile en localisations étranges et en complications imprévues. On sait bien comment l'oreillon débute, on ne sait jamais d'avance s'il finira sans incidents et sans alertes. C'est une maladie protéiforme et à surprises. Je vais passer en revue ses différentes localisations, qu'on considérait autrefois comme des métastases, en les suivant appareil par appareil.

Localisations sur l'appareil génital et ses annexes (orchite, ovarite, mammite, etc.). — L'orchite ourlienne, bien observée par Hippocrate, est rare chez les enfants dont l'appareil génital sommeille et n'a pas encore acquis son plein développement et ses aptitudes fonctionnelles. Hénoch n'a jamais vu le testicule se prendre, chez les enfants, à la suite des oreillons; je n'ai pas été plus heureux que lui. Rilliet n'a pas vu l'orchite ourlienne au-dessous de 14 ans, mais Barthez et Sanné l'ont vue 5 fois à 12 ans, et 7 fois entre 15 et 17 ans, sur 230 cas. Debize cite un garçon de 15 ans qui, après une tuméfaction de la parotide accompagnée de fièvre forte (40 degrés) et d'état typhoïde, présenta une orchite droite. Un enfant de 11 ans, observé par le Dr Fr. Arnaud, est pris d'oreillons le 8 juin; le 15, au moment de la résolution, il éprouve une douleur violente au niveau du testicule et de l'épididyme droits avec irradiation vers le pli de l'aine, gonflement et induration du testicule et du cordon; les symptômes simulent la péritonite ou l'étranglement herniaire, le pouls est petit, le facies abdominal (vomissements porracés, ventre affaissé, constipation, lipothymies, douleur atroce à la pression du testicule droit). Le même jour, douleur au coude et au genou droit, léger épanchement dans le genou. Le lendemain, le testicule gauche est pris et le *péritonisme* s'accentue. Douleur lombaire gauche avec œdème au niveau du carré des lombes. Urines normales. Le lendemain soir, atténuation des symptômes précédents, mais crise dysentériforme (coliques, ténesme, selles sanglantes et membraneuses). Le 20 juin, érythème ortié du dos des mains avec douleurs aux poignets. Le 25, vomissements, syncope, taches, papules, placards érythémateux sur les membres et le tronc, nodules, etc. Le 27, nouvelle poussée d'érythème noueux, puis desquamation. Guérison avec atrophie testiculaire constatée 3 mois après.

L'orchite ourlienne a été observée à 9 ans par Fabre (de Commentry), à 4 ans, par de Cérenville (de Lausanne). Donc l'orchite ourlienne n'est pas inconnue dans l'enfance; il faut y penser, la rechercher avec soin et surveiller, après la guérison, l'état du testicule. En général, l'orchite succède à l'engorgement de la parotide, et s'annonce par un mouvement fébrile intense avec délire, agitation, accidents méningitiques ou typhoïdes.

Chez les militaires, l'orchite se montre une fois sur 3 cas en moyenne, et s'accompagne très fréquemment d'atrophie, avec parfois impuissance, infécondité, féminisme, etc. L'orchite peut exister seule (oreillons frustes), ou précéder l'engorgement des glandes salivaires, ce qui peut rendre le diagnostic difficile et incertain. En général, c'est le corps du testicule qui est atteint (orchite parenchymateuse) : mais l'épididyme est loin d'être toujours respecté.

Après le testicule, le plus souvent atteint, on peut voir les autres parties de l'appareil génital participer au processus ourlien. J'ai retrouvé la prostatite signalée par Gosselin. Sur 10 orchites observées par Barthez et Sanné dans une épidémie scolaire, 5 enfants présentèrent un écoulement uréthral jaunâtre et visqueux (uréthrite).

Chez les filles, on a noté l'ovarite ourlienne manifestée par de la rénitence, de la douleur, du gonflement au niveau des fosses iliaques. Une fillette de 11 ans, observée par le Dr Vogt, éprouve, vers le 3e ou le 4e jour de ses oreillons, une douleur très vive dans la région ovarienne droite. On trouve une tumeur grosse comme une châtaigne, mobile, sensible à la pression, au-dessus du ligament de Poupart. Un purgatif ne fait pas disparaître cette grosseur qui persiste jusqu'au 9e jour de la maladie.

On a observé également la bartholinite, le gonflement des grandes lèvres, sans parler de l'uréthrite, de la vaginite, des métrorragies plus incertaines.

Les glandes mammaires ont été prises dans quelques cas : une fille de 15 ans, observée par Travel, a les oreillons ; le 5e jour, les parotides étant encore empâtées, les seins deviennent douloureux ; guérison le 7e jour. Rizet, à Arras, a vu une petite fille de 5 ans présenter un engorgement mammaire très net au cours des oreillons. La mastite ourlienne n'est pas propre au sexe féminin, elle peut se rencontrer chez les garçons.

Localisations glandulaires exceptionnelles (corps thyroïde, glande lacrymale, etc.). — Une fillette de 12 ans, observée par le Dr Guelliot, de Reims (Soc. méd. des hôpitaux de Paris, 1893), présente, après le gonflement parotidien, un gonflement en fer à cheval au-devant du cou. Le lobe droit du corps thyroïde est gros comme un œuf de pigeon un peu allongé, le lobe gauche est moins gros ; on le saisit aisément entre les doigts ; pas d'œdème périphérique, pas de douleur à la pression, pas de fièvre. Il s'agit bien d'une *fluxion du corps thyroïde*. Au bout de quelques jours, le corps thyroïde revient à son état normal en même temps que les oreillons disparaissent. Cette localisation des oreillons sur la glande thyroïde est des plus rares ; il en est de même de la localisation lacrymale qui a été observée par Karth, Dor, Hirchsberg, Marc Dufour, Adler, etc. En pareil cas on voit l'une ou les deux paupières supérieures gonflées, et on sent, à travers l'œdème périphérique, un noyau plus dur répondant à la glande lacrymale (Dacryo-adénite ourlienne).

Complications rénales. — Les manifestations rénales des oreillons sont

[J. COMBY.]

relativement fréquentes, et la néphrite ourlienne est admise par tout le monde. Pratolongo, au siècle dernier, avait vu l'anasarque succéder à certains oreillons, et il avait montré sa similitude avec l'anasarque scarlatineuse. L'albuminurie, quand on la recherche systématiquement au cours et au décours de la maladie, se montre avec une grande fréquence (30 pour 100 d'après Catrin). Elle peut se montrer à tout âge, chez les enfants comme chez les adultes.

M. Croner (Soc. de méd. de Berlin, 1884) a rapporté une observation de néphrite ourlienne chez un garçon de 6 ans. Quinze jours après le début des oreillons, on remarque un œdème des paupières, des pieds et des mains avec ascite légère. L'urine rendue est peu abondante, hémorragique et albumineuse. Six jours après cette poussée de néphrite qui s'était dissipée, la fièvre se rallume, les ganglions angulo-maxillaires gauches se tuméfient avec le tissu cellulaire qui les entoure, l'urine redevient sanglante et albumineuse. Les ganglions du côté droit se prennent à leur tour, l'albuminurie persiste encore pendant cinq semaines, et l'enfant finit par guérir; mais la maladie, ainsi compliquée de néphrite, n'avait pas duré moins de 2 mois.

Dans les cas, heureusement rares, de néphrite ourlienne mortelle, on a trouvé les reins volumineux, altérés dans leurs épithéliums canaliculaires et dans leur tissu interstitiel (mélange de néphrite parenchymateuse et de néphrite interstitielle). D'ordinaire, l'albuminurie ourlienne n'a aucune gravité; d'après Bézy, elle pourrait atteindre, au cours d'une épidémie, des enfants indemnes de tout gonflement des glandes salivaires.

Complications cardiaques. — On a décrit, dans les oreillons, une péricardite et une endocardite, qui, pour être dénommées *ourliennes*, doivent s'observer chez des sujets non infectés préalablement par le rhumatisme ou par une maladie à localisation cardiaque. Quand on verra, chez un enfant atteint d'oreillons, un souffle systolique se montrer à la base ou même à la pointe du cœur, on ne devra pas trop se hâter de porter le diagnostic d'endocardite, car l'état fébrile compliqué d'anémie peut donner lieu parfois à des souffles inorganiques éphémères. Ces réserves faites, je rappellerai que M. Jaccoud a décrit l'endo-péricardite ourlienne, et qu'il a vu cette complication guérir rapidement. M. Grancher, de son côté, a vu une endo-péricardite, développée au cours d'une orchite ourlienne, disparaître sans laisser de traces.

Rhumatisme ourlien. — Les douleurs articulaires sont moins rares que les manifestations cardiaques; et, en dehors du rhumatisme vrai qui peut accidentellement s'observer chez les ourliens, il existe très certainement un pseudo-rhumatisme infectieux, relevant directement des oreillons. M. Catrin a démontré la réalité de ce rhumatisme ourlien en trouvant le *diplocoque des oreillons* dans la sérosité des articulations envahies. L'observation citée plus haut du D^r Fr. Arnaud est un bel exemple de rhumatisme ourlien chez un garçon de 11 ans.

Du côté de l'appareil locomoteur, on peut rencontrer des complications plus graves, des ostéites, l'ostéomyélite aiguë de l'humérus, comme M. Bracquehaye en a rapporté un exemple chez un garçon de 11 mois, à la suite des oreillons.

En général, le rhumatisme ourlien affecte toutes les allures des pseudo-rhumatismes infectieux de la scarlatine, de la blénnorragie, etc. Il est limité à une seule ou à un petit nombre d'articulations, il est plus souvent péri-articulaire qu'intra-articulaire ; il touche avec prédilection les gaines tendineuses, les bourses séreuses ; il entraîne peu de fluxion et se borne parfois à des arthralgies assez vagues. Il a généralement peu d'importance et peu de gravité. Enfin il peut s'accompagner de manifestations cutanées (érythèmes, œdèmes) que je vais étudier.

Complications cutanées et sous-cutanées. — On observe parfois, au cours ou à la suite des oreillons, des manifestations éruptives polymorphes, l'érythème noueux, l'érythème ortié, l'érythème papuleux, l'érythème en larges placards, les pétéchies, etc. Quelquefois ce sont des taches disséminées qui rappellent la rougeole, mais sans catarrhe oculo-nasal, sans fièvre notable. Ailleurs c'est une éruption scarlatineuse avec desquamation, ou une éruption vésiculeuse. (Dr Pailhas, épidémie d'Albi, *Médecine Infantile*, 1895.) Chez un garçon de 7 ans, observé par ce médecin, la tuméfaction des deux parotides fut précédée de 3 jours par une éruption papulo-vésiculeuse, varioliforme, avec ombilication des éléments éruptifs.

Le Dr Guelliot (de Reims) a vu des œdèmes localisés multiples douloureux chez un enfant de 9 ans. Ce malade est pris le 16 décembre 1888 ; le 17, il présente des douleurs dans les poignets avec gonflement aux mains et aux avant-bras. Pas d'albuminurie, douleurs de la jambe droite sans gonflement notable, pétéchies. Le 19, crises gastriques avec vomissements bilieux. Le 20, douleurs dorsales et brachiales, orchite droite, suffusion sanguine de la paupière droite. Le 21, douleur au tiers inférieur du bras gauche avec œdème blanc, mou, peu sensible. Le 22, dans la nuit, crise abdominale. Le 23, le testicule gauche se prend, œdème considérable du prépuce, œdème de la partie gauche du cuir chevelu avec douleur. Le 24, œdème de la région frontale gauche. Le 25, œdème des paupières droites. Pas d'albuminurie. Le 28, œdème du dos des pieds, peu douloureux. Anémie, convalescence lente, guérison. En somme, voilà un enfant qui a présenté une série de poussées œdémateuses plus ou moins sensibles spontanément et à la pression, avec orchite double et sans trace d'albumine dans les urines.

Les fluxions cutanées et sous-cutanées peuvent être comparées aux fluxions parotidiennes et testiculaires. Ce sont des lésions du même ordre, des localisations de l'agent pathogène plutôt que des complications, car il est probable que la ponction de ces œdèmes aurait permis de trouver le diplocoque de Laveran et Catrin.

Complications ganglionnaires. — On constate parfois, à la suite des oreillons, des indurations ganglionnaires plus ou moins durables au cou, sous le maxillaire, au-devant du tragus. Chez un enfant de 8 ans, Rilliet avait vu l'adénite scrofuleuse succéder aux oreillons. Trenel dit avoir vu suppurer une adénite ourlienne. Plusieurs médecins militaires (Madamet, Jourdan, Rizet, etc.) ont vu, chez des soldats, des exemples assez nombreux

[J. COMBY.]

de ces adénopathies post-ourliennes. Quand on examine avec soin les enfants atteints d'oreillons, on retrouve fréquemment chez eux des engorgements ganglionnaires plus ou moins notables, mais sans gravité. Le 13 juin 1892, une fillette de 5 ans se présente avec un double gonflement parotidien qui a débuté avant-hier par le côté droit pour s'étendre le lendemain du côté gauche. On constate aujourd'hui l'engorgement égal et symétrique des glandes parotides et sous-maxillaires; il existe de plus un gonflement de tous les ganglions lymphatiques du voisinage. Un frère aîné, qui a eu les oreillons 15 jours auparavant, conserve des ganglions angulo-maxillaires et cervicaux volumineux. Même développpement des ganglions angulo-maxillaires, chez des garçons de 3, 4, 8 ans, observés vers la même époque. Telle est l'adénopathie ourlienne, qui peut être précoce, contemporaine de la fluxion parotidienne, et qui survit plus ou moins longtemps à cette dernière. Je dois dire que, dans les cas soumis à mon observation, la terminaison s'est toujours faite par résolution lente, sans suppuration.

Complications du côté de l'appareil respiratoire. — Les complications du côté de l'appareil respiratoire sont très rares; toutefois la fluxion peut intéresser le larynx, les bronches, les poumons, et l'on a vu même chez l'enfant des exemples d'œdème de la glotte, de broncho-pneumonie, de congestion pulmonaire pouvant aller jusqu'à l'apoplexie et le crachement de sang. Peut-être faudrait-il parler aussi d'une *pleurésie ourlienne*; mais toutes ces complications sont presque inconnues dans l'enfance. L'accident qu'on pourrait surtout redouter est l'œdème de la glotte, dont Pailhas a vu un cas mortel chez un garçon de 11 ans, et dont plusieurs cas moins funestes ont été observés en médecine militaire.

Complications du côté de l'appareil digestif et de ses annexes. — Je ne parlerai pas ici des manifestations bucco-pharyngées, de l'état saburral, des angines, etc., mais seulement des accidents douloureux et parfois inquiétants qui ont été relevés dans quelques observations : coliques violentes, crises gastriques avec vomissements, symptômes d'étranglement interne et de péritonite, crises de diarrhée, de dysenterie, avec épreintes et ténesme. Plusieurs enfants ont présenté des accidents de cette nature, avec terminaison favorable.

Quelques auteurs ont signalé la congestion du foie, le catarrhe des voies biliaires, l'ictère, complications ordinairement peu graves et qui n'ont rien de spécial à la maladie qui nous occupe. Quant au gonflement de la rate relevé par quelques médecins, je n'ai pu le vérifier chez les enfants.

Complications du côté du système nerveux et des organes des sens. — Les complications nerveuses des oreillons offrent un grand intérêt; elles sont souvent graves, effrayantes, mais ne se rencontrent guère que chez les enfants prédisposés par l'hérédité neuro-pathologique. Les cas de folie, de démence, de méningite, de convulsions, de délire qui ont été rapportés, s'appliqueraient à des sujets empreints de stigmates, de tares somatiques ou psychiques, qui reléguaient les oreillons au simple rôle d'agents provocateurs. Les accidents nerveux inquiétants (délire, agitation, prostration, état comateux, spasmes convulsifs, contractures) ne se montrent guère que dans les cas compliqués d'orchite.

Lannois et Lemoine ont appelé l'attention sur *l'aphasie* et les *paralysies* persistantes. Healy a recueilli, dans le service de Monro (*the Lancet*, 1885), le fait suivant : un enfant de 15 ans, très nerveux, contracte les oreillons ; il semblait guéri quand surviennent du délire, de la fièvre, une orchite. Le soir du 5e jour, la fièvre monte à 41°,7. Pupilles insensibles à la lumière, constipation. Les jours suivants, délire avec fureur qui oblige d'attacher l'enfant. Le 8e jour coma avec pouls filiforme, 39°,4, puis crises de manie furieuse ; le malade cherche à mordre. Pas de céphalée ni de vomissements. Pendant 6 mois marche difficile, incertitude et incoordination ; parole embarrassée, agraphie, émotivité exagérée.

Chez un autre jeune sujet (Janson-Zuède), il est question d'aphasie avec monoplégie brachiale droite et anesthésie. Pour moi, ces accidents relèvent plus de l'hystérie latente que des oreillons.

Quant aux paralysies périphériques, névritiques ou myélitiques, elles peuvent s'observer à la suite des oreillons comme à la suite des autres maladies générales (diphtérie, fièvre typhoïde, etc.), quoique moins fréquemment. Joffroy (*Progrès médical*, 20 novembre 1886) a vu une fillette de 4 ans 1/2 se présenter chez lui avec une paralysie flasque des quatre membres, les réflexes tendineux et la contractilité électrique étant abolis. Il y avait hyperesthésie musculaire, anesthésie légère de la peau, intégrité de la vessie et du rectum. L'enfant avait eu les oreillons 5 semaines auparavant ; au 8e jour, elle avait accusé des douleurs lancinantes dans les bras, du prurit génital, puis des douleurs dans les jambes et les cuisses, des fourmillements. La paralysie s'était montrée 21 jours après le début des oreillons, puis on avait noté une albuminurie légère et intermittente. Ce n'est que 50 jours après le début des oreillons que la paralysie avait gagné les membres supérieurs. Traitement : frictions stimulantes deux fois par jour, 25 centigrammes d'iodure de potassium. Les mouvements reviennent progressivement dans les membres inférieurs, puis supérieurs ; l'albuminurie cesse. Au bout de 5 mois l'enfant était guérie. Cette paralysie ressemble, trait pour trait, à la paralysie diphtérique.

De même le cas de paralysie de l'accommodation observée par Boas, chez une fillette de 7 ans, 5 semaines après les oreillons.

Les complications du côté des organes des sens, des yeux, des oreilles surtout, offrent un grand intérêt. J'ai eu l'occasion de parler de la dacryoadénite ourlienne (localisation des oreillons sur les glandes lacrymales). Quelques auteurs vont jusqu'à dire que cette dacryoadénite peut exister sans parotide, et qu'il peut y avoir des *oreillons lacrymaux*. Dans une épidémie d'école où ces localisations avaient été relevées par M. Dor, l'institutrice avait remarqué qu'un grand nombre d'enfants étaient atteints de conjonctivite sans oreillons apparents.

Plus fréquentes sont les complications auriculaires : surdité, otalgies, vertiges, bourdonnements, etc. Moos a vu un enfant de 13 ans devenir sourd le 5e jour des oreillons, présenter des vomissements le 6e jour, trébu-

[J. COMBY.]

cher en marchant le 8ᵉ jour. C'est en vain qu'il prescrivit l'iodure de potassium. Il admet que les poisons ourliens, pénétrant dans la circulation, peuvent stagner dans le labyrinthe et y créer de graves désordres. Sir John Roosa pense que la maladie détermine une névrite avec atrophie du nerf acoustique. Ainsi s'expliquerait l'incurabilité de cette complication.

Quoique la surdité et les accidents auriculaires graves ne semblent pas aussi fréquents chez les enfants que chez les adultes, ils méritent toute l'attention du médecin, et doivent être prévus par lui, car ils sont de nature à assombrir le pronostic des oreillons. On a publié en effet au moins 6 observations d'enfants de moins de 15 ans restés sourds à la suite des oreillons.

Pronostic. — Les oreillons ne sont pas mortels, et leur gravité, minime chez les enfants, n'est que relative à tout âge. Le point noir des oreillons, c'est l'orchite et l'atrophie testiculaire qui peut en résulter. Or, cette complication, redoutable à l'âge adulte, est presque inconnue dans l'enfance. Chez l'enfant, les oreillons évoluent d'une façon régulière, habituellement sans complications, et se terminent presque toujours par une résolution rapide.

Quand une épidémie frappe à la fois adultes et enfants, on saisit bien la différence du pronostic suivant les âges. Sur 14 enfants et 2 adultes pris d'oreillons à l'infirmerie du Prieuré de Genève, Picot et d'Espine n'ont vu survenir de complications que chez les 2 adultes.

Toutefois, dans quelques épidémies, les oreillons semblent mentir à leur réputation de bénignité habituelle : Demme (de Berne), sur 117 cas observés en un an, a vu 8 cas très graves : 2 terminés par la mort après gangrène des parotides, 3 compliqués d'abcès cervicaux, 2 compliqués de néphrite aigüe, 1 accompagné d'otite moyenne suppurée avec perforation du tympan et symptômes méningitiques. Un auteur du commencement du siècle, Trenel, dit qu'il a vu 2 enfants succomber aux oreillons. Pour moi, sur des centaines de cas observés depuis 15 ans, tant à l'hôpital que dans les consultations externes, je n'ai vu aucun enfant, je ne dis pas mourir, mais seulement souffrir d'une complication sérieuse imputable aux oreillons.

Diagnostic. — Avant la tuméfaction parotidienne, le diagnostic est impossible ; il devient très facile quand cette tuméfaction existe. Dans les cas incomplets, mal dessinés, frustes, les doutes seront levés par la coexistence d'autres cas plus nets et plus probants dans l'entourage du malade. S'il s'agit par exemple d'un enfant des écoles, d'un collégien, d'un pensionnaire, on ne tarde pas à apprendre que les oreillons ont atteint plusieurs camarades du jeune sujet.

Le diagnostic est particulièrement délicat quand la succession habituelle des manifestations est renversée, quand l'orchite précède la parotidite, quand l'engorgement parotidien fait défaut, quand il est remplacé par des localisations glandulaires peu usitées. Si les oreillons frappent d'emblée et exclusivement les glandes sous-maxillaires, on songe bien plutôt à l'adénite qu'aux oreillons et l'on cherche, du côté de la peau ou de la bouche, la porte d'entrée de l'adénopathie présumée. Pour distinguer les oreillons sous-maxil-

laires des adénites de même siège, on aura égard à la soudaineté du gonflement, à sa bilatéralité symétrique, à sa forme ovalaire, à sa consistance un
peu molle, à sa durée courte. Il faut d'ailleurs savoir que l'adénite sous-
maxillaire peut compliquer les oreillons, et leur survivre; et l'on devra faire
le départ entre les manifestations du côté des glandes salivaires, et du côté
des glandes lymphatiques, ce qui ne sera pas toujours sans difficulté.

Si la fluxion ourlienne venait à se localiser dans la glande sub-linguale,
le problème serait encore plus ardu, car il faudrait songer à la grenouillette
aiguë et au phlegmon du plancher de la bouche. Quand apparaît la fluxion
parotidienne, tout s'éclaire immédiatement.

Encore faut-il savoir bien saisir cette fluxion, alors même qu'elle est à
peine ébauchée et presque insensible, ou si fugace qu'elle a pu échapper à
l'attention des personnes non prévenues. On fera placer l'enfant de face, et
l'on saisira mieux la moindre asymétrie du visage; puis la palpation du point
suspect montrera une certaine mollesse, un certain empâtement sous-cutané,
qui confirmera le résultat d'une première inspection. Si le gonflement est
évident, on ne le confondra pas avec la parotidite inflammatoire, plus dure,
plus douloureuse, plus persistante, toujours unilatérale, se terminant souvent par la suppuration. La parotidite ourlienne est au contraire fugace, soudaine dans son apparition, rapide dans sa marche, jamais suppurative,
presque toujours bilatérale.

L'adénite pré-auriculaire occupe la même région que l'oreillon parotidien, qu'elle complique parfois; mais elle forme un gonflement plus limité,
plus superficiel, arrondi ou acuminé; si le tissu cellulaire périphérique est
envahi, on pourra bien avoir un empâtement phlegmoneux dur et diffus;
mais cet empâtement est très douloureux et peut se terminer par suppuration, il est unilatéral et reconnaît pour cause une lésion de l'oreille ou de
la face (eczéma, impétigo, blépharo-conjonctivite) plus ou moins évidente.

Certaines angines, certaines amygdalites aiguës peuvent s'accompagner
d'un engorgement ganglionnaire assez volumineux, à l'angle du maxillaire,
simulant l'oreillon parotidien. Mais, outre les phénomènes angineux qu'on
sera appelé à vérifier, on n'aura pas de peine à voir qu'il s'agit d'un gonflement ganglionnaire symptomatique, et non d'une fluxion parotidienne. Dans
la diphtérie, dans la scarlatine maligne, ces adénopathies angulo-maxillaires
peuvent faire hésiter le médecin.

Dans la fièvre ganglionnaire des jeunes sujets, maladie caractérisée par
un mouvement fébrile précédant d'un ou deux jours un gonflement angulo-
maxillaire notable, on a pu quelquefois songer aux oreillons; mais il est aisé
de s'assurer que le gonflement est purement lymphatique, qu'il ne se déplace
pas, qu'il persiste sans variations pendant plus d'une semaine, et qu'il ne se
résout complètement qu'à la longue.

Quant aux intoxications chimiques (plomb) qui pourraient donner à la
parotide un développement insolite, elles se distingueront aisément des
oreillons par la froideur, la torpidité et la permanence de leurs manifestations. L'usage interne des préparations iodiques, et notamment de l'iodure
de potassium, peut entraîner une fluxion très accusée du côté des parotides,

[J. COMBY.]

et créer une sorte *d'iodisme ourlien*, qui, par son apparition soudaine et par sa bilatéralité, fera immédiatement penser aux oreillons. Mais, si l'on supprime l'iodure, on voit le gonflement parotidien cesser immédiatement.

En résumé, après cette revue critique des différentes manifestations qui pourraient simuler les oreillons, on peut dire que le diagnostic est relativement facile et qu'il suffit de penser aux oreillons pour les reconnaître même dans leurs formes les plus atténuées. Un peu de flair est nécessaire dans quelques cas, mais il s'acquiert au contact des malades, il est le fruit de l'expérience clinique.

Traitement et prophylaxie. — Les oreillons ne doivent pas être traités par des remèdes énergiques et perturbateurs ; ce qu'il faut, c'est une surveillance hygiénique avec des soins de propreté, une asepsie particulière destinée à prévenir les complications de la maladie.

Un enfant atteint d'oreillons sera maintenu au lit pendant toute la période fébrile et même au delà ; on a remarqué que l'orchite était surtout fréquente chez les malades qui s'étaient levés trop tôt ou n'avaient pas pris le lit, continuant à marcher et à se livrer à leurs occupations habituelles.

L'anorexie, l'état saburral de la langue indiquent l'emploi d'un purgatif qu'on pourra répéter si le besoin s'en fait sentir. On donnera, dans une cuillerée de lait, 20 à 60 centigrammes de calomel, suivant l'âge, avec ou sans addition de poudre de scammonée, de jalap, etc.

L'enfant sera mis à la diète lactée ou aux bouillons et tisanes, il ne devra pas manger d'aliments solides, d'autant plus que la mastication est douloureuse.

Si la maladie évolue simplement, on ne fera pas d'autre médication générale. Localement on enveloppera les parties d'ouate, et on pourra faire des onctions avec un liniment calmant (baume tranquille, huile chloroformée, laudanisée, etc.). Il est inutile, comme on le faisait autrefois, d'appliquer, sur le gonflement parotidien, un révulsif (vésicatoire), ou l'emplâtre mercuriel (Hufeland).

Ce qu'il faut toujours faire, c'est une antisepsie minutieuse et répétée de la bouche et de la gorge, à l'aide de lavages, irrigations, pulvérisations à l'eau boriquée, à l'eau bouillie, etc. Ces lavages sont d'autant mieux indiqués qu'il y a assez souvent des indices de stomatite, d'amygdalite pultacée. En nettoyant soigneusement les cavités bucco-pharyngiennes et même nasales, on agira préventivement contre les otites, otorrhées, parotidites suppurées, qu'on a vu quelquefois terminer les oreillons. Peut-être même prévient-on ainsi les autres complications plus éloignées, les *métastases* des oreillons. Dans tous les cas, il n'y a aucun inconvénient à adopter cette pratique qui cadre si bien avec nos idées actuelles sur les infections secondaires.

Restent maintenant à remplir les indications symptomatiques, variables suivant les cas, suivant les formes, suivant les complications de la maladie.

Si les oreillons se présentent avec le bruyant cortège de l'hyperthermie, du délire, de l'agitation, des symptômes typhoïdes, adynamiques et méningitiques, il faut songer à la médication antithermique et antispasmodique.

En pareil cas j'ai prescrit avec succès : 1° Les bains froids (à 25, 20 degrés), répétés toutes les 3 ou 4 heures, pendant 10 à 15 minutes, quand les enfants les tolèrent bien ; 2° Les sels de quinine, chlorhydrate neutre ou chlorhydrosulfate (10 à 20 centigrammes par année d'âge, en 2 ou 3 prises, par la bouche, par le rectum, par la voie sous-cutanée) ; voici quelques formules :

> ℞ Bichlorhydrate de quinine. 0ᵍʳ,50
> Extrait de réglisse. . . . .   5ᵍʳ, »
> Sirop de framboises . . . .   30ᵍʳ, »
> Eau distillée . . . .   30ᵍʳ, »

Une cuillerée à soupe toutes les 3 heures (enfant de 3 à 6 ans).

> ℞ Chlorhydro-sulfate de quinine 0ᵍʳ,40
> Beurre de cacao. . . . .   2ᵍʳ, »

Pour un suppositoire.

> ℞ Bichlorhydrate de quinine . . . . .   2 grammes.
> Eau distillée. . . . . .   q. s. pour   10 centimètres cubes.

2 à 3 seringues de Pravaz par jour.

3° L'antipyrine, qu'on pourra donner, dans les cas d'hyperthermie, à la dose de 40 à 50 centigrammes par année d'âge, soit seule, soit associée à la quinine, dont elle facilite la solubilité.

> ℞ Antipyrine. . . . .   3 grammes.
> Chlorhydrate basique de quinine.   2   —
> Extrait de réglisse   5   —
> Sirop de fleurs d'oranger.   30   —
> Eau distillée.   40   —

Une cuillerée à soupe 3 fois par jour.

Outre son action antithermique évidente, l'antipyrine a l'avantage de calmer les spasmes nerveux et les douleurs. S'il y a de l'insomnie, on prescrira le chloral, le bromure de potassium (50 centigrammes de chacun de ces médicaments dans un demi-julep gommeux). Contre l'*orchite ourlienne*, outre le repos absolu au lit qui s'impose, outre la suspension locale et les applications calmantes et émollientes, on a proposé la pilocarpine (1 centigramme en potion ou en injection sous-cutanée) ou le jaborandi. Mais ce médicament n'a pas de vertu spécifique. Une fois l'atrophie testiculaire réalisée, peut-on la faire rétrocéder ou l'enrayer, par le massage, les frictions, l'électrisation, les douches périnéales ? Cela est douteux. Contre les accidents méningitiques, on aura recours à la vessie de glace, aux lavements purgatifs, à la saignée au niveau des apophyses mastoïdes (sangsues) ou de la nuque (ventouses scarifiées), aux bottes sinapisées, etc. L'existence de l'albuminurie fera prescrire le régime lacté absolu. Contre l'anémie et la faiblesse de certaines convalescences particulièrement pénibles, on préconisera le changement d'air, une cure thermale reconstituante (la Bourboule), l'huile de foie de morue, le sirop d'iodure de fer, les bains salés ou sulfureux, les bains de mer, etc.

La prophylaxie est envisagée d'une façon variable suivant les auteurs.

[*J. COMBY.*]

Hénoch, considérant la bénignité du pronostic des oreillons chez les enfants, croit superflu de les isoler. Laveran partage cette opinion et va même plus loin; d'après lui, vu la rareté de l'orchite dans l'enfance, et sa fréquence plus tard, il serait avantageux pour un enfant de contracter une maladie qui l'immuniserait pour plus tard et l'assurerait contre des éventualités génitales fâcheuses. Si nous quittons ce point de vue un peu fallacieux au fond, quoique séduisant dans la forme, nous penserons qu'il n'est pas bon d'exposer tous les enfants à une contagion, et que rien de favorable ne saurait résulter pour l'organisme d'une invasion microbienne quelconque. Les oreillons sont bénins le plus souvent, je le veux bien; mais ils peuvent se compliquer, même chez les enfants, d'orchite, de néphrite, d'otites, ce paralysies, d'accidents méningitiques, etc., sans parler des infections secondaires suppuratives. Il faut donc, chaque fois qu'on le pourra, chercher à enrayer les épidémies d'oreillons, et soustraire à leurs atteintes le plus grand nombre d'enfants possible.

Les oreillons sont contagieux dès le début, avant même le gonflement des glandes salivaires; ils restent contagieux pendant toute la durée de ce gonflement et même après. Il faut donc éloigner des écoles tout enfant pris d'oreillons et n'autoriser sa rentrée qu'après 25 ou 30 jours. Sir Thomas Raven serait parvenu à éteindre une épidémie d'oreillons, qui sévissait dans un pensionnat de 450 élèves, en faisant entrer à l'hôpital tous ceux qui montraient les premiers signes de la maladie (Catrin).

D'après quelques observations (Roth), la contagion pourrait se faire par des tiers, le germe s'attacherait aux vêtements, à la literie, etc. Il faudra donc prendre des précautions contre le transport médiat du germe, et désinfecter avec soin les meubles et les locaux contaminés. « Le micro-organisme des oreillons est, en effet, dit Catrin, très résistant et persistant, et si, dans quelques cas, la désinfection a paru empêcher les récidives, il en est de beaucoup plus nombreux où elle s'est montrée absolument inefficace. » Il ne faudrait donc pas, dans les collèges, dortoirs, salles d'études, se contenter d'une désinfection sommaire par les pulvérisations antiseptiques ou les fumigations soufrées, mais faire au besoin une remise à neuf des murs et des parquets, en même temps qu'une désinfection par l'étuve de tous les objets transportables. Ces mesures ne seraient obligatoires que dans les cas d'épidémies invétérées, et à répétition.

Dans les hôpitaux, il faut aussi, autant que possible, isoler les enfants atteints d'oreillons, et cela est d'autant plus nécessaire que les sujets exposés à la contagion sont déjà malades, c'est-à-dire affaiblis, vulnérables, prédisposés aux complications et aux suites fâcheuses d'une nouvelle maladie.

Donc, nous répéterons ici ce qu'on peut dire de toutes les maladies contagieuses : il faut préserver, par l'isolement bien compris et l'antisepsie bien faite, les enfants indemnes. Qu'il s'agisse de rougeole, de scarlatine, de coqueluche, de dysenterie, qu'il s'agisse d'oreillons, la prophylaxie est toujours la même; quelle que soit la maladie visée, elle doit être faite rigoureusement, complètement, scientifiquement.

VIII

COQUELUCHE

PAR J. COMBY.
Médecin de l'hôpital Trousseau.

La coqueluche, *pertussis*, *tussis convulsiva* (latin), *whooping-cough* ou *hooping-cough* (anglais), *keuchhusten* (allemand), *pertosse* (italien), *tos ferina* (espagnol), est une maladie infectieuse, spécifique, contagieuse, qui se traduit par un catarrhe léger des voies respiratoires et par des quintes de toux violentes que nous aurons à décrire.

Historique. — Pas de renseignements sur la coqueluche dans les livres hippocratiques, dans les écrits des médecins romains, arabes, etc. Le mot de coqueluche, dont l'étymologie est controversée (capuchon ou coqueluchon, coquelicot, chant du coq), ne fait son apparition en France qu'au milieu du xve siècle. Il sert à désigner d'abord la grippe, dont la toux pénible a des analogies avec celle de la coqueluche.

En 1578, Guillaume de Baillou distingue fort bien la coqueluche qu'il nomme *tussis quinta*. Malgré la netteté de sa description, la coqueluche continue à être confondue avec la grippe jusqu'à la description de Thomas Willis (1682), qui insiste sur l'épidémicité de la *tussis puerorum convulsiva seu suffocativa*.... Sydenham (1679) donne les caractères distinctifs de la grippe et de la coqueluche, et à partir de cette époque tous les médecins savent la reconnaître sans hésitation. Parmi les auteurs qui ont le mieux étudié la coqueluche, il faut citer Trousseau (cliniques de l'Hôtel-Dieu), Rilliet et Barthez, Blache, H. Roger, etc.

Enfin, depuis quelques années, plusieurs médecins ont dirigé leurs recherches dans le sens de la bactériologie de la coqueluche; et quoique les résultats obtenus ne semblent pas définitivement acquis, nous allons les exposer brièvement.

Bactériologie. — L'absence de spontanéité de la maladie, sa transmissibilité indubitable par contagion, son évolution. tout indique qu'elle est sous la dépendance d'un micro-organisme. On a présumé que cet agent pathogène avait pour siège les voies respiratoires supérieures, larynx, gorge, fosses nasales, et on a étudié minutieusement les mucosités filantes, les glaires expulsées après les quintes de toux. Poulet (*Académie des sciences*, 1867) a cru trouver, dans l'expectoration des malades, un élément bacillaire qu'il nomme *monas* ou *bacterium termo*. Plus tard, Letzerich (*Virchow's Archiv.*, 1870-1874), Tschämmer (*Jahrb. f. Kinder*, 1876) décrivent, le premier un micrococque qu'il compare au parasite du maïs, le second un champignon analogue à celui de la moisissure des oranges. Avec Bürger (1883), et surtout Afanassiew (*Vratch*, 1887), nous entrons dans la période

[*J. COMBY.*]

des recherches bactériologiques précises et sérieuses. Afanassiew décrit, sous le nom de *bacillus tussis convulsivæ*, une bactérie déjà entrevue par Bürger, et qui présenterait les caractères suivants : bacille mobile et court, n'ayant pas plus de 0,6 µ. à 2 µ.2 de longueur, se retrouvant dans les mucosités expectorées et dans les foyers de broncho-pneumonie, mobile, cultivant bien sur la gélatine qu'il ne liquéfie pas, sur l'agar-agar, sur la pomme de terre. Ce microbe, injecté dans la trachée et les poumons de jeunes chiens, a provoqué des accès de toux coqueluchoïde, de la bronchite, de la broncho-pneumonie.

Wendt, Semtschenko ont confirmé les recherches d'Afanassiew. Mais Ritter (*Société de médecine de Berlin*, 2 novembre 1892), n'a pas retrouvé le bacille de ce dernier, et il a donné, comme l'agent pathogène de la coqueluche, un diplocoque, cultivant entre 56 et 38 degrés, pouvant se disposer en chaînettes droites ou courbes, en amas, et déterminant des quintes coqueluchoïdes après inoculation aux jeunes chiens. Galtier (*Lyon médical*, 1892), a trouvé également un diplocoque dans les mucosités ce la coqueluche.

Michael Cohn et H. Neumann (*Archiv. f. Kinder*, 1893), ayant pratiqué 25 examens sur 24 malades qui présentaient une coqueluche typique, ont trouvé, au milieu de filaments muqueux et de cellules rondes, de nombreux microcoques, tantôt réunis par deux ou en amas, tantôt en courtes chaînettes; les bacilles se sont montrés rares et seulement à la surface ou au voisinage des cellules épithéliales de la bouche. Des cultures furent faites, et 20 fois sur 25 cas, elles montrèrent du streptocoque, dont 12 fois avec pureté. Ils concluent que, ni le bacille d'Afanassiew, ni le diplocoque de Ritter ne sauraient être regardés comme les microbes ce la coqueluche; quant au streptocoque, qui se retrouve presque constamment, c'est un microbe banal et sans spécificité.

Deichler (*Congrès des médecins et des naturalistes allemands*, 1890), avait déjà donné un protozoaire cilié comme l'agent pathogène de la coqueluche, lorsque Kourlow (*Vratch*, 1896) est venu tout récemment confirmer cette découverte en la précisant. Il s'agirait d'une amibe ciliée qui se trouverait dans les mucosités du début, quand l'expectoration est encore claire, filante, muqueuse. Ce micro-organisme est uni-cellulaire, et ses dimensions varient de celles d'un demi-globule rouge à celles d'un globule blanc et même davantage. On trouve, sur un côté ou sur les deux côtés opposés, des cils longs, gros, mobiles, imprimant aux amibes des mouvements oscillatoires rapides. Quand l'expectoration est devenue purulente, on aperçoit de petits corps ronds très réfringents, concentriquement stratifiés comme des grains d'amidon, et pouvant donner issue à des spores, par éclatement de leur enveloppe. Ces corps réfringents, ces spores, les débris plus ou moins reconnaissables des enveloppes, ne seraient que des phases de développement du parasite. Un avenir, sans doute prochain, dira ce qu'il faut penser de toutes ces recherches. Mais, à l'heure actuelle, nous ne pouvons pas dire que l'agent pathogène de la coqueluche soit dévoilé.

Griffiths (*Académie des sciences*, 1892) a trouvé, dans l'urine des coquelucheux, une ptomaïne spéciale, qui pourrait être considérée comme un produit de sécrétion ou de réaction du microbe de la maladie.

Etiologie. — Si la bactériologie n'a pas encore dit son dernier mot, il y a longtemps que la clinique nous a appris que la coqueluche était une maladie infectieuse et contagieuse, et que Trousseau a proclamé avec éclat sa spécificité. Avant d'insister sur les conditions qui règlent la transmission de la maladie, nous indiquerons les particularités relatives à l'âge, aux saisons, etc.

Age. — Quoique aucun âge ne soit à l'abri de la coqueluche (Hale White cite une femme de 84 ans qui en était atteinte), il faut bien reconnaître que la maladie est rare chez les adultes, encore plus chez les vieillards, et qu'elle présente son maximum de fréquence dans les premières années de la vie. C'est une maladie de l'enfance. L'immunité conférée par les années peut s'expliquer par une atteinte antérieure, ou par une moindre prédisposition de l'organisme avancé en âge. Toutes les statistiques montrent que la coqueluche présente son maximum de fréquence entre 2 et 5 ans; elle est plus rare avant et après. Avant, chez les enfants à la mamelle, chez les nouveau-nés, elle est rare à cause de l'isolement relatif dans lequel vivent ces jeunes sujets, trop petits pour partager les jeux, les études de leurs camarades plus âgés; ils sont donc moins exposés à la contagion. Après, la coqueluche devient aussi plus rare, pour d'autres raisons (immunité acquise par l'âge ou par une atteinte antérieure).

Sur 1567 cas, West n'en trouve que 11 au-dessus de 10 ans. Sur 601 cas observés à l'hôpital, Rilliet et Barthez n'en comptent que 14 au-dessus de 10 ans. Sur 557 coquelucheux que j'ai observés, j'en trouve 118 au-dessous de 2 ans (46 au-dessous d'un an, 7 au-dessous de 6 mois), 302 entre 2 et 5 ans, 96 entre 5 et 7 ans, 36 au-dessus de 7 ans. L'âge de 3 ans est celui qui m'a fourni le plus de cas (116), puis vient l'âge de 4 ans (98), et l'âge de 2 ans (88).

On a cité quelques exemples de coqueluche chez des enfants nouveau-nés. Rilliet et Barthez l'ont observée chez un nouveau-né dont la mère était, dans les derniers mois de sa grossesse, atteinte de la maladie. Les quintes, chez l'enfant, apparurent le jour même de sa naissance (*Coqueluche congénitale*). Blache aurait vu un cas semblable. Dans une épidémie de famille, Sanné a vu une fillette de 15 jours être prise par la coqueluche, H. Roger a vu aussi un cas à 15 jours, un autre à 30 jours, deux à 2 mois, etc. Bouchut a vu un nouveau-né, contaminé le 2ᵉ jour, présenter des quintes le 10ᵉ jour. Ces exemples, qu'il serait aisé de multiplier, montrent bien que les nouveau-nés et les nourrissons ne jouissent d'aucune immunité à l'égard de la coqueluche, et qu'il faut les en préserver d'autant plus que, chez eux, la maladie présente toujours une gravité exceptionnelle.

Sexe. — D'après Rilliet et Barthez, les filles seraient plus prédisposées à la coqueluche que les garçons, leur statistique hospitalière, sur 601 cas, leur ayant donné 355 filles pour 244 garçons; mais la statistique de Rosen, portant sur 43393, accuse une différence en faveur des garçons, 21850 garçons pour 21543 filles. En réalité, le sexe ne nous semble jouer

aucun rôle, et s'il y a eu plus de filles que de garçons dans une statistique
hospitalière, cette inégalité peut tenir à des circonstances spéciales, acciden-
t elles, étrangères à l'étiologie.

Saisons. — La coqueluche se rencontre dans tous les climats, et en
toute saison; le froid, le chaud, le sec, l'humide, lui sont indifférents, sa
marche étant régie uniquement par la contagion. Rilliet et Barthez cependant
dant accusent une prédominance en été et en automne. Sur 517 cas, ils
trouvent :

Printemps.	110 cas.
Été.	159 —
Automne	136 —
Hiver.	112 —

La différence entre les saisons est en somme peu notable, et les règles
qu'on voudrait tirer de la comparaison de ces chiffres pourraient fort bien
être démenties par d'autres statistiques. Vienne une recrudescence épidémique par exemple, la coqueluche, quelle que soit la saison, multipliera ses
atteintes et l'hiver pourra prédominer sur l'été comme l'été sur l'hiver.

Epidémies. — Actuellement la coqueluche est endémique dans les
grandes villes et ne se présente qu'à l'état sporadique ou sous forme de
petites épidémies de famille, de maison, d'école, etc. Cependant, de temps
à autre, on voit la maladie se diffuser avec une force insolite, menaçant
toute la population infantile d'une ville, d'un canton, d'une province.
Autrefois les épidémies de coqueluche étaient beaucoup plus communes et
plus meurtrières, et les médecins nous ont laissé la relation des ravages
qu'elles causaient. Baillou nous a décrit l'épidémie qui sévit à Paris en
1758; Schenck celle de 1695 dans la même ville; de Haen, celle de Vienne
en 1746. Parmi les épidémies les plus graves, il faut citer celle de
Copenhague (1767), celle de Suède (1769), etc.

Contagion. — La contagiosité de la coqueluche ne saurait être niée:
la maladie se transmet d'enfant malade à enfant sain par contact direct le
plus souvent, indirect dans quelques cas. Un contact fortuit, une rencontre,
une conversation de quelques minutes suffit bien souvent; il n'est même
pas nécessaire qu'il y ait contact au sens propre du mot; l'air expiré semble
pouvoir, à une faible distance, porter le germe contage avec les produits de
l'expectoration. La transmission indirecte par les objets contaminés, par les
vêtements, les jouets, les mains du médecin, s'exerce plus rarement que
la transmission directe, mais elle agit quelquefois, quand il ne s'écoule que
peu de temps entre la visite rendue à l'enfant malade et le transport à
l'enfant sain. Il ne semble pas que les aliments et l'eau de boisson puissent
servir de véhicule au contage. Le germe de la coqueluche est peu vivace en
dehors de l'organisme, et les locaux habités par les enfants ne le retiennent
pas longtemps.

Pendant combien de temps dure la contagion de la coqueluche; cette
contagion existe-t-elle à toutes les périodes de la maladie? Ces questions sont
très importantes pour la prophylaxie. On admet que la coqueluche est surtout
contagieuse pendant la période des quintes, et qu'elle cesse de l'être à la

troisième période, alors que les quintes ont disparu ou ne se montrent que
de loin en loin. Cependant, il faut se défier aussi de la première période,
celle du catarrhe prémonitoire, qui peut durer 8, 10 jours et davantage.
D'après le D' E. Weill (*Congrès de Lyon*, 1894, p. 663), la première période
serait la plus dangereuse au point de vue de la contagion.

En un an, dans son service d'enfants malades de l'hôpital de la Charité, à
Lyon, M. Weill a reçu 29 coquelucheux, sans les isoler, au milieu de
338 enfants indemnes de cette maladie. Or, il n'a pu relever un seul cas de
transmission des premiers aux seconds. Il se garde bien d'en conclure que
la coqueluche n'est pas contagieuse, mais, réfléchissant que les coquelucheux
ne sont reçus qu'à une période déjà avancée de la maladie, à la période des
quintes, il est porté à penser que, dans la coqueluche, comme dans la
rougeole, c'est à la première période que la contagion est surtout à redouter :
« A l'hôpital, la coqueluche, considérée aux diverses phases de la période des
quintes, ne se transmet pas aux enfants qui paraissent présenter les meilleures conditions de réceptivité : pas de coqueluche antérieure, contact
suffisamment prolongé avec les coquelucheux, première enfance. »

Je ne puis souscrire aux conclusions de M. Weill, car j'ai vu plusieurs
fois la coqueluche, à la période des quintes, se transmettre d'une façon
incontestable. Cependant j'admets, et je partage les craintes de notre collègue
à l'égard de la première période de la maladie.

En résumé, la coqueluche serait contagieuse dès le début et pendant toute
la période spasmodique. C'est-à-dire que la contagiosité persiste, suivant les
cas, pendant un mois, six semaines, deux mois.

Récidives. — Si la coqueluche, comme toutes les maladies infectieuses,
peut présenter des rechutes, des recrudescences, c'est-à-dire reprendre une
nouvelle intensité alors qu'elle semblait éteinte, on doit admettre qu'une
première atteinte confère l'immunité pour la vie entière. Cette règle comporte des exceptions. H. Roger a vu 5 récidives, West 1, Trousseau 2, Barthez
et Rilliet 2, Le Gendre 1. Les récidives seraient donc extrêmement rares,
bien plus rares à coup sûr que les récidives de variole, de rougeole, de
scarlatine, d'oreillons, de fièvre typhoïde; mais leur existence est certaine.

Symptômes. — Le tableau symptomatique de la coqueluche présente
une certaine fixité et des caractères assez tranchés pour permettre de
distinguer cette maladie de toutes les autres. Avant de décrire les différentes
phases de l'évolution coqueluchoïde, je dois dire quelques mots de l'incubation.

Incubation. — Entre le moment précis de la contamination et le début
des premiers symptômes se place une période de germination, d'incubation,
silencieuse il est vrai, mais absolument indéniable. Il s'écoule plusieurs
jours après le contact suspect, et avant que les premiers symptômes se
manifestent. La plupart des auteurs fixent à 7 ou 8 jours (une semaine en
moyenne) la durée de la période d'incubation. Pour Gerhardt, elle ne dépas-
serait souvent pas 2 jours; mais la précision est fort difficile en semblable
matière. Dans un cas, Richardière a vu le catarrhe prémonitoire débuter
8 jours, et, dans un autre cas, 9 jours après la contamination.

[J. COMBY.]

Cette incubation étant terminée, on voit se dérouler les trois périodes classiques : 1° Période catarrhale; 2° Période des quintes; 3° Période de déclin.

Période catarrhale. — Le début, l'invasion de la maladie est variable, tantôt c'est un coryza avec éternuements répétés qui ouvre la marche, on croit à un refroidissement, à une grippe; tantôt c'est une toux légère avec sibilances dans la poitrine; tantôt l'enfant commence sa maladie par un accès de laryngite striduleuse (Rilliet et Barthez).

Quoi qu'il en soit, l'enfant semble souffrir d'un rhume vulgaire, d'une bronchite; il tousse plus ou moins fréquemment, il a des râles disséminés de bronchite, une légère oppression, de la fièvre, moins d'appétit, plus de soif, un sommeil agité. Cette période de catarrhe trachéo-bronchique dure plus ou moins longtemps suivant les cas; elle peut se prolonger 8, 15 jours, 1 mois, 6 semaines (Lombard, *Épidémie de Genève*, 1838). Elle peut aussi se raccourcir au point de disparaître complètement, l'enfant entrant d'emblée dans la période de la toux spasmodique. Trousseau, Rilliet et Barthez, West en ont vu des exemples. La période catarrhale manquerait plus souvent chez les enfants très jeunes que chez les autres. Huguenin signale au début une photophobie précoce avec dilatation pupillaire (*Médecine moderne*, 1891). M. Guéneau de Mussy croit avoir observé, à la phase prodromique, un énanthème pharyngé (rougeur de la luette et des piliers, saillie des follicules clos), et des signes d'adénopathie trachéo-bronchique. Mais il est le seul à avoir affirmé l'existence de ces symptômes. Souvent la période initiale ne présente aucun caractère particulier et il est impossible de la distinguer d'un rhume ordinaire. Mais quelquefois un observateur attentif peut saisir des indices de sa spécificité. Trousseau, H. Roger ont insisté sur le caractère incessant, sur l'opiniâtreté de la toux, prélude des accès futurs; ailleurs ce sont des spasmes pharyngés, une sorte de hoquet, de secousse spasmodique.

« Il y a plus de 25 ans, dit Trousseau, j'étais mandé dans un hôtel de la rue de la Chaussée-d'Antin, pour une demoiselle de Bordeaux qui, me disait son père, avait pris en route un rhume violent. Cette malade arrivait à Paris avec une fièvre véhémente, et sa toux ne lui laissait de trêve ni jour, ni nuit. Cette toux ne ressemblait en aucune façon à la toux hystérique dont j'ai eu l'occasion de vous montrer ici des exemples; c'était celle d'un catarrhe très aigu, avec cette différence, néanmoins, que, dans la bronchite ordinaire, il y a des intervalles de repos, quelque courts qu'ils soient, tandis que chez ma jeune malade, elle était incessante, se répétant 20, 30, 40 fois dans la même minute.

..... En auscultant la poitrine, je n'entendais que quelques râles ronflants. Ma première idée, je vous l'avoue, fut que j'avais affaire à une phtisie galopante, et je ne pus cacher mes inquiétudes à la famille. Mais, les jours s'écoulant, la toux changea de caractère : 8 ou 10 secousses se succédaient très violentes, puis survenaient quelques minutes de repos. Ces caractères se tranchèrent bientôt d'une manière plus nette, et revêtirent ceux de la coqueluche, de façon à ne plus laisser aucun doute dans mon esprit.... Instruit par ce premier fait j'eus, depuis lors, plusieurs fois occasion d'en observer de semblables : tant dans ma pratique particulière que dans les services d'enfants que je fus chargé de diriger, soit à l'hôpital Necker, soit à l'hôpital des Enfants, il m'est arrivé de reconnaître la coqueluche à cette *opiniâtreté de la toux*. Lorsque je voyais un malade prendre un rhume donnant lieu à ces quintes se répétant 15, 20, 30 fois dans l'espace d'une minute; lorsque je voyais ce rhume persister ainsi 4, 6, 8, 10 jours de suite, accompagné d'une fièvre vive, cela me suffisait pour reconnaître le catarrhe spécifique; et, en effet, après un certain temps qui variait d'une à deux semaines, la coqueluche se manifestait avec ses caractères nettement tranchés.

« Par opposition, en quelques circonstances, — mais ces cas sont beaucoup plus rares que les précédents, car je n'en ai rencontré que deux, — l'élément nerveux peut se montrer seul. Dès les premiers jours de leur maladie, les enfants sont pris d'*accidents spasmodiques du côté de la gorge*, d'une sorte de hoquet qui consiste en ce que pendant l'inspiration se produit un sifflement laryngo-trachéal analogue à celui qui plus tard se produira à chaque quinte de coqueluche, et qui aura quelque chose de vraiment pathognomonique. »

Plus loin, Trousseau ajoute que par opposition il a vu des cas où le spasme caractéristique a manqué pendant toute la durée de la maladie. C'est la coqueluche *sans quintes*, coqueluche fruste à rapprocher des *morbilli sine morbillis*, des scarlatines sans éruption, etc.

Le catarrhe initial de la coqueluche serait toujours accompagné d'une fièvre plus marquée et plus durable que dans le simple rhume; l'état général est touché d'une façon sérieuse dès le début, et en ce sens le catarrhe affirme déjà sa spécificité. Mais bientôt les doutes qui auraient pu persister vont disparaître devant les quintes pathognomoniques de la coqueluche.

Période des quintes. — La toux spasmodique et quinteuse, avec ses saccades expiratoires répétées et bruyantes, suivies ou entrecoupées de la reprise sifflante inspiratrice, apparaît plus tôt chez les enfants en bas âge que chez les enfants déjà grands. Voici comment Trousseau décrit cette toux spéciale de la coqueluche :

« Quand les malades sont capables de rendre compte de leurs sensations, ils se plaignent souvent d'une douleur assez vive au-devant de la poitrine, d'un chatouillement, d'un picotement dans le larynx et dans la trachée, qui les sollicitent à tousser. En vain essayeraient-ils de résister à ce besoin, ils ne réussiraient qu'à retarder la crise sans pouvoir l'empêcher. Alors la toux convulsive fait explosion; tandis que dans un simple rhume, tandis que dans une autre affection des voies respiratoires dont la toux est une manifestation, l'individu reprend plus ou moins facilement haleine après quelques secousses, dans la coqueluche il n'en est plus ainsi. Une inspiration qui précède l'accès est suivie d'une série de mouvements expirateurs qui, se succédant lentement d'abord, se répètent, ainsi que je vous le disais tout à l'heure, un grand nombre de fois, chassant tout l'air contenu dans la poitrine sans donner au malade le temps de respirer; les veines du cou et de la face se gonflent, les paupières se tuméfient, les yeux s'injectent de sang; une sécrétion abondante de larmes a lieu; les joues, les oreilles sont congestionnées, et cette congestion s'étend à toute la surface du corps, qui se couvre d'une sueur abondante. Le malheureux patient, dont les actes respiratoires sont si violemment gênés, tombe dans un état de pâmoison qui va quelquefois jusqu'à la syncope complète. Enfin, les mouvements convulsifs des muscles expirateurs se calment ; un effort d'inspiration se produit, accompagné du sifflement caractéristique dû peut-être au resserrement spasmodique du larynx, dont les muscles sont également entrés en convul-sion. Cette inspiration est le signal d'un instant de repos ; mais cette trêve est de courte durée et bientôt les mêmes accidents se reproduisent. Cette seconde explosion de toux se termine encore de la même façon par une inspiration, plus longue cette fois que la première, et il y a ainsi plusieurs reprises après lesquelles le malade est comme épuisé de fatigue. Générale-ment, pendant ces accès qui peuvent durer quelques minutes, il rejette un liquide glaireux, filant, incolore, en quantité considérable, et à la fin il vomit ordinairement des mucosités alimentaires....

« Un enfant est au milieu de ses jeux : quelques minutes avant que la crise arrive, il s'arrête ; sa gaieté fait place à la tristesse ; s'il se trouvait en compagnie de camarades, il s'écarte d'eux et cherche à les éviter. C'est qu'alors, permettez-moi, messieurs, cette expression, c'est qu'alors il médite sa crise, il la sent venir ; il éprouve cette sensation de picotement, de chatouillement dont je vous parlais. D'abord il essaye de faire avorter la quinte ; au lieu de respirer naturellement à pleins poumons comme il respirait tout à l'heure, il retient sa respiration ; il semble comprendre que l'air, en arrivant à pleine voie dans son larynx, va provoquer cette toux fatigante dont il a la triste expérience. Mais, je le répète, quoi qu'il fasse, il n'empêchera rien, il ne pourra tout au plus que retarder l'explosion. S'il crie, s'il pleure, s'il est sous l'empire d'une émotion qui excite son système nerveux, cette explosion sera plus prompte. La quinte a lieu. Aussitôt vous voyez le malade chercher autour de lui un point d'appui auquel il puisse se cramponner. Si c'est un enfant à la mamelle, il se précipite dans les bras de sa mère et de sa nourrice. Plus avancé en âge, s'il est debout, vous le voyez trépigner dans un état d'agitation convulsive. S'il est couché, il se dresse vivement sur son séant pour s'accrocher aux rideaux, aux barres de son lit. Il sort de là le visage bouffi, et cette bouffissure du visage, qui persiste quelquefois pendant trois semaines, peut, en quelques cas, suffire à elle seule pour qu'un médecin exercé soupçonne l'existence de la coqueluche. »

Les quintes se répètent en nombre variable suivant l'intensité des cas, tantôt plus fréquentes la nuit, tantôt plus fréquentes le jour. Trousseau indique 20 quintes par 24 heures, pour les coqueluches de moyenne intensité ; 40 à 50 pour les coqueluches graves ; 60, 80 et jusqu'à 100 pour les coqueluches très graves. Le Dr Tissier a compté jusqu'à 120 quintes par 24 heures chez un enfant de 3 ans, arrivé au 7e jour de sa maladie et qui ne tarda pas à succomber. Si l'on veut éviter la provocation des quintes, il faut faire le calme autour du petit malade, s'abstenir de le remuer trop souvent, de le contrarier. Une impression désagréable, un effort de déglutition un bruit trop fort peut déterminer la quinte.

J'ai vu souvent, dans un service de coquelucheux, une quinte en appeler d'autres, il suffisait qu'un enfant se mît à tousser pour éveiller les quintes de tous ses camarades, ou de la plupart d'entre eux. Un coquelucheux est en imminence continuelle de quintes, un rien peut les provoquer.

La durée de chaque quinte est très variable suivant les cas, suivant les moments de la journée, et chez le même enfant. Il y a des quintes très fortes, très longues, et des quintes courtes, faibles, avortées. Une quinte peut durer quelques secondes, une demi-minute, plusieurs minutes, un quart d'heure. Plus la quinte est longue, plus il y a de reprises; on a pu compter jusqu'à 10, 15, 20, 30 reprises dans la même quinte.

Pendant la quinte et immédiatement après elle, le pouls est très fréquent; il n'est pas rare de trouver 140, 150, 160 pulsations par minute. Puis le pouls se ralentit, et il présente parfois des irrégularités, des intermittences.

On a cherché à expliquer les quintes par les expériences de Rosenthal sur l'excitation centripète du nerf laryngé supérieur, du phrénique, du pneumo-gastrique. On peut admettre en effet que les mucosités sécrétées dans le larynx, la trachée et les bronches, mucosités qui contiennent vraisemblablement le microbe pathogène et ses toxines, ont le pouvoir d'impressionner les rameaux des nerfs laryngés ou bronchiques. L'intermittence des accès s'expliquerait par l'accumulation intermittente des mucosités.

Un grand calme succède à la quinte; les enfants très jeunes s'endorment même d'un sommeil profond, et ne sont réveillés que par la quinte suivante. Quand, dans l'intervalle des quintes, il persiste une fièvre vive, de l'agitation, de la dyspnée, il faut craindre une complication broncho-pulmonaire. L'auscultation dissipera cette crainte ou la confirmera. Dans les cas simples, on n'entend, dans la poitrine, que des râles sibilants ou ronflants disséminés moins nombreux après qu'avant la quinte, celle-ci ayant eu pour effet d'évacuer l'arbre bronchique.

L'examen laryngoscopique, quand il a été possible, a montré une rougeur diffuse de la région aryténoïdienne, épiglottique et glottique. L'excitation mécanique de ces régions provoque des accès.

Pour peu que les quintes soient violentes et répétées, l'état général de l'enfant périclite, sa nutrition laisse à désirer, ses forces s'en vont. On a dit que les urines présentaient fréquemment du sucre et de l'albumine. Legroux les a examinées à ce point de vue et n'a rien trouvé. D'après Cherubino, Gill, Johnston, la glycosurie se rencontrerait dans 16 pour 100 des cas. Blumenthal (St-Peters. Med. Woch., 12 mai 1894) ayant examiné l'urine de 40 coquelucheux, l'a trouvée d'une couleur jaune pâle, d'une acidité forte, d'une densité élevée (1022-1032), laissant déposer des cristaux d'acide urique, mais n'offrant jamais trace de glycose ni d'albumine. En somme la coloration un peu foncée, l'augmentation de densité, la richesse en acide urique, caractériseraient les urines des coquelucheux à la période quinteuse. Avec le régime lacté, la quinine, l'antipyrine, l'acidité disparaîtrait et la densité tomberait à 1005 ou 1006.

La durée de la période quinteuse varie beaucoup suivant les cas; dans les formes légères, elle peut ne pas excéder quinze jours, dans les formes

[J. COMBY.]

de moyenne intensité, elle atteint cinq ou six semaines; dans les formes graves, deux mois. Cette durée normale peut être allongée par les rechutes, les recrudescences observées dans quelques cas, et dues soit à une sortie prématurée, soit à un refroidissement, soit à une fatigue. Enfin l'enfant n'a plus de quintes ou il n'en a que de fort éloignées les unes des autres, il entre dans la troisième période de sa maladie.

Période de déclin. — L'enfant n'est plus tourmenté par les accès spasmodiques de la période précédente, mais il conserve une toux plus ou moins marquée avec catarrhe bronchique persistant. On entend, à l'auscultation, des râles sonores et bullaires, disséminés, de jour en jour moins nombreux, et enfin le catarrhe cesse complètement, l'enfant est guéri. Cette troisième période de la coqueluche dure peu en général, 8, 10 jours, quand il n'y a pas de complication. Si la toux et le catarrhe persistent des semaines et des mois, le cas n'est plus simple, la coqueluche s'accompagne de bronchite chronique, d'emphysème, de dilatation des bronches ou d'adénopathie trachéo-bronchique, sans parler de la tuberculose pulmonaire qui peut fort bien se greffer sur une coqueluche en convalescence.

Durée totale de la coqueluche. — Rilliet et Barthez, sur 366 cas, dont 252 guéris et 114 morts, ont pu étudier la durée de la maladie. Pour les coqueluches guéries, la durée a varié entre 5 semaines et 6 mois.

DURÉE	NOMBRE DE CAS
21 jours au moins.	4
20 à 31 jours.	21
32 — 45 —	51
46 — 2 mois	67
2 — 3 —	66
3 — 4 —	25
4 — 5 —	14
5 — 6 —	6
	252

Pour les cas mortels, ils ont trouvé :

DURÉE	NOMBRE DE CAS
moins de 21 jours.	15
22 à 31 —	10
32 — 45 —	50
46 — 2 mois	21
2 — 3 —	19
3 — 4 —	4
4 — 5 —	10
Au delà.	5
	114

Trousseau a cité des coqueluches exceptionnellement courtes, ne durant pas plus de 8 jours, 5 jours dans un cas. Il dit que la durée de la maladie est en raison directe de la durée des prodromes : plus courts ont été ces prodromes, moins longtemps dure la coqueluche; plus rapide a été la marche ascendante du catarrhe convulsif, plus prompte aussi est sa marche rétrograde. Les saisons, les intempéries ont aussi une action sur la durée de la coqueluche.

Pour ma part, j'ai remarqué que les coqueluches d'hiver étaient plus longues et plus graves que les coqueluches d'été. Si la saison froide n'influe pas sur la transmission de la maladie, elle me paraît influer grandement sur son pronostic:

Toute coqueluche durant moins d'un mois et aboutissant à la guérison dans ce court délai peut être considérée comme une coqueluche bénigne (*coqueluchette* de H. Roger); les coqueluches d'une durée supérieure à un mois, inférieure à trois mois, rentrent dans la classe des coqueluches moyennes; celles qui dépassent trois mois sont des coqueluches graves et inquiétantes. Il est vrai que certaines coqueluches peuvent, indépendamment de la durée, être très graves par l'intensité et la fréquence de leurs quintes (*hypercoqueluche* de H. Roger). Mais, toutes choses égales d'ailleurs, la durée est un élément d'appréciation dont nous devons tenir compte pour la classification des formes et des degrés de la coqueluche simple. Les accidents et complications que nous devons étudier maintenant nous fourniront d'autres éléments d'appréciation non moins importants.

Accidents et complications. — Les symptômes plus ou moins fâcheux qui se produisent consécutivement aux efforts et aux secousses de la toux spasmodique méritent le nom d'accidents, les complications étant représentées par les infections secondaires qui ne semblent pas avoir de lien immédiat et mécanique avec les quintes.

Dans la moitié des cas environ, surtout chez les enfants qui ont des dents, la projection de la langue en avant à chaque quinte finit par amener l'usure, la déchirure, la rupture du frein, conséquemment une petite inflammation diphtéroïde qui dépasse quelquefois les limites du frein, tant en surface qu'en profondeur. Cette lésion, généralement peu importante, a une valeur appréciable pour le diagnostic; quand on voit un enfant qui tousse, sans qu'on ait pu entendre les quintes caractéristiques, on pourra faire le diagnostic de la coqueluche d'après l'ulcération du frein de la langue. Ce n'est pas qu'il y ait là une manifestation spécifique, comparable aux lysses de la rage, comme le voulait le Dr Delthil; la lésion est purement mécanique, mais elle témoigne d'une violence de la toux propre à la coqueluche. Sans contester la valeur de ce signe, je dois faire quelques réserves; j'ai vu, chez de jeunes enfants qui avaient des incisives inférieures très coupantes, sous l'influence d'un simple rhume, ou même en dehors de toute atteinte du côté des voies respiratoires, le frein de la langue ulcéré et recouvert d'une membrane diphtéroïde (*Société clinique*, 1890. — *Société médicale des hôpitaux*, 6 décembre 1895). En Italie, sous le nom de maladie de Riga, de *production sous-linguale*, Fede, Concetti, etc., ont décrit la même lésion chez des enfants qui n'avaient pas la coqueluche. F. Brun en a observé également un exemple. La *subglossite diphtéroïde*, lésion mécanique produite par les incisives inférieures ou l'arcade dentaire, peut donc être indépendante de la coqueluche et se rencontrer en dehors d'elle.

Cette lésion simple et sans gravité le plus souvent, peut, chez certains enfants, se creuser, s'étendre, se compliquer d'hémorrhagies, de fongosités, d'ulcérations; il sera bon de la surveiller.

[J. COMBY.]

Un accident beaucoup plus grave de la quinte est le vomissement qui, lorsqu'il se reproduit trop souvent, s'accompagne de maigreur, de faiblesse, d'anémie, de cachexie. Quand les vomissements surviennent en dehors des quintes, leur gravité est encore plus grande. Il m'a semblé que les enfants dyspeptiques étaient plus exposés que les autres aux vomissements graves de la coqueluche.

L'évacuation involontaire des urines, des matières fécales, ne mérite pas de nous arrêter, mais il faut signaler le prolapsus rectal, les hernies ombilicales et inguinales qui peuvent être provoquées ou aggravées par la violence des quintes. Dans le même ordre d'idées, je dois mentionner l'emphysème pulmonaire, compliqué quelquefois d'emphysème sous-cutané, les alvéoles ayant été rompus, l'air ayant fusé dans le tissu cellulaire du médiastin pour se répandre ensuite sous la peau du cou et du thorax; cet accident est très grave. La hernie du poumon a été observée exceptionnellement (Adler); de même le pneumothorax.

Les hémorrhagies sont communes; l'épistaxis se voit fréquemment au milieu ou à la suite des quintes; son abondance et sa répétition peuvent être parfois inquiétantes. Il n'est pas rare que le sang soit dégluti à l'insu du malade et de son entourage, pour être vomi ensuite ou craché comme s'il s'agissait d'une hématémèse ou d'une hémoptysie. Le sang peut bien venir de la bouche (ulcération sublinguale, gencives), mais il ne vient presque jamais du poumon ou de l'estomac; l'hématémèse vraie n'est pas moins exceptionnelle que l'hémoptysie.

J'ai vu, chez des enfants qui avaient des quintes violentes, des mouchetures purpuriques se dessiner au front et à la face. L'hémorrhagie sous-conjonctivale est commune, elle est unie ou bilatérale, elle peut s'accompagner de ces *larmes de sang* dont parle Trousseau. « J'ai vu pour ma part, dit-il, un petit enfant de deux ans, atteint d'une coqueluche grave, pleurer des larmes de sang. »

Toute plaie, toute lésion ulcéreuse, un nævus, une otite, peuvent saigner sous l'influence des quintes de la coqueluche (dermatorrhagie, otorrhagie). Enfin il faut indiquer la possibilité des hémorrhagies viscérales (hématurie, hémorrhagies méningées, cérébrales, etc.).

Un cas d'hémorrhagie cérébrale avec autopsie a été rapporté par Marshall (*Glasgow, Med. Journ.*, 1885). L'hémorrhagie par les oreilles est moins rare; elle se produit généralement chez des enfants qui souffrent déjà de cet organe, qui ont ou ont eu des écoulements, une otite moyenne plus ou moins ancienne. J'ai vu deux fois l'hémorrhagie se produire dans ces conditions, le sang coulant goutte à goutte au moment de la quinte. H. Roger signale la possibilité d'un écoulement plus fort, d'un véritable jet sortant de l'oreille, sous l'influence de la pression formidable de certaines quintes.

Triquet a observé deux fois cette hémorrhagie otique, et il a pu voir que la membrane du tympan présentait une déchirure linéaire un peu au-dessous du manche du marteau. Gibb a constaté quatre fois le même accident (*British Med. Journ.*, 1864), avec rupture linéaire de la membrane du tympan. Chez deux malades, la rupture était bilatérale. Sur ce total de 8 ruptures tympaniques, 4 avoisinaient la circonférence de la membrane, 2 la traversaient par le milieu, et dans un cas la plaie avait trois lambeaux de 1 à 2 millimètres de long ; un caillot de sang interposé entre les lèvres de ces plaies indiquait la source de l'hémorrhagie. La cicatrisation s'est faite dans tous les cas par première intention, en quelques jours, excepté dans la plaie à trois lambeaux qui donna lieu à une suppuration prolongée et à de la surdité. Le mécanisme de ces hémorrhagies par l'oreille est facile à comprendre : l'air, chassé avec violence dans la trompe d'Eustache par la toux convulsive, pénètre dans la caisse. La pression exercée par la colonne d'air, surmontant la résistance de la cloison tympanique, la déchire dans le point le plus faible, situé au-dessous du manche du marteau, ou bien la décolle à sa circonférence, et la déchirure de la muqueuse qui double le tympan est la cause de l'hémorrhagie (Trousseau). Sans doute ce mécanisme est très admissible ; mais il n'est efficace que dans les oreilles affaiblies par une maladie antérieure, par une otite moyenne qui a diminué la résistance de la membrane tympanique.

En dehors de ces lésions en quelque sorte traumatiques de l'appareil auditif, la coqueluche peut déterminer des otorrhées plus ou moins rebelles, et l'on rencontre assez souvent des malades qui ont l'ouïe dure, ou qui sont devenus sourds à la suite de la toux convulsive. Dans ce cas, le processus est différent, et il s'agit ordinairement d'une complication inflammatoire, d'une infection secondaire qui, partant de l'arrière-cavité des fosses nasales, a cheminé par la trompe d'Eustache jusqu'à la caisse du tympan. On peut même voir, dans quelques cas, les cellules mastoïdiennes envahies par la suppuration. Ces faits peuvent nous servir de transition pour l'étude des complications vraies de la coqueluche, qui sont toutes d'ordre infectieux, et que je vais passer en revue, appareil par appareil.

Du côté de l'appareil respiratoire, nous trouvons les lésions les plus communes et les plus graves. Je m'arrêterai peu sur le coryza, la rhinite observée dans quelques cas, sur la laryngite pouvant aller jusqu'au stridulisme, ou au contraire évoluer vers la chronicité (aphonie), sur l'œdème de la glotte que Barthez et Sanné ont vu deux fois et qu'ils ont vérifié par l'autopsie. Mais je dois m'arrêter sur les accidents asphyxiques soudains, sur le spasme de la glotte, sur la syncope inopinée, sur la mort subite qui ont été rencontrés un certain nombre de fois dans la coqueluche. Quand on assiste à une violente quinte de coqueluche, on n'est pas sans inquiétude sur l'issue immédiate de la crise, et l'on attend le rétablissement de la fonction respiratoire avec une certaine impatience. L'enfant, en effet, est littéralement bleu, ses yeux sortent de leurs orbites, sa respiration est suspendue, il a le facies d'un individu qui va périr de strangulation. Or, cette menace d'asphyxie, qui se répète à chaque quinte, est quelquefois suivie d'effet et le petit malade est emporté subitement dans une quinte plus violente ou plus prolongée que les autres. Cette asphyxie mortelle dépend ordinairement d'un spasme de la glotte que du Castel a bien étudié (*Thèse de Paris*, 1872), et dont il a rapporté quelques exemples[1]. J'ai été témoin d'un fait de ce genre,

---

[1] Plus récemment, le Dr J. Bouniol a passé une thèse sur le même sujet (Paris, 1894), *Le spasme de la glotte dans la coqueluche* : garçon de 2 ans 1/2 mort dans une quinte.

[J. COMBY.]

et l'autopsie faite le lendemain de la mort a été absolument négative. Dans un cas déjà ancien, William Hughes avait trouvé l'hypertrophie du thymus.

Le spasme de la glotte n'est pas forcément en cause dans la mort subite chez les coquelucheux, et quelquefois les enfants meurent d'une syncope, d'un arrêt subit du cœur, l'asphyxie étant reléguée au second plan. C'est ainsi que Rondot a vu mourir subitement un coquelucheux qui avait une canule à trachéotomie, et chez lequel par conséquent le spasme glottique ne pouvait avoir d'effet. Ces complications effrayantes sont rares. Ce qui est commun, ce qui doit faire l'objet des préoccupations constantes des médecins appelés à soigner les coquelucheux, c'est l'intervention des infections broncho-pulmonaires dont nous allons parler.

La trachéo-bronchite, la bronchite simple, qui existe pour ainsi dire dans tous les cas à des degrés divers, sont généralement sans gravité. Cependant, dans quelques cas, la bronchite est intense, généralisée, infectieuse; elle contribue à accroître la fièvre, la dyspnée dans l'intervalle des quintes, et elle peut se compliquer de broncho-pneumonie. Dans d'autres cas, elle persiste indéfiniment, devient chronique et pourra s'accompagner à la longue de dilatation des bronches ou d'emphysème pulmonaire.

Il n'est pas rare, surtout chez les enfants très jeunes, de voir la bronchite se compliquer de poussées congestives qui se traduisent par du souffle, des râles fins, et par une recrudescence de la fièvre. Le peu d'étendue, la mobilité du souffle, l'absence de matité, feront reconnaître la congestion. Mais déjà nous sommes sur le chemin de la broncho-pneumonie, et quoique la congestion pulmonaire puisse se dissiper rapidement, il faut craindre, quand elle se répète et s'étend, que l'hépatisation lobulaire n'entre en scène. La broncho-pneumonie se présente sous trois formes principales : *bronchite capillaire*, sans hépatisation lobulaire, les fines bronches sont remplies de pus, les alvéoles sont gorgés de sang, les enfants meurent de suffocation; *broncho-pneumonie lobulaire* disséminée, à foyers plus ou moins étendus, plus ou moins multipliés; *broncho-pneumonie pseudo-lobaire* simulant par sa compacité et son homogénéité la pneumonie franche. Cette dernière d'ailleurs n'est pas inconnue dans la coqueluche, et il faut lui faire une petite place.

Quand un enfant meurt de coqueluche, 9 fois sur 10, c'est à la broncho-pneumonie qu'il succombe. Voilà la grande complication de la coqueluche, comme elle l'est de la rougeole et de la diphtérie. Cette broncho-pneumonie est une infection secondaire, due le plus souvent au streptocoque, quelquefois au pneumocoque ou au staphylocoque doré (Haushalter).

On devra soupçonner la broncho-pneumonie quand on verra la fièvre augmenter sans raison, les quintes diminuer (*spasmos febris accedens solvit*), la dyspnée s'accroître. Alors on devra ausculter avec soin les petits malades, et l'on trouvera des râles fins en bouffées, du souffle, des signes évidents de phlegmasie pulmonaire. Si ces signes manquent, ou sont peu concluants, on ne se hâtera pas d'écarter l'idée d'une broncho-pneumonie, on l'admettra quand même, car elle est dénoncée par la fièvre, la dyspnée, la gravité de l'état général, mais on supposera à juste titre qu'elle est centrale et masquée par une lame de poumon aéré et perméable.

La broncho-pneumonie sévit surtout chez les coquelucheux hospitalisés, et elle est très meurtrière. Sur 431 cas, H. Roger a compté 68 broncho-pneumonies, dont 51 suivies de mort. Plus l'enfant est jeune, plus il est exposé à la broncho-pneumonie. Les enfants de moins de 2 ans courent les plus grands dangers; les enfants âgés de plus de 5 ans y échappent presque toujours. Un refroidissement, une sortie intempestive, l'intervention d'une grippe, d'une rougeole, peuvent donner le signal de la broncho-pneumonie.

Cette complication se déclare surtout à la période spasmodique de la coqueluche, elle est très rare à la première et à la troisième période. Elle s'annonce parfois par des convulsions.

La guérison peut être complète et rapide, ou retardée, ou incomplète, et la broncho-pneumonie peut passer à l'état chronique.

L'emphysème pulmonaire, dit *vicariant* ou compensateur, accompagne la broncho-pneumonie à un degré plus ou moins marqué; il siège surtout au sommet et en avant, les lésions atélectasiques et bronchitiques occupant surtout la base des poumons et les gouttières costo-vertébrales. En général cet emphysème guérit, quand la broncho-pneumonie guérit elle-même. D'ailleurs l'emphysème peut être la conséquence directe des quintes de coqueluche et il peut leur survivre; l'emphysème de l'adulte remonte quelquefois à une coqueluche de l'enfance.

La pleurésie est rarement observée au cours de la coqueluche; elle peut accompagner la broncho-pneumonie; elle en est quelquefois indépendante. A tout prendre, c'est une complication rare et pour cela d'un intérêt médiocre.

La tuberculose pulmonaire succède assez souvent à la coqueluche, et, dans les autopsies de coquelucheux hospitalisés, je l'ai très fréquemment rencontrée. J'ai observé également l'adénopathie caséeuse trachéo-bronchique, la granulie, la méningite. Tantôt la tuberculose préexistait à la coqueluche qui lui a donné comme un coup de fouet. Tantôt elle succède à la maladie et finit par entraîner la mort des malades. Dans tous les cas, la coqueluche, surtout dans les hôpitaux, est une maladie appelant la tuberculose, et exerçant une influence néfaste sur sa marche.

Du côté de l'appareil circulatoire, nous devons relever la péricardite, non moins rare que la pleurésie, et la dilatation du cœur beaucoup plus fréquente. Les secousses violentes et répétées imprimées au poumon et au cœur par les quintes, la gêne circulatoire qui résulte du trouble de la respiration, doivent forcément retentir sur le cœur et déterminer, dans nombre de cas, une dilatation des cavités droites. Cette dilatation sera accusée quelquefois par la turgescence permanente des veines jugulaires, par la faiblesse du pouls, par la cyanose persistante dans l'intervalle des accès. Le Dr Rondot a pu s'assurer par la mensuration de la dilatation cardiaque aiguë, et, à l'autopsie, il a retrouvé la dilatation des cavités droites.

Du côté du système nerveux, on peut observer des manifestations plus ou moins graves. Une fille de 10 ans, atteinte de coqueluche, accusait, chaque

[J. COMBY.]

soir, des crampes violentes dans les membres supérieurs et inférieurs
(Barthez et Sanné). M. Cadet de Gassicourt rapporte le cas d'une petite fille
de 6 ans, prise, pendant une quinte, d'une contracture tétanique douloureuse
des grands droits de l'abdomen dans leur moitié inférieure. Ces accidents
sont du même ordre que les convulsions. Les convulsions générales, comme
la broncho-pneumonie, sont plus communes chez les enfants en bas âge, au-
dessous de 2 ans, que chez les enfants plus âgés. Sur 431 cas de coqueluche,
H. Roger a observé 15 fois les convulsions.

Elles sont plus communes aussi dans les formes intenses que dans les
formes légères ; elles surviennent à la période quinteuse. Ou bien elles succèdent immédiatement à une quinte qui a épuisé l'enfant et congestionné son
cerveau ; ou bien elles surviennent dans l'intervalle des quintes, et alors elles
ont encore plus de gravité. Elles peuvent annoncer la broncho-pneumonie,
la méningite. Le plus souvent elles sont générales (*éclampsie infantile*) ;
dans quelques cas, elles sont limitées à la face, à un membre. Elles peuvent
être uniques, elles sont généralement multipliées et j'ai vu un cas où leur
succession était si rapprochée qu'on pouvait les qualifier d'*état de mal convulsif*. On a vu la mort survenir dès le premier accès. Plus souvent elle succède à une série d'accès terminés par le coma. A l'autopsie, on trouve une
congestion veineuse intense des méninges, un piqueté rouge de la substance
cérébrale, parfois une thrombose des sinus. La température s'élève avec le
redoublement des accès convulsifs, elle peut atteindre 40, 41, 42 degrés
même dans quelques cas.

Les convulsions ne sont pas les seuls accidents cérébraux observés ; on a
cité l'aphasie, l'hémiplégie, la cécité subite et complète observée deux fois
par Alexander (*Deut. med. Woch.*, 1888), la paralysie faciale, etc.

Enfin on a observé quelques cas de polynévrite dont il me reste à parler.
Mœbius (*Centr. f. Nerven.*, 1887) a vu un enfant de 3 ans, à la suite de la
coqueluche, présenter de la parésie des membres inférieurs, avec propagation
ascendante au tronc, aux membres supérieurs, au cou, au diaphragme ; la
guérison a été obtenue. Le Dʳ A. Moussous (*Recueil de leçons cliniques sur
les Maladies de l'Enfance*, Paris, 1893) a rapporté un cas semblable de
Polynévrite aiguë généralisée au cours de la coqueluche. Il s'agissait d'un
enfant de 18 mois qui, après trois crises convulsives, présenta, dès le lendemain, une paralysie incomplète des jambes entravant la marche ; la sensibilité
était conservée, il y avait de la fièvre. Puis les membres supérieurs, le tronc,
la nuque se prennent à leur tour, du nasonnement apparaît, les liquides sont
rejetés par le nez. Fonctions de la vessie et du rectum conservées. Les jours
suivants, on constate de la dyspnée, de la cyanose, avec râles de bronchite
dans la poitrine. Au bout de 5 semaines, l'enfant guérit. A l'examen électrique,
on trouva une diminution de l'excitabilité faradique, surtout au niveau du
triceps fémoral, des péroniers latéraux, des extenseurs des orteils ; l'excitabilité galvanique était diminuée. Pas de réaction de dégénérescence.

Les maladies infectieuses qui viennent compliquer la coqueluche aggravent
singulièrement son pronostic. Dans les hôpitaux, les combinaisons de la
coqueluche avec la rougeole, la scarlatine, la diphtérie, ne sont pas rares, et

elles sont funestes aux petits malades. Sur 431 coquelucheux hospitalisés, H. Roger a observé 78 fois la rougeole, et 2 fois sur 3, la broncho-pneumonie s'en est suivie. Il a vu 24 fois la diphtérie. Barthez et Rilliet ont relevé l'association de la coqueluche et de la rougeole 104 fois (58 fois la rougeole d'abord, 46 fois la coqueluche). Ils ont noté aussi la fréquence de la broncho-pneumonie en pareil cas. Les quintes de coqueluche sont atténuées par l'intervention des fièvres éruptives.

En dehors de l'hôpital, ces mélanges de maladies contagieuses sont heureusement exceptionnels, et il faut espérer que, même à l'hôpital, avec les progrès de l'isolement et de l'antisepsie, nous ne verrons bientôt plus ces associations morbides. Pour terminer le chapitre des complications de la coqueluche, il faut mentionner les infections secondaires cutanées qui ne sont pas rares, les abcès, les gangrènes de la bouche et de la peau, et enfin la cachexie, la dénutrition progressive, l'athrepsie qui se montrent dans les formes graves et compliquées.

Diagnostic. — Le diagnostic de la coqueluche offre quelquefois de réelles difficultés, et l'on voit toujours, dans les hôpitaux, des coquelucheux reçus par erreur dans les salles communes. Avant la période des quintes, il est presque impossible d'affirmer l'existence de la coqueluche. La période catarrhale prémonitoire, quoi qu'en dise Trousseau, n'offre rien d'absolument caractéristique, et l'*opiniâtreté* de la toux n'est pas un caractère constant, il s'en faut. Sans compter que cette période peut se prolonger fort longtemps, et que par suite pendant 15 jours, 3 semaines, 1 mois, l'enfant, déclaré indemne ou à peine suspecté, pourra contaminer ses camarades de jeu s'il reste chez lui, ses voisins de lit s'il entre à l'hôpital.

Récemment j'ai reçu dans mon service un petit garçon qui toussait à peine et qui ne nous paraissait nullement suspect de coqueluche; il a séjourné pendant plus de quinze jours dans la salle commune avant d'avoir une quinte. Ces fautes sont de tous les jours dans la pratique hospitalière. Si le diagnostic est difficile avant la période des quintes, cela ne veut pas dire qu'on doive renoncer absolument à le faire. Il faut partir de ce principe que tout enfant qui tousse est suspect de coqueluche; il le sera d'autant plus que la toux sera intermittente, saccadée, nocturne, qu'elle ne s'accompagnera pas de signes stéthoscopiques en rapport avec sa violence, etc. Il faudra de plus s'entourer de tous les renseignements relatifs au genre de vie de l'enfant, aux camarades qu'il a pu fréquenter, aux cas de coqueluche qui pourraient exister dans son entourage, à l'école, dans le quartier, dans la famille. On pourra ainsi arriver quelquefois à la vérité.

A la période des quintes, le diagnostic devient relativement facile, surtout si le médecin a entendu lui-même une quinte. S'il ne l'a pas entendue, il peut être fort mal renseigné par des parents ignorants ou peu attentifs et il sera obligé alors de confirmer ses doutes par l'examen de l'enfant; s'il constate l'ulcération du frein de la langue, la bouffissure du visage, s'il apprend que l'enfant rend des glaires ou vomit après la toux, ses soupçons se changeront en certitude. Mais tous ces indices n'ont pas une valeur absolue. Et d'abord il faut bien savoir qu'il y a des *toux coqueluchoïdes*, c'est-à-dire des accès spasmodiques simulant la coqueluche, quoiqu'ils n'aient rien de commun avec elle.

J'ai vu des enfants atteints de pharyngite granuleuse, de catarrhe naso-pharyngien, d'hypertrophie des amygdales, présenter des toux spasmodiques, saccadées, sans reprise il est vrai, mais faisant penser à la coqueluche. Ces faits sont rares, et il ne faudrait pas les prendre en trop haute considération pour ne pas méconnaître la coqueluche, beaucoup plus commune et à laquelle il faut toujours penser. D'ailleurs les toux pharyngées, amygdaliennes, n'imitent que grossièrement les quintes de coqueluche. J'en dirai autant des toux nerveuses et hystériques, qui ont un timbre creux particulier sans reprise, sans excrétion finale de mucosités glaireuses. Certaines bronchites simples, certaines grippes donnent lieu aussi à des toux opiniâtres qui seront distinguées aisément.

L'abcès rétro-pharyngien, l'œdème de la glotte ne se caractérisent pas tant par la toux que par l'inspiration gênée, pénible, bruyante. Mais il existe des affections qui simulent beaucoup mieux les spasmes de la coqueluche, parce qu'elles mettent en jeu un mécanisme nerveux analogue. Je veux parler du spasme glottique, de la laryngite striduleuse, des corps étrangers des voies aériennes, de l'adénopathie trachéo-bronchique, et même du croup.

Le spasme de la glotte est une maladie des nouveau-nés ou des nourrissons, qui débute brusquement, dure peu, se caractérise par une apnée silencieuse et par une raideur de tout le corps. Il ne pourrait faire naître de doutes que s'il avait été précédé de toux et de bronchite. La laryngite striduleuse qui a pu, dans des cas exceptionnels, marquer le début de la coqueluche, diffère des quintes de cette dernière maladie par la toux aboyante spéciale, par le caractère nocturne des spasmes, par le retour complet à la santé après la crise. Le croup s'annonce parfois par des saccades de toux suivies de respiration sifflante et anxieuse, mais la dyspnée est continue et va jusqu'au tirage sus et sous-sternal, la voix est couverte; enfin l'examen bactériologique pourrait servir de critérium.

Les accès de suffocation déterminés par les corps étrangers des voies aériennes simulent, par leur brutalité, par la turgescence de la face, par l'anxiété qu'ils déterminent, les quintes les plus violentes de la coqueluche; mais il n'y a pas de reprise, l'accès de suffocation a de plus débuté en pleine santé et il se reproduit à des intervalles variables pour disparaître ensuite quand le corps s'est fixé dans une bronche. Le Dr de Pradel a vu un petit caillou aspiré par une fille de 5 ans et fixé dans un ventricule du larynx donner lieu à des quintes coqueluchoïdes pendant quatre mois; l'enfant, conduite à l'hôpital, fut considérée comme atteinte de coqueluche. Puis, un jour, elle expulsa son corps étranger et fut guérie. On voit qu'il peut y avoir, dans quelques cas, surtout quand les renseignements sont incomplets ou nuls, de réelles difficultés pour le diagnostic différentiel. MM. Barthez et Sanné disent qu'on peut confondre la bronchite capillaire suffocante à quintes avec la coqueluche, et ils font ressortir les différences suivantes. Dans la coqueluche, période catarrhale précédant les quintes; début brusque par des quintes dans la bronchite capillaire; dans la coqueluche, quintes accompagnées de sifflement, d'expectoration filante et souvent de vomissements; quintes plus courtes, moins intenses, sifflement rare ou intermittent, expectoration nulle ou peu marquée, pas de vomissements dans la bronchite capillaire; dans la coqueluche peu ou pas de fièvre, pas de dyspnée dans l'intervalle des quintes; fièvre intense, dyspnée, râles nombreux dans la bronchite capillaire; dans la coqueluche, disparition des quintes après un certain temps, toux catarrhale ensuite et guérison; orthopnée, petitesse du pouls, aggravation progressive, mort habituelle et rapide dans la bronchite capillaire. Mais la maladie qui simule le plus étroitement la coqueluche à sa période quinteuse, c'est l'adénopathie trachéo-bronchique; l'analogie est si frappante dans certains cas qu'on s'explique pourquoi certains médecins ont voulu faire de l'engorgement des ganglions médiastinaux le substratum anatomique de la coqueluche.

Voici le tableau comparatif donné par Barthez et Sanné pour faire le diagnostic différentiel entre les deux maladies :

COQUELUCHE	TUBERCULISATION DES GANGLIONS BRONCHIQUES
1. Souvent épidémique, attaquant plusieurs enfants à la fois, transmissible par contagion.	1. Tout à fait isolée, non contagieuse..
2. Trois périodes distinctes dont la seconde seule est quinteuse.	2. Pas de périodes distinctes.
3. Quintes avec sifflement, expectoration filante et vomissements.	3. Quintes très courtes le plus souvent, sans sifflement et sans expectoration filante ni vomissements.
4. Respiration pure dans l'intervalle des quintes.	4. Signes physiques de la tuberculisation ganglionnaire; mais, dans certains cas, absence de ces signes.
5. Dans l'intervalle des quintes, respiration normale et apyrexie quand la maladie est simple.	5. Accès d'asthme dans certains cas, alternant avec les quintes; mouvement fébrile continu avec recrudescence le soir; sueurs; amaigrissement progressif, etc.
6. Voix naturelle.	6. Quelquefois timbre voilé de la voix.
7. Marche le plus souvent aiguë.	7. Marche chronique.

Pour asseoir sa conviction, on examinera l'état des ganglions périphériques; si l'on trouve des masses ganglionnaires volumineuses et dures au cou, dans les aisselles, aux aines, on sera porté à admettre l'adénopathie médiastine. La présence des ganglions petits et multiples (micro-polyadénopathie de Legroux) ne me semble pas avoir la même valeur séméiologique que les grosses adénopathies externes, car elle existe chez la plupart des enfants en bas âge, sains ou malades, tuberculeux ou indemnes de tuberculose.

Quand la coqueluche, après avoir accompli toutes ses périodes, laisse à sa suite un catarrhe persistant des bronches avec anémie, amaigrissement, sueurs, anorexie, état cachectique en un mot, on ne peut se défendre de l'idée d'une tuberculose pulmonaire commençante ou même avancée dans son évolution. Et de fait quelques enfants succombent, dans la convalescence de la coqueluche, à la phtisie galopante ou à la granulie pulmonaire. Distinguer les cas qui guériront de ceux qui doivent évoluer vers la terminaison fatale est fort délicat, et il serait bon, dans le doute, de recueillir les crachats, s'il y en a, ou même d'examiner les garde-robes, pour rechercher le bacille de Koch.

Pronostic. — Bénigne chez les enfants assez avancés en âge, bien por-

[J. COMBY.]

tants, vivant dans de bonnes conditions hygiéniques, la coqueluche est grave dans les circonstances opposées et, en fait, elle cause, dans tous les pays du monde, une mortalité considérable.

Toutes choses égales d'ailleurs, le pronostic de la coqueluche est d'autant plus grave que l'enfant est plus jeune. Chez les nouveau-nés, chez les nourrissons de moins de 2 ans, la mortalité est très élevée, elle est moins forte entre 2 et 5 ans, insignifiante au-dessus de 5 ans, presque nulle après 10 ans. Le nombre et l'intensité des quintes influent sur le pronostic ; 15, 20 quintes par vingt-quatre heures indiquent une coqueluche de faible intensité ; 40, 50 quintes doivent alarmer.

La coqueluche hospitalisée a toujours donné une mortalité plus forte que la coqueluche soignée à domicile. Sur 423 cas d'hôpital, H. Roger a compté 142 morts ainsi répartis suivant l'âge :

CAS	AGE			DÉCÈS
16	0	à	2 ans	11
106	2	à	3 —	64
85			3 —	51
77			4 —	55
63			5 —	15
77	6	à	14 —	19
	9	à	13 —	0

Les coqueluches secondaires ou compliquées d'autres fièvres éruptives sont plus graves que les coqueluches simples. En 1895, à l'hôpital Trousseau 23 coqueluches compliquées de rougeole m'ont donné 10 morts, soit une mortalité de 43,47 pour 100. Si l'on prend la statistique municipale de la ville de Paris, on voit que la mortalité annuelle par coqueluche est assez élevée

ANNÉES	DÉCÈS
1880	521
1881	489
1882	205
1883	663
1884	454
1885	272
1886	568
1887	429
1888	269
1889	522
1890	499
1891	341
1892	534
1893	513
TOTAL.	6079

La ville de Paris a perdu, en 14 ans, 6 079 enfants par la coqueluche. Encore ce chiffre est-il trop faible, car beaucoup de complications ou de suites mortelles de la coqueluche sont déclarées sous une autre rubrique (bronchite, broncho-pneumonie, tuberculose, etc.).

La coqueluche prélève donc un lourd tribut sur la population infantile parisienne. Les ravages qu'elle fait dans d'autres pays ne sont pas moins grands. Voici les renseignements intéressants donnés à ce sujet par W. Johnston (*Medical Soc. of the district of Columbia*, 23 janvier 1895). En Angleterre, de 1848 à 1855, 72 000 décès (1/40 du chiffre total) auraient été dus à la coqueluche, soient 10 000 par an en moyenne pour ce pays qui comptait alors environ un total de 500 000 décès annuels. En 1876, la mortalité par coqueluche vient, dans le Royaume-Uni, immédiatement après la mortalité par scarlatine.

Décès par scarlatine.	11 045
— — coqueluche	10 201
— — rougeole	9 252

En 1893, la coqueluche n'a pas fait moins de 2 330 victimes dans la seule ville de Londres.

Aux États-Unis, en 1880, nous trouvons :

Décès par coqueluche.	10 315
— — scarlatine	10 142
— — rougeole.	5 481

Ici la coqueluche marche en tête; en 1890, elle passe au second rang :

Décès par rougeole.	9 256
— — coqueluche.	8 432
— — scarlatine	5 969

A Washington, la coqueluche fait plus de victimes que la scarlatine et que la rougeole :

Décès par coqueluche.	358
— — scarlatine	274
— — rougeole.	175

D'après W. Johnston, la coqueluche enlèverait aux Etats-Unis plus de 100 000 enfants tous les 10 ans, soient 200 000 entre 1880 et 1900. L'auteur déplore ces hécatombes effroyables et propose comme remède la claustration complète de tous les coquelucheux. Repos au lit pendant 3 ou 4 semaines, isolement à la chambre pendant toute la période contagieuse. En empêchant ainsi la circulation des coquelucheux, on ne hâterait pas seulement leur guérison, on mettrait encore obstacle à la propagation de la maladie.

Traitement. — Quoique la coqueluche soit certainement une maladie infectieuse et spécifique, nous ne pouvons encore disposer contre elle d'un remède antiseptique et spécifique efficace. Cependant Kelaïditès (Voy. Roger, *Applications des sérums sanguins au traitement des maladies*, Congrès de Nancy, 1896) aurait obtenu du sérum contre la coqueluche. Pour préparer le sérum anticoquelucheux, il injecte à des chiens les sécrétions bronchiques et nasales de ses malades; avec 5 à 20 centimètres cubes de sérum provenant d'animaux ainsi préparés, il arrive à diminuer les quintes, parfois même à obtenir la guérison en 2 ou 3 jours. Si ces tentatives venaient à être répétées et contrôlées par divers observateurs, nous pourrions bientôt les apprécier à leur juste valeur. En attendant nous devons faire des réserves sur l'efficacité du sérum anticoquelucheux, comme nous en ferons sur les effets préventifs du sérum antistreptococcique à l'égard des complications broncho-pulmonaires et des autres infections secondaires de la coqueluche.

[J. COMBY.]

L'attaque directe de l'agent pathogène de la coqueluche étant ou impossible ou très incertaine, nous devons nous borner provisoirement à la lutte indirecte par les médicaments qui favorisent l'élimination des produits toxiques, qui combattent le catarrhe et le spasme, qui donnent du repos aux malades, qui atténuent la violence et la fréquence de leurs quintes, qui préviennent les complications. Parmi ces médicaments, les uns sont empiriques, les autres sont justifiés par des considérations d'ordre physiologique ou hygiénique.

Je diviserai le traitement en trois parties :

1° *Traitement de la coqueluche simple*; 2° *Traitement des complications*; 3° *Hygiène thérapeutique des coquelucheux*. Enfin je terminerai par la *prophylaxie*.

1° *Traitement de la coqueluche simple*. — A la première période et au début de la seconde, quand la toux est fréquente, quand le catarrhe est manifeste, les évacuants sont indiqués, si l'enfant est assez âgé, assez vigoureux pour en supporter le choc. Les vomitifs (ipéca, tartre stibié, sulfate de cuivre) peuvent être employés à dose modérée, et répétés suivant les indications une ou deux fois par semaine. La poudre d'ipéca seule, ou associée au sirop, sera donnée à la dose de 10 centigrammes par année d'âge; l'émétique, à la dose de 5 milligrammes, et le sulfate de cuivre à la dose de 5 centigrammes par année dans un demi-verre d'eau.

Laënnec, partisan des vomitifs répétés dans la coqueluche, donnait la préférence à l'émétique; Trousseau préférait le sulfate de cuivre. L'ipéca, malgré l'inégalité de force qu'on lui a reprochée suivant les échantillons et les provenances, reste le vomitif familier à la plupart des médecins.

Si l'enfant est constipé, on donnera un purgatif, le calomel notamment, qui offre le triple avantage d'être à la fois un évacuant, un antiseptique intestinal, un excito-sécréteur du foie et du rein. Il se prescrira à la dose de 2 à 5 centigrammes, trois fois par jour, suivant l'âge.

On sollicitera encore l'action du rein, et les sécrétions bronchiques, en donnant l'*oxymel scillitique*, vanté par Netter (de Nancy) à la dose de 4 à 5 cuillerées à café entre 2 et 3 ans, 6 cuillerées à café au-dessus de cet âge. Chez les enfants à la mamelle, on abaissera la dose à XX ou LX gouttes par jour.

Les balsamiques (tolu, benjoin, térébenthine) trouvent leur indication surtout dans les formes catarrhales de la maladie. Le benzoate de soude du benjoin sera prescrit à la dose de 2 à 5 grammes par jour dans une potion sucrée. Contre l'élément nerveux et spasmodique de la coqueluche, on a dirigé un grand nombre de médicaments, parmi lesquels nous devons citer la belladone, la jusquiame, l'aconit, l'opium, l'éther, le bromure de potassium, le musc, la valériane, le chloral, le chloroforme, le bromoforme, l'antipyrine, etc. La belladone a été prescrite à haute dose par Trousseau et, à sa suite, par un grand nombre de médecins, sous forme d'extrait, de teinture, de sirop. Trousseau recommande de donner la belladone à dose massive et unique le matin; il ne fractionnait jamais. Cette conduite offre des dangers quand la dose est trop forte; on peut être surpris par l'intolérance du sujet et par une intoxication imprévue. Le fractionnement, d'ailleurs compatible avec la progression, permet de s'arrêter à temps, sans dépasser la limite de l'action physiologique.

Quelques médecins emploient de préférence l'atropine, d'un dosage plus facile et plus rigoureux. Si l'on choisit la teinture de belladone, on la donne par gouttes (V gouttes trois ou quatre fois par jour), en augmentant d'une goutte par prise chaque jour, jusqu'à effet physiologique, c'est-à-dire jusqu'à dilatation pupillaire. Si l'on veut prescrire l'atropine, on prend une solution de 1 *centigramme* de sulfate d'atropine pour 10 *grammes* d'eau distillée, et on donne progressivement X, XX, XXX gouttes par jour jusqu'à effet.

On peut associer, à la teinture de belladone, l'alcoolature de racines d'aconit (mêmes doses) et les teintures moins actives de drosera rotundifolia, lobelia inflata, grindelia robusta, etc.

Le sirop de belladone pur, ou mitigé au quart avec le sirop de tolu, sera prescrit également à doses progressives par demi-cuillerées à café ou par cuillerées à café toutes les 2 ou 3 heures jusqu'à mydriase, turgescence des joues, etc. Le bromure de potassium (1 à 4 grammes par jour), le chloral (25 centigrammes à 1 gramme), l'opium, l'antispasmine (combinaison de narcéine sodique et de salicylate de soude), le chloroforme (inhalation de quelques gouttes, ou potion avec V à X gouttes), le bromoforme (IV gouttes par année d'âge d'après Marfan), sont des antispasmodiques assez efficaces.

Marfan conseille d'employer le bromoforme ($CHBr^3$) de la façon suivante :

Bromoforme.	XLVIII gouttes.
Huile d'amandes douces.	15 grammes.
Gomme arabique.	15 —
Eau de laurier-cerise.	4 —
Eau q. s. pour.	120 c. cubes.

On mêle le bromoforme à l'huile, on agite fortement et on ajoute les autres substances. Une cuillerée à café renferme 2 gouttes de bromoforme. Au-dessous de 5 ans, on donnera IV gouttes par jour et par année d'âge ; de 5 à 10 ans on donnera XX gouttes. Ces doses initiales devront être augmentées de 2 à 4 gouttes par jour jusqu'à être doublées. On fractionnera en 3 prises la dose quotidienne. Pendant 2 ou 3 jours, il semble y avoir aggravation, puis une détente se produit, les quintes cèdent. Mais le bromoforme ne réussit pas toujours ; dans trois cas, l'antipyrine a triomphé alors qu'il avait échoué ; mais, d'après Marfan, son emploi n'offrirait aucun danger. Je crois ce médicament très infidèle.

L'antipyrine, quand elle est employée à doses fortes, non fractionnées (25, 50 centigrammes par année d'âge et par dose), a une action certaine. Mais elle peut diminuer le taux des urines et provoquer des érythèmes.

Parmi les médicaments antiseptiques et antipyrétiques, il convient de citer la quinine, employée par Binz sous forme de tannate (40 centigrammes par année d'âge); la résorcine (1 gramme par jour en potion); la créosote (25 centigrammes); le chlorhydrate de phénocolle (1 à 2 grammes dans un julep gommeux. — Martinez Vargas, *Congrès de Bordeaux*, 1895).

[J. COMBY.]

Plusieurs médecins ont renoncé à la voie gastrique pour modifier la marche de la coqueluche, et l'on a vu recommander tour à tour les inhalations, les pulvérisations, les badigeonnages de la gorge et de l'entrée du larynx, les insufflations de poudre dans le nez, etc. Les inhalations d'oxygène peuvent être très utiles contre la dyspnée et l'asphyxie imminente, elles n'ont d'ailleurs aucun inconvénient. D'après le Dr D. Labbé, l'ozone en inhalations jouirait d'une grande efficacité. Le Dr Legroux, à l'hôpital Trousseau, faisait suspendre dans la salle des linges imbibés d'essence de térébenthine. Le Dr Commenge recommandait le séjour des coquelucheux dans les chambres d'épuration des usines à gaz, méthode critiquée par H. Roger. Garnier faisait brûler dans la pièce occupée par les malades des trochisques formés de naphtaline et de charbon. D'autres ont fait passer les coquelucheux dans des chambres où l'on avait brûlé du soufre (20 grammes par mètre cube). Schliep (Baden-Baden) a fait placer, dans la chambre pneumatique à air comprimé à la pression de 50 millimètres de mercure, 2 heures par jour, un enfant de 9 mois qui avait une coqueluche violente et l'a guéri.

Faut-t-il parler des inhalations d'éther et de chloroforme, des pulvérisations d'eau phéniquée faible (1 pour 500), d'eau salicylée, bromurée naphtolée, oxygénée, des lavements d'acide carbonique suivant la méthode de Bergeon? Tous ces procédés ont donné des succès entre les mains des auteurs qui les recommandent. Mais la coqueluche est une maladie si variable, si irrégulière, si peu cyclique, qu'il est bien difficile de se faire une opinion sur la valeur absolue d'une médication quelconque.

Les badigeonnages de la gorge et de l'entrée du larynx avec une solution de chlorhydrate de cocaïne à 1 pour 20 auraient donné de bons résultats à Labric. Les badigeonnages à la résorcine (1 pour 50, 1 pour 20), à l'asaprol (1 pour 100) répétés toutes les 2 heures, sont chaudement recommandés par Moncorvo. On ne s'est pas contenté des pulvérisations et badigeonnages, on a voulu pénétrer directement dans le larynx (instillation d'huile mentholée à 1 pour 40). Julius Taub (*Jahrb. f. kind*, 1894) a pratiqué 4 fois le tubage chez un enfant de 6 mois pendant 4 à 5 heures, et 7 fois chez une fillette de 8 mois. Il n'érige pas cette pratique en méthode générale de traitement. Il la réserve à des cas particuliers caractérisés par la violence des quintes et la tendance à l'asphyxie.

Michaël (de Hambourg) a mis à la mode les insufflations nasales; il insufflait de la poudre de benjoin dans chaque narine et obtenait une amélioration 75 fois sur 100. Moizard a insufflé un mélange à parties égales de benjoin, salicylate de bismuth, avec 1/10 de sulfate de quinine.

Enfin, en Italie, on a prétendu que la vaccination atténuait notablement les quintes et abrégeait la durée de la maladie. Pestalozza, Pesa, Celli Bolognini (*La Pediatria*, mars 1896. — Article de Cherubino Pesa) ont surtout pratiqué et recommandé cette méthode. Tout enfant non vacciné atteint de coqueluche pourra donc être inoculé, et l'on verra bien. La révulsion externe (ventouses sèches, sinapismes, teinture d'iode, pommade d'Autenrieth) n'a pas une action bien certaine, et il ne faudrait pas la faire trop violente, pour ne pas ouvrir la porte aux infections cutanées. Trousseau a justement fait le procès de cette méthode inefficace et dangereuse.

2° *Traitement des complications.* — On a cherché à combattre les vomissements, quand ils sont fréquents et dangereux, par l'usage du café, de l'acide chlorhydrique, du laudanum, de l'élixir parégorique, de l'eau de Vichy, de la cocaïne. Le café pourra toujours être prescrit sans inconvénient par cuillerées de 2 en 2 heures. Dès que l'enfant vient de vomir, et avant de le faire manger de nouveau, Trousseau conseille de lui donner une demi-goutte et même une goutte de laudanum de Sydenham. On préviendrait ainsi les vomissements et on assurerait la tolérance de l'estomac.

Les hernies seront prévenues ou combattues par le port de bandages. Les complications du côté de l'appareil respiratoire seront l'objet de soins particuliers. On cherchera à prévenir les infections secondaires des bronches et du poumon par l'antisepsie systématique des premières voies (irrigations et pulvérisations de la gorge et du nez), bains de sublimé, etc. Si la fièvre monte et si la broncho-pneumonie se déclare, on appliquera des cataplasmes sinapisés sur le thorax ou mieux des compresses d'eau froide renouvelées toutes les heures ou deux fois par heure. On donnera le café, l'alcool, on fera au besoin des injections sous-cutanées d'éther ou de caféine. Si le cœur fléchit, on prescrira de la digitale (teinture ou infusion). Contre le spasme de la glotte ou la syncope qui parfois emportent les malades d'une façon soudaine et brutale, on emploiera les tractions rythmées de la langue, la respiration artificielle, la flagellation, le marteau de Mayor, le tubage du larynx.

Les complications du côté du système nerveux, l'agitation, l'insomnie, les convulsions seront combattues par les antispasmodiques, les narcotiques, le bromure de potassium, le chloral, le sulfonal, le trional. J'ai obtenu la sédation des convulsions chez un enfant de 4 ans en donnant 4 grammes de bromure de potassium par jour.

Pour arrêter les épistaxis, on fera, dans les narines, des injections avec de l'eau aussi chaude que possible (Trousseau); le tamponnement ne sera fait qu'à la dernière extrémité.

Si, malgré les médicaments employés, la situation s'aggrave, le changement d'air s'impose: il a quelquefois sauvé des cas désespérés. Ce changement d'air est surtout favorable à la fin de la maladie, chez les enfants qui ont perdu l'appétit, qui dépérissent, qui tombent dans un état cachectique faisant craindre la tuberculose. Ces enfants doivent être conduits à la campagne, dans un air pur et sec, dans un climat sédatif, dans la forêt d'Arcachon par exemple qui jouit à ce point de vue d'une juste renommée. Les bronchites, dilatations des bronches, emphysèmes, adénopathies médiastines, qui succèdent à la coqueluche dans quelques cas, seront avantageusement traitées par les eaux du *Mont-Dore*, d'*Eaux-Bonnes*, d'*Enghien*, etc.

3° *Hygiène thérapeutique.* — Les médicaments ne sont pas tout dans le traitement de la coqueluche, l'hygiène joue un grand rôle, et rend souvent des services plus appréciables que la pharmacie. Les coquelucheux doivent être entourés de soins particuliers tant au moment qu'en dehors des quintes. Au moment des quintes, il faut les soutenir, les protéger contre les conséquences des efforts trop violents; on fait asseoir sur son lit l'enfant qui

[J. COMBY.]

commence à tousser, on lui donne un point d'appui en lui tenant le front d'une main et le dos de l'autre ; s'il a de la peine à expulser les mucosités qui terminent la quinte, on les fait suivre doucement, sans violence, avec le doigt ou un écouvillon d'ouate hydrophile. Les coquelucheux ne doivent pas être serrés par leurs vêtements, le col doit être dégagé, aucun mouvement ne doit être entravé.

Il faut éviter à cette catégorie de malades toujours en imminence de spasmes, les chocs physiques comme les émotions morales, il faut les examiner, les ausculter sans brusquerie, pour éviter la provocation des accès ; le simple fait d'abaisser la langue suffit souvent à réveiller le spasme. De même, les bruits trop forts et l'audition des quintes de leurs camarades de salle. En résumé il faut de l'isolement, du calme aux coquelucheux. Les chambres réservées à ces malades devraient être larges, bien aérées, bien éclairées, chauffées modérément (18 degrés). Chaque coquelucheux devra disposer d'un cube d'air de 50 mètres ; il faut beaucoup d'air et un air incessament renouvelé dans la coqueluche. Voilà pourquoi il serait bon d'étudier la question des sanatoria, en pleine campagne, à l'usage des coquelucheux.

On fera bien, quand on le pourra, de réserver deux chambres au malade, l'une pour le jour, l'autre pour la nuit. Dans les hôpitaux, l'encombrement fait négliger toutes ces précautions, et les enfants sont trop souvent soignés dans des conditions hygiéniques déplorables. Si l'on veut isoler les coquelucheux dans des pavillons spéciaux, il faut que ces pavillons soient vastes, baignés d'air et de lumière de tous côtés, et divisés en nombreuses chambres d'isolement individuel. A aucun prix il ne faut permettre l'isolement en masse et si l'on ne peut, faute d'argent et faute de place, assurer l'isolement cellulaire, il faut se résoudre à construire des chambres de trois ou quatre lits au plus, au lieu de ces vastes dortoirs de vingt à trente lits, comme il en existe encore. Mieux vaut laisser les enfants chez eux, que de leur offrir une hospitalisation meurtrière.

Quand les enfants se lèvent, sortent, ils doivent être chaudement vêtus, sans être chargés outre mesure de vêtements lourds et épais. On doit éviter le refroidissement mais non provoquer la sueur.

La question des sorties et promenades des coquelucheux est très controversée : les uns veulent que les enfants sortent tous les jours, quand le temps le permet, ils accordent à la *cure d'air* une importance capitale ; les autres prescrivent, été comme hiver, le séjour à la chambre pendant toute la période quinteuse de la maladie ; quelques-uns désirent même que les malades soient maintenus au lit. Archambault était partisan résolu de cette dernière méthode à la première et à la seconde période de la coqueluche, il croyait ainsi préparer une forme bénigne, courte, exempte de complications, et il affirmait que, dans sa clientèle, s'il était appelé au début, il n'avait plus de coqueluches graves. Sans doute les sorties par un temps froid, pluvieux, les promenades longues et fatigantes, sont préjudiciables aux coquelucheux, amènent un redoublement des quintes, exposent aux complications, favorisent les rechutes ; mais ne craint-on pas, en calfeutrant trop certains malades, de les affaiblir, de leur enlever l'appétit, de les anémier, etc. ? Ullmann considère le traitement à l'air libre comme le plus efficace; il veut que les enfants passent toute la journée dehors, quelque temps qu'il fasse; mais il recommande de les empêcher de courir et de parler. Les enfants qui ne marchent pas encore seront traînés en voiture. La bronchite, la broncho-pneumonie ne seraient pas une contre-indication à la sortie.

Sans aller aussi loin que le médecin allemand, il ne faut pas redouter l'air, les sorties, les déplacements, et les conseiller dans la mesure raisonnable, suivant les indications. C'est ainsi que le changement d'air peut quelquefois devenir une nécessité urgente et absolue, si la coqueluche prend des allures graves, si les quintes redoublent en dépit de tout traitement, si la vie de l'enfant est menacée. En pareil cas, il faut transporter les malades hors de la ville où ils habitent, à la campagne; quelquefois un changement de quartier suffit. Mais ces déplacements sont plus favorables vers le déclin de la maladie qu'au début et à la période d'état.

Je n'ai pas encore parlé de l'alimentation des coquelucheux. Elle doit être l'objet de soins particuliers, surtout chez les enfants qui vomissent pendant et après les quintes. On donnera le lait par petites tasses répétées à des intervalles réguliers (toutes les deux ou trois heures), les purées, les crèmes, la viande hachée, si la fièvre permet l'alimentation solide. On réduira autant que possible la masse des aliments pour accroître la tolérance de l'estomac. On choisira le moment qui succède à une grande quinte pour donner la nourriture. S'il y a intolérance absolue, rejet immédiat des liquides comme des solides, on aura recours aux lavements de peptone. En cas de vomissements incoercibles, le lavage de l'estomac devrait être essayé.

Prophylaxie. — La coqueluche étant une maladie extrêmement contagieuse, il convient d'isoler d'une façon absolue les enfants qui en sont atteints. L'isolement doit suivre immédiatement le diagnostic, s'il ne l'a précédé, car les enfants suspects, n'ayant pas encore de quintes bien caractérisées, mais ayant été exposés à la contagion, doivent être considérés comme dangereux pour leur entourage. La coqueluche est contagieuse à toutes ses périodes, et l'enfant malade ne sera rendu à la vie commune qu'après la disparition complète de toute quinte. Comme cette disparition peut se faire attendre 2 et 3 mois, on voit quelle perturbation la coqueluche peut apporter dans la vie d'un enfant, d'un écolier par exemple qui sera exclu de l'école pendant tout un trimestre. La quarantaine ne sera pas maintenue pour les enfants qui, guéris depuis un certain temps, présentent à l'occasion d'un rhume, d'un refroidissement, d'une fatigue, quelques réminiscences de quintes. Le germe est éteint, le spasme est devenu une habitude, il survit à la virulence.

Dans les hôpitaux, dans les consultations externes comme dans les salles, il faut faire grande attention à la coqueluche pour la consigner à la porte des salles communes. Le danger est d'autant plus grand que les enfants contaminables sont déjà malades et que leur état serait singulièrement aggravé par l'intervention d'une coqueluche. Il importe donc que la sélection soit faite à l'entrée avec le plus grand soin et que tout enfant un peu suspect soit dirigé, avant son admission définitive, dans une chambre de *douteux*, où il sera mis en observation.

[J. COMBY.]

Ainsi parviendra-t-on à éviter ou à restreindre la transmission directe de la coqueluche,

La transmission indirecte par les vêtements, le linge, les objets, les tiers, sera prévenue grâce à l'antisepsie médicale dont l'utilité est de jour en jour mieux comprise et dont l'application ne rencontre presque plus de résistance. On désinfectera par l'étuve à vapeur les objets souillés par les coquelucheux; on recevra leurs crachats, leurs vomissements, leurs déjections dans des vases contenant un liquide fortement antiseptique (sublimé à 1 pour 1000, sulfate de cuivre ou chlorure de zinc à 5 pour 100). Les personnes qui viennent de voir un coquelucheux, les médecins surtout, devront se laver les mains et changer de vêtements, s'ils n'ont pas pris la précaution d'endosser une longue blouse destinée à les protéger contre les souillures accidentelles, avant de visiter d'autres enfants.

Les salles et pavillons réservés à la coqueluche devront être désinfectés périodiquement, non seulement quant aux meubles et bois de lit, mais encore quant aux murs, surtout si la maladie s'est compliquée de broncho-pneumonie. Les frères et sœurs d'un coquelucheux devront être exclus de l'école, même quand la coqueluche ne serait pas encore déclarée chez eux, à moins qu'ils ne l'aient déjà eue et qu'ils ne se soient soumis aux mesures d'antisepsie de nature à empêcher le transport du germe de leur domicile à l'école.

Pour prévenir les complications de la coqueluche dans les hôpitaux, il faut séparer les cas simples des cas compliqués, isoler rigoureusement et individuellement les broncho-pneumoniques, les tuberculeux, les infectés en un mot. Chaque enfant atteint de coqueluche sera soumis lui-même à l'antisepsie de tout son corps (surface et cavités accessibles), c'est-à-dire baigné, lavé, irrigué, pulvérisé, pour éviter dans la mesure du possible les infections secondaires qui le menacent, pour parer à l'auto-infection par l'antisepsie comme on essaie d'écarter l'hétéro-infection par l'isolement.

En résumé, la prophylaxie de la coqueluche, comme celle de toutes les autres maladies contagieuses de l'enfance, repose sur l'application sévère et intégrale de ces deux grands principes d'hygiène thérapeutique privée et publique : l'*Isolement*, l'*Antisepsie*.

IX

FIEVRE TYPHOIDE[1]

PAR LE D A.-B. MARFAN

Agrégé, médecin des hôpitaux.

Lorsque, au commencement du XIXe siècle, les recherches de Petit et Serres, de Bretonneau, de Louis, eurent édifié l'histoire anatomique et clinique de la fièvre typhoïde, on considéra d'abord cette maladie comme exceptionnelle chez les enfants. Cependant on publia quelques observations isolées prouvant que la maladie peut se voir dans le jeune âge et, en 1851, plusieurs cas de ce genre furent recueillis dans les hôpitaux par Constant. En 1840, parurent simultanément deux travaux de premier ordre, faits par deux internes de l'hôpital de la rue de Sèvres, Rilliet et Taupin. Ces deux auteurs démontrèrent que la fièvre typhoïde n'est pas rare dans l'enfance, qu'elle peut s'observer au-dessous de 4 ans et qu'elle a été souvent mentionnée dans les ouvrages antérieurs sous les noms d'*ileitis*, d'entérite folliculeuse, de fièvre mésaraïque, de fièvre rémittente infantile. Après 1840, et grâce aux mémoires de Rilliet et Taupin, la fièvre typhoïde occupe une place considérable dans la nosologie infantile. Désormais, on va chercher surtout à préciser les caractères de la maladie lorsqu'elle s'observe dans le jeune âge. Nous citerons dans le cours de cet exposé les noms de ceux qui ont contribué à cette tâche. Ajoutons seulement que, dans ces dernières années, la fièvre typhoïde des enfants a bénéficié pour sa part des découvertes de la microbie.

Étiologie. — La fièvre typhoïde est un peu plus rare dans l'enfance que dans l'adolescence et l'âge adulte; elle s'observe surtout chez les enfants du second âge, chez ceux qui ont dépassé la 5e année. Elle est moins fréquente avant cette époque de la vie; elle est même tout à fait exceptionnelle au-dessous de 2 ans.

M. Ollivier[2] a relevé sur les registres d'entrées de l'hôpital des Enfants-Malades, pour les années 1884, 1885, 1886 et 1887, 611 cas qui se répartissent de la manière suivante :

De 0 à 2 ans	5 admissions	2 décès
De 2 à 3 —	7 —	6 —
De 5 à 5 —	35 —	12 —
De 5 à 10 —	217 —	25 —
De 10 à 15 —	349 —	47 —

(1) Taupin. *Journ. des connaissances médico-chirurgicales*, nov. et déc. 1859 et janv. 1840. — Rilliet. De la fièvre typhoïde chez les enfants, *Th. de Paris*, janv. 1840. — Rilliet et Barthez. *Traité clinique et pratique des maladies des enfants*, 3e édit. (revue par Sanné), t. III, 1891. — Gerhardt. Art. Typhus abdominal, dans *Gerhardt's Handbuch der Kinderkrankheiten*, t. II, 1877, p. 569. — Parrot. La fièvre typhoïde chez les enfants. *Progrès médic.*, 1883. — G. de Montmollin. Observations sur la fièvre typhoïde de l'enfance faites à l'hôpital de Bâle. *Dissertation inaugurale de Bâle*, 1885. — Cadet de Gassicourt. *Traité clinique des maladies de l'enfance*, t. II, 2e édit., 1887, p. 509. — Giraud. Des caractères de la fièvre typhoïde chez les enfants. *Th. de Paris*, 1881. — Hénoch. *Leçons cliniques sur les maladies des enfants*, trad. franç., 1885.

(2) A. Ollivier. *Leçons cliniques sur les maladies des enfants*, 34e leçon, p. 555.

Abstraction faite des cas de septicémie typhique congénitale dont nous nous occuperons plus loin, la fièvre typhoïde n'a pas été rencontrée chez le nouveau-né, c'est-à-dire chez l'enfant âgé de moins de 20 jours; les cas rassemblés par quelques auteurs ne sont pas authentiques; il n'y a aucun fait démontrant que la fièvre typhoïde peut atteindre les enfants âgés de moins de 3 semaines. Le cas le plus précoce parmi ceux qui semblent à l'abri de la critique est dû à Gerhardt; il s'agit d'un nourrisson de 25 jours, né d'une mère typhique, non nourri par elle, mais séjournant dans la même chambre, qui contracta la maladie et en guérit; il y eut un tracé thermique assez net, de la diarrhée, des taches rosées et du gonflement de la rate. La maladie ne dura que peu de jours.

Th. Legry a rapporté dans sa thèse le cas d'un nourrisson de 4 mois, placé aux Enfants-Assistés, dont la maladie passa inaperçue; 2 jours avant sa mort, on remarqua qu'il dépérissait et qu'il avait des selles sanglantes. A l'autopsie, M. Netter trouva les plaques de Peyer et les follicules solitaires gonflés et par endroits, légèrement ulcérés, avec un caillot adhérent à la perte de substance. M. Netter put isoler le bacille typhique dans les organes malades[1].

Murchison a trouvé les lésions caractéristiques chez un enfant de 6 mois. Parrot n'a pas rencontré cette maladie au-dessous de 6 mois et Bouchut au-dessous de 1 an. Rilliet en a vu trois cas seulement dans la 1re année: deux à 7 mois, un à 10 mois. Hénoch n'en a observé que deux avant 12 mois, à 6 mois et 7 mois. Hérard a vu la maladie atteindre un nourrisson de 7 mois. Le plus jeune des enfants atteints de fièvre typhoïde que j'ai soignés était âgé de 9 mois.

En résumé, la fièvre typhoïde ne s'observe pas dans les premiers jours de la vie; passé le 1er mois, la maladie peut se rencontrer, mais elle est fort rare; à partir de 1 an, sa fréquence s'accroît progressivement pour atteindre son maximum dans l'adolescence.

Engendrée par le bacille d'Eberth qui pullule dans les parois intestinales, on admet aujourd'hui que la fièvre typhoïde se transmet surtout par les eaux potables qui ont reçu les déjections d'un malade.

On a cité des épidémies de fièvre typhoïde pendant lesquelles les enfants semblaient plus frappés que les adultes; c'est ce qui a été observé en 1884 par Dunant à Genève, et par Stark à Kiel; en 1894 par Haushalter à Nancy[2]. Pour expliquer ces faits, peut-être faut-il incriminer l'habitude que prennent parfois les enfants de la rue de boire aux robinets des fontaines ou des pompes.

Le lait de vache, bon milieu de culture pour le bacille typhique, lorsqu'il est coupé avec de l'eau souillée, peut être l'agent de la transmission. Ce mode d'infection, qui intéresse spécialement le médecin d'enfants, a été signalé par Ballard à propos de l'épidémie d'Islington[3]. Depuis, nombre de

(1) Th. Legry. Contribution à l'étude du foie dans la fièvre typhoïde. *Th. de Paris*, 1890.
(2) Haushalter. Petite épidémie de fièvre typhoïde. *Rev. méd. de l'Est.* 15 avril 1895.
(3) E. Ballard. *Med. Times and Gaz.*, 26 nov. 1870.

faits sont venus prouver sa réalité. En voici un très démonstratif : Elgar Buck rapporte qu'à l'infirmerie de Leicester survinrent 12 cas de fièvre typhoïde parmi les pensionnaires qui buvaient le lait non bouilli. Un seul fournisseur desservait l'infirmerie; il succomba à une fièvre typhoïde. Le puits de sa ferme était voisin d'une fosse d'aisances non étanche et qui débordait. L'eau servant à laver les vases à lait était souillée par les matières fécales. Il suffit de changer de fournisseur pour mettre fin à l'épidémie.

Une nourrice atteinte de fièvre typhoïde peut transmettre la maladie à son nourrisson. Schädler, Hérard et Uffelmann ont cité des cas d'enfants nourris par des mères typhiques qui prirent la maladie et moururent en quelques jours. Gerhardt a montré que cette transmission n'est pas fatale; il a vu 5 fois des femmes nourrir assez longtemps dans le cours de cette maladie sans que les enfants aient présenté rien de suspect. Mais il suffit qu'il existe des cas où cette transmission a paru s'opérer pour qu'on ordonne à toute nourrice atteinte de dothiénentérie de suspendre l'allaitement.

On s'est demandé si la rareté de la fièvre typhoïde dans les premiers temps de la vie tient à ce que le jeune enfant possède un certain degré d'immunité. On peut répondre par la négative. Si la maladie est rare chez le nourrisson, la raison en est dans son alimentation; tant que l'enfant est nourri au sein ou avec des liquides bouillis, il a peu de chances de recevoir le virus dans son tube digestif; mais, à partir du moment où il commence à marcher, où il peut se soustraire plus facilement à la surveillance, où son alimentation est moins uniforme et moins réglée, nous voyons la fréquence de la fièvre typhoïde augmenter progressivement. Enfin la connaissance de la fièvre typhoïde congénitale montre que le nouveau-né est très sensible au virus typhique.

Il est bien établi aujourd'hui que le bacille typhique peut passer de la mère au fœtus à travers le placenta. Parmi les observations destinées à prouver l'existence de l'*infection typhique congénitale*, il faut laisser de côté toutes celles qui sont antérieures à la découverte du bacille d'Eberth-Gaffky; car aucune d'elles n'entraîne la conviction. Encore, parmi celles qui sont appuyées sur l'examen bactériologique, en est-il auxquelles on pourrait adresser des critiques, car elles ont été publiées à une époque où les analogies du bacille typhique et du *bacterium coli commune* n'avaient pas été signalées. Quoi qu'il en soit, les faits de Reher, Neuhauss, Chantemesse et Widal, Eberth, Hildebrandt, Legry, Janisewski[1], Freund et Lewy, Minati, A. Étienne[2], prouvent que la femme grosse atteinte de fièvre typhoïde expulse un fœtus dont les organes peuvent renfermer le bacille typhique (sang du placenta fœtal, rate, foie, rein, poumon, ganglions mésentériques, sang du fœtus). Le fœtus est le plus souvent tué *in utero* par l'infection typhique; lorsqu'il naît vivant, il ne tarde pas à succomber à une cachexie aiguë sans

(1) On trouvera le résumé de ces faits dans ma revue sur la *Fièvre typhoïde congénitale. Rev. d'obst. et de pédiatrie*, 1895, janv., p. 1.
(2) Étienne. Fièvre typhoïde congénitale. *Gaz. hebd. de méd. et de chir.*, 1896.

[A.-B. MARFAN]

caractères spéciaux. Au point de vue anatomique, on ne trouve pas dans ces cas les lésions classiques de l'intestin et des ganglions mésentériques; ces organes sont d'ordinaire normaux; le foie et la rate sont parfois gonflés et peuvent présenter des suffusions hémorrhagiques. Ces faits s'expliquent assez bien; tandis que dans l'infection acquise, c'est l'intestin qui est sans doute la porte d'entrée du virus, chez le fœtus le bacille pénètre directement dans la circulation par la veine ombilicale; il n'y a pas une entérite suivie d'une septicémie; il y a une septicémie d'emblée. Chose remarquable, en contradiction avec les recherches de Malvoz, les faits de Hildebrand, Widal et Étienne montrent que l'existence de lésions placentaires n'est pas indispensable pour le passage des bacilles de la mère au fœtus. Chantemesse et Widal, Frænkel, inoculant le bacille de la fièvre typhoïde à des cobayes pleines, ont pu reproduire des faits semblables à ceux que permet de constater la clinique. Une femme grosse, atteinte de fièvre typhoïde, ne transmet pas fatalement la maladie à son enfant; c'est ce que prouvent les observations de Frænkel et Simmonds, de Legry, appuyées sur l'examen bactériologique. C'est ce que prouvent aussi les expériences sur les animaux. Quand le fœtus meurt et que l'examen bactériologique ne décèle pas l'existence du bacille d'Eberth dans ses humeurs et ses tissus, on peut admettre que, dans certains cas, il a été tué par les toxines typhiques. Dans d'autres, il faut faire intervenir une infection secondaire qui s'est transmise de la mère au fœtus; une observation de Frænkel et Kinderlein prouve la possibilité de la transmisson d'une infection secondaire à staphylocoques pyogènes dorés et blancs.

 Nous ne possédons aucun document sur la question de l'immunité des enfants nés de mères typhiques, ni sur la question de la transmission héréditaire de l'immunité typhique envisagée en général.

Anatomie pathologique. — Les lésions de la fièvre typhoïde sont les mêmes chez l'enfant et chez l'adulte. Toutefois, chez l'enfant, les *lésions intestinales sont d'ordinaire remarquables par leur faible degré.* L'infiltration des plaques de Peyer est peu prononcée; celles-ci sont à peine saillantes quelquefois; habituellement, leur lésion se présente sous la forme de *plaques molles*; elle peut guérir sans ulcération; le boursoufflement des plaques commence alors à s'effacer vers le 15e jour de la maladie et, vers le 20e jour, on ne retrouve plus que des plaques à peine tuméfiées, les unes piquetées de points noirs qui leur donnent l'apparence d'une barbe mal faite, *plaques réticulées*, les autres à bords aréolaires peu saillants.

Dans les cas où les plaques sont ulcérées, elles ne le sont guère que dans un point limité de leur étendue; le nombre des ulcérations est bien inférieur à celui des plaques malades; leur apparition est assez tardive; elles s'observent surtout sur la valvule iléo-cæcale et dans ses environs. « Il nous a semblé, disent Rilliet et Barthez, qu'il existait un rapport assez exact entre le nombre et l'étendue des ulcérations d'une part et l'âge des malades, d'autre part : plus ces derniers sont jeunes, plus les ulcérations sont petites et rares. Un enfant de 2 ans 1/2 n'offrait qu'une seule petite ulcération; un autre, de 22 mois, présentait seulement 5 ou 6 plaques portant quelques ulcérations très petites, comme miliaires. Cette règle toutefois n'est pas absolue, car, chez un garçon de 4 ans, les ulcérations étaient nombreuses, profondes et larges. »

Le faible degré des lésions intestinales explique la rareté des hémorrhagies et la rareté plus grande encore des perforations chez l'enfant. Celles-ci peuvent cependant s'observer, même chez les nourrissons, comme en fait foi un cas du Dr Drewitt[1].

La lésion des follicules isolés fait rarement défaut : elle se présente sous la forme de petites saillies miliaires, surtout nombreuses dans le gros intestin; parfois ces saillies sont ulcérées (érosions folliculaires); parfois leur centre offre un point noir hémorrhagique.

La tuméfaction des ganglions mésentériques est constante et très prononcée dans la fièvre typhoïde infantile; leur volume varie de celui d'un haricot à celui d'un œuf de pigeon; réunis, ils forment des masses beaucoup plus amples; les plus malades avoisinent la valvule; ils sont rouges ou gris rougeâtre, mous et parfois un peu diffluents. Il est exceptionnel de les voir suppurer.

Quant aux lésions des autres organes, elles ne diffèrent pas de ce qu'on observe chez l'adulte.

Le diagnostic anatomique de la fièvre typhoïde offre parfois chez l'enfant de grandes difficultés, particulièrement lorsqu'elle atteint des nourrissons. Nous venons de voir que les lésions caractéristiques de cette maladie, c'est-à-dire les lésions intestinales, sont peu marquées dans le jeune âge. D'autre part, la gastro-entérite des nourrissons peut entraîner un certain degré de tuméfaction des plaques de Peyer et des follicules isolés, si bien que, lorsque le tableau clinique n'a pas été très net, il se peut que l'autopsie ne dissipe pas l'incertitude du diagnostic.

D'après Rilliet et Barthez, la tuméfaction des ganglions mésentériques serait le propre de la fièvre typhoïde, et n'existerait pas, ou serait fort peu marquée dans la gastro-entérite commune; elle serait donc très utile au diagnostic anatomique. Or, cette assertion est inexacte; à plusieurs reprises, je me suis justement attaché à démontrer que, dans toutes les gastro-entérites du nourrisson, aiguës ou chroniques, la tuméfaction des ganglions mésentériques était presque constante. En fait, dans ces cas douteux, l'examen bactériologique peut seul faire la lumière. J'ai soigné une fillette de 4 ans qui fut atteinte d'une fièvre typhoïde avec taches rosées lenticulaires; celles-ci s'effacèrent vite et l'enfant mourut avec une diarrhée choleriforme et du collapsus; dans les derniers jours, on put réellement se demander si la maladie avait été une dothiénentérie. A l'autopsie, les lésions des plaques de Peyer et des follicules clos étaient si peu prononcées que le doute s'accusa; à ma prière, M. Marot fit des ensemencements avec la pulpe splénique, et il put, à l'aide des réactions habituelles, déceler l'existence du bacille typhique. L'examen bactériologique avait donc seul permis d'asseoir définitivement le diagnostic.

---

[1] Perforation d'une ulcération typhique chez un enfant de 19 mois observée dans le service du Dr Dawtrey-Drewitt, par M. Schofield. *British med. Journ.*, 13 oct. 1894.

[A.-B. MARFAN.]

Description clinique. — Il me paraît hors de propos de tracer ici, à l'exemple de certains auteurs de traités des maladies de l'enfance, l'histoire de la dothiénentérie en général. Mais la fièvre typhoïde des enfants se distinguant de celle des adultes par un certain nombre de particularités, ce qu'il faut indiquer dans un livre de ce genre, ce sont les traits qui caractérisent la maladie quand elle atteint le jeune âge.

Les différences cliniques entre la fièvre typhoïde des enfants et celle des adultes sont d'autant plus tranchées que l'enfant est plus jeune.

1° Dans la seconde enfance de 5 ans à 15 ans, la fièvre typhoïde ne se sépare de celle de l'âge adulte que par des différences légères.

2° Chez le nourrisson, c'est-à-dire dans les premières années de la vie, les dissemblances sont plus accentuées.

3° De 2 à 3 ans, c'est-à-dire chez l'enfant du premier âge proprement dit, la fièvre typhoïde revêt tantôt le type de la seconde enfance, tantôt le type du nourrisson.

Je décrirai donc la fièvre typhoïde de la seconde enfance et la fièvre typhoïde du nourrisson.

FIÈVRE TYPHOÏDE DE LA SECONDE ENFANCE

Caractères généraux. — Le *début* est plus rapide, moins traînant chez l'enfant que chez l'adulte. La fièvre atteint assez vite son acmé; dès le 2ᵉ jour, elle est parfois à 40 degrés, contrairement à la loi de Wunderlich. La rapidité du début est d'autant plus marquée que l'enfant est plus jeune. Les vomissements, qui sont relativement rares chez l'adulte, sont la règle chez les enfants. La diarrhée fait presque complètement défaut au début; il existe même souvent de la constipation. L'épistaxis, rare avant cinq ans, s'observe ensuite dans la moitié des cas; mais, aux approches de la puberté, elle constitue un phénomène si banal qu'elle n'a qu'une médiocre signification au point de vue du diagnostic.

Les caractères du *tracé thermique* sont à peu près les mêmes que chez l'adulte, sauf dans certains cas que j'indiquerai plus loin (forme légère). Notons toutefois l'exagération de l'*hyperthermie*. Très souvent, la température du soir atteint 40 degrés; et ce qu'il faut remarquer aussi, c'est la facilité avec laquelle les enfants supportent ordinairement ces hautes températures; l'abattement est souvent peu marqué, le système nerveux ne réagit pas à l'hyperthermie, comme chez l'adulte, par un délire violent, ou une torpeur comateuse, de la carphologie. Le pouls oscille entre 100 et 140; le dicrotisme est rare avant 10 ans.

La symptomatologie est remarquable par l'*effacement des troubles digestifs*. L'anorexie et l'état de la langue sont les seuls signes à peu près constants.

La langue présente tous les caractères de la langue typhique : elle est rouge et mince aux bords et à la pointe : sa surface dorsale est recouverte d'un enduit blanchâtre, qui peut ensuite se salir et se dessécher; cet enduit disparaît peu à peu sous l'influence d'une desquamation qui s'étend de la pointe à la base, et qui affecte souvent la forme d'un triangle, dont le sommet, situé sur le raphé, est tourné vers la partie postérieure (triangle typhique). La langue ne prend l'aspect rôti et ne se recouvre de fuliginosités que dans les formes très graves.

Quant aux autres signes tirés de l'examen du tube digestif, ils sont inconstants et effacés : les vomissements disparaissent après le début. La diarrhée s'établit tardivement; elle est ordinairement peu accusée et se traduit par deux ou trois évacuations quotidiennes d'une matière semblable à une purée jaune d'ocre. Elle peut faire défaut; elle peut même être remplacée par de la constipation; le météorisme et la douleur locale sont peu marqués ou complètement absents. Le gargouillement cæcal est rare. Les hémorrhagies et les perforations intestinales sont absolument exceptionnelles. Le peu d'intensité des troubles digestifs tient, sans aucun doute, *au faible degré des lésions intestinales.* Chez l'enfant, nous l'avons vu, la fièvre typhoïde est bien plus une septicémie qu'une entérite éberthienne.

L'hypertrophie de la rate est inconstante; quand elle existe, elle est parfois trop peu marquée pour pouvoir être reconnue sur le vivant. On la décèle bien plus facilement par la palpation que par la percussion; les doigts recourbés en crochet au-dessous du rebord costal gauche sur la ligne axillaire, sentent facilement la rate quand elle est grosse, surtout dans l'inspiration.

Les *signes thoraciques* sont ceux de toute fièvre typhoïde; mais la bronchite et la congestion des bases sont en général peu accentuées; elles peuvent même faire défaut.

Les *taches rosées lenticulaires* sont un des signes les plus précieux de la fièvre typhoïde. Or, chez les enfants, elles font défaut dans près de 1/3 des cas. C'est là une particularité qui rend parfois le diagnostic singulièrement hésitant. Par contre, lorsqu'elles se montrent, les taches rosées paraissent plus précoces et plus abondantes que chez l'adulte; elles sont visibles parfois avant la fin de la première semaine. Je crois, avec Rilliet et Barthez, avec Jaccoud, que l'abondance des taches rosées est un signe de pronostic favorable, et, avec M. Bucquoy, que toute poussée éruptive nouvelle sur la peau correspond à une nouvelle poussée éruptive sur l'intestin. Il est facile de comprendre l'importance de cette dernière loi; l'apparition de nouvelles taches rosées démontre que la maladie est encore loin d'avoir accompli toute son évolution et empêche de croire à l'imminence d'une issue favorable.

Les *sudamina* sont presque constants; ils apparaissent un peu plus tard que les taches rosées; ils naissent du 7e au 20e jour; ils siègent surtout sur le tronc, particulièrement sur la peau du ventre et à la base du cou; ils paraissent d'autant plus nombreux que l'éruption en est plus tardive; il peut y avoir des éruptions successives; d'après Rilliet et Barthez, la médication par la quinine les fait sortir plus tôt; d'après les vieux auteurs, quand ils sont très abondants, le pronostic est favorable.

M. Weil (de Lyon) a signalé la fréquence de la *desquamation* dans la

fièvre typhoïde infantile[1]. Cette desquamation se montre, soit à la fin de la
période fébrile, soit au moment même de la défervescence, soit plus tardivement (10 à 15 jours après la fin de la fièvre). Elle débute par l'aisselle et
envahit le tronc, la racine des membres et du cou, rarement les membres
eux-mêmes, mais jamais la face, la paume des mains et la plante des pieds.
Ce dernier caractère permettra de distinguer la desquamation typhique de la
desquamation scarlatineuse. La desquamation typhique est tantôt furfuracée,
tantôt lamelleuse à petites lamelles, tantôt enfin lamelleuse à grands lambeaux, comme dans la scarlatine. D'après M. Weil, la desquamation typhique
reconnaîtrait pour cause un trouble de la nutrition de l'épiderme engendré
par la maladie; ce serait un phénomène analogue aux altérations unguéales
et à la chute des cheveux. Or, à mon sens, cette interprétation est inexacte.
J'ai montré, en même temps que M. Comby, que la desquamation typhique
succédait aux *sudamina* qui se montrent presque toujours très abondants,
au cours de la maladie[2].

Enfin il est de notion commune qu'un enfant atteint de fièvre typhoïde
peut présenter une croissance rapide et excessive. Des vergetures cutanées,
au-dessus des genoux et dans d'autres régions du corps, témoignent parfois
de l'allongement rapide du squelette.

Tels sont les caractères généraux de la fièvre typhoïde de la seconde
enfance. A côté de cette forme commune, on doit placer des *formes légères*,
des *formes graves*, des *formes compliquées*.

La *forme légère* est remarquable par sa courte durée, et par le contraste
qui existe habituellement entre l'hyperthermie et le calme du système nerveux. Malgré l'hyperthermie, l'enfant répond bien aux questions qu'on lui
pose; il s'asseoit facilement sur son lit; il demande à satisfaire ses besoins. Il
est simplement un peu abattu, et il a parfois une légère agitation nocturne.
La langue est humide, la diarrhée à peine marquée ou absente; le météorisme
fait défaut. La fièvre commence à décroître vers le 15e jour, et l'apyrexie est
souvent complète avant le 21e jour. Il est fréquent d'observer chez l'enfant
des *formes abortives* qui durent 8 à 10 jours.

Tantôt, le tracé thermique de la forme bénigne ne diffère pas du tracé
qu'on observe dans la fièvre typhoïde de l'adulte; tantôt, il offre une particularité remarquable; la chute matinale de la fièvre est très marquée; la différence de la température du matin et du soir est de 1°,5 ou de 2 degrés; la
température du matin descend parfois, surtout au début et à la fin, jusqu'à
la normale. C'est ce qui explique qu'avant les travaux fondamentaux de Taupin et de Rilliet sur la fièvre typhoïde des enfants, cette forme ait été parfois décrite sous le nom de *fièvre rémittente infantile*.

Le pronostic de celle-ci est bénin. La convalescence est courte et sans

(1) *Congrès de méd. interne* (de Lyon) oct. 1894.
(2) Comby. Desquamation dans la fièvre typhoïde. *Soc. méd. des hôp.*, 1896, 21 févr. — Marfan. *Ibid.*,
29 février.
D'après le Dr Svehla, c'est M. Hammernik (de Prague), qui aurait le premier, en 1846, signalé la desquamation typhique (*Prager Vierteljar*). (Voyez Svehla : *Path. de la fièvre typhoïde*, in *Revue des mal.
de l'enfance*, mai 1896.) L'interprétation qu'il en donne est celle de M. Weil.

incidents. Cependant les rechutes sont encore assez fréquentes, plus fréquentes même dans la forme légère que dans la forme grave.

La *forme grave* de la fièvre typhoïde des enfants du second âge se rapproche beaucoup de la forme grave des adultes. Ce sont les mêmes phénomènes d'ataxie et d'adynamie nerveuse, les mêmes désordres thoraciques et asphyxiques, le même état de la langue qui la caractérisent. La durée est longue et atteint souvent 40 jours. Le tracé thermique est semblable à celui de la dothiénentérie des adultes. Cependant je signalerai une particularité propre à la période de défervescence ; elle n'a pas été signalée, quoiqu'elle soit assez commune chez les enfants atteints des formes sérieuses : après les grandes oscillations de la période amphibole qui sont extrêmement marquées, la température tombe brusquement à la normale, ou même au-dessous de la normale : elle y reste un jour ; puis elle remonte à 39 ou 40 degrés pour descendre progressivement à la normale suivant la règle.

Complications. — C'est surtout par la rareté ou par la fréquence de certaines complications que la forme grave des enfants se distingue de la forme grave des adultes.

Les complications intestinales sont rares dans la fièvre typhoïde de la seconde enfance. Les *hémorrhagies et les perforations de l'intestin ne s'observent presque jamais* ; la raison en est dans le faible degré des lésions intestinales signalé plus haut. J'ai vu pourtant une petite fille qui, vers le 12e jour de sa maladie, a rendu deux fois des matières fécales teintées de sang rouge, mais cette hémorrhagie a été très passagère et très peu abondante. Notons aussi que la diarrhée peut prendre quelquefois le caractère dysentériforme (Moussous), ce qui tient sans doute à une colite intense.

La myocardite est exceptionnelle et la mort subite a été très rarement observée.

Certaines complications sont, au contraire, beaucoup plus communes dans la fièvre typhoïde de la seconde enfance que dans celle de l'adulte.

Je signale d'abord la fréquence du coryza et des ulcérations des lèvres, ainsi que celle de la surdité passagère ou des otites suppurées qui peuvent devenir l'origine d'une surdité définitive et chez les très jeunes enfants, qui désapprennent à parler, engendrer la surdi-mutité. Les lésions des premières voies, en apparence peu importantes, doivent être recherchées et soignées minutieusement, parce qu'elles sont la porte d'entrée principale des infections secondaires.

La plupart des auteurs ont signalé la fréquence des complications bronchiques et pulmonaires dans la fièvre typhoïde des enfants. D'après nos observations, ces complications sont très rares aujourd'hui. Chez les enfants âgés de plus de 5 ans, je n'ai pas rencontré encore la *broncho-pneumonie* ou la *pneumonie lobaire*, pas plus au début que dans le cours ou à la fin de la maladie.

Pendant le cours de la fièvre typhoïde, il n'est pas rare de voir survenir, surtout chez les enfants âgés de moins de 6 ans, des *accidents méningitiques*. D'ordinaire, ces accidents sont légers : l'enfant reste immobile, couché « en chien de fusil », fuyant la lumière, gémissant toutes les fois qu'on

[A.-B. MARFAN.]

le touche ou qu'on le remue et se plaignant de la tête; des rougeurs apparaissent et disparaissent sur le tégument; la raie vaso-motrice, qui existe dans tous les cas de fièvre typhoïde, est alors beaucoup plus prononcée. Il est plus rare d'observer les symptômes suivants qui témoignent d'une atteinte méningée plus grave : convulsions alternant avec le coma, raideur de la nuque, hyperesthésie cutanée, rougeurs éphémères, pouls irrégulier, respiration suspirieuse, voire même cris hydrencéphaliques. Ces accidents, même dans leur forme grave, n'impliquent nullement un pronostic fatal; apparaissant quelquefois dès le début, plus souvent dans la période d'état, ils disparaissent quand commence la phase des oscillations descendantes. Lorsque le sujet succombe, on ne rencontre le plus souvent que de l'hypérémie diffuse des méninges et de l'écorce cérébrale; quelquefois on trouve une leptoméningite séreuse ou une leptoméningite suppurée. M. Tictine a prouvé que ces diverses altérations étaient dues au bacille typhique [1].

A côté des accidents méningés, il faut placer une autre variété de complications qui paraît plus fréquente chez l'enfant que chez l'adulte : je veux parler des *complications ostéo-articulaires*. Remarquons ici que, dans l'enfance, les infections se localisent sur le squelette plus souvent qu'à tout autre âge; sans doute, pendant la croissance, le tissu osseux se trouve dans des conditions particulières, favorables à la fixation et à la pullulation des microbes.

Le bacille de la fièvre typhoïde peut atteindre le squelette soit au niveau des os, soit au niveau des articulations.

Les *ostéomyélites typhiques* ont été décrites par Keen; elles ont été rattachées au bacille d'Eberth par des travaux récents, parmi lesquels il faut citer celui de Chantemesse et Widal. Elles se montrent surtout vers la quatrième semaine et pendant la convalescence. Elles se présentent sous quatre formes cliniques [2] : 1° une forme bénigne, rhumatoïde, se terminant spontanément par résolution : j'ai observé cette forme chez une petite fille dont je résumerai plus loin l'histoire; 2° une forme aiguë suppurée, accompagnée de phénomènes généraux et locaux, aboutissant à la suppuration après une à quatre semaines environ; 3° une forme chronique suppurée, débutant tardivement, évoluant lentement, avec des symptômes inflammatoires réduits à leur minimum, comme dans les abcès froids; 4° une forme chronique non suppurée, procédant par poussées intermittentes, et aboutissant à la formation d'exostoses.

Les *arthrites typhiques*, signalées par Bouillaud, ont été étudiées par Roser, A. Robin et Lannelongue. Si on laisse de côté les arthrites suppurées dues à une pyohémie secondaire, elles se présentent sous deux formes : 1° la *polyarthrite typhique subaiguë* (pseudo-rhumatisme typhique), survenant au deuxième ou au troisième septénaire, se manifestant d'abord par des douleurs très vives dans la continuité des membres, douleurs qui se localisent ensuite dans les jointures et disparaissent au bout de quelque temps. Il peut

---

(1) Tictine. Contribution à l'étude des méningites et des abcès produits par le bacille de la fièvre typhoïde. *Arch. de méd. expérim.*, n° 1, 1ᵉʳ janv. 1894.
(2) Dénu. *Th. de Paris*, 1895. — Dupont. *Th. de Paris*, 1894.

arriver que les articulations ne soient pas tuméfiées, et qu'il s'agisse d'une simple *arthralgie généralisée*, comme nous l'avons observé dans un cas qui a été publié par M. Potier [1]; 2° la *mono-arthrite coxo-fémorale typhique* qui succède parfois à la forme précédente, qui a une fixité remarquable, une durée très longue, et qui produit des lésions assez profondes pour arriver soit à l'ankylose, soit à la *luxation spontanée*. Nous en avons observé un cas dont l'histoire mérite d'être brièvement racontée. Une fillette, âgée de 11 ans, entre à l'hôpital avec une fièvre typhoïde grave (langue rôtie, délire nocturne intense, température de 40°,8, surdité, gémissements incessants). Elle est traitée par les bains froids. Mais on est obligé de cesser cette médication parce que, vers le 20e jour de sa maladie, elle se plaint de douleurs très vives dans la cuisse droite, et qu'elle présente à la partie interne du fémur, au-dessus du condyle, une tuméfaction périostique très manifeste. Cette tuméfaction disparaît en 4 ou 5 jours, après nous avoir fait craindre une ostéomyélite suppurée. Mais en même temps que cette localisation s'efface, une autre apparaît au niveau de la hanche droite; en cette région, l'enfant accuse une très vive douleur; il y a de la tuméfaction à la partie supérieure du triangle de Scarpa et, comme le membre inférieur a une tendance à se placer dans une mauvaise attitude, nous sommes obligé de pratiquer l'extension continue. Nous avons craint que cette arthrite coxo-fémorale ne se terminât par une ankylose ou une luxation pathologique. Mais nos craintes ne se sont pas réalisées, et un mois après le début de cet accident, l'enfant est sortie guérie et ne boitant pas.

Rechutes. — Les rechutes sont plus fréquentes chez l'enfant que chez l'adulte [2] et la reprise de la fièvre est presque toujours accompagnée d'une réapparition de la roséole. Dans la période intercalaire apyrétique qui sépare les deux phases fébriles de la fièvre typhoïde à rechutes, on peut prévoir la rechute à certaines particularités; ainsi la température n'est pas absolument régulière et normale; le facies exprime encore la souffrance; la langue n'est pas complètement dépouillée; le pouls n'est pas franchement ralenti. Le retour de l'appétit ne signifie nullement qu'il n'y aura pas de rechute. Les rechutes sont d'ordinaire moins graves que la première atteinte.

Convalescence. — La convalescence franche se caractérise, chez l'enfant comme chez l'adulte, par l'apyrexie et parfois l'hypothermie, le ralentissement du pouls, la polyurie, l'amaigrissement, le retour de la langue à l'état normal. Très courte et sans incidents dans la forme légère, la convalescence est longue dans la forme grave. Il persiste parfois une sorte de stupeur cérébrale qui rend les enfants inaptes au travail intellectuel, et on en a vu qui, ayant perdu la mémoire de tout ce qu'ils avaient appris auparavant, étaient obligés de réapprendre à lire et à écrire. Quelques-uns gardent toute leur vie de la débilité cérébrale. L'*aphasie* de la convalescence paraît plus fréquente chez les enfants que chez les adultes; elle est d'ordinaire transitoire et curable. La sclérose cérébrale peut être une des conséquences éloignées de la maladie.

[1] *Rev. mens. des mal. de l'enfance*, 1894, p. 268.
[2] ZIWER. Les rechutes dans la fièvre typhoïde des enfants. *Th. de Lyon*, 1892.

[A.-B. MARFAN.]

Henoch a signalé une paraplégie par névrite survenue au début de la convalescence chez une enfant de 11 ans et terminée par la guérison. A. Olivier a rapporté dans ses leçons des cas de diminution ou d'exagération de la sensibilité dans la convalescence de la fièvre typhoïde; ces troubles paraissent aussi devoir être rapportés à une névrite.

La convalescence est quelquefois interrompue par une entérite secondaire, que l'on attribue à une mauvaise hygiène alimentaire, sans que cela soit bien prouvé, ou par une septicémie à streptocoques, qui a pour porte d'entrée des ulcérations nasales, buccales et cutanées, et qui, d'après le Dr Calton, pourrait donner naissance à un érythème infectieux, semblable à celui que M. Hutinel a décrit dans d'autres affections[1].

La fièvre typhoïde peut être accompagnée ou suivie d'autres maladies infectieuses : la rougeole, la scarlatine, la diphtérie, la coqueluche. Ces associations se voyaient surtout autrefois dans les hôpitaux d'enfants; elles sont devenues beaucoup plus rares depuis qu'on met en pratique l'isolement et l'antisepsie médicale. Elles sont d'ordinaire très graves; elles engendrent un état de déchéance favorable à la germination de diverses infections secondaires : broncho-pneumonie, pleurésie purulente, parotidite, noma, néphrite, etc. Dans ces cas, la mortalité est très élevée.

Pronostic. — La fièvre typhoïde de la seconde enfance, même dans sa forme grave, guérit beaucoup plus souvent que celle de l'adulte. La mortalité, d'après les statistiques globales, est pour les enfants de 8 pour 100 environ. Tout récemment, M. Moussous[2] rapportait que, sur 60 enfants au-dessus de 2 ans soignés par lui pour une fièvre typhoïde, il n'avait eu que 1 décès, ce qui fait environ une mortalité de 1 1/2 pour 100. Pour mon compte, sur une quarantaine de cas que j'ai soignés en quatre années, chez des enfants au-dessus de 5 ans, je n'ai eu que 1 décès. Au-dessous de 5 ans, la mortalité est beaucoup plus forte, comme je le dirai dans un instant.

Quelle est la raison de cette bénignité relative de la fièvre typhoïde des enfants du second âge? M. Moussous a insisté sur certaines des conditions qui paraissent devoir être invoquées pour expliquer, soit la pullulation moins facile de l'infection typhique chez les enfants, soit les meilleurs moyens de défense que l'organisme de ceux-ci oppose à la maladie, et il met en avant : d'une part, la bonne qualité des sécrétions gastriques; d'autre part, le développement des organes lymphoïdes, l'intégrité habituelle du foie, du cœur et du rein : c'est-à-dire la phagocytose favorisée, la barrière hépatique puissante contre les poisons venant de l'intestin; enfin, les congestions viscérales diminuées et l'élimination par la voie rénale facile.

A ce dernier point de vue, M. Moussous cite les recherches qu'il a faites sur la toxicité des urines des enfants atteints de fièvre typhoïde, et qui lui ont montré que la toxicité était assez élevée pendant la période d'état, très élevée pendant les premiers jours de la défervescence, puis normale et au-dessous de la normale dès les premiers jours de l'apyrexie; en un mot, que,

---

(1) CALTON, Contribution à l'étude d'un érythème symptomatique d'une infection secondaire, en particulier au cours de la fièvre typhoïde chez l'enfant. *Th. de Paris*, 1895.

(2) MOUSSOUS. Pronostic de la fièvre typhoïde chez les enfants. *Congrès de méd. interne*, Lyon, 1894.

sans l'excitation des bains froids, la courbe urotoxique se comportait chez les enfants comme celle qu'ont observée MM. Roque et Weill chez les adultes traités par la méthode de Brand.

Réserve faite de la plus grande bénignité de la maladie dans le jeune âge, l'observation clinique apprend que, chez l'enfant comme chez l'adulte et toutes porportions gardées, les deux facteurs principaux de la gravité sont le génie épidémique, c'est dire la virulence du microbe et l'état antérieur du sujet atteint par la maladie. Au mois de février 1894, une épidémie de fièvre typhoïde éclatait à Paris; à la clinique, nous reçûmes, dans la même semaine, 9 enfants atteints de la maladie et nous fûmes frappés de sa gravité tout à fait inusitée; cette gravité était le fait de l'épidémie elle-même qui fut courte, mais très sérieuse. D'autre part, les formes sporadiques graves dépendent de l'état antérieur du sujet; elles s'observent surtout chez les enfants issus de parents alcooliques ou névropathes.

Diagnostic. — Le diagnostic de la fièvre typhoïde offre chez les enfants des difficultés plus grandes que chez l'adulte, en raison de l'effacement des symptômes dont l'ensemble est considéré comme caractéristique. A sa période initiale, elle peut être confondue avec toutes le maladies fébriles; ce n'est qu'en s'imposant l'obligation de faire l'examen local de tous les organes, de tous les appareils chez chaque enfant fébricitant que l'on évitera de grossières erreurs et qu'on ne confondra pas, par exemple, la dothiénentérie avec une angine ou une stomatite. Mais en vérité, au début, il est parfois bien difficile de se prononcer entre cette maladie et la grippe ou une fièvre éruptive à sa période initiale, et il faut se résigner à attendre et à observer l'évolution pour établir le diagnostic.

La fièvre continue, les caractères de la langue, l'absence de déterminations locales prédominantes, tels sont les seuls symptômes sur lesquels on est obligé souvent de fonder le diagnostic et qui d'ailleurs doivent toujours faire songer à la dothiénentérie. Quand les taches rosées lenticulaires apparaissent, elles sont en général abondantes, et elles lèvent tous les doutes. Mais qu'on se souvienne que, chez les enfants, elles font défaut dans un tiers des cas, et qu'on s'habitue à se passer de ce signe pour reconnaître la maladie. Il ne faut jamais négliger l'examen des matières fécales; même lorsqu'il n'y a qu'une évacuation par jour, les matières peuvent avoir l'aspect d'une purée jaune clair, jaune d'ocre, aspect qui est propre à la fièvre typhoïde.

Enfin, pour le diagnostic de la forme grave de la fièvre typhoïde du second âge, il est un signe d'une haute valeur, indiqué par Roger : la langue rôtie, fuligineuse, ne s'observe guère chez les enfants que dans la dothiénentérie et presque jamais dans les autres maladies infectieuses.

Les maladies avec lesquelles on peut confondre la fièvre typhoïde de la seconde enfance sont la grippe, la fièvre intermittente, la méningite, la tuberculose aiguë, la pneumonie et l'ostéomyélite.

La *grippe* est quelquefois difficile à distinguer de la dothiénentérie infantile, d'autant que le coryza n'est pas rare dans cette dernière maladie. Mais, dans les cas typiques, les difficultés sont faciles à résoudre. La grippe

[A.-B. MARFAN.]

débute brusquement, sans prodromes, surprenant l'enfant en pleine santé, tandis que dans la dothiénentérie, avant d'avoir de la fièvre, l'enfant est fatigué, abattu pendant quelques jours. Dès le début, il y a dans la grippe : 1° du coryza avec larmoiement et éternuements ; 2° des symptômes nerveux plus ou moins accusés : abattement avec céphalalgie, douleurs lombaires, brisement des membres; 5° des vomissements qui se produisent peu après le début et disparaissent ensuite. Quand il ne se produit aucune complication, la fièvre grippale disparaît au bout de quatre ou cinq jours au plus tard. Mais, à côté des formes typiques de la grippe, on peut observer des formes compliquées de congestion pulmonaire ou d'infections secondaires diverses, formes qui se prolongent et peuvent laisser le médecin dans le doute. Dans ce cas M. Potain accorde une grande valeur à deux signes : le dicrotisme du pouls et l'hypertrophie de la rate. Si le pouls est dicrote et si ce dicrotisme est très accentué avec pression artérielle très basse, généralement on a affaire à une fièvre typhoïde; il est vrai que le dicrotisme est rare au-dessous de 10 ans. L'hypertrophie de la rate est exceptionnelle dans la grippe; dans la fièvre typhoïde des enfants, elle est très inconstante, mais elle s'observe quelquefois; quand on la constate, le diagnostic doit pencher du côté de la dothiénentérie.

La fièvre typhoïde qui affecte le type rémittent peut être confondue avec la *fièvre intermittente*. On doit toujours soupçonner celle-ci lorsqu'on observe dans un pays malarien. En outre des caractères du tracé thermique, on pourra être mis sur la voie par l'apparition de troubles fonctionnels variés dont le caractère commun est d'être paroxystiques et intermittents; parmi ces formes larvées du paludisme infantile, on a signalé le torticolis intermittent (J. Simon), le spasme laryngo-trachéal (J. Simon), la bronchite intermittente (Ferreira), la diarrhée dysentériforme. L'administration du sulfate de quinine lèvera souvent tous les doutes. Je ne parle pas des fièvres palustres à forme sub-continue; on ne les rencontre guère dans notre climat, et l'occasion ne se présente pas d'en établir le diagnostic différentiel.

Nous avons vu qu'on pouvait observer dans le cours de la fièvre typhoïde infantile des accidents méningitiques. Ces accidents peuvent être confondus avec la *méningite tuberculeuse*. Mais, dans la méningite tuberculeuse, le début est beaucoup plus traînant, la céphalalgie beaucoup plus tenace et beaucoup plus continue, la stupeur plus profonde et plus prolongée, l'amaigrissement plus marqué et plus précoce; il se produit souvent, à un moment donné, des symptômes spasmodiques ou paralytiques du côté des yeux; le pouls n'est pas seulement irrégulier, mais à une certaine période il est ralenti; la langue reste en général nette et humide; enfin on trouve des antécédents tuberculeux dans la famille et parfois on a pu constater, avant l'apparition de le méningite, des signes d'adénopathie trachéo-bronchique.

La *tuberculose miliaire aiguë* sans méningite, rare chez l'enfant audessous de 7 ans, revêt quelquefois la forme typhoïde et alors elle peut être prise pour la dothiénentérie. Le diagnostic pourra être établi à l'aide des caractères suivants : dans la granulie, le tracé thermique est très irrégulier, le pouls est peu ou n'est pas dicrote, le malade est très anhélant, la langue reste d'ordinaire nette et humide. Dans la dothiénentérie et dans la granulie, il existe une période prodromique, mais elle n'affecte pas les mêmes caractères. Les prodromes de la fièvre typhoïde durent une semaine environ; l'enfant est abattu, sans courage, anorexique. Au contraire, dans la granulie, la période prodromique est longue, de 5 à 6 semaines; le malade s'affaiblit, s'amaigrit, sans prostration, ni accablement. Ainsi, comme le dit M. Potain, dans la fièvre typhoïde, les prodromes sont courts avec prostration; dans la granulie, les prodromes sont prolongés avec amaigrissement.

La *pneumonie franche* des enfants, surtout la forme rudimentaire prolongée de M. d'Espine, peut être confondue avec la fièvre typhoïde, parce qu'elle est souvent centrale et qu'elle ne se révèle qu'assez tardivement à l'exploration physique. L'absence de période prodromique, le début brusque, la toux, la rougeur des pommettes, la dyspnée, une auscultation minutieuse répétée tous les jours, permettront de reconnaître la pneumonie.

Une des maladies qui peuvent, à leur phase initiale, simuler le mieux la fièvre typhoïde grave, c'est l'*ostéomyélite aiguë*. Mais l'erreur, si elle est commise au début, ne dure pas longtemps : une douleur vive et circonscrite en un point limité du squelette, surtout au-dessus ou au-dessous du genou, l'apparition d'une collection purulente profonde à ce niveau, lèveront vite tous les doutes. Il est vrai que le bacille d'Éberth engendre quelquefois une ostéomyélite spéciale; mais il est impossible de la confondre avec l'ostéomyélite à microbes pyogènes. Les complications ostéo-articulaires de la fièvre typhoïde sont en général tardives; elles surviennent à un moment où le diagnostic est établi et elles sont facilement rapportées à leur véritable cause.

Toutes ces difficultés de diagnostic seront peut-être bientôt résolues par la bactériologie. Jusqu'à ces derniers temps, la ponction de la rate, qui n'est pas sans inconvénients, permettait seule de recueillir une goutte de sang dont la culture pouvait lever tous les doutes. Elsner[1] vient de proposer un procédé pour déceler le bacille typhique dans les matières fécales et pour le séparer du *bacterium coli*; ce procédé n'a pas encore fait ses preuves en clinique. Par contre, la méthode dite du « séro-diagnostic », que vient de recommander M. Widal[2], donne déjà de grandes espérances. Elle consiste à chercher comment le sérum d'un malade soupçonné d'avoir une fièvre typhoïde agit sur une culture en bouillon de bacilles d'Éberth. On sait, d'après les recherches de R. Pfeiffer et Koll, de Grüber, que le sérum des hommes convalescents de fièvre typhoïde comme celui des animaux immunisés contre l'infection typhique, mélangé *in vitro* à une culture de bacilles d'Éberth, déforme et immobilise ceux-ci et les agglomère en masses éparses qui tombent au fond du tube sous forme de précipité, pendant que le reste du bouillon s'éclaircit. C'est la connaissance de ce phénomène que M. Widal a appliquée au diagnostic de la dothiénentérie. On pique à la lancette la pulpe d'un doigt que l'on a préalablement lavé antiseptiquement, puis desséché. On fait pendre la main du malade hors du lit, de façon qu'elle occupe une position déclive; on exprime le doigt par massage depuis la racine jus-

---

(1) Recherches sur le mode de différenciation des cultures du coli bacille et du bacille typhique. *Zeitsch. f. Hyg. und infections Kr.*, XXII, analyse dans la *Sem. médic.*, 1896.
(2) *Société méd. des hôpitaux* : 26 juin 1896.

[A.-B. MARFAN.]

qu'au voisinage de la piqûre et l'on recueille quelques gouttes de sang dans une éprouvette de 5 centimètres cubes préalablement flambée. Un dé à coudre peut remplir le même office. Il faut autant que possible plus de 1 demi-centimètre cube de sang. On bouche à la ouate et on attend la séparation du sérum et du caillot qui se produit au bout de quelques minutes. Si, à 10 gouttes d'une culture en bouillon du bacille d'Éberth, on ajoute une goutte de sérum ainsi obtenu, on peut presque immédiatement, *si le sérum provient d'un typhique*, constater, sous le microscope, les agglomérats microbiens caractéristiques : bacilles épaissis, déformés, immobiles et complètement collés ensemble; mais, quand on se sert de ce procédé rapide, le seul qui donne un diagnostic à peu près extemporané, il faut savoir que dans l'intervalle de ces amas, on voit toujours un certain nombre de bacilles isolés et mobiles dont le nombre semble aller en diminuant au bout de quelques heures. Il faut souhaiter que la méthode du « séro-diagnostic » résiste à la critique du temps; si elle justifie les espérances qu'elle donne, elle rendra de grands services, surtout chez les enfants, puisque chez eux le diagnostic de la maladie est plus difficile que chez l'adulte[1].

FIÈVRE TYPHOÏDE DES NOURRISSONS

Nous avons signalé à la fois l'existence et la rareté de la fièvre typhoïde dans les six premiers mois de la vie; de 6 mois à 2 ans, sa fréquence s'accroît, si bien qu'entre 15 mois et 2 ans, elle n'est pas très rare. Je l'ai observée chez trois nourrissons, l'un de 9 mois, l'autre de 15 mois, le dernier de 18 mois. Ce dernier seul a guéri.

La fièvre typhoïde des nourrissons est remarquable par le caractère vague du tableau clinique et par la difficulté du diagnostic. C'est pourquoi, il me semble nécessaire d'en placer d'abord quelques observations sous les yeux du lecteur, en choisissant celles où le diagnostic ne peut guère être contesté.

Parmi les cas authentiques de fièvre typhoïde du nourrisson, le plus précoce a été observé par Gerhardt à l'âge de 5 semaines. En raison de la rareté du fait, nous en donnons ici la relation.

[1] Nous ne pensons pas que la diazo-réaction d'Ehrlich observée dans les urines puisse rendre de grands services pour le diagnostic de la fièvre typhoïde. Si cette réaction est à peu près constante dans la deuxième semaine de la fièvre typhoïde, elle peut s'observer dans la granulie et la méningite tuberculeuse. Tout ce qu'on en peut dire, c'est que si on ne la rencontre pas dans la deuxième semaine d'une fièvre continue, il ne s'agit sans doute pas d'une dothiénentérie. Cette réaction étant encore peu connue, nous en donnons la technique.

Solution n° 1. — Acide sulfanilique.	5gr
Acide chlorhydrique.	50gr
Eau distillée.	1000gr
Solution n° 2. — Nitrite de soude	0gr,50
Eau distillée.	100gr

Au moment d'examiner les urines, on mélange 50 centimètres cubes de la solution 1 à 1 centimètre cube de la solution 2. Puis, 8 centimètres cubes d'urine sont additionnés de 2 centimètres cubes d'ammoniaque caustique filtrée et de 8 centimètres cubes du mélange précédent. On agite et si la réaction se produit, on voit le liquide et la mousse prendre une teinte rouge pourpre ou rouge clair. Par le repos, au bout de 24 heures, le rouge disparaît et il se fait un précipité verdâtre.

I. — Une femme de 25 ans fut atteinte de fièvre typhoïde, le 17 février; elle mourut le 2 mai et l'autopsie confirma le diagnostic. Elle entra à l'hôpital le 24 février; elle était enceinte, disait-elle, de 8 mois. Le 25 février, elle accoucha facilement d'un enfant mâle, encore incomplètement développé, pesant 1500 grammes, long de 44 centimètres. L'enfant fut laissé dans la même chambre, nourri à la cuiller avec la soupe de Liebig, et vécut contre toute attente. La température de cet enfant, prise deux fois par jour, fut un peu au-dessous de la normale jusqu'au 21 mars; du 16 au 18 mars, plusieurs vomissements; le 22, vomissements plus fréquents; pour la première fois, diarrhée, agitation. A partir du 21 mars, la température monta graduellement et atteignit 39°,5 le 23 au soir; elle resta élevée pendant 7 jours, c'est-à-dire que, le soir, elle atteignit environ 39 degrés. le matin elle était autour de 38 degrés. A partir du 30 mars, elle descendit, et le 2 avril, elle atteignait définitivement 37 degrés.

Le 23 mars, l'agitation était très marquée, et l'on nota que le ventre était sensible. Le 24, la diarrhée alla jusqu'à 8 selles. Le 25, la diarrhée et les vomissements augmentent, et il apparaît une abondante éruption de *taches rosées*, disséminées sur le ventre et sur la poitrine; la rate est augmentée de volume. Le 26, la roséole s'étend sur les cuisses, la rate dépasse en bas le rebord des côtes de 2 centimètres. Le 27, les vomissements cessent; la diarrhée est plus rare; la roséole commence à s'effacer. Le 28, pas de nouvelles taches; petit furoncle sur la face dorsale de la main droite. Le 29, muguet, vomissements; état général satisfaisant. Le 30, ouverture du furoncle. Le 3 avril, la rate n'est plus grosse. A partir de ce moment, rétablissement complet. Le 5 mai, l'enfant est rendu à sa famille, pesant 5500 grammes.

Étant donnée la date de son apparition, il est probable que la fièvre typhoïde de cet enfant a été due à une contagion extra-utérine. La mère ne l'ayant pas nourri, ce n'est pas par le lait que la contamination a pu s'opérer.

Je citerai maintenant 2 cas personnels, assez différents l'un de l'autre[1]. Leur dissemblance semble tenir à ce que, dans l'un, il s'agissait d'un nourrisson bien portant au préalable, dans l'autre, d'un nourrisson atteint de troubles digestifs chroniques, offrant la cachexie du gros ventre. Dans le second, le diagnostic n'a pu être fait pendant la vie et la maladie s'est terminée par la mort.

II. — Voici l'histoire d'un nourrisson de 18 mois qui fut pris de fièvre typhoïde en pleine santé. Il était sevré depuis 3 mois et régulièrement alimenté; son développement était tout à fait satisfaisant. Un jour, il fut pris de vomissements et eut quelques heures après une convulsion. On pensa à une indigestion. Mais on constata ensuite que l'enfant avait de la fièvre; la température oscillait entre 38°,5 et 39°,5, et tous les jours l'enfant présentait deux ou trois évacuations de matières molles, bien liées, jaune clair; par exception, la diarrhée était verte. Les phénomènes qui attirèrent le plus vivement l'attention furent les phénomènes nerveux; l'enfant était abattu, somnolent, ne demandant rien, et gémissant dès qu'on le touchait, dès qu'on voulait lui faire avaler quelque chose; les pupilles étaient dilatées, l'enfant fuyait la lumière et se couchait « en chien de fusil ». Ces symptômes s'accentuent beaucoup au bout d'une dizaine de jours et alarment la famille et le médecin qui pensent à une méningite. C'est alors que je fus appelé auprès de l'enfant. Je constatai que le pouls était fréquent (140), que la langue était sèche, desquamée aux bords et à la pointe, caractère qui s'observe dans toutes les gastro-entérites des nourrissons et ne pouvait servir au diagnostic. Le ventre était légèrement ballonné. Dans la poitrine, quelques râles ronflants. Il n'y avait pas de taches rosées lenticulaires. En raison de l'absence de constipation et de l'état du ventre, j'éliminai la méningite; mais j'avoue que je n'étais pas très convaincu et que je n'étais pas sans crainte. Quatre jours après, je

(1) MARFAN. La fièvre typhoïde chez les enfants. *Tribune médic.*, 1895, n° 16, p. 510.

[**A.-B. MARFAN.**]

revis le petit malade; il y avait des taches rosées lenticulaires sur l'abdomen : dès lors, le diagnostic me parut assuré; l'évolution vint d'ailleurs le confirmer. Au 20° jour environ, l'enfant sortait de sa torpeur; vers le 25° jour, il entrait franchement en convalescence laquelle se poursuivit sans incidents.

III. — Voici enfin l'histoire d'un enfant de 9 mois qui mourut d'une fièvre typhoïde survenue au cours d'une gastro-entérite chronique vulgaire.

Il était entré à la Crèche avec tous les signes de la gastro-entérite chronique des nourrissons. Élevé au biberon et aux soupes, il avait présenté des alternatives de diarrhée et de constipation, avait maigri et offrait un ventre gros et flasque. Au moment de son entrée, il avait de la fièvre (38°,5 à 39°,5) et je ne parvenais pas à m'expliquer cette température. En effet, chez les enfants atteints de gastro-entérite chronique, la température ne s'élève que dans certaines circonstances. D'abord, à l'occasion d'une poussée de diarrhée aiguë; mais alors, les selles verdâtres ou jaunâtres sont très nombreuses, cinq à six par jour au moins; or, notre enfant n'avait que deux ou trois évacuations par jour sans caractère spécial. Une broncho-pneumonie est souvent l'origine de la fièvre chez les dyspeptiques; or, chez notre enfant, il n'y avait que quelques sibilances dans la poitrine. Enfin, cet enfant ne présentait ni angine, ni pyodermite, abcès ou ulcérations cutanées capables d'expliquer la fièvre.

La fièvre persista sans qu'on pût constater une grosse rate ou des taches rosées lenticulaires. L'enfant était simplement abattu et somnolent. Il mourut 10 jours après sans que nous ayons fait de diagnostic. A l'autopsie, nous trouvâmes d'assez nombreuses plaques de Peyer gonflées et gaufrées et 3 ou 4 présentaient des ulcérations typiques. Les ganglions mésentériques étaient très gros et très rouges. La rate était normale.

Ces exemples donnent une idée du tableau clinique de la fièvre typhoïde du nourrisson.

Les prodromes de la maladie paraissent assez longs; il est vrai que lorsqu'on ne prend pas la température dès les premiers jours, il est difficile de préciser l'époque du début. Les symptômes prodromiques sont le changement d'humeur et l'abattement alternant avec de l'agitation et des pleurs. D'après Thaon[1], il y aurait dans le commencement de la maladie une légère augmentation de poids, due à la diminution de l'excrétion et à l'ingestion des liquides; puis le poids diminue jusqu'à la convalescence. Le D[r] Le Mercier a observé, au contraire, l'amaigrissement dès les prodromes chez sa propre fillette qui fut atteinte de fièvre typhoïde à 14 mois[2].

Le tracé thermique ressemble à celui de la fièvre typhoïde ordinaire, mais le stade amphibole est souvent supprimé. La durée de la maladie est d'ordinaire assez courte. Soit qu'elle guérisse, soit qu'elle se termine par la mort, l'évolution est terminée en 12 à 20 jours.

Les caractères distinctifs de la fièvre typhoïde des nourrissons sont renfermés dans les propositions suivantes qui indiquent aussi les éléments du diagnostic.

Toute *fièvre continue* du nourrisson, qui ne s'accompagne pas d'une localisation nettement prédominante, doit faire songer à une fièvre typhoïde.

La fièvre typhoïde du nourrisson se complique habituellement de *troubles méningitiques* légers : abattement, somnolence, gémissements,

---

(1) THAON. De la fièvre typhoïde chez les enfants. *Mouvement médical*, 1872; Du poids dans les maladies des enfants. *Arch. de physiol. normale et pathol.*, 1872, n° 6.

(2) C. LE MERCIER (du Havre). Fièvre typhoïde chez un enfant de 14 mois. *Normandie médicale*, 15 septembre 1895, n° 18.

attitude « en chien de fusil », raideur de la nuque, rougeurs éphémères du visage et de la peau, dilatation pupillaire. On la distinguera de la *méningite tuberculeuse* par l'absence de paralysies oculaires, l'absence de constipation et de rétraction du ventre. Tandis que la méningite tuberculeuse des nourrissons se complique habituellement de convulsions, celles-ci sont très rares dans la fièvre typhoïde. La grande fontanelle est tendue dans la première, elle ne l'est pas dans la seconde[1]. Donc, des phénomènes méningitiques, avec diarrhée très légère (3 à 4 selles par jour) et un peu de ballonnement du ventre, devront faire penser à la fièvre typhoïde.

Les *diarrhées fébriles simples* du nourrisson peuvent, il est vrai, s'accompagner aussi de phénomènes méningitiques ; mais cela est assez rare ; elles se distingueront de la fièvre typhoïde par le nombre beaucoup plus grand des évacuations, surtout au début, et les caractères de celles-ci. Dans la fièvre typhoïde, les matières sont constituées habituellement par une purée jaune d'ocre ; cependant, par moment, elles peuvent être vertes. L'état de la langue n'apporte aucune aide au diagnostic ; car, dans toutes les gastro-entérites un peu sérieuses et même dans toutes les septicémies des nourrissons, la langue est rouge et dépouillée aux bords et à la pointe.

Toute fièvre continue, sans localisation nettement prédominante, avec quelques phénomènes méningitiques peu accentués, avec une diarrhée légère, doit faire rechercher avec soin les taches rosées lenticulaires. Celles-ci font défaut aussi souvent que chez les enfants du second âge ; mais, quand on les rencontre, elles lèvent tous les doutes.

Les signes thoraciques manquent rarement ; d'ordinaire, ils sont représentés par des râles sonores discrets ; mais, chez les nourrissons déjà cachectiques, on peut voir se développer, au cours ou au déclin de la dothiénentérie, une broncho-pneumonie presque toujours mortelle. Cette complication rend le diagnostic très difficile, car elle prend la première place dans le tableau clinique, et si le tracé thermique n'est pas très net, si les taches rosées font défaut, si les renseignements manquent sur le début de l'affection, l'erreur sera presque impossible à éviter : on diagnostiquera la broncho-pneumonie, mais non la fièvre typhoïde sur laquelle elle est venue se greffer.

Dans les derniers jours de la dothiénentérie des nourrissons ou des enfants âgés de moins de 5 ans, j'ai vu survenir brusquement une diarrhée cholériforme avec collapsus et algidité suivis de mort ; dans les cas de ce genre, si le diagnostic n'a pas été établi antérieurement, on confond presque sûrement la maladie avec le choléra infantile.

Le diagnostic est souvent facilité par la recherche des conditions dans lesquelles est survenue la maladie ; dans la plupart des cas publiés, on a relevé l'existence d'autres cas de fièvre typhoïde dans la même famille ou dans la même maison.

Le procédé du séro-diagnostic, s'il fait sa preuve, est appelé à faciliter singulièrement le diagnostic et aussi à éclaircir l'histoire de la fièvre typhoïde des nourrissons.

[1] W. Noyes. Fièvre typhoïde chez l'enfant. *Méd. Rev.*, 7 juillet 1894 (*Anal. in Rev. des mal. de l'enfance*, p. 586, 1895).

[A.-B. MARFAN.]

La fièvre typhoïde des nourrissons est grave; elle entraîne la mort dans près de la moitié des cas. Cette gravité me paraît dépendre surtout des conditions antérieures du sujet; la maladie est habituellement mortelle chez les nourrissons qui sont déjà atteints de gastro-entérite vulgaire; elle guérit plus souvent chez ceux qui sont pris en bonne santé. La mort est due souvent à la broncho-pneumonie. On a pu la voir survenir à la suite d'une perforation intestinale, comme dans le cas du D' Drewitt déjà cité. De même que chez l'adulte, on peut observer la mort subite sans que l'autopsie permette de constater une lésion capable de l'expliquer; c'est ce dont témoigne une observation du D' Kissel et qui a trait à un enfant de 20 mois[1]. Parfois enfin, le nourrisson succombe à une complication exceptionnelle et qui déroute le diagnostic. C'est ainsi que le D' Lewy a observé chez un enfant de 1 an un laryngo-typhus simulant le croup; au cours de sa maladie, il fut pris d'une laryngite suffocante qui nécessita la trachéotomie; l'autopsie révéla les lésions de la fièvre typhoïde et une laryngite pseudo-membraneuse; les parties malades de l'intestin et du larynx renfermaient des bacilles qui présentaient à peu près tous les caractères du bacille typhique[2].

TRAITEMENT

« Quand vous vous trouvez en présence d'un enfant atteint de fièvre typhoïde, dit Cadet de Gassicourt, vous ne devez jamais oublier que le plus souvent la maladie a une issue favorable, même quand elle se présente avec un cortège de symptômes qui, chez l'adulte, rendraient le cas presque désespéré. » Certes, la remarque est juste en ce qui regarde la fièvre typhoïde de la seconde enfance; mais elle est moins exacte pour celle des nourrissons; en tous cas, elle ne signifie pas qu'il faut traiter la fièvre typhoïde des enfants par l'expectation pure; au contraire, il n'y a pas de maladie où le rôle du médecin soit plus actif, où la surveillance doive être plus assidue, où la décision soit plus nécessaire à certains moments.

Le traitement de toute fièvre typhoïde doit comprendre trois ordres de prescriptions : 1° les prescriptions concernant le régime alimentaire; 2° celles qui concernent le traitement de l'infection typhique; 3° celles qui ont pour but de prévenir les infections secondaires, origines si fréquentes d'accidents graves.

I. — Pour l'alimentation, il faut éviter deux écueils : une diète excessive qui entraînerait l'inanition; une alimentation solide ou trop abondante, qui pourrait être une cause d'irritation pour l'intestin et une source de putréfaction. On donnera aux enfants du second âge du lait, du bouillon, des potages légers, de la décoction d'orge sucrée avec du miel, de la limonade vineuse. Il ne faut pas oublier qu'il est bon de faire boire souvent, surabondamment, systématiquement les typhoïdiques pour favoriser la diurèse et l'élimination des toxines.

<hr>

[1] Kissel. Fièvre typhoïde chez un enfant de 20 mois : mort subite. *Vratsch*, 1896.
[2] *Rev. mens. des mal. de l'enfance*, 1889, p. 516.

Pour les nourrissons, l'allaitement sera un peu diminué, et on donnera à boire de l'eau bouillie ou de la décoction d'orge un peu sucrée.

II. — Nous ne connaissons pas de traitement spécifique de la fièvre typhoïde. Mais il est deux médications qu'on peut opposer avec efficacité à cette maladie : l'antipyrèse et l'antisepsie intestinale. En théorie, l'antisepsie intestinale devrait occuper le premier rang; en réalité, elle n'occupe que le second et elle n'est qu'une médication auxiliaire, soit parce que les agents que nous employons pour la réaliser sont insuffisants, soit parce que, au moment où l'on intervient, la fièvre typhoïde est déjà une infection généralisée. Jusqu'ici l'observation apprend que la médication antithermique doit avoir la première place dans le traitement de la dothiénentérie, surtout dans les formes graves, et qu'on doit la réaliser soit avec les préparations de quinine, soit avec la réfrigération hydrique.

Dès qu'on a établi le diagnostic de fièvre typhoïde chez un enfant du second âge, une première question se pose : est-il toujours nécessaire de mettre en œuvre la médication antithermique? J'estime qu'il y a des formes ou des périodes de la maladie pour lesquelles on peut répondre par la négative. Lorsque la température[1] vespérale ne dépasse pas 39°, lorsque les symptômes nerveux d'ataxie ou d'adynamie sont très peu prononcés, il est inutile de recourir à la médication antithermique. Dans ces cas, je me borne aux prescriptions suivantes :

1° Le 1er jour, j'administre du calomel à doses faibles et fractionnées.

Calomel.	0gr,03 à 0gr,05
Sucre de lait	0gr,50

Divisez en 5 paquets. Un paquet toutes les heures.

2° Les jours suivants, je donne, dans une potion ou dans des cachets, un mélange à parties égales de benzo-naphtol et de sous-nitrate de bismuth (pour un enfant de 5 ans, 0gr,50 de chacun en 24 heures[2]). Tous les 3 ou 4 jours, s'il s'agit d'un enfant âgé de plus de 5 ans, on donne, en outre, le matin à jeun, 10 grammes de citrate de magnésie; cette prescription doit être supprimée pour les enfants âgés de moins de 5 ans. Enfin tous les jours, on fait prendre un grand lavement avec de l'eau bouillie froide.

Lorsque la température vespérale dépasse 39°, et lorsque en même temps le système nerveux présente des phénomènes d'excitation ou de dépression, il faut employer la médication antithermique; et ici se pose un nouveau problème : faut-il employer les sels de quinine ou la réfrigération hydrique? Voici comment je décide la question.

Je prescris le 1er jour du bichlorhydrate de quinine à doses élevées :

De 1 à 5 ans.	0gr,30 à 0gr,60 par jour
De 6 à 10 ans.	0gr,60 à 0gr,90 —
De 10 à 15 ans.	0gr,90 à 1gr,50 —

---

[1] J'ai toujours en vue dans cet exposé la température rectale.

[2] Des recherches récentes ont prouvé que le sous-nitrate de bismuth était un antiseptique intestinal, dont la valeur égale, si elle ne la surpasse, celle de toutes les autres substances recommandées à ce titre.

[A.-B. MARFAN.]

Suivant l'indication de M. Grancher, j'administre la dose totale en 3 fois, à une 1/2 heure d'intervalle, entre 4 et 5 heures du soir.

Cette manière de faire donne parfois d'excellents résultats; elle procure aux enfants le sommeil si rare dans la fièvre typhoïde; elle les fait sortir de leur stupeur et les rend éveillés; elle abaisse considérablement la température.

De deux choses l'une : ou le lendemain matin de cette administration de la quinine, l'amélioration est notable, évidente, et alors je ne me décide pas pour la médication par les bains froids; ou le résultat est à peu près nul, et, dans ce cas, je mets tout de suite en œuvre la médication par les bains froids, et je la poursuis jusqu'au bout, à l'exclusion de toute autre médication.

Lorsque la médication par la quinine a donné un bon résultat, on doit la poursuivre en y ajoutant un certain nombre d'adjuvants. Tous les soirs, on administre le chlorhydrate de quinine, aux doses indiquées précédemment, si la température prise vers 4 heures dépasse 39°; au cas où la température est inférieure à 39°, on s'abstient d'administrer la quinine. On joint, à ce traitement, les prescriptions que j'ai énoncées plus haut pour les formes légères.

Quand la quinine ne produit pas dès le premier jour l'abaissement de la température et la sédation des troubles nerveux, il faut s'adresser dès le lendemain à la réfrigération hydrique. Je suis surpris de la répugnance de beaucoup de médecins d'enfants pour cette médication. Si on se conforme aux règles que j'ai données aux « Considérations thérapeutiques », on n'aura pas à craindre le collapsus et on n'aura qu'à se louer de la balnéation. Dans la fièvre typhoïde des enfants âgés de plus de 2 ans, on peut toujours commencer, à moins de contre-indication spéciale (cachexie, asthénie cardiaque), par des bains à 25 degrés. Pendant le cours du traitement, il se peut qu'il survienne une circonstance qui empêche de continuer : parfois ce sont des lésions de la peau dont on craint l'infection; ailleurs, ce sont des douleurs dans les membres inférieurs qui font craindre une ostéite typhique. Dans ces cas on reviendra à la médication par la quinine.

L'antipyrine et le salicylate de soude ont été employés comme antithermiques dans la fièvre typhoïde. En principe, il faut proscrire l'usage de ces médicaments; on n'est autorisé à s'en servir que dans quelques circonstances exceptionnelles, lorsque la balnéation ou la quinine ne peuvent être employées ou ne produisent pas leur effet habituel.

Quand certaines complications deviennent prédominantes, il faut diriger contre elles une action thérapeutique. Si les accidents méningitiques sont assez prononcés, on se trouvera bien de placer une ou deux sangsues sur une apophyse mastoïde. Quand les phénomènes thoraciques sont prédominants, qu'il existe de la dyspnée et de la cyanose, on couvrira la poitrine de cataplasmes sinapisés ou de ventouses sèches. S'il se produit de l'asthénie cardiaque, l'injection de caféine sera souveraine; je ne conseille pas l'emploi de l'alcool, inutile et peut-être dangereux. Contre l'entérite excessive, on prescrira une diète à l'eau bouillie pendant 24 heures, associée à l'usage d'une potion au sous-nitrate de bismuth et à l'élixir parégorique.

Dans la fièvre typhoïde des enfants âgés de moins de 2 ans, on administre le premier jour du calomel à doses faibles et fractionnées ; les jours suivants, on prescrit une potion au benzo-naphtol et au sous-nitrate de bismuth ; il faut autant que possible s'abstenir de purgatifs, mais le lavement quotidien doit toujours être prescrit. Quant à l'antipyrèse, le meilleur moyen de la réaliser chez le nourrisson, c'est le bain tiède à 30 ou 32 degrés, d'une durée de 5 à 8 minutes, donné 3 ou 4 fois dans les 24 heures ; ces bains abaissent la température, calment l'agitation et provoquent le sommeil ; leur action est sûre, leur mise en œuvre est facile ; ils sont bien supérieurs aux antithermiques chimiques, voire même à la quinine qu'il est toujours difficile d'administrer aux jeunes enfants. Quelques médecins préfèrent au bain tiède l'enveloppement avec le drap mouillé, dont j'ai exposé la technique aux « Considérations thérapeutiques ».

III. — On doit nettoyer soigneusement la bouche, la gorge, les narines, les téguments, portes d'entrée principales des infections secondaires. Pour la bouche et la gorge, avec un stylet garni d'ouate et trempé dans une solution de borate de soude additionnée d'une goutte d'essence de thym, on enlèvera 2 ou 3 fois par jour, les dépôts pultacés des gencives, de la langue, des joues ; on nettoiera les lèvres et la gorge. On mettra dans les fosses nasales quelques gouttes d'huile camphrée ou mentholée au 1/40°. On devra surveiller l'état des téguments ; les écorchures, les érosions seront pansées avec soin ; le stérésol phéniqué au 1/100° rend de grands services à ce point de vue ; si on voit survenir des lésions pyodermiques qui se généralisent, on donnera un bain de sublimé. On sauve la vie de beaucoup de malades grâce à ces soins. Dans la fièvre typhoïde, il faut savoir employer les grands moyens ; mais on ne fait de bonne thérapeutique qu'en ne négligeant pas les petits.

La convalescence doit être surveillée de très près ; lorsque l'apyrexie est obtenue, on ne doit pas tout de suite donner des aliments solides ; on se bornera d'abord à des potages légers ; ce n'est que 1 semaine après la chute définitive de la fièvre qu'on donnera un œuf à la coque à peine cuit ; si cet aliment est bien supporté, on y ajoutera une petite quantité de viande et l'alimentation sera reprise graduellement. Le premier lever aura lieu dès que les forces le permettront ; au début, le malade ne restera que très peu de temps hors de son lit. Enfin le travail intellectuel ne sera repris que 2 ou 3 mois après la guérison.

[A.-B. MARFAN.]

X

FIÈVRE ÉPHÉMÈRE

FIÈVRE HERPÉTIQUE, FIÈVRE SYNOQUE, FIÈVRE CATARRHALE, FIÈVRE DE SURMENAGE, EMBARRAS GASTRIQUE FÉBRILE, ETC.

PAR LE Dr J. COMBY

On rencontre dans l'enfance, plus qu'à tout autre âge, des états fébriles passagers, divers sans doute par leurs causes et par leurs qualités essentielles, mais semblables par leur durée courte, leur intensité faible, leur bénignité absolue. J'ai pensé qu'on pouvait réunir, sous le nom de *fièvre éphémère*, tous ces états morbides que les anciens médecins connaissaient bien et qu'ils désignaient parfois sous les noms de *fièvre catarrhale*, d'*embarras gastrique fébrile*, de *fièvre muqueuse*, de *fièvre synoque imputride*, voulant ainsi les distinguer nettement de la fièvre typhoïde dont la signification est tout autre.

Étiologie et pathogénie. — Les causes de la fièvre éphémère sont en quelque sorte banales et dénuées de toute spécificité. La bactériologie, dans les cas soumis à son contrôle, n'a pas révélé la présence d'un microbe pathogène particulier, toujours le même, se reproduisant par contagion ou par inoculation.

Dans les cas que j'ai pu faire étudier à ce point de vue, le streptocoque, microbe assurément commun à une foule de maladies, a été trouvé dans le mucus de la gorge. On pourra ailleurs rencontrer le staphylocoque ou le pneumocoque, sans qu'on se croie autorisé à classer définitivement la fièvre éphémère sous le vocable streptococcie, staphylococcie, pneumococcie. Mais si ces dénominations venaient à prévaloir, il devrait être sous-entendu que l'épithète *bénigne* leur est attachée dans tous les cas de fièvre éphémère.

La contagiosité, l'épidémicité ne semblent pas liées d'une manière évidente à la fièvre éphémère; cette maladie, au contraire, procède isolément, sporadiquement, et nous ne l'avons jamais vue, dans les hôpitaux où la vérification serait facile, engendrer des cas intérieurs. Nous recevons tous les jours, dans nos salles, des enfants atteints de pyrexies éphémères, et toujours nous voyons ces importations rester stériles. Est-ce à dire que la fièvre éphémère ne soit pas une maladie infectieuse? Elle l'est sans doute, dans la plupart des cas, même dans tous, mais elle l'est à la manière des maladies infectieuses non spécifiques, des infections bronchiques, des infections intestinales, des lymphangites, etc., dont les germes sont en nous ou autour de nous, et dont le développement est régi plutôt par des influences banales (froid, fatigue, épuisement), que par une transmission spéciale, par un apport contagieux. C'est une *auto-infection*.

Et même il n'est pas bien sûr que l'infection soit toujours et primitivement en cause dans la fièvre éphémère. Dans les cas de surmenage physique, de fatigue, d'intoxication alimentaire, il est permis de penser que l'enfant résorbe des substances toxiques pyrétogènes empruntées à ses éléments anatomiques, devenant ainsi la proie d'une véritable *auto-intoxication*.

Auto-infection, auto-intoxication, tels sont les deux termes qui résument la pathogénie de la fièvre éphémère, et qui, sans nous éclairer complètement sur sa nature intime, écartent du moins l'idée de spécificité propre aux grandes maladies infectieuses.

Quelles sont les causes habituelles de la fièvre éphémère? On va voir qu'elles sont toutes d'ordre banal. En premier lieu, c'est le *froid* que nous trouvons à l'origine d'un grand nombre de ces petits états fébriles, avec céphalée, courbature, herpès labial, mal de gorge léger, saburres, anorexie, etc. Un enfant est sorti par un temps froid et humide, il n'était pas suffisamment défendu par ses vêtements, ou il a eu trop chaud, il s'est exposé, le corps étant en sueur, à quelque courant d'air, il rapporte chez lui une petite maladie que nous appelons la fièvre éphémère.

Un autre n'a pas eu froid, mais il a fait des abus alimentaires, il a eu une *indigestion* plus ou moins accusée et cela a suffi pour lui donner une fièvre de quelques jours.

Celui-ci, bien portant la veille, a joué aujourd'hui avec plus d'ardeur que d'habitude, ou bien il a fait une marche prolongée, il s'est fatigué, et voilà un mouvement fébrile qu'on pourrait appeler fièvre de fatigue, *fièvre de surmenage*. J'ai eu, dans mon service de l'hôpital Trousseau, un exemple typique de cette variété de fièvre éphémère. Une enfant de 10 ans, fille d'une marchande des quatre saisons, habitant un cinquième étage, est envoyée toute la journée pour faire des courses, elle descend et monte incessamment les cinq étages de sa maison. Elle est prise alors d'une fièvre modérée, avec embarras gastrique, et elle entre à l'hôpital courbaturée, brisée, intoxiquée par la fatigue musculaire. Quelques jours de repos au lit ont d'ailleurs suffi pour la remettre.

On rencontre la fièvre éphémère, dans la seconde enfance, à l'occasion du froid, de la fatigue, des jeux de force, des exercices sportifs, du surmenage, quels qu'en soient le prétexte et l'origine. Mais on la rencontre aussi chez les nouveau-nés et les nourrissons, avant qu'ils ne commencent à marcher, avant qu'ils ne puissent fatiguer leurs muscles. Emmet Holt a décrit, sous le nom de *fièvre d'inanition*, chez les nouveau-nés, un état fébrile des premiers jours de la vie, avec perte de poids, s'observant chez les enfants pourvus de mauvaises nourrices; un peu de lait ou d'eau fait cesser l'état fébrile. Sans doute les troubles digestifs, peut-être les infarctus uriques, jouent-ils un rôle plus immédiat que l'inanition dans la production de la fièvre; mais c'est là une cause à retenir. Chez ces enfants, il faut chercher du côté du tube digestif la cause des accidents; c'est de là que partent d'ordinaire les auto-infections et les auto-intoxications. Cependant chez les enfants de tout âge, chez les nourrissons eux-mêmes, une émotion morale, voire une contrariété, suivie de cris et de pleurs, peut se traduire par un mouvement fébrile peu durable.

[J. COMBY.]

L'éruption des premières dents ne m'a pas paru capable d'engendrer, par elle-même, la fièvre ; cependant quelques médecins croient à la fièvre de dentition, qui serait, elle aussi, de l'ordre des fièvres éphémères.

Enfin J. Simon a attiré l'attention sur des accès fébriles simulant la fièvre intermittente (fièvre pseudo-malarienne), qui seraient dus à des émanations putrides provenant des égouts, des puisards, des terrains fraîchement remués, etc. Il est bon de songer à cette variété d'intoxication exogène qui peut atteindre les enfants en bas-âge, dans des contrées habituellement indemnes de paludisme.

Si nous voulions faire la synthèse de toutes les causes possibles des fièvres éphémères et surtout des différents points de départ organiques de ces états morbides, nous dirions que la fièvre éphémère peut résulter de toute fatigue excessive ou de tout choc un peu violent portant sur les grands systèmes de l'économie : tube digestif, système nerveux, appareil musculaire. En d'autres termes, la *fièvre éphémère* serait une *auto-infection*, ou une *auto-intoxication* ayant son foyer originel dans les muscles, dans le tube digestif, dans les centres nerveux, etc., suivant que le traumatisme, le choc, la fatigue, le surmenage ont porté sur l'un ou l'autre de ces appareils. Sans doute il y a, dans cette conception, une part hypothétique ; mais les recherches des physiologistes viennent lui prêter une base que l'anatomie pathologique lui a jusqu'à présent refusée.

Marfan, dans son article *La fatigue et le surmenage* du *Traité de pathologie générale* de Ch. Bouchard (G. Masson, éditeur, Paris, 1895), a bien montré le mécanisme de la fièvre en pareil cas, mécanisme que son maître Peter avait parfaitement entrevu : « Lorsque nous faisons mouvoir nos muscles, disait-il, nous produisons de la créatine et de la créatinine, et le cerveau qui travaille fait de la leucine et de la cholestérine. Ces divers éléments de désassimilation, ainsi que beaucoup d'autres, sont destinés à disparaître promptement de l'économie ; mais ils ne tarderont pas à infecter le sang, lorsque, sous l'influence d'un travail intellectuel ou musculaire exagéré, ils se seront produits en trop grande quantité pour pouvoir être éliminés par les émonctoires naturels. »

La contraction musculaire engendre de l'*acide lactique*, dégage de l'*acide carbonique*, et produit encore : de l'urée, de la créatine, du sucre, des phosphates, de la xanthine, de l'hypoxanthine, de l'acide inosique, de l'inosite, de l'acide urique, des acides gras volatils. La fatigue augmente la proportion des déchets *azotés*, et y ajoute (A. Gautier), des poisons alcaloïdiques ou *leucomaïnes*, qui justifient les appellations d'*auto-typhisation* (Peter), d'*extractihémie* (Revilliod), appliquées aux individus surmenés. Les recherches de Charrin et Ruffer, de Roger, ont démontré le pouvoir thermogène des extraits de muscle. Ainsi s'expliquent certaines fièvres éphémères de *surmenage* ; d'autres s'expliquent par les réactions nerveuses (Bouchard).

Symptômes. — La fièvre éphémère a un début variable : tantôt elle s'annonce avec éclat, par un frisson, suivi de chaleur et de sueurs ; l'enfant accuse du mal de tête, de la courbature générale, de l'anorexie ; la peau est

chaude, le thermomètre marque 39 ou 40 degrés dans le rectum. Tantôt
l'invasion est plus sourde, plus insidieuse, l'enfant ne souffre pas, mais il
traduit son malaise par de la lassitude, de l'immobilité, la diminution de
l'appétit, la pâleur de la face. On se demande avec anxiété la cause de ces
symptômes vagues et indéterminés.

Si l'on suit de près l'évolution de la maladie, le thermomètre à la main,
on voit que le mouvement fébrile n'est pas durable, que les matinées sont
marquées par une rémission très accusée ou par une véritable intermission.
La courbe thermique ne suit pas une marche ascendante, elle ne reste pas
à un niveau élevé, présentant le plateau des grandes invasions. Cependant
l'anxiété est d'autant plus vive que l'enfant est plus jeune. On se demande
s'il ne va pas commencer une fièvre typhoïde ou une fièvre éruptive. La
langue est saburrale, le ventre endolori, la constipation habituelle; les
urines sont rares et plus colorées que normalement. Le lendemain ou le
surlendemain de l'invasion, on peut, dans quelques cas, voir pointer quelques vésicules d'herpès au coin des lèvres ou sur une autre région de la
face. L'apparition de l'herpès facial coïncidant avec une détente doit faire
écarter l'idée d'une maladie sérieuse, et le diagnostic de *fièvre herpétique*
est établi. Dès lors tout va marcher rapidement, la fièvre est tombée,
l'enfant ne souffre plus, il se dit guéri et demande à manger. L'état fébrile a
duré 2 ou 3 jours, quelquefois moins.

L'éruption d'herpès n'est pas limitée aux téguments, elle peut se montrer
dans la bouche, sur le palais, sur la langue, sur les amygdales. Mais la présence de l'herpès bucco-pharyngé ou labial n'est ni nécessaire, ni constante.
Beaucoup de ces états fébriles éphémères évoluent sans éruption.

Souvent la fièvre persiste, avec des rémissions matinales très fortes, pendant 4, 5, 6 jours et davantage. La langue est saburrale, l'anorexie est presque absolue, la céphalée est permanente. C'est la forme *gastrique* de la
fièvre éphémère (embarras gastrique fébrile).

Ailleurs, ce sont des accès vespéraux franchement intermittents qui font
penser à la malaria, et l'enfant revient à la santé après 2 ou 3 de ces accès.
C'est la forme *intermittente* de la fièvre éphémère.

Dans quelques cas, plus rares, le foie est gros, l'enfant présente une
teinte subictérique, les selles sont fortement colorées en jaune ou en vert; il
semble y avoir de la polycholie, c'est la forme *hépatique*.

Chez d'autres enfants, déjà grands, les symptômes nerveux dominent la
scène, la céphalalgie est très vive, il y a de l'agitation, de l'insomnie, des
cauchemars, parfois du délire. C'est la forme *cérébrale*.

Dans toutes ces formes, il y a des traits communs qui établissent la
parenté et légitiment le groupement que nous avons établi. Et d'abord c'est
l'intégrité absolue de l'appareil respiratoire, les enfants ne toussent pas, n'ont
ni coryza, ni bronchite, ni point de côté. Ensuite c'est la participation
constante de l'appareil digestif : état saburral de la langue, anorexie ou
dégoût pour les aliments, constipation habituelle. Autour de ces troubles
digestifs, de ce *catarrhe* des voies de la digestion, gravitent les autres
symptômes : courbature, lassitude, douleurs musculaires et céphaliques,

[J. COMBY.]

fièvre, sueurs, etc. Et quand la langue devient nette, on voit la fièvre céder
et les réactions précédentes disparaître.

Au point de vue de la marche et de la durée, on peut distinguer, dans la
fièvre éphémère, plusieurs degrés. Dans nombre de cas, la fièvre dure 24
ou 36 heures et cesse pour ne plus revenir. Chez d'autres enfants, on voit le
mouvement fébrile persister 3, 4 jours, en général moins d'une semaine,
avec des rémissions matinales notables. Chez quelques-uns enfin, l'état fébrile
se prolonge, la maladie dure un septénaire ou même plus, soit sans interruption, soit par rechute.

Diagnostic. — C'est dans ces derniers cas que le diagnostic est délicat,
on cherche les taches rosées, on pense à la *fièvre typhoïde*, qui parfois présente, au début, cette marche traînante. Cependant l'enfant n'est pas abattu,
et la courbe thermique ne présente pas cette marche ascendante continue
du premier stade de l'infection Eberthienne.

On peut penser aussi à la *grippe* à forme gastro-intestinale, et j'avoue
que, au fort d'une épidémie, il serait bien difficile de séparer les fièvres
éphémères de la grippe véritable.

On est amené aussi à envisager la possibilité d'une *méningite tuberculeuse* à sa première période, d'autant plus que l'arythmie cardiaque peut se
rencontrer dans la fièvre éphémère comme dans la méningite. Il faut d'ailleurs prendre garde d'accorder à ce symptôme une valeur exagérée; l'arythmie est très fréquente dans l'enfance et, par elle-même, elle a peu d'importance pour le diagnostic différentiel.

Ce qui en a davantage, c'est l'ensemble des symptômes nerveux qui annoncent la méningite : céphalalgie, vomissements, constipation absolue. Mais il
ne faut pas oublier que la méningite tuberculeuse a quelquefois des prodromes assez vagues rappelant plus ou moins l'embarras gastrique fébrile.

La *granulie* également peut débuter de cette façon insidieuse, par des
troubles digestifs et un état fébrile en apparence peu grave; l'auscultation
pourra parfois lever les doutes.

Quand la fièvre est vraiment *éphémère*, ne durant pas plus de 1, 2 ou
3 jours, le diagnostic différentiel consiste surtout à éliminer les fièvres
éruptives qui, toutes, comme on le sait, présentent, avant la phase éruptive
caractéristique, une invasion fébrile qui l'est beaucoup moins. L'invasion de
la variole et de la scarlatine est trop bruyante pour être confondue avec une
fièvre éphémère; celle de la rougeole est accompagnée d'un catarrhe oculo-
nasal qui ne se voit jamais dans la fièvre éphémère : seules, celles de la
varicelle, des oreillons, de la rubéole, pourraient momentanément faire
hésiter le diagnostic. Mais l'hésitation ne sera pas de longue durée. L'apparition de l'herpès labial sera parfois d'un grand secours. On tiendra aussi un
grand compte des causes occasionnelles qui ont pu provoquer la maladie
coup de froid, fatigue, surmenage, etc.

En somme, le diagnostic de la fièvre éphémère se fait surtout par exclusion, par élimination successive de tous les états morbides spécifiques ou
non spécifiques pouvant surprendre un enfant, au milieu de la santé la
meilleure en apparence. C'est dire qu'aucun élément caractéristique, qu'au-

cunc donnée positive ne permet au médecin d'affirmer d'emblée la nature du cas qui lui est soumis. Il y a surtout une question de flair et d'expérience personnelle.

Pronostic. — Il importe cependant de fixer de bonne heure le diagnostic, qui permet de dissiper les alarmes de l'entourage. La fièvre éphémère en effet est une maladie absolument bénigne, aboutissant toujours à la guéri-son, sans complication fâcheuse, sans convalescence pénible. La terminaison est aussi rapide et aussi franche que l'invasion ; la fièvre éphémère ne laisse aucun vestige de son court passage. Les atteintes sont superficielles, mais elles peuvent se répéter, et il faut s'attendre à constater, chez le même sujet, des récidives plus ou moins nombreuses.

Traitement. — Les malades seront condamnés au repos au lit et à la chambre pendant toute la durée de l'état fébrile. Ils seront mis à la diète liquide : lait bouilli ou stérilisé coupé d'eau de Vichy, tisanes acidules (limo-nades tartrique ou citrique).

On prescrira, comme médicaments actifs : un purgatif (huile de ricin 10 à 15 grammes, calomel 40 à 50 centigrammes, scammonée et jalap, *id.*) ; la quinine en suppositoire (20 à 50 centigrammes de chlorhydrate neutre pour 2 grammes de beurre de cacao). Il sera quelquefois nécessaire de répé-ter la purgation et le suppositoire antithermique.

[J. COMBY.]

XI

FIÈVRE GANGLIONNAIRE

PAR LE Dʳ J. COMBY

La fièvre ganglionnaire, *Drüsenfieber* de E. Pfeiffer, est une maladie infectieuse, généralement bénigne, caractérisée par l'association constante d'un mouvement fébrile plus ou moins accusé, mais éphémère, et d'un engorgement ganglionnaire cervical plus durable.

Telle est la définition clinique qu'on peut donner actuellement de cet état morbide, dont la nature intime n'est pas encore fixée, et dont la désignation même a pu prêter à la controverse. Pour juger sainement la question, un exposé historique me paraît nécessaire.

Historique. — Le Dʳ E. Pfeiffer, de Wiesbaden, qui a attiré le premier l'attention des médecins d'enfants sur cette maladie (*Jahrb. f. Kinder.*, 1889), en a rapporté plusieurs exemples. Voici le type qui se dégage de sa description : un jeune enfant est pris brusquement de fièvre, la température monte à 39 ou 40 degrés, l'appétit a disparu, la déglutition semble un peu gênée. Si l'on examine le cou, on trouve derrière le sterno-mastoïdien des ganglions gros et douloureux à la pression. Au bout d'un ou deux jours, la fièvre tombe, mais l'adénopathie persiste; unilatérale d'abord, elle peut devenir bilatérale. Parfois la fièvre dure une huitaine de jours. L'examen de la gorge peut montrer de la rougeur. Le foie et la rate seraient dans quelques cas augmentés de volume, et l'enfant accuserait des douleurs à l'hypogastre.

Quoique Pfeiffer n'ait pas vu l'engorgement affecter d'autres ganglions que ceux du cou, il admet la possibilité d'adénopathies pharyngiennes, thoraciques, mésentériques, expliquant la toux, la dysphagie, la douleur abdominale. Dans tous les cas, il s'agit pour lui d'une maladie infectieuse et peut-être contagieuse.

En dehors de ce type aigu assez nettement dégagé, Pfeiffer a décrit une forme subaiguë durant plusieurs semaines, entraînant de la diarrhée, de l'amaigrissement, avec adénopathie mésentérique. Mais, entre le type aigu cervical et le type subaigu mésentérique, il y a trop de différences pour les confondre dans une description commune.

Le Dʳ E. Starck (*Jahr. f. Kinder.*, 1890), confirmant les recherches de Pfeiffer, publie douze cas inédits; il s'agit, dans ces observations, d'enfants entre 2 et 8 ans, qui, après avoir eu de la fièvre, de la céphalée, des vomissements, présentaient des masses ganglionnaires cervicales unilatérales ou bilatérales. Plusieurs malades avaient de l'érythème pharyngé avec dysphagie, quelques-uns toussaient. Rien du côté des ganglions axillaires ou inguinaux, une fois seulement le foie et la rate ont paru tuméfiés, une autre fois le rein a été touché; constipation presque constante. Frappé de ce fait, l'auteur invoque la stercorémie.

La divulgation de ces cas éveilla l'attention des médecins d'enfants et la maladie, jusque-là négligée ou méconnue, devint l'objet de nombreuses publications. Le Dr Protassow (*Jahr. f. Kinder.*, 1891) a recueilli quatre observations chez des enfants de 4 à 8 ans, dans deux familles, comme si la contagion avait joué un rôle dans la propagation de la maladie. Il croit que Filatow, Korsakoff avaient vu la fièvre ganglionnaire avant Pfeiffer. Plus tard Kissel a revendiqué cette priorité en faveur de Rauchfuss et de lui-même (Moscou, 1893). H. Neumann (*Berlin. klin. Woch.*, déc. 1891) a rencontré 27 cas d'adénites cervicales fébriles chez des enfants en bas âge (11 à 1 an ou au-dessous, 10 entre 1 an et 2 ans, 6 entre 2 et 4 ans). Il insiste sur la brutalité du début, sur la fièvre ; sur l'apparition ultérieure d'engorgements ganglionnaires aux côtés du cou. Il a observé 13 fois la suppuration des adénites. Dans deux cas, l'adénite avait été précédée d'angine, et, dans 10 cas, d'otite moyenne. L'examen du pus, pratiqué 7 fois, a montré le streptocoque 5 fois, le streptocoque associé au staphylocoque 2 fois. M. Neumann pense que l'adénite est due à la pénétration du streptocoque par les cavités nasales.

Le Dr A. Muggia, sous le nom de lymphadénite cervicale aiguë des enfants (*Gaz. med. di Torino*, 1893), rapporte 4 cas de fièvre ganglionnaire et place la porte d'entrée du germe pathogène dans la bouche ou le naso-pharynx.

Le Dr A. Moussous (*Revue mensuelle des maladies de l'enfance*, juin 1893) cite deux observations un peu différentes des précédentes : un enfant de 8 ans accuse des douleurs cervicales, de la céphalée, de l'insomnie ; la gorge n'est pas rouge ; on sent sur les parties latérales du cou, de l'angle de la mâchoire à la clavicule, des ganglions gros et sensibles à la pression ; langue saburrale, constipation ; pouls 110 à 115, température 39°,2 ; un peu de toux, quelques vomissements, puis quintes coqueluchoïdes ; légère submatité interscapulaire. Au bout de 10 jours, les ganglions avaient diminué, mais l'enfant restait maigre, affaibli, couvert de sueurs. Un autre enfant, âgé de 12 ans, présente, à la suite d'une rougeole, de la fièvre et des ganglions douloureux ; le thermomètre marque 39°,5 ; céphalalgie, nausées, toux quinteuse. Guérison en 3 semaines. Dans ces deux cas, l'engorgement n'a été apparent que sur les ganglions du cou ; mais les caractères de la toux et la localisation de la matité font penser à l'envahissement des ganglions du médiastin.

Dans un petit mémoire sur *la fièvre ganglionnaire* (la *Médecine infantile*, 15 janvier 1894), j'ai rapporté 13 observations recueillies chez des enfants jeunes (7 mois, 8 mois, 9 mois, 15 mois, 16 mois, 18 mois, 2 ans, 3 ans, etc.), et offrant entre elles les analogies les plus étroites. On peut résumer en quelques lignes le tableau clinique offert par ces différents petits malades : fièvre soudaine et imprévue durant un petit nombre de jours, apparition au moment de la chute de la fièvre d'un engorgement angulo-maxillaire plus ou moins volumineux, persistance de ce gonflement pendant 10, 15 jours, terminaison habituelle par la résolution spontanée, suppuration très rare de l'adénite, érythème pharyngien dans quelques cas.

Depuis cette époque, d'autres faits ont été publiés, les uns conformes au

[J. COMBY.]

type que je viens de décrire, les autres s'en éloignant plus ou moins. Parmi ces derniers, je cite.ai l'observation du Dr Desplats (*Fièvre ganglionnaire terminée par la mort,* in *Journal des sciences médicales de Lille,* 4 août 1894). Un petit garçon de 18 mois, délicat, né avant terme, est pris, vers le 5 ou 6 janvier, de fièvre, de catarrhe naso-pharyngien pendant 2 jours, puis les ganglions du cou se tuméfient et la face devient pâle et bouffie. Le 12 janvier, la tuméfaction des ganglions sous-maxillaires et cervicaux est frappante; la rate a semblé un peu grosse. Le 16, apparition d'un érythème infectieux sans fièvre; le 25, retour de la fièvre, les ganglions persistent (40°). L'adénopathie se résout ensuite. Le 10 février, l'enfant est entré en convalescence. Le 19, rechute, frisson (40°); le 14 mars, mort avec œdème pulmonaire. Il n'est pas certain que ce cas, si grave, à propos duquel l'auteur parle d'*adénie aiguë,* se rapporte à la fièvre ganglionnaire.

Le Dr Soca, de Montevideo (*La néphrite dans la fièvre ganglionnaire,* in *la Médecine infantile,* du 15 septembre 1895), a insisté sur une complication que le Dr Heubner avait déjà signalée, après Starck. Un garçon de 11 ans est pris, le 4 juillet, de fièvre avec courbature (pouls 115, température 39°,7). Le cou est raide, les amygdales sont rouges, il y a un peu de dysphagie; engorgement ganglionnaire de chaque côté du cou, à l'union du tiers supérieur et des deux tiers inférieurs; tuméfaction grosse comme un œuf de pigeon au bord postérieur du sterno-mastoïdien; les jours suivants, cette tuméfaction ne fait qu'augmenter. Le 17, les urines sont albumineuses, puis elles deviennent rares et sanguinolentes, comme dans la néphrite scarlatineuse. Le 22, le visage est bouffi; on constate 1 gr. 45 d'albumine par litre, avec des cylindres hyalins et granuleux. L'albuminurie persiste jusqu'en septembre; l'enfant guérit. Dans un second cas, l'albuminurie se montra dès le début de la fièvre ganglionnaire et ne dura que 6 jours.

La monographie la plus complète sur la fièvre ganglionnaire a été publiée par le Dr H. Gourichon (*Essai sur la fièvre ganglionnaire,* thèse de Paris, décembre 1895). L'auteur, après avoir résumé la plupart des observations connues, donne une observation inédite prise dans mon service de l'hôpital Trousseau. Il s'agit d'une fillette de 15 ans, entrée le 8 août 1895, salle Blache, pour de la gastralgie avec vomissements. Le 30 août, la température monte à 39°,4, puis à 40°, 40°,6, 40°,8 et ne redescend à 39 degrés que le septième jour.

Au moment de l'entrée, elle n'avait que des symptômes d'embarras gastrique. Elle était guérie depuis assez longtemps et se préparait à quitter l'hôpital quand elle a présenté cette poussée de fièvre, accompagnée de courbature, de céphalalgie, d'épistaxis répétées. Une de ces épistaxis fut si abondante qu'elle nécessita le tamponnement. Cinq jours seulement après le début de la fièvre, on constate de la raideur du cou et des ganglions cervicaux à gauche; rien dans la gorge. Les ganglions atteignent le volume d'un œuf de pigeon. Constipation. Le gonflement des ganglions persiste pendant plus d'un mois; le 13 octobre, ils avaient disparu. Guérison complète.

On voit, par cet exemple, que la fièvre ganglionnaire peut s'annoncer avec un certain éclat et présenter une hyperthermie inquiétante. La signature de la maladie, ici comme dans les autres cas, c'est l'*engorgement gan-glionnaire*.

Étiologie et pathogénie. — La fièvre ganglionnaire est relativement fréquente dans l'enfance, surtout dans la première enfance, entre 6 et 30 mois, à l'époque de la dentition. Et les mères ne manquent pas d'invoquer cette raison mystérieuse, qui n'en est pas une. D'ailleurs la fièvre ganglionnaire ne respecte pas la seconde enfance; on la rencontre à 4, à 6, à 10, à 14 ans; on peut aussi, mais exceptionnellement, l'observer chez les adultes. Sur 80 cas résumés dans la thèse de M. Gourichon, nous trouvons 44 enfants âgés de 2 ans ou au-dessous (de 3 mois à 24 mois), et 36 enfants au-dessus de 2 ans. On voit qu'il n'y a pas une grande différence numérique entre la première et la seconde enfance, mais cette différence est en faveur de la première enfance.

Quant au sexe, il ne parait pas jouer de rôle appréciable dans la répartition des cas, les filles étant presque aussi souvent atteintes que les garçons.

L'influence du froid (promenade à pied ou en voiture découverte, par un temps humide ou froid) a été relevée dans un certain nombre d'observations; et c'est une cause qui, pour être banale, n'en mérite pas moins toute notre attention. Après le refroidissement accidentel, il convient de citer les causes d'affaiblissement de l'organisme, la mauvaise alimentation, la gastro-entérite, les maladies aiguës, etc. Dans quelques cas, on a pu invoquer la contagion (2, 3, 4 enfants de la même famille pris simultanément ou successivement). Mais, si l'on est porté à admettre que la maladie puisse naître par contagion, il faut reconnaître que, dans la plupart des observations, cette origine est absente. Le rôle que Czajkowski a voulu faire jouer à l'influenza comme cause générale de la fièvre ganglionnaire, nous paraît douteux ou singulièrement exagéré.

Comment doit-on comprendre la genèse des accidents? Deux faits sont à retenir dans ce but : 1° la rougeur de la gorge, l'angine érythémateuse, la dysphagie relevée assez souvent; 2° la localisation des engorgements ganglionnaires (angle de la mâchoire). Cette double constatation ne met-elle pas sur la voie de la porte d'entrée de la maladie et de la marche du processus ? C'est par la gorge que la maladie s'accuse d'abord, c'est par le pharynx, par les amygdales que le germe pénètre; et la preuve, c'est que les ganglions qui reçoivent leurs lymphatiques de l'arrière-bouche, ne tardent pas à être tuméfiés et douloureux. Voilà la première étape de l'infection; de là elle peut se répandre dans les ganglions du voisinage, descendre même dans le médiastin et au besoin se généraliser.

Il nous semble donc que la fièvre ganglionnaire est une infection de la muqueuse bucco-pharyngée, se propageant par la voie lymphatique, s'arrêtant généralement aux premiers ganglions qu'elle rencontre, les dépassant dans quelques cas exceptionnels. Cette infection est plus ou moins intense, plus ou moins grave, d'où la diversité des cas, la bénignité des uns, la sévérité des autres.

Quant au microbe pathogène à incriminer, c'est très probablement le streptocoque, hôte habituel des cavités muqueuses de la face, dont la pré-

[J. COMBY.]

sence a été signalée par Neumann dans le pus des abcès ganglionnaires qu'il a ouverts. Il s'agit donc très probablement d'une infection streptococcique bénigne, à porte d'entrée amygdalienne; peut-être faut-il aussi admettre la possibilité de l'infection par la muqueuse nasale et par les voies respiratoires supérieures (Neumann, Combemale).

Voilà tout ce qu'on peut dire à l'heure actuelle sur l'étiologie et la pathogénie de la fièvre ganglionnaire. Peut-être des recherches ultérieures, des investigations anatomo-pathologiques, qui nous manquent encore, viendront-elles modifier ou préciser cette appréciation.

Sans doute la fièvre ganglionnaire n'est pas une entité morbide et l'on a pu dire qu'elle n'était qu'*un rameau de cet arbre touffu qui représente les infections d'origine pharyngée* (*Gazette hebdomadaire*, 5 janvier 1896).

Mais on peut en dire autant de toutes les maladies infectieuses non spécifiques (fièvre puerpérale, érysipèle, pneumonie, angines aiguës, méningites, pleurésies, etc.), qui ne sont aussi que des rameaux d'arbres touffus ayant noms *streptococcie, pneumococcie, staphylococcie, colibacillose*, etc., etc.

En attendant que les progrès de la bactériologie nous autorisent ou nous obligent à grouper les localisations les plus diverses d'un même agent pathogène sous la même étiquette, force nous est bien, pour la clarté des descriptions et la logique des classifications, de tenir compte des localisations et de dégager les types cliniques qui intéressent la pratique de la médecine.

Symptômes. — Le début de la fièvre ganglionnaire est généralement brusque; l'enfant, bien portant la veille, est pris de fièvre, avec anorexie, abattement, parfois nausées et vomissements. La température s'élève à 39, 40 degrés; elle persiste ainsi pendant 36, 48 heures, parfois plusieurs jours, avec des rémissions matinales accusées.

Cependant l'examen de la peau, la palpation du ventre, l'auscultation de la poitrine ne révèlent rien d'anormal. Il n'y a pas d'éruption, il n'y a pas de bronchite. On est dans l'incertitude la plus complète et l'anxiété la plus grande. L'enfant a bien quelquefois un peu mal à la gorge, il avale avec quelque difficulté; l'examen du pharynx ne révèle rien dans la plupart des cas, ou ne montre qu'une légère congestion érythémateuse des amygdales ou des piliers du voile du palais. Il n'y a pas, à proprement parler, d'angine, et ce mot n'est prononcé qu'en désespoir de cause.

Mais bientôt tous les doutes vont être levés et une étiquette va pouvoir être apposée sur ce cas embarrassant. Au bout de 2 ou 3 jours, rarement plus tard, on voit pointer, à l'angle gauche ou droit du maxillaire inférieur, une tuméfaction légère qui va s'accentuant par la suite et peut acquérir le volume d'un œuf de pigeon ou d'un œuf de poule. L'examen attentif du gonflement cervical montre qu'il s'agit de deux ou trois ganglions tuméfiés, durs, douloureux à la pression, enflammés en un mot, avec participation légère de l'atmosphère celluleuse périphérique.

L'adénopathie gêne les mouvements spontanés de la tête, raidit le cou, et donne parfois l'apparence d'un torticolis. Si, à ce moment, effrayé par cette adénopathie soudaine, le médecin examine de nouveau la gorge, il est surpris de la trouver nette ou à peu près. Il n'y a pas de diphtérie, il n'y a pas d'angine. Pendant ce temps la fièvre, loin de continuer sa marche ascensionnelle, descend rapidement et l'apyrexie est bientôt complète. L'enfant devient plus gai, recouvre un peu d'appétit, le fort de la maladie est passé.

Tout serait fini si l'adénopathie avait disparu, mais elle persiste et va se résoudre avec une certaine lenteur. Dans les cas les plus légers, et quelle que soit la médication employée, l'engorgement ganglionnaire dure quinze jours ou trois semaines; quelquefois le ganglion principal met plusieurs mois à s'effacer entièrement.

Dans l'immense majorité des cas, l'inflammation, qui a envahi les ganglions, est sourde, peu dolente, dénuée d'acuité; et elle se termine par la résolution. La suppuration est possible, mais elle est loin d'être la règle, et l'on doit chercher à l'éviter par tous les moyens.

Dans les cas que j'ai vus, la tuméfaction ganglionnaire a toujours été primitivement unilatérale et angulo-maxillaire; quelques auteurs ont vu des fièvres ganglionnaires bilatérales. La tuméfaction ne s'est pas toujours limitée aux ganglions rétro-maxillaires; elle a pu envahir les ganglions sous-maxillaires, la chaîne latérale descendante du cou, et, par exception, les ganglions des aisselles et des aines.

Quant à l'envahissement des ganglions médiastinaux et mésentériques attestés par la toux coqueluchoïde et par les coliques abdominales, il n'est pas démontré. Sans doute cette conception d'une infection streptococcique pénétrant par les amygdales, cheminant dans les ganglions cervicaux voisins, pour se répandre ensuite dans tout le système lympathique, cette sorte d'adénie aiguë, est séduisante; mais elle n'est pas établie sur des faits concluants. La fièvre ganglionnaire est une infection localisée dans un département étroit du système lymphatique.

La guérison complète et rapide, sans suites fâcheuses, sans convalescence pénible, m'a semblé terminer la fièvre ganglionnaire dans la plupart des cas, pour ne pas dire dans tous. Le pronostic est d'une bénignité absolue. Je dois pourtant signaler les complications et les terminaisons défavorables rapportées par quelques auteurs.

La suppuration des ganglions tuméfiés est la moins rare et aussi la moins grave des complications de la fièvre ganglionnaire; quand elle se déclare, on voit la peau rougir et s'empâter autour des ganglions tuméfiés, et on constate bientôt un point fluctuant qui indique le moment d'intervenir. Après l'ouverture aseptique du foyer, la guérison ne se fait pas attendre. Pour ma part, je n'ai vu que très exceptionnellement cette terminaison suppurative. Je n'ai jamais vu l'otite moyenne, l'abcès rétro-pharyngien signalés par Neumann; je considère ces accidents comme des complications des pharyngites, des catarrhes naso-pharyngiens, plutôt que de la fièvre ganglionnaire.

Une complication assurément rare, et qui peut être sérieuse, est celle qui a été observée sur une fillette de mon service; je veux parler de ces épistaxis répétées, qui, au moment de la période fébrile, ont nécessité le tamponnement des fosses nasales.

L'albuminurie, l'hématurie, la néphrite ont été rencontrées par Heubner, Starck, Soca; on avait sous les yeux le tableau de la néphrite scarlatineuse,

[J. COMBY.]

cependant les enfants ont guéri. D'autres fois, l'albuminurie est légère et cesse avec la fièvre. Comme toutes les maladies infectieuses, la fièvre ganglionnaire peut se compliquer de néphrite; mais cette complication est rare, et, quand elle se présente, elle est généralement curable.

En somme, comme on le voit, le chapitre des complications de la fièvre ganglionnaire est fort court; et l'on peut dire que cette maladie évolue d'ordinaire avec une grande simplicité.

Diagnostic. — Le diagnostic est impossible avant l'apparition du gonflement ganglionnaire; et il est assez délicat après la manifestation de ce symptôme, quand on n'est pas prévenu. Avant l'apparition de l'adénopathie, en présence d'une fièvre plus ou moins vive, avec état général plus ou moins inquiétant, impossible de se prononcer. Cette invasion aiguë peut se rapporter à une fièvre éruptive, à la grippe, à la pneumonie, à la fièvre éphémère. On retourne l'enfant dans tous les sens, on le palpe, on l'ausculte, on examine sa gorge, on ne trouve rien. On ne peut porter de jugement avant quelques jours, avant l'apparition d'un symptôme caractéristique.

L'adénopathie s'est enfin montrée, et l'incertitude se limite à un petit nombre d'affections. La première pensée qui se présente est celle d'une angine; on songe même à la diphtérie. Or l'examen de la gorge est le plus souvent négatif; il y a bien quelquefois un peu de rougeur des amygdales, un peu de dysphagie, mais pas d'exsudat, rien qui rappelle de près ou de loin la diphtérie. On pourra d'ailleurs éliminer cette dernière affection en ensemençant le mucus de la gorge sur le sérum de bœuf gélatinisé et en portant à l'étuve à 37 degrés. Si, au bout de 24 heures, il n'y a pas de colonies de bacilles de Lœffler, force est bien d'éliminer absolument la diphtérie.

On cherche, du côté de la peau, à la face, autour de l'oreille, au cuir chevelu, une lésion quelconque, une porte d'entrée à l'infection adéno-lymphatique. Le tégument est net partout. La carie dentaire pourrait expliquer une adénopathie sous-maxillaire, mais non un engorgement angulo-maxillaire, ou latéral du cou. D'ailleurs, le plus souvent, ou bien l'enfant a des dents saines, ou bien il n'en a pas du tout.

Reste la crainte d'une adénopathie tuberculeuse. Or cette adénopathie n'a jamais une invasion bruyante; elle naît et croît sourdement, sans bruit, sans réaction générale; elle suit une marche progressive, mais lente, qui diffère radicalement de la poussée aiguë et soudaine qui caractérise la fièvre ganglionnaire. Ce que Legroux a appelé la *micropolyadénopathie* des enfants du premier âge, ne peut être assimilé à la fièvre ganglionnaire; elle se présente en effet sous forme d'une multitude de petits ganglions durs, indolents, qui ne sont pas apparents à la vue, qui ne se révèlent qu'à un palper attentif. Ces petits ganglions n'évoluent pas, ils persistent indéfiniment, sans augmenter de volume, sans déterminer de réaction locale ni générale.

Après avoir ainsi passé en revue toutes les causes et toutes les formes d'adénopathies cervicales dans l'enfance, on en arrive à séparer une espèce, un type spécial, qui diffère absolument des autres; c'est l'*adénite aiguë fébrile*, simple, non tuberculeuse, non spécifique, c'est la fièvre ganglionnaire, qui, à sa période d'état, sera aisément reconnue par ceux qui l'auront vue une fois. Plus tard, quand l'adénopathie tarde à se résoudre, quand elle passe à l'état chronique, ou bien quand elle suppure, l'embarras sera plus grand, surtout si les commémoratifs manquent et si le début lointain échappe à la sagacité du médecin.

Alors la tuberculose ganglionnaire hantera l'esprit de l'observateur, et la question d'une intervention plus ou moins radicale se posera. Avant d'aller de l'avant, il serait bon, en pareil cas, d'examiner bactériologiquement le contenu du ganglion, de faire des inoculations au cobaye. Si l'on ne trouve que des streptocoques, si les inoculations restent stériles, la tuberculose sera résolument écartée, et le diagnostic rétrospectif de fièvre ganglionnaire deviendra possible.

Je n'ai pas parlé de l'*adénie*, que certains auteurs ont voulu voir dans quelques cas de fièvre ganglionnaire grave. L'adénie, proche parente de la leucocythémie, est une maladie essentiellement chronique, dont les allures diffèrent beaucoup de celles de la fièvre ganglionnaire. Dans la *fièvre ganglionnaire*, nous avons une adénopathie aiguë limitée qui, après avoir atteint rapidement son acmé, décroît avec une certaine lenteur, mais finit par se résoudre complètement, dans un temps relativement court (quelques semaines). Dans l'*adénie*, nous avons des masses ganglionnaires qui se développent graduellement, progressivement, au cou, au-dessus des clavicules, sous les aisselles, qui envahissent le médiastin, qui se généralisent, sans marquer aucune tendance à rétrocéder ni à guérir. En même temps l'état général s'altère et la composition du sang finit par se modifier notablement (augmentation des leucocytes). Les différences entre les deux maladies sont trop grandes pour qu'il y ait la moindre hésitation à avoir.

Après cela, il est permis de dire que le diagnostic de la fièvre ganglionnaire est relativement facile.

Traitement. — Le traitement est des plus simples, à la fois général et local. Il y a une fièvre vive, qu'il faut chercher à atténuer à l'aide des antipyrétiques les moins dangereux que nous connaissions. On donnera la quinine ou l'antipyrine, ou ces deux médicaments associés.

Quand il s'agit d'enfants très jeunes, de nourrissons, il ne faut pas songer à la voie stomacale pour l'introduction de ces médicaments; ils seraient difficilement avalés et ils pourraient être vomis. On fera des injections sous-cutanées de chlorhydrate neutre de quinine, ou l'on donnera des suppositoires contenant un sel de quinine, avec ou sans mélange d'antipyrine. Pour injections sous-cutanées, on pourra formuler :

Chlorhydrate basique de quinine.	2 grammes
Antipyrine	3 —
Eau distillée. . . . . q. s. pour	10 centimètres cubes

Une seringue de Pravaz par jour, ou même deux si la fièvre est intense.

Bichlorhydrate de quinine.	2^{gr},50
Eau distillée. . . . . q. s. pour	10 centimètres cubes

Une seringue de Pravaz par jour, ou même deux si la fièvre est intense.

[J. COMBY.]

En suppositoires, on pourra prescrire :.

    Beurre de cacao. . . . . 2 grammes
    Bromhydrate de quinine . . . . 0^{gr}.15

Pour un suppositoire. En introduire un matin et soir.

    Beurre de cacao. '. . . . . 2 grammes
    Sulfate de quinine. . . . . } āā 0^{gr},20 ·
    Antipyrine . . . . }

Pour un suppositoire. En introduire un matin et soir.

S'il y a de l'insomnie, de l'agitation, on ajoutera une petite dose de chloral au suppositoire :

    Beurre de cacao . . . . 2 grammes
    Bromhydrate de quinine. . . . . 0^{gr},20
    Hydrate de chloral . . . . 0^{gr},05

Pour un suppositoire à mettre le soir (enfants de 1 à 2 ans).

L'enfant sera gardé à la chambre, tenu chaudement, mis à la diète lactée, s'il n'y était déjà. L'anorexie, l'embarras gastrique qu'il présente concurremment avec la fièvre, indiquent l'emploi immédiat d'un purgatif. On prescrira, soit une cuillerée à café d'huile de ricin, soit une petite dose de calomel (5 centigrammes par année d'âge, avec jalap ou scammonée, même dose, à prendre dans une cuillerée de lait). Si la constipation ne cède pas, on prescrira un petit lavement de 100 à 150 grammes additionné de 10 grammes de glycérine, ou de 20 à 40 grammes de miel de mercuriale.

Localement, on protégera la tuméfaction avec une bonne couche d'ouate hydrophile et un bandeau. Si la tuméfaction est douloureuse, on fera, matin et soir, des onctions avec un liniment chloroformé ou laudanisé (baume tranquille, 20 grammes; laudanum et chloroforme, 2 grammes). Si elle tarde à se résoudre, on fera, tous les deux jours, des badigeonnages de teinture d'iode, ou des onctions avec la pommade suivante :

    Vaseline. 30 grammes
    Iodure de potassium . . . . } āā 2 grammes
    Iodure de plomb . . . . }

L'application d'un emplâtre de Vigo ou d'un emplâtre rouge servira aussi de résolutif. S'il y a suppuration, on incisera et on fera un pansement antiseptique.

Un mot de prophylaxie. La contagiosité possible de la fièvre ganglionnaire indique l'adoption de quelques mesures d'isolement. Tout enfant qui, dans une famille ou dans une collectivité d'enfants, sera pris de fièvre ganglionnaire, devra être immédiatement isolé des autres enfants, jusqu'à guérison complète. Il ne sera rendu à la vie commune qu'après des irrigations répétées de la gorge avec l'eau boriquée, l'eau bouillie, et des bains antiseptiques (2 à 5 grammes de sublimé corrosif par bain, soit 1 gramme en moyenne pour 10 litres d'eau).

XII

GRIPPE

PAR LE Dr H. GILLET

Fréquence. — Dans les épidémies d'influenza, la fréquence de la maladie chez les enfants par rapport à celle qu'elle affecte chez les adultes peut varier, selon différentes circonstances. Nous trouvons dans les vieilles chroniques, à propos des épidémies parisiennes, quelques documents à ce sujet, étudiés par M. Ch. Éloy (*Gazette hebdomadaire*, 1882). En 1414, sous le nom de coqueluche, tac ou horion, sévit une épidémie presque générale (Félibien, *Histoire de Paris*, 1776, t. II); l'épidémie de novembre 1421, de nature moins bien déterminée, attaque aussi tout le monde indifféremment « et toutes femmes ou les plus jeunes gens », comme dit le *Journal d'un bourgeois de Paris* (édition Tuetey, 1881, p. 184). Il y eut à Paris en 1427 « une très malvaise maladie... qu'on appelait la dando » et voici sa fréquence : « ....il fut pou, fust petit ou grand, femme ou enfans, qui n'eust en ce temps ou assées, ou frissons, ou la toux, qui trop durait longuement » (p. 222). Dans les autres épidémies des xvie, xviie, et xviiie siècles et dans celles de notre époque, la part prise par les enfants dans la morbidité générale n'offre que quelques variantes. Quelques chiffres statistiques indiqueront d'une façon plus précise la fréquence de la maladie chez les enfants. A Londres, à la King Edward's School for girls, composée de jeunes filles de 11 à 16 ans, au nombre de 240, il y eut 175 élèves atteintes par l'épidémie de 1889-1890, c'est-à-dire environ 73 pour 100 (H. G. Bristowe, *Brit. med. J.*, 22 février 1890). Il n'y avait pas là de tout jeunes enfants. Voici la statistique inédite des cas d'influenza développés dans une circonscription des écoles communales de la ville de Paris.

Morbidité de l'influenza dans l'épidémie de décembre 1889, janvier 1890 dans la troisième circonscription des écoles communales du IIe arrondissement à Paris.

ÉCOLES	NOMBRE des ÉLÈVES	NOMBRE DES ÉLÈVES absents POUR INFLUENZA		NOMBRE DES ÉLÈVES absents POUR MALADIES DIVERSES pendant la période correspondante de 1888
École de filles (6 à 13 ans) . . .	280	198	63,5 %	105
École de filles (6 à 13 ans) . . .	229	80	54,9 %	(épidémie de rougeole) 31
École de garçons (6 à 13 ans) . .	362	139	26,7 %	65
École enfantine (garçons 5 à 8 ans)	217	125	58,5 %	77
École maternelle (garçons et filles 2 à 6 ans)	204	122	59,8 %	(épidémie de rougeole) 90
	1.292	674	52,1 %	

La population parisienne donnait en bloc un nombre de malades égal aux deux tiers de la population. En 1894, à l'école enfantine de la Ferté-Alais, M. le Dr J. Para (*Médecine infantile*, 15 août 1894, p. 455) compta 40 enfants malades sur 60, ce qui fait 66,66 pour 100. Dans certaines épidémies on a même remarqué une grande prédominance chez les enfants et même chez les jeunes enfants (Fiessinger d'Oyonnax, 1888-1889). Pendant l'épidémie de 1892-1893, à Hyères (Var), M. le Dr F. Perrenot (*Province médicale*, 1893, p. 528) a noté que, sur environ 500 enfants de moins de 6 ans, peu avaient échappé à la maladie.

En somme, les enfants même jeunes paient un assez fort tribut à l'influenza; la morbidité est assez élevée chez eux; mais il ne s'ensuit pas que la mortalité suive les mêmes proportions. La fréquence relative dans les différentes périodes de l'enfance s'établit peut-être moins aisément sur des chiffres précis. On peut dire cependant qu'aucun âge n'est à l'abri de la maladie; les enfants à la mamelle peuvent être atteints, je l'ai observé en 1889-1890 et depuis, comme d'autres, Pery (de Bordeaux), J. Para (de la Ferté-Alais), quoique relativement préservés dans les épidémies, en 1889-1890, par exemple et plus tard (L. d'Astros, Marseille, 1892). Sur 218 cas, M. J. Comby, en 1889-1890, n'a compté que 48 malades de la naissance à 2 ans. Avant six mois, l'influenza est rare. Dans l'épidémie de grippe de 1893, qui sévit à Athènes, M. Spiridion Kanellis a remarqué que la maladie s'était attaquée principalement aux enfants, même aux nouveau-nés (*Congrès français de médecine*, Lyon, 1894).

On ne peut donc fixer une règle absolue au sujet de la fréquence relative de la grippe de l'enfant par rapport à celle de l'adulte, ni par rapport aux différentes périodes de l'enfance. La vérité dans une précédente épidémie devient l'erreur dans une épidémie ultérieure; la fréquence relative au début d'une épidémie peut n'être plus la même ni au milieu, ni à la fin. L'influenza peut donc atteindre l'enfant à tous les âges. L'enfant peut, du fait de l'influenza maternelle, périr *in utero* (Chambrelent) ou naître malade (C. W. Townsend, *Transact. amer. ped. soc.*, 1890).

Étiologie. — Avec cette fréquence plus ou moins grande l'influenza sévit sous forme d'épidémie, de pandémie ou d'endémie. Son développement semble bien devoir être rapporté à un agent animé, à un parasite bactérien. Mais jusqu'ici l'accord des bactériologistes ne paraît pas être encore fait sur son individualité. Diplobactérie (Babès), strepto-bacille (Teissier), monade (Klebs), streptocoque (Bouchard, Vaillard et Vincent, Ribbert et Finkler) ont tour à tour été donnés comme l'organisme spécifique de l'influenza. Le bacille décrit par Pfeiffer, admis par Mossé, serait le microbe qui donnerait, à l'heure actuelle, le plus de probabilités. Bien que la cause première et générale de l'influenza n'apparaisse pas dégagée de toute obscurité, la contagion de l'affection se révèle manifestement chez l'enfant comme chez l'adulte.

Dans une certaine mesure les nourrissons pourraient impunément continuer à être allaités par une mère ou une nourrice atteinte de grippe, même gravement (Dauchez, Flesch, d'Astros). Cette immunité a même pu persister malgré deux attaques successives de grippe chez la mère (Flesch). La question devient plus délicate lorsqu'une femme atteinte de grippe vers la fin de sa grossesse accouche et allaite son enfant qui reste indemne (Flesch). Peut-être peut-on admettre que cette immunité relative des nourrissons pour la grippe, lorsqu'ils sont allaités par une femme atteinte de cette maladie, résulterait de l'absorption d'une antitoxine grippale par le lait, comme on l'a signalé pour le tétanos, la fièvre typhoïde, la diphtérie, la coqueluche. Mais on sait aussi que la toxine peut passer par le lait de la nourrice au nourrisson. On a aussi invoqué l'action protectrice du vaccin animal (Goldschmidt). Toutefois les nourrissons ne sont pas toujours ainsi épargnés. Ils sont parfois compris dans les épidémies de famille; mais avec une particularité. Tandis que les enfants allaités au biberon font leur grippe en même temps que les autres membres de la famille, les nourrissons au sein ne la commencent qu'après ceux-ci (Flesch). Quelques faits semblables, un entre autres qui s'est passé dans mon entourage immédiat, chez une de mes enfants âgée de 13 mois, me permettent de confirmer la justesse de cette particularité. Mais je dois ajouter que, bien que la nourrice ne fît que tousser, sans s'aliter, l'enfant, malade en dernier lieu, présenta une forme catarrhale type et sérieuse, avec fièvre intense, bronchite généralisée, amaigrissement rapide, convalescence longue. En général, les enfants soumis à l'alimentation artificielle fourniront un plus grand nombre de malades.

On a pu croire que les enfants atteints une fois d'influenza pouvaient acquérir l'immunité pendant un certain temps. S'il y a des faits en faveur d'une telle hypothèse (Pery), il y en a aussi contre. Les enfants, pas plus que les adultes, ne sont à l'abri d'une récidive possible. L'agent infectieux de la grippe pénètre vraisemblablement par les voies respiratoires. Flesch, par suite des lésions découvertes dans le jejunum, y verrait la porte d'entrée de l'infection primaire apportée par le lait. La gravité de la grippe dans ces cas proviendrait de l'exaltation de la virulence due au passage par l'organisme humain (Flesch). Ce serait la même raison qui expliquerait la sévérité des cas vers la fin des épidémies. Cette hypothèse demande confirmation.

Anatomie pathologique. — L'influenza par elle-même laisse des traces peu profondes de son passage; les lésions constatées aux autopsies ressortissent pour la plupart aux complications. Elle a cette circonstance commune avec la plupart des infections générales, dont les lésions intimes sont plus humorales et chimiques que somatiques. Malheureusement l'étude de ces modifications foncières n'en est encore qu'à son aurore. Ici même la question bactériologique n'est pas jugée sans appel. En dehors d'une certaine congestion des muqueuses respiratoires, il n'y a pas pour la grippe d'anatomie pathologique propre dans l'état actuel de nos connaissances. Cette hyperémie s'étend des fosses nasales aux fines bronches avec prédominance habituelle sur les premières voies. La muqueuse nasale, rouge, parfois cyanotique, se revêt d'un dépôt grisâtre très adhérent (E. Kormann).

Du côté de l'estomac on trouve sur la muqueuse des signes d'inflammation catarrhale parfois avec injection réticulaire. Dans l'intestin, de la tuméfaction des plaques de Peyer et des follicules clos. On a signalé chez les jeunes

[H. GILLET.[

enfants des *lésions intestinales* plus profondes, qu'au premier abord on ne songerait guère à rapporter à la grippe. C'est ainsi que, chez un nourrisson de neuf semaines, M. Max Flesch (*Jahrb. f. Kinderh.*, B. XXXI, H. 4, octobre 1890, p. 443) a rencontré sur l'intestin grêle, tout près du duodénum, à 12 centimètres environ du pylore, deux perforations arrondies entourées de plusieurs autres pertes de substance de la muqueuse. Il s'agissait d'un enfant allaité exclusivement au sein par une mère, malade elle-même, ainsi que les autres membres de la famille. Chez un autre enfant de 10 semaines, l'autopsie montra une hyperémie manifeste dans la partie supérieure du jejunum et deux pertes de substance de la muqueuse. Un autre enfant de 10 mois soumis à l'alimentation artificielle, légèrement rachitique, mourut rapidement. La première portion du jejunum offrait des pertes de substance intéressant la muqueuse et de plus une infiltration énorme des plaques de Peyer de l'iléon avec adénopathie mésentérique. La tuméfaction de la rate existe, sans être constante.

Symptômes, formes. — L'aspect clinique que revêt la grippe chez l'enfant varie avec les différents âges. Entre ce qu'on observe dans la première enfance et ce qu'on peut voir dans la seconde, il existe une certaine dissemblance. A partir de 5 à 6 ans, l'influenza de l'enfant tend, à mesure que les sujets avancent en âge, à se rapprocher, comme allures générales, de l'influenza observée chez l'adulte. La description de la maladie dans l'enfance doit donc s'appesantir sur les particularités qui donnent à l'affection un cachet spécial. Pas plus aux premières périodes de la vie qu'aux suivantes, l'influenza n'évolue avec une marche univoque. Elle comprend certaines formes, moins nombreuses à cette époque que plus tard, par suite de l'intégrité habituelle des organes principaux. On peut, selon la prédominance des symptômes, décrire chez l'enfant une forme fébrile, une forme catarrhale ou thoracique, une forme gastro-intestinale, une forme nerveuse, mais chaque forme peut, pendant l'évolution de la maladie, se transformer en une autre.

La forme cardiaque appartient plutôt au vieillard, on ne la rencontre que chez les jeunes sujets à tare cardiaque, chez lesquels elle détruit l'état de compensation habituelle.

Incubation. Invasion. Début. — Rien d'absolument fixe à ce sujet; tantôt l'invasion se fait rapidement. Il peut y avoir début brusque (L. d'Astros, E. Kormann). C'est environ la moitié des cas (Cartens). Tantôt le début se fait graduellement; il y a plusieurs jours de malaise, de répugnance au jeu, avant que l'enfant soit obligé de rester au lit. Cette incubation a pu durer plusieurs semaines (Cartens). Dans les cas à début rapide, on constate assez souvent, parmi les premiers symptômes, des frissons, des vomissements. Ces vomissements du début peuvent même parfois contenir du sang rosé (Péry). Dans une observation, il y eut hématémèse vraie avec sang écarlate (H.-G. Bristowe). Il faudrait noter la rareté relative des convulsions (L. d'Astros), ce qui tiendrait à la nature dépressive du poison grippal; chez l'adulte rarement on observe du délire. L'apparition des convulsions ferait penser à l'adjonction d'une complication; E. Kormann a vu cependant avec les frissons le début s'accompagner de convulsions suivies d'assoupissement.

Chez les enfants plus grands la céphalalgie frontale, la rachialgie, les douleurs dans les lombes et les membres annoncent l'invasion de la maladie. C'est parfois avec le début même, d'autrefois après lui seulement, que la maladie revêt plus ou moins nettement une des formes particulières.

Forme fébrile. — La forme fébrile représente l'infection limitée dans ses manifestations à un petit nombre de symptômes, avec prédominance du seul élément fièvre. On peut distinguer deux variétés principales, l'une à *fièvre écourtée*, l'autre à *fièvre prolongée* (fièvre grippale prolongée, L. d'Astros). Il n'y a pas de cycle thermique fixe, à peine quelques types plus communs. Dans le type à fièvre écourtée, l'enfant après ou sans prodromes est pris de fièvre plus ou moins intense, 39°, 40° et au-dessus. Cette hyperthermie s'accompagne d'une sécrétion sudorale souvent abondante. Sous cette influence se produit une notable hyperémie cutanée, que traduit une rougeur parfois intense de la peau, généralisée, avec teinte plus foncée au niveau de la face, mais sans aller ordinairement jusqu'à l'érythème proprement dit. A la fièvre et ses conséquences, s'ajoute une somnolence sans prostration qui peut durer une journée, autant que la fièvre. Chez un certain nombre de nourrissons, j'ai observé cette grippe réduite à l'hyperthermie et à la somnolence. Chez ces jeunes enfants on assiste à un accès fébrile unique de 24 heures pendant lesquelles le petit malade dort et c'est tout (A. Baginsky, L. d'Astros). Sueurs parfois profuses. Sans que la maladie se prolonge apparaissent quelques autres symptômes. L'enfant sort un instant de son sommeil pour pousser quelques cris, manifestations probables de douleurs ressenties. Des vomissements peu répétés, de l'anorexie, complètent parfois le tableau symptomatique. Les autres appareils organiques ne traduisent par aucun phénomène notable leur atteinte par l'infection.

Lorsqu'il s'agit de la fièvre grippale prolongée, il n'y a guère de changé que la durée de l'élévation thermique. L'accès fébrile au lieu de rester unique se répète et la courbe de température se ramène, avec plus ou moins de régularité, mais toujours sans cycle régulier, sans périodicité isochrone, à un des trois types suivants : type continu, type rémittent, type intermittent (fièvre rémittente, fièvre intermittente grippale, L. d'Astros). La grippe peut-elle, chez l'enfant, exister sans fièvre? Sans nier cette variété apyrétique, il convient peut-être de faire quelques réserves dictées par la difficulté des constatations chez les très jeunes sujets.

Forme catarrhale ou thoracique. — C'est la fièvre catarrhale de nos anciens. A l'élément fièvre et aux symptômes généraux concomitants, seules marques extérieures de la maladie dans la forme fébrile, vient s'adjoindre l'inflammation catarrhale des voies aériennes, depuis les fosses nasales, le pharynx, jusqu'au larynx, à la trachée et aux bronches. Tantôt, toutes ces régions participent également au même processus, c'est la forme catarrhale commune, tantôt il y a localisation à tel ou tel organe, pharynx ou isthme du gosier, larynx; ce qui crée autant de variétés cliniques.

Variété catarrhale commune. — Cette forme ressemble beaucoup à la période d'invasion de la rougeole : fièvre, vomissements possibles, épistaxis même, catarrhe nasal avec rougeur ou état brillant des conjonctives, toux,

[H. GILLET.]

râles plus ou moins nombreux dans la poitrine, parfois très rares ou absents, trachéo-bronchite ou trachéite seulement. Parfois les râles existent, mais offrent une grande mobilité (Cartens). Souvent à des signes stéthoscopiques minimes correspond une dyspnée relativement accentuée. Parfois, on voit l'enfant respirer rapidement, les ailes du nez agitées, tandis que l'auscultation, même pratiquée dans les meilleures conditions, ainsi que la percussion, ne révèlent rien d'anormal. Cette dyspnée sent son infection, sa toxémie. Parfois la dyspnée éclate sous forme d'accès avec orthopnée et anxiété précordiale. On pourrait penser avec Zulzer à une névrose du diaphragme et des muscles bronchiques.

Après cette grippe catarrhale commune se placent les variétés qui empruntent leur cachet spécial au développement exagéré ou à la mise en vedette d'une localisation particulière, variété angineuse ou gutturale (angine ou pharyngite grippale), variété laryngée ou striduleuse (faux croup grippal, L. d'Astros), mais il ne semble pas qu'on doive admettre une variété bronchique ni surtout broncho-pneumonique. Déjà, avec une forte bronchite, la grippe n'est plus simple, mais compliquée, à plus forte raison, avec une broncho-pneumonie.

Variété angineuse ou gutturale. — L'angine grippale de l'enfant n'offre pas grande particularité qui la distingue de celle de l'adulte. On a décrit des espèces de stries sur le voile du palais; on rencontre plus souven de la rougeur généralisée à l'isthme du gosier et au pharynx, parfois localisée seulement à l'une ou à l'autre de ces deux régions. Un peu d'adénopathie cervicale accompagne souvent l'inflammation de la gorge.

Variété laryngée ou striduleuse. — Chez l'adulte on peut rencontrer dans la grippe des symptômes qui marquent l'atteinte du larynx. Chez l'enfant jeune la poussée laryngée se manifeste par des accès striduleux; c'est la manière propre à l'enfant de faire de la laryngite aiguë. Il se comporte de même dans la grippe. Ce faux croup grippal apparaît peu d'heures après la fièvre. Les accès, caractérisés par une dyspnée avec tirage inspiratoire, toux aboyante, se montreraient au milieu même de la journée (L. d'Astros). Le stridulisme à attaques plus ou moins répétées se prolonge parfois au delà de deux jours.

Forme gastro-intestinale. — La grippe peut, chez l'enfant, se traduire par des manifestations qui portent plus spécialement sur le tube digestif. Cette forme gastro-intestinale s'accompagne de signes d'embarras gastro-intestinal plus ou moins prononcés. La langue prend un aspect soit blanchâtre, soit grisâtre, porcelanée comme la décrit M. Faisans. Chez l'enfant ce signe, d'après mon observation, existe réellement, mais dans la minorité des cas; je ne l'ai rencontré que quelques fois. Exceptionnellement, on a noté (H. G. Bristowe) la rougeur, la sécheresse et l'aspect framboisé. Les vomissements et la diarrhée complètent le tableau clinique, avec prédominance, tantôt de l'un, tantôt de l'autre de ces deux symptômes. L'anorexie est complète. Chez le nourrisson, l'amaigrissement avec perte de poids précoce (Malling-Hansen), la flaccidité des chairs apparaissent rapidement.

Variété grave. — A côté de cette grippe gastro-intestinale, ainsi caractérisée, on a décrit une variété grave (Flesch), qui se rapporte à des cas dans lesquels on a trouvé des lésions intestinales avec perforations. Le début se fait par des troubles digestifs plus ou moins analogues à ceux de la forme gastro-intestinale ordinaire. Il y a perte d'appétit, parfois constipation. La scène change bientôt, le facies se modifie, prend un aspect légèrement cyanotique ; il s'établit une dyspnée caractérisée par des respirations rapides et superficielles, même sans signes stéthoscopiques, même sans hyperthermie. Les manifestations douloureuses sont révélées par des cris, lorsqu'on touche ou remue l'enfant. Il peut y avoir des convulsions en même temps que les cris. Le pouls devient imperceptible. La fontanelle reste normale, ainsi que les réactions pupillaires.

Comme si la grippe pouvait singer un grand nombre d'états morbides, on rencontre parfois comme forme gastro-intestinale une variété *pseudotyphique* ou *muqueuse* (L. d'Astros). Après un début de grippe à forme catarrhale habituelle, même avec bronchopneumonie (L. d'Astros) qui a semblé évoluer sans rien de particulier, la température reste élevée, en tout cas au-dessus de 38°,5, la somnolence persiste. La langue prend l'aspect typhique initial, pointue, rouge aux bords, blanche au centre. Diarrhée, ventre ballonné. En général, cet état ne persiste pas au delà de quelques jours après une douzaine de jours de maladie (L. d'Astros).

Forme nerveuse. — La forme nerveuse de la grippe se révèle chez les sujets grandelets par de la céphalalgie, parfois avec photophobie, hyperesthésie. Il s'y joint le plus souvent de la somnolence et quelques vomissements. Les localisations douloureuses permettent de distinguer une *variété névralgique*, dans laquelle un ou plusieurs nerfs sensitifs sont atteints de névralgie dont les accès affectent parfois une tendance à la périodicité. On observe ces cas chez certains sujets de souche arthritique, chez des migraineux habituels. Une *variété pseudo-rhumatismale* correspond à l'exagération des phénomènes douloureux du côté des masses musculaires et des articulations, courbature, sensation de lassitude, de brisement, lumbago, mélalgie, rachialgie. Chez les nourrissons toutes ces manifestations du domaine sensitif échappent à l'analyse détaillée et nous n'en sommes avertis que par les cris que pousse l'enfant, soit spontanément au milieu de son sommeil, qu'ils interrompent un instant, soit lorsqu'on le touche ou le remue. A cet âge, on peut observer quelques convulsions, réflexes des excitations sensitives.

Variété pseudo-méningitique. — On doit attirer l'attention sur une variété intéressante de la forme nerveuse de la grippe. Dans le cours de la grippe ou parfois seulement à sa suite, peuvent survenir des phénomènes méningés, sans méningite vraie ; il s'agit alors de *méningisme grippal, pseudo-méningite grippale* de M. A. Sevestre (Société médicale des hôpitaux de Paris, 18 mars 1890), de M. J. Comby (*ibid.*), de M. Ricardo Curti (*La Pediatria*, juillet 1895). Le tableau clinique se calque sur celui de la méningite et particulièrement sur celui de la méningite tuberculeuse : début plus ou moins rapide, céphalalgie, vomissement, constipation, état comateux alternant avec les attaques cloniques, raideur de la nuque, cris hydrencé-

[H. GILLET.]

phaliques, attitudes en chien de fusil, strabisme, inégalité pupillaire, irrégularités du pouls, de la respiration, phénomènes vaso-moteurs, raie dite méningitique, rougeurs passagères, amaigrissement, fièvre irrégulière, parfois hypothermie (R. Curti).

Complications. — Parmi les maladies infectieuses, la grippe compte parmi celles qui sont riches en complications. Complications et séquelles se localisent sur la plupart des principaux appareils organiques. Entre tous, l'appareil respiratoire tient une des premières places pour la fréquence. La grippe y parcourt toute la gamme des complications possibles. L'enfant fait facilement de la congestion pulmonaire dans les infections diverses. Il en est de même dans l'influenza. La bronchite qui accompagne la maladie peut lui survivre. On rencontre aussi la pneumonie franche ou bâtarde, parfois étendue, quelquefois à réversion (Flesch). Mais de toutes les infections secondaires la broncho-pneumonie apparaît le plus habituellement. La fréquence de cette complication semble varier et avec les épidémies et avec les différentes périodes d'une même épidémie. On a même noté (L. d'Astros), au moment des épidémies grippales et dans les foyers infectés, l'éclosion d'un nombre insolite de broncho-pneumonies qui, bien que paraissant primitives, pourraient peut-être être rapportées à la grippe, broncho-pneumonies grippales d'emblée, dans lesquelles la grippe se trouve masquée par la complication. On a vu même fait, en particulier en 1886, pour la pneumonie chez les adultes (Ménétrier). Ces broncho-pneumonies se distingueraient des broncho-pneumonies ordinaires, de celles de la rougeole, par exemple, par quelques caractères, principalement dans la première enfance (Clemente Ferreira, *Revue mensuelle des maladies de l'enfance*, mars 1895).

Au lieu de marquer leur présence par une forte élévation de température, les bronchites capillaires et les broncho-pneumonies grippales, malgré l'intensité de la dyspnée et la netteté des signes physiques, râles, souffle, matité, évoluent parfois avec une température concomitante de 37° à 37°,6. Cette discordance s'expliquerait par l'action paralysante du virus grippal sur les centres thermogènes (Ferreira). Il ne faut donc nullement se guider sur la température ni pour son diagnostic, ni pour son pronostic. Le second caractère des bronchopathies de l'influenza consiste dans la tendance précoce à la bronchoplégie et au collapsus pulmonaire (Ferreira). On voit alors les râles et le souffle faire place à la diminution du murmure respiratoire ou même au silence plus ou moins localisé; la toux s'atténue ou se supprime. Cette dyspnée asphyxique traduit l'anesthésie de la muqueuse des voies respiratoires par suite de l'infection bronchique, augmentée par la résorption des produits bronchiques non expulsés. Les vomitifs ne font qu'exagérer cet état. A côté de la tendance à l'hypothermie relative, à la bronchoplégie, les complications thoraciques de la grippe affectent des allures traînantes, une lenteur extraordinaire, une stase indéfinie (Ferreira). Les sécrétions bronchiques semblables à du blanc d'œuf, rares, épaissies, conservent une viscosité et une adhérence prolongées, d'une élimination difficile.

Ces broncho-pneumonies peuvent préparer le terrain à la tuberculose.

Comme conséquence des inflammations broncho-pulmonaires diverses se développent des adénopathies trachéo-bronchiques de natures diverses, simplement congestives et passagères, ou tuberculeuses; ces adénopathies peuvent aussi être suppurées, comme dans une observation instructive rapportée par M. Suss (*France médicale*, 1895). La grippe peut se compliquer de pleurésie simple ou suppurée. On peut voir survenir des localisations infectieuses du côté du cœur; on a signalé, en particulier, l'endocardite (G. Coulon, *Médecine infantile*, 15 avril 1895). Cette endocardite peut même guérir (G. Coulon), mais parfois persister (Lesné). La péricardite sans ou avec pleurésie sèche a été signalée déjà en 1858 par Gairdner, chez l'enfant.

On doit surveiller la possibilité d'une néphrite, séquelle sérieuse par ses conséquences ultérieures. La poussée congestive a pu s'indiquer par de l'hématurie (Lesné, *Médecine infantile*, 15 septembre 1895).

La grippe s'attaque au système nerveux d'une façon toute spéciale; même dans les cas simples et bénins, elle ne le ménage guère. En dehors des symptômes nerveux propres à la maladie, à côté de la pseudo-méningite grippale, on peut voir apparaître la méningite vraie, comme infection secondaire (A. Sevestre, 1893), à streptocoques, à pneumocoques (Sabrazès). A la suite de la grippe peut se développer la chorée, l'hystérie (T.-C. Railton), des paralysies et des pseudo-paralysies (Koths), de l'affaiblissement de l'intelligence (A. Ræmer). Il faut penser à l'action possible du virus sur la moelle, à la sclérose en plaques (R. Massalongo et E. Silvestri).

A la suite d'une sciatique, on a vu de l'atrophie musculaire localisée (Ad. Baginsky). Le rhumatisme articulaire peut apparaître, comme chez un enfant de 12 ans (Lesné) rhumatisant et d'hérédité rhumatismale, qui présenta de l'hématurie et au 11e jour de la grippe de la fluxion articulaire avec endocardite et pleurésie. L'influenza ouvre chez l'enfant la porte aux infections pyémiques, sous forme d'otites, de parotidites (Flesch) suppurées, d'abcès rétropharyngiens, en dehors des pleurésies et des adénopathies de même nature. Les pyodermies diverses s'y montrent fréquentes (Leloir), parfois sous forme miliaire (Bristowe). En dehors de la rougeur de toute la surface cutanée, sans éruption proprement dite, avec accentuation à la face en rapport avec la fièvre et la transpiration exagérée chez les tout jeunes enfants, diverses efflorescences cutanées se remarquent au cours de la grippe, éruptions morbilliformes, scarlatiniformes, urticariennes, polymorphes assez souvent. Leur fréquence a pu être parfois de 1 pour 4 (F. Perrenot). L'herpès labial se rencontre aussi.

Diagnostic. — En temps d'épidémie grippale les autres maladies semblent modifiées, aggravées par la maladie régnante. C'est ce que les anciens appelaient le génie épidémique. Il sera donc parfois difficile de faire la part qui revient exactement à la grippe. Par suite des formes multiples de l'infection on pourrait la confondre avec d'autres affections.

On ne comprendra pas sous le nom de grippe, les coryzas, pharyngites, trachéo-bronchites habituels à la saison froide ou au printemps. A ces affections manquent les phénomènes nerveux, douloureux, l'abattement. Le début de la rougeole se distinguera, outre la confrontation possible des dates, et l'apparition après 4 ou 5 jours, par la chute de la température à la fin du

[H. GILLET.]

deuxième jour et au commencement du troisième. Les éruptions morbilliformes de la grippe ne donneront pas le change, elles ne coïncident pas avec la fièvre et ne commencent pas par la face. Dans la forme gastro-intestinale, la variété muqueuse se distingue de la fièvre typhoïde par les phénomènes initiaux de grippe, la durée minime des accidents pseudo-typhiques. La plupart des symptômes dothiénentériques font bien défaut, mais chez le jeune enfant il en est ainsi. Le méningisme grippal ressemble à la méningite. C'est surtout la marche des accidents, leur cessation au bout de quelques jours qui fera éloigner le diagnostic de méningite.

Marche. — La marche qu'affecte la grippe chez l'enfant n'est pas plus réglée que chez l'adulte; variable est son début, variable sa période d'état, variable sa convalescence. On constate peut-être un peu moins, à peine parfois, chez l'enfant, la convalescence traînante, l'asthénie consécutive à la maladie, si fréquente et si longue parfois chez l'adulte, avec la neurasthénie comme aboutissant. Ce n'est pas une règle absolue, on peut observer des enfants qui restent quelque temps débiles avant de se remettre. Chez des enfants d'âges différents, à 5 ou 6 ans, comme à 1 an, j'ai vu de jeunes sujets à la suite d'une grippe, non compliquée, rester les uns quinze jours, les autres jusqu'à plus d'un mois dans un grand état de dépression. Il y a dans ces cas une grande différence dans la façon de reprendre ses forces avec ce qu'il arrive dans d'autres infections. Chez la même enfant, une grippe de quelques jours l'a laissée faible, anémiée bien plus longtemps qu'après une rougeole précédente.

Pronostic. — Pas plus qu'on ne peut exactement préjuger, au début d'une attaque de grippe, la forme que revêtira la maladie, on ne peut, à cette période précoce, être fixé sur sa gravité plus ou moins grande. La forme même une fois dessinée, même nettement, ne nous renseigne pas assez sur le pronostic. Comme toutes les infections, la grippe est soumise à toutes les outrances et à toutes les atténuances. Toutefois, d'une façon générale, la grippe en elle-même revêt, particulièrement chez l'enfant, une certaine bénignité. Ce caractère a prédominé dans l'épidémie de 1889-1890, surtout au début. Il ne s'est peut-être pas maintenu à la fin de cette épidémie ni dans les années suivantes jusqu'à ce jour. L'exagération des phénomènes nerveux, de l'hyperthermie, chez les nourrissons la dénutrition rapide assombrissent la situation. Le sujet lui-même peut porter avec lui des causes de gravité par sa moindre résistance. C'est ainsi que les enfants au-dessous de six mois, plus rarement malades que les plus âgés, offrent le plus souvent des cas graves. Il en est de même chez les rachitiques, les scrofuleux, les tuberculeux, quoiqu'il faille compter avec des exceptions comme en a observées M. Ad. Baginsky en particulier. Je dois consigner ici que sur un nombre relativement restreint de jeunes syphilitiques en traitement j'en ai perdu d'influenza un nombre relativement grand. Il y a là peut-être autre chose qu'une pure coïncidence.

Mortalité. — Au-dessous de six mois, la mortalité par grippe chez les enfants peut monter à 2 pour 5 (Flesch). En dehors de cet âge, l'enfance fournit peu de décès du fait de l'influenza. Sur les 674 élèves malades des écoles de la ville de Paris dont j'ai fourni la statistique, il n'y a pas eu un seul cas de mort. Les 175 jeunes filles atteintes de grippe à la King Edward's School for girls ont toutes guéri. Pour l'épidémie de 1889-1890, surtout au début, on a noté la faible augmentation du chiffre obituaire. Depuis il s'est élevé un peu plus. Toutefois, comme il ressort de la statistique de la ville de Marseille, d'après M. L. d'Astros, la grippe a élevé la mortalité infantile, mais en proportion bien moindre que ne s'est accrue la mortalité des adultes dans le même temps pour la même épidémie. En temps normal, la mortalité infantile représente un tiers de la mortalité totale; en temps d'influenza, malgré l'augmentation absolue, elle ne correspond qu'à un quart. Chez l'enfant la relation entre la mortalité et la morbidité serait en général en faveur de celui-ci, comparée à celle qu'on a chez l'adulte.

Traitement. — On a proposé comme moyen *prophylactique* de pratiquer des pulvérisations avec de l'eau chloroformée à 5/1000 (Desprès, de Lille) ou d'administrer le sulfate ou le bromhydrate de quinine que M. Mossé a montré s'opposer au développement du bacille de Pfeiffer. Mais comme, jusqu'ici, la spécificité de ce microbe n'a pas reçu de confirmation suffisante, nous sommes encore trop mal renseignés sur la nature du micro-organisme de l'influenza et sur sa vie intime pour fonder actuellement l'espoir d'une thérapeutique préventive et scientifique. D'après des observations recueillies à l'île Madère par le Dr Jules Goldschmidt (*Berliner klinische Wochenschrift*, 1890, n° 50) la vaccine, et peut-être plus spécialement la vaccine animale, aurait une action protectrice contre l'influenza. Ce qui expliquerait l'immunité relative constatée chez les jeunes enfants. Quoi qu'il en soit, le mieux, lorsqu'on peut le réaliser, est encore de pratiquer l'éloignement des enfants sains, de les isoler des personnes de leur entourage atteintes de la maladie et même de les faire transporter, s'il est possible, dans une région indemne de l'épidémie. La question devient plus grave chez les nourrissons et se complique de la séparation du nourrisson et de la nourrice malade, c'est-à-dire d'un sevrage brusque ou d'un changement de nourrice. Certains observateurs s'opposeraient à cette manière de faire, sous prétexte que nombre d'enfants pourraient impunément continuer à téter leur nourrice même fortement influenzée, sans que ce contact permanent favorisât la transmission de l'affection. Toutefois, comme on peut voir des nourrissons atteints de grippe sérieuse près d'une nourrice légèrement touchée, et je l'ai constaté personnellement, il faudra parfois se décider, selon les circonstances, à séparer momentanément l'enfant de sa mère ou de la femme qui l'allaite. Selon l'âge et les conditions spéciales du moment, on le soumettra provisoirement, avec toutes les précautions d'usage, à l'allaitement artificiel avec le lait d'ânesse ou le lait stérilisé, ou bien on lui donnera une autre nourrice. Si nous sommes très mal armés pour entreprendre la prophylaxie de la grippe en elle-même, nous avons autrement barre sur les complications. Si nous sommes insuffisamment renseignés sur l'agent fauteur de l'influenza, nous connaissons, d'une façon assez nette, la nature des infections secondaires. Elles ressortissent pour la plupart aux streptocoques, dont l'habitat est dans les voies aériennes et digestives supérieures, fosses nasales, pharynx, bouche,

[H. GILLET.]

isthme du gosier. Pour prévenir la streptococcie, on pratique l'antisepsie
rigoureuse de ces régions. Pour le nez on a recours aux lavages et aux irrigations répétées, avec l'irrigateur ordinaire ou bien le siphon de Weber à l'aide
de la solution saturée chaude d'acide borique à 4 pour 100 ou mieux avec
le phénosalyl, d'après la formule de M. Lermoyez : phénosalyl, 1 gramme;
chlorure de sodium, 6 grammes; eau bouillie, q. s. pour 1 litre, ou l'asaprol
à 1 ou 2 pour 100 (Moncorvo). Après le lavage, on enduit l'intérieur des
narines avec une vaseline antiseptique, au menthol au 1/10 par exemple.
Pour la bouche et la gorge, les gargarismes ou les irrigations antiseptiques
permettent de faire une antisepsie satisfaisante. Lorsque l'on n'a pu empêcher
par la prophylaxie le développement de la maladie, on doit mettre en œuvre
le traitement curatif. Pas de spécifique jusqu'ici; les sels de quinine, peut-
être (Mossé); pas de sérothérapie encore. La conduite à tenir diffère beaucoup selon qu'on a affaire à une grippe simple ou à une grippe compliquée.
Dans la grippe simple, même forte, on peut, surtout plus l'enfant est jeune,
restreindre son intervention aux indications capitales : combattre l'action
d'habitude profondément adynamisante de la maladie par les toniques, thé,
café, alcool sous toutes les formes; favoriser l'élimination des produits
infectieux par les boissons aqueuses abondantes, par le lait, le benzoate
de soude (Alb. Robin). En cas d'hyperthermie on s'adressera aux applications
externes d'eau froide, lotions, drap mouillé, bains froids, de préférence
même aux préparations de quinine, quoique recommandables, tant que leur
spécificité ne sera pas reconnue. Bien que l'enfant supporte bien en général
l'antipyrine, on ne doit pas oublier que cette substance ferme le rein et
n'abaisse la température que comme poison hypothermisant. Elle n'a son
indication que comme nervin, contre la douleur. Je déconseillerai les autres
antithermiques chimiques, phénacétine, etc., sauf peut-être le salol; en
dehors de ces quelques prescriptions, il faut se montrer sobre de médicaments dans la grippe chez les enfants et surtout chez les jeunes enfants. Dans
la forme thoracique il y a indication à formuler une prescription en rapport
avec les phénomènes locaux, révulsifs divers, etc. La forme gastro-intestinale
nécessite un traitement, soit des vomissements, par la glace à l'intérieur,
la potion de Rivière, etc., soit de la diarrhée par les astringents et les antiseptiques, les enveloppements chauds, les lavements, parfois les purgatifs,
huile de ricin, calomel, dont l'action aboutit à l'asepsie. Lorsque la grippe se
complique, la lésion surajoutée domine parfois à tel point la situation que
toute la thérapeutique doit s'attaquer à cette infection secondaire. Pneumonie,
broncho-pneumonie, pleurésie, péricardite, néphrite, méningite, otite, etc.,
grippales, demandent le traitement particulier à ces infections, mais avec
une indication supplémentaire créée par le cachet d'adynamie, d'asthénie,
que la grippe imprime à tout ce qu'elle touche. C'est pourquoi elle laisse
derrière elle de longues séquelles, une convalescence traînante, dont le jeune
enfant a parfois de la peine à se remettre. Pour abréger la durée de cette
convalescence, on prescrit la cure d'air ou d'altitude, l'hydrothérapie simple
ou marine selon les âges, le massage, les frictions excitantes, l'huile de foie
de morue, les préparations ferrugineuses et surtout l'alimentation copieuse.

XIII

SUETTE MILIAIRE

PAR LE Dr L. HONTANG
Ancien interne des Hôpitaux de Paris.

La suette miliaire est une maladie infectieuse et spécifique, caractérisée au point de vue clinique par des sueurs abondantes, une éruption spéciale et des phénomènes nerveux. Elle règne à l'état endémo-épidémique dans certaines contrées de l'Europe, principalement en France et n'épargne pas les enfants, quoi qu'on en ait dit, pas plus dans ses foyers d'endémie, qu'au cours des épidémies. La décrire à cette place est donc légitime, d'autant plus que si elle peut revêtir chez l'enfant l'ensemble des caractères généraux qu'on retrouve chez l'adulte, elle se montre le plus souvent dans le jeune âge et même chez les adolescents sous des dehors qui s'écartent du type classique, le rapprochant des fièvres éruptives, ce qui explique pourquoi elle a été souvent méconnue. C'est à l'occasion de l'épidémie qui a sévi dans le Poitou en 1887 que ces cas un peu anormaux ont été définitivement rattachés à la suette, et c'est grâce aux observations recueillies par les membres de la Commission d'étude que le professeur Brouardel[1] a pu tracer l'histoire de la *suette miliaire infantile* et de sa forme la plus fréquente qu'il a désignée sous le nom de *suette à forme rubéolique*. Cette forme, particulièrement fréquente en 1887, avait d'ailleurs été déjà vue dans de précédentes épidémies, et si les observateurs avaient bien jugé les caractères qui la rapprochaient de la suette classique, ils ne l'y avaient pas nettement rattachée, croyant avoir affaire à des fièvres éruptives anormales subissant l'influence de l'épidémie régnante.

Historique. — L'histoire de la suette miliaire se confond avec celle de ses grandes manifestations épidémiques. C'est en 1718 qu'elle semble faire sa première apparition en France frappant la Picardie et la Flandre. Cette *suette picarde*, comme l'appelle Bellot, était-elle la même maladie que la *suette anglaise* qui, au siècle précédent, avait, à diverses reprises, ravagé l'Angleterre, gagnant ensuite l'Allemagne, l'Autriche et la Suisse? Hecker et Littré ne le pensent pas; Colin, au contraire, admet et démontre l'identité des deux maladies.

Quoi qu'il en soit, à partir de cette première invasion, la suette paraît élire domicile en France qui est restée depuis sa terre de prédilection, et rares sont les départements qu'elle n'a pas touchés dans ses pérégrinations, semblant s'éteindre dans certains foyers pour apparaître et s'établir dans d'autres.

(1) Brouardel et Thoinot. Rapport à l'Académie de médecine sur l'épidémie de suette du Poitou. *Bull. de l'Acad.*, 1887.

[L. HONTANG

Les principaux centres d'endémie à notre époque sont la Picardie, le Poitou, le Languedoc, le Var. La suette s'y montre sous forme de cas isolés ordinairement bénins; mais, à certaines époques, sa virulence paraît s'exalter, sa puissance de diffusion augmente, les cas deviennent plus nombreux et plus graves; ainsi prennent naissance les épidémies qui apparaissent souvent aussi, il faut le dire, dans des régions où la maladie était jusqu'alors inconnue. L'histoire de ces épidémies a été tracée de main de maître par Colin[1] et par Doléris[2]. Elle a été reprise en détails dans les traités modernes de médecine, par Thoinot[3], et nous avons nous-même, avec ce dernier, relevé minutieusement dans les dossiers de l'Académie de médecine tout ce qui a trait aux épidémies de suette miliaire en France, depuis le commencement du xixe siècle[4].

Nous ne reprendrons pas ces énumérations arides, d'autant plus que ces comptes rendus sont en général assez pauvres en documents sur les manifestations de la suette dans l'enfance, nous nous bornerons à signaler les épidémies ayant donné lieu à des mémoires où l'on trouve des faits pouvant servir à l'étude de la suette chez les enfants :

Épidémie de l'Oise, 1821, Rayer. — Épid. de l'arrond. de Coulommiers (Seine-et-Marne), 1839, Barthez, G. de Mussy, Landouzy. — Épid. de la Dordogne, 1841-1842, Parrot. — Épid. de Poitiers, 1845, Grisolle, Gaillard, Orillard. — Épid. de l'Aisne et de l'Oise, 1849, Foucart. — Épid. de rougeole et suette miliaire à Draguignan (Var), 1858, Bouyer. — Épid. de suette et rougeole en Seine-et-Oise, 1852, Lemazurier; 1861, Godard et Louis Pinard. Épid. de Rueil, 1862, rougeole et suette miliaire ayant sévi exclusivement sur les enfants, Chairou. — Épid. de l'Oise, 1863, Bordes. — Épid. de rougeole et suette miliaire à Upe n, commune de Delettes (Pas-de-Calais), 1864, Delpouve. — Épid. de la commune de Toulouges (Pyrénées-Orientales), 1871, Bocamy. — Enfin Épid. du Poitou 1887, qui a donné lieu, en dehors du rapport officiel du professeur Brouardel, aux travaux de Chèdevergne, Jablonski, Thiaudière, Litardière, réunis dans le *Poitou médical de 1887*, de Thoinot (*Rev. de méd.*, 1889), de Parmentier (*Rev. de méd.*, 1887) et à laquelle nous avons consacré notre thèse (*Suette miliaire à forme rubéolique.* Hontang, Th. de Paris, 1888).

Nature. Étiologie. — La cause première de la suette miliaire est encore inconnue. Les recherches bactériologiques entreprises dans de mauvaises conditions en 1887, au moment où l'épidémie touchait à sa fin, sont restées sans résultats positifs. Nous ne connaissons pas davantage les conditions qui président à l'éclosion et à la propagation de son germe spécifique. Dans les pays d'endémie elle règne en toute saison, mais les cas deviennent plus nombreux au printemps et au commencement de l'été; c'est aussi à cette époque que se manifestent presque toujours les recrudescenses épidémiques. La suette sévit surtout dans les campagnes, dans les habitations mal tenues,

---

(1) Colin. Art. Suette miliaire, in *Dict. encycl.*

(2) Doléris. Art. Suette miliaire, in *Dict. de méd. et de chir. pratiques.*

(3) Thoinot. Art. Suette miliaire, in *Traité de méd. Charcot et Bouchard* et in *Traité de méd. et de thérap. de Brouardel, Gilbert et Girode.*

(4) Thoinot et Hontang. Géographie médicale de la suette. *Rev. d'hygiène*, 1887, n° 11.

humides, mal aérées; c'est là qu'elle fait le plus grand nombre de victimes au cours des épidémies; mais, lorsqu'elle envahit les grands centres, elle n'épargne pas non plus les classes aisées. On a dit que le voisinage d'eaux stagnantes, les inondations, la nature marécageuse du sol favoriseraient l'éclosion de son poison, et c'est en se basant sur ces observations que le professeur Jaccoud a pu soutenir son origine tellurique qui le rapprocherait de la malaria. Mais combien nombreuses sont les régions visitées par la suette où la fièvre intermittente est inconnue, et que de foyers de malaria où l'on n'a jamais rencontré la suette. D'ailleurs les caractères cliniques des deux maladies, l'inefficacité du traitement quinique dans la suette suffiraient à séparer ces deux infections l'une de l'autre.

La rapidité avec laquelle la suette s'étend et se propage en temps d'épidémie, frappant dans un village un grand nombre d'individus en quelques heures sans qu'il y ait eu de rapports entre eux, comme le fait la grippe par exemple, semble donner raison aux auteurs qui ont attribué le plus d'importance aux conditions atmosphériques dans la genèse de la maladie et plaiderait en faveur du transport par l'air du germe morbide; mais il semble que la contagion doive jouer aussi un rôle dans sa diffusion. S'il est vrai que des individus sains ont pu cohabiter avec des malades sans être contaminés, que des nourrices ont pu, étant atteintes par la suette, continuer d'allaiter leurs enfants sans que ces derniers parussent s'en ressentir, si les tentatives d'inoculation répétées par divers médecins sur eux-mêmes sont restées sans résultat ou n'ont donné lieu qu'à des éruptions locales (cas de Parrot); d'autres faits non moins probants peuvent être invoqués en faveur de la contagion.

Il n'est pas rare au cours des épidémies de trouver des nourrissons atteints de suette rubéolique alors que la mère est atteinte de suette régulière; on voit un enfant fréquentant l'école où il contracte la suette, l'apporter dans la maison où apparaissent secondairement des cas de suette franche ou rubéolique chez ses frères et chez ses parents. Le transport à distance par un malade venant d'un foyer épidémique et se rendant dans un village jusqu'alors indemne où il devient un centre d'infection, a été constaté nombre de fois en 1887 et dans d'autres épidémies. Ici d'ailleurs, comme pour toutes les maladies contagieuses, il faut tenir compte de l'état de réceptivité; il faut aussi savoir que l'incubation de la suette a une durée variable parfois très courte, ce qui permet d'expliquer par la contagion des cas apparaissant très rapidement les uns après les autres dans une maison où la suette a été importée.

La suette miliaire peut atteindre les enfants de tout âge; ils y sont cependant d'autant moins disposés qu'ils sont plus jeunes, tout au moins pour les formes classiques.

Parrot dit ne l'avoir pas rencontrée au-dessous de 11 ans; d'après Grisolle et Orillard, les enfants furent respectés dans l'épidémie de Poitiers de 1845. Foucart a rapporté à titre d'exception quelques observations de suette chez des enfants à la mamelle. Mais lorsqu'on lit les relations d'épidémies de suette on est frappé de ce fait, qu'elles ont été le plus souvent précédées, accompagnées et suivies d'épidémies de fièvres éruptives, scarlatine et surtout

[L. **HONTANG**.

rougeole qui sévissaient de préférence sur les enfants. Ces fièvres éruptives sont toujours signalées comme anormales par l'atténuation de leurs symptômes propres, par l'adjonction de symptômes appartenant à la suette (sueurs, éruptions miliaires) et parfois par une terminaison fatale survenant brusquement au milieu des accidents graves qui amènent la mort dans la suette. La dernière épidémie du Poitou a été féconde en cas de ce genre, qui ont été considérés par la Commission d'étude comme une forme spéciale de la suette qui frappe surtout les enfants, mais n'épargne pas non plus les adultes. Cette manière de voir n'a d'ailleurs fait que préciser ce qu'avaient déjà dit Grisolle et Orillard, lorsqu'ils considéraient les rougeoles et scarlatines qui marquèrent le début de l'épidémie de 1845 comme des suettes méconnues. Elle jette de plus la lumière sur ces prétendues épidémies complexes de rougeole chez les enfants, de suette chez les adultes, évoluant dans les mêmes milieux, souvent dans les mêmes familles et dont on ne saisissait pas le lien; elle explique enfin ces prétendues récidives de la rougeole qui atteindrait 3 ou 4 ans de suite, souvent la même année, de nombreux enfants dans les pays d'endémie suettique, ce qui est contraire à tout ce que l'on connait de la rougeole, et n'a rien de surprenant pour une manifestation de la suette qui, on le sait, est fréquemment sujette à récidive.

Anatomie pathologique. — L'étude des lésions anatomiques de la suette est entièrement à faire. Les épidémies sont survenues jusqu'à présent dans des circonstances peu favorables à la pratique des autopsies et les documents que nous possédons datent de loin et manquent de précision. Tous les auteurs ont signalé la rapidité avec laquelle se décomposent les cadavres; les signes de la putréfaction apparaissent dans les premières heures qui suivent la mort. Reyer considéra la suette comme une gastro-entérite et décrivit la congestion de la muqueuse intestinale. Bourgeois signala la tuméfaction des plaques de Peyer avec une éruption vésiculeuse de la surface de l'intestin grêle et du gros intestin constituant une sorte d'énanthème. Le foie a été trouvé volumineux, la rate hypertrophiée et ramollie, les poumons congestionnés; mais on n'a rien trouvé du côté du cœur ni du côté du système nerveux pouvant expliquer les étouffements, les palpitations et les accidents nerveux observés au cours de la maladie. Parrot a seulement rencontré une forte congestion des méninges qu'il considère comme constante.

L'examen du sang a été fait par Parmentier, en 1887. Pendant la maladie il a constaté une diminution du nombre des globules rouges sans altération globulaire, ce qui est une modification commune dans les pyrexies. Il n'a rencontré le type phlegmasique (2e variété de Hayem), c'est-à-dire réticulum fibrineux à grosses fibrilles, que lorsqu'il y avait des complications inflammatoires et principalement dans la forme rubéolique. Pendant la convalescence, le sang présente les altérations d'une anémie de moyenne intensité avec une légère diminution de l'hémoglobine.

Symptômes. — La durée de l'*incubation* n'a pas été déterminée d'une façon précise. Parfois elle ne dépasse pas 24 heures, mais elle peut se prolonger 2 ou 3 jours et même davantage. Une fois déclarée, la maladie évolue en trois périodes : invasion, éruption, desquamation.

Invasion. — Le début peut être marqué par des *prodromes* qui se manifestent, chez les enfants déjà capables d'en rendre compte, par un malaise général, lassitude, douleurs dans les membres et par des symptômes d'embarras gastrique, inappétence, nausées, vomissements, phénomènes qui peuvent durer deux ou trois jours. Mais dans la majorité des cas, soit que ces prodromes passent inaperçus, soit qu'ils manquent réellement, la maladie éclate brusquement, presque toujours au milieu de la nuit. L'enfant qu'on avait couché avec toutes les apparences de la santé s'éveille le corps inondé de sueurs, anxieux, agité, la respiration courte et rapide; le cœur animé de battements tumultueux soulève l'épigastre et ces symptômes pénibles qui provoquent un état d'angoisse des plus intenses persistent une partie de la nuit avec des alternatives de plus et de moins constituant le premier paroxysme de cette maladie dont un des principaux caractères est d'évoluer par accès dans l'intervalle desquels renaît un calme relatif. Vers le jour tous ces accidents s'atténuent, cependant les sueurs persistent, toujours abondantes mais ne devenant profuses que pendant la nuit où elles traversent les linges et la literie; elles n'ont pas l'odeur fétide caractéristique qu'on a voulu leur attribuer. La fièvre reste d'intensité modérée, la température ne dépasse pas 38°5 à 39 degrés, le pouls plein, vibrant, ne prend d'accélération vraie (140 et plus) qu'au moment des paroxysmes. La face est rouge, vultueuse, les conjonctives injectées, il y a des épistaxis. L'état gastrique s'accentue, langue saburrale, inappétence, soif modérée qui ne paraît pas en rapport avec l'abondance des transpirations. La constipation est de règle, le ventre reste souple sans ballonnement. L'urine rare, foncée, laisse déposer un sédiment abondant, mais ne contient pas d'albumine. Dans cette forme, les malades ne toussent pas, et l'auscultation ne révèle rien d'anormal du côté des voies respiratoires ni du côté du cœur. Dans la journée les malades sont abattus, somnolents, mais sans stupeur proprement dite; vers le soir, la température s'élève, les sueurs augmentent d'abondance et les accidents paroxystiques reparaissent avec l'angoisse respiratoire, les palpitations et des secousses dans les membres, il peut y avoir du subdélire. Ces symptômes augmentent et s'accentuent jusqu'à l'apparition de l'éruption qui se montre vers le 3ᵉ ou le 4ᵉ jour.

Éruption. — Elle débute aussi généralement la nuit, s'accompagnant d'une reprise plus accentuée de tous les phénomènes généraux, fièvre, sueurs et symptômes nerveux. Souvent annoncée par une sensation désagréable de prurit qui augmente le malaise et l'agitation, elle commence par le tronc, le dos, les fesses, le cou, le thorax, puis gagne les membres, d'abord les supérieurs, ensuite les inférieurs, se localisant surtout au niveau des plis articulaires, pli du coude, poignet, jarret, face dorsale des mains et des pieds. La face, qui est restée indemne dans certaines épidémies, n'est cependant pas toujours respectée par l'éruption qui y siège de préférence sur les joues et le dos du nez; le front est plus rarement envahi.

La caractéristique de cette éruption est la *miliaire*, mais il s'y joint un *élément exanthématique* qui semble lui servir de substratum. Cet exanthème essentiellement polymorphe varie d'aspect suivant les sujets et suivant les

[L. HONTANG.]

différentes parties du corps d'un même sujet, il est morbilliforme ou scarlatiniforme, plus rarement il prend çà et là le caractère hémorragique. Ces
aspects ne sont d'ailleurs souvent que les différents stades d'une même
éruption qui, commençant par taches isolées, s'étale ensuite et se diffuse
pour former de larges plaques scarlatiniformes. Sur ce fond rouge apparaît
la miliaire constituée par une série de petites saillies vésiculeuses remplies
d'un liquide transparent. Tantôt infiniment petites, elles forment à la surface
de la peau un fin semis moins appréciable à la vue qu'au toucher auquel
elles donnent une sensation de granit; ailleurs plus volumineuses, elles peuvent se réunir pour former de petites bulles de la grosseur d'un grain de
chènevis (*miliaire bulleuse*). L'éruption miliaire siège sur les plaques
d'exanthème et dans leur intervalle sur les surfaces de peau restées blanches,
constituant ainsi deux variétés, la *miliaire rouge* et la *miliaire blanche*.
dans ce dernier cas les grains les plus volumineux s'entourent souvent à leur
base d'une auréole rouge.

Dès l'apparition de l'éruption il se fait une détente des phénomènes
généraux, la température s'abaisse, les sueurs diminuent d'abondance, mais
il est rare que l'éruption se complète en une seule venue. Le plus souvent
elle se fait par poussées successives revenant presque toujours le soir ou
dans la nuit et s'accompagnant de tout le cortège des accidents paroxystiques. Au bout de 3 ou 4 jours au maximum l'éruption est devenue complète
et commence à décroître sur les parties les premières atteintes. La rougeur de l'exanthème s'atténue peu à peu laissant une coloration brune des
téguments, les vésicules deviennent troubles et se flétrissent, si bien que
vers le 6ᵉ ou le 8ᵉ jour de la maladie la période éruptive peut être considérée
comme terminée.

Desquamation. — Elle empiète sur la période précédente quand l'éruption se fait par poussées successives. L'évolution des vésicules dure en
moyenne 3 à 4 jours; elles se dessèchent et l'épiderme s'exfolie à leur surface laissant une petite collerette soulevée. Cette forme de desquamation, qui
est la plus précoce, apparaît souvent sur des surfaces où l'exanthème commence à peine à pâlir tandis que dans d'autres régions l'éruption bat son
plein. Là où la miliaire a été confluente, toutes les vésicules s'exfoliant en
même temps fournissent une desquamation furfuracée abondante; enfin là
où l'exanthème a été scarlatiniforme, la desquamation se fait en larges lambeaux. Vers le 12ᵉ jour de la maladie la surface cutanée est en pleine desquamation et l'on retrouve çà et là les divers types que nous avons signalés, en
collerette sur les membres et à la face, furfuracée sur le tronc, en lambeaux
aux mains et aux pieds qui desquament souvent en doigt de gant comme
dans la scarlatine. La langue perd elle-même quelquefois son épithélium et
devient rouge, luisante, sensible, hérissée de saillies papillaires. Cette desquamation se fait lentement, dure longtemps, suivant dans sa progression les
diverses étapes des poussées éruptives.

La terminaison de l'éruption a marqué la fin des symptômes généraux,
la fièvre a cessé et avec elle les sueurs, le sommeil redevient calme, l'appétit
renaît, les fonctions intestinales se rétablissent peu à peu, cependant la con-

stipation persiste encore quelque temps; l'urine devient abondante, souvent même on assiste à une véritable crise polyurique (Parmentier), et le malade entre progressivement en *convalescence*. Cette convalescence que tous les auteurs ont signalée longue et pénible chez l'adulte, est d'ordinaire beaucoup plus courte chez les enfants, mais dans les formes un peu intenses on observe aussi chez eux de la dépression des forces, des douleurs dans les membres et une atonie générale qui se prolongent pendant plusieurs semaines. Elle peut être interrompue par des *rechutes*, la maladie recommence alors son évolution, mais elle est d'ordinaire plus courte et moins sévère que lors de la première atteinte.

Formes. — La maladie que nous venons de décrire est la suette franche à peu près telle qu'on l'observe chez l'adulte. Elle peut frapper les enfants de tout âge, mais c'est surtout à partir de 10 ans qu'on la rencontre. Elle est sujette à des variétés de forme qui en modifient l'allure soit en augmentant, soit en diminuant sa gravité.

Forme maligne. — Cette forme est caractérisée par l'hyperthermie, des sueurs profuses et des phénomènes de suffocation qui peuvent entraîner la mort le premier ou le second jour de la maladie. D'autres fois c'est au moment de l'éruption d'une suette ayant débuté normalement qu'on voit brusquement apparaître les symptômes inquiétants : état comateux, délire avec hallucinations, constriction épigastrique, étouffements et la mort survient comme précédemment.

Forme bénigne. — Ici c'est au contraire l'atténuation de tous les symptômes que l'on observe, la fièvre reste modérée, les symptômes nerveux sont presque nuls, les enfants ont une éruption accompagnée de peu de sueurs et à laquelle on prend à peine garde dans les pays d'endémie, c'est à peine si on les alite 2 ou 5 jours, souvent même ils continuent à sortir, à fréquenter l'école (*forme ambulatoire*). On a décrit encore comme formes particulières de la suette, dans certaines épidémies, la *suette sans miliaire*, et la *miliaire sans sueurs*, mais ces formes n'ont pas été nettement déterminées.

Forme rubéolique. — Bien qu'elle ne soit pas absolument spéciale à l'enfance, la forme rubéolique doit cependant être considérée comme la véritable *forme infantile* de la suette et, dans certaines épidémies (celle de 1887 notamment), elle semble représenter à peu près la seule manière d'être de la maladie chez les enfants. Caractérisée à son début par de la fièvre et des symptômes de catarrhe des muqueuses, elle simule à s'y méprendre pendant 1 ou 2 jours l'invasion de la rougeole; c'est le même coryza avec écoulement séreux par les narines, éternuements, épistaxis, le gonflement des yeux avec rougeur des conjonctives et larmoiement, le catarrhe laryngo-bronchique avec la toux férine, souvent la rougeur du voile du palais et de l'arrière-gorge. Mais, dès cette période, on remarque la tendance à la transpiration, la peau reste moite au milieu de la fièvre, et la nuit peuvent survenir des poussées sudorales abondantes accompagnées d'une ébauche de symptômes nerveux, irrégularités et battements de cœur, oppression, sensation de constriction à la base du thorax, mais ces derniers phénomènes restent toujours ici

[L. HONTANG.]

peu marqués. Au bout de 5 jours au maximum, mais d'ordinaire beaucoup
plus tôt, au bout de 24 à 48 heures, apparaît une *éruption morbilliforme*.
Elle débute à la face, puis gagne le tronc et les membres. Ce sont d'abord
des papules rouges isolées qui se réunissent bientôt pour former des plaques
plus larges mais laissant toujours entre elles des intervalles de peau saine;
elles couvrent alors les joues où elles forment deux placards réunis en fer à
cheval par une bande rouge passant sur le dos du nez. Sur les membres
l'éruption prédomine vers les extrémités, entourant le poignet d'une sorte de
bracelet, mais restant toujours essentiellement morbilliforme.

Dès le lendemain l'apparence change, la *miliaire* a paru d'ordinaire
dans la nuit et couvre l'exanthème comme d'une rosée. Les surfaces rouges
deviennent alors tomenteuses, grenues, boursouflées; la rougeur se diffuse en
même temps et prend çà et là, au tronc principalement, l'aspect scarlatineux.
L'éruption est devenue nettement polymorphe, et pour en donner une idée
il faudrait autant de descriptions qu'il y a de malades. Ici elle réalise l'aspect
d'une rougeole boutonneuse dont chaque bouton porterait un grain de
miliaire, là c'est une éruption franchement morbilleuse avec peu de miliaire,
ailleurs il semble que l'on soit en présence d'une scarlatine compliquée de
miliaire. La durée de cette éruption est de 4 à 5 jours, puis l'exanthème
pâlit et disparaît, mais la miliaire dure davantage d'autant plus qu'elle se fait
le plus souvent en poussées successives dont les dernières apparaissent même
après la disparition complète de toute rougeur. La desquamation, toujours
abondante dans cette forme, coïncide avec ces dernières poussées de miliaire
et se fait d'après les différents modes que nous avons signalés.

La forme rubéolique, qui est en général bénigne, n'est cependant pas toujours exempte de symptômes de gravité. Ceux-ci apparaissent pendant la
période d'invasion ou dans les premiers jours de l'éruption amenant la mort
au milieu d'accidents qui sont les mêmes que dans la suette franche (hyperthermie, délire, suffocation) et cette terminaison brusquement mortelle survenant au cours d'une maladie d'apparence bénigne qui revêtait à son début
l'aspect d'une rougeole des plus simples est un des principaux arguments
que l'on puisse mettre en avant pour rattacher ces *pseudo-rougeoles* à
la suette.

D'après ce que nous avons vu nous serions tenté de considérer la forme
rubéolique comme une forme atténuée de la suette, et cette opinion semble
confirmée par son étude épidémiologique. Lorsqu'une épidémie va éclater
dans une région, ce sont en général des suettes rubéoliques ne paraissant
pas comporter grande gravité qui ouvrent la scène, puis surviennent des
suettes franches et graves et les deux formes marchent de pair. A la fin des
épidémies, lorsque la virulence du contage semble s'éteindre, c'est encore de
la forme rubéolique que se réclament les derniers cas; c'est encore cette
forme qui prédomine à la périphérie des foyers contaminés. Enfin nous
avons pu nous convaincre que, dans beaucoup de pays d'endémie où la suette
reste peu mortelle, la forme rubéolique est sa plus fréquente manifestation.

Marche. — Il résulte de ce que nous avons dit que l'évolution de la suette se fait en périodes qui empiètent souvent l'une sur l'autre. A la période d'invasion et au début de l'éruption appartiennent les symptômes de gravité, et c'est à ce moment que survient la mort dans les formes malignes. Dès que l'éruption est établie, les chances de guérison deviennent bien plus grandes, la suette est une maladie qui tue dans ses premiers jours, souvent dans ses premières heures. Lorsqu'elle se termine par la guérison, sa durée se trouve augmentée par la convalescence toujours longue et qui peut se prolonger pendant 6 semaines. Les *rechutes* sont assez fréquentes, les *récidives* le sont encore davantage et surviennent soit pendant une même épidémie, soit à une ou plusieurs années de distance.

Les prétendues rougeoles qui récidivent tous les ans chez les enfants dans les pays d'endémie suettique ne sont que des récidives de suette rubéolique.

Pronostic. — Moins grave pour la suette endémique que pour la suette épidémique, il varie encore suivant les épidémies. La suette est ordinairement moins grave chez l'enfant que chez l'adulte et la forme rubéolique comporte aussi moins de gravité que la forme franche.

Diagnostic. — Le diagnostic s'impose lorsque la triade symptomatique, sueurs, éruption miliaire, accidents nerveux paroxystiques, se trouve réalisée. Il est plus délicat à la période d'invasion, mais l'apparition des sueurs, d'étouffements et de battements irréguliers du cœur, survenant la nuit avec de la fièvre, mettront sur la voie, surtout dans les pays où règne la suette.

Le seul diagnostic difficile est celui de la *forme rubéolique* avec la *rougeole*; les éléments sur lesquels on devra s'appuyer sont les suivants : Dans la rougeole les symptômes d'invasion durent 4 à 5 jours, dans la suette rubéolique ils ne durent souvent que 24 heures et ne dépassent jamais 3 jours; les symptômes de catarrhe restent ici peu marqués, et ils sont accompagnés de symptômes étrangers à la rougeole, sueurs souvent abondantes, parfois suffocation, battements de cœur, sensation de barre à l'épigastre. L'éruption polymorphe de la suette rubéolique participe de la rougeole et de la scarlatine, mais elle a de plus un élément constant et souvent dominant, la miliaire. La desquamation, insignifiante dans la rougeole, acquiert ici une grande importance par son abondance et par sa durée. Enfin les complications broncho-pulmonaires de la rougeole font défaut dans la suette rubéolique où l'on rencontre au contraire des complications qui relèvent du système nerveux.

Les *éruptions miliaires* compliquant la rougeole et la scarlatine se distingueront de la suette en ce qu'elles ne représentent qu'un épiphénomène venant se greffer sur une de ces fièvres éruptives qui conserve tous ses symptômes propres non modifiés et son évolution normale.

Il en est de même pour les *exanthèmes sudoraux* survenant au cours d'une maladie aiguë, fièvre typhoïde, pneumonie, etc.

Traitement. — Il doit être purement symptomatique. On évitera d'exagérer les transpirations en surchargeant les malades de couvertures comme on le fait encore dans les campagnes. On cherchera à modérer la fièvre par le

[L. HONTANG.]

sulfate de quinine et, en cas d'hyperthermie, on aura recours aux lotions froides. La constipation sera combattue par des lavements et des purgatifs légers.

Pendant la convalescence l'alimentation sera surveillée, car on l'a accusée de provoquer les rechutes. Plus tard, on administrera des toniques pour combattre l'anémie et la dépression des forces.

Le traitement prophylactique doit surtout consister dans les pratiques de désinfection des locaux occupés par les malades et des objets ayant été en contact avec eux.

XIV

CHOLÉRA ASIATIQUE

PAR P. DUFLOCQ.
Médecin des hôpitaux de Paris.

Cet article est exclusivement limité aux particularités que présente le choléra asiatique chez les enfants.

Nous renvoyons aux traités et monographies du choléra pour tout ce qui a trait aux généralités, nous serons bref sur les caractères communs aux adultes et aux enfants.

ANATOMIE PATHOLOGIQUE

La vue du petit cadavre de l'enfant mort du choléra rappelle singulièrement l'aspect de l'enfant atteint du choléra algide : pâle de cette blancheur cendrée si particulière où les quelques traces de cyanose ont en grande partie disparu ; les traits tirés, le nez pincé, les yeux excavés, le ventre creusé en bateau, les membres encore repliés, tout le petit corps offrant un aspect émacié, misérable : rien ne distingue le mort du malade que la rigidité cadavérique ici précoce.

C'est le *tube digestif* qui présente, comme chez l'adulte, les lésions caractéristiques. Il suffit de signaler comme caractères communs l'état poisseux du péritoine, les sugillations sanguines de l'intestin, les plaques hortensia allant jusqu'à l'ecchymose, toutes lésions plus accentuées dans le dernier mètre de l'intestin grêle.

A l'ouverture de l'intestin on trouve également la psorentérie caractérisée par de petites saillies faisant relief à l'œil et au toucher, formées par les follicules clos hypérémiés. Les plaques de Peyer sont congestionnées et tuméfiées ; la muqueuse est tantôt pâle comme lavée surtout quand la mort a eu lieu à la période algide ; si elle s'est produite à la période de réaction, la muqueuse est d'un rouge plus ou moins vif ; quelquefois on trouve des ulcérations disséminées.

L'intestin contient un liquide d'abondance et d'aspect variables. Tantôt muqueux, filant, d'un gris blanchâtre, de couleur opaline, tenant en suspension des grains plus ou moins volumineux, il offre l'aspect riziforme caractéristique ; dans d'autres cas le liquide peut être coloré soit par la bile, quand le foie a repris ses fonctions comme à la période de réaction, soit par du sang.

Les lésions histologiques ne diffèrent pas de celles décrites chez l'adulte. La desquamation épithéliale en est le caractère principal et elle s'accompagne d'une infiltration du derme muqueux par des cellules embryonnaires.

[P. DUFLOCQ.]

Eisenschitz de Vienne signale — surtout chez les enfants en bas âge —
la présence de saillies blanchâtres, lenticulaires, formées par les glandes distendues à la face interne de l'estomac.

La rate est petite, d'aspect chagriné, et contraste avec le foie souvent
volumineux et congestionné. Le foie, à la coupe, donne un écoulement de
sang assez abondant, surtout si la mort a eu lieu à la période de réaction.
Il présente histologiquement les lésions décrites par Siredey dans le foie
cholérique, mélange de dilatation vasculaire et de dégénérescence cellulaire
(Tuméfaction transparente de Hanot).

Les ganglions mésentériques peuvent être notablement tuméfiés ; je les
ai vus présenter le volume d'une petite amande.

Les reins sont altérés surtout dans la substance corticale où les glomérules congestionnés donnent un piqueté visible à l'œil nu dans certains cas.
Les glomérules et les tubuli contorti sont particulièrement atteints ; ces
lésions de néphrite infectieuse ne diffèrent pas de celles de l'adulte et relèvent dans les deux cas de la stase à laquelle il faut ajouter l'influence des
toxines microbiennes, car il est admis que, d'une façon générale, le bacille
virgule reste cantonné dans l'intestin ; cependant il faut faire une réserve
pour les autres germes qui pullulent dans l'intestin et qui, à la faveur des
lésions cholériques, peuvent pénétrer dans l'organisme ; ces infections secondaires doivent jouer un certain rôle dans les phénomènes qui caractérisent
la période de réaction ; il serait utile d'étudier ces actions complexes où le
coli commune tient peut-être le premier plan.

De Recowski examine après la mort des organes divers et il trouve les
germes les plus variés ; c'est à la faveur des lésions intestinales et par les
voies lymphatiques que ces microbes se disséminent dans l'organisme. Une
partie des symptômes, dit-il, dépend de cet envahissement qui explique aussi
les séquelles de la maladie : cirrhose, néphrite, athérome.

Parmi les lésions bien spéciales à l'enfance, on doit citer celles qui
accompagnent la réaction dite pseudo-méningitique. A l'ouverture du crâne,
les méninges apparaissent congestionnées, les veines sont distendues et des
arborisations vasculaires se dessinent sous la dure-mère. Le liquide céphalo-
rachidien est plus abondant, la pie-mère adhère par place aux circonvolu-
tions. Cet état où la congestion domine contraste avec la pâleur des méninges
et du cerveau que l'on retrouve dans les cas de choléra algide.

Parmi les lésions contingentes et dépendantes des complications, il faut
signaler avec les bronchites et broncho-pneumonies les infarctus pulmonaires
qui paraissent plus fréquents chez les enfants.

SYMPTOMES

L'étude clinique du choléra permet de distinguer des cas légers, moyens
et graves et, dans chacune de ces catégories, on peut étudier une période
prodromique, une période d'état et une période de réaction ou de terminaison.

Mais ces divisions nécessaires pour l'étude ne doivent pas faire oublier

la réalité clinique : certains cas, légers au début, peuvent s'aggraver soudain
et se terminer en quelques heures par une algidité mortelle. D'autres, également
légers, peuvent présenter, à la période de réaction, des phénomènes
qui s'accusent jusqu'à l'état typhoïde ou pseudo-méningitique. Par contre,
des cas moyens, à pronostic réservé, tournent quelquefois court et se jugent
par une réaction simple, suivie d'une guérison rapide. Il faut avoir présent
à l'esprit toutes ces modalités complexes si l'on veut rester dans la vérité
clinique.

Période de début. — Les enfants, comme les adultes, peuvent présenter
de la diarrhée prémonitoire. Elle ne diffère pas de la diarrhée simple, or
celle-ci est fréquente dans l'enfance et relève de causes multiples. Il est
difficile, dans ces cas, de faire la part de la diarrhée qui prélude au choléra
asiatique.

Happe, dans sa relation de l'épidémie de Hambourg en 1894, met en
évidence cette difficulté. La mortalité des enfants au-dessous d'un an, ayant
succombé à la diarrhée, est de 111 unités en janvier, 120 en juin, 248 en
juillet et monte à 767 en août et 888 en septembre, les deux mois du choléra
qui sont aussi ceux où sévit d'ordinaire le choléra infantile ; il est impossible
de déterminer ce qui appartient à chacune de ces maladies. Une autre cause
d'erreur, c'est l'absence de renseignements sur l'état antérieur à l'entrée à
l'hôpital. Sur les 25 enfants que j'ai soignés en 1884, deux fois seulement
j'ai noté que le début, qui remonte à deux jours, s'est fait par de la perte
d'appétit, des maux de cœur, de la diarrhée, 4 à 5 selles par jour, les vomissements ne surviennent que deux jours plus tard. La diarrhée prémonitoire,
dont la fréquence varie avec les épidémies, dure de quelques heures à cinq à
six jours (trois en moyenne) et s'accompagne de faiblesse, de fatigue et
d'abattement. Les signes vont en augmentant jusqu'à la période de choléra
confirmé.

Période de choléra confirmé. — Fort souvent cette période se constitue
d'emblée. Ce début brusque se rencontre aussi bien dans les cas légers,
moyens ou graves.

Cas légers. — Brusquement, après le repas souvent, ou au milieu de la
nuit, se montrent la diarrhée et les vomissements : deux à trois selles et
autant de vomissements en 24 heures. Les crampes manquent d'ordinaire.
La voix n'est pas ou seulement légèrement altérée. La peau est bonne ; pas de
refroidissement, ni de cyanose ; les yeux sont simplement battus, la langue
est humide, le pouls est bon. Le ventre à peine sensible n'est pas rétracté :
on perçoit le gargouillement ; l'urine est normale. Les enfants paraissent
un peu fatigués. Ces symptômes durent un jour ou deux ; les vomissements
disparaissent les premiers, puis la diarrhée se supprime. Il suffit de surveiller
l'alimentation et l'enfant est guéri.

Cas moyens. — Les signes s'accusent davantage, on note de 8 à 10 selles
en 24 heures, les vomissements sont plus fréquents, les enfants se plaignent
de crampes. La voix est éraillée. Les parties du corps cachées sous les couvertures conservent leur chaleur, mais les extrémités découvertes, les mains, le
nez, sont refroidies ; le teint du visage est pâle, les yeux se creusent et sont

[P. DUFLOCQ.]

cernés, les ongles sont légèrement violacés. La langue est humide et blanche, quelquefois rouge et dépouillée, la soif est plus vive. Le pouls est faible, dépressible, mais il se compte; il varie de 88 à 104 suivant l'âge. Le ventre se rétracte; il est sensible, mat, pâteux; on perçoit le gargouillement, les enfants sont abattus. L'urine est conservée; une seule fois j'ai noté un nuage d'albumine; dans un autre cas il y a eu anurie pendant 24 heures. La température centrale est normale, 37°; dans un seul cas j'ai vu 36°,8. L'âge joue un grand rôle dans l'accentuation ou l'atténuation de ces signes; les plus jeunes sont les plus malades.

Cas graves. — L'enfant atteint de choléra peut, en quelques heures, tomber à l'état d'algidité persistante ou bien peu à peu la situation s'aggrave et tel enfant, qui la veille présentait un cas moyen, se trouve le lendemain dans un état désespéré.

L'aspect du petit malade est bien caractéristique : abandonné dans son lit, le teint d'un blanc grisâtre, les yeux rentrés et entourés d'un cercle foncé, les lèvres entr'ouvertes et bleuâtres, le nez pincé, les mains cyanosées quelquefois jusqu'aux poignets, toutes les parties découvertes donnant au toucher la sensation du marbre, le ventre profondément excavé, encadré par les reliefs saillants que font, en haut le rebord des fausses côtes, sur les côtés les deux épines iliaques, en bas le bord du pubis, — les cuisses repliées sur le bassin, des plaques cyaniques nettement limitées aux points de contact des deux membres inférieurs, immobile enfin et sans voix, la paupière mi-close recouvrant un œil dont la cornée déjà s'altère, — il est la vivante image de la mort. Si l'on a vu quelques jours auparavant l'enfant bien portant, gros, gras, frais et rose, on ne peut le reconnaître dans ce petit être qui semble avoir fondu tant il est hâve, émacié et misérable; il faut avec toute autre maladie des jours et des semaines pour amener, comme le choléra le fait en quelques heures, un tel état de maigreur squelettique.

Si l'on examine le petit malade, on constate que la peau a perdu son élasticité; le pli fait sur le ventre ou le dos des mains persiste sans s'effacer. Le pouls n'est pas senti à la radiale ou à tout le moins il n'est pas comptable; c'est là un signe capital qui indique la gravité du pronostic, même quand la cyanose est légère et l'algidité modérée; il commande la thérapeutique. Il faut alors chercher à la carotide des battements nettement perceptibles, d'autres fois on ne constate que de faibles ondulations; au niveau du cœur même, les battements peuvent être sourds et tellement affaiblis que l'oreille a peine à les saisir.

A ce degré les enfants ne vomissent plus; si on les découvre ils baignent souvent dans le liquide diarrhéique d'un gris blanchâtre caractéristique. Ceux qui sont moins pris chuchotent encore à voix basse; comme les adultes ils demandent à boire. L'urine, toujours très diminuée, quelquefois albumineuse, peut se supprimer complètement. L'anurie est fréquente.

On conçoit facilement que la mort soit dans ces cas graves la terminaison la plus fréquente; elle peut survenir sans aucune ébauche de réaction.

Période de réaction. — Lorsque le petit malade a traversé la période d'état, il est loin d'être à l'abri de tout danger; il entre dans la période de réaction qui a ses périls. Les modalités cliniques permettent de distinguer trois variétés de réaction. La réaction peut être simple, typhique ou pseudo-méningitique.

Réaction simple. — Celle-ci, bien que plus fréquente dans les cas légers et moyens, peut se montrer également dans les cas graves; elle résulte alors de la thérapeutique. Dans les cas légers la symptomatologie est réduite au minimum; les vomissements assez rares cessent de suite, puis la diarrhée peu fréquente, deux à trois selles en 24 heures, se supprime et le petit malade à peine touché par la maladie est guéri dès ce moment. La durée est de 2 à 3 jours.

Dans les cas moyens, la réaction simple se traduit par la disparition des signes d'algidité et de cyanose : les extrémités se réchauffent, les joues se recolorent, l'œil devient plus vif, la voix moins faible recouvre son timbre normal, les vomissements cessent vite, mais la diarrhée persiste 2 à 5 jours. La langue, blanche, se nettoie; si elle était sèche, elle redevient humide; le pouls est plus fort, il redevient bon et régulier. Les urines réapparaissent vite (un cas d'anurie pendant 24 heures) ou deviennent limpides, claires et abondantes, l'abattement se dissipe : c'est la guérison. La durée varie de 3 à 6 jours.

Les cas graves eux-mêmes peuvent se terminer par réaction simple, mais seulement semble-t-il sous l'influence de l'injection intra-veineuse.

Une de mes observations est bien typique : il s'agit d'un enfant de 7 ans qui entre avec un cas moyen, il ébauche même sa réaction, puis il retombe dans un état grave; les vomissements reviennent, la diarrhée est très abondante; il se plaint de crampes très fortes; la cyanose et l'algidité sont manifestes, le pouls très faible se sent, mais ne peut se compter, la prostration est grande. Dans cet état on fait une injection intra-veineuse de 700 grammes. Le lendemain l'enfant est calme, pas d'abattement, facies bon, un peu coloré, peau chaude, soif toujours vive, pas de vomissements, seulement 4 selles en 24 heures. Il repose la nuit, mais pas d'urine depuis la veille. Le pouls, petit et rapide (104) à l'entrée et qui était incomptable au moment de l'injection, est bon, fort, régulier, ralenti (84). Le second jour le mieux s'accentue encore, la langue est humide, il n'a que 2 selles. Les urines claires et abondantes ne contiennent ni sucre ni albumine. Le troisième jour, on lui donne un peu à manger.

Réaction typhique. — Celle-ci ne se montre qu'après les cas moyens ou graves. L'état de l'enfant diffère totalement du précédent; il se réchauffe, mais l'abattement persiste; le visage se colore, mais les pommettes sont rouges et les traits déprimés. La voix reste cassée. La langue est sale, mais de plus elle devient rouge sur les bords et la pointe; souvent elle se sèche. La diarrhée change de caractère : les selles sont souvent verdâtres et bilieuses; le ventre est douloureux. Le pouls est plus sensible, mais il reste dépressible et rapide. La température monte au-dessus de la normale, 38 et plus. Bientôt la prostration devient plus complète, l'enfant refuse ses boissons; indifférent à tout il laisse aller sous lui. Il faut comme dans la fièvre typhoïde employer les lotions vinaigrées et les bains tièdes prolongés.

[P. DUFLOCQ.]

Dans deux de nos observations, cas primitivement graves où l'anurie
a duré 2 et 5 jours, c'est après que l'injection intra-veineuse, de
250 grammes chez un enfant de 4 ans et de 1500 grammes chez une petite
fille de 10 ans, eût paré aux accidents d'algidité avec pouls insensible que
se montra la réaction typhique qui se prolongea 6 et 12 jours avant la
guérison complète.

Réaction pseudo-méningitique. — Elle a été décrite dès 1865 par
M. Mesnet. Elle est de beaucoup la plus grave. Les 6 cas que j'ai observés se
sont terminés par la mort. Je n'ai rien à changer à la description que j'en
donnais en 1884. « Ce qui caractérise cette forme, c'est la prédominance
des phénomènes généraux. Là encore, la prostration est extrême et l'état
typhique accentué; mais dans ces cas le petit malade présente un aspect tout
spécial. C'est d'abord une céphalalgie intense qui se montre dès le début de
la réaction. Bientôt celle-ci s'établit, la peau devient chaude, l'enfant a de la
fièvre, la cyanose a disparu. Le visage et surtout les pommettes se colorent
et présentent des plaques d'un rouge accentué. La diarrhée se supprime ou
diminue considérablement; elle change de caractère, devient verdâtre et se
réduit à 2 selles en 24 heures. L'abattement augmente; la langue est petite,
rouge aux bords, sèche, couverte de fuliginosités. L'intelligence s'obscurcit.
Bientôt le coma s'établit complet et profond. Alors abandonné dans son lit,
le facies animé, les yeux fermés, bordés d'une sécrétion muco-purulente à
moitié desséchée, la respiration haute et rapide, faisant entendre un mar-
mottement continuel, poussant des cris lorsqu'on veut le bouger, plongé
enfin dans une torpeur dont rien ne peut le tirer, le petit malade offre bien à
un haut degré l'aspect méningitique. La mort arrive rapidement par asphyxie
progressive sans retour même fugitif de la connaissance; le coma persiste
jusqu'à la fin. L'anurie est ici fréquente; on peut noter l'albuminurie. »

QUELQUES SYMPTOMES EN PARTICULIER

La diarrhée et les vomissements existent dans tous les cas de choléra chez
les enfants comme chez les adultes, sauf dans le choléra sec dont je n'ai pas
vu un exemple dans l'enfance. La fréquence et la durée sont variables. Dans
les cas légers, les vomissements durent un jour et la diarrhée deux, avec 2 à
4 selles par jour. Dans les cas moyens, on note 4 à 8 selles en 24 heures et la
diarrhée dure 5 jours environ. Dans les cas graves qui ont guéri, la diarrhée
quelquefois incessante au début et les vomissements répétés persistent en
moyenne 7 jours pour la diarrhée et 3 jours pour les vomissements.

La diarrhée. — La diarrhée au début est fécaloïde, mais elle change
vite de caractère; c'est un liquide trouble, grisâtre, tenant en suspension
des grains riziformes; ceux-ci écrasés entre deux lames de verre montrent
souvent après coloration une culture pour ainsi dire pure de bacilles virgule.
L'odeur des selles est spéciale; l'on ne saurait mieux la comparer qu'à
l'odeur de l'amidon cuit, de l'empois ou à celle de la fleur de pêcher. Cette
odeur bien particulière frappe l'odorat à l'entrée dans une salle de cholériques.

A la période de réaction la bile reprend son cours et les selles sont verdâtres, puis elles redeviennent fécaloïdes et leur odeur ordinaire réapparaît.

Les vomissements. — Les vomissements, quelquefois bilieux au début, sont par la suite composés d'un liquide trouble, comparable aux selles; ils nécessitent souvent de grands efforts qui contribuent à épuiser les malades; dans les cas graves, fréquemment à la fin ils se suppriment; les enfants n'ont plus la force de vomir.

La respiration. — La respiration dans les cas légers et moyens conserve son rythme normal; dans les cas graves elle devient irrégulière, courte, pénible; les enfants poussent de temps à autre de grands soupirs après un certain nombre de respirations superficielles; elle devient haletante, bruyante dans la réaction pseudo-méningitique.

La voix. — La voix est éraillée dans les cas moyens; elle se supprime dans les cas graves, elle arrive à n'être plus qu'un chuchotement à peine distinct. C'est un des résultats les plus frappants de l'injection intra-veineuse que de voir la parole revenir un peu rauque, mais forte, dans le cours même de l'opération.

Circulation. — Les troubles circulatoires ont la plus haute valeur, l'état du pouls est l'élément le plus important du pronostic et sa disparition indique l'urgence de l'injection intra-veineuse; plus le cas est grave, plus il perd de sa force et augmente de fréquence. Il s'affaiblit progressivement, puis devient incomptable; enfin on ne sent plus qu'un frémissement ondulatoire qui peut lui-même disparaître dans les cas graves. Quand le pouls était perceptible et présentait une assez grande fréquence; de 84 à 135 pulsations d'après nos observations personnelles, il était alors souvent à la fois irrégulier, inégal et quelquefois intermittent.

L'injection intra-veineuse modifie rapidement cet état. Dans le cours même de l'opération le pouls redevient sensible, puis comptable et à la fin plein, ample, régulier et ralenti, il reprend ses caractères physiologiques. Variot insiste également sur « cette suspension générale de la circulation artérielle et veineuse ».

Sécrétion urinaire. — Toujours ralentie, même dans les cas légers, elle est diminuée davantage dans les cas moyens où l'anurie se montre dans le quart des cas, mais ne dure pas plus d'un jour. Dans les cas graves l'anurie est très fréquente (trois quarts des cas) et se prolonge 2 et même 5 jours.

L'albuminurie par contre est plus rare que chez l'adulte; je ne l'ai vue que deux fois. Une fois enfin j'ai observé une glycosurie passagère.

Température. — Dans les cas moyens, la température est à 37 degrés; elle peut exceptionnellement dans le cours de la maladie tomber à 36°4 (un cas). Quand la réaction est simple, la température ne dépasse pas 37°5. Dans les cas graves, j'ai observé les chiffres suivants : chez 4 enfants qui sont morts, j'ai noté au moment de l'entrée 36°,8 - 37° - 37°,9 - 38°,8; par contre chez 4 enfants qui ont guéri, j'ai noté 36°,4 - 36°, 6 - 36°,7 et 37°,1. Tous atteignent ou même dépassent 38 degrés (maximum 38°,5) à la période de réaction.

[P. DUFLOCQ.]

Il semble donc que les températures basses n'entraînent pas un pronostic aussi mauvais que chez l'adulte[1].

On peut dire qu'en somme toute la symptomatologie du choléra relève d'une intoxication due à des poisons qui, élaborés dans l'intestin par le bacille spécifique, pénètrent dans la circulation générale et se répandent ainsi dans tout l'organisme.

Il résulte en effet des expériences de Bosc que « les humeurs des cholériques, urines et sang en particulier, peuvent être très toxiques et reproduisent chez l'animal les symptômes du choléra mortel le plus typique. Le sérum du sang des cholériques gravement atteints contient une énorme quantité d'une substance dont les effets sont identiques à ceux que Petri, Pfeiffer, etc., ont obtenus à l'aide des toxines sécrétées par le bacille virgule au milieu des cultures artificielles. »

Complications. — Sont d'une manière générale les mêmes que chez l'adulte. On peut signaler la conjonctivite et la bronchite surtout. Eisenschitz indique les infarctus pulmonaires. Les éruptions sont très rares : j'en ai vu 2 cas. L'érythème scarlatiniforme débute 2 jours après l'injection intra-veineuse et envahit le front, le nez où il est surtout accentué, puis le reste de la face. La peau un peu chaude offre à ce niveau un léger relief. Il se termine au bout de deux jours par desquamation furfuracée. Koch, qui a consacré un mémoire à ce sujet, signale 2 cas d'érythème généralisé et polymorphe, scarlatiniforme par place, rubéolique en d'autres endroits ; il s'y joignit des poussées d'urticaire. En résumé, l'érythème, bien que plus rare, évolue chez l'enfant comme chez l'adulte ; j'ai étudié longuement il y a dix ans ses diverses modalités cliniques.

Le choléra chez les femmes grosses : influence sur le fœtus. — Le choléra menace l'enfant même avant sa naissance. Queirel consacre un mémoire à ce sujet. Sur 67 femmes enceintes, il a eu 39 morts et 28 guérisons. 29 femmes qui ont avorté ou accouché prématurément ont fourni 20 morts et 9 guérisons. Dans les 38 cas où la grossesse a continué jusqu'à la mort ou à la guérison, il y a eu 19 morts et 19 guérisons.

L'avortement se voit généralement au deuxième jour de l'attaque cholérique, il est fréquent dans la deuxième moitié de la grossesse ; près du terme on peut avoir quelques enfants vivants, mais ils succombent le plus souvent au choléra dans les premiers jours de l'existence. La cause de l'avortement a été rapportée aux crampes utérines ou à la stagnation du sang placentaire, soit mieux encore à l'infection ou à l'intoxication[2].

Tizzoni et Cantani font l'examen d'un fœtus de 5 mois, expulsé le 3e jour d'un choléra grave. Une bouillie rougeâtre et verdâtre remplace le méconium dans un intestin qui présente des sugillations sanguines.

Dans le sang du cœur par le microscope, dans l'intestin par la culture

---

(1) Ce fait paraît d'une portée plus générale. M. Budin (communication orale) m'a dit recevoir chaque hiver dans son service des enfants à la mamelle, refroidis par suite de la misère ou de la négligence des mères : il en sauve un grand nombre ; il a observé 30° comme température rectale chez un enfant qui a guéri.

(2) Chez une de nos malades une menace d'avortement avec col tout à fait effacé a été enrayée par l'injection intra-veineuse. Un mois plus tard cette femme est accouchée d'un enfant bien portant.

d'après la méthode de Koch, ils décèlent la présence de germes qui ont, disent-ils, tous les caractères du bacille virgule.

Rosario étudie la transmission de la mère au fœtus après opération césarienne *post mortem* ou après avortement du 5° au 6° mois. Trois fois sur cinq, il a trouvé les lésions du choléra, mais les cultures du sang et du méconium ont toujours été négatives. Il rappelle que si expérimentalement la transmission placentaire se fait dans le plus grand nombre des cas, il faut qu'il y ait lésion du placenta (foyers hémorragiques); aussi est-elle plus fréquente chez le cobaye où ces lésions ne sont pas rares.

Mortalité. — D'une manière générale le choléra est plus grave chez les enfants que chez les adultes. Voici quelques statistiques : Eisenschitz a 55 pour 100 de mortalité. Kirilline 66,7 pour 100; ma statistique personnelle donne 48 pour 100; mais, si je n'envisage que les cas graves, j'ai 73,3 pour 100 et seulement 60 pour 100 si je ne compte que les cas où j'ai fait l'injection intra-veineuse.

L'âge a une grande importance; au-dessous de 1 an, Eisenschitz a 100 pour 100 de décès, Monti 81,8 pour 100; je n'ai eu que deux enfants au-dessous de 1 an, ils sont morts. Happe (de Hambourg) donne les chiffres suivants : au-dessous d'un an 89,66 pour 100; de 1 à 5 ans 75 pour 100; de 5 à 15 ans 45 pour 100. Ces chiffres sont significatifs.

Diagnostic. — Le diagnostic du choléra chez les enfants présente deux sortes de difficultés : au début on hésite à rapporter les premiers cas, forcément isolés, à une épidémie qui n'est pas encore déclarée; plus tard surgit une difficulté inverse, ne pas prendre pour le choléra d'autres affections à symptômes analogues. Souvent enfin on est réduit à l'examen objectif : il faut se passer de renseignements.

Les cas de choléra brusque éveillent l'idée d'un empoisonnement : tartre stibié, sublimé, arsenic, etc.; les commémoratifs, l'examen chimique des matières, les recherches bactériologiques dans les cas douteux peuvent seuls établir le diagnostic.

D'autre part, une simple indigestion, une recrudescence de lienterie en temps d'épidémie suffisent à éveiller des craintes que le temps seul écarte ou confirme; citons encore le choléra infantile dont le nom seul évoque la similitude symptomatique et qui, dans la période estivale surtout, peut exister côte à côte avec le choléra asiatique; mentionnons enfin l'étranglement interne. Dans les cas douteux, il faut avoir recours à l'examen bactériologique.

Diagnostic bactériologique. Koch se servait de la méthode des plaques sur gélatine. La méthode de Schottelius est plus sûre et plus rapide : on recueille les parties solides (grains riziformes de préférence) des selles suspectes, on verse dessus du bouillon stérilisé et on met à l'étuve à 37 degrés. En 12 à 18 heures, il se forme une pellicule à la surface du tube; on prend une mince portion de ce voile que l'on porte sur de la gélose; sur un autre tube on ensemence la totalité du voile. Ces deux nouvelles cultures donnent le bacille cholérique presque pur. Laser insiste sur l'odeur repoussante qui se dégage des tubes.

[*P. DUFLOCQ.*]

Le bacille virgule plus court que le bacille de la tuberculose, mais plus épais, présente une forme légèrement arquée : d'où son nom. Il pousse sur tous les milieux à 37 degrés ; il liquéfie la gélatine en forme d'entonnoir ; il donne rapidement un voile sur le bouillon ; sur la gélose il produit une culture blanchâtre qui noircit en vieillissant ; il pousse sur la pomme de terre ; il coagule le lait ; enfin il donne la réaction de l'indol par l'addition de quelques gouttes d'acide sulfurique (rouge du choléra).

Ce germe est mobile et présente à la fois des mouvements d'oscillation et de translation, il est pourvu de cils que décèle le réactif au tannin et au sulfate ferreux. Il présente enfin dans certaines conditions de milieu des formes d'involution déjà entrevues par Ferran.

On pouvait penser que le vibrion cholérique était une espèce bien définie, facilement reconnaissable. Aujourd'hui on doit conclure avec Metschnikoff : « Dans l'état actuel de la bactériologie, les vibrions ne se présentent pas comme des espèces bonnes et définies, mais forment un groupe de forme variable et bigarré dans lequel il est difficile de se reconnaître. »

Le vibrion de Deneke tiré du fromage est pathogène. L'intoxication qu'il produit se rapproche de la symptomatologie du choléra. Expérimentalement l'ingestion des cultures donne chez l'homme de la diarrhée.

Le vibrio proteus de Finkler et Prior détermine aussi quelques troubles intestinaux chez l'homme qui ingère les cultures. Les symptômes se rapprochent de ceux du choléra nostras.

Le *vibrio Metschnikovii* est mortel pour le cobaye et le pigeon. Il a été sans effet chez l'homme dans les expériences de Metschnikoff. Gamaleia dit qu'il peut donner le choléra nostras.

Viquerat essaye de fixer les différences de culture de ces germes. Le vibrion de Finkler et Prior est plus gros, moins agile que le bacille virgule ; le cil est plus court, il liquéfie plus vite la gélatine en forme de bas et non en forme d'entonnoir, il ne donne pas de bulles de gaz, le voile sur le bouillon est plus tardif ; il ne fait pas d'indol. Le bacille de Deneke produit un voile encore plus tardif (2 à 3 jours) ; il ne produit pas d'indol. La réaction de l'indol n'est pas pour Metschnikoff une réaction exclusive, le vibrion de Gamaleia peut la donner.

Enfin on peut avoir recours à la réaction de Pfeiffer. Si dans le péritoine d'un cobaye neuf on injecte en même temps le vibrion que l'on soupçonne cholérique et du sérum d'un autre animal vacciné contre le bacille virgule, on constate bientôt l'immobilisation et la transformation rapide des microbes en granulations arrondies. Cette réaction n'existe que pour les vibrions cholériques (dans le cas particulier), c'est donc là un moyen de diagnostic. Le phénomène peut d'ailleurs se produire *in vitro* dans les tubes de culture ; les germes alors s'immobilisent et se transforment en granulations qui se réunissent en amas. Sans être absolument exclusive, cette réaction a une grande valeur (Bordet).

Étiologie. — Le choléra frappe surtout les enfants dont les parents ont déjà été atteints par la maladie. Dans la statistique d'Eisenschitz, 52,6 pour 100 des cas rentrent dans cette catégorie.

Dans ma statistique, j'ai 10 enfants sans renseignements, 5 où il n'y avait aucun cholérique dans la famille ou la maison, et 10 où la contagion se marque par 3 mères malades du choléra et 3 enfants, puis 6 enfants en trois groupes de deux (frère ou sœur) pris en même temps, enfin 2 cas où la contamination est probable. Dans un groupe le père est mort le premier du choléra.

Indépendamment de la contagion directe, la maladie peut se propager par le lait où le bacille virgule peut vivre 1 à 2 jours (Uffelmann). Le germe vit 8 jours sur la viande, 4 jours sur une pomme, etc. On voit sans qu'il soit nécessaire d'insister les conséquences prophylactiques qui découlent de ces faits.

Traitement. — Peut se diviser en prophylactique, symptomatique et spécifique.

Traitement prophylactique. En temps d'épidémie il faut surveiller l'alimentation des petits enfants, surtout l'allaitement artificiel. Le lait est un bon milieu de culture pour le bacille cholérique, souvent il est étendu d'eau qui peut être contaminée. Il faut tenir les enfants éloignés des maisons suspectes ; ils jouent volontiers par terre et les planchers sont fréquemment le réceptacle de germes qui souvent sont apportés par les souliers des gens qui ont marché dans des déjections cholériques (le cuir des souliers est un milieu humide où le microbe conserve très longtemps sa vitalité : *Relation de l'épidémie italienne*, 1884).

Il faut proscrire les fruits dont la surface peut être imprégnée de germes, on doit éviter toute cause de diarrhée (mauvaise hygiène) ou d'indigestion et soigner toutes ces indispositions comme de véritables maladies.

Traitement symptomatique. Il est des prescriptions d'ordre général et dont la banalité n'exclut pas l'importance. Il faut réchauffer les enfants (boules d'eau chaude, enveloppement ouaté), changer les linges souillés, maintenir les petits malades dans des salles chaudes et aérées, faire prendre du lait régulièrement en petite quantité, donner des boissons stimulantes, thé léger, cognac, ou de la glace en fragments contre les vomissements. On fera de la révulsion sous forme de frictions sèches.

Comme agents thérapeutiques le nombre de ceux qui ont été employés montre leur efficacité relative.

Le salol, le salicylate de soude à doses assez fortes ont donné de bons résultats à Kirilline. Hayem préconise l'acide lactique dans du sirop de limon.

Happe donne le pourcentage de mortalité en rapport avec chaque mode de traitement. Le traitement par le calomel donne 31,6 pour 100 de mortalité (42 décès sur 133 malades). Le tannin fournit 32,5 pour 100 de décès (13 morts sur 40). L'opium donne 15,4 pour 100 (2 morts sur 12).

Ces chiffres ont la valeur d'une simple indication, ainsi Eisenschitz dit que l'opium doit être évité et le calomel a donné de mauvais résultats à Kirilline. Nous avons employé l'acide lactique, le bismuth, les piqûres de caféine, quelquefois d'éther.

Dans le choléra grave, contre les déperditions aqueuses abondantes, on

[P. DUFLOCQ.]

préconise l'entéroclysme de Cantani ou les injections sous-cutanées de sérum artificiel (66 pour 100 de décès, 12 sur 18 Happe).

Pour nous, dans le choléra algide, quand le pouls n'était pas comptable, nous avons employé l'injection intra-veineuse avec le sérum de Hayem. La quantité a varié de 250 à 1200 grammes. L'injection se fait dans une veine du bras ou de la jambe. J'ai fait 2 fois l'injection intra-artérielle, les veines étant trop petites. En pareille circonstance je ferais aujourd'hui l'injection intra-péritonéale ; tentée deux fois en 1884, elle a donné 2 morts.

Les phénomènes immédiats et consécutifs de l'injection intra-veineuse sont les mêmes que chez l'adulte. Une observation vaut mieux que les commentaires. Il suffit de se reporter à celle que je donne comme exemple de réaction simple dans les cas graves (pour les détails voir mon travail sur l'épidémie de 1884).

Happe a 65,4 pour 100 de mortalité ; ma statistique donne 60 pour 100. Mais il faut rappeler que seuls les cas désespérés sont soumis à cette méthode ; je n'ai pas eu une guérison dans les cas graves en dehors de l'injection intra-veineuse. Mon opinion reste la même qu'en 1884 : je puis dire que, si l'injection intra-veineuse ne guérit pas tous les cholériques, elle reste la ressource suprême qui nous a permis de sauver des malades à l'état de mort imminente.

Traitement spécifique. Y a-t-il un traitement préventif du choléra. Y a-t-il un traitement curateur de la maladie déclarée ? Ces deux questions demandent d'abord une réponse à une troisième. Y a-t-il des gens réfractaires au choléra ? Klemperer et Lazarus, puis Metschnikoff montrent que « la moitié des Européens possèdent dans leur sérum des substances qui protègent les cobayes contre une infection mortelle ». Faut-il en conclure avec les Klemperer que la moitié des Européens soient réfractaires au choléra ? Ils partent de cette idée fausse si répandue que la propriété préventive du sang est fonction de l'immunité et qu'elle en est la mesure. Or, Metschnikoff et Roux, puis Roux et Vaillard ont montré qu'un être vivant peut présenter la propriété antitoxique vis-à-vis d'une toxine et mourir cependant de la maladie infectieuse (tétanos, choléra).

Le pouvoir antitoxique du sérum ne permet pas d'inférer à l'état réfractaire de l'animal ou de l'individu.

Vaccination. 1. Brieger, Kitasato, Wassermann, puis les Klemperer vaccinent en injectant des cultures faites sur extrait de thymus, chauffées à 65 degrés pendant 15 minutes ; ils renoncent plus tard à l'extrait de thymus, les résultats sont les mêmes.

2. Les Klemperer vaccinent en employant la voie sous-cutanée, intra-péritonéale, intra-veineuse ou gastrique. L'inoculation virulente doit être retardée de 2 heures à 3 jours suivant la voie que l'on choisit ; l'animal survit, les témoins meurent, mais vaccins et injections virulentes doivent être introduits par la même voie.

3. Vaccins phéniqués de Haffkine. L'auteur emploie des cultures de germes exaltés ou atténués ; on verse dans chaque tube 6 centimètres cubes de solution phéniquée ; on détache la culture et l'on agite ; l'émulsion est

répartie en six doses de 1 centimètre cube. Que le vaccin phéniqué soit frais ou ancien, il confère l'immunité (Tamamcheff-Jawein).

4. Metschnikoff montre que chez l'homme l'ingestion de cultures pures de germes virulents peut n'être suivie d'aucun accident ou de simples troubles passagers. Dans la série de ses expériences, il se rencontre que, parmi les individus qui furent malades, on note deux personnes qui avaient subi au préalable l'inoculation du vaccin Haffkine. La conséquence de ces faits est donc qu'on ne peut conclure de l'animal à l'homme.

Sérumthérapie. 1. Lazarus injecte le sérum provenant du sang d'individus qui ont eu le choléra. Le pouvoir immunisant variable peut être conféré par 1 déci-milligramme; mais si le sérum est injecté au moment où les animaux ont eu la plus légère baisse de température, des doses énormes de sérum ne peuvent les sauver.

2. Les Klemperer renforcent ce pouvoir immunisant du sérum par l'injection de cultures chauffées, et le sérum de l'individu en expérience confère l'immunité à la dose de 5 milligrammes au lieu de 25 centigrammes.

3. Enfin Paulowski et Buchstab confèrent l'immunité à des lapins et cobayes par l'emploi de cultures chauffées; le sérum de ces animaux sert à immuniser des chiens dont le sérum vaccine à 1/150. 50 centigrammes suffiraient pour un homme du poids de 60 kilos. Ce sérum, disent-ils, est curateur. Sur 16 lapins injectés quelques heures après l'inoculation virulente, 12 guérissent; 4, soit 25 pour 100, meurent. Les auteurs, qui se sont inoculé 1 centimètre cube sans accident, proposent l'application à l'homme.

Influence des associations microbiennes. Les travaux de Metschnikoff sont dirigés dans une tout autre voie; ce qu'il étudie, c'est le choléra expérimental intestinal et les conditions qui règlent dans ce cas l'immunité et la réceptivité cholériques; ses expériences sur les animaux sont corroborées sensiblement par les résultats de l'infection intestinale expérimentale chez l'homme.

Il montre tout d'abord que le germe cholérique peut vivre à l'état virulent dans les eaux potables de localités constamment ou temporairement indemnes (Versailles, Saint-Cloud), puis il prouve que le sang des habitants de ces localités n'a pas de pouvoir préventif spécial.

L'immunité ne résulte pas d'une vaccination naturelle par absorption continue de petite quantité de ces germes (expérimentalement d'ailleurs les gens qui ont ingéré impunément deux ou trois fois de ces germes vivants peuvent présenter des signes cholériques lors d'une ingestion ultérieure).

C'est dans la flore gastro-intestinale concomitante que se trouvent les conditions de l'immunité. Certains germes par leur présence, inoffensive par elle-même, favorisent le développement du bacille cholérique. L'influence favorisante ou empêchante des germes se démontre par l'examen des plaques où on les a semés conjointement avec le bacille virgule.

Ce sont la torula blanche, la sarcine et un bacille coliforme favorisant. Si on fait ingérer une culture de chacun de ces germes avec une culture de bacille virgule de Massaouah, l'animal meurt (20 sur 22). Or l'animal nouveau-né et qui tète encore ne présente pas ces germes dans son intestin ; aussi résiste-t-il à l'ingestion d'une à deux cultures pures du bacille de Massaouah, même s'il appartient à une espèce très sensible à l'inoculation péritonéale ou sous-cutanée ; par contre, le même animal meurt si on ajoute les microbes favorisants. Si maintenant on vaccine préventivement ces animaux, lapin ou cobaye : 1° avec les cultures stérilisées ; 2° les cultures vivantes ; 3° le sérum d'animaux immunisés ; 4° le sérum de cheval, rien ne fait : l'animal succombe à l'ingestion des *cultures associées*.

Et cependant les animaux ainsi traités supporteront facilement l'inoculation sous-cutanée du germe cholérique.

Pour expliquer cette apparente contradiction il suffit de rappeler que « le choléra intestinal des lapins est un empoisonnement par les toxines préparées dans le canal digestif. Or, comme cela a été démontré dans plusieurs travaux, la vaccination ne protège pas contre l'intoxication de l'organisme. Il est donc facile de concevoir *a priori* qu'un animal très bien vacciné contre le vibrion cholérique introduit dans les tissus peut ne pas résister à l'intoxication par un poison préparé dans le contenu intestinal (Metschnikoff).

Enfin, comme il est des microbes favorisants, il y en a d'autres dont la présence dans l'intestin empêche le développement du germe cholérique : ce sont un coccus blanc, un autre plus gros, isolé des déjections du cobaye et enfin un bacille liquéfiant la gélatine.

Les animaux auxquels on fait ingérer une culture de bacilles de Massaouah avec les trois microbes empêchants résistent à l'infection ; et même, si l'on fait alterner les microbes favorisants et les microbes empêchants (surtout le bacille liquéfiant), les animaux résistent pour la plupart ; même résultat chez les cobayes.

Il faudrait appliquer ces données à l'homme où la flore microbienne de l'estomac est peu connue, cependant de Bury, Abelous, Moreau et Capitan, Lion ont démontré la présence variable de sarcine, torula, bacille pyocyanique.

L'existence dans l'intestin de ces germes empêchants ou favorisants permettrait, d'après Metschnikoff, d'expliquer les faits, contradictoires en apparence, de propagation, de limitation et même de réviviscence des épidémies.

Arrivé à la fin de cet exposé trop succinct d'expériences délicates qui demanderaient à être rapportées en détail, que faut-il conclure au point de vue thérapeutique, le seul qui importe ici ? Une première notion se dégage qu'on doit mettre au premier plan : c'est que le choléra humain est une infection limitée à l'intestin où se fabriquent et se renouvellent les toxines microbiennes qui, reprises par la circulation générale, vont empoisonner l'organisme ; infection et intoxication sont donc deux états distincts.

Or si le vaccin (culture stérilisée, virulente, phéniquée, sérum d'animaux immunisés) confère l'immunité contre la péritonite cholérique ou l'inoculation sous-cutanée qui sont des infections, Metschnikoff nous montre que ces moyens sont impuissants contre le choléra intestinal expérimental qui est une intoxication ; lui-même veut poursuivre ses recherches avant de conseiller l'ingestion de cultures vivantes des microbes empêchants[1].

Si, au point de vue pratique, dans l'état actuel de la science, il faut s'en tenir à une sage réserve, on doit suivre avec attention ces travaux si passionnants qui, par des voies diverses, cherchent à atteindre ce but commun : le traitement spécifique du choléra humain.

INDEX BIBLIOGRAPHIQUE DES AUTEURS CITÉS

J. EISENSCHITZ. Du choléra épidémique dans l'enfance (*Wiener medizin. Blat.*, 1886, n** 49, 50 et 51). — SIREDEY. Altérations du foie dans les maladies infectieuses (*Rev. de méd.*, 1886, p. 465). — HANOT. *Soc. de biologie* (1884, p. 685). — DE REKOWSKI. Micro-organismes dans les organes des cadavres cholériques (*Arch. de l'Inst. de méd. exp. de Saint-Pétersbourg*, p. 517, 1892). — HAPPE. Du choléra chez les enfants au cours de l'épidémie de Hambourg en 1892 (*Wiener med. Woch.*, 1894, n** 20 et 21). — MESNET. *Réaction pseudo-méningitique*, 1865. — VAMOT. Troubles circulatoires dans le choléra des enfants (*Bull. de la Soc. méd. des hôp.*, nov. 1892). — BOSC. Propriétés cholérigènes des humeurs de malades atteints de choléra (*Annales Inst. Pasteur*, p. 507, 1895). — C. KOCH. De l'exanthème cholérique chez les enfants (*Jahrb. f. Kinderh.*, 1894, n** 37 et 72). — QUKIREL. Du choléra chez les femmes grosses (Rapport lu par CHARPENTIER, à l'Acad. de méd. de Paris, 8 mars 1889). — G. TIZZONI et J. CATTANI. Transmission de l'infection cholérique de la mère au fœtus (*Centr. f. med. Wissench.*, 1887, F. 8, p. 151). — ROSARIO. Transmission de l'infection cholérique de la mère au fœtus (*La Riforma med.*, 25 à 28 février 1890). — A. KIRILLINE. Plusieurs cas de choléra asiatique chez les enfants (*Med. Obozren.*, 1892, fasc. 23, p. 1046-1052). — H. LASER. Sur le diagnostic du choléra (*Berlin. klin. Woch.*, n° 32, p. 793, 1892). — DENEKE-FINCKLER, PRIOR-GAMALEIA. Études sur les propriétés pathologiques des vibrions (METSCHNIKOFF. *Ann. Inst. Pasteur*, 1895, p. 566 et suiv.). — VIQUERAT. Du diagnostic bactériologique des microbes, spécialement du choléra asiatique (*Rev. méd. de la Suisse romande*, XII, 780, 1892). — BORDET. Mode d'action des sérums préventifs (*Ann. Inst. Pasteur*, p. 193, 1896). — J. UFFELMANN. Biologie du bacille du choléra (*Berlin. klin. Woch.*, n° 48, p. 1209, 1892). — Comptes rendus de l'épidémie italienne (*Comité consultatif d'hygiène*, 1886). — HAYEM. *Le choléra* (1884). — KLEMPERER. Recherches sur la vaccine artificielle contre l'intoxication par le choléra (*Berlin. klin. Woch.*, p. 789 et 1265, 1892). — LAZARUS. Sur l'action antitoxique du sérum du sang anticholérique (*Berlin. klin. Woch.*, p. 1071 et 1110, 1892). — BRIEGER, KITASATO, WASSERMANN (*Zeitsch. f. Hyg.*, XII). — HAFFKINE, TAMAMCHEFF-JAWEIN. Vaccins cholériques vivants et phéniqués (*Ann. Inst. Pasteur*, p. 708-713, 1892). — PAULOWSKI et BUCHSTAB. Immunisation et sérumthérapie du choléra (*Deutsch. med. Woch.*, p. 516, 1895). — METSCHNIKOFF. Recherches sur le choléra et les vibrions (*Ann. Inst. Pasteur*, p. 403, 1895); Sur la propriété pathogène des vibrions (*Ann. Inst. Pasteur*, p. 562, 1895); Sur la variation artificielle du vibrion cholérique (*Ann. Inst. Pasteur*, p. 257, 1894); Sur l'immunité et la réceptivité vis-à-vis du choléra intestinal (*Ann. Inst. Pasteur*, p. 529, 1894). — P. DUFLOCQ. *Relation de l'épidémie cholérique observée à l'hôpital Saint-Antoine en 1884 (broch. 1885) et observations personnelles inédites du choléra chez les enfants.*

[1] Au moment où je corrige les épreuves de cet article (juin 1896) paraît un nouveau Mémoire de Metschnikoff et Roux.

Les auteurs tirent un sérum *antitoxique* du sang d'un cheval soumis aux injections de toxines cholériques : car *il faut contre le choléra intestinal qui tue par intoxication un sérum antitoxique*. Ils font deux séries d'expériences : Dans la première, les lapins soumis dès la naissance à l'injection quotidienne de sérum avalent à l'âge de 8 jours la culture cholérique.

Sur 27 traités, 15 ont survécu, 12 sont morts. Sur 37 témoins, 6 n'ont pas le choléra, 31 sont morts. Dans la deuxième série on injecte le sérum au moment où on fait ingérer les cultures.

Sur 18 traités, 8 ont survécu, 10 sont morts. Sur 21 témoins, 5 n'ont pas le choléra, 16 sont morts.

En faisant le pourcentage on a :

Dans la première série, 56 p. 100 de guérison pour les traités — 16 p. 100 de guérison naturelle pour les témoins.

Dans la deuxième série, 45 p. 100 de guérison pour les traités — 24 p. 100 de guérison naturelle pour les témoins.

Mais dans ces 45 p. 100 de guérison que donnent les traités entrent forcément les 24 p. 100 de guérison naturelle. Si on les retranche, il reste 21 p. 100 des animaux réellement guéris d'une infection qui, sans le sérum, aurait déterminé la mort.

Enfin si l'on attend 24 heures après l'ingestion de la culture virulente pour commencer l'inoculation du sérum, même s'il n'y a aucun symptôme morbide apparent à cette époque, tous les animaux meurent.

[P. DUFLOCQ.]

XV

MALARIA

(FIÈVRES INTERMITTENTES, FIÈVRES PALUSTRES, IMPALUDISME)

PAR LUIGI CONCETTI

Médecin en chef de l'hôpital *del Bambino Gesù*,
Docent de pathologie et clinique pédiatriques à l'Université de Rome.

Définition. — L'infection palustre est une maladie endémique, parfois même épidémique, mais non pas contagieuse, produite par un parasite spécial qui s'introduit dans l'organisme, vit aux dépens des corpuscules rouges du sang et, par sa présence et peut-être par l'élaboration de toxines particulières, produit des formes morbides, intimement connexes à son cycle évolutif et se manifestant par deux phénomènes principaux : une lésion propre du sang et une intoxication générale de l'organisme.

Étiologie. — La malaria est une maladie très répandue. Les régions où domine l'infection palustre arrivent jusqu'à la ligne isotherme estivale de 15-16 degrés ; mais les conditions qui sont les plus favorables à son développement sont d'autant plus nombreuses que nous nous approchons davantage de la zone torride. La composition chimique du sol n'a aucune influence sur le développement de la malaria ; mais elle trouve des conditions plus favorables dans un terrain paludéen, riche en détritus organiques, surtout en végétaux en voie de putréfaction. Cependant il est nécessaire que l'air ait un libre accès aux couches du sol infectées, car, si celles-ci sont couvertes par une couche liquide, la malaria cesse de se produire. Une température élevée est favorable au développement de l'infection, mais, quand elle l'est trop, le terrain en se desséchant se stérilise ; la température la plus favorable varie entre 16 et 20 degrés. Les vents ont peu d'importance, si ce n'est par l'humidité qu'ils apportent et par la translation des germes. La malaria domine dans les campagnes ; elle est plus rare dans les villes. Il semble que son principal véhicule soit l'atmosphère et que le germe s'introduise dans l'organisme par la respiration. On retrouve l'agent infectant dans l'air qui recouvre le sol palustre et l'infection palustre est beaucoup plus grande aux premières heures du matin et plus encore aux premières heures du soir ; au contraire, les heures les plus chaudes seraient les moins dangereuses. Les couches les plus basses de l'atmosphère sont aussi les plus dangereuses et il suffit de s'élever à quelques mètres du sol pour diminuer le danger de l'infection ou le faire cesser complètement. Ces faits s'expliquent par le poids spécifique du parasite et par les courants d'air qui se produisent aux différentes heures de la journée.

Les races humaines ne sont pas toutes également prédisposées à contracter la malaria ; la race blanche est celle qui a le moins de résistance, la noire est la plus résistante quoiqu'elle ne soit pas tout à fait préservée. Les habitants originaires des lieux palustres et ceux qui y demeurent depuis long-temps jouissent d'une certaine immunité. Les fautes diététiques, les maladies de l'estomac, tout ce qui diminue la résistance de l'organisme, la syphilis héréditaire, la tuberculose, favorisent le développement de la maladie.

Les opinions sont peu concordantes quant à la fréquence de la maladie chez les enfants. Les uns admettent que les enfants sont plus facilement atteints que les adultes. Les autres croient à une résistance particulière des organismes jeunes. Il semble avéré que, dans la race noire, les enfants souffrent de la malaria plus souvent que les adultes. Si peu de cas sont observés dans les hôpitaux d'enfants, dans les villes, c'est que les enfants ne sortent pas des maisons aux heures les plus dangereuses et ne sont pas obligés à des travaux les exposant directement à l'infection (Blasi).

Moncorvo, sur 1398 enfants malades observés en deux années, en compte 513 atteints de malaria. Les deux sexes sont également frappés. Quant à l'âge, les 7 premières années de la vie donnent le plus fort contingent; sur 28 cas de fièvre palustre grave observés par Blasi, 17 se rencontrèrent chez des enfants de 5 ans et au-dessous et particulièrement à 2 et à 3 ans, ce qui s'accorde avec les statistiques de Bohn. Mais la première année de la vie n'est pas épargnée; et Moncorvo aurait observé que cet âge était le plus atteint (35 pour 100), tandis que le nombre des malades de 2 à 7 ans ne dépasse pas 25 pour 100. Je crois fermement que, chez les enfants, l'impaludisme est beaucoup moins fréquent que ne l'ont voulu la plupart des médecins, au moins en ce qui a rapport aux villes et aux lieux qui ne sont pas profondément palustres. Il suffit qu'une fièvre ou un autre symptôme se présente, avec des allures évidentes d'intermittence, pour que l'on se croie autorisé à faire le diagnostic de malaria. Cependant le quinquina ne manifeste qu'une action négative ou très légère et très éphémère. On s'obstine néanmoins, on s'adresse à d'autres sels quiniques, on change leur mode d'administration, on modifie les voies d'introduction dans l'organisme, jusqu'au moment où la nature triomphe du mal, et alors c'est aux derniers sels employés, ou au dernier mode d'introduction que l'on attribue le mérite de la guérison; ou bien c'est la mort qui survient, et l'on trouve toujours quelque complication du dernier moment pour l'expliquer. D'ailleurs on sait bien qu'il est fréquent, particulièrement chez les enfants, d'observer la forme intermittente, soit des symptômes fébriles, soit des symptômes d'autre nature. Il nous suffira d'indiquer la tuberculose dans ses manifestations très variées, les nombreuses infections d'origine intestinale, les maladies infectieuses diverses (influenza, rougeole, méningite épidémique, etc.), les différentes formes d'anémie, leucémie, pseudo-leucémie, etc., pour se persuader que l'intermittence ne suffit pas à justifier le diagnostic d'impaludisme. J'ai répété plusieurs fois l'examen du sang chez des enfants supposés malades d'impaludisme et rarement j'ai pu confirmer mon diagnostic par la découverte positive des plasmodies spécifiques. La plupart des formes typiques et atypiques d'impaludisme de l'enfance, que l'on prétend voir dans la pratique et que l'on décrit dans les ouvrages et dans

[L. CONCETTI.]

les monographies, manquent du seul et unique critérium fourni par l'examen du sang. Exception faite de quelques observations isolées de Hochsinger, de Babes, de Hiram-Vineberg et de très peu d'autres, personne n'a pu contrôler par la seule méthode positive le diagnostic d'impaludisme établi seulement sur le symptôme trompeur de l'intermittence. Voilà pourquoi je m'arrèterai un peu plus qu'il ne conviendrait peut-ètre dans un ouvrage de ce genre sur la parasitologie et sur l'anatomie pathologique de l'impaludisme dans l'enfance. C'est une étude à refaire complètement, et, si nous soumettons à l'épreuve de l'examen du sang la symptomatologie clinique, on verra combien on a abusé du mot *malaria* dans les maladies les plus diverses de l'enfance.

Aucun fait jusqu'à présent ne prouve que la malaria puisse se transmettre par le lait de la nourrice à l'enfant: aucune recherche n'a montré la présence des parasites de l'impaludisme dans le lait. On a plusieurs fois admis la transmission intra-utérine de la malaria de la mère au fœtus : on a pu lire un bon nombre d'observations d'enfants nés avec de la tuméfaction de la rate et d'autres indices d'infection palustre; on peut dire que ces faits sont universellement acceptés. Des auteurs (Jelkin) ont soutenu que la malaria pouvait se transmettre de père en fils par les spermatozoaires. MM. Bignami et Guarnieri examinèrent le fœtus d'une femme affectée de cachexie palustre et ayant eu la fièvre peu de jours avant l'avortement, sans y relever les plasmodies de la malaria ; le même Bignami examina une femme morte de fièvre pernicieuse au 6ᵉ mois de la grossesse ; et tandis que chez elle l'examen fut positif, chez le fœtus il ne fut pas possible de trouver aucune trace de malaria passée ou présente. G. Bastianelli a eu le même résultat chez une femme morte de fièvre pernicieuse au 6ᵉ mois de la grossesse ; Caccini, chez deux petits fœtus de mères affectées de malaria en activité, ne put reconnaitre ni hématozoaires ni aucune lésion de nature palustre. Ces résultats négatifs ne sont pas suffisants pour écarter la possibilité de la transmission de la maladie de la mère à l'enfant par la circulation placentaire, d'autant plus que les lésions placentaires plaident en sa faveur ; mais les observations cliniques, qui témoignent de cette transmission doivent ètre acceptées sous réserve, l'examen du sang faisant défaut; la seule tuméfaction splénique ne suffit pas pour faire le diagnostic de la malaria. Il n'y a aucune relation entre la malaria et l'allaitement artificiel; celui-ci peut tout au plus, en causant facilement des troubles gastriques, prédisposer par l'affaiblissement de l'organisme à contracter l'infection.

Le parasite de la malaria. — L'idée que la malaria n'était que le produit d'un parasite spécial est très ancienne (Lucrèce, Varron, Columelle). Klebs et Tommasi-Crudeli ont décrit comme l'agent de la maladie un bacille particulier; mais le vrai parasite fut découvert en 1880 par Laveran. En examinant le sang d'un individu atteint de fièvre palustre, surtout s'il n'a pas été traité par la quinine, on peut trouver les éléments parasitaires suivants :

a) Corps amiboïdes. — Corps sphériques ou kystiques n° 2 de Laveran, (plasmodies de Marchiafava et Celli). Ce sont les plus fréquents. Au premier

stade de leur développement on peut même les trouver libres dans le plasma;
mais, dans la plupart des cas, ils sont endo-globulaires. Tant qu'ils n'occupent qu'une petite partie du corpuscule rouge, ils sont hyalins, transparents,
non pigmentés, doués souvent de mouvements vifs, amiboïdes ; ensuite ils
occupent lentement une partie, toujours plus grande des hématies et, en
même temps, leurs mouvements deviennent moins vifs et ils se chargent
de pigment noir (corps pigmentés). Le pigment (mélanine) est plus ou
moins abondant, composé de grains ou de petits corps cylindriques plus ou
moins effilés; il est réuni en de petits blocs ou disséminé, parfois animé de
mouvements très vifs. Il est formé aux dépens de la substance colorante du
globule, lequel de cette manière se détruit au point que les parasites deviennent libres (formes pigmentées libres).

b) Corps segmentés. — Quand le parasite est mûr, il se multiplie : sa
reproduction peut se faire ou dans le globule rouge, ce qui arrive dans les
formes graves, ou en dehors de lui, s'il a été complètement détruit. Quand
le parasite est près de se multiplier, le pigment se réunit dans un petit bloc
central, puis il se forme une segmentation régulière qui divise l'hématozoaire
en plusieurs secteurs dont le nombre varie selon la variété à laquelle il appartient : le parasite prend ainsi la forme d'une petite rose, d'un tournesol, etc.
La désagrégation des secteurs forme une grande quantité de corpuscules
ronds qui, pénétrant dans d'autres globules, donnent origine à un nouveau
cycle ; la mélanine reste ainsi libre dans le plasma et elle est englobée par les
globules blancs et par les éléments fixes des tissus qui l'emmagasinent.

c) Flagella. — Les flagella sont des formes rares et qui ne se rencontrent
que dans les types les plus accusés des fièvres. Ce sont des corps libres et
pigmentés munis d'un à six filaments. Ceux-ci sont très fins et transparents,
ayant une longueur triple ou quadruple de celle d'un globule rouge, doués de
mouvements très vifs par lesquels ils déplacent les corpuscules voisins. Quelquefois ils se séparent et ils continuent à s'agiter comme des spirilles.

d) Corps semi-lunaires ou falciformes. — Ce sont des corps arrondis,
plus ou moins effilés aux extrémités, légèrement incurvés, ou façonnés en
croissant et en faux. Dans leur partie centrale ils présentent une petite accumulation de grains minuscules de pigment. Les corps semi-lunaires proviennent des corps amiboïdes intra-globulaires, qui perdent leurs mouvements, se prolongent et se courbent ; en même temps l'hématie se décolore
et le parasite approche de son bord jusqu'à ce que le stroma du globule
apparaisse comme un filament très mince réunissant les deux extrémités de
la courbe. Au bout de quelque temps, l'hématie se détruit complètement et
le croissant devient libre. Il y a plusieurs opinions sur la signification de
ces corps ; Bignami et Bastianelli croient que ce sont des formes d'évolution détournée, c'est-à-dire des formes stériles du parasite de la malaria
intense. D'autres (Canalis, Grassi, Feletti) croient au contraire qu'ils peuvent sporuler. Golgi et Mannaberg les attribuent aux fièvres intermittentes
à longs intervalles. Mais Mannaberg croit aussi que les corps semi-lunaires
sont des formes de conjonction des corpuscules amiboïdes (sizigium).

Golgi fut le premier à remarquer qu'il y a plusieurs variétés de parasites,

[L. CONCETTI.]

qui correspondent aux différentes manifestations cliniques de l'infection
D'après ses études et celles de Marchiafava et ses élèves, on peut admettre une
classe d'hématozoaires à laquelle correspondraient les fièvres palustres faibles
et une autre classe à laquelle correspondraient les fièvres palustres graves. Le
parasite faible de la malaria produit des fièvres à type *tierce* et *quarte*. Le
parasite de la *fièvre quarte* accomplit son cycle en trois jours; il est représenté par un corps amiboïde rond, sans pigment, à contour net et à mouvements lents. Il pénètre peu à peu dans le globule rouge, lequel ne perd pas
sa forme ni sa couleur, la transformation de l'hémoglobine en mélanine se
faisant lentement; le pigment se présente sous forme de granulations ou de
bâtonnets grossiers. La segmentation se fait six à douze heures avant l'accès
de fièvre : le pigment forme un petit bloc central, tandis que le protoplasma
se sépare en 6 ou 12 secteurs, rangés régulièrement autour du pigment
sous la forme d'une marguerite. La désagrégation faite, d'autres spores se
forment, rondes, elliptiques et nucléées.

Le parasite de la *fièvre tierce* accomplit son cycle de développement en
deux jours ; il est représenté par des corps amiboïdes plus petits, à contour
plus net, doués de mouvements plus vifs que ceux de la *fièvre quarte*, plus
rapides en tous les sens, et le pigment est en grains plus fins. Les hématies
atteintes s'altèrent plus vite, se décolorent et se présentent sous la forme
d'un disque parfait plus large et plus gros que les globules sains. Les spores
qui se produisent sont plus nombreuses et plus petites que celles de la *fièvre
quarte*; le processus de segmentation n'est pas toujours le même. Il arrive
très souvent que, dans la *fièvre quarte*, bien des formes s'altèrent sans
donner de spores. Les parasites de la malaria grave sont toujours plus petits
que ceux de la malaria légère : ils prennent souvent la forme annulaire et
leurs contours sont si nets qu'on les voit très bien dans le globule qui en
est atteint. Le pigment, mince, immobile, en grains très fins, se place sur
le bord de la plasmodie. Les hématies atteintes se rapetissent, se rident et
prennent une couleur plus foncée (cuivre jaune vieux, *globuli ottonati*).
Les spores sont petites, peu nombreuses (6 à 12) et leur processus de
scission se vérifie rarement dans le sang en circulation et il se fait en général dans quelque viscère. L. Baccelli a donné la preuve expérimentale du
cycle biologique des formes variées du parasite, en reproduisant au moyen
de l'inoculation du sang malarique chez l'homme les différents types de la
fièvre palustre.

Pathogénie et anatomie pathologique. — La durée de l'incubation varie
de 8 à 14 jours; rarement elle est plus courte; il est beaucoup plus rare
qu'elle soit plus longue. Le tableau clinique qui se produit dans l'infection
palustre est très varié ; il peut être fébrile ou non fébrile, aigu ou chronique, etc. En s'appuyant sur la distinction que nous avons faite des parasites, les fièvres palustres peuvent être divisées en fièvres légères et en fièvres
graves. On reconnaît les fièvres de malaria faible par le rythme des accès
par le manque des accès pernicieux vrais; elles tendent à la guérison spontanée et elles cèdent facilement à l'usage du quinquina. D'ordinaire elles se
trouvent dans des lieux où la malaria ne se présente pas sous des formes

graves, et, quand elles se rencontrent dans des lieux de malaria intense, elles se présentent dans les mois d'hiver et de printemps. A ce groupe appartiennent la fièvre tierce et la fièvre quarte. Mais quand, chez le même malade, on trouve plusieurs générations de parasites, on peut avoir une fièvre double quarte et triple quarte (quotidienne), et une fièvre double tierce (quotidienne). Ainsi se produisent des fièvres à type irrégulier par la présence des deux variétés parasitaires ; de même, l'accès peut être anticipé ou prolongé par la maturation par groupes d'une seule génération de parasites (*tertiana anteponens et postponens*) ; quand ce fait est très marqué, on a la forme subintrante.

Les fièvres de *malaria grave* se présentent particulièrement en été et en automne : leurs accès sont très souvent irréguliers avec tendance à empirer, résistent au quinquina et exposent aux rechutes, aux fièvres irrégulières, à la cachexie. Ces fièvres peuvent présenter d'une manière évidente leur caractère intermittent, mais en général elles sont *subcontinues* avec un court intervalle apyrétique ; cela dépend de ce que les accès se prolongent ou avancent de manière que deux accès successifs viennent à se superposer par la présence de plusieurs générations de parasites. Ces fièvres sont ou deviennent facilement pernicieuses, très graves et très dangereuses, soit par un ensemble de symptômes, soit par un seul symptôme culminant. La fièvre pernicieuse peut se produire subitement ou peu à peu, soit d'une manière bruyante ou d'une manière insidieuse ; le degré de perniciosité dépend de la quantité et de la qualité de l'élément infectieux, ou d'une faiblesse organique de l'individu atteint.

Dans le premier cas, c'est la fièvre *subcontinue*, l'état général de l'enfant est grave, mais sans symptômes particuliers (*solitariæ* de Torti ; pernicieuses à cause de leur type, Baccelli). Dans l'autre cas, des symptômes évidents se présentent aux dépens des organes plus faibles (*perniciosæ comitatæ*, Torti). Ces faits s'expliquent non seulement par une lésion profonde du sang, mais par l'élaboration de toxines spéciales du parasite qui agissent sur le système nerveux (ganglions du grand sympathique, Baccelli), en produisant des paralysies vaso-motrices et des congestions à des degrés divers dans les différents organes. Quand est atteint de cette manière un des organes ou appareils de première importance on est en présence d'une pernicieuse *comitata*. Parallèlement et en conséquence de ces paralysies vaso-motrices se produisent, dans les organes atteints, de vraies embolies parasitaires, lesquelles s'expliquent par ce fait que l'altération des fonctions suit les phases de l'accès (Marchiafava, Bignami).

L'infection palustre peut se présenter sous une forme larvée, c'est-à-dire sans vraie pyrexie, mais accompagnée d'autres phénomènes qui se répètent avec une certaine périodicité. Les formes chroniques peuvent être telles d'emblée et arriver graduellement à la cachexie la plus grave qui est toujours le produit d'une infection intense de la malaria grave. Quelle que soit la forme sous laquelle l'infection se présente, deux phénomènes principaux et constants se produisent : l'hémodyscrasie chimique, l'hémodyscrasie morphologique. Maintenant il est d'une certitude absolue que l'accès palustre est

[L. CONCETTI.]

étroitement connexe au développement du parasite. La malaria est pyrogène et non pas phlogogène (Baccelli); et, comme beaucoup d'autres parasites, l'hématozoaire élabore des toxines qui, comme la mélanine, se déversent dans le plasma au moment de la scission (Golgi). La toxicité des différentes formes est variable et elle est précisément au plus haut degré dans les formes de malaria estivo-automnale, qui sont celles qui attaquent et détruisent le plus rapidement les globules rouges. On ne connaît rien des toxines de la malaria, mais on croit qu'elles ont, de même que celles d'autres micro-organismes pathogènes, la propriété d'agir sur le système nerveux. On ne peut pas croire que les formes intra-globulaires soient la cause de la fièvre parce qu'on commence à les voir seulement vers la fin du paroxysme fébrile et dans les premières heures de l'apyrexie; de même les formes intra-globulaires adultes, pigmentées ou non, n'excitent pas d'elles-mêmes la fièvre parce qu'elles se trouvent à la dernière période de l'apyrexie. La fièvre est le produit exclusif de l'intoxication chimique du plasma, empoisonné par les toxines produites par la sporulation des parasites; la durée du paroxysme est probablement en rapport avec le temps nécessaire pour l'élimination des produits toxiques.

Les globules atteints par les parasites présentent des altérations variées : ainsi, dans la fièvre tierce faible, ils se décolorent rapidement et se présentent sous la forme de disques réguliers plus grands que les globules normaux; au contraire, dans la fièvre quarte, les hématies tendent à se rider; dans les formes graves, on trouve des hématies plus ou moins décolorées, d'autres ridées et rapetissées jusqu'au tiers de leur volume normal, de couleur plus foncée que d'ordinaire, nuancée de vieux laiton (*globuli ottonati* de Marchiafava et Celli). Le globule ainsi altéré se fragmente facilement, de sorte que, à chaque accès, un grand nombre d'hématies se détruisent. Pénétrant dans l'hématie, l'hématozoaire s'empare de l'hémoglobine, et la transforme en pigment noir dit mélanine. La mélanine se présente sous forme de grains ou d'aiguilles fines de couleur brune. Le pigment circulant (mélanémie), englobé par les leucocytes et par les endothéliums vasculaires, se dépose dans plusieurs organes (cerveau, rate, foie, etc.) : mélanose des viscères. Celle-ci est secondaire à la mélanémie; l'une et l'autre sont l'indice le plus sûr de l'infection.

La diminution des globules blancs est seulement apparente; dans les organes internes se trouvent de grands leucocytes mononucléés, avec protoplasma finement granuleux, lesquels renferment des grains de pigment, des formes parasitaires adultes et semi-lunaires, des hématies parasitifères ou altérées. Peu à peu ces éléments dégénèrent et meurent, mais ils sont tout de suite remplacés par d'autres. La mélanine restée dans les organes se détruit en partie et s'y fixe pour le surplus, causant des altérations secondaires. Les globules rouges altérés se fragmentent et sont emportés par les leucocytes dans le sang et les parenchymes, formant un pigment ocreux ou *hémosidérine*, ainsi nommé parce qu'il donne la réaction du fer. Le pigment ocreux s'infiltre dans les éléments des tissus, surtout de la rate, du foie et de la moelle des os et présente des accumulations de grains plus ou moins fins de couleur ocreuse ou rouillée. Après s'être déposés dans les organes, ils se transforment peu à peu en mélanine.

Rate. — Dans les cas aigus, la rate est fortement congestionnée et augmentée de volume : sa capsule, tendre et amincie, se rompt facilement (de là les ruptures spontanées de cet organe) ; sa teinte varie du rouge foncé au noir ardoisé, par mélanose intense ; sa consistance est diminuée et elle se réduit facilement en bouillie. Au microscope, les follicules ne présentent pas d'altérations, mais le stroma de la pulpe est atteint par les hématies parasitifères et les éléments phagocytaires décrits précédemment. Dans les cellules spléniques se trouvent des formes régressives d'altération et de multiplication kariokynétiques. Une fois terminée la période aiguë, la tuméfaction de la rate diminue un peu parce que l'hyperémie cesse, mais le tissu périvasculaire et les trabécules conjonctivales s'épaississent tandis que le pigment tend à prendre une disposition périvasculaire et périfolliculaire. Dans la tuméfaction chronique de la rate, cet organe est augmenté de volume, sa capsule est épaissie et donne naissance à de grosses trabécules conjonctives. La consistance de l'organe est beaucoup augmentée, la surface de section est rouge, ou rouge cerise, mais plus pâle que la rate normale. Les follicules sont peu visibles, les trabécules et les parois des vaisseaux remarquablement épaisses et les veines très dilatées. On voit quelquefois des cavités sphériques qui ont été interprétées comme des kystes lymphatiques. Le pigment mélanique disparaît et le pigment ocreux se trouve le long des trabécules. La plupart des follicules subissent une dégénération fibreuse ; bien qu'il se produise dans l'organe une vraie régénération, l'augmentation du tissu connectif l'emporte sur le tissu glandulaire qui se trouve diminué.

Foie. — Dans l'infection aiguë, le foie augmente en poids et en volume, les canaux biliaires sont remplis de bile trouble et épaisse. Dans les vaisseaux dilatés il y a accumulation d'hématies parasitifères, de phagocytes et de débris de la destruction globulaire ; les endothéliums des vaisseaux capillaires interlobulaires ont le protoplasma gonflé et chargé de pigment noir et ocreux. Les cellules hépatiques sont en partie atrophiées, quelques-unes déformées ou comprimées, d'autres présentant les caractères de la dégénération hyaline ou nécrotique, ou des divisions kariokynétiques, ce qui est un indice d'activité régénérative. Après la période aiguë, le foie se présente moins congestionné, mais avec les caractères d'une mélanémie disséminée plus ou moins grave. Mais plus tard le lobule hépatique se vide des accumulations pigmentaires et des débris nécrotiques qui s'amassent vers la périphérie du lobule même, tandis que commence un actif processus de réparation. A une période plus avancée, la mélanose est exclusivement périlobulaire ; le foie est volumineux, sa consistance augmentée, sa surface unie, tous les lobules sont limités par une ligne de pigment, couleur d'ardoise, qui se réduit à être uniquement périvasculaire.

Dans la tuméfaction chronique de la malaria, les caractères microscopiques du foie sont les suivants : le foie est augmenté en volume et en poids, sa surface est unie, sa capsule un peu épaisse, sa coupe est granuleuse, avec les lobules distincts et un peu débordants, enveloppés d'un tissu rose

[L. CONCETTI.]

tendre. Le pigment a disparu. Dans quelques cas dominent l'hyperplasie du tissu connectif lobulaire et l'augmentation de volume de beaucoup des lobules par l'hyperplasie du parenchyme (cellules hépatiques avec beaucoup de noyaux et ceux-ci riches en substance chromatique) ; au contraire, en d'autres cas, dominent les kystes lymphatiques et les faux angiomes.

Moelle des os. — Dans l'infection aiguë, la moelle des os plats a une couleur rouge plus ou moins foncée, selon le degré de la mélanémie. Dans la partie moyenne des os longs, la moelle est de couleur jaune clair et d'aspect gélatineux, qui, par nuances, passe à la moelle rouge foncé. Dans les fièvres pernicieuses, il y a une pigmentation très étendue et l'on trouve dans les vaisseaux des parasites endoglobulaires en très grand nombre. Des parasites se trouvent même dans les éléments de la substance médullaire. Il y a beaucoup de grosses cellules médullaires pigmentées et globulifères, d'autres se trouvent à différentes phases kariokynétiques ; ces dernières ne sont jamais pigmentées. Les globules rouges nucléés sont nombreux, surtout chez les individus jeunes, et ne contiennent jamais de formes parasitaires.

Dans la malaria chronique, la pigmentation noire de la moelle des os disparaît plus rapidement que dans tous les autres organes ; la moelle des os longs est rouge et sa consistance est supérieure à la consistance normale. Microscopiquement, on trouve que le tissu graisseux a disparu et qu'il a été remplacé par un riche tissu médullaire, sillonné par de nombreux et larges capillaires avec endothélium à grands noyaux. Les cellules géantes de la moelle sont augmentées en nombre, mais il y en a quelques-unes en voie de dégénération nécrotique. De plus, on y voit mêlées de petites cellules médullaires dont le protoplasma est pauvre et le noyau très développé, parfois groupées en formes de follicules. Ces formations n'existent pas dans la moelle normale. Parmi ces éléments, on voit plusieurs normoblastes et quelquefois aussi des mégaloblastes. Dans la cachexie palustre, la moelle des os est encore rouge, augmentée en consistance et riche en cellules géantes, mais les formes nécrotiques y dominent et les globules rouges sont peu nombreux.

Cerveau. — Après le foie et la rate, le cerveau est l'organe qui présente la mélanose la plus marquée, laquelle est très forte dans les fièvres pernicieuses cérébrales ; il s'agit ici de vraies thromboses parasitaires, accompagnées souvent d'hémorragies piquetées. Quelquefois il y a même des altérations parenchymateuses remarquées par Marchiafava dans les cellules du bulbe et qui peuvent servir à expliquer la persistance chez certains malades de quelques symptômes nerveux après la guérison de la malaria.

Poumon. — En général, les poumons sont congestionnés ; l'examen parasitaire endo-vasculaire varie selon les cas ; on y trouve même des phagocytes, et cela particulièrement dans les fièvres avec localisation pulmonaire. En ce cas se rencontrent aussi des zones semi-hépatisées avec du sang extravasé dans les alvéoles. Chez les enfants atteints d'impaludisme chronique, on a observé des cas de pneumonie interstitielle chronique (cirrhose pulmonaire palustre de Laveran).

Cœur. — Le cœur est pâle, flasque, souvent en état de dilatation aiguë, mais rarement présentant les signes de la dégénération graisseuse.

Intestin. — On y peut remarquer, comme dans le cerveau, une accumulation parasitaire dans les petits vaisseaux de la muqueuse ; il s'ensuit une nécrose des épithéliums des villosités (Marchiafava), l'infiltration leucocytaire et l'invasion des bactéries dans les zones nécrotiques. Dans les vaisseaux des sous-muqueuses et autres tuniques, se trouvent des globules rouges normaux et des globules blancs pigmentés. On s'explique ainsi les diarrhées abondantes, souvent sanguinolentes, et les symptômes cholériformes, qui, dans la malaria chez les enfants, se rencontrent plus souvent que chez les adultes.

Reins. — Les reins présentent dans les cas aigus une pigmentation d'intensité différente, particulièrement autour des glomérules, dans les cas de pernicieuse algide. En général les reins sont sains et la vraie néphrite chronique ne se rencontre que dans quelques cas avec cachexie rapide. Mais dans les pernicieuses biliaires ou ictéro-hémoglobinuriques se rencontrent des lésions graves ; le protoplasma des cellules des canalicules est gonflé et infiltré de pigment biliaire ou ocreux ; le noyau se reconnaît difficilement. Le calibre des canalicules est obstrué par des masses hyalines produites par cette dégénération ou par des éléments cylindriques hémoglobinuriques.

Symptomatologie. — Tous les auteurs s'accordent à reconnaître que la fièvre intermittente chez les enfants présente un tableau différent de celui offert par les adultes ; cependant on ne peut pas considérer comme exacte l'opinion de Bouchut, que cette fièvre soit caractérisée par le manque d'un type fébrile précis. Bohn, par exemple, dans 21 cas de fièvre intermittente chez des enfants dans la première année de la vie, remarqua des formes anormales dans un tiers des cas, tandis que les autres cas présentèrent une évolution parfaitement analogue à celle des adultes, avec les trois périodes classiques. En général prédomine chez les enfants le type quotidien (vrai ou faux) ; il est suivi du type de la fièvre tierce, puis de la fièvre quarte ; les autres types sont très rares et l'on peut établir que, sur 10 cas de malaria chez des enfants, 5 appartiennent au type quotidien, 3 au type de la fièvre tierce, 1 à celui de la fièvre quarte, 1 aux formes atypiques. Généralement les accès se répètent aux heures de l'après-midi et du soir. Le matin, ils sont plus rares. La maladie atteint l'individu lentement ; il est rare qu'elle présente à son premier aspect un type net ; ses premiers symptômes sont des troubles vagues, auxquels on fait peu d'attention jusqu'à la manifestation des phénomènes plus graves. Généralement on remarque un malaise indéterminé, la diminution ou le manque d'appétit, parfois les horripilations et les changements brusques de la température du corps, avec céphalalgie. L'enfant est triste, il pleure souvent et sa figure prend très vite une teinte particulière. Quelquefois la fièvre est intermittente, mais le plus souvent elle est continue, au moins pendant quelques jours ; elle est associée également à des douleurs spontanées ou provoquées par la pression exercée sur l'abdomen, avec un peu de gonflement de la rate et du foie ; les troubles gastro-intestinaux existent presque toujours. Mais après quelques jours se

[*L. CONCETTI.*]

manifestent des rémissions et des exaspérations remarquables, tandis que la rate augmente en volume et que la peau montre nettement une teinte caractéristique jaune terreux.

Les nourrissons révèlent leur malaise en devenant inquiets et pleurards; tourmentés par une soif ardente, ils tètent fréquemment, leur sommeil pendant la nuit n'est pas tranquille; ils s'agitent et s'éveillent souvent en se tournant de côté et d'autre, se plaignant et pleurant. Au toucher, on sent la haute chaleur de la peau et ils ont une légère transpiration, limitée généralement à la tête et au cou. Le jour qui suit, l'enfant est accablé, pâle, de mauvaise humeur, les yeux sont cerclés. Dans la journée il reprend quelque peu sa gaieté, mais il tète peu et ses déjections changent et sont accompagnées de coliques et de météorisme. En général, on rapporte ces accidents à des causes très banales telles que l'allaitement, la dentition ou la verminose.

Mais si la maladie empire, les symptômes de l'appareil digestif deviennent plus alarmants; la langue se dessèche, se couvre d'un enduit épais et adhérent, tandis que ses bords sont rouges et exfoliés. La soif très vive pousse l'enfant à téter avidement, mais son estomac affaibli ne tolère plus l'alimentation, et il s'ensuit des vomissements abondants et irrésistibles. Le météorisme atteint des proportions très hautes, les selles deviennent séreuses ou séro-bilieuses avec une odeur insupportable, fréquentes et abondantes. Peu après, des symptômes se présentent du côté du système nerveux, la plupart adynamiques, et la mort de l'enfant arrive, parfois accompagnée de symptômes cholériformes et d'algidité générale, ou de manifestations hyperthermiques centrales associées à des hypothermies périphériques.

Chez les enfants d'un certain âge, on rencontre même des formes abortives, c'est-à-dire deux ou trois paroxysmes séparés par des intervalles libres de tout trouble, tandis que l'élévation thermique est peu marquée. Mais l'accès typique de la fièvre, tel qu'il se présente chez les adultes, se rencontre rarement chez les enfants. Chez eux, tandis que d'un côté les phases des accès sont incomplètes et fragmentées, les intervalles libres entre l'un et l'autre paroxysmes sont obscurs et brefs, ou manquent, dans le sens que l'enfant ne reprend pas, comme les adultes, son bien-être complet. Par conséquent, plus importante est pour le diagnostic l'apparition périodique de quelques symptômes, que les symptômes eux-mêmes. Souvent c'est le premier frisson qui manque complètement, ou dure peu, est peu marqué; au contraire il y a de la somnolence, de l'agitation, du bâillement et fréquemment du tremblement des extrémités et des mouvements spasmodiques des muscles des yeux. Les enfants sont pâles et cyanotiques autour des lèvres et des ongles, et leurs parents s'aperçoivent qu'ils deviennent froids, surtout au visage et aux extrémités. Pendant la période de l'élévation thermique, l'enfant est inquiet, sans que son inquiétude soit en rapport avec l'élévation de la température. Cependant dans des cas plus graves, surtout chez les enfants au-dessus d'un an, il peut y avoir du délire, de la perte de connaissance. La période des sueurs n'est pas très manifeste, la sueur n'est pas abondante et elle est limitée seulement à quelques régions du corps. Les trois périodes de l'accès fébrile n'étant pas évidents, on doit porter toute son attention sur la tuméfaction de la rate ; sa capsule cède et permet l'augmentation de volume de l'organe, qu'il faut chercher au-dessous de la ligne axillaire ou en haut sur la paroi latérale du thorax. Il n'est pas rare qu'après quelques accès la rate soit notablement volumineuse. Sa rapide tuméfaction donne facilement des troubles subjectifs, particulièrement une sensation de compression et de piqûre ou des douleurs s'irradiant vers les épaules en avant et en arrière, empêchant la respiration et pouvant, si elles sont accompagnées d'un catarrhe bronchial, simuler une maladie de l'appareil respiratoire. Dans quelques cas, on a vu des oscillations périodiques de volume de la rate parallèles à celles de la courbe thermique. Le foie est aussi augmenté de volume et il paraîtrait que, dans quelques pays (Rio-Janeiro, Moncorvo), le foie peut être volumineux, la rate restant normale.

Les intervalles entre deux accès ne sont jamais sans troubles, surtout quand ils se succèdent rapidement. De plus, la participation concomitante des muqueuses, en particulier des intestins, peut laisser un certain degré de fièvre, dans les périodes intercalaires. Souvent, chez les enfants, la fièvre intermittente est accompagnée de troubles gastro-intestinaux qui font partie intégrante du tableau symptomatique. L'enfant perd son appétit, sa soif augmente, sa langue est embarrassée, il y a un météorisme plus ou moins remarquable. Le vomissement est rare et se présente comme le premier symptôme de l'infection au commencement des paroxysmes, mais la diarrhée est un fait très fréquent et peut continuer même après la cessation de l'infection palustre. Les déjections sont de couleur jaune verdâtre, terreuses ou séreuses ; dans les cas plus graves, muco-purulentes, plus ou moins sanguinolentes, accompagnées de ténesme, celui-ci parfois très douloureux ; quelquefois il y a même des symptômes très alarmants. Les déjections ont lieu généralement pendant la période fébrile et elles sont rares et en petite quantité au 6e jour. Chez les enfants plus grands, il y a tantôt coprostase, tantôt ictère.

Plus rarement se manifestent des symptômes du côté des autres muqueuses et de la peau : souvent ce sont des éruptions variées de la peau, surtout sueurs et herpès labial, qui peut être accompagné par des aphtes sur la muqueuse de la bouche ; plus rarement après se voit l'urticaire, qui apparaît et s'évanouit avec l'accès.

La malaria agit d'une manière rapide et profonde sur les jeunes organismes ; après quelques accès, les enfants présentent les stigmates de la maladie, ils perdent leur pannicule adipeux, la peau présente une teinte pâle, le malade est très anémié. Les enfants déjà faibles et dyscrasiques succombent et les plus forts dépérissent grandement. Aux indices les plus communs des anémies, s'ajoute souvent la stomatite ulcéreuse qui est l'effet d'un affaiblissement profond de l'organisme et qui se présente pendant la fièvre. Très fréquemment se voient des œdèmes cachectiques aux extrémités et au visage. Les épanchements dans les cavités séreuses ne se présentent qu'à une époque plus avancée. Souvent, après l'infection, il y a de la polyurie sans albuminurie ni cylindres. Quoique, chez les enfants, la malaria ait beaucoup de tendance à devenir grave, les formes pernicieuses sont plutôt rares. En général, les auteurs admettent les formes pernicieuses suivantes :

[L. CONCETTI.]

Pernicieuse comateuse. — Elle atteint particulièrement les enfants de l'âge le plus tendre; après un ou deux paroxysmes, tandis qu'il y a des phénomènes fébriles plus ou moins marqués, tout à coup les enfants sont pris d'un assoupissement profond et ils tombent dans le coma d'où rarement ils se relèvent. La fièvre se fait continuelle, avec tendance à s'élever toujours et elle arrive quelquefois à des températures hyperpyrétiques (42 degrés et même 43 degrés, Moncorvo); la peau est sèche, les lèvres sont arides, fuligineuses, entr'ouvertes. Quelquefois le coma est complet; parfois il y a des convulsions qui sont pour ainsi dire comme des formes de passage à la forme suivante :

Pernicieuse convulsive et éclamptique. — On la rencontre chez des enfants plus grands et prédisposés par des tares nerveuses ; les convulsions peuvent se manifester au moment des frissons, mais généralement elles surviennent dans la seconde période et elles se prolongent même à la période de sueur. Dans ces cas, la rate est toujours volumineuse, l'on y note des douleurs, et Bohn a observé qu'à la percussion on peut provoquer de nouveaux accès convulsifs. Les convulsions sont générales; cependant les muscles de la face sont moins atteints ou d'une manière plus passagère. On remarque fréquemment le sanglot persistant qui peut se prolonger même après le paroxysme, lequel est parfois précédé de trismus accompagné d'un cri suivi de raidissement tétanique de courte durée. Quelquefois l'accès se termine par un vomissement. Les convulsions se répètent plusieurs fois pendant l'accès fébrile et dans l'un de ces accès le malade peut mourir.

Forme vertigineuse. — Elle est très rare. Bohn en a observé un cas où il n'y eut d'autre symptôme que le vertige.

Forme psychopathique. — Cette forme aussi est rare : les enfants malades présentent périodiquement ou des accès frénétiques ou une mélancolie profonde sans symptômes fébriles marqués. Plus fréquemment la malaria menace la vie d'une manière directe par des manifestations qui se développent surtout du côté d'un organe ou d'un appareil qui, par ses conditions particulières, représente à peu près le *locus minoris resistentiæ* de l'organisme (intestins, poumons, cœur, méninges). Quoique ces formes puissent se manifester d'une manière subite, elles sont précédées par des symptômes moins graves, qui passent généralement inaperçus. La *cachexie palustre* se produit après une série d'accès graves ou prolongés; mais, dans les pays où la malaria domine, la cachexie peut se développer peu à peu sans une infection aiguë précédente. Le malade s'amaigrit, ses muscles deviennent minces et flasques, la teinte du visage devient grise, verdâtre, ou terreuse; les muqueuses sont pâles et anémiées, tandis que la rate est notablement volumineuse. Elle arrive à occuper presque toute la cavité de l'abdomen, s'inclinant obliquement en bas vers le nombril, ou descendant directement vers la fosse iliaque et le pubis; plus rarement elle gagne par en haut. En général, elle est douloureuse à la palpation, quelquefois même spontanément; on distingue bien sur son bord ses incisures et elle est très dure. Par son hypertrophie elle produit toujours des troubles secondaires du côté des organes voisins. Elle contribue notamment à la tension de l'abdomen déjà distendu par le météorisme et il est singulier de voir les petits malades avoir le ventre énorme et les jambes minces. Il y a presque toujours du catarrhe intestinal chronique; quelquefois on a remarqué de la gastrectasie et de la dilatation du gros intestin; il n'est pas rare que la conséquence de cette lésion soit le prolapsus du rectum. Il y a aussi des symptômes dyscrasiques tels que : des œdèmes aux jambes et au visage sans altération du rein, des taches hémorragiques sur la peau, des épistaxis; parfois on remarque des mouvements fébriles légers et irréguliers. Quand la cachexie est très grave et qu'elle dure longtemps, il peut se produire des dégénérations amyloïdes dans plusieurs organes, quelquefois des gangrènes plus ou moins étendues, surtout aux organes génitaux des filles (Bohn). Les fonctions psychiques s'affaiblissent, le développement intellectuel s'arrête. Burdel, en Sologne, aurait observé une forme spéciale de crétinisme. Généralement la mort a lieu par épuisement ou en conséquence de quelque autre maladie intercurrente, ou bien parfois brusquement, par œdème pulmonaire.

Fièvres larvées. — Plusieurs observateurs ont décrit des formes variées et nombreuses de la fièvre dite larvée chez les enfants; mais il faut que bon nombre de ces observations soient accueillies sous réserve. Car les observateurs n'ont pas toujours vu clair dans l'accès palustre des enfants, ne s'étant fixés, pour caractériser l'intermittence, que sur le retour périodique de certains phénomènes déterminés et sur l'action du quinquina. Or, pour le critérium thérapeutique, on peut établir que sa valeur n'est pas absolue parce que le quinquina a une action utile dans beaucoup de circonstances, particulièrement s'il y a des phénomènes nerveux; quant à la périodicité de certains phénomènes déterminés, nous ferons remarquer que l'intermittence et la périodicité régulière ne peuvent être considérées comme des symptômes propres à la malaria puisque ces deux phénomènes se rencontrent dans d'autres maladies, surtout chez les enfants. Aussi cette partie de la symptomatologie doit-elle être reprise, et avant d'admettre comme palustre une forme morbide quelconque, il faudra fournir la preuve par l'examen du sang. Maintenant nous allons indiquer les formes principales admises jusqu'ici par les auteurs.

La forme névralgique localisée au nerf sus-orbitaire (clou solaire) et qui est la forme la plus commune des fièvres de ce type chez les adultes, est relativement rare chez les enfants. Bohn en a observé 13 cas, la plupart chez des enfants de l'âge de 5 ans ; les accès étaient presque toujours quotidiens. Romberg a décrit une névralgie à type hebdomadaire de la 5e paire. Dans tous ces cas la rate était volumineuse et, avec les symptômes fébriles qu'il reconnut presque toujours associés à des indices de troubles de la digestion, les petits malades présentèrent, après quelque temps, les stigmates classiques de la fièvre intermittente. La malaria peut même atteindre d'autres territoires nerveux; c'est ainsi qu'on a cité une sciatique intermittente, des cardialgies, ou même des localisations particulières dans les nerfs hémorroïdaux. Plus fréquemment sont atteintes les muqueuses respiratoires et intestinales, surtout ces dernières. Selon M. Filatow, quand la malaria atteint les muqueuses de l'intestin, elle se présente sous forme de diarrhée aiguë

[L. CONCETTI.]

ou chronique. Cela peut s'expliquer très bien par la présence fréquente des parasites de la malaria dans la muqueuse intestinale (Marchiafava). La forme aiguë est la plus rare; la forme chronique se présente comme un catarrhe de l'intestin grêle, c'est-a-dire qu'elle est caractérisée par de rares déjections liquides et fétides. Cette forme de diarrhée se présente plus particulièrement chez les enfants âgés de 5 à 12 ans et chez les nourrissons. L'enfant malade a des déjections pendant quelques heures et, le reste de la journée, les déjections cessent ou il n'y en a qu'une seule qui est normale. La diarrhée se présente sous la forme de paroxysmes tous les jours et presque à la même heure; surtout la nuit ou le matin ; la période intercalaire peut durer jusqu'au lendemain ou au troisième jour, rarement un temps plus long. La caractéristique de cette forme, c'est la bonne digestion gastrique; la langue ne présente rien d'anormal, l'appétit est conservé. Dans les cas récents, la diarrhée se présente sous forme de flux muqueux et sanguinolents avec épreintes et ténesme. Quelquefois il y a élévation forte et brusque de la température du corps, mais elle est de courte durée, 1 ou 2 jours tout au plus, tandis qu'en d'autres cas la température est normale. La périodicité n'est pas dans cette forme si rigoureuse que dans l'autre; cependant on peut toujours noter, à quelques heures de la journée, la fréquence notablement augmentée des déjections.

On a remarqué aussi une toux périodique qui se présente généralement la nuit sous forme de paroxysmes durant pendant des heures. Cette toux est courte et sèche, se répète continuellement, quoique l'examen du pharynx et du thorax soit négatif. Dans quelques cas, le symptôme périodique est l'insomnie ou au contraire l'envie de dormir aux heures du jour.

Il faut faire une place particulière à la dermatose connue sous le nom d'*érythème noueux palustre*, illustrée spécialement par Boïcesco et Moncorvo et qui, selon ces auteurs, semble exclusive à l'enfance. Il s'agit d'une éruption de petits nœuds et de plaques dans l'épaisseur du derme, faisant plus ou moins saillie à la surface de la peau; leur couleur est rouge feu ou rouge jaune. De préférence ils se manifestent à la partie antérieure des jambes et des avant-bras et aussi dans les régions du front et des tempes, dans les régions malléolaires et aux fesses. Les endroits atteints sont le siège de cuissons et de douleurs à la palpation. Leur forme est généralement ronde ou ovoïde et leur diamètre peut atteindre 4 centimètres; parfois ils sont rares et isolés, d'autres fois très confluents. Ils montrent une allure caractéristique en ce qu'ils augmentent en grosseur périodiquement, ils deviennent rouges et ils causent de plus vives souffrances ; leur durée varie de deux à six semaines. Aux endroits affectés, il y a la desquamation de la peau; Il y a aussi des formes abortives qui se bornent à un simple érythème.

Souvent la malaria s'accompagne d'infections secondaires. De même que toutes les maladies qui affaiblissent profondément l'organisme, elle favorise le développement d'autres formes morbides; on disait autrefois que la malaria et la tuberculose s'excluaient l'une l'autre; maintenant il est établi que cette opinion est fausse. Blasi et autres ont constaté la fréquence du développement de l'endocardite, surtout de la valvule mitrale, chez les enfants

affectés de malaria chronique ; la péricardite est plus rare. Très fréquemment l'albuminurie apparaît pendant l'accès palustre ; à côté des albuminuries ayant la même signification que toutes les albuminuries fébriles, on
voit se développer le tableau de la néphrite aiguë ou subaiguë. Les complications les plus fréquentes sont toujours du côté des intestins.

Diagnostic. — Le diagnostic de la malaria chez les enfants n'est pas toujours facile, parce que le tableau n'en est pas si clair que celui de la fièvre
intermittente des adultes. Il serait bon que l'examen du sang fût toujours
fait, car seul il peut donner le vrai critérium. La recherche infructueuse des
hématozoaires ne suffit pas d'ailleurs pour faire exclure la malaria ; mais il
faudra considérer comme un résultat positif la présence des globules blancs
pigmentés. Il ne faut jamais oublier que les parasites qui causent les formes
les plus graves de malaria accomplissent leur cycle de développement dans
les organes intérieurs et par conséquent, si l'examen du sang périphérique
ne donne aucun résultat, il ne faut pas hésiter, s'il est nécessaire, à avoir
recours à la ponction de la rate. Quand l'examen du sang n'a pas donné de
résultat positif, ou n'a pu être fait, on pourra soupçonner la présence de la
malaria quand, après un examen soigné, on aura exclu toute lésion des viscères, quand on aura vérifié si le malade provient d'un pays à malaria, quand
on aura constaté l'augmentation de volume du foie et de la rate, ou d'un seul
de ces organes ; de même on tiendra compte de l'atteinte insidieuse de la
maladie accompagnée d'une rapide et profonde décadence organique et de la
teinte jaune terreuse de la peau. Il est même de règle, dans les pays à malaria, de penser aussitôt à l'infection palustre, non seulement dans les cas de
fièvre, mais aussi quand, sans la fièvre et sans cause appréciable, les enfants
sont atteints de troubles graves (convulsions, gastro-entérites, etc.). La malaria peut être simulée spécialement par la tuberculose, à cause de ses différentes manifestations, par la méningite, par l'infection purulente, etc. Dans
les fièvres purulentes il y a des accès très éloignés les uns des autres avec
trois périodes de froid, de chaleur et de sueur ; en ce cas, on sera éclairé par
l'anamnèse, c'est-à-dire par un examen soigné et propre à découvrir dans
quelque partie de l'organisme un foyer purulent, même par les ponctions
exploratrices. La tuberculose peut être cause d'équivoque, d'autant plus que
dans les premières époques de la vie son évolution ne présente pas de remarquables localisations, même dans l'appareil respiratoire, tandis que l'on
constate une notable augmentation de la rate. Nous n'oublierons pas que,
dans la tuberculose, l'élévation des températures fébriles n'est pas très
marquée ; que les enfants dépérissent infiniment jusqu'à la vraie *atrophia
infantum*, malgré une bonne alimentation, malgré une grande voracité
observée dans la plupart des cas. On s'affermira dans cette hypothèse par la
constatation de la micropolyadénie, par la submatité au niveau des ganglions pré ou rétro-trachéo-bronchiques, par la diminution du murmure
respiratoire d'un seul côté du thorax. Il ne faudra pas compter sur la recherche de l'indican dans l'urine. Quant à la localisation de la tuberculose
sur les méninges, on tiendra compte des prodromes, du changement de caractère, de l'irritabilité alternant avec l'accablement et la somnolence, de la

[L. CONCETTI.]

constipation, du vomissement indépendant de l'état de l'estomac, des vertiges, etc. La localisation tuberculeuse sur les séreuses (plèvre, péritoine) sera vérifiée par l'examen objectif. La méningite aiguë, la cérébro-spinale épidémique ou non, présentent aussi le tableau frappant des formes palustres aiguës et pernicieuses avec de graves symptômes du côté du système nerveux et avec l'intermittence marquée, surtout dans les premiers jours, non seulement de la fièvre, mais aussi des phénomènes nerveux (délire, opisthotonos, céphalée, hyperesthésie, vomissements, convulsions). La haute gravité des symptômes du côté du système nerveux nous fera douter du diagnostic de malaria, surtout si la maladie, comme il arrive très fréquemment, éclate tout à coup chez des individus en parfaite santé et dans des lieux et saisons où l'on ne peut songer à une grave infection palustre, d'autant plus qu'il s'agit d'enfants qui y sont exposés moins que les adultes.

La malaria peut être simulée par des états leucémiques et pseudo-leucémiques, et particulièrement par celui que l'on appelle *anémie splénique* des enfants. Dans ce cas, on remarquera l'énorme volume de la rate chez des enfants qui demeurent dans des lieux où ils ne sont point exposés aux atteintes continuelles de l'infection palustre. Leur peau, au lieu de la couleur jaune terreuse, présente une pâleur cireuse, la fièvre manque ou apparaît avec une irrégularité constante, le sang, à l'examen, montre une excessive diminution des globules rouges, diminution qui est supérieure à celle des cachexies palustres les plus graves. De plus, un caractère constant dans toutes les maladies qui simulent la malaria, c'est l'effet complètement négatif de l'administration du quinquina. Quand, après 2 ou 3 jours d'inutiles essais, soit en administrant des doses abondantes de quinine, soit en l'introduisant par la voie hypodermique, la maladie ne s'arrête pas, on peut en conclure avec 99 probabilités sur 100, qu'il ne s'agit pas de malaria.

Pronostic. — Le pronostic de la malaria chez les enfants doit être toujours réservé, même quand elle se présente sous des formes bénignes, car elle laisse des traces profondes sur l'organisme et peut aussi causer, d'une manière imprévue, des formes plus graves. Le pronostic est rigoureusement grave dans les formes d'impaludisme intense et beaucoup plus dans les pernicieuses. La cachexie, les formes larvées sont souvent rebelles à tout traitement et on ne les guérit qu'en éloignant l'enfant malade du milieu infecté où il vit.

Thérapeutique. — Nous allons parler brièvement de la prophylaxie individuelle, laquelle est de la plus grande importance. Les habitations doivent être placées dans des endroits élevés, secs et ventilés. On aura soin de ne pas exposer les enfants à des indigestions et à des refroidissements, surtout quand ils sont en sueur, en modérant leurs exercices de courses ou de jeux fatigants, etc. On ne leur permettra pas de sortir le matin de bonne heure, ni aux premières heures du soir, moments de la journée les plus dangereux. Il sera utile aussi qu'ils aient de la flanelle sur la peau. Quand on peut supposer que l'eau est la cause de l'infection, on la fera bouillir et filtrer. A titre prophylactique on donnera une petite dose de quinine, même en suppositoire (10-15 centigrammes) ou quelques gouttes d'une préparation arsenicale. Le régime doit être toujours succulent et la digestion facile. La malaria peut guérir même spontanément, ce qui a lieu pour les formes légères autant que pour les formes graves. L'éloignement des milieux d'infection (*fuge cœlum in quo ægrotasti*), le repos, la bonne nourriture, les soins assidus et la bonne constitution physique forment en ces cas la partie principale de la guérison spontanée. Le mécanisme intérieur par lequel le processus s'accomplit, c'est l'activité phagocytaire des grosses cellules mononucléées avec le protoplasma finement granuleux d'origine spléno-médullaire. Ces cellules renferment des formes parasitaires adultes, des corps en voie de scission ou séparés, des hématies parasitifères ou altérées, etc., etc. Leur action s'accomplit dans tous les vaisseaux, mais de préférence dans la rate, dans la moelle des os et dans le foie; mais là interviennent les leucocytes plus petits et les cellules endothéliales. De plus, la fonction phagocytaire est favorisée par la stérilisation d'un grand nombre de parasites à chaque accès de fièvre.

Contre la malaria nous avons un remède spécifique : la quinine et ses sels. Même actuellement, nos connaissances sur l'action du quinquina contre les parasites sont très limitées; cependant on sait que les spores de la malaria comme celles des autres micro-organismes représentent la phase la plus résistante du parasitisme; les formes amiboïdes qui proviennent des spores sont les moins résistantes à l'action du spécifique. Quand le parasite est dans la phase endo-globulaire, il ressent peu l'action du quinquina; la sporulation, et en conséquence l'accès fébrile ont lieu malgré l'administration du remède; cependant la nouvelle génération est détruite avant qu'elle ait pu attaquer d'autres globules et l'accès s'arrête, sauf rechute, si une certaine quantité de spores ont pu échapper à l'action du remède. La quinine n'a aucune influence sur les formes semi-lunaires. Toutefois, il est certain que cet alcaloïde a son influence directe sur le parasite et n'agit pas par l'excitation de l'activité phagocytaire; au contraire, le nombre des leucocytes diminue pendant l'administration de la quinine. Selon Binz, la quinine rend plus intime et fixe la combinaison entre l'oxygène et l'hémoglobine, de sorte que les parasites seraient presque asphyxiés.

Selon Golgi, dans la fièvre quarte, la quinine doit être administrée 3 ou 4 heures avant l'accès, de manière que le maximum de son action puisse s'appliquer aux formes jeunes résultant de la scission avant qu'elles ne soient libres dans le plasma. Il en est de même pour la fièvre tierce et ses formes composées; la même règle devrait subsister aussi pour la malaria grave; mais dans celle-ci, à cause de la gravité de l'accès d'un côté et de son irrégularité de l'autre, on a continué de prescrire la quinine le plus tôt possible, en répétant son administration toutes les 4 ou 6 heures. En suivant ces règles, on réussit à éviter la récidive de la fièvre quarte et de la fièvre tierce faibles beaucoup plus qu'en administrant le remède dans l'apyrexie qui suit l'accès; il faut dire cependant que l'on ne réussit presque jamais à éviter la récidive dans les fièvres graves.

Chez les enfants, ne présentant pas souvent l'accès palustre avec ses périodes bien distinctes, il sera opportun d'administrer la quinine à des

[L. CONCETTI.]

doses fractionnées et à intervalles réguliers, mais de manière que la dose
totale soit administrée après l'accès fébrile et terminée 4 ou 5 heures avant
l'accès suivant. Ordinairement les doses employées chez l'enfant s'écartent
peu de celles employées chez l'adulte, parce que les enfants tolèrent bien la
quinine (de 0^{gr},25 à 2 grammes dans les 24 heures); les sels sont les mêmes,
mais il faut préférer les plus solubles (bisulfate, chlorhydrate et particulièrement le bichlorhydrate qui contient la plus grande quantité de quinine). La
voie d'introduction que l'on préfère est la voie gastrique, quoique chez les
enfants il y ait la difficulté de la saveur amère du remède. Aux enfants plus
grands et qui savent bien avaler, on l'administrera en cachets; aux plus
petits, il sera nécessaire de l'administrer en solution; en ce cas il faut le
diluer avec du sirop (de café ou d'écorce d'orange). De plus, la saccharine
peut servir à atténuer la saveur amère de la quinine. Il est de règle de diluer
le remède dans une quantité minime de véhicule, étant plus facile de faire
avaler à un enfant une petite qu'une grande cuillerée de liquide. Dans ce
but je préfère la formule ci-après :

Hydrochlorate de quinine.	1 gramme
Saccharine.	0^{gr},50 cent.
Sirop de café.	20 grammes
Eau d'anis .	10 —

Chaque petite cuillère contiendra 15 centigrammes de sel de quinine.

Dans les cas qui ne présentent aucune gravité et pour les enfants en
nourrice, la dose varie entre 0^{gr},25 à 0^{gr},50 *pro die*; pour les plus grands on
commence par 0^{gr},50 à 1 gramme; mais, si leur état s'aggrave, on n'hésitera pas
à augmenter la dose jusqu'à 2 et même 3 grammes. Quelquefois le vomissement a lieu après les premières doses; malgré cela il ne faudra pas s'arrêter,
mais continuer l'administration du remède, en cherchant à combattre les
nausées par des moyens appropriés. Dans quelques cas, il est utile de donner
la quinine en pilules. Il y a des dragées de Philadelphie qui contiennent
0^{gr},05 à 0^{gr},10 de quinine chacune et il est facile de les faire bien déglutir
à quelques enfants. Chez d'autres, j'ai réussi en faisant préparer de petites
pilules argentées de 0^{gr},05 données dans une cuillerée de sirop ou de
compote de fruits.

La voie rectale a donné peu de résultats, mais on peut l'essayer dans des
cas extrêmes, spécialement chez les enfants très petits. En ce cas il faut procéder préalablement au lavage de l'intestin avec de l'eau bouillie, puis
injecter une petite quantité de liquide tiède (15 à 30 grammes) contenant
30 à 50 centigrammes de quinine, un peu de gomme arabique et une goutte
de laudanum. Très souvent l'intestin rejette immédiatement ou peu après le
liquide injecté. Il est plus facile, pour les enfants, de retenir de petits suppositoires au beurre de cacao, contenant 25 à 30 centigrammes d'un sel de
quinine. Ce qu'il faut absolument exclure, c'est l'emploi des frictions sur la
peau et des emplâtres, comme inutiles et dangereux, pouvant causer des
éruptions cutanées très douloureuses. Quand le danger augmente, il faut
avoir recours sans hésiter aux injections hypodermiques; quand elles sont
bien faites, elles ne causent aucune lésion secondaire. Il faut choisir un des

sels les plus solubles (bichlorhydrate 1 : 2) et prendre les plus grands soins antiseptiques. L'injection doit être profonde, mais il ne faut cependant pas qu'elle soit musculaire; on choisira les régions du dos et des lombes qui sont les moins sensibles, ou bien la paroi de l'abdomen, et jamais on ne la fera aux bras ni aux cuisses. Ces dernières injections produisent une cuisson vive et de quelque durée; quand elles sont superficielles, la douleur est très forte, elle dure longtemps et il peut se produire des eschares dont la guérison est difficile. Dans les cas de fièvre pernicieuse, Baccelli a récemment proposé l'emploi des injections intra-veineuses de quinine.

On a proposé plusieurs remèdes comme succédanés de la quinine. L'arsenic n'a pas de valeur spécifique, mais une action reconstituante; en ont encore moins le salicylate de soude et le jus de citron; l'antipyrine n'a aucune action spécifique et il est douteux que dans l'impaludisme elle puisse abaisser la température. Il en est de même de tous les remèdes de ce groupe (antiférbrine, phénacétine, etc.). On a employé plusieurs fois le bleu de méthylène à la dose variable de $0^{gr},20$ à $0^{gr},40$ ou $0^{gr},50$, en potion administrée à plusieurs reprises. D'après plusieurs auteurs, les résultats seraient bons, mais les cas que l'on a jusqu'ici rapportés sont tous des cas légers. On a aussi employé plusieurs fois l'hydrochlorate de phénocolle avec les mêmes résultats. Quant à l'asaprol, récemment mis en usage, nous n'avons pas jusqu'ici de données suffisantes pour le bien juger. Il semble qu'on puisse faire plus de cas du tournesol (*Hélianthus annuus*) préparé en teinture alcoolique (1 à 6 grammes *pro die*), dans une potion à prendre au moment des accès. Moncorvo l'a expérimenté plusieurs fois avec succès dans des cas assez graves : les résultats que l'on a obtenus nous encouragent dans nos recherches.

Contre les fâcheux effets de la malaria sur l'organisme, on emploiera dans tous les cas les toniques et les reconstituants, surtout la décoction de quinquina, le fer, l'arsenic. Contre la tuméfaction de la rate et du foie, l'hydrothérapie et les douches locales sont utiles. Contre la tuméfaction splénique, on a particulièrement employé plusieurs moyens, le froid en permanence, la teinture d'iode, les injections d'ergotine, de résorcine, la liqueur arsenicale. Il semble que les meilleurs résultats aient été obtenus par les injections parenchymateuses de quinine (bichlorhydrate de quinine, $0^{gr},50$ pour 1 gramme d'eau) tous les trois ou quatre jours. On a aussi proposé les applications électriques, l'ignipuncture et la splénectomie.

Il sera utile, quand il y aura quelque signe d'embarras gastrique, de faire précéder d'un purgatif l'administration de la quinine. En général, on préfère le calomel ($0^{gr},10$ à $0^{gr}40$) et l'huile de ricin (10 à 20 grammes) ou un purgatif salin qui ne soit pas fort. Il ne faut jamais négliger l'antisepsie de la bouche au moyen de fréquents collutoires et lavages. Quand les symptômes intestinaux exigent une intervention plus active, on aura recours aux antiseptiques intestinaux, surtout au salol, au salicylate de bismuth et au benzonaphtol à la dose de 2 à 5 grammes *pro die*, et aux irrigations intestinales. Contre l'hyperthermie, aux remèdes chimiques, je préfère l'hydrothérapie et, dans les formes cérébrales, l'application permanente de glace sur la tête. S'il

[L. CONCETTI.]

y avait beaucoup d'inquiétude et des convulsions, on administrerait un peu
de bromure, ou le trional, l'hypnal, le chloralose, généralement à la dose de
$0^{gr},15$, $0^{gr},20$ à 1 gramme *pro die* en potion édulcorée, avec un julep
gommeux, ou quelque sirop. Dans les cas d'adynamie, on aura recours aux
injections excitantes d'éther, d'huile camphrée, de caféine. Le remède sou-
verain dans les cas rebelles et portés aux récidives, c'est le changement
d'air, l'éloignement de l'enfant malade du milieu palustre où il vit, son
transport dans les lieux plus salubres, sur le bord de la mer ou à la campagne. Dans quelques cas, un voyage en mer a permis de guérir des fièvres
malariennes rebelles à tout traitement.

XVI

FIÈVRE JAUNE

PAR LE Dʳ J. COMBY

La fièvre jaune, *typhus amaril*, *vomito negro*, est une maladie infectieuse et contagieuse, endémique dans certaines contrées (Antilles, golfe du Mexique, Brésil, etc.), inconnue en Europe, où, après avoir été importée, elle n'a pas réussi à s'implanter. C'est une maladie essentiellement côtière et maritime, fuyant les altitudes et l'intérieur des terres, pour limiter ses ravages aux villes océaniques, et aux ports les plus fréquentés de la zone tropicale.

Étiologie, bactériologie. — Toutes les races humaines ne sont pas égales devant la fièvre jaune; les nègres et les métis jouissent d'une immunité naturelle presque absolue; les blancs indigènes sont moins exposés que les immigrants non acclimatés qui, toujours, offrent la plus grande vulnérabilité. Les enfants en général sont moins frappés que les adultes; mais cette règle ne s'applique pas à toutes les épidémies, et d'après le Dʳ Clemente Ferreira (*Gazette hebdomadaire*, 16 novembre 1895), on a vu des épidémies frapper le jeune âge avec une prédilection marquée. Quand la fièvre jaune sévit avec violence, non seulement sur la population immigrée, mais encore sur la race indigène, les enfants sont alors atteints en grand nombre. Si la maladie offre peu d'expansion et de virulence, on voit les enfants échapper presque tous à ses coups. Si la première enfance (nouveau-nés et nourrissons) est très éprouvée par la malaria, elle offre relativement peu de prise au typhus amaril, elle semble jouir à son égard d'une immunité relative. Mais, à mesure que l'enfant avance en âge, il perd cette immunité relative des deux premières années, et devient plus accessible au germe de la fièvre jaune.

Comme beaucoup de maladies infectieuses, la fièvre jaune ne récidive pas, une première atteinte confère l'immunité pour la vie entière. Mais cette règle souffre quelques exceptions, et l'immunité se perd surtout après un séjour prolongé dans les zones tempérées indemnes de fièvre jaune.

Les faits de transmission du typhus amaril par les navires, souvent après une longue traversée, et sans que des cas se soient déclarés récemment sur les passagers, prouvent que la maladie est due à un germe vivant, à un microbe qui se conserve longtemps en dehors de l'organisme. Un grand nombre d'observateurs se sont mis à la recherche de ce microbe, quelques-uns croient l'avoir trouvé, mais il plane encore des doutes sur le succès de leurs tentatives. Richardson (de Philadelphie) a décrit en 1878 une bactérie qu'il croit spécifique; Domingos Freire, de Rio, a donné comme pathogène un microbe qu'il appelle *cryptococcus xanthogenicus*, et, brûlant les étapes, il a même préparé un vaccin qu'il s'est mis à inoculer aux Brésiliens, ses compatriotes. En 1881, Capitan et Charrin avaient trouvé des microcoques dans des échantillons de sang rapportés du Sénégal. D'autres ont décrit un champignon. Le Dantec n'a pas trouvé de microbe dans le sang, le foie, les reins, la rate, le cerveau, mais il a trouvé des bacilles dans l'estomac. Le D'' Gibier aurait isolé, dans les vomissements, un bacille chromogène, sécrétant une matière noire, etc. Il manque à toutes ces recherches le contrôle expérimental, la reproduction du *vomito negro* chez les animaux par l'inoculation ou l'ingestion des cultures.

Anatomie pathologique. — Les lésions primitives et principales semblent porter sur le tube digestif, sur l'estomac, dont la muqueuse offre un piqueté hémorragique, des suffusions sanguines, surtout près du cardia et de la grande tubérosité; sur l'intestin, dont les follicules clos sont hypertrophiés (psorentérie); c'est à la fin de l'intestin grêle, près de la valvule iléocæcale, que l'éruption des follicules clos est le plus marquée. Les plaques de Peyer font aussi une légère saillie, mais elles ne sont pas ulcérées.

Comme dans la plupart des infections aiguës fébriles, le foie est gras, jaune, mou, atteint de dégénérescence graisseuse; cette dégénérescence n'a pas le temps de se produire dans les cas foudroyants. La rate est peu modifiée, contrairement à ce qu'on voit dans l'impaludisme. Des lésions congestives, hémorragiques, apoplectiques, peuvent se rencontrer dans les autres viscères, les reins, les poumons, le cerveau, la moelle épinière. Crevaux a vu, dans l'estomac, la dégénérescence graisseuse des vaisseaux capillaires, ce qui expliquerait les hémorragies et les vomissements noirs: il a constaté aussi, au microscope, la dégénérescence graisseuse des cellules qui tapissent les glandes gastriques. Les analyses du sang ont montré, dans quelques cas bien étudiés, la diminution des globules et de la fibrine, l'augmentation des matières grasses et extractives; la désintégration des globules rouges se traduit par la dissolution de l'hémoglobine dans le sérum.

Ce qui domine, en somme, dans les cas mortels, c'est la congestion de tous les viscères, centres nerveux, tube digestif, cœur, foie, rate, reins, etc., congestion pouvant aller jusqu'à la rupture vasculaire, jusqu'à l'hémorrhagie, jusqu'à l'apoplexie. A ces lésions appréciables à l'œil nu il faut ajouter la dégénérescence graisseuse des capillaires et des éléments nobles révélée par le microscope.

Les vomissements noirs traduisent cliniquement, pendant la vie, les lésions de cette nature dans l'estomac, et leur aboutissant presque fatal, l'*hémorragie gastrique*. Enfin l'altération du sang se traduit encore par cette coloration jaune ictérique qui, non seulement affecte la peau, mais se répand dans l'intimité de tous les tissus et de tous les organes.

Les lésions anatomiques et jusqu'à un certain point l'évolution clinique de la fièvre jaune rappellent l'*ictère grave* et la *variole hémorragique* de nos climats, sans parler des fièvres bilieuses hématuriques des pays tropicaux infectés par le paludisme.

Symptomatologie. — Les symptômes de la fièvre jaune varient suivant les âges; chez l'adulte, on a noté au début une céphalalgie opiniâtre qui manque généralement chez les enfants ou n'est pas bien exprimée par eux. Les vomissements sont incessants, opiniâtres, mais ce symptôme n'a qu'une valeur relative chez les jeunes sujets où il se présente si fréquemment en dehors du typhus amaril. Ce n'est qu'en présence du vomissement noir, de l'hématémèse persistante, que le diagnostic de fièvre jaune pourra s'imposer.

Les matières vomies, l'haleine du malade exhalent une odeur acide particulière. La face est rouge, les yeux sont injectés. Le thermomètre marque un degré élevé de fièvre, 40 degrés, avec des rémissions matinales peu accusées; parfois cependant il y a de véritables intermittences. La coloration ictérique des téguments est plus rare chez les enfants que chez les adultes, de même l'anémie et les accidents urémiques.

En dehors des formes légères et abortives qui s'observent surtout chez des sujets partiellement immunisés par une première atteinte, on peut décrire, d'après Clemente Ferreira, quatre formes cliniques :

1° *Forme typhoïde.* — Dans cette forme, la courbe thermique présente des rémissions matinales, et la défervescence se fait en lysis après de grandes oscillations; parfois cependant la chute de la température est brusque. Les symptômes hémorragiques sont peu marqués, relégués au second plan; ce qui domine, c'est l'état typhoïde, langue sèche, rôtie, abattement, météorisme abdominal, délire, agitation. Albuminurie précoce et notable. Cette forme serait le plus souvent curable, malgré les symptômes inquiétants qu'elle présente.

2° *Forme foudroyante.* — Cette forme, presque fatale, s'observe surtout dans la première enfance, avant 2 ans, tandis que la forme typhoïde se rencontre au-dessus de cet âge. Après l'invasion d'une fièvre violente, avec soif vive et vomissements aqueux, on voit éclater, dans les 24 heures, un vomissement noir qui se reproduit obstinément, et s'accompagne de melæna. Albuminurie abondante. Coma, convulsions, mort en 36 ou 48 heures. C'est la forme toxique ou hypertoxique de la fièvre jaune, c'est l'empoisonnement du système nerveux central par les toxines du typhus amaril. Cette forme est comparable à certains accès pernicieux de la malaria.

3° *Forme hémorragique.* — Cette forme ne s'observerait en moyenne que dans le tiers des cas. On voit les vomissements noirs se succéder, se compliquer de stomatorrhagie, d'épistaxis, et surtout d'entérorragie abondante; le melæna qui résulte de cette participation de l'intestin au processus hémorragique est des plus graves et se termine rapidement par la mort. L'épistaxis est loin d'avoir la même importance.

4° *Forme gastrique.* — Dans cette dernière forme, la scène morbide est presque entièrement occupée par les vomissements qui sont précoces, répétés, durables; tout ce qu'on fait prendre à l'enfant, même la glace, est rejeté aussitôt. Ces vomissements ne sont pas sanglants; la vie du sujet n'est pas menacée par l'hémorragie, mais uniquement par l'intolérance gastrique et l'inanition qui en résulte. C'est surtout chez les enfants déjà dyspeptiques, ayant souffert de l'estomac, présentant de l'ectasie de cet organe, qu'il faut redouter la forme gastrique de la fièvre jaune. Le fait se

[J. COMBY.]

vérifie dans la fièvre jaune comme dans une foule d'autres maladies, la grippe, la fièvre typhoïde, la malaria, etc. La diversité des formes. cliniques s'explique surtout par les différences de terrain : les sujets nerveux présenteront la forme ataxique, les dyspeptiques la forme gastrique, etc.

Diagnostic. — Le diagnostic repose principalement sur la constatation des hémorragies et notamment du vomissement noir au milieu d'un état fébrile très accusé et de symptômes généraux très inquiétants. L'invasion est brutale, la marche rapide, la terminaison très souvent mortelle.

La coloration ictérique des téguments n'est pas franche ; l'urine, quoique rouge, n'offre pas la réaction du pigment biliaire ; ce n'est pas un ictère biliphéique qui caractérise la fièvre jaune, la couleur jaune tient à la destruction des globules du sang ; cet ictère hémaphéique permet immédiatement de distinguer le typhus amaril de l'*ictère grave*, qui, lui aussi, peut s'accompagner de vomissements noirs, mais qui présente toujours un ictère biliphéique des plus intenses. Cependant, après l'ictère hémaphéique, dans la fièvre jaune, survient un véritable ictère biliphéique.

La malaria peut prendre des allures trompeuses et simuler jusqu'à un certain point la fièvre jaune, quoiqu'elle procède par accès bien tranchés, et ne se traduise pas habituellement par des vomissements noirs et de l'intolérance gastrique. Dans les cas douteux, on devrait rechercher dans le sang l'hématozoaire de Laveran. « La fièvre jaune, dit M. Moncorvo (*la Médecine infantile*, 15 août 1895), moins fréquente du reste chez les petits enfants qu'on ne le croit, peut bien se prêter parfois à la confusion avec une fièvre palustre grave, notamment à son début. Je me hâte pourtant d'ajouter que la fièvre jaune affecte, en général, à sa période d'invasion, les allures d'une fièvre exanthématique ; la fièvre s'allume brusquement et monte rapidement à un degré élevé, les capillaires périphériques se dilatent, communiquant aux téguments une coloration rouge à laquelle succède bientôt une teinte jaunâtre ; le petit malade est ensuite la proie d'une très vive agitation accompagnée d'angoisse épigastrique extrême et continue ; puis surviennent les vomissements d'abord bilieux et bientôt noirs auxquels s'ajoutent presque invariablement les conséquences fâcheuses de l'insuffisance rénale. Or, ce tableau clinique est assez caractéristique pour qu'on n'hésite pas à le classer ; mais il n'en est pas ainsi lorsqu'une infection malarienne précède ou coïncide avec les symptômes du typhus amaril ; il faut rechercher minutieusement les stigmates du paludisme, les hématozoaires dans le sang, etc. « La présence de l'albumine, regardée en général, chez nous, comme un signe presque pathognomonique de la fièvre jaune, n'a pas tant d'importance, car j'ai pu le constater chez des enfants affectés de malaria à marche aiguë ou chronique. »

Traitement. — La thérapeutique est purement palliative. On cherche à modérer la fièvre, tout en neutralisant l'acidité de l'estomac, avec le salicylate de soude, auquel on peut ajouter le bicarbonate de soude (eau de Vichy). On pratiquera des irrigations de l'intestin, et même le lavage de l'estomac avec l'eau boriquée, l'eau naphtolée. Il faut toujours préluder par un purgatif (huile de ricin, calomel). Contre les phénomènes méningés, on aura recours à la vessie de glace sur la tête ou aux compresses d'eau glacée, aux sinapismes ou vésicatoires des mollets, aux bains tièdes ou froids. Les bains froids rendraient surtout des services dans les formes hyperthermiques et ataxiques.

L'alimentation, toujours difficile, sera exclusivement liquide : lait coupé d'eau de Vichy, eau gazeuse, champagne dilué. Contre l'adynamie, on luttera par les injections d'éther, de caféine, de spartéine.

Pour combattre la tendance aux hémorrhagies, on donnera la digitale, le perchlorure de fer, l'ergotine en potion ou en injection sous-cutanée, la glace sur l'épigastre et sur le ventre. S'il y a une épistaxis abondante, on fera des irrigations ou des pulvérisations avec le perchlorure de fer étendu d'eau, des insufflations d'antipyrine en poudre, le tamponnement en dernier ressort. S'il y a anurie, on sera autorisé, après les grands lavements d'eau froide, à faire des injections de sérum artificiel (20 à 50 centimètres cubes de la solution chlorurée sodique à 5 pour 1000 avec addition de 10 grammes de sulfate de soude). On n'oubliera pas les frictions stimulantes de la peau, les inhalations d'oxygène, et en général tous les moyens de nature à exciter l'action du système nerveux et les fonctions des émonctoires naturels (reins, intestin, etc.)

Au point de vue prophylactique, il est superflu d'insister sur la nécessité de l'isolement, des quarantaines, de la désinfection complète des objets et des locaux contaminés.

[J. COMBY.]

XVII

TÉTANOS

PAR LE Dr JULES RENAULT
Chef de clinique à l'Hôpital des Enfants.

Étiologie et pathogénie. — Si la connaissance des symptômes du tétanos, de ses conditions étiologiques, de sa gravité remonte à la plus haute antiquité, il n'en est pas de même de sa pathogénie.

Vulpian, Brown-Séquard, Arloing et Tripier émettaient et tentaient de démontrer la théorie, entrevue par Ambroise Paré, que le tétanos est un réflexe pathologique dont le point de départ réside dans une irritation des nerfs périphériques. Simpson, en 1854, avait, au contraire, émis l'idée que le tétanos résultait de l'absorption au niveau des plaies d'un poison analogue à la strychnine. Ces théories, *nerveuse* et *humorale*, sont aujourd'hui abandonnées, et la nature *infectieuse* du tétanos est pleinement démontrée.

Carle et Rattone, en 1884, démontrent l'inoculabilité du tétanos, en produisant la maladie chez le lapin par l'inoculation du pus d'une pustule d'acné, point de départ d'un cas de tétanos chez l'homme. La même année, Nicolaïer[1] démontre qu'on peut rendre les animaux tétaniques en leur inoculant de la terre des rues, que le pus de ces animaux tétaniques produit le tétanos chez d'autres animaux, qu'il contient toujours, avec d'autres microbes, un bacille à forme très spéciale, anaérobie.

Rosenbach (1886), puis de nombreux auteurs trouvent le même bacille dans les plaies des tétaniques. Kitasato (1889) arrive à isoler ce bacille et à reproduire le tétanos par des inoculations de culture pure.

Quand on examine le pus d'un tétanique, on trouve, au milieu d'autres microbes, deux variétés de bacilles minces : les uns linéaires, à bouts arrondis, les autres ayant une extrémité renflée et la forme d'une épingle : c'est le bacille de Nicolaïer, avant et après la sporulation.

Ce bacille est strictement anaérobie; il se développe très bien sur les milieux habituels; à la température optima de 36-38 degrés sur agar, de 20-24 degrés en gélatine, il donne, du 2e au 4e jour, un trouble nuageux qui envahit peu à peu tout le milieu; la gélatine est liquéfiée le 10e jour; la culture a une odeur de corne brûlée (Sanchez-Tolédo et Veillon). Une prise de la culture examinée au microscope montre le polymorphisme très marqué du bacille, qui est tantôt droit, tantôt courbe, tantôt allongé, sporulé ou non, immobile à l'état sporulé.

Les spores se développent très bien à une température de 37-39 degrés. Leur résistance est tout à fait remarquable; on peut les retrouver après

(1) *Deutsch. med. Woch.*, 1884.

plusieurs mois dans la terre tétanigène exposée à l'air et à la lumière : elles résistent pendant 1/4 d'heure à une température de 90 degrés et il faut plus de 5 heures pour les tuer dans une solution de sublimé au millième.

Nicolaïer, Rosenbach, Nocard, après avoir montré que le bacille restait cantonné au niveau de la plaie, à une faible profondeur dans les tissus, pensèrent qu'il y sécrétait un poison dont la résorption produisait le tétanos. Knud Faber[1] démontra l'existence de ce poison dans les cultures, et Niesen[2], dans le sang des tétaniques : les cultures filtrées ou le sang inoculés aux animaux à des doses infiniment petites produisent le tétanos.

Courmont et Doyon[3] (1893), ayant remarqué que les cultures filtrées déterminaient le tétanos après une incubation assez longue, (24 heures au minimum), à des doses souvent infinitésimales, l'assimilèrent, non à un poison, mais à une diastase qui, introduite dans l'organisme, y déterminerait la formation du véritable poison tétanique : à l'appui de leur opinion, ils établissent une expérience intéressante, montrant que le sang d'un animal tétanique, injecté à un autre animal, produit le tétanos immédiatement, sans phase d'incubation. Mais Conrad Brunner[4] conteste les résultats de Courmont et Doyon.

Nicolaïer avait montré l'existence du bacille tétanique dans la terre des rues, des champs, des jardins ; Chantemesse et Widal l'ont trouvé dans la poussière d'une salle d'hôpital, Hinzelmann dans celle des vieilles habitations. Richet a trouvé les spores à la surface des végétaux, Peyraud dans le foin, Sanchez-Tolédo et Veillon dans les excréments des herbivores : les spores ingérées par ces animaux pullulent dans l'intestin et sont ensuite rejetées avec les excréments, d'où leur dissémination partout à la surface du sol. Vaillard, G. Roux ont démontré leur présence dans les eaux communes.

Cette dissémination des spores permet de comprendre combien le tétanos peut se produire facilement. S'il se produit si rarement, c'est que d'autres conditions sont nécessaires. Vaillard, Vincent et Rouget[5] ont montré que « les spores introduites seules et en grande quantité dans un tissu sain, privées de leur toxine, ne provoquent pas le tétanos ». Ces spores inoculées dans les mêmes conditions sur une plaie simple, superficielle, ne déterminent pas le tétanos ; elles le produisent, au contraire, si les tissus sont mortifiés par une brûlure, un écrasement, s'il y a une fracture sous-cutanée : c'est que les spores peuvent se développer dans ces dernières conditions. Elles se développent de même à la surface de toutes les plaies et produisent le tétanos, si, en même temps qu'elles, on inocule des microbes de la suppuration. L'anfractuosité des plaies, la suppuration sont donc des causes adjuvantes de premier ordre de la production du tétanos.

Tétanos des nouveau-nés. — Le tétanos se développe indifféremment chez les nouveau-nés de l'un et de l'autre sexe : si la statistique de Schöller donne sur 19 cas 15 garçons et 4 filles, c'est affaire de série, car celles de

(1) *Berlin. klin. Wochenschr.*, 1890.
(2) *Deutsch. med. Wochenschr.*, 1891.
(3) *Société de biologie.*
(4) *Deustch. med. Woch.*, 1894.
(5) *Annal. de l'Inst. Pasteur*, 1891-1893.

[*J. RENAULT.*]

Finkler et de Bednar, portant ensemble sur 58 cas, donnent 50 garçons et 28 filles.

Le tétanos apparaît ordinairement dans les jours qui suivent la chute du cordon ombilical; il peut cependant se montrer plus tôt ou plus tard. En réunissant les statistiques récentes, Hartigan (1884) trouve que sur 209 cas la maladie a débuté :

15 fois.	aussitôt après la naissance.
15 —.	le 2ᵉ jour.
59 —.	le 4ᵉ jour.
34 —.	le 5ᵉ jour.
55 —.	le 6ᵉ jour.

On ne trouve qu'un seul cas entre le 18ᵉ et le 28ᵉ jour. Ritter von Rittershain estime que la plupart des cas se produisent à la fin de la première semaine; les cas observés par Baginsky ont tous débuté dans la 2ᵉ semaine; ceux d'Hénoch, du 5ᵉ au 7ᵉ jour de la vie; ceux de Papiewski, du 5ᵉ au 12ᵉ.

Dans plusieurs observations, on a noté le nombre de jours écoulés entre la chute du cordon ombilical et le début des accidents. En réunissant les statistiques de Finkler et de Papiewski, nous trouvons que sur 55 cas la maladie a commencé :

2 fois	le jour même de la chute.
1 —	1 jour après.
5 —	2 —
1 —	3 —
5 —	4 —
8 —	5 —
6 —	6 —
8 —	7 —
1 —	8 —
2 —	9 —

Beaucoup d'auteurs calculent la durée de l'incubation d'après l'intervalle qui sépare le début des accidents de la chute du cordon : cette appréciation ne saurait être tenue pour exacte, puisque dans plusieurs cas la maladie a commencé dans les 4 ou 5 premiers jours de la vie, c'est-à-dire avant la chute du cordon. Les bacilles du tétanos pénètrent sans doute plus facilement dans la plaie à ce moment, mais ils peuvent y pénétrer plus tôt, grâce à l'artérite ou à la phlébite ombilicales, qui se sont déjà développées. Ces derniers accidents existent en effet, d'après Burmenter, dans les 4/5 des cas de tétanos des nouveau-nés, toujours d'après Runge[1]. Il est fort vraisemblable d'ailleurs que le cordon ombilical n'est pas le seul point par lequel puisse pénétrer le bacille du tétanos. Toute autre plaie, celle de la circoncision par exemple (Runge), peut servir de porte d'entrée.

L'assimilation du tétanos du nouveau-né au tétanos de l'adulte, au point de vue pathogénique, est exacte, puisque Baginsky, Escherich, Papiewski,

[1] *Die Krankheiten der ersten Lebenstage*, 1893.

chacun dans un cas, ont pu donner le tétanos à des lapins auxquels ils ont inoculé le pus du cordon ombilical d'enfants tétaniques.

Peut-on affirmer aujourd'hui que tous les cas de tétanos des nouveau-nés soient dus à l'infection par le bacille de Nicolaïer? Malgré le petit nombre de recherches faites sur ce point, il est permis de le penser. Nous devons citer cependant les théories qui ont eu cours avant la découverte de Nicolaïer.

Keber (1869) dit qu'une même sage-femme a eu dans sa clientèle 99 cas de *trismus neonatorum* sur 380 enfants : il explique ce fait par l'habitude qu'avait la sage-femme dé donner des bains chauds dont elle ne vérifiait pas la température au thermomètre, et il attribue le tétanos à la température trop élevée du bain. Il peut y avoir là une cause adjuvante, mais s'il s'agissait vraiment de tétanos dans tous les cas, la cause doit être plutôt cherchée dans la contagion indirecte par les mains de la sage-femme.

Depuis longtemps on a insisté sur l'influence de la température, et plus encore des changements brusques de température : le tétanos des nouveau-nés est infiniment plus fréquent dans les pays chauds que dans les pays du Nord et surtout que dans les pays à climat tempéré. Tous les auteurs qui ont observé dans les pays chauds rapportent que le tétanos frappe les négrillons avec une facilité extrême, s'il se produit pendant la nuit une chute brusque de température, ou si on laisse éteindre le feu à l'entrée des cases. Le refroidissement joue évidemment le rôle de cause adjuvante, mais la malpropreté des nègres est très grande, leurs enfants sont mal tenus, et la plaie ombilicale pansée souvent avec de la terre. Ces causes ne suffisent-elles pas pour expliquer l'infection tétanique?

Dans les pays froids on a, par contre, incriminé l'aération insuffisante; partant de cette idée, Clarke (1789) a fait disparaître le tétanos de la Maternité de Dublin par une ventilation bien comprise : il est vraisemblable qu'il a dû en même temps modifier la tenue des salles, car nous savons que l'aération ne suffit pas pour faire disparaître les spores du tétanos du plancher des salles d'hôpital.

M. Sims (1846), puis Wilhite (1875), Hartigan (1884)[1], pensèrent que le tétanos peut résulter d'une compression de la moelle allongée par enfoncement de l'occiput sous les pariétaux pendant l'accouchement, ou après par la pression de la tête sur l'oreiller; et Wilhite dit avoir guéri des cas de tétanos en corrigeant cette déformation.

Soltmann[2] croit que les forts tiraillements de la moelle peuvent produire des convulsions tétaniques chez les nouveau-nés : il va même plus loin et admet que chez les nouveau-nés les convulsions prennent de préférence le caractère tonique : ses expériences lui ont montré que chez les jeunes animaux l'irritabilité des nerfs moteurs était plus faible que chez les animaux adultes, que la contraction musculaire arrivait plus lentement à son maximum et s'éteignait de même. Wilhite a confirmé ces résultats chez l'enfant. Runge a vu des convulsions tétaniques et du trismus se produire

(1) *Amer. Journ. of med. science*, 1884.
(2) *Handb. für Kinderheil.*, de Gerhardt, 1879.

à la suite d'une extraction du fœtus tête dernière, mais il y avait en même temps des paralysies.

Parrot, après Dugès, pensait qu'un grand nombre des cas décrits sous le nom de tétanos des nouveau-nés doivent en réalité être attribués à l'éclampsie et considérés comme une variété tétaniforme de cette dernière maladie. Cette assertion contient certainement une grande part de vérité; il est infiniment probable qu'à côté du tétanos vrai, dû au bacille de Nicolaïer, il existe des *états tétanoïdes* reconnaissant une toute autre cause, comme la compression de la moelle allongée, les tiraillements de la moelle, les bains trop chauds, la débilité congénitale, etc. Il sera donc désormais nécessaire de soumettre les observations de tétanos des nouveau-nés à un contrôle minutieux, plus encore au point de vue bactériologique qu'au point de vue clinique.

Première et deuxième enfance. — L'étiologie du tétanos chez les enfants du premier et du second âge est la même que chez l'adulte. Il suffit de rappeler que les plaies qui y prédisposent le plus sont les plaies contuses, irrégulières, anfractueuses, les plaies des extrémités des membres, surtout quand elles intéressent les nerfs. Dans les services de chirurgie autrefois on voyait le tétanos survenir à la suite de diverses opérations.

Quant au tétanos spontané, il doit être rejeté chez l'enfant comme chez l'adulte; les cas de tétanos signalés autrefois par les auteurs au cours des affections gastro-intestinales peuvent sans doute être rapportés à la pénétration du bacille de Nicolaïer au niveau de l'intestin; il reste des cas dont l'explication est plus difficile, mais ils ne suffisent pas à faire rejeter l'origine infectieuse de la maladie.

Anatomie pathologique. — Les lésions trouvées à l'autopsie des nouveau-nés morts de tétanos n'ont rien de constant.

Assez souvent on a noté une congestion marquée du cerveau, de la moelle, des méninges spinales notamment, quelquefois même une exsudation séro-sanguine dans le canal rachidien : mais dans l'empoisonnement par la strychnine on trouve des lésions semblables et on peut se demander si elles ne sont pas l'effet plutôt que la cause des contractures tétaniques.

Les lésions inflammatoires, décrites dans le système nerveux central par Rokitansky, Demme, Michaud, n'ont pas été retrouvées par d'autres auteurs.

Symptômes (*tétanos des nouveau-nés*). — L'enfant est agité, ne dort pas ou dort mal; quand on lui présente le sein, il le prend avec avidité et le quitte ausssitôt en criant. Son cri est aigu, mais faible, et quelquefois si étouffé qu'on l'entend à peine.

La contracture des masséters, le trismus, apparaît en premier lieu; on sent facilement par la palpation la dureté de ces muscles, dont la contracture applique fortement les mâchoires l'une sur l'autre, à tel point qu'il est à peine possible d'introduire entre elles l'extrémité du doigt.

Le front est plissé, les yeux sont presque constamment fermés; les commissures labiales sont tiraillées par de perpétuels mouvements convulsifs des joues; les lèvres très rapprochées font une petite saillie en avant en forme de trompe.

Puis la contracture gagne les muscles du tronc, du cou et des membres.
La tête se renverse en arrière, la colonne vertébrale s'incurve fortement
en opisthotonos, les bras s'allongent de chaque côté du corps, les mains se
fléchissent ainsi que les doigts, les jambes s'allongent l'une contre l'autre,
les orteils se recourbent sous la plante des pieds. L'enfant n'appuie sur son
lit que par la tête et les talons, et, quand on le soulève, il se tient d'une seule
pièce, raide comme une barre de fer.

La contracture généralisée cesse par instants, pendant lesquels le petit
malade redevient souple et fait quelques mouvements. Tantôt elle existe
seule, tantôt elle s'accompagne de secousses cloniques, peu étendues, de
tous les muscles, surtout des muscles des membres. A chaque crise la peau
devient rouge, violacée, la face principalement devient cyanotique, se gonfle,
les yeux s'injectent, un peu de mousse blanche fait saillie aux commissures
des lèvres; la respiration est courte, irrégulière, superficielle; le pouls est
extrêmement rapide, petit, à peine sensible.

Ces crises se produisent sans cause appréciable, ou sous l'influence d'un
simple contact, d'un courant d'air, d'un mouvement des personnes qui
entourent le malade.

La température est très variable : tantôt très élevée, tantôt à peu près
normale, tantôt au-dessous de la normale. Monti[1] avait remarqué qu'on
observait des cas de tétanos sans fièvre, des cas de tétanos avec température très élevée pendant toute leur durée, des cas enfin dans lesquels la
température, élevée au début, s'abaissait ensuite, si le malade venait à guérir :
il en concluait que la fièvre devait avoir une autre cause que la contracture
musculaire. On pourrait croire, dit Papiewski, qu'elle est due à l'intervention
d'autres micro-organismes; il n'en est rien cependant, ajoute cet auteur,
car elle peut exister en dehors de tout symptôme septique ou pyémique, et
elle augmente avec l'intensité des symptômes tétaniques.

On a signalé au cours du tétanos des nouveau-nés l'ictère et la diarrhée,
mais ce sont là des complications sans relations sans doute avec la maladie.

Le tétanos dure rarement longtemps : les crises se rapprochent,
deviennent subintrantes, et la mort survient du 2e au 4e jour; quelquefois
elles cessent peu avant la mort qui arrive dans le collapsus, avec ou sans
hyperthermie excessive. On a publié quelques cas exceptionnels, chez des
enfants de 5 ou 6 mois, où l'affection a duré 3 ou 4 semaines et s'est terminée néanmoins par la mort, plus rarement par la guérison.

Les accidents varient d'ailleurs un peu suivant la durée de la maladie.
Dans les cas à évolution rapide, le trismus s'installe dès le début et dure
jusqu'à la fin sans interruption, l'opisthotonos et les contractures des extrémités surviennent rapidement. Dans les cas de très courte durée, on voit
apparaître, presque dès le début, les convulsions toniques, l'apnée, la
faiblesse du cœur. Lorsqu'au contraire l'incubation a été longue et que la
maladie évolue lentement, les muscles sont pris les uns après les autres,
les contractures sont moins intenses et sont séparées par des rémissions.

(1) *Jahrb. für Kinderheilkunde*, 1869.

[J. RENAULT.]

La mort est la terminaison à peu près certaine; sur 44 enfants atteints, Jderchsœld, de Stockholm, n'en a vu guérir que 2; Monti, 2 sur 4, Soltmann, 1 sur 6, Baginsky n'en a jamais vu guérir.

Tétanos de la première et de la seconde enfance. — Dans la première et la seconde enfance le tétanos est identique à celui de l'adulte, et il nous suffira d'en esquisser la symptomatologie.

Après une incubation qui varie de quelques heures à un mois, après une courte période prodromique caractérisée par des douleurs, des crampes dans les muscles voisins de la plaie, une grande sensibilité au froid, un peu de fièvre, de céphalée, de courbature, les contractions apparaissent.

Le trismus se montre presque toujours le premier, déterminant la difficulté, puis l'impossibilité d'ouvrir la bouche, de desserrer les dents. Puis successivement se prennent les muscles de la nuque (extension forcée de la tête), du pharynx (dysphagie), de la face (rire sardonique ou cynique), les muscles de la masse sacro-lombaire et les extenseurs des membres inférieurs (opisthotonos). L'orthotonos, caractérisé par la contracture de tous les muscles de la tête, du tronc et des membres, l'emprosthotonos (attitude du fœtus), le pleurosthotonos (incurvation latérale du corps en forme de croissant) sont des variétés beaucoup plus rares que l'opisthotonos.

Les contractures sont rarement permanentes (tétanos continu), mais le plus souvent intermittentes (tétanos discontinu) : elles se produisent sous forme de crises paroxystiques survenant sans cause ou à l'occasion d'un mouvement, d'un léger contact, d'un bruit, d'un jet de lumière, et sont séparées par des intervalles plus ou moins longs. Ces crises sont ordinairement douloureuses.

La température varie suivant les cas : ordinairement un peu plus élevée que la normale, elle peut atteindre, dans les cas à évolution rapide, 40 ou 41 degrés, et s'élever encore après la mort jusqu'à 43 ou 45 degrés.

Le pouls est rapide pendant les accès, il devient irrégulier, presque incomptable quelques instants avant la mort.

La respiration est normale dans l'intervalle des paroxysmes; pendant les crises elle est superficielle, irrégulière, la face devient rouge, vultueuse, tout le corps se couvre de sueur.

Les muscles des yeux sont ordinairement respectés. L'intelligence est intacte presque jusqu'à la fin.

Dans la forme *aiguë* l'incubation est courte, les accidents se précipitent, la température est élevée, les crises se rapprochent de plus en plus et le malade succombe en quelques jours, soit par spasme de la glotte, soit par asphyxie due à la contracture des muscles thoraciques, soit par syncope.

Dans la forme *chronique* l'incubation est prolongée, les contractures se généralisent lentement, les intermittences sont longues : cette forme, malheureusement la plus rare (1 fois sur 4), se termine assez souvent par la guérison.

Giraldès a observé chez l'enfant la forme que Larrey avait décrite chez l'adulte sous le nom de tétanos dysphagique, à cause de l'intensité de la dysphagie, due en partie à l'exagération de l'opisthotonos cervical.

Diagnostic. — L'éclampsie est fréquente chez le nouveau-né : elle apparaît à la période terminale de la débilité congénitale, de l'athrepsie, des diarrhées infectieuses fébriles, du choléra infantile, de toutes les variétés de la septicémie des nouveau-nés, dont l'inflammation du cordon ombilical paraît être le point de départ habituel. Cette éclampsie est en général assez différente du tétanos vrai pour qu'on puisse l'en distinguer facilement.

L'éclampsie des nouveau-nés est caractérisée par des crises convulsives, tantôt limitées aux globes oculaires et aux muscles de la face, tantôt généralisées à tout le corps; pendant ces crises, l'enfant se met souvent en opisthotonos, la face est congestionnée, de l'écume blanche apparaît aux lèvres. Mais ces convulsions sont cloniques et non toniques : les globes oculaires sont agités dans tous les sens, l'opisthotonos peut être remplacé par des flexions du tronc, les membres se mettent successivement dans la demiflexion et la demi-extension. La crise, d'ordinaire, dure peu et ne se reproduit que de loin en loin dans la journée; le coma est constant dans l'intervalle des crises, et par suite l'insensibilité absolue pendant et entre les crises; la dilatation pupillaire, le strabisme sont presque de règle. En résumé, l'éclampsie des nouveau-nés est caractérisée par du coma interrompu par des crises épileptiformes qui cessent quelque temps avant la mort : il faut éviter de prendre pour de la contracture tétanique la raideur due au sclérème qui s'ajoute souvent à cet état, et pour du trismus la résistance qu'opposent toujours les enfants, même comateux, à l'introduction du doigt dans la bouche.

L'éclampsie qui se produit chez des nourrissons plus âgés, notamment dans la méningite franche, la méningite cérébro-spinale, a des caractères encore plus franchement épileptiformes; il en est de même de certaines formes convulsives de méningite tuberculeuse, qu'on observe à cet âge, et qui simule pendant 2 ou 5 jours un véritable état de mal épileptique. Les autres signes de ces maladies viennent encore aider au diagnostic.

La tétanie, qui peut se produire à tout âge, mais plus souvent chez des enfants de 2 ans, commence ordinairement par les extrémités supérieures, gagne ensuite les membres inférieurs, assez souvent le tronc et le diaphragme, mais très rarement les muscles de la nuque et de la mâchoire. L'absence de trismus et de dysphagie suffit donc en général pour la distinguer du tétanos; mais le diagnostic est plus difficile quand elle est généralisée; il faudra alors se baser sur l'ordre d'envahissement des muscles, et sur les intermittences très longues de la contracture (tétanos intermittent, de Dance). Trousseau a montré d'ailleurs qu'on pouvait faire réapparaître à volonté la contracture, en comprimant les gros troncs vasculaires ou nerveux des membres atteints. Par la pression de l'angle externe de l'orbite, on peut provoquer une contracture des muscles frontal et orbiculaire des paupières (signe de Weiss).

La méningite spinale produit souvent une contracture généralisée aux muscles de la nuque, du tronc et des membres, accompagnée de spasmes douloureux; mais les bras sont plus souvent dans la flexion que dans l'extension, le trismus manque, la fièvre est ordinairement élevée, et il existe

[J. RENAULT.]

toujours des douleurs très vives au niveau des muscles du cou, du dos, douleurs exaspérées par la pression sur les apophyses épineuses, ou à l'émergence des nerfs; les contractures ne s'exagèrent pas au moindre contact comme celles du tétanos.

Quant aux contractures qui s'observent dans les affections de l'encéphale, elles n'ont qu'une lointaine ressemblance avec le tétanos, et sont toujours accompagnées de troubles cérébraux qui rendent le diagnostic facile.

L'empoisonnement par la strychnine simule au contraire presque exactement le tétanos : on songera cependant que la contracture débute par les membres, qu'elle atteint rarement les muscles de la mâchoire, qu'elle s'accompagne souvent de délire, et toujours de dilatation pupillaire.

Un examen un peu attentif suffira à faire distinguer le trismus tétanique du trismus dû à une affection de la cavité buccale, notamment à l'évolution de la dent de sagesse ou au phlegmon de l'amygdale. De même on reconnaîtra facilement la raideur de la nuque due au mal de Pott sous-occipital, ou à un abcès rétro-pharyngien.

Traitement. — Puisque le tétanos est de nature infectieuse, toute sa prophylaxie réside dans l'antisepsie. Pour les nouveau-nés, dans les pays où le tétanos est fréquent, il est nécessaire d'insister, auprès des personnes chargées de soigner les enfants, sur la nécessité de panser le cordon et toutes les plaies avec une antisepsie rigoureuse : cette précaution doit être indiquée plus encore aux personnes qui travaillent la terre, ou au jardinage, qui s'occupent de la propreté de la maison.

Un enfant est-il atteint de tétanos, il doit être aussitôt isolé, tous les objets qui ont été dans sa chambre doivent être rigoureusement désinfectés : le médecin qui le soigne doit redoubler d'attention pour ne pas transporter le tétanos à l'accouchée ou à d'autres enfants.

Puisque souvent on a noté l'influence adjuvante des bains chauds dans la production du tétanos des nouveau-nés, il est prudent de ne pas donner de bains dont la température dépasse 35 degrés.

Quand le tétanos est déclaré, la première indication est de soigner le cordon, puisque c'est à son niveau que le microbe pullule et produit en permanence sa toxine dont la résorption cause et entretient la maladie : la cautérisation au fer rouge, au thermocautère, a été conseillée depuis longtemps, on doit la faire aussi profonde que possible, et panser ensuite la plaie au salol ou à l'iodoforme. On a conseillé aussi des injections interstitielles, autour de la plaie ombilicale de solutions fortes de sublimé ou d'acide phénique.

Il est à craindre toutefois qu'on ne réussisse pas, et il faut autant que possible s'efforcer de calmer le petit malade par le traitement médical.

Le chloral est chez le nouveau-né, comme chez l'enfant ou chez l'adulte, le médicament qui a donné le moins d'insuccès; il faut en donner des doses énormes, 10 centigrammes toutes les heures, jusqu'à 1 et 2 grammes par jour, ou toutes les 4 heures 25 centigrammes en lavement.

L'opium ne donne pas de bons résultats. On a conseillé encore l'extrait de chanvre indien (0 gr. 03, 0 gr. 05); l'extrait de fèves de calabar (Monti) en injections sous-cutanées à la dose de 0 gr. 006 par injection renouvelée jusqu'à 10 fois par jour; le sulfate d'atropine en injections sous-cutanées (une goutte toutes les 3 heures d'une solution à 0,01 pour 20); la teinture de musc (0,03 toutes les 3 heures); le bromure de potassium, l'uréthane, le sulfonal; les inhalations de chloroforme, de nitrite d'amyle; les bains tièdes prolongés.

La multiplicité des moyens thérapeutiques indique cette fois encore la multiplicité des échecs.

En 1890, Behring et Kitasato démontrèrent que le sérum sanguin des animaux rendus réfractaires au tétanos, inoculé à des lapins, préserve ces animaux de la maladie, ou les guérit si la maladie est déjà déclarée. Tizzoni et Catani publièrent des guérisons de tétanos par cette méthode : mais des nombreux cas traités jusqu'aujourd'hui par la sérothérapie on peut conclure que le traitement échoue dans les formes aiguës, réussit seulement dans les formes chroniques.

En ce qui concerne les nouveau-nés, nous ne trouvons que quelques observations de sérothérapie : 1 cas de Baginsky[1], l'enfant mourut le 4e jour de sa maladie, après avoir reçu, en 6 injections, 1 gr. 50 de sérum de lapin immunisé; — 2 cas de Papiewski[2] : dans l'un l'enfant reçut, en 2 fois, 0 gr. 03 d'antitoxine; dans l'autre 0 gr. 50 en 5 fois : les 2 enfants succombèrent; à l'autopsie, on trouva des lésions de septicémie; — 4 cas d'Escherich[3], avec une seule guérison; dans les 5 cas terminés par la mort, le tétanos était compliqué de phénomènes septiques.

La rapidité avec laquelle évolue le tétanos des nouveau-nés et la fréquence des complications septiques semblent donc rendre encore plus aléatoires que chez l'adulte les chances de succès de la sérothérapie.

(¹) *Berlin. klin. Woch.*, 1891.
(²) *Jahrb. für Kinderh.*, 1893.
(³) *Wien. klin. Woch.*, 1893.

[J. RENAULT.]

XVIII

RAGE

PAR H. GILLET
Ancien interne des hôpitaux de Paris.

La rage chez les enfants ne comporte que quelques rares particularités de détail qui la distinguent de la même maladie observée chez l'adulte. Ce sont ces seules différences qu'il importe de mettre en relief.

Fréquence. — Beaucoup d'instituts antirabiques ne mentionnent l'âge des sujets qu'à la statistique des décès, de sorte qu'à la statistique de mortalité ne correspond pas une statistique corollaire de morbidité. Des directeurs d'instituts antirabiques, auxquels j'avais écrit à ce sujet, quelques-uns ont bien voulu me transmettre des documents inédits, utilisables pour cet article. Voici les chiffres qui permettront de fixer les idées au sujet de la fréquence relative de la rage chez les enfants.

LABORATOIRE MUNICIPAL MICROBIOLOGIQUE DE BARCELONE
(Jaime Ferran, directeur)

STATISTIQUE PAR AGES DES SUJETS MORDUS NON VACCINÉS DU 9 MAI 1887 AU 30 NOVEMBRE 1895
Total : 3856

AGE	NOMBRE DE CAS	AGE	NOMBRE DE CAS	AGE	NOMBRE DE CAS	AGE	NOMBRE DE CAS
1 an	31	21 ans	44	41 ans	45	61 ans	14
2 ans	76	22 —	61	42 —	42	62 —	17
3 —	125	23 —	57	43 —	28	63 —	4
4 —	145	24 —	51	44 —	47	64 —	20
5 —	144	25 —	63	45 —	51	65 —	11
6 —	148	26 —	45	46 —	36	66 —	15
7 —	154	27 —	51	47 —	26	67 —	8
8 —	128	28 —	55	48 —	36	68 —	5
9 —	136	29 —	42	49 —	12	69 —	1
10 —	162	30 —	69	50 —	74	70 —	5
11 —	123	31 —	48	51 —	11	71 —	2
12 —	139	32 —	54	52 —	29	72 —	10
13 —	117	33 —	46	53 —	19	73 —	2
14 —	102	34 —	55	54 —	30	74 —	2
15 —	84	35 —	49	55 —	19	75 —	5
16 —	63	36 —	57	56 —	20	76 —	7
17 —	46	37 —	36	57 —	17	77 —	2
18 —	50	38 —	48	58 —	28	80 —	2
19 —	42	39 —	40	59 —	8	85 —	1
20 —	36	40 —	85	60 —	38		

On peut remarquer d'après ces chiffres que les enfants sont relativement plus mordus que les adultes et dans une assez forte proportion. De 3 à 12 ans, avec un maximum à 10 ans (162 cas), le chiffre des sujets mordus dépasse souvent le double qu'à tout autre âge de la vie, abstraction faite de la vieillesse qui représente dans la population une période de raréfaction fatale. Des chiffres comparables me sont fournis par M. le Dr A. Zoeros Pacha (de Constantinople) qui note que dans l'enfance (de 2 à 10 ans) la proportion comparée aux adultes est de 20 pour 100; de 10 à 20 ans, de 24 pour 100, d'où un total de 44 pour 100 rien que pour les 20 premières années. Cette statistique s'applique au début du fonctionnement de l'institut antirabique de Constantinople. Depuis, il y a une légère modification, sur 500 cas on compte 190 enfants (jusqu'à 20 ans), 310 adultes, soit 38 pour 100. C'est donc toujours plus du double (44 pour 100) ou près du double (38 pour 100). mais la classification va jusqu'à 20 ans. Des rapports de Tardieu, Bouley et Proust, il ressort que, sur 258 cas de rage, 64 provenaient d'enfants; Dujardin-Beaumetz, sur 59 enragés, compta 21 enfants. On peut donc dire, toutes choses égales d'ailleurs, qu'à toutes les périodes de l'enfance, il y a plus de mordus, dans la proportion du double ou de plus du double qu'à toute autre époque de l'âge adulte. En dehors de la fréquence des cas on doit noter dans l'enfance la fréquence des morsures sur les parties découvertes, les mains, la figure, par de simples raisons de taille; les mollets comptent aussi jusqu'à un certain âge comme partie découverte. Mais si les enfants s'exposent plus souvent que les adultes aux morsures des animaux enragés, ils deviennent proportionnellement moins souvent malades que les adultes, résultat un peu paradoxal, puisque les enfants sont proportionnellement plus souvent mordus et proportionnellement plus souvent mordus aux parties découvertes.

Étiologie. — Le virus rabique imprègne les tissus organiques du sujet enragé d'une façon inégale. Il est surtout abondant dans toute l'étendue du système nerveux et plus spécialement au niveau du bulbe rachidien. Parmi les humeurs, la salive contient l'agent infectieux, même avant l'apparition des symptômes confirmés, 5 jours au moins (Roux et Nocard). Les faits en faveur de l'existence du virus, dans les autres sécrétions, dans le sang ou la lymphe, sont exceptionnels et plutôt du domaine expérimental que clinique. La nature intime du virus rabique reste encore inconnue. Les études répétées de Pasteur et de ses élèves ont seulement appris à doser pour ainsi dire l'agent infectieux, à l'influencer. A côté de lui existe, d'après l'hypothèse magistrale de Pasteur, la substance vaccinante qui ne subit pas les mêmes influences, comme le vieillissement et la dessication, que la matière rabique proprement dite. Ce fait a permis à Pasteur d'appliquer sa méthode de traitement préventif après morsure.

La transmission de la rage se fait le plus généralement par morsures, plus rarement par suite de plaies pratiquées au moyen des ongles. Par ordre de fréquence cette transmission est due au chien surtout, puis bien plus rarement au chat, au bœuf, à la vache, au veau, au loup, dont les morsures se remarquent par leur nombre, leur profondeur et aussi leur gravité, à l'âne, au mulet, au cheval. On cite exceptionnellement le porc et la truie. le chacal, le renard, la gazelle et l'homme. La pénétration du virus rabique ne semble guère se faire par une autre voie que la sous-cutanée. Toutefois, à

[H. GILLET.]

titre d'exemples isolés, on cite un cas de rage chez un enfant allaité par une mère rabique (Fleming). Le lait pourrait donc exceptionnellement être virulent.

Peut-il y avoir transmission héréditaire de la rage des parents à l'enfant? Du côté de la mère, la transmission inter-placentaire s'observe chez les animaux, on l'a vu chez l'enfant (Kolesnikoff). Les expériences de laboratoire seraient plutôt contraires à cette possibilité. Du côté paternel, le sperme n'aurait pas d'influence. Le rabique homme peut procréer pendant la période d'incubation des enfants sains, comme j'en ai recueilli un exemple d'un vétérinaire. Les enfants issus de rabique ont-il acquis l'immunité? Faute de faits, la réponse est difficile, l'expérimentation démontrerait plutôt la négative (Horsley). Une fois qu'il a pénétré dans la plaie, le virus rabique chemine dans l'organisme et probablement se cultive en suivant le trajet des nerfs de la région atteinte, pour se porter d'une façon élective sur les centres nerveux.

Anatomie pathologique. — Comme le plus grand nombre des maladies infectieuses, la rage ne donne pas lieu à des constatations nécropsiques très spéciales. Les lésions produites se cantonnent plus particulièrement sur le névraxe et le plus souvent ne dépassent pas l'hyperémie simple et la diapédèse. Toutes les autres altérations, congestion pharyngée, pulmonaire, emphysème, hémorrhagies sur les muqueuses, sur les séreuses ou dans l'intérieur des organes, la diffluence du sang, dépendent soit des crises convulsives, soit de l'asphyxie terminale. La congestion parfois intense des glandes salivaires peut être envisagée comme une conséquence. Sur les centres nerveux le maximum des lésions se produit dans la substance grise au niveau du bulbe, dans la région du 4ᵉ ventricule et dans la moelle vers les cornes antérieures et les cordons postérieurs; selon le siège de la morsure aux membres supérieurs ou aux membres inférieurs, la moelle est atteinte vers son renflement cervical ou vers son renflement lombaire. Les processus anatomo-pathologiques qu'on rencontre à l'œil nu tant sur le cerveau que sur la moelle obéissent à la gradation suivante : congestion plus ou moins intense, hémorrhagies punctiformes, foyers hémorrhagiques apoplectiformes, foyers de ramollissement. Dans des autopsies faites chez des enfants, il s'est trouvé en particulier du ramollissement localisé à la portion cervicale de la moelle (Grancher), de la congestion des méninges du cerveau et de la moelle avec hémorrhagie sous-arachnoïdienne du 4ᵉ ventricule (Ollivier), mais il n'y a rien là qui soit le propre de l'enfance. Ces altérations macroscopiques se traduisent au microscope par les lésions suivantes : dilatations et rétrécissements alternatifs irréguliers des petits vaisseaux capillaires, ainsi que des gaines lymphatiques périvasculaires plus ou moins obstrués par des coagulations hyalines, des hématies et des leucocytes. Des masses hyalines bleu cendré et des leucocytes en diapédèse forment, en dehors des vaisseaux encéphaliques ou médullaires, des amas soit allongés, soit arrondis, qui compriment et déforment les éléments nerveux. Voilà pour les lésions vasculaires. Voici pour les éléments nerveux : altérations diverses des cellules nerveuses de la moelle ou du cerveau, état granuleux, vacuolaire, pigmentaire, c'est-a-dire stigmates parenchymateux de dégénérescence cellulaire.

Les tubes nerveux de la substance blanche du myélencéphale, ceux des nerfs périphériques provenant de la région mordue offrent les altérations suivantes, en dehors de la congestion et des hémorrhagies interstitielles et des infiltrations leucocytiques qui peuvent les entourer : du côté de la myéline, tuméfaction, fragmentation ; du côté du cylindraxe, hypertrophie, disparition. Au point de vue bactériologique, pas encore de solution au problème. Lyssophyton d'Hallier, infusoire de Polli, microcoque de Bouchard, de Roux, de Gibier, de Fol, de Babes, bacille de Moth et Protopopow attendent toujours confirmation.

Symptômes. — La symptomatologie de la rage comparée chez l'adulte et chez l'enfant n'offre que quelques modifications qui dépendent de la manière dont l'enfant réagit en face de la maladie. Chez les enfants qui ont dépassé 3 et 4 ans, l'évolution de la rage se calque sur celle de la maladie chez les individus plus avancés en âge ; chez les tout jeunes sujets, chez les nourrissons jusqu'à 2 ans, l'excitation morbide du système nerveux central aboutit aux convulsions plutôt qu'au délire vrai. Mais ici, rien de bien spécial ; l'enfant ne réagit ici que comme il réagit dans les autres infections, avec un système nerveux incomplètement développé, qui ne peut donner au delà de ce qu'il est capable. Il n'y a donc rien qui s'écarte de la règle générale à laquelle nous sommes accoutumés.

Incubation. — Avant de se révéler par des symptômes apparents, la rage sommeille à l'état latent pendant un temps qui peut varier entre 15 jours à 1 mois, à 1 an comme chez un enfant vu par M. Cadet de Gassicourt, et peut-être même plus. Rien dans cette période silencieuse ne peut faire prévoir le développement probable de la maladie. La valeur des signes donnés comme prémonitoires, comme l'apparition de lysses, petites tumeurs de l'embouchure des canaux salivaires (Marochetti), la tuméfaction de la plaie, n'a pas été vérifiée de nos jours. La durée de l'incubation semble influencée par certaines circonstances ; le nombre, le siège, face et parties découvertes, la profondeur des morsures, la nature de l'animal mordeur, le loup, la moindre résistance du sujet l'abrègent ; les conditions contraires, des tentatives de vaccination antirabique incomplète ou infructueuse la prolongent.

Invasion. — C'est par des phénomènes qui dévoilent l'atteinte du système nerveux que débute la maladie. Ils apparaissent à une époque plus ou moins rapprochée et de celle de la morsure et de celle de rage confirmée. Un enfant observé par M. Roux la commença 5 semaines après la morsure et 5 mois avant la rage confirmée. Chez l'enfant, le tableau clinique se calque presque sur celui qu'on observe chez l'adulte. La forme commune se déroule avec ses diverses périodes, la première d'excitation, la dernière de dépression. Exceptionnellement les premières périodes s'écourtent jusqu'à disparaître et la maladie accentue la phase de paralysie, c'est la forme paralytique, exceptionnelle.

Forme commune. — La période d'invasion ou prémonitoire n'a pas une durée fixe, très longue ou très courte, selon les cas, sans qu'on en trouve l'explication. Les symptômes de cette période appartiennent plus spécialement à la catégorie des troubles cérébraux. L'enfant devient triste, songeur ;

[H. GILLET.]

indifférent à ses jeux, il s'isole dans un coin. Son caractère subit donc une transformation qui n'échappe guère à son entourage. A côté de marques de fatigue, de lassitude, il montre par instants des signes d'agitation, des cris aussi, insolites à ses habitudes. La nuit l'enfant dort mal, se réveille apeuré. Comme autres manifestations on compte encore des frissons, des convulsions, légères ordinairement à ce stade initial, parfois des vomissements, de la sensibilité, de la douleur du côté de la morsure.

Période de rage confirmée. — A ces symptômes d'origine cérébrale, s'en ajoutent bientôt d'autres d'ordre bulbaire, qui indiquent la participation des noyaux des nerfs craniens au processus pathologique.

Stade d'excitation. — Dans une première phase de la maladie, les phénomènes nerveux d'excitation dominent, ils se montrent du côté des principaux appareils et sous forme d'accès, à intervalle variable, provoqués par des causes minimes, sans cause apparente même. Les modifications apportées dans les facultés affectives dès la période prémonitoire continuent et s'accentuent dans leur perversion. L'enfant par instants renfrogné, méchant, se montre à d'autres câlin et caressant d'une façon exagérée, qui ne lui est pas coutumière. Les accès portent sur la respiration et sur la déglutition surtout. Entrecoupée, mêlée de soupirs, parfois de cris rauques, la respiration se fait sur un rythme d'une excessive irrégularité. Mais l'accès hydrophobique caractéristique consiste dans le spasme œsophagien qui survient à la moindre tentative de déglutition. L'idée même de la déglutition, la vue d'un liquide à boire suffit à provoquer l'accès. La contracture s'étend au voile du palais, aux mâchoires; à ce moment l'enfant est pris de terreur, d'anxiété extrême, qu'il manifeste par ses regards, de frissons, parfois de convulsions. Un crachotement, une bave incessante plutôt qu'une sputation continuelle comme chez l'adulte, relie les accès, qui jettent l'enfant après eux dans un état d'abattement extrême. Il existe une hyperesthésie générale de tous les nerfs sensitifs généraux et spéciaux. La vue, l'ouïe, l'odorat, etc., fournissent tous les phénomènes d'excitation possibles, photophobie, mydriase, bourdonnements, etc. La sensibilité exagérée, morbide de la surface cutanée explique la provocation d'un grand nombre de crises. La température finit par s'élever et monte parfois à 41 degrés. Elle semble résulter de l'exagération des contractions musculaires, plutôt que du poison rabique lui-même.

Stade de paralysie. — Aux crises répétées succèdent la dépression générale du système nerveux. L'épuisement du système nerveux survient plus ou moins rapidement suivant les cas; il ne tarde guère au delà de la seconde semaine, comptée à partir du début de la période de rage confirmée. Aux crises convulsives, aux spasmes gutturaux, succède le collapsus, la résolution. C'est la période terminale.

Forme paralytique. — D'observation ancienne chez l'homme, la forme paralytique n'est pas moins d'une rareté assez grande; on l'observe cependant chez l'enfant. Elle correspond à la rage mue ou paralytique, fréquente au contraire chez l'animal, le chien par exemple. On l'a accusée sans preuve d'être une rage donnée par la vaccination. Les enfants qui subissent dans les instituts antirabiques un traitement intensif, devraient, quand ils succombent, présenter de préférence cette modalité particulière de l'infection. Il n'en est rien, comme les faits en font foi.

Au point de vue pathogénique, c'est toujours l'action du virus rabique sur le système nerveux, mais d'un virus à virulence exaltée, morsures de loup, morsures profondes et nombreuses. Le tableau clinique se modifie de la façon suivante : phénomènes convulsifs, spasmes divers très atténués, simple raideur, tremblement, ataxie, parfois même complètement absents, très rapidement se montrent les symptômes paralytiques. Le collapsus, moins rapide, par suite de la rareté ou du manque de crises, n'amène pas avec lui la résolution générale, mais permet aux paralysies de s'établir. Leur siège occupe, mais sans prédilection absolument constante, les muscles correspondant à la partie mordue. L'impotence ne frappe pas la musculature d'un membre entier, mais des groupes de muscles; elle s'accompagne de douleurs. De sa localisation primitive la paralysie gagne de proche en proche les régions qui sont placées plus haut, jusqu'à ce qu'elle se généralise à la presque totalité du corps. La mort résulte de cette marche ascendante.

A côté de la rage nettement confirmée, on peut peut-être réserver une place à la rage frustre. Dans ces cas, on ne voit guère apparaître que quelques phénomènes douloureux du côté de la cicatrice, peut-être un peu de dysphagie et c'est tout. C'est dans de telles circonstances qu'on a vu des guérisons. Le flou des symptômes demande toutefois une certaine retenue dans l'affirmation du diagnostic.

Diagnostic. — Le contrôle expérimental de la rage chez l'animal mordeur constitue la pierre de touche capitale pour établir le diagnostic. On ne peut toujours l'instituer; mais même positif ce contrôle n'indique pas la transmission forcée de la maladie. Dans la période prodromique, pendant l'incubation, la symptomatologie de la rage n'est pas sans présenter quelques analogies avec celle de la méningite et plus spécialement de la méningite tuberculeuse. Même changement de caractère chez l'enfant, céphalée analogue, constipation possible. Prendre une décision n'est pas sans être parfois assez embarrassant. Ce sont plutôt les probabilités qui guideront que des signes pathognomoniques.

Le tétanos peut succéder à une morsure par un animal absolument sain. Il ressemble à la rage, à sa période d'invasion; mais l'hydrophobie, le spasme œsophagien, si caractéristique et si constant de la rage, manque; à sa place, on note du trismus; les phénomènes spasmodiques occupent, non quelques groupes musculaires, mais de grandes régions ou même tout le corps.

Les autres états convulsifs, épilepsie, hystérie, éclampsie, ne pourront dérouter qu'incidemment, faute de renseignements. Toutefois, à la suite de morsure, on voit se développer chez les enfants des convulsions ou même des phénomènes hystériformes dont la ressemblance avec la rage peut embarrasser. En général, on peut déceler chez les sujets des stigmates nerveux. On remarque la rapidité avec laquelle les accidents se sont développés. C'est donc affaire d'anamnestiques et de date.

[*H. GILLET.*]

Marche. — Sauf dans les faits frustres, dès que la rage a montré ses premiers symptômes, elle poursuit plus ou moins rapidement sa marche vers l'issue fatale.

Pronostic. — Depuis l'application du traitement antirabique découvert par Pasteur on a pu dans une large mesure empêcher le développement de la rage chez les individus mordus; mais la rage déclarée, la rigueur de ce pronostic persiste presque comme avant, et si l'on a cru sauver quelques malades déjà atteints, entre autres des enfants, on n'avait affaire qu'à des cas frustes où les phénomènes propres à la rage n'étaient qu'esquissés, et sur la nature réelle desquels on doit se tenir sur la réserve.

Traitement. — Le traitement de la rage peut être ou préventif, ou curatif, ou seulement palliatif. Jusqu'ici on n'avait comme moyens préventifs que diverses pratiques déjà anciennes dans le but d'empêcher l'absorption du virus déposé dans la plaie produite par la morsure. C'est ainsi qu'agissait la ligature du membre au-dessus de la morsure, la cautérisation ignée. La méthode de Pasteur est venue suppléer à l'insuffisance de ces procédés. C'est chez un enfant, le jeune Joseph Meister, que Pasteur appliqua son traitement pour la première fois, le 4 juillet 1885. Depuis il a guéri le petit berger Jupille. Chez l'enfant on pratique à l'institut Pasteur les mêmes injections et à mêmes doses que chez les adultes. On emploie même le plus souvent la méthode intensive, indiquée par le siège des morsures aux parties découvertes. Dans tous les traitements antirabiques dérivés de celui de Pasteur, on injecte, en général, aux enfants une dose égale à celle des adultes. D'après quelques résultats, on peut penser que la protection peut durer environ deux années. On a pu vérifier (Hogyes) que cette protection peut se transmettre héréditairement. Le traitement actuel, mis en œuvre par l'institut Pasteur. est la méthode intensive, seule en usage aujourd'hui. Voici sa technique : on dispose des moelles de lapins rabiques aseptiquement desséchées par suspension dans un bocal contenant des fragments de potasse; elles ont de 3 à 14 jours de dessication. D'une de ces moelles préparées on détache une rondelle de 3 millimètres par centimètre cube de bouillon dans lequel on la broie. On injecte sous la peau du ventre. On passe d'une moelle plus vieille à une plus jeune.

Voici les doses : pour les moelles de 14 à 7 jours, de 1 à 3 centimètres cubes; après 7 jours, maximum 2 centimètres cubes. Dans les cas graves on agit plus vite et par série :

1er jour	4 injections. .	⎧ 2 le matin	avec des moelles de 14	et de	13	jours.
		⎨ 2 le soir .	—	12	—	11	—
2e	— 4	⎨ 2 le matin	—	10	—	9	—
		⎩ 2 le soir .	—	8	—	7	—
3e	— 2	—	—	6	jours.
4e	— 1	—	—	5	—
5e	— 1	—	—	4	—
6e	— 1	—	—	3	—

C'est une 1re série, on reprend les injections des moelles de 5, de 4 et de 3 jours et on fait ainsi une 2e, une 3e. une 4e et même une 5e série identique. L'effet se traduit par un peu de réaction locale, rougeur, douleur, au début. Pas de symptômes généraux appréciables. Les résultats de cette méthode sont indéniables; la mortalité s'est abaissée de 12 et 15 à 1 environ. Les enfants, quoique plus nombreux et mordus plus sévèrement, offrent une mortalité relativement moindre; l'application de la méthode intensive ne serait pas étrangère à ce fait, d'après M. Roux (communication orale).

Au laboratoire microbiologique de Barcelone (Espagne), M. le Dr Jaime Ferran procède différemment. Il n'atténue pas le virus, mais prépare son liquide vaccinal avec le cerveau et non la moelle de cobaye mort de rage. L'organe est broyé dans un mortier stérilisé avec du sable stérilisé et 90 centimètres cubes d'eau stérilisée. Après un repos de 2 minutes, on décante l'émulsion. Dans sa méthode supra-intensive primitive, M. J. Ferran injectait 2 fois par jour 2 centimètres cubes de ce liquide pendant 5 jours, soit en tout 20 centimètres cubes, quel que soit l'âge du sujet. Dans sa méthode supra-intensive perfectionnée, le même médecin injecte 10 centimètres cubes, dose qui obvie à l'insuffisance possible de la première.

M. le Dr J. Ferran a vacciné contre la rage après morsure, du 9 mai 1887 au 30 novembre 1895, un total de 1792 individus dont 492 enfants de 1 à 10 ans, 221 de 10 à 15, et 158 de 15 à 20 ans, soit 873 enfants et 919 adultes (communication écrite). La statistique des décès se répartit ainsi pour les enfants :

AGE	NOMBRE DES ENFANTS	NOMBRE DES DÉCÈS	AGE	NOMBRE DES ENFANTS	NOMBRE DES DÉCÈS
			Report. . .	492	2
1 an	12	»	11 ans. . . .	59	»
2 ans. . . .	17	»	12 —	67	»
3 —	35	»	13 —	48	1
4 —	48	1	14 —	52	»
5 —	73	1	15 —	55	»
6 —	78	»	16 —	29	»
7 —	62	»	17 —	30	»
8 —	60	»	18 —	55	»
9 —	43	»	19 —	55	»
10 —	64	»	20 —	31	»
A reporter .	492	2	Totaux . . .	873	3

Soit 873 vaccinés et 3 décès. Le reste des sujets vaccinés, tous adultes, au nombre de 919, ont fourni 7 décès. Il est à remarquer aussi que les décès enregistrés par M. J. Ferran se sont produits du 9 mars 1887 au 30 avril 1894, au moment où le savant médecin espagnol n'employait que sa méthode supra-intensive primitive, non perfectionnée. A l'institut antirabique de Constantinople, M. Zoéros Pacha note une mortalité générale de 0,8 pour 100, la proportion chez les enfants représenterait les 2/3, avec la méthode ordinaire. Lorsque le traitement préventif n'aboutit pas au succès, réserve faite des cas de rage fruste, la vaccination demeure impuissante contre la maladie confirmée. C'est le même fait qui se reproduit pour le

[H. GILLET.]

sérum· antitétanique.· Il·ne nous reste plus qu'un traitement palliatif qui nous· permette d'atténuer l'excitation nerveuse et d'adoucir les derniers moments, ressources ultimes de notre impuissance. Le chloral, les bromures, les inhalations de chloroforme, les injections de morphine représentent les sédatifs à mettre en usage.

La prophylaxie sociale de la rage ressortit aux règlements de police. Chez les enfants, elle se double de principes d'éducation destinés à les mettre en garde contre les morsures possibles des animaux par l'habitude·à faire prendre de ne pas tourmenter ni les chiens, ni les chats de leur entourage pas plus que ceux qu'ils ne connaissent pas.

XIX

ÉRYSIPÈLE

PAR LE Dr L. RÉNON
Chef de clinique de la Faculté.

Il est impossible de faire en un même chapitre une étude d'ensemble sur l'érysipèle chez les enfants. L'affection prend une allure différente, suivant qu'elle se développe chez des nouveau-nés ou chez des enfants plus âgés, et cette différence d'évolution clinique répond à une diversité de causes, de lésions, de réactions intimes de l'organisme qui font presque de ces types des maladies distinctes, chacune d'elles méritant une description spéciale.

L'érysipèle péri-ombilical des nouveau-nés succède à l'infection d'une plaie physiologique : il se développe chez des sujets dont le mode de défense est encore bien incomplet; sa marche est généralement foudroyante; sa guérison s'accompagne d'abcès curateurs. Tous ces caractères en font une maladie spéciale sur laquelle nous insisterons assez longuement. Nous serons beaucoup plus bref sur l'érysipèle des enfants plus âgés qui diffère totalement de celui des nouveau-nés, et présente avec celui de l'adulte les plus grandes ressemblances.

Dans ce traité des maladies des enfants, nous avons cru devoir donner quelques notions de pathologie générale sur le streptocoque de l'érysipèle, afin de rendre plus compréhensible l'exposé de cette affection.

Cette étude comprendra donc trois chapitres, le premier sur le streptocoque, le second sur l'érysipèle des enfants nouveau-nés, le troisième sur l'érysipèle chez les enfants plus âgés.

NOTIONS GÉNÉRALES SUR LE STREPTOCOQUE [1]

Reconnu en 1883 par Felheisen comme agent infectieux de l'érysipèle, le streptocoque avait été déjà rencontré par divers auteurs qui n'avaient fait que soupçonner son action pathogène. Nepveu et Hueter, dès 1870, signalèrent dans cette maladie la présence de parasites microbiens : 6 ans plus tard, le professeur Bouchard décrivit des cocci associés deux à deux ou en chaînettes dans la sérosité des phlyctènes. Les travaux de Pasteur et la thèse de Doléris, en 1880, confirmèrent toutes ces recherches, précisées les années suivantes, par celles de Felheisen. Depuis cette époque, les travaux sur le

---

[1] Nous ne donnerons ici qu'un tableau d'ensemble de la biologie du streptocoque, renvoyant, pour plus de détails, aux traités de bactériologie et aux différents articles parus récemment sur la streptococcie.

[L. RÉNON.]

streptocoque se sont multiplies, et parmi les plus importants nous citerons ceux de Widal, en 1889, ceux de Roger, d'Achalme, de Bezançon et Widal, puis ceux de Marmorek.

Deux questions se posent immédiatement. Le streptocoque est-il le seul microbe de l'érysipèle? Existe-t-il un streptocoque spécifique de l'érysipèle?

La réponse à la première question ne peut soulever aucun doute à l'heure actuelle. Malgré le fait de Koch qui a décrit un érysipèle bacillaire, malgré celui d'Achalme [1] qui a pu observer un érysipèle d'origine mycotique, et celui de Rhein qui attribue au bacille typhique un processus érysipélateux, il n'y a plus de discussion possible : le streptocoque est le microbe de l'érysipèle.

La réponse à la seconde question est plus embarrassante. Elle paraissait tranchée dès 1888, et l'on admettait que le streptocoque pouvait, simultanément ou successivement, créer l'érysipèle, l'infection puerpérale, les phlegmons, etc., suivant sa virulence ou la nature du terrain sur lequel il évoluait. Les années suivantes, on put constater que les caractères biologiques du microbe n'étaient pas toujours les mêmes, qu'à côté des streptocoques longs, il en existait de courts, que les uns poussaient sur pomme de terre, tandis que les autres ne pouvaient s'y développer, que le bouillon était troublé par certains, alors que d'autres le laissaient limpide, qu'ils pouvaient se décolorer ou rester colorés par la méthode de Gram, et qu'enfin le lait coagulé par les uns ne pouvait l'être par les autres. Widal et Bezançon [2], Marmorek [3], Lemoine [4], en approfondissant les faits, purent démontrer que ces caractères, nullement spécifiques, n'apparaissaient qu'au hasard, et qu'il leur était impossible de servir de base à une classification rationnelle des streptocoques.

L'unicité du microbe paraissait donc définitivement établie, et d'une manière irréfutable, quand un fait rapporté récemment par Méry [5] est venu ébranler quelques convictions. Cet auteur a pu isoler un streptocoque qui, chez l'homme comme chez l'animal, se montre réfractaire à l'action du sérum de Marmorek, et il se demande si l'action préventive ou non de ce sérum sur le lapin ne pourrait pas différencier ces espèces de streptocoques. Mais si l'on veut songer que pour d'autres affections, le choléra, par exemple, l'action diagnostique des sérums est encore très discutable, nous ne pouvons que nous associer pleinement à la conclusion de MM. Widal et F. Bezançon dans un article récent. « Rappelons que tout intéressant que soit le procédé de Pfeiffer au point de vue du diagnostic, il n'est cependant pas à l'abri de toute critique, comme l'a montré M. Metchnikof à propos du choléra, puisque, si le procédé de Pfeiffer est exact, le vibrion de Massaouah, dont le rôle

---

[1] ACHALME. *Considérations pathogéniques et anatomo-pathologiques sur l'érysipèle.* Paris 1895, p. 22.

[2] WIDAL et F. BEZANÇON. Le streptocoque de la bouche normale et pathologique. *Soc. méd. des hôpit.,* 27 juillet 1894.

[3] A. MARMOREK. Streptocoque et sérum antistreptococcique. *Annales de l'Institut Pasteur,* 25 juillet 1895.

[4] LEMOINE. Variabilité de quelques caractères de culture du streptocoque. *Soc. de Biologie,* 21 décembre 1895.

[5] MÉRY. Sur une variété de streptocoque réfractaire à l'action du sérum de Marmorek. *Soc. de Biologie,* 18 avril 1896.

n'est cependant guère douteux, ne doit pas être considéré comme un microbe du choléra[1]. » Peut-être en est-il de même pour le streptocoque.

Nous devions exposer impartialement ces faits, sans pouvoir en tirer encore des conclusions définitives.

Le streptocoque : ses caractères : ses habitats. — Le streptocoque est formé de grains arrondis, de cocci, unis bout à bout en une chaînette courte ou longue, composée d'un nombre variable d'éléments, de deux à trente et même davantage : les dimensions de chacun de ces éléments varient de 0,5 à 0,6 µ de diamètre.

Le streptocoque se colore facilement avec toutes les solutions hydro-alcooliques des couleurs d'aniline, avec le bleu de Kühne et avec la thionine. Il n'est pas décoloré par la méthode de Gram.

Ce microbe se cultive à l'air ou à l'abri de l'air, étant aérobie facultatif : les cultures poussent bien sur les milieux ordinaires de laboratoire, alcalins ou neutres. Sur gélose, à 37 degrés, après ensemencement en strie, on voit, au bout de 24 heures, se former de petites colonies, d'aspect poussiéreux : chaque colonie ressemble à un grain de semoule : si les colonies sont confluentes, leurs bords polycycliques présentent l'aspect classique de la feuille de fougère. Sur bouillon peptonisé, on observe les deux premiers jours un trouble peu marqué du liquide qui devient clair les jours suivants : il se forme un dépôt au fond du tube, et il suffit d'agiter ce dépôt pour constater des petits grumeaux se promenant dans le liquide qui conserve toujours sa limpidité. Sur gélatine, en piqûre ou en strie, on voit le streptocoque se développer sous forme de points opaques qui se réunissent rarement : la gélatine n'est pas liquéfiée : on retrouve ce même aspect des colonies sur les plaques de gélatine et sur les boîtes de Pétri. Sur les milieux végétaux, pomme de terre et carotte, on ne note pas de culture apparente. Le lait est ou n'est pas coagulé.

La culture du streptocoque est difficile sur sérum sanguin ou dans le liquide de l'ascite. En mélangeant deux parties de sérum humain (recueilli par le bout placentaire de la veine ombilicale, après la section du cordon chez le nouveau-né) ou de liquide ascitique avec une partie de bouillon de viande de bœuf peptonisé à 1 pour 100, Marmorek[2] a pu obtenir un milieu de culture très favorable au développement de ce microbe. Ce milieu permet au streptocoque de garder sa virulence qui s'altère en général si rapidement. Une culture, faite sur un autre milieu, perd sa vitalité en quelques jours à quelques semaines, si elle est exposée à l'oxygène de l'air.

L'inoculation des cultures du streptocoque produit chez le lapin, 24 à 48 heures après l'injection sous la peau de l'oreille, un érysipèle typique : l'oreille devient rouge, chaude et tuméfiée, peut se couvrir de phlyctènes, et desquamer, au bout de quelques jours. La température oscille entre 39,5 et 40. On observe de l'abattement, de la diarrhée, et la mort peut survenir avant que la lésion locale n'ait terminé son évolution : la mort peut succéder

---

[1] Widal et F. Besançon. Étude des diverses variétés de streptocoques. *Archives de méd. expér.*, mai 1896, p. 408.

[2] A. Marmorek. *Loco citato*, p. 595.

[*L. RÉNON.*]

en un ou deux jours à la septicémie. L'injection dans les veines peut amener la mort très rapidement, en un à cinq jours, si le microbe est virulent[1].

Cette question de la virulence du streptocoque est des plus intéressantes. Elle s'affaiblit d'elle-même dans les vieilles cultures. Elle peut s'exalter par le simple passage du microbe d'animal à animal, selon la méthode classique de Pasteur. Roger[2] est arrivé au même résultat, en injectant avec le streptocoque le bacillus prodigiosus ou ses substances solubles. Achalme[3] a renforcé la virulence en employant de la peptone putréfiée, Widal et F. Bezançon[4] en associant le coli-bacille au streptocoque. Marmorek[5] est arrivé dans cette voie à des résultats véritablement surprenants. Il cultive sur bouillon sérum le sang du cœur d'un premier lapin infecté par le streptocoque : il inocule cette culture à un second lapin qui meurt plus tôt que le premier, et, en utilisant les passages successifs sur les animaux et sur le bouillon sérum, il est arrivé à une exaltation telle de virulence, qu'au bout de deux mois, une injection d'un cent milliardième de culture sur bouillon sérum, c'est-à-dire l'injection probable d'un seul microbe, suffit à tuer le lapin.

Les produits solubles des cultures de streptocoques ne donnent pas aux animaux l'érysipèle, quand ils leur sont inoculés : ils provoquent souvent de la fièvre, comme Chantemesse[6] l'a remarqué, ainsi que des convulsions et des paralysies. Roger[7] a isolé de ces cultures une substance précipitable par l'alcool, et qui augmente la réceptivité des animaux, et une substance soluble qui leur confère au contraire une immunité passagère. M° Sieber Scharmoff[8] a pu retirer des cultures une toxalbumose qui, suivant les doses injectées, peut amener soit une élévation, soit un abaissement de température et la mort.

Le streptocoque vit à l'état de saprophyte dans le vagin, dans le duodénum, à la surface de la peau, et dans le nez et la bouche de personnes saines[9]. On peut le rencontrer dans l'air atmosphérique et dans la terre. Le streptocoque de la bouche normale ne donne aux animaux ni septicémie, ni érysipèle : il peut, à un moment donné, récupérer toute sa virulence, soit par passage direct dans l'organisme, soit par adjonction d'autres microbes, colibacille en particulier, avec formation de redoutables associations microbiennes.

Sérum antistreptococcique. — Behring[10], Lingelsheim[11], et Mironoff[12] ont pu immuniser des souris et des lapins contre le streptocoque, en leur

(1) WIDAL. Streptococcie et érysipèle de la face. *Traité de médecine et de thérapeutique*, t. Ier, p. 526
(2) ROGER. Associations microbiennes. *Soc. de Biologie*, 30 mars et 6 juillet 1889.
(3) ACHALME. *Loco citato*, p. 65.
(4) WIDAL et F. BEZANÇON. *Loco citato*, p. 65.
(5) A. MARMOREK. *Loco citato*, p. 598.
(6) CHANTEMESSE. *Leçons sur l'infection puerpuérale*, 1889.
(7) ROGER. Produits solubles du streptocoque. *Soc. de Biologie*, 4 juillet 1891.
(8) M° SIEBER SCHARMOFF. *Archives des sc. biol. de l'Institut impérial de Saint-Pétersbourg*, 1892 p. 265.
(9) NETTER. Présence du streptocoque pyogène dans la salive des sujets sains. *Soc. de Biol.* 21 juillet 1888. — WIDAL et F. BEZANÇON. *Loco citato*, et De la nécessité d'une revision des angines dites à streptocoques. *Soc. méd. des hôpitaux*, 13 mars 1896.
(10) BEHRING. Untersuchurgsergebnisse über den streptococcus. *Zeitsch. f. Hyg.*, 1891, t. X.
(11) LINGELSHEIM. *Zeitsch. f. hygiene*, 1891, t. X, et 1892, t. XII.
(12) MIRONOFF. *Archives de méd. expérimentale*, 1893, p. 411.

injectant des cultures stérilisées ou des cultures vivantes. Roger [1] a pu vacciner les mêmes animaux, puis un cheval et un mulet, en leur inoculant,
à diverses reprises, des cultures chauffées à 120 degrés à l'autoclave. Marmorek [2] injecte sous la peau de grands animaux, moutons, ânes, et surtout
de chevaux, des cultures vivantes et virulentes de streptocoques, d'abord à
faibles doses : il répète l'inoculation à doses progressives, chaque fois que
l'animal est complètement rétabli des troubles produits par l'inoculation précédente. En saignant les animaux, trois à quatre semaines après la dernière
injection, on obtient un sérum de faible pouvoir antitoxique, mais d'un
pouvoir anti-microbien puissant. Ce sérum, chez le lapin, possède une action
préventive considérable, mais une action thérapeutique moindre, quoique
déjà très appréciable, pour combattre les inoculations de streptocoque hyper-
virulent.

Ce sont ces sérums dont nous aurons à examiner l'application sur l'enfant
dans le traitement de l'érysipèle.

ÉRYSIPÈLE CHEZ LES NOUVEAU-NÉS

Historique. — L'érysipèle des nouveau-nés, dont la connaissance,
d'après certains auteurs, semble devoir remonter jusqu'à Hippocrate, ne date
réellement que du siècle dernier, et ce n'est que dans le nôtre que toutes les
notions sur la maladie se sont précisées. Mauriceau, en 1712, attribuait l'affection à la fermentation du sang accumulé autour de l'ombilic après la ligature
du cordon. De 1830 à 1840 parut une série de travaux intéressants. Les
observations de Baron à l'hospice des Enfants-Trouvés, celles de Berndt, de
Chomel et Blache avaient attiré l'attention; mais ce sont les recherches de
Billard, de Bouchut, de Trousseau qui firent faire à la question un pas décisif,
en fixant d'une part les points importants de l'évolution clinique, et de
l'autre, en mettant bien en lumière les relations fréquemment existantes
entre l'érysipèle du nouveau-né et l'infection puerpérale de la mère : des
épidémies connexes de ces deux affections sont relatées par Lorain, par Hervieux, par Meynet. Soupçonnée par tous ces auteurs, pressentie surtout par
Trousseau et Maurice Raynaud, la nature parasitaire de l'érysipèle du nouveau-né et de l'adulte devient un fait acquis, grâce aux travaux de Felheisen,
en 1883.

Depuis cette époque, en dehors des recherches de Kaltenbach et de Eröss
sur les infections ombilicales du nouveau-né, nous n'avons à citer que les
constatations très intéressantes d'Achalme sur le mode d'infection et les
lésions streptococciques du jeune enfant. Une étude assez récente de Lemaire [3]
résume toute la question.

Étiologie. — L'érysipèle des nouveau-nés s'observe dans les premiers
jours qui suivent la naissance : il peut apparaître seulement vers le 10e ou

(1) Roger. Sérum antistreptococcique. *Soc. de Biologie*, 23 juin 1895.
(2) A. Marmorek, *Loco citato*, p. 607.
(3) E. Lemaire. Contribution à l'étude de l'érysipèle des nouveau-nés. *Thèse de Paris*, 1895.

[*L. RÉNON.*]

le 15e jour, et dans des cas exceptionnels l'affection n'a débuté qu'au bout de 1 à 3 mois. Il est toutefois permis de douter qu'il s'agisse alors d'une maladie du nouveau-né, puisque, dans les premiers instants de la vie, l'évolution est toute différente de ce qu'elle sera plus tard.

Le sexe paraît n'avoir aucune influence sur son développement, et les garçons sont aussi bien atteints que les filles.

Toutes les solutions de continuité du tégument cutané peuvent être le point de départ de l'érysipèle ; on l'a vu succéder à de petites plaies, à la circoncision, à des piqûres de vaccin, à des écorchures, à des infections cutanées diverses. Il a pu débuter par le sillon naso-labial, par la conjonctive (Lemaire) ; mais, de toutes ces causes, la plus fréquente est certainement l'infection par la plaie ombilicale.

Tous les anciens auteurs ont noté l'influence de l'encombrement dans les maternités, de la malpropreté et des mauvais soins donnés aux enfants : ceux-ci sont souvent atteints d'autres affections qui créent une prédisposition manifeste. Sur 35 cas d'érysipèle des nouveau-nés, Hervieux[1] a pu constater 8 cas de sclérème, 7 cas d'affections intestinales, des cas de bronchite. Dans ces conditions, l'affection peut se développer chez des enfants issus de mères qui ne présentent aucune trace d'infection puerpérale[2] ou autre : les enfants sont contagionnés les uns les autres ou par des adultes.

Bien souvent la mère est malade, atteinte d'une des formes quelconques de la streptococcie, infection puerpérale, abcès du sein, comme dans un cas de Pétruschky[3].

Meynet[4] a voulu faire jouer un grand rôle à la constitution médicale régnante, au froid, à l'humidité ; mais il faut bien avouer que ce ne sont là que des causes tout à fait occasionnelles.

Pathogénie. — L'infection streptococcique, qui chez le nouveau-né prend l'allure de l'érysipèle, reconnaît souvent une pathogénie bien diverse. La contagion peut se produire dans l'utérus de la mère, pendant le travail, et après la naissance.

Lorain[5], puis Trousseau[6], se basant sur les raisons d'ordre anatomique et physiologique dans lesquelles se trouve l'enfant dès le 1er jour de sa vie, après la séparation d'avec sa mère, admettent l'un et l'autre l'infection dans l'utérus, la plaie ombilicale étant au nouveau-né ce que la plaie utérine est à la mère. La chose est possible : le streptocoque peut traverser le placenta dans le cours de la grossesse, si la mère est infectée. Outre un cas douteux de Kaltenbach, qui, se basant sur les desquamations cutanées d'un enfant dont la mère fut atteinte d'érysipèle pendant sa grossesse, n'hésite pas à

---

(1) Hervieux. Nouvelles recherches sur l'érysipèle des enfants à la mamelle et des nouveau-nés. *Gazette médicale de Paris*, 1856, p. 123-158.

(2) Yor. De l'érysipèle inflammatoire non-puerpéral des enfants nouveau-nés. *Thèse de Paris*, 1873.

(3) Petruschky. Des rapports réciproques des diverses manifestations de l'infection streptococcique. *Zeitch. f. Hyg. u. Infektionskrankh.*, XVIII, 3.

(4) Meynet. Épidémie d'érysipèle et d'ulcération de l'ombilic chez les nouveau-nés. *Thèse de Paris*, 1857.

(5) P. Lorain. Sur la fièvre puerpérale chez la femme, le fœtus et le nouveau-né. *Thèse de Paris*, 1855.

(6) Trousseau. *Clinique médicale de l'Hôtel-Dieu de Paris*, 1885 (septième édition), tome Ier, p. 246.

admettre que cet enfant s'est contagionné de la même affection dans l'utérus. nous possédons, à l'appui de cette thèse, un fait beaucoup plus probant, celui de MM. Hanot et Luzet. Ces auteurs ont rapporté un cas très intéressant de purpura à streptocoques chez la mère, dans lequel le microbe a été retrouvé dans le corps de l'enfant; mais, comme le fait très justement remarquer Achalme[1], la lésion hémorrhagique du placenta était la condition essentielle du passage du microbe à travers les villosités choriales. A côté de ces cas, il en est d'autres, non moins intéressants, dans lesquels la contagion ne s'est pas produite. Nous avons pu, avec notre maître, le Dr Bar[2], observer une femme infectée par le streptocoque au 8e mois de sa grossesse, avant son accouchement : ni dans le sang de la veine ombilicale du fœtus, ni dans ses viscères, nous ne pûmes déceler de streptocoque alors que le sang placentaire maternel en contenait; le microbe ne s'était donc pas transmis de la mère à l'enfant. La voie d'infection utérine dans l'érysipèle des nouveau-nés peut être admise, mais on voit qu'elle est loin d'être la règle.

Il en est de même de la contagion du fœtus pendant son passage à travers la filière pelvienne : le fait n'est guère possible qu'à la suite d'interventions avec des instruments septiques, où s'il existe des solutions de continuité du tégument externe.

La vraie voie de développement de l'érysipèle des nouveau-nés c'est l'infection de la plaie ombilicale après l'accouchement. Les affections de l'ombilic qui accompagnent la chute du cordon sont des plus fréquentes. Kaltenbach, à la Maternité de Hallé, a souvent constaté le fait : Eröss[3], sur 680 cas, a trouvé un nombre considérable d'omphalites bourgeonnantes et d'omphalites catarrhales, *les lochies ombilicales* de Lorain, toutes certainement d'ordre infectieux. Le streptocoque pénètre ainsi soit dans la veine ombilicale, soit dans le réseau sous-cutané, la minceur du derme n'ayant dans l'espèce aucun rôle pathogénique appréciable, ainsi qu'Achalme l'a bien montré. Les pansements secs appliqués en général sur le cordon pendant sa dessiccation favorisent peu la gangrène de ce dernier : aussi ne semble-t-il pas y avoir, pour expliquer l'érysipèle, exagération sur place de la virulence du streptocoque.

Anatomie pathologique. — La peau est pâle sur le cadavre : elle a perdu la coloration rougeâtre qu'elle présentait pendant la vie. Elle est dure au toucher par suite de l'infiltration sous-dermique très abondante qui s'écoule facilement dès qu'on sectionne les téguments. Il n'y a plus trace de lésion macroscopique au niveau du bourrelet. Les ganglions qui desservent la région atteinte sont en général peu volumineux : quelquefois on note de la lymphangite des troncules qui se rendent à ces ganglions. Du côté des viscères il existe peu de lésions : les bases des poumons sont congestionnées quand l'affection a duré quelque temps, et quand elle s'est étendue à ces organes. Le foie est très pâle, parfois graisseux. La rate est le plus généralement hypertrophiée. La veine ombilicale est souvent le siège d'une phlébite

(1) Achalme. *Loco citato*, p. 250.
(2) Bar et Rénon. Sur un cas de streptococcie survenue au huitième mois de la grossesse. *Congrès de gynécologie de Bordeaux*, 10 août 1895.
(3) Eröss. Beobachtungen au 1000 Neugeborener über Nabelkrankheiten. *Archiv. für Gyn.*, t. XLI, p. 3.

[L. RÉNON.]

plus ou moins intense : exceptionnellement on note de la phlébite des sinus.

Les lésions microscopiques ont été très bien décrites par Achalme[1]. Cet auteur a eu le grand mérite de bien montrer les différences qui séparent l'érysipèle péri-ombilical des nouveau-nés des autres variétés d'érysipèle, et nous allons relater tous ces points qui en font réellement une espèce bien distincte.

Au microscope, à un faible grossissement, on est frappé de la localisation des microbes dans le tissu cellulo-adipeux qui double la peau du nouveau-né : on en trouve quelques-uns dans la couche profonde du derme ; mais il ne paraît pas qu'il en existe jamais dans le corps papillaire et la couche moyenne du tissu dermique. Dans le tissu graisseux, ce ne sont pas les lobules adipeux qui sont le siège des streptocoques ; ceux-ci n'apparaissent qu'à la périphérie de ces lobules dans les travées conjonctives qui les séparent les uns des autres. Ils y sont en très grande abondance autour des vaisseaux sanguins qu'ils pénètrent bien rarement, et seulement en très minime quantité. Ils sont au contraire fort nombreux dans la gaine lymphatique vasculaire. Les gros troncs lymphatiques apparaissent distendus et volumineux : cette augmentation de calibre n'est pas due à l'accumulation des leucocytes dans leur intérieur, comme chez l'adulte, mais à une infiltration de microbes qui y forment comme des ébauches de bouchons, sans que jamais l'oblitération ne soit complète et que jamais il n'existe de thrombus microbien. Toutefois les parois de ces vaisseaux ne sont point indemnes : elles contiennent aussi des streptocoques ; mais ces derniers ne semblent point venir de l'intérieur du tronc lymphatique, car ils sont d'autant plus nombreux qu'on se rapproche de la tunique externe conjonctive.

A un grossissement plus considérable, on voit nettement les micro-organismes à la périphérie des lobules adipeux : ils pénètrent en très petite quantité dans les interstices cellulaires, en formant parfois une sorte de couronne aux cellules adipeuses. Jamais ils ne gagnent le protoplasma inter-cellulaire.

Histologiquement, les lésions sont des plus minimes. On note un élargissement des espaces séparant les cellules adipeuses, et l'infiltration de ces espaces par une substance granuleuse. Il n'y a pas trace de réaction organique caractérisée par une prolifération cellulaire ou un envahissement de leucocytes, ce que pouvait déjà faire prévoir l'absence de leucocytose dans les gros troncs lymphatiques que nous avions indiquée tout à l'heure. Ce manque de réaction leucocytaire s'étend à tout le système lymphatique et les ganglions ne sont pas volumineux. Il résulte, de cette disposition tout à fait spéciale à l'érysipèle des nouveau-nés, que ce défaut de défense phagocytaire favorise au plus haut point l'infection sanguine si fréquente dans tous ces cas.

C'est là le trait essentiel, spécifique pour ainsi dire, de cette forme d'érysipèle qui mène si souvent à la septicémie généralisée, avec extension de l'infection microbienne aux grandes séreuses, le péricarde, la plèvre, le

(1) ACHALME. *Loco citato*, p. 125.

péritoine, qu'on trouve remplis non de pus franc, mais d'une sérosité à peine louche, très fluide.

Cette évolution progressive des lésions n'est point absolument fatale : dans des cas exceptionnels, que Trousseau avait bien mis en lumière, la résolution se produit par formation d'abcès. Ces abcès peuvent soit se localiser à l'ombilic, ainsi que Fualdès[1] l'a bien montré, soit, et c'est le cas le plus fréquent, se répartir sur toute la surface cutanée : ils sont très nombreux, et constituent le plus puissant mode de la guérison spontanée de l'érysipèle péri-ombilical des nouveau-nés. La réaction leucocytaire s'observe alors, mais tardivement.

Très rarement aussi on peut constater la terminaison par induration. Exceptionnelle aussi est la guérison par gangrène ; Achalme n'aurait jamais rencontré de microbes saprogènes dans le sillon d'élimination du cordon.

Symptômes. — Chez le nouveau-né les symptômes de l'érysipèle sont absolument différents, suivant qu'il se développe en dehors de toute complication ombilicale, ou qu'il relève de cette complication. Cette distinction répond aux notions d'anatomie pathologique et de pathogénie générales que nous venons d'exposer. Dans le premier cas, c'est à un érysipèle identique à celui que nous aurons à décrire chez les enfants plus âgés que l'on a affaire, avec toutefois des signes généraux plus marqués, et une évolution plus rapide et plus grave, à cause de l'absence de la réaction phagocytaire dans les premiers jours de la vie. Dans le second cas, l'affection est assez particulière pour mériter une description clinique spéciale.

L'érysipèle peut apparaître dès la naissance, du second au troisième jour, quelquefois beaucoup plus tard, vers le quinzième jour seulement. Comme l'a bien montré Trousseau, il débute ordinairement non par l'ombilic, mais par le pénil, d'où il gagne dès le lendemain le scrotum et la vulve : le surlendemain il s'étendra aux fesses, aux cuisses, et envahira tout le membre inférieur. Il est caractérisé par une rougeur vive de la peau, et par la dureté et la résistance du tissu cellulaire sous-jacent. L'enfant tombe dans un état d'abattement profond, et exprime sa douleur par des cris : la fièvre est peu vive en ce moment. La tendance envahissante de l'affection ne se limite pas : la région fessière est souvent atteinte, et il n'est pas rare de voir l'érysipèle gagner le dos, se propager au visage et au cuir chevelu. Les parties malades sont le siège d'une rougeur souvent luisante, œdémateuse ; elles sont limitées par un bourrelet moins saillant que chez l'adulte, et il n'est pas rare d'observer sur cette région des bulles remplies d'une sérosité jaunâtre.

La peau et le tissu sous-cutané sont infiltrés davantage dans les parties lâches : il y a tuméfaction considérable du pénis, du scrotum, de la vulve, des paupières, des pieds et des mains, souvent atteints ainsi que tout le membre supérieur. La peau pâlit dans les régions primitivement envahies, qui peuvent devenir le siège d'une légère desquamation. Les récidives ne sont point exceptionnelles sur les mêmes points.

---

[1] Fualdès. De l'érysipèle de l'ombilic chez les nouveau-nés. *Thèse de Paris*, 1872.

[*L. RENON.*]

La fièvre ne fait jamais défaut à cette période : il existe tous les soirs une exacerbation vespérale qui peut aller de 39 à 41 degrés. Le pouls est extrêmement rapide et petit. L'alimentation devient difficile : les enfants, qui tétaient encore d'une manière satisfaisante le 1er jour, refusent absolument le sein. L'évolution est parfois si rapide que tous ces troubles peuvent passer inaperçus.

Trousseau[1] a été vivement frappé de la gravité du pronostic de l'érysipèle péri-ombilical des nouveau-nés, et il a insisté sur l'allure insidieuse qu'il prenait avant la terminaison fatale. Malgré l'apparence de vitalité des petits malades, bien qu'ils tètent parfois à merveille, que leurs cris soient vigoureux, il peut arriver qu'ils succombent le lendemain ou le surlendemain, ou même quelques heures après. La mort peut succéder au collapsus, aux suppurations de la plèvre et du péritoine, à la phlébite ombilicale et parfois à la pyléphlébite.

Dans les seuls faits où l'on a pu observer la guérison, c'est grâce à la réaction phagocytaire tardive sur laquelle nous nous sommes longuement expliqué plus haut. La formation de nombreuses collections purulentes sous-cutanées est la règle en pareil cas. Ces abcès, en général curateurs, peuvent présenter des aspects divers, qu'il s'agisse du phlegmon péri-ombilical de Fualdès ou que l'on ait affaire à toute la variété des abcès sous-cutanés que Bouchut[2], Fredet[3], Vincent[4] nous ont bien appris à connaître.

Ces abcès peuvent être uniques ou multiples, ils peuvent se succéder pendant 4 à 6 semaines, sans qu'il soit possible d'incriminer en aucune façon l'action des microbes d'infection secondaire. On incise ces collections purulentes, la fièvre tombe, et tout peut rentrer dans l'ordre : c'est là un mode de guérison qui nous a permis de comprendre les recherches d'Achalme ; Trousseau avait magistralement décrit le fait clinique, sans pouvoir l'expliquer.

D'autres complications ont été observées : parmi celles-ci la gangrène est la plus fréquente. Toute la paroi abdominale peut se gangréner, laissant à nu les muscles de la région et les aponévroses. Le sphacèle des grandes lèvres et du scrotum n'est pas rare ; les testicules peuvent être ainsi complètement dénudés. Il est rare que cette complication soit une cause de mort ; tout s'arrange en général mieux qu'on n'aurait pu le supposer, et la réparation de tous ces désordres s'effectue dans la majorité des cas : la cicatrisation est assez rapide, et quelquefois il ne persiste aucune trace de l'affection. Dans certains cas il n'en est pas ainsi, et l'apparition de la gangrène s'accompagne des phénomènes généraux les plus graves, amenant rapidement la mort.

Quelquefois l'infection sous-dermique s'accompagne de phlébite de la veine ombilicale : le foie peut être atteint par la voie veineuse, et on peut noter de l'hépatite infectieuse avec ictère. Quand nous aurons signalé

---

(1) Trousseau. *Loco citato,* p. 219.

(2) Bouchut. *Traité pratique des maladies des nouveau-nés,* 1875.

(3) Fredet. Érysipèle généralisé chez un enfant de douze jours, abcès multiples. Guérison. *Gazette des hôpitaux,* 1874.

(4) Vincent. Érysipèle généralisé chez un nouveau-né, abcès multiples. Guérison. *Gazette des hôpitaux,* 1874.

les épanchements purulents des grandes séreuses, péritoine, plèvre, péricarde, et les cas rares de phlébite des sinus, nous en aurons terminé avec les complications possibles de l'érysipèle des nouveau-nés.

La terminaison de cette affection par induration dermique est exceptionnelle, et il est même permis de se demander, avec Hervieux et Achalme, si dans ces faits on n'a pas confondu l'érysipèle avec le sclérème des nouveau-nés.

Pronostic. — Tout ce qui précède met bien en lumière la gravité du pronostic de cette variété d'infection steptococcique chez le jeune enfant après la naissance. La mort peut arriver dans les premiers jours : elle peut survenir beaucoup plus tard, le vingt-troisième jour même, comme dans ce cas de Trousseau, où l'affection succédait à un phlegmon de la mamelle de la mère. La guérison n'est possible que lorsque l'érysipèle passe à l'état chronique, et qu'il se forme ces abcès curateurs dont nous avons expliqué la pathogénie et l'allure clinique.

Diagnostic. — Le diagnostic est facile quand la maladie est en pleine évolution; les caractères si nets de l'érysipèle, sa rougeur luisante et foncée, sa marche envahissante, l'induration si profonde des téguments, une anomalie et un retard dans la dessiccation et la chute du cordon, l'aspect terne et grisâtre de la plaie ombilicale, tout cela peut aider à reconnaître l'affection. On y songera d'autant plus qu'on se trouvera en milieu épidémique, qu'on aura constaté d'autres cas d'érysipèle, ou que la mère, atteinte d'affection puerpérale, sera soignée par la même infirmière ou la même garde que son enfant. Dans certains cas le diagnostic n'est point si aisé, et l'on peut se trouver en face de difficultés presque insurmontables.

L'eczéma rubrum peut simuler la plaque érysipélateuse par son aspect rouge luisant et tuméfié. Si l'on a pu assister au début de l'affection, on notera des différences : l'eczéma rubrum ressemble dès son origine à un eczéma banal, c'est-à-dire qu'il existe des vésicules, d'abord petites, qui deviennent plus volumineuses, pour constituer par confluence de véritables bulles; la desquamation se fait par longs lambeaux, enfin il n'est pas rare de le voir envahir d'abord la figure et la tête, puis une autre région, les mains, les parties génitales, sans qu'il y ait extension de proche en proche, comme on l'observe dans l'érysipèle.

On peut en dire autant de l'urticaire pigmentée, qui débute dans la première enfance, parfois quelques jours seulement après la naissance. Elle se caractérise par une éruption de plaques érythémateuses de quelques centimètres de diamètre, sur lesquelles se produisent soit des élevures d'un rouge vif, soit des éléments d'urticaire avec centre blanchâtre surélevé, et zone périphérique rouge. Les éléments s'affaissent et se pigmentent en prenant une teinte jaune clair, parfois brunâtre, pouvant alterner sur le thorax, le dos et l'abdomen avec des taches de nouvelle formation qui donnent à l'enfant un aspect caractéristique. La ressemblance avec l'érysipèle n'est possible que lorsque sur le fond que nous venons de décrire il survient des poussées érythémateuses donnant aux plaques une rougeur foncée et livide qui peut gagner les espaces intermédiaires de peau saine. La recherche des premiers stigmates de l'affection rendra toute confusion impossible (Brocq).

[L. RÉNON.]

Les bulles de pemphigus, qu'il s'agisse du pemphigus syphilitique ou du pemphigus épidémique des nouveau-nés, ont un aspect tout particulier qui ne peut simuler que de très loin l'érysipèle. On note d'abord une tache d'un rouge foncé ne disparaissant pas par la pression, puis l'épiderme se soulève, et il se forme une bulle, en général volumineuse, qui se remplit de sérosité verdâtre : la bulle se rompt et laisse à sa place une surface rouge lisse, qui se dessèche peu à peu en se recouvrant d'un épiderme nouveau.

Les érythèmes, l'érythème intertrigo, et surtout l'érythème simple, ressemblent peu à l'érysipèle. Ils siègent au niveau des plis cutanés, des plis inguinaux et en général dans la région fessière. Il se montrent soit sous forme de petites taches isolées et disséminées, soit sous forme de plaques plus ou moins étendues. Ils disparaissent au début par la pression du doigt, mais peuvent suinter, saigner facilement et parfois s'excorier : ils sont en général liés à un vice d'alimentation de l'enfant.

L'œdème des nouveau-nés, bien décrit par Depaul[1], s'observe peu de jours après la naissance, quelquefois dès le premier jour, au mollet, à la face postérieure des cuisses, aux mains et aux organes génitaux. La peau est de couleur jaunâtre ou rouge violacé : elle est dure, tendue, difficilement dépressible, et peut ne garder qu'imparfaitement l'impression du doigt ; la température n'est pas élevée comme dans l'érysipèle, mais au contraire abaissée.

Le sclérème des nouveau-nés de Parrot sera d'un diagnostic facile : survenant en général du deuxième au dixième jour après la naissance, il débute d'abord par les membres inférieurs, à leur partie postérieure, puis il atteint le dos, la région lombaire et enfin tout le corps. A son niveau, la peau devient rigide, et fait complètement corps avec les parties profondes, gênant les mouvements de l'enfant : la coloration peut être blanc jaunâtre, ou bleuâtre et livide. On note également de l'abaissement de la température.

La lymphangite du cordon et le phlegmon péri-ombilical présentent avec l'érysipèle péri-ombilical des nouveau-nés une ressemblance d'autant plus grande qu'on a voulu identifier les deux affections : il est évident que dans l'espèce il ne s'agit que d'une question de degré, ressortissant d'une part au terrain plus ou moins débilité sur lequel la maladie se développe, et de l'autre à une variation de la virulence du streptocoque. Cliniquement on peut différencier ces affections les unes des autres ; mais leur pathogénie est identique, ainsi que le traitement à leur opposer.

Le diagnostic de l'érysipèle ombilical du nouveau-né bien établi, la tâche du médecin n'est pas terminée. Il faut s'enquérir des conditions dans lesquelles il s'est développé, chercher s'il ne succède pas à l'infection de la mère, ou s'il n'est pas dû à la contagion par un autre enfant. On conçoit toute l'importance d'une pareille enquête pour protéger les autres nouveau-nés dans une Maternité.

---

(1) DEPAUL. *Dictionnaire encyclopédique des sciences médicales.*

Traitement. — C'est en une sage prophylaxie que réside presque tout entier le traitement de l'érysipèle des nouveau-nés : sa gravité excessive, les moyens encore bien imparfaits que l'on possède pour le combattre, tout commande surtout de l'éviter. Par un pansement aseptique bien fait, par une désinfection soigneuse des mains des personnes chargées des soins du cordon et de la plaie ombilicale, on n'aura guère d'infection à déplorer. S'il existe des bourgeons suppurants, s'il s'écoule en grande abondance ces lochies ombilicales sur lesquelles insistait tant Lorain, des badigeonnages au nitrate d'argent, des solutions astringentes antiseptiques, telles que le permanganate de potasse, suffiront à prévenir tout accident par la suite.

En face d'un érysipèle confirmé, une alimentation régulière, soit par continuation des tétées, soit par gavage de l'enfant, permettra de soutenir l'état général. Localement des applications antiseptiques humides, telles que des compresses imbibées d'eau boriquée, peuvent rendre des services. On pourra tenter aussi l'emploi des injections salines qui donnent de si bons résultats chez l'adulte; mais on conçoit combien il est peu facile d'utiliser d'une façon méthodique le lavage du sang chez le nouveau-né.

La question de la sérothérapie de cette forme d'érysipèle est à l'heure actuelle bien difficile à juger. L'influence des sérums anti-streptococciques sur les accidents puerpéraux est encore à l'étude : les résultats ne sont pas aussi encourageants que ceux observés sur l'érysipèle des adultes[1]. Chez le nouveau-né deux observations de guérison par cette méthode ont été publiées, l'une par Roger[2], l'autre par Steele[3]; par contre MM. Bar et Tissier[4] ont constaté son impuissance dans quatre cas. On ne peut donc conclure encore sur la valeur de la méthode, qui a fait toutes ses preuves expérimentales, et qui légitimera, il faut le souhaiter, toutes les espérances qu'elle a fait naître.

ÉRYSIPÈLE DES ENFANTS PLUS AGÉS

Bien que plus rarement observé, l'érysipèle des enfants plus âgés reconnaît les mêmes causes que celui de l'adulte; il peut envahir la face et gagner toute la surface cutanée; il s'accompagne des mêmes complications et guérit de la même façon. Tous les auteurs qui ont traité des maladies de l'enfance sont d'accord sur ce point : l'érysipèle des enfants présente les plus grandes ressemblances avec celui de l'adulte, et n'en diffère que par quelques caractères cliniques dans les formes rares d'érysipèle vaccinal et d'érysipèle des scrofuleux.

Étiologie. — L'érysipèle peut succéder à une plaie quelconque du tégument, à une érosion, à une pustule de variole, une bulle de varicelle, aux lésions impétigineuses de la peau, etc. C'était autrefois une complication

---

(1) CHANTEMESSE. La sérothérapie de l'érysipèle. *Semaine médicale*, 1er janvier 1896.

(2) ROGER. Sérum antistreptococcique. *Société de Biologie*, 30 mars 1895.

(3) STEELE. Traitement d'un cas d'érysipèle du nouveau-né par le sérum antistreptococcique. *British med. Journal*, 7 décembre 1895.

(4) BAR et TISSIER. Fièvre puerpérale et sérothérapie. *Société obstétricale de France*, 16 avril 1896.

redoutable de la vaccine : ces faits sont très rares aujourd'hui, depuis l'application rigoureuse des soins antiseptiques de la peau et des instruments, et l'emploi des pulpes glycérinées, mauvais milieux de culture pour les microbes d'infection secondaire. Les notions de contagion et d'épidémicité ont ici la même importance que chez le nouveau-né.

Les filles, atteintes moins souvent que les garçons, le sont parfois au moment de la puberté, et avant l'apparition des règles. Rilliet et Barthez[1] ont constaté un érysipèle à répétition chez une jeune fille.

Pathogénie. — Introduit dans le derme ou dans le tissu sous-dermique par l'une des portes d'entrée que nous venons d'énumérer, le streptocoque ne franchit pas ici, comme chez le nouveau-né, les lymphatiques et les ganglions pour passer directement dans la voie sanguine et provoquer une septicémie mortelle : la réaction leucocytaire, loin de faire défaut, est à son maximum. Le microbe, englobé par les leucocytes polynucléaires, est détruit dans le trajet de ces leucocytes à travers les vaisseaux lymphatiques jusqu'aux ganglions, l'action des leucocytes mononucléaires n'étant que secondaire et plus tardive. Si l'engorgement des vaisseaux est trop considérable, si la fibrine du sérum en se coagulant ralentit le courant lymphatique et empêche le cours des leucocytes et des microbes contenus dans leur intérieur, la rétention des streptocoques dans les espaces conjonctifs provoque la suppuration du tissu sous-cutané, et le phlegmon érysipélateux est constitué. Tel est, d'après les travaux de Renaut[2], de Metchnikof[3] et d'Achalme[4], le processus de défense de l'organisme, qui peut aboutir à la résolution ou à la suppuration, quelle que soit la théorie que l'on adopte pour en expliquer le mécanisme intime.

Anatomie pathologique. — Comme chez le nouveau-né, les lésions disparaissent rapidement sur le cadavre. La coloration de la peau est peu vive, et le bourrelet périphérique peu saillant : quelquefois elle est violacée, épaissie, dure comme de la peau congelée (Renaut) : l'épiderme peut se détacher en larges lambeaux.

Depuis les recherches de Vulpian[5], de Renaut, de Felheisen, de Cornil, de Metchnikof, on admet que la cutité est la lésion dominante, opinion que les travaux d'Achalme viennent encore de confirmer.

La lésion débute par le corps papillaire du derme pour gagner les couches successives de l'épiderme : l'aspect microscopique est différent suivant le degré d'acuité de l'inflammation, et on peut, d'après Felheisen, décrire 3 zones à la plaque érysipélateuse. La zone périphérique, saine en apparence, est infiltrée de sérosité abondante contenant des leucocytes polynucléaires sortis des vaisseaux, des éléments du tissu conjonctif en voie de prolifération, et de longues chaînettes (de 6 à 12 grains) de streptocoques. La zone intermédiaire, le bourrelet, nous montre la lésion en pleine activité avec accumulation considérable d'œdème et de cellules migratrices : les

---

(1) RILLIET et BARTHEZ. *Traité des maladies de l'enfance*, troisième édition, 1887, t. II, p. 807.
(2) RENAUT. Contribution à l'étude anatomique de l'érysipèle et des œdèmes. *Thèse de Paris*, 1874.
(3) METCHNIKOF. *Virchows' Archiv.*, Bd CVII, heft II.
(4) ACHALME. *Loco citato*, p. 83 et 100.
(5) VULPIAN. *Archives de physiologie normale et pathologique*, 1868, p. 514.

streptocoques en chaînettes plus courtes (de 2 à 5 grains) commencent à
émigrer vers les capillaires lymphatiques. Dans la zone centrale la lésion est
en voie de résorption ; la sérosité est moins abondante ; les vaisseaux
lymphatiques se remplissent de leucocytes englobant des streptocoques qui
tendent de plus en plus à s'y engager.

La sérosité du derme gagne peu à peu l'épiderme ; elle fuse dans le corps
muqueux en y entraînant des cellules migratrices. Les cellules du corps
muqueux subissent, comme l'a montré Cornil, une atrophie nucléaire et une
dégénérescence vésiculeuse. Les cellules du stratum granulosum, privées
d'éléidine, desquament facilement. Elles sont décollées par la sérosité de
celles du stratum lucidum, et il en résulte la formation d'une phlyctène qui
peut s'infecter directement par les streptocoques ou par les microbes normaux de la peau. Les squames peuvent contenir des streptocoques qui ont
traversé toutes les couches épidermiques, fait qu'Achalme a d'ailleurs
constaté rarement ; cet auteur n'en a jamais rencontré dans la gaine des
poils, et dans l'intérieur des glandes sébacées ou sudoripares.

Le tissu cellulaire sous-cutané est presque toujours envahi soit par
l'intermédiaire des vaisseaux lymphatiques, soit par propagation inter-
fasciculaire. Dans les régions où le tissu conjonctif est lâche, comme aux
paupières, il existe un œdème énorme avec exsudation liquide abondante qui
peut se terminer par phlegmon ou par gangrène. Si le tissu conjonctif est
serré, dense, adhérent, comme à la face, la tension augmente dans les
espaces conjonctifs, et le bourrelet saillant est très accentué. Dans les régions
où le derme est très mince et le tissu cellulaire peu serré, comme à la
cuisse, à la paroi antérieure de l'abdomen, l'infiltration s'étend en un empâtement diffus sans bourrelet appréciable. Dans le tissu adipeux les vésicules
graisseuses sont séparées les unes des autres par des interstices remplis de
cellules migratrices contenant des microbes. Achalme n'en a jamais rencontré dans l'intérieur des cellules adipeuses : ces dernières peuvent, selon
Renaut, disparaître et revenir à l'état embryonnaire.

Les vaisseaux lymphatiques contiennent de la sérosité et des leucocytes
englobant les streptocoques qu'on ne retrouve jamais dans les ganglions
lymphatiques : ces vaisseaux ne font en général que charrier les microbes,
et leurs parois, presque toujours indemnes, ne sont contaminées que dans
les cas d'extrême virulence et de faible réaction leucocytaire ; il y a lymphangite et adénite pouvant passer à la suppuration.

L'érysipèle des enfants peut se terminer par gangrène comme chez
l'adulte, et on peut observer toutes les complications ordinaires de l'affection,
endocardite, pneumonie, néphrite, etc.

Symptômes. — Chez l'enfant, l'érysipèle peut débuter par la face, et sa
marche ne présente rien de spécial. Il est précédé de frisson, en général
unique, d'une légère angine, de nausées, de vomissements ; quelques heures
après, plus rarement 1 ou 2 jours après, sur le nez, à l'angle de l'œil, au
pavillon de l'oreille, une petite rougeur apparaît. La peau est gonflée, tendue,
douloureuse, et la plaque d'érysipèle est limitée par un bourrelet saillant.
L'affection peut rester localisée à une partie du visage ou l'envahir complète-

[L. RÉNON.]

ment, le tuméfiant et le rendant méconnaissable. Les points atteints, abandonnés par le processus inflammatoire, reprennent leur coloration normale et sont le siège d'une desquamation plus ou moins intense. La fièvre est continue, avec légères rémissions matinales; elle s'accompagne d'anorexie, de constipation, de céphalalgie violente et parfois, chez le jeune enfant, de délire et de convulsions; elle tombe du 6e au 10e jour assez brusquement et marque la fin de l'affection.

L'érysipèle peut débuter par un autre point du corps, ou s'étendre de la face au cou, au thorax et aux membres, d'une manière progressive. Comme chez l'adulte, il peut être serpigineux, ambulant : il peut suppurer ou devenir gangréneux, et présenter une série de complications, sur le cœur, les reins et surtout les voies respiratoires.

L'érysipèle à répétition n'est pas rare chez les enfants : chez les jeunes filles on note une certaine relation entre les poussées successives qu'il peut donner, et les diverses étapes de la vie génitale; il précède quelquefois les premières menstruations. Une des formes de cet érysipèle, fréquente dans l'enfance, c'est l'érysipèle dit *des lymphatiques et des scrofuleux* « chez les enfants pâles, gros, bouffis, à la lèvre supérieure saillante, à la peau molle[1] ». Sujets aux engelures et aux gerçures, aux fissures prolongées des lèvres, à l'eczéma impétigineux et à l'impétigo du nez et des oreilles, atteints de blépharo-conjonctivite, d'érosions ecthymateuses du cuir chevelu, ces enfants sont facilement exposés à prendre un érysipèle qui a une marche toute spéciale. « Invasion peu bruyante, fièvre modérée ou nulle, gonflement considérable, mais peu rouge et peu douloureux, marche lente et non envahissante, récidives très fréquentes[2] », tels sont ses caractères.

L'*érysipèle vaccinal*, bien rare heureusement aujourd'hui, survient, soit immédiatement après l'inoculation du vaccin, soit dans les jours qui terminent l'évolution de la pustule vaccinale, à la suite du grattage ou de l'écorchure de ces pustules par l'enfant, ou de la prise de vaccin avec un instrument septique. Cette forme d'érysipèle peut rester localisée au membre supérieur, et durer quelques jours seulement, ou affecter une marche progressivement envahissante, véritable érysipèle ambulant, du pronostic le plus grave.

Pronostic. — L'érysipèle des enfants âgés de plus de 3 mois est infiniment moins grave que celui des nouveau-nés : s'il ne survient pas de complications, l'évolution est d'une bénignité relative. Toutes les considérations que nous avons développées sur la réaction leucocytaire, présente chez les uns, absente chez les autres, en font facilement comprendre les raisons.

Diagnostic. — Le diagnostic, plus aisé qu'après la naissance, est facilité par la présence du bourrelet saillant et œdémateux qui manque rarement ici. Il est inutile d'insister sur les maladies qui peuvent simuler l'affection, et dont la description a été détaillée plus haut : certaines indurations érythé-

---

(1) CRITZMANN. Contribution à l'étude de l'érysipèle à répétition. *Archives générales de médecine,* janvier 1892.
(2) COMBY. *Traité des maladies de l'enfance,* 1895, p. 151.

mateuses diffuses sont quelquefois d'un diagnostic difficile chez les enfants scrofuleux et lymphatiques, mais l'induration est plus profonde, elle dépasse les limites du tissu sous-cutané, et dure beaucoup plus long-temps.

Traitement. — On essaiera par des lavages aseptiques répétés et une occlusion parfaite de soustraire à la contamination toutes les plaies et érosions des enfants.

Le traitement, identique à celui préconisé chez l'adulte, se bornera à soutenir l'état général, et aux applications aseptiques émollientes. L'emploi de la sérothérapie antistreptococcique parait moins discutable que chez le nouveau-né[1].

[1] Ce travail a été remis le 15 juin 1896.

[L. *RÉNON*.]

XX

INFECTIONS SEPTIQUES DU FŒTUS, DU NOUVEAU-NÉ ET DU NOURRISSON

PAR LE D' RUDOLF FISCHL

Privat-docent les maladies infantiles à l'Université allemande de Prague.

« Rassemblons les faits pour avoir des idées. »
(Buffon.)

NOTIONS GÉNÉRALES — NATURE DE LA MALADIE

Les recherches de ces dix dernières années ont considérablement modifié nos idées sur la nature de l'infection septique, et aujourd'hui les anciennes notions de septicémie et de pyohémie, celle de septico-pyohémie, terme proposé par Gussenbauer pour concilier, en quelque sorte, les deux notions précédentes, ne peuvent plus être conservées. Comme cette modification a son importance au point de vue de la connaissance des affections de la première enfance, que nous aurons à traiter ici, il nous a semblé indiqué d'exposer tout d'abord l'état actuel de la question.

Si l'on envisage tout d'abord la question des agents de l'infection et de l'intoxication septiques, on se trouve en face de deux opinions opposées. Les uns, considérant en tant qu'agents possibles de l'infection septique tous les microbes qui peuvent provoquer des phénomènes généraux, soit par leur pénétration dans le sang, soit par la résorption de leurs toxines, font rentrer dans ce groupe les micro-organismes dits spécifiques, tels que le bacille typhique ou le pneumocoque de Talamon-Frænkel. En face de cette opinion défendue par E. Levy se trouve la seconde théorie, soutenue, entre autres, par Kocher et Tavel dans leurs remarquables études sur les maladies infectieuses chirurgicales. Cette théorie n'admet comme agents possibles de l'infection et de l'intoxication septiques que les micro-organismes pyogènes proprement dits, c'est-à-dire le streptocoque et le staphylocoque pyogènes, puis le coli-bacille, le bacille pyocyanique, etc.

Dans son *Essai d'une théorie de l'infection*, Marmorek va encore plus loin et réserve le nom d'agents de septicémie aux microbes capables de provoquer aux points de leur pénétration des modifications telles que le furoncle, le phlegmon, la lymphangite, etc., qu'il considère comme le premier degré, la première manifestation de la septicémie. Or, on sait que ces modifications ne sont produites que par le streptocoque et le staphylocoque pyogènes.

Si nous envisageons maintenant les conditions particulières à la première enfance et que nous nous reportions aux recherches faites sur cette question chez les enfants, nous pouvons considérer comme agents d'infection et d'intoxication septiques, en dehors des microbes spécifiques, tous les micro-organismes qui possèdent le pouvoir ou de provoquer des phénomènes généraux par les poisons (toxines et toxalbumines) qu'ils forment au foyer primitif, ou d'envahir l'organisme par la voie sanguine et lymphatique, soit en passant par le foyer primitif, soit en franchissant la barrière naturelle formée par l'épithélium intact de la peau et des muqueuses. A côté du streptocoque et du staphylocoque, agents pyogènes ordinaires, nous mettrons encore, en tant qu'agents d'infection et d'intoxication septiques, le coli-bacille, le bacille pyocyanique, le pneumocoque de Talamon-Fraenkel, le pneumobacille de Friedländer et les bacilles hémorragiques spécifiques qui ont été trouvés par divers auteurs (Babès, Finkelstein, von Dungern et autres) chez les enfants atteints d'infections septiques à manifestations hémorragiques. Nous aurons, bien entendu, à distinguer l'infection mono-microbienne de l'infection polymicrobienne, terme qui nous semble plus clair que celui d'infection mixte. Avec Kocher et Tavel, nous désignerons sous le nom de « bactérihémies » les processus caractérisés par la présence des microbes dans le sang, soit que cette présence ait été constatée pendant la vie, soit que les lésions trouvées à l'autopsie indiquassent le transport des bactéries par le sang; et nous réserverons le nom de « toxinémies » aux processus où la multiplication des bactéries n'a lieu qu'aux points de leur entrée et où les phénomènes généraux et les lésions des organes sont de nature toxique. Ces notions, basées sur des considérations étiologiques, ne se retrouvent pas toujours en clinique quand il s'agit d'envisager tel ou tel cas en particulier; elles ont pourtant l'avantage de simplifier les conditions et de donner, comme nous le verrons plus tard, une explication satisfaisante des affections appartenant à cette catégorie. En envisageant enfin la provenance des micro-organismes, nous aurons à distinguer les auto-infections et les hétéro-infections, les auto-intoxications et les hétéro-intoxications, suivant que les micro-organismes de l'infection ou de l'intoxication septiques viennent du monde extérieur ou de l'organisme même de l'enfant.

Tandis que les conditions extérieures nécessaires au développement des maladies septiques existent, comme cela résulte de ce qui vient d'être dit, à tous les âges, mais non pas dans toutes les conditions de la vie, il n'en est pas de même des conditions internes, c'est-à-dire des conditions inhérentes à l'organisme lui-même. Ces conditions présentent des différences essentielles et multiples et constituent dans leur ensemble la prédisposition, facteur de la plus haute importance qu'il faut placer à côté de l'agent infectieux quand on envisage l'infection. Une variété de cette prédisposition, variété la plus importante pour nous, est celle créée par l'âge. L'observation clinique et de nombreuses recherches expérimentales ont notamment montré que le nouveau-né et le nourrisson présentent, dans toute la série animale, une susceptibilité toute particulière pour le groupe de micro-organismes classés par nous parmi les agents de l'infection septique. Si nous ne connaissons pas encore toutes les causes de cette susceptibilité particulière, quelques-unes d'entre elles ont été mises en lumière par les recherches de ces dernières années. La phagocytose, qui n'est peut-être pas la seule mani-

[R. FISCHL.]

festation de la lutte de l'organisme contre l'infection menaçante mais qui accompagne constamment cette lutte, n'atteint jamais chez les enfants l'intensité qu'elle présente plus tard chez l'adulte. Et ce fait s'explique fort bien quand on sait que les organes dans lesquels se forment les phagocytes, c'est-à-dire les ganglions lymphatiques, la moelle osseuse, la rate, ne présentent pas encore chez les enfants le parfait état de développement qui, plus tard, chez l'adulte, les rend propres, grâce à une suractivité fonctionnelle et une vive prolifération des cellules, d'envoyer toujours de nouvelles masses de combattants aux endroits menacés. Cliniquement et anatomiquement, le développement incomplet de ces organes chez les enfants se manifeste par l'absence fréquente d'une tuméfaction de la rate et des ganglions lymphatiques. Certains faits, notamment les faits signalés par Cervesato, font penser que deux organes qui, plus tard, perdent presque complètement leurs fonctions, mais qui, pendant la vie fœtale, jouent un rôle dans la formation du sang, le thymus et le corps thyroïde, prennent pendant les premières semaines de la vie leur part dans cette lutte et comblent tant bien que mal la lacune qui résulte du fonctionnement incomplet des organes lymphoïdes. Les moyens de défense extérieurs, qui, plus tard, seront les premiers à repousser l'attaque de l'ennemi, se trouvent chez le nouveau-né et le nourrisson dans un état de faiblesse et de perfectionnement progressif. La desquamation très vive de la peau et des muqueuses, dont l'importance au point de vue de l'infection a été relevée par Epstein, le développement incomplet de la couche cornée de la peau mis en évidence par les recherches histologiques de Hulot, sont les causes de cet état de faiblesse. Pour ce qui est enfin du sang dont le pouvoir protecteur constitue un moyen de défense efficace chez l'adulte, nous savons, d'après les recherches de Marmorek qui a pu exagérer et conserver la virulence des streptocoques en les cultivant sur du sang placentaire, que de ce côté nous n'avons rien à attendre. Si nous envisageons en plus les conditions multiples d'infection, que nous étudierons en détail plus loin, et la fréquence, chez le nourrisson, des affections qui augmentent sa susceptibilité pour les agents infectieux qu'il héberge ou qui se trouvent en dehors de son organisme, nous comprendrons la raison du nombre considérable d'affections appartenant à ce groupe et de la variabilité des phénomènes provoqués par ces infections.

Parmi les phénomènes cliniques qui montrent également le peu de résistance du nouveau-né contre l'infection microbienne, je citerai avant tout le défaut ou la faiblesse de la réaction fébrile. Si nous ne connaissons pas encore beaucoup la nature intime de la fièvre, nous n'en savons pas moins d'une façon certaine que la fièvre représente le degré de réaction de l'organisme contre la maladie et constitue une condition défavorable au développement des bactéries et à la formation de toxines qui, dans ces circonstances, se forment plus lentement. Le fait que, pendant les premières semaines de la vie, les enfants répondent à la pénétration des germes septiques par une fièvre de courte durée ou même par une température normale ou au-dessous de la normale, est une nouvelle preuve de leur impuissance envers les ennemis dangereux qui les assaillent. L'alcalescence peu accusée du sang qu'on trouve chez tous les nouveau-nés, la diminution de cette alcalescence chez les enfants infectés sont d'autres faits qui viennent à l'appui du peu de résistance naturelle de l'organisme du nouveau-né et du nourrisson.

L'étude étiologique, si incomplète qu'elle soit, nous a permis de réunir, comme manifestations variables de la même maladie, une série de processus dont les rapports de parenté étaient niés ou soupçonnés, en tout cas considérés comme très lointains, tant qu'on les envisageait au point de vue clinique ou anatomique. C'est ainsi que nous ferons entrer dans le cadre de maladies infectieuses, certaines diarrhées, certaines bronchites, certaines affections pulmonaires, l'hémophilie des nouveau-nés décrite en premier lieu par Epstein et von Ritter et qui a des relations étroites avec la septicémie, la dermatite exfoliatrice de von Ritter, la maladie de Winckel, la maladie de Buhl. La simplification que Charrin demandait pour la bactériologie, remarquant que « si l'on observait mieux les lois des variations des microbes, on créerait moins d'espèces », peut, dans le sens figuré, être appliquée à ce chapitre de pathologie infantile.

ÉTIOLOGIE

Dans le chapitre précédent nous avons brièvement indiqué les micro-organismes qu'on peut considérer comme les agents des affections septiques chez le nouveau-né et l'adulte. Les nombreux travaux relatifs à cette question et qui se trouvent résumés aussi complètement que possible à la fin contiennent sur ce point un grand nombre d'indications. Comme chez les adultes, les agents les plus fréquents des affections microbiennes sont, chez le nourrisson, le streptocoque et le staphylocoque; vient ensuite par ordre de fréquence le coli-bacille dont le rôle pathogène a été mis en évidence par un grand nombre de travaux parus ces temps derniers. A côté des micro-organismes indiqués on a trouvé encore, dans les processus septiques en question, toute une série d'autres microbes : tel ce bacille trouvé par Babès dans un cas d'infection hémorragique généralisée d'origine ombilicale et reconnu pathogène pour les animaux; tel le bacille pyocyanique trouvé par Neumann dans deux cas d'infection septique avec manifestations hémorragiques chez des nourrissons syphilitiques; tel le bacille encapsulé, analogue au pneumo-bacille de Friedlaender trouvé par von Dungern dans l'hémophilie septique; tel encore le bacillus enteritidis (Gärtner) dont la parenté sinon l'identité avec le coli-bacille a été soutenue par un grand nombre d'auteurs et qui a été trouvé par Lubarsch et Tsutsui dans un cas de pneumonie septique ayant cliniquement évolué comme la maladie de Winckel. Finkelstein enfin a trouvé dans un cas de diathèse hémorragique un micro-organisme identique à celui que Kolb a isolé dans un cas de maladie de Werlhof et désigné sous le nom de bacille hémorragique. Nous voyons donc que toute une série de micro-organismes peuvent provoquer chez le nourrisson le complexus symptomatique de l'infection septique, et, quand on étudie la littérature du sujet, on voit que chacun de

[R. FISCHL.]

ces micro-organismes peut provoquer des complexus symptomatiques, des tableaux cliniques très divers dont la nature, au point de vue étiologique, ne peut être comprise que par l'étude détaillée et très soignée de chaque cas en particulier. C'est ainsi que le streptocoque provoque tantôt une modification érysipélateuse ou phlegmoneuse de la peau, tantôt une infection localisée aux bronches et gagnant de là tout l'organisme (Hutinel et Claisse), tantôt une entérite rapidement mortelle, évoluant avec des phénomènes cholériformes (Tavel), tantôt une infection hémorragique (Hlava, Babès et autres); c'est toujours le même micro-organisme qui attaque le corps, mais sa virulence est variable, et de son côté le corps réagit différemment suivant la porte d'entrée de l'infection, suivant son pouvoir de résistance. La combinaison de ces deux facteurs que Marmorek désigne sous le nom de « coefficient bactérien », détermine l'apparition de tel ou tel complexus symptomatique dans un cas donné, et la connaissance de l'influence de chaque facteur est décisive pour saisir les rapports entre les symptômes. Ce qui vient d'être dit du streptocoque se rapporte naturellement aux autres agents infectieux qui interviennent dans les processus septiques des nourrissons.

On peut se demander d'où viennent ces micro-organismes et comment ils pénètrent dans le corps du fœtus ou du nouveau-né? De nombreuses recherches nous fournissent sur ce sujet des renseignements précieux. Le monde extérieur, le milieu dans lequel le nourrisson se trouve pendant les premières semaines de la vie, est riche en bactéries et en produits bactériens. Les conditions sociales interviennent aussi, en ce sens qu'avec les mauvaises conditions hygiéniques, la richesse du milieu ambiant en bactéries augmente pour atteindre sa plus haute expression dans les hospices, les hôpitaux d'enfants, les asiles, c'est-à-dire partout où se trouvent agglomérés les porteurs de germes infectieux. Là, nous trouvons la première et, à mon avis, la plus importante source d'infection, à savoir l'infection par l'air dont le rôle, déprécié pendant quelque temps, a été mis à nouveau en lumière par les recherches de ces dernières années. Dans ses considérations sur la nature de l'infection septique chez le nourrisson, Epstein avait déjà insisté sur la valeur de ce facteur, et ces considérations n'ont rien perdu, aujourd'hui, de leur valeur. D'après cet auteur, l'air infecterait la nourriture, la literie, le linge, les sécrétions buccales de l'enfant, et comme pour lui l'air renfermait des micro-organismes pathogènes, cette hypothèse lui expliquait l'apparition sériée, autrement inexplicable, des affections septiques chez des nourrissons qui se trouvaient dans de bonnes conditions d'hygiène et d'alimentation et qui venaient de mères bien portantes. Un grand nombre d'auteurs (Gastou, Gaertner, Eiselsberg, Lesage, Macaigne, Emmerich, Babès, Ullmann, Solowiew, Wigura, Zeleniew et autres) ont trouvé des micro-organismes infectieux dans l'air et la poussière des chambres de malades, des objets d'hôpital, des endroits où sont conservés les vêtements des malades. Et parmi ces micro-organismes les microcoques pyogènes et le colibacille virulent ont été rencontrés le plus souvent.

La présence d'un agent infectieux n'est donc pas douteuse, et elle explique cè fait constaté par un grand nombre d'auteurs, à savoir que dans certains endroits les affections qui s'y observent prennent un caractère particulier, une couleur locale dont la raison d'être réside dans les conditions indiquées plus haut. C'est ainsi que Lewy a remarqué qu'à l'hôpital de Strasbourg, le staphylocoque blanc, qui passe pour un micro-organisme relativement peu dangereux, est l'agent le plus fréquent des suppurations et des processus septiques extrèmement graves, et, personnellement, j'ai aussi trouvé ce micro-organisme dans mes recherches sur la septicémie intestinale et pulmonaire. C'est ainsi encore que dans leurs cas de bronchite suraiguë avec septicémie, Hutinel et Claisse ont trouvé principalement le streptocoque. Les exemples de ce genre sont nombreux, et sous ce rapport l'observation de von Hofsten est particulièrement typique. Pendant quelque temps cet auteur n'a pas eu l'occasion d'observer l'apparition épidémique du choléra infantile à l'hospice des Enfants assistés de Stockholm, nouvellement bâti; plus tard, lorsqu'au bout de quelques mois le milieu a été suffisamment préparé, le choléra infantile fit son apparition dans le nouveau bâtiment, avec les caractères qu'il avait dans l'ancien hospice.

Parmi les autres sources d'infection situées en dehors de l'organisme infantile, il faut citer en premier lieu les aliments, qui contiennent fréquemment des germes infectieux. C'est ainsi que les recherches d'un grand nombre d'auteurs (Cohn et Neumann, Pallestre, Honnigmann, Ringel et autres) ont montré que le lait normal des nourrices saines dont les mamelons ne présentent pas d'excoriations, renferme des micro-organismes pyogènes, le plus souvent des staphylocoques blancs et dorés, mais quelquefois aussi des streptocoques; si les mamelons présentent des fissures, des excoriations, on y trouve régulièrement des micro-organismes pyogènes (Bumm); en cas de mastite, le lait du sein malade renferme constamment les agents qui ont provoqué l'inflammation de la glande (H. Cohn, Karlinsky et autres); si la nourrice présente un foyer de suppuration situé en dehors du sein, les agents pyogènes passent dans le lait (Sarra); dans les affections septiques d'origine puerpérale, une partie des micro-organismes pathogènes est éliminée avec le lait (Escherich, Gärtner). On voit donc que même dans des conditions favorables, l'allaitement au sein rend possible l'infection du nourrisson par des micro-organismes pathogènes, fait que Damourette a récemment mis en lumière dans un mémoire très circonstancié. Quant au mécanisme par lequel les germes pathogènes pénètrent dans le lait, on trouve, les cas où les micro-organismes circulent dans le sang de la mère mis à part, qu'il s'agit là d'une infection par contact où l'air ou les mains, ou les vêtements souillés, etc., jouent le rôle d'intermédiaires.

Ce que nous avons dit du lait de femme, s'applique encore davantage au lait animal puisque nous savons les souillures multiples qu'il peut subir après sa sortie du pis de l'animal avant d'arriver dans l'estomac de l'enfant. Ici encore nous avons en vue, en premier lieu, les microbes de l'infection septique. Ils peuvent venir soit de la bête laitière (Abba, Kruger), soit des mains des individus occupés à traire l'animal, soit enfin de l'air de la chambre du malade.

[R. FISCHL.]

Une source d'infection et non des moins importantes est constituée par le corps de la mère et ses sécrétions. Abstraction faite des cas où les germes pyogènes arrivent au fœtus par la voie de la circulation placentaire et l'infectent dans l'utérus, il existe une série d'observations précises et indiscutables qui montrent que les lochies et les sécrétions vaginales normales (Doederlein, Bumm, Baumgarten, Ahlfeld) ou pathologiques, de même que le liquide amniotique infecté après une rupture prématurée des membranes (Kustner, Johannowsky, Geyl, Silbermann, Demelin et Letienne, Legry et Dubrisay), peuvent devenir une source d'infection septique pour l'enfant soit avant, soit pendant sa sortie de l'utérus, soit enfin pendant les premiers jours de sa vie. Dans ces cas encore le transport des germes infectieux peut s'effectuer ou par l'air, ou par les mains, ou par les instruments, etc.

Parmi les autres sources plus rares d'infection, on pourrait encore citer les couveuses dans lesquelles on avait gardé des enfants atteints d'infection septique (Allard); l'eau des bains, qui, sous ce rapport, peut agir de deux façons, soit par les microbes pathogènes qu'elle renferme avant d'être versée dans la baignoire (Kamen a trouvé, dans l'eau de puits qui servait pour les bains, des coli-bacilles virulents), soit que cette eau serve successivement pour plusieurs enfants sans être changée, de sorte que pendant le nettoyage l'eau souillée par les déjections se trouve transportée sur la tête et la face de l'enfant et peut devenir une cause d'infection. Dans une épidémie de maladie de Winckel, observée à Dresde, par Winckel lui-même, cet auteur est arrivé à incriminer l'eau des bains dans la propagation de la maladie. Moi-même j'ai observé toute une série de cas de dermatite exfoliatrice qui venaient tous de la même section de la clinique d'accouchement ; l'enquête ayant montré que les enfants étaient baignés dans la même baignoire dont on changeait simplement l'eau mais qu'on ne nettoyait pas après chaque enfant, il a suffi de faire cesser cette pratique pour faire disparaître de l'établissement la dermatite exfoliatrice.

Toutes les sources d'infection étudiées jusqu'à présent se trouvent en dehors de l'organisme infantile, et les infections septiques qu'elles provoquent doivent pour cette raison être désignées sous le nom d' « hétéro-infections ». Au point de vue du moment de leur apparition, ces hétéro-infections peuvent survenir avant, pendant et après la naissance et envahir l'organisme par les portes d'entrée les plus diverses. Tandis que dans le temps il n'était guère question que de l'infection puerpérale et des relations intimes entre l'affection de la mère et celle de l'enfant, les faits cités plus haut montrent déjà suffisamment la multiplicité des sources d'infection pour le nouveau-né et expliquent pourquoi la septicémie continue à faire des victimes parmi les nouveau-nés, tandis que, grâce aux recherches de ces dix dernières années, les maladies puerpérales des mères ont presque complètement disparu.

Mais ce n'est pas seulement de ces sources que les microbes peuvent venir : ils peuvent encore venir de l'organisme infantile lui-même, et les infections qu'ils provoquent dans ces cas, méritent le nom d' « auto-infections ». Le nouveau-né sain arrive bien au monde à l'état stérile, mais il s'infecte très rapidement par diverses voies, parmi lesquelles on peut citer, pour ne nommer que les plus fréquentes, la cavité bucco-pharyngienne, l'arbre respiratoire, le tube digestif, la peau, la plaie ombilicale. Dans les sécrétions buccales normales et dans l'enduit de la langue, plusieurs auteurs (Bernabèi, Doernberger, van Puteren, Biondi, Netter et autres) ont trouvé des micro-organismes pathogènes; d'autres (Besser, Claisse) les ont trouvés dans le mucus du nez, de la trachée et des grosses bronches; Hulot a constaté la présence de nombreux germes pathogènes sur la peau des enfants sains; Cholmogoroff a trouvé dans le cordon ombilical des streptocoques et des staphylocoques pyogènes dont le nombre variait avec le mode de pansement de la plaie ombilicale.

Le nombre des sources d'infection septique du nouveau-né est donc assez grand. Il s'agit maintenant de connaître la voie que suivent les germes pour arriver à leur but qui est de provoquer une affection. Suivant la voie qu'utiliseront les micro-organismes, suivant leur porte d'entrée, les affections septiques du nouveau-né peuvent se diviser en *cutanées* quand c'est par la peau intacte ou entamée que passeront les germes; en *ombilicales* si c'est par la plaie ombilicale, ou les vaisseaux ombilicaux, ou par leurs gaines lymphatiques que débutera l'infection; en *buccales* et *pharyngées* en cas de début par la cavité bucco-pharyngienne; en *digestives*, si c'est le tube digestif qui a été utilisé comme porte d'entrée par les microbes; en *respiratoires*, si ce rôle a été joué par la trachée, les bronches et les poumons. Comme formes rares on peut citer les infections *conjonctivales* dont le point de départ est la conjonctive; les infections *nasales* qui partent du nez; les infections *otogènes* qui débutent dans l'oreille moyenne; les infections *uro-génitales* qui partent d'un point de l'appareil génito-urinaire. Nous allons passer brièvement en revue toutes ces formes.

Pour ce qui est tout d'abord des infections cutanées, des infections par la peau, il est facile de voir que les conditions qui les favorisent chez le nourrisson sont extrêmement fréquentes. Déjà, à l'état normal, c'est-à-dire quand l'épithélium est intact, les germes pyogènes peuvent pénétrer dans la profondeur en passant soit par les fentes cellulaires résultant de la desquamation très vive qui se manifeste pendant les premiers jours de la vie, soit par les canaux excréteurs des glandes sébacées et sudoripares et des follicules pileux. Parmi les autres portes d'entrée possibles de l'infection, on pourrait encore citer les lésions de la peau qui se produisent mécaniquement pendant l'accouchement, et les affections cutanées qui donnent lieu à des pertes de substance, telles les formes ulcéreuses d'eczéma, l'intertrigo, les syphilides papuleuses et pustuleuses, les rhagades, etc. La réaction phagocytaire qui suit la pénétration des germes dans la peau et qui d'après les nouvelles recherches serait assurée pour la plus grande partie par les cellules de Grawitz (Schlummerzellen) est minime; l'occasion de brûler pour ainsi dire les étapes et de ne pas s'arrêter aux barrières naturelles de défense est fréquente, et c'est ainsi qu'une affection cutanée devient très facilement le point de départ d'une invasion de tout l'organisme par le virus organisé ou

[R. FISCHL.]

par les toxines formées dans des foyers ordinairement multiples. Le grand mérite d'avoir élucidé ce fait, dans une étude très détaillée, revient à Hulot. L'érysipèle avec les phénomènes généraux ordinairement d'origine toxique qu'il provoque peut, chez le nouveau-né, provoquer une infection de tout l'organisme par des streptocoques pyogènes, et le cas publié par Pfuhl le démontre d'une façon aussi probante que possible. Les conditions histologiques de cette inflammation de la peau expliquent surtout fort bien ce fait chez les jeunes nourrissons, surtout quand on se reporte aux recherches d'Achalme qui a montré que la propagation des streptocoques ne provoque presque aucune réaction du côté des tissus. Dans ces conditions, la généralisation de l'infection devient très facile.

L'ombilic a été toujours considéré comme la principale porte d'entrée des virus septiques. Lorrain avait déjà établi un parallèle entre l'ombilic de l'enfant et la plaie placentaire de la mère, et tous les auteurs qui, dans la suite, se sont occupés de cette question, ont considéré l'infection ombilicale comme un mode d'infection très fréquent. Lorsqu'on parcourt les anciens travaux parus sur cette question (Bednar, Quinquaud, Widerhofer, Muller et autres), on a réellement l'impression que dans le temps ce mode d'infection a dû être le plus important. Il semble même, d'après les travaux d'Eröss, Gross, Runge et autres, qu'encore à l'heure actuelle, dans les cliniques d'accouchements, un grand nombre d'infections qui s'y observent se produisent par la voie ombilicale. Je suis pourtant convaincu qu'on a exagéré l'importance et la fréquence de cette voie d'infection, et déprécié, en conséquence, les autres voies d'infection. Une infection ombilicale peut survenir avant la chute du cordon et être le résultat d'un processus de putréfaction dont il est le siège, être, par conséquent, le résultat d'une auto-infection : mais elle peut aussi être provoquée par des mains sales, par des instruments insuffisamment stérilisés, par les bains, etc., et, partant, relever d'une hétéro-infection. L'infection ombilicale peut encore survenir après la chute du cordon et partir du fond de la plaie ombilicale, les processus de cicatrisation de cette dernière s'effectuant dans des conditions favorables à cette infection. Sous ce rapport je me rattache entièrement à l'opinion de Gross qui, contrairement à Epstein, Eröss et Runge, admet que la chute du cordon ombilical sans inflammation éliminatrice est extrêmement rare, et que l'on doit la considérer comme une exception idéale, mais nullement comme la règle. La plaie ombilicale peut donc devenir le point de départ d'une infection des vaisseaux correspondants ou de leurs gaines lymphatiques, ce qui est encore plus fréquent : le processus remonte alors le long des membranes séreuses ou bien il se propage par la voie sanguine. L'inflammation peut encore se localiser, — et je crois que c'est le cas le plus fréquent, — et l'infection septique suivre d'autres voies ; dans ces conditions, il est souvent difficile, comme l'a montré Epstein, de trouver le foyer primitif d'invasion, car, à l'ouverture de l'abdomen, on peut trouver des lésions multiples relevant chacune d'une infection. Il peut arriver que les germes septiques qui ont suivi la voie ombilicale, traversent certaines régions sans laisser des traces de leur passage. Le fait est pourtant rare, et nous ferons

bien de réserver le nom d'infection ombilicale aux cas où la marche de
l'inflammation peut être suivie pas à pas. Parmi les cas anciens on en
trouve qui correspondent à ce type et sont caractérisés par l'infiltration
gélatineuse du tissu conjonctif qui entoure l'adventice des vaisseaux, par la
thrombose purulente des artères ombilicales se continuant jusqu'à la vessie,
par la péritonite ou un processus analogue, par la phlébite suppurée, par la
formation des abcès dans le foie, etc. Mais quand on admet, comme le fait
Runge par exemple, une infection générale d'origine ombilicale pour les cas
caractérisés par la présence d'un contenu sale dans le moignon des artères,
ou par la coloration ardoisée des parois des vaisseaux et du tissu périvasculaire, il ne me semble pas que ces lésions prouvent suffisamment l'origine
ombilicale de l'infection. Notre impression est que les infections ombilicales
sont devenues plus rares depuis ces dernières années, et ce fait tient d'un
côté à la pratique d'antisepsie et d'asepsie dans les cliniques d'accouchement, et de l'autre, au pansement minutieux du cordon ombilical. On
comprend du reste que si la plaie ombilicale était toujours considérée
comme la plus dangereuse porte d'entrée d'infection, on ait songé à protéger
d'une façon toute particulière ce point faible de l'économie. Si encore tout
dernièrement on a publié une série de cas non douteux d'infection généralisée d'origine ombilicale, il n'en reste pas moins établi que, comparée aux
autres modes d'infections, l'infection ombilicale est aujourd'hui un mode
d'infection rare.

La cavité bucco-pharyngienne est souvent le siège des lésions inflammatoires. Elle contient toujours des germes pathogènes qui, en cas de perte de
substance de la muqueuse, peuvent pénétrer dans les vaisseaux lymphatiques
et sanguins et provoquer une infection générale de l'organisme. Le nettoyage
de la cavité buccale fait dans le but d'enlever les mucosités et le liquide
amniotique qui ont pénétré dans la bouche pendant l'accouchement; le
cathétérisme des voies aériennes supérieures pour pratiquer l'insufflation
chez les nouveau-nés à l'état d'asphyxie; la desquamation épithéliale intense
dont la cavité buccale est le siège; le nettoyage mécanique uniforme de la
bouche donnant lieu à des pertes de substance dont l'importance dans l'espèce a été relevée en premier lieu par Epstein — toutes ces manipulations et
toutes ces conditions favorisent et peuvent causer l'infection. Les processus
inflammatoires de la muqueuse bucco-pharyngienne qui provoquent des
catarrhes ulcéreux, des stomatites gangréneuses et diphtéroïdes créent autant
de portes d'entrée d'infections graves. Un rôle important doit sous ce rapport être attribué à l'exagération de la virulence des germes pathogènes sous
l'influence de la symbiose avec les saprophytes, fait sur lequel ont insisté
un grand nombre d'auteurs (Roux, Thiercelin). L'infection peut pénétrer
directement dans les voies lymphatiques et sanguines, ou bien provoquer
d'abord l'inflammation des organes glandulaires qui se trouvent en rapport
avec la cavité bucco-pharyngienne comme les ganglions lymphatiques, les
glandes salivaires, etc. Les amygdales qui plus tard chez les jeunes enfants
et les adultes sont si souvent le point de départ des infections cryptogénétiques (Hlava, Wagner, Runge, Rivolta et autres), ne jouent sous ce rapport

[R. FISCHL.]

aucun rôle chez le nouveau-né chez lequel elles sont très peu développées. La cavité nasale peut, comme celle du pharynx, être le siège des suppurations, des nécroses, etc., capables de provoquer une infection générale.

L'importance considérable de l'appareil respiratoire en tant que porte d'entrée de l'infection septique a été mise en lumière par les recherches de ces dernières années (Hutinel, Claisse, R. Fischl). Cette infection peut se produire peu de temps avant la sortie de l'enfant, par aspiration de liquide amniotique infecté (Johannowsky, Hecker, Kustner, Geyl, Demelin et Letienne, Legry et Dubrisay et autres) ou au moment où l'enfant franchit la filière pelvienne, au cas où cette dernière renferme des sécrétions génitales septiques (infection obstétricale de Marfan). Mais le plus souvent l'infection se produit après la naissance par aspiration d'air renfermant des micro-organismes pyogènes ou par pénétration dans les bronches des micro-organismes pathogènes qui se trouvent dans la bouche. Pour que l'infection puisse se réaliser, il faut qu'il existe des érosions épithéliales au niveau de la muqueuse bronchique, et les phénomènes généraux que l'on observe dans ces cas sont tantôt le résultat des toxines microbiennes formées dans les voies respiratoires, tantôt l'effet de la pénétration des germes dans le sang et la lymphe, comme cela ressort des recherches très précises faites par Claisse sur cette question.

Un mode d'infection dont l'importance n'a été appréciée que ces temps derniers est celui qui a le tube digestif pour porte d'entrée. L'explication des cas faisant partie de ce groupe n'est pas simple, et les auteurs qui se sont occupés de cette forme de septicémie chez le nourrisson, sont loin d'être d'accord sur ce point. Epstein et Klebs qui avaient attiré l'attention sur les particularités que certaines formes de choléra infantile présentent chez les tout jeunes nourrissons, soupçonnaient déjà l'origine septique de ces diarrhées. Plus tard, Sevestre et son élève Lesage ont décrit une forme spéciale d'infection générale d'origine intestinale qui serait produite par l'espèce virulente du coli-bacille, et depuis, un grand nombre d'auteurs (Marfan et Marot, Gastou, Renard, R. Fischl, T. Rossi-Doria, Thiercelin et autres) se sont occupés de l'etude de cette infection. Il est impossible de mettre en doute la possibilité d'une infection générale par la voie gastro-intestinale. En effet, les nombreuses recherches de ces dernières années ont montré qu'en cas de pertes de substance ou de nécrose de l'épithélium, les parois de l'intestin deviennent perméables aux germes pathogènes (Arnd, Posner et autres); que les aliments peuvent renfermer des micro-organismes pathogènes et que ces micro-organismes se retrouvent dans le contenu gastro-intestinal (van Puteren, Leo, Langermann, Vignal, Czerny et autres); qu'à la suite des dyspepsies aiguës ou chroniques et des gastrectasies, à la suite des repas trop abondants et trop fréquents, à la suite des succédanés alimentaires mettant trop en jeu le pouvoir digestif des sécrétions gastro-intestinales, le suc gastrique perd, en totalité ou en partie, l'acide chlorhydrique qui lui assure son pouvoir bactéricide, ou du moins la faculté d'atténuer la virulence des microbes. Tous ces faits ne suffisent pourtant pas pour expliquer d'une façon satisfaisante les processus en question : ils peuvent seulement nous faire comprendre certains cas isolés de ce groupe. Nous comprenons qu'un nourrisson qui reçoit une nourriture contenant des micrococques pyogènes (Damourette, Karlinsky) succombe à une toxhémie par résorption de toxines formées dans son intestin; mais nous sommes aussi obligé d'avouer que l'interprétation présentera des lacunes quand, par exemple, il s'agira d'expliquer le cas d'un nourrisson dont le contenu renferme des coli-bacilles et qui succombe à une bronchopneumonie à coli-bacilles, mais chez lequel on ne trouvera des coli-bacilles ni dans le péritoine, ni dans les vaisseaux lymphatiques et sanguins de l'intestin, ni dans le diaphragme. Les choses sont encore plus difficiles à expliquer lorsqu'on trouve des micrococques pyogènes dans les poumons, dans le liquide péricardique, dans le sang du cœur et des coli-bacilles virulents dans l'intestin, comme cela est arrivé dans un grand nombre de cas étudiés par Marfan et Marot et par Renard. Dans ces cas, comme Appert et Hulot le font observer avec beaucoup de raison, il est impossible de rejeter la possibilité d'une infection secondaire par une autre porte d'entrée, laquelle infection peut se réaliser d'autant plus facilement que l'affection intestinale a augmenté la réceptivité de l'organisme. Un autre fait qu'il faut encore envisager et sur lequel Wurtz et Hermann, de même que Lesage, ont insisté d'une façon toute particulière, c'est la facilité avec laquelle, pendant la saison chaude, le coli-bacille envahit tous les organes après la mort. Récemment Neisser a montré à Breslau (un élève du professeur Flügge), que les fondements expérimentaux du passage des microbes à travers l'intestin sont très douteux et exceptionnels. Même les examens du sang pendant la vie (Czerny et Moser, Thiercelin et autres) ou du liquide pulmonaire obtenu par ponction aspiratrice (Gastou et Renard) ne prouvent pas grand'chose en l'espèce, d'abord parce que, si le sang n'est pas pris directement dans une veine, les erreurs sont faciles (Hulot, Canon, Petruschky, Sittmann, R. Krauss et autres); en second lieu parce que sur les cultures, les coli-bacilles qui se développent très rapidement, étouffent, noient en quelque sorte les autres germes, comme l'a montré Macaigne, auquel l'ensemencement du parenchyme pulmonaire n'a donné que des coli-bacilles, tandis que l'examen microscopique du même poumon lui fit voir des streptocoques. Il faut donc attendre de nouvelles recherches qui permettront peut-être de fournir une explication satisfaisante des cas appartenant à ce groupe. Il ne faut pas oublier que les symptômes gastro-intestinaux accompagnent fréquemment les affections septiques sans en être toujours le point de départ. Klebs, Litten, Dennig et autres ont insisté sur ce fait, et moi-même je l'ai mis en évidence dans mes recherches sur la septicémie gastro-intestinale. Néanmoins pour certains cas, notamment pour ceux où le coli-bacille avait pénétré dans tout le corps et provoqué des lésions anatomiques dans les organes (comme dans quelques observations de l'excellente thèse de Thiercelin), pour ce cas on doit reconnaître une infection d'origine intestinale.

La conjonctive peut aussi, toutefois dans des cas très rares, devenir le point de départ d'une infection générale, comme le prouve le cas publié par Leber et Waagemann. En tout cas il s'agit là — la signification de ce cas a été

[R. FISCHL.]

du reste très discutée par Herrnheiser — d'un fait tout à fait exceptionnel avec lequel on doit à peine compter, surtout quand on envisage la fréquence de la conjonctivite purulente et de la panophtalmie qui en résulte.

L'oreille moyenne qui, pendant les premiers jours de la vie, est fréquemment le siège d'une suppuration (Richter, Hartmann, Simmonds et autres), est capable aussi de jouer le rôle de porte d'entrée d'infection, laquelle infection peut à son tour se généraliser soit par la voie des méninges, soit par celle de la thrombose septique des sinus, comme le montrent notamment les observations de Scherer.

Les cas rapportés par Epstein montrent que l'infection généralisée peut partir d'un point de l'appareil génito-urinaire. Dans ces cas l'infection est produite soit par des micro-organismes venus du dehors, soit par auto-infection, c'est-à-dire par les micro-organismes qui vivent dans l'appareil génito-urinaire dans des conditions normales ou pathologiques (Lustgarten et Mannaberg, Escherich et autres).

Tels sont les faits relatifs aux portes d'entrée de l'infection. Nous avons ainsi indiqué les deux facteurs du coefficient bactérien, d'un côté les agents infectieux, de l'autre les voies qu'ils suivent pour pénétrer dans l'organisme. Il nous reste à envisager encore deux autres facteurs et à nous demander : 1° par quel mécanisme les germes qui vivent sur les tissus vivants acquièrent une telle virulence que de l'état de microbisme latent ils passent à celui de microbisme manifeste ; 2° quelles sont les conditions qui influencent la réceptivité du nouveau-né de façon à le rendre susceptible aux micro-organismes qui à l'état normal ne sont pas nocifs. On comprend facilement que la combinaison des facteurs énumérés ci-dessus agit dans la plupart des cas, mais l'analyse de chacun de ces facteurs nous fera encore mieux saisir les rapports qui les unissent entre eux.

Pour ce qui est tout d'abord de l'exagération de la virulence des micro-organismes pathogènes qui se trouvent dans l'air, sur les objets, dans les sécrétions et excrétions normales, elle peut déjà s'effectuer par l'intermédiaire seul de l'organisme infantile. Il se passe ici ce que nous voyons se produire chez les animaux : par passage d'un animal à l'autre, par contagion d'un enfant par l'autre, les parasites deviennent de plus en plus infectieux, passent dans le monde extérieur dans un état de virulence exagérée et peuvent par conséquent envahir plus facilement l'organisme qu'ils rencontrent. C'est l'éternel cercle vicieux des choses dont la véracité se manifeste aussi dans ce microcosme. L'expérience faite dans les hôpitaux fournit sous ce rapport une série de faits des plus démonstratifs. On peut notamment citer la malignité croissante d'une affection, augmentant progressivement avec le nombre d'individus successivement frappés ; la disparition ou la bénignité de l'affection après isolement des individus atteints ; l'aggravation de la maladie même chez des individus qui ne séjournaient que peu de temps dans ces endroits ; l'apparition sériée et la gravité particulière des états morbides en cas d'encombrement des salles dont l'aération suffisante ou l'évacuation ne sont pas possibles. Une autre cause qui augmente la virulence des micro-organismes, sur l'importance de laquelle Marmorek a insisté récemment et que j'avais signalée dans le temps, est la symbiose des micro-organismes pyogènes avec les bactéries de la putréfaction. On comprend facilement que les conditions qui favorisent cette symbiose se trouvent réalisées dans les quartiers misérables qui manquent d'air et de lumière, et dans les hôpitaux, véritables entrepôts de malades.

Quant à l'augmentation de la réceptivité de l'organisme infantile, elle est produite en premier lieu par la faiblesse congénitale et par les maladies acquises ou congénitales, ce qui explique la prédisposition toute particulière aux infections septiques des enfants nés avant terme, des nourrissons syphilitiques, tuberculeux. Les malformations congénitales, principalement celles qui occupent la cavité buccale, agissent de la même façon. En cas de gueule-de-loup, par exemple, les micro-organismes portés par l'air peuvent, pendant l'inspiration, se déposer aux endroits où ils ne parviennent ordinairement pas; l'enfant, dans ces cas, dispose donc d'un appareil de défense incomplet, défectueux. D'un autre côté, la même malformation retentit sur l'état de nutrition de l'enfant qui en souffre et qui permet aux micro-organismes de s'implanter plus facilement. Les malformations de l'appareil digestif ou respiratoire agissent dans le même sens.

On comprend facilement que toutes ces conditions se présentent d'une façon particulièrement nette dans la population qui constitue la clientèle des hôpitaux. Cette population, par le fait des conditions très dures de la lutte pour l'existence, présente déjà une résistance diminuée; pendant la grossesse, les femmes continuent à s'occuper de travaux pénibles et à rester exposées à des privations, ce qui n'est pas sans exercer une influence défavorable sur le fœtus. L'ensemble de ces conditions a été désigné par Raudnitz sous le nom de causes intra-utérines, et pour lui, en quoi il a parfaitement raison, ces causes interviennent dans la mortalité des enfants assistés. Personnellement je crois que certaines formes d'infection septique, celles notamment qui évoluent sous l'aspect clinique de choléra infantile et dont j'ai montré la nature septique par une série de recherches bactériologiques et anatomiques, personnellement, dis-je, je crois que ces formes ne se produisent et ne s'observent que dans le milieu hospitalier. Du moins, malgré une pratique assez étendue, je n'ai jamais observé cette forme dans la clientèle de ville.

Heureusement, depuis une dizaine d'années, nous avons obtenu une atténuation des manifestations cliniques de l'infection septique. Ce résultat, nous le devons en premier lieu à ce que nous connaissons mieux les causes de cette infection et pouvons par conséquent la combattre plus efficacement; en second lieu à l'extinction presque complète de la fièvre puerpérale dont les produits singulièrement virulents étaient particulièrement graves pour l'organisme infantile.

SYMPTOMATOLOGIE

Rien n'est plus difficile que de tracer une symptomatologie de l'infection septique, et on le comprend quand on songe que les phénomènes qu'elle

provoque sont peu accentués, qu'ils varient beaucoup dans leur mode
d'apparition, que fréquemment ils sont marqués par des symptômes étrangers à l'affection elle-même. Quand même il existe des modifications profondes des organes, la réaction insuffisante du nouveau-né peut les faire
échapper à un observateur exercé, et c'est ainsi qu'on est souvent surpris
par les données de l'autopsie, soit que les phénomènes graves observés pendant la vie et qui semblaient indiquer l'existence des lésions graves de tel ou
tel groupe d'organes sont reconnus pour des troubles fonctionnels d'origine
le plus souvent toxique, soit qu'au contraire on trouve des lésions graves
qui pendant la vie n'ont provoqué aucun symptôme ou produit des symptômes insignifiants. Pour toutes ces raisons, comme il est impossible de
classer les cas d'infection septique d'après leur évolution, nous sommes
obligé de nous limiter à la description des modifications qu'on obtient dans
l'infection septique du côté de divers organes.

Du côté de la *peau* on observe avant tout une sécheresse remarquable,
accompagnée souvent de desquamation; l'œdème est plus rare. La peau
prend quelquefois une coloration grise ou gris bleuâtre, et un aspect scléré-
mateux surtout dans les cas avec prédominance de symptômes gastro-intestinaux qui surviennent surtout chez les enfants nés avant terme. Un symptôme
important est constitué par l'apparition des érythèmes polymorphes. Ils
occupent tantôt tout le corps, tantôt seulement les membres et, dans ce cas,
ils se localisent de préférence sur les côtés d'extension des articulations;
ordinairement de courte durée, ils se présentent sous des formes variables,
tantôt comme papules ortiées, tantôt comme macules de dimensions variables, tantôt comme vésicules. La cyanose généralisée à tout le tégument ou
localisée aux parties périphériques, mains, pieds, nez, oreilles, n'est pas
rare; une forme particulière de cyanose angiospastique, caractérisée par
l'apparition rythmique d'une pâleur au niveau des parties périphériques
cyanosées, a été décrite par Finkelstein. Les éruptions vésiculeuses et pemphigoïdes, principalement au niveau du cuir chevelu et des extrémités, ne
sont pas rares; quelquefois après la rupture des pustules il se forme des
ulcérations à bords tranchants, qui en se portant en profondeur peuvent
atteindre le périoste et l'os. Les ulcérations par décubitus, qui peuvent être
aussi bien d'origine embolique que le résultat d'un mauvais état de nutrition
de la peau, s'observent avant tout au niveau des parties exposées à une compression, par conséquent au niveau du sacrum, des malléoles, des talons.
Ces pertes de substance ou même les petites excoriations de la peau peuvent
devenir le point de départ d'une gangrène qui, dans certaines conditions,
occupe une grande étendue et peut envahir tout un membre. Une anémie
particulière avec coloration jaune pâle de la peau est un phénomène fréquent
chez les nourrissons infectés: l'ictère d'une intensité variable s'observe
fréquemment. Une autre manifestation cutanée très importante en l'espèce
est réalisée par les processus hémorragiques qui se montrent tantôt sous forme
de pétéchies localisées à certaines régions comme la peau du ventre et des
membres, tantôt sous forme de suffusions sanguines disséminées au niveau
des saillies osseuses, par conséquent au niveau des apophyses épineuses,

des articulations et d'autres endroits encore. Parmi d'autres modifications de nature inflammatoire, on peut encore citer l'érysipèle qui, en partant des lésions de la peau ou des muqueuses (nez, organes génitaux, etc.), peut envahir une certaine étendue de la peau. Dans ces cas, l'érysipèle présente une extension plutôt sous-cutanée, offre un bourrelet peu saillant et se distingue soit par la pâleur, soit par la coloration livide de la peau envahie. Les furoncles, les abcès superficiels et profonds, les premiers recouverts par la peau enflammée, les seconds par la peau normale, les phlegmons étendus à une grande partie du tronc et des membres ne sont pas rares. On a tort, je pense, de considérer les abcès profonds de la peau comme le résultat de la pénétration embolique dans le tissu sous-cutané, des micro-organismes de l'intestin, les recherches histologiques récentes (Hulot, Longard et autres) ayant montré que dans la plupart des cas ces abcès sont produits par la pénétration des germes pyogènes dans les conduits excréteurs des glandes de la peau. On pourrait encore citer l'affection cutanée désignée par von Ritter sous le nom de dermatite exfoliatrice et caractérisée par la formation étendue de vésicules qui aboutissent à des pertes de substance rappelant celles produites par des brûlures.

Du côté des *muqueuses* on observe les phénomènes suivants. La conjonctive palpébrale est sèche et recouverte d'un exsudat muqueux, ou bien elle est fortement tuméfiée et présente une sécrétion purulente, puisqu'une partie des cas de blennorrhée des nouveau-nés est produite non pas par le gonocoque, mais par les micro-organismes de la suppuration. Sur la muqueuse buccale on peut observer toute une série de modifications : rougeur catarrhale et tuméfaction veloutée de la muqueuse avec sécrétion de mucus visqueux ; processus érythémateux analogues à ceux qui se font jour du côté de la peau ; ulcérations le plus souvent d'origine mécanique occupant soit les points de prédilection (aphtes de Bednar), soit les autres parties de la muqueuse buccale, les gencives, le filet de la langue, etc. ; hémorragies le plus souvent sous forme de petites ecchymoses au niveau de la voûte palatine et du voile du palais ; nécroses soit spontanées, soit ayant leur point de départ dans les lésions et les pertes de substances signalées ci-dessus ; destructions gangréneuses étendues qui, dans les cas graves, mettent les os à nu ; processus pseudo-membraneux pouvant revêtir le tableau clinique de la diphtérie et dont Epstein, Parrot, Billard ont cité des exemples frappants. Toutes ces lésions très diverses peuvent se propager le long des conduits excréteurs des glandes salivaires et amener la suppuration de ces dernières, ce qui est loin d'être rare. Dans ces cas il suffit d'ouvrir la bouche des enfants pour voir une sécrétion purulente sourdre des canaux excréteurs des glandes sous-maxillaires et sub-linguales, si bien qu'au bout de quelque temps la cavité buccale paraît remplie de pus. Plus rare et atteignant rarement une certaine intensité est la participation aux processus des ganglions lymphatiques correspondant aux vaisseaux lymphatiques de la bouche, et cette rareté des adénites est bien en rapport avec les particularités de l'appareil lymphatique du nouveau-né, indiquées plus haut. Au niveau de la langue on constate une rougeur et une tuméfaction de sa muqueuse qui saigne facilement au moin-

[R. FISCHL.]

dre attouchement, presque toujours des plaques épaisses de muguet qui
pénètrent profondément dans le tissu sous-jacent et laissent après elles,
quand on les enlève, une surface saignante. Le muguet, qui accompagne
presque constamment le catarrhe septique, peut dans ces cas envahir.la muqueuse des joues, les piliers des amygdales, l'œsophage, l'estomac et les
voies aériennes supérieures. Du côté de l'appareil génital on trouve, chez les
petites filles, de la rougeur et de la tuméfaction de la muqueuse vaginale,
quelquefois de la gangrène par extension du processus de la peau, pouvant
dans certains cas amener des destructions étendues dans le domaine de
l'appareil génital.

Au niveau de l'*ombilic*, dans les cas où le cordon ombilical est encore
adhérent, on peut observer une momification défectueuse de ce dernier, une
destruction pulpeuse, une rougeur et une tuméfaction au point de son insertion et tout autour. Quelquefois il survient déjà à cette époque une hémorragie profuse, le plus souvent d'origine parenchymateuse, rarement d'origine vasculaire. Comme les affections ombilicales sont décrites ailleurs, dans
un chapitre spécial de ce Traité, je renvoie à ce chapitre sans m'appesantir ici sur la symptomatologie des phénomènes morbides qu'on observe
du côté de l'ombilic. J'ajouterai seulement que chez les nourrissons atteints
d'infection septique, on peut observer toutes les formes de l'infection ombilicale, à partir de la simple rougeur jusqu'à la destruction gangréneuse.

Quant aux modifications du côté de l'*appareil locomoteur*, à côté des
processus que nous avons signalés dans la peau des régions articulaires, on
trouve encore une tuméfaction diffuse des os longs, une tuméfaction et une
sensibilité des articulations avec ou sans inflammation de la peau qui les
recouvre, quelquefois encore, mais dans des cas rares, des décollements
épiphysaires avec le complexus symptomatique qui les caractérise. Du côté
des muscles, il est possible, quelquefois encore pendant la vie, de constater
l'apparition des hémorragies et des abcès. Mais, d'une façon générale, les
modifications du côté des muscles jouent un rôle subalterne en dehors de
la forme de septicémie désignée dans le temps sous le nom d'ostéomyélite
aiguë et qui est relativement rare pendant la première époque de la vie.

Les symptômes du côté du *système nerveux central* sont extrêmement
variés. Ils sont en partie d'origine fonctionnelle, en partie dus à des lésions
matérielles du cerveau ; mais, comme je l'ai montré plus haut, la distinction
clinique entre ces deux ordres de symptômes est souvent fort difficile à établir. Parmi les symptômes généraux, on peut citer l'agitation, l'insomnie,
quelquefois les convulsions, tantôt limitées à certains groupes musculaires
(face, membres), tantôt généralisées à tout le corps, les contractions tétani-
formes des membres, la contracture tonique de tous les muscles du corps
un cri monotone tout particulier qui persiste jusqu'aux derniers moments
de la vie. Ces phénomènes relèvent tous d'un état d'excitation qui résulte de
l'irritation du cerveau par les microbes ou par leurs toxines, ce qui est plus
fréquent. Parmi les phénomènes qui relèvent de cet état d'excitation, il faut
encore compter l'excitabilité réflexe exagérée qui persiste pendant quelque
temps. Cette période d'excitation fait bientôt place au stade de dépression

pendant lequel l'enfant se trouve dans un état de somnolence ou de coma profond où les réflexes bucco-pharyngiens et le réflexe palpébral sont éteints; la persistance du fonctionnement très affaibli du cœur et des poumons est seule à indiquer que la vie n'a pas encore complètement abandonné le corps. Comme faisant partie du syndrome nerveux central, on peut encore citer les modifications du côté de la respiration qui tantôt est accélérée sans qu'on trouve des lésions pulmonaires, tantôt ralentie, irrégulière, présentant par moment le type de Cheyne-Stokes. Le pouls présente aussi des inégalités et des irrégularités. Du côté des yeux on observe pendant la période d'excitation, des mouvements d'oscillation des globes oculaires, du véritable nystagmus, du strabisme divergent, du rétrécissement des pupilles; pendant la période de dépression, les globes oculaires sont attirés en haut, cachés sous les arcades sourcilières, les cornées ternes, dépolies, les pupilles dilatées, ne réagissant plus à la lumière, les paupières à moitié soulevées.

Dans les cas où il survient des paralysies, dans le domaine du facial ou dans les membres par exemple, elles sont produites le plus souvent par une lésion localisée du cerveau. Dans quelques cas très rares, l'apparition de ces paralysies locales peut être diagnostiquée par des symptômes se manifestant du côté du crâne et du cuir chevelu : c'est ainsi que, dans un cas de ce genre, l'encéphalite suppurée de l'hémisphère droit a été accompagnée d'une rougeur intense du cuir chevelu au niveau de la moitié droite de la suture coronale, laquelle rougeur a été suivie à bref délai d'une hémiplégie gauche. Mais il arrive aussi assez souvent que les suppurations ou les hémorragies étendues du cerveau et des méninges évoluent d'une façon silencieuse, sans provoquer de symptômes cliniques, et ne soient découvertes qu'à la table d'autopsie.

Du côté de l'*appareil respiratoire* on peut observer, dans le nez, un catarrhe intense avec sécrétion séreuse, séro-purulente ou franchement purulente, des inflammations érysipélateuses qui, des ailes du nez, envahissent les joues, des processus pseudo-membraneux qui peuvent amener des destructions étendues des cornets.

Le larynx est fréquemment le siège d'un catarrhe qui explique la raucité de la voix qu'on observe chez ces enfants. Quelquefois il s'y développe un processus pseudo-membraneux qui amène une véritable sténose du larynx, comme Epstein en a cité des exemples. L'irritabilité réflexe des nerfs du larynx est considérablement abaissée pendant la période de dépression, de sorte qu'en cas de vomissements ou de déglutition, les mucosités et le pus passent de la cavité buccale dans le larynx et les ramifications bronchiques et y provoquent des lésions inflammatoires.

La bronchite est très fréquente. Cliniquement elle se manifeste par une toux très légère qui ne tarde pas à s'éteindre, par un son tympanique, que la percussion montre étendu à une grande portion des poumons, par le peu d'intensité des phénomènes appréciables à l'auscultation. Quelquefois, notamment dans les cas suraigus d'infection septique de la muqueuse respiratoire étudiés par Hutinel et Claisse, cette bronchite amène rapidement la mort au milieu de dyspnée et de phénomènes généraux graves sans qu'on assiste

[R. FISCHL.]

au développement d'une pneumonie. Le plus souvent il se forme dans les poumons des foyers inflammatoires dont le diagnostic clinique n'est pas facile et s'appuie principalement sur l'ascension de la courbe thermique, l'augmentation de la dyspnée, la constatation des râles fins; l'apparition d'une matité étendue et des phénomènes nets de consonance est rare dans ces cas. Le diagnostic d'un exsudat pleurétique, qu'on trouve souvent à l'autopsie, est également fort difficile dans ces cas; par contre le diagnostic de gros abcès résultant de la fonte purulente des foyers de bronchopneumonie se fait par l'apparition des phénomènes cavitaires constatés à l'auscultation.

Parmi les symptômes du côté de l'*appareil circulatoire*, nous avons déjà brièvement indiqué les modifications dans la fréquence et le rythme du pouls. Du côté du cœur même on trouve, à un stade avancé de l'infection, un assourdissement, un effacement des bruits. Quelquefois on parvient à constater l'apparition d'un souffle au niveau des valvules, comme signe du développement d'une endocardite septique. J'ai observé un cas de ce genre; un autre cas a été publié par Czerny et, dans son cas, le point de départ de l'infection septique a été la plaie de circoncision rituelle.

La participation de l'*appareil digestif* se manifeste par toute une série de symptômes. L'anorexie est la règle, les renvois et les vomissements fréquents, la diarrhée, de forme diverse, presque constante. Les phénomènes gastro-intestinaux sont souvent à tel point prédominants que seule l'autopsie ou l'étude attentive des symptômes est capable de montrer qu'il ne s'agit pas là d'une affection d'origine gastro-intestinale, mais simplement des manifestations gastro-intestinales d'une infection septique dont le point de départ peut se trouver ailleurs que dans le tube digestif. Les vomissements apparaissent immédiatement après le repas, persistent encore longtemps après, contiennent le plus souvent du mucus, quelquefois du sang et renferment fréquemment de la bile. Les selles, dont le nombre par vingt-quatre heures est très variable, peuvent présenter toutes les nuances allant de celles de la dyspepsie à celles de la diarrhée cholériforme, et renferment des matières sanguinolentes ou se composent de sang pur. La fréquence des phénomènes gastro-intestinaux, dans ces cas, me semble tenir en partie seulement à ce qu'un grand nombre d'infections partent du tube digestif. Je crois, en effet, qu'ils présentent une forme de réaction de l'organisme qui cherche à se débarrasser, par cette voie, des micro-organismes qui l'encombrent, et que, d'un autre côté, ils sont provoqués par les toxines qui se trouvent dans le sang, mais dont la source est située ailleurs que dans le tube digestif. La participation du tube digestif, en cas d'infection septique, se manifeste par des symptômes cliniques tellement variés que si l'on voulait les étudier en détail, il faudrait donner la description de toutes les formes cliniques des entérites des nourrissons.

Dans des cas présentant une marche plutôt chronique, on trouve une tuméfaction du *foie*. Quant à la question de savoir si l'ictère que l'on observe chez les nourrissons infectés dépend de l'affection du foie ou est d'origine hématogène, il est difficile de la résoudre pour chaque cas en particulier.

La *rate* est rarement augmentée de volume; mais, dans les cas de longue durée ou bien encore quand la glande elle-même est le siège des modifications anatomiques, on peut la sentir sous les fausses côtes, sous forme d'une tumeur facile à délimiter par la palpation.

Les modifications du côté de l'*urine* portent à la fois sur la quantité et la consistance du liquide. La quantité d'urine est toujours diminuée, et cette diminution dépend de l'existence presque constante de la diarrhée. Parmi les substances anormales que révèle l'examen chimique de l'urine, on trouve souvent une grande quantité d'albumine (par modifications de la pression intra-rénale ou par néphrite toxique ou infectieuse), du sucre (par abaissement de la limite d'assimilation du sucre de lait; Gross) quand les symptômes dyspeptiques tiennent la première place; dans quelques cas rares on peut encore trouver de petites quantités de sang et plus rarement encore, notamment dans l'infection septique se présentant sous forme de maladie de Winckel, de l'hémoglobine. A l'examen microscopique on trouve souvent des cylindres granuleux, plus rarement des cylindres hyalins, des cellules venant du rein et des voies urinaires, des leucocytes et des érythrocytes, quelquefois des débris amorphes d'hémoglobine et, en cas de néphrite infectieuse, des bactéries.

Il nous reste à dire quelques mots sur la façon dont se comporte dans ces cas le *poids du corps*. Sous ce rapport encore il est impossible de formuler une règle générale; tout au plus l'on peut dire que la diminution du poids de ces enfants est un phénomène constant. Le degré d'amaigrissement est variable. Dans les cas rapidement mortels, l'amaigrissement est considérable et la perte du poids peut atteindre les valeurs maximales qu'on observe à cet âge; l'amaigrissement est, dans ces cas, rapide, sans qu'il soit possible, à proprement parler, de trouver la vraie cause de cette déperdition brusque. Une diminution du poids de 500 à 700 grammes en 24 heures, représentant, par conséquent, un cinquième du poids total d'un enfant à terme, n'est pas rare, et j'ai eu l'occasion d'en observer des cas.

La *température* présente aussi d'une façon générale des différences telles que, sous ce rapport encore, il est impossible de formuler une loi générale. Il résulte des recherches d'Eröss et Gross que, dans la majorité des cas, il doit exister une période fébrile d'incubation de courte durée, qu'on ne peut constater qu'à la condition de prendre régulièrement, plusieurs fois par jour, la température. L'apparition d'une nouvelle complication, d'une pneumonie, d'une encéphalite, etc., se manifeste ordinairement par une élévation de la température. Mais, à part ces conditions, la marche de la température est très variable et semble influencée par la disposition individuelle du malade et par la virulence des germes infectieux. Chez les nouveau-nés avant terme et dans les cas d'infection particulièrement grave et à marche rapide, la fièvre, comme l'a montré Quinquaud, peut faire défaut et même être remplacée par l'hypothermie.

Il est difficile de tracer, avec les symptômes de l'infection septique, des tableaux cliniques généraux. La seule chose qu'on puisse faire sous ce rapport c'est de diviser tout d'abord les cas suivant leur durée en aigus, sub-

[R. FISCHL.]

aigus et chroniques, et en second lieu de les classer, comme je l'ai fait pour un groupe d'affections, suivant la prédominance des symptômes gastro-intestinaux, pulmonaires, cérébraux, etc. Les relations entre tous les phénomènes, la prise en considération des causes extérieures sur l'importance desquelles j'ai insisté plus haut, certains procédés de diagnostic que j'étudierai dans un moment, permettent de comprendre la nature des phénomènes dans chaque cas en particulier.

DIAGNOSTIC

En étudiant la symptomatologie de l'infection septique, j'avais déjà dit que le diagnostic de ces états n'est pas des plus faciles. Il va de soi que le diagnostic ne présente pas de difficultés particulières dans les cas où il existe des modifications extérieures dont l'aspect, de même que celui des parties voisines, fait penser que les micro-organismes pyogènes ont pénétré dans l'organisme par cette voie ; il en est de même quand on peut constater que la formation de la lésion locale a été suivie d'apparition de symptômes généraux. Si, pour citer quelques exemples, nous trouvons sur le cuir chevelu des érosions produites par le forceps et présentant un enduit sale des bords enflammés ; ou bien encore si nous voyons un abcès occuper les plis ombilicaux, si nous rencontrons des processus ulcéro-membraneux dans la cavité buccale ou des foyers purulents dans la peau, des phlegmons profonds du tissu sous-cutané, etc., etc., dans tous ces cas nous penserons avant tout à une bactérihémie ou à une toxinémie partie des lésions locales que nous avons sous les yeux. Mais il en est tout autrement quand la porte d'entrée de l'infection ne peut être trouvée, quand toute cause nocive appréciable nous échappe. Dans ces cas désignés cliniquement sous le nom *cryptogénétiques*, on voit apparaître brusquement, en apparence en pleine santé, des troubles graves portant de préférence sur certains organes, comme le poumon, l'intestin, le cerveau, ou se manifestant encore sous forme d'atrophie avec phénomènes intestinaux et pulmonaires, aboutissant à une cachexie chronique dont la nature septique ne devient quelquefois évidente qu'à l'autopsie. Si l'absence même des causes nocives qui, chez le nourrisson, peuvent dépendre de son mode d'alimentation, de l'état de son développement physique, des soins qu'il reçoit, des conditions dans lesquelles i vit, etc., etc., peuvent donner à un observateur expérimenté la conception exacte de la nature des phénomènes qui se déroulent sous ses yeux, cela ne suffit pourtant pas dans une science qui, comme la médecine, tend tous les jours à avoir à sa disposition des méthodes d'investigation exacte. Nous devons, par conséquent, chercher les voies et les moyens qui nous sortent de ces états d'incertitude. Chez les adultes, dans les états analogues, on a recours à un procédé diagnostique exact, l'examen ophtalmoscopique qui, autant que je sache, n'a pas encore été employé chez l'enfant. Depuis que Litten a montré l'importance de l'examen ophtalmoscopique dans les septicémies cryptogénétiques, depuis qu'il a montré la fréquence, dans ces cas, des lésions de la rétine se présentant ordinairement sous forme d'hémorragies à centre pâle, on a publié un grand nombre de travaux (Dennig, Wagner, Leube, etc.) qui ont confirmé la valeur diagnostique considérable de l'examen ophtalmoscopique pratiqué dans les cas en question. Je tiens d'un de mes amis, le docteur Herrnheiser, ophtalmologiste distingué, qu'il a pu retrouver des lésions spécifiques de la rétine dans un grand nombre de cas d'infection cryptogénétique chez les nourrissons qu'il a examinés. Comme chez les jeunes enfants l'ophtalmoscopie ne présente pas de difficultés particulières, on ne saurait trop insister sur l'emploi étendu de ce procédé diagnostique.

À côté de ce procédé qui finira certainement par être employé sur une vaste échelle, nous pouvons citer, en second lieu, l'examen du sang pendant la vie, qui chez le nourrisson a été fait avec succès par certains auteurs (Hulot, Thiercelin, Hutinel et Claisse, Czerny et Moser). Ce procédé comporte certaines difficultés en ce sens que, pour avoir des résultats certains, il faut prendre une certaine quantité de sang et directement dans les veines, car autrement les résultats que l'on obtient sont, de l'avis de tous ceux qui se sont occupés de cette question (Hulot, Sittmann, Petruschky, Canon, Krauss et autres), loin d'être décisifs et n'ont aucune valeur pratique. De plus, le sang doit être toujours ensemencé et, s'il cultive, les cultures inoculées à des animaux et toujours dans le sang, comme l'exige Petruschky. Si peu nombreux que soient les cas avec examen du sang chez le nourrisson, ils n'en mettent pas moins en lumière la valeur de cette méthode qui, d'un côté, permet d'attribuer à une infection générale les états pathologiques se présentant cliniquement comme une affection locale de tel ou tel organe, et de l'autre, nous fait voir, dans certains cas, la porte d'entrée de l'infection en nous mettant sous les yeux l'agent pathogène de l'infection. C'est ainsi, par exemple, qu'en trouvant dans le sang vivant des coli-bacilles ou des staphylocoques, nous devons conclure à une infection générale de l'organisme par la voie intestinale dans le premier cas et par la voie cutanée dans le second.

Non moins importante en tant que procédé diagnostique, et d'une exécution plus facile, est la ponction des organes qui sont le siège des lésions. Nous possédons actuellement un certain nombre de cas avec examen du suc aspiré des poumons (Lesage, Gastou et Renard), de la rate (Gastou et Vallée) chez les enfants. L'innocuité absolue de cette méthode d'exploration devrait conduire à employer ces ponctions aspiratrices sur une plus vaste échelle.

Les sécrétions et les excrétions doivent également être soumises à un examen bactériologique complet, les résultats de l'ensemencement servant à compléter ou à contrôler ceux de l'examen microscopique. Bien que, d'après Neumann et R. Krauss, l'examen bactériologique de l'urine n'ait pas de valeur bien grande, il ne faut pourtant pas oublier les recherches expérimentales qui ont montré qu'en cas d'invasion de l'organisme par des agents infectieux, ceux-ci sont en partie éliminés par les reins. Par conséquent, l'examen bactériologique de l'urine peut, dans certains cas, nous faire comprendre la nature des manifestations cliniques obscures.

Ce n'est qu'à l'aide de tous les procédés d'exploration qui sont à notre disposition que nous pouvons arriver à un diagnostic différentiel entre les

[R. FISCHL.]

affections du tube digestif, du cerveau, de l'appareil respiratoire, etc., qui
relèvent d'une infection, et celles des mêmes organes qui reconnaissent pour
origine une autre cause. Les mêmes procédés nous permettent encore de
connaître la voie suivie par les agents pathogènes pour infecter l'organisme,
et ce fait, comme nous le verrons plus loin, est d'une importance considérable pour la prophylaxie et le traitement de l'infection.

MARCHE, DURÉE, TERMINAISON ET PRONOSTIC

J'ai déjà dit que, suivant la durée de l'infection, les cas peuvent se
diviser en suraigus, aigus, subaigus et chroniques.

Quelquefois les germes infectieux sont tellement virulents et l'organisme
si peu résistant, que la mort de l'enfant, jusque-là en apparence bien portant,
survient avec une rapidité effrayante, au bout de 12, 18, 20 heures après le
début des premiers symptômes. Dans ces cas on a même pensé à un acte
criminel (cas de Buhl et Hecker, d'Epstein et autres) et on avait ordonné
l'autopsie légale. Les cas aigus ont une durée de deux à cinq jours; si l'affection se prolonge pendant quinze jours, les cas doivent être classés parmi les
subaigus; enfin les cas où l'affection dure plus de quinze jours rentrent
dans le groupe des cas chroniques. J'ai également déjà insisté sur ce fait,
qu'au point de vue clinique, la marche de l'affection peut ne pas se distinguer
de celle d'une gastro-entérite ou d'une bronchite, ou d'une pneumonie ordinaires, et que les états atrophiques qui durent pendant des semaines et des
mois sont reconnues, après analyse détaillée des symptômes, pour des infections septiques à marche chronique. Nous avons donc plus d'une raison pour
ranger dans le groupe d'infections chroniques la plupart des complexus
symptomatiques décrits de main de maître par Parrot sous le nom d' « athrepsie ». La guérison de l'infection septique est possible chez le nourrisson.
Les cas aigus et subaigus se terminent ordinairement par la *restitutio
ad integrum*, plus rarement par le passage à l'état chronique qui, lui, peut
amener la mort. Un autre danger qui menace ces enfants c'est la création
d'une plus grande susceptibilité pour d'autres affections, spécialement pour
des troubles digestifs graves qui, en donnant lieu à une assimilation insuffisante des aliments ou en provoquant des lésions dans la muqueuse gastro-
intestinale et dans les organes qui en dépendent (foie, ganglions mésentériques); peuvent amener la mort. Dans les cas aigus qui se terminent par la
guérison, il persiste aussi pendant plus ou moins longtemps une anémie
qu'on rencontre également, mais à un degré plus haut, dans les cas chroniques.

On voit donc que le pronostic de ces états infectieux est grave. Dans les
cas à marche rapide, principalement dans ceux qui se développent dans les
asiles et à une époque où ils apparaissent d'une façon variée et où, par passage d'un enfant à l'autre, les germes pathogènes acquièrent une virulence
particulière, le pronostic est presque fatal. Les cas à marche moins rapide
et d'un caractère plutôt sporadique peuvent, comme je l'ai dit plus haut,

guérir; seulement le pronostic est assombri par la résistance diminuée de l'organisme, qui persiste après ces états. D'après un certain nombre d'auteurs (Petruschky, Sittmann), la constatation de microbes dans le sang ne serait nullement une raison pour formuler un pronostic grave. Ce qui est grave sous ce rapport chez les nourrissons c'est que, de par leurs conditions physiologiques, les moyens de défense contre l'infection, dont ils disposent, sont moins efficaces que chez l'adulte. Ce qui domine le pronostic et est, par conséquent, particulièrement important à connaître, c'est le degré de virulence des microbes qui ont envahi l'organisme. Les cas publiés jusqu'à présent montrent encore que chez les nouveau-nés la présence des streptocoques dans le sang ne comporte pas de pronostic plus grave que lorsque le sang renferme d'autres micro-organismes pyogènes.

ANATOMIE PATHOLOGIQUE

Parmi les phénomènes généraux que présentent les cadavres des nourrissons ayant succombé à l'infection septique, il faut citer en premier lieu la putréfaction rapide. La paroi abdominale prend une coloration verdâtre déjà quelques heures après la mort, quand même le cadavre se trouve placé dans un endroit frais. Les taches cadavériques sont ordinairement très étendues. Les modifications qu'on trouve dans les organes relèvent d'un processus de nécrose ou d'inflammation purulente ou d'hémorragie. A ces processus qui peuvent se trouver combinés de diverses façons, il faut encore ajouter la dégénérescence graisseuse observée dans leurs cas par Bühl et Hecker, et les lésions particulières des reins comme dans les cas de Winckel (infarctus d'hémoglobine et aspect particulier des tissus, principalement du cerveau, rappelant celui qu'on trouve dans l'empoisonnement par le chlorate de potasse). On peut donc trouver, à l'autopsie, un tableau d'ensemble ne correspondant pas à l'ancien tableau de la pyohémie; ou bien encore on constate une dégénérescence parenchymateuse des organes internes avec ou sans hémorragies, correspondant par conséquent à l'ancien tableau de la septicémie, mais combinées avec des lésions gangréneuses de diverses parties du corps. L'autopsie peut enfin montrer des lésions si peu significatives que la nature de l'affection ne peut être précisée qu'après examen microscopique et ensemencement des parties. Nous savons aujourd'hui que toutes ces modifications peuvent être provoquées par tous les micro-organismes de l'infection septique et que les phénomènes sont le résultat, d'un côté de la virulence des germes, de l'autre, de la résistance de l'organisme.

L'organisme infantile peut se comporter dans ces cas de plusieurs façons : tantôt il succombe à l'absorption des toxines très actives formées à la porte d'entrée de l'infection (inflammation locale limitée par exemple à la muqueuse bronchique ou intestinale, dégénération parenchymateuse étendue de plusieurs organes qu'à l'examen histologique et bactériologique on reconnaît pour stériles; il s'agit par conséquent d'une toxinémie pure); tantôt il succombe à une invasion des germes pathogènes qui le pénètrent par la porte

[R. FISCHL.]

d'entrée de l'infection, avant que la réaction phagocytaire se manifeste (inflammation locale, dégénérescence parenchymateuse générale des organes dans lesquels l'examen microscopique et bactériologique montre la présence des germes pathogènes, par conséquent bactérihémie avec processus dégénératifs); tantôt enfin il répond par une phagocytose intense à l'invasion bactérienne, mais succombe à l'intoxication par les toxines formées aux foyers de suppuration (foyers multiples d'inflammation et de suppuration, dégénérescence parenchymateuse des organes, par conséquent bactérihémie avec suppuration et dégénérescence, les germes pathogènes se retrouvant en partie dans les foyers de suppuration, en partie dans le sang et les liquides organiques). A côté de ces types principaux qu'on rencontre rarement à l'état pur et qui, le plus souvent, sont combinés de diverses façons, on trouve des cas dans lesquels le tableau anatomique est dominé par des phénomènes hémorragiques produits soit par des micro-organismes pyogènes particulièrement virulents donnant lieu à des hémorragies, soit par des bactéries hémorragiques spécifiques (Voy. plus haut). Dans d'autres cas d'infections septiques, on trouve les lésions propres à la maladie de Buhl, à la maladie de Winckel, et, d'après ce que nous savons actuellement, ces deux affections sont produites par des germes appartenant au groupe des micro-organismes septiques. Bollinger a du reste décrit chez les animaux, sous le nom de « Lähme » une affection septique analogue à la maladie de Buhl. Il existe enfin des cas où l'examen détaillé montre la présence de plusieurs portes d'entrée de l'infection et, par conséquent, une disposition sériée des lésions, et d'autres où les lésions des organes doivent être considérées comme l'effet des infections secondaires.

On voit donc que les lésions qu'on trouve à l'autopsie sont aussi variables que les symptômes qu'on observe chez les nourrissons atteints d'infections septiques. Si j'ai essayé de tracer certains types destinés à remplacer ceux qui, dans le temps, embrassaient les lésions anatomiques de l'infection septique, je me rends parfaitement compte de ce que ces types ont de schématique et je comprends qu'on reste, comme jadis, embarrassé pour savoir à quel type un cas donné correspond exactement.

Les lésions macro et microscopiques de différents organes se présentent de la façon suivante : du côté de la *peau* on trouve les lésions qui ont été déjà signalées, c'est-à-dire une coloration ictérique, des pétéchies et des hémorragies, des inflammations érysipélateuses et phlegmoneuses, des ulcérations, des éruptions vésiculeuses, des plaques de gangrène, des vésicules avec vaste soulèvement de l'epiderme et perte de substance étendue du chorion ainsi mis à nu (dermatite exfoliatrice), des abcès profonds et superficiels, des œdèmes, des modifications sclérémateuses et sclérœdémateuses. Les hémorragies, comme le montre l'examen microscopique, sont situées dans le tissu sous-cutané, entre les lobules adipeux et n'ont aucun rapport avec les vaisseaux. Dans les abcès superficiels, la pénétration des germes pyogènes se fait par la voie des follicules pileux; en cas d'abcès profonds, ces germes suivent les canaux excréteurs des glandes sébacées ou sudoripares, ou bien passent par une solution de continuité de l'épiderme. Dans ces cas, autour de la partie centrale nécrosée, il se forme une infiltration intense de petites cellules, le plus souvent polymorphes et polynucléaires, qui renferment, en partie, les germes pathogènes. Les processus érysipélateux, qui se propagent également dans le tissu sous-cutané, se distinguent par le peu d'intensité des phénomènes réactionnels du côté de la zone périphérique. Les autres processus morbides qu'on rencontre au niveau de la peau sont en partie d'origine toxique (érythèmes, éruptions vésiculeuses, etc.), en partie provoqués par des embolies bactériennes, en partie et dans quelques cas seulement, le résultat de l'inflammation hémorragique des vaisseaux (Tavel et de Quervain et autres).

Au niveau de l'*ombilic* on trouve également une série de modifications. On voit tantôt une ulcération du fond avec ou sans rougeur de la peau voisine, tantôt des ulcérations profondes, d'aspect sanieux, à la base desquelles se trouvent les vaisseaux béants, tantôt une infiltration érysipélateuse et phlegmoneuse soulevant quelquefois la peau et présentant à son centre la cupule ombilicale remplie de pus, tantôt enfin une gangrène étendue de l'ombilic. La lésion du bout terminal des artères n'est pas rare et se manifeste, quand elle est de date relativement récente, par une infiltration visqueuse du tissu conjonctif péri-vasculaire, par une dilatation du bout terminal des artères rempli de pus; dans ce cas, le contenu présente quelquefois un caractère ichoreux. Les lésions des artères ne remontent ordinairement pas loin dans les vaisseaux; de même l'infiltration de leurs gaines conjonctives, reconnaissable dans les cas de longue durée à sa coloration ardoisée et à sa pigmentation foncée, ne descend ordinairement pas jusqu'à la vessie. Parmi les nombreuses autopsies que j'ai eu l'occasion de faire, je ne me rappelle pas avoir vu un seul cas où les vaisseaux auraient été atteints dans toute leur étendue, où leurs gaines lymphatiques seraient infiltrées jusque dans le voisinage de la vessie et où l'on aurait trouvé une inflammation propagée jusqu'à la séreuse. Epstein, qui avait attiré l'attention sur le mécanisme d'occlusion et sur les conditions de circulation de ces vaisseaux, a montré les rapports qui existaient entre ces conditions et la fréquence des lésions vasculaires. Ses vues ont été depuis maintes fois confirmées. Pour toutes ces raisons et d'après l'ensemble des lésions anatomo-pathologiques, nous pensons que cette artérite ombilicale doit être considérée, dans la grande majorité de cas, simplement comme une suppuration locale. Aussi l'opinion de Czerny, d'après laquelle les microbes pénétreraient avec une facilité particulière dans ces vaisseaux dépourvus de vaso-moteurs et qui, après la chute du cordon, deviennent facilement le siège de troubles circulatoires, contient-elle une certaine part de vérité. Toutefois nous possédons un certain nombre d'observations, les unes récentes, d'autres anciennes et datant de l'époque où, par le fait des pansements défectueux et de l'infection fréquente de la plaie par des sécrétions puerpérales, l'infection ombilicale était fréquente, nous possédons, dis-je, un certain nombre d'observations avec autopsies à l'appui, qui montrent que les artères ombilicales peuvent devenir le point de départ de l'infection. A l'examen microscopique on trouve la paroi des artères et le tissu conjonctif péri-vasculaire infiltrés de petites cellules et

[R. FISCHL.]

farcis de nombreux microbes (Gross, R. Fischl). Si la veine ombilicale est prise, elle paraît thrombosée dans toute son étendue jusqu'au foie; on trouve alors le thrombus suppuré et le foie contenant des foyers multiples de suppuration de dimensions variables. Ces modifications, dont la rareté a été constatée encore autrefois, ne se rencontrent aujourd'hui que d'une façon tout à fait exceptionnelle; je me rappelle pourtant en avoir observé quelques cas isolés dans le courant de ces dernières années.

A l'*ouverture de la cavité crânienne*, on trouve souvent des hémorragies récentes ou anciennes, ou de la pigmentation de la dure-mère; les sinus sont thrombosés dans une étendue plus ou moins considérable. Les méninges internes sont souvent le siège d'hémorragies parfois très étendues ou d'une inflammation purulente qui occupe tantôt une partie seulement, tantôt la totalité de la convexité et de la base du cerveau, et pénètre dans le canal vertébral. Le cerveau présente tantôt une hypérémie intense avec léger œdème, tantôt de l'anémie avec des foyers de ramollissement de dimensions variables et irrégulièrement distribués, tantôt un ramollissement rouge très étendu, tantôt une fonte purulente (comme dans le cas de pyocéphalie publié par Jürgens). Les ventricules sont souvent dilatés et remplis de liquide séreux, les plexus choroïdes infiltrés de pus; souvent encore on trouve des hémorragies étendues et une destruction de la substance cérébrale. Dans les foyers de ramollissement j'ai trouvé des amas de micrococoques et une infiltration de petites cellules.

A l'*ouverture des cavités du nez et des oreilles*, qu'on ne doit jamais négliger de faire, on constate souvent une accumulation de pus dans l'oreille moyenne, et au niveau de la muqueuse nasale une rougeur intense avec tuméfaction et une infiltration purulente, quelquefois des fausses membranes.

A l'examen de la *cavité bucco-pharyngée*, on trouve la muqueuse linguale tuméfiée, couverte de muguet, la muqueuse buccale présentant un enduit de muguet, de petites hémorragies, des processus de gangrène allant jusqu'à l'os, des inflammations pseudo-membraneuses. Les mêmes lésions existent sur la muqueuse du pharynx. Les glandes salivaires sont quelquefois complètement détruites par la suppuration; les ganglions lymphatiques présentent dans quelques cas une légère hypertrophie. A l'examen microscopique on voit une infiltration de petites cellules de la muqueuse elle-même (en cas d'ulcérations visibles à l'œil nu) et de la sous-muqueuse se présentant comme une prolifération diffuse ou localisée autour des vaisseaux lymphatiques et sanguins. Les couches épithéliales supérieures paraissent gonflées, les cellules privées de leurs noyaux ou bien possédant des noyaux qui semblent gonflés et se colorent mal. Les couches supérieures de la muqueuse contiennent de nombreux microbes qui la couvrent uniformément ou bien forment des îlots souvent mêlés avec du muguet dont les filaments descendent profondément jusqu'à la couche musculaire. Le tissu envahi présente tous les signes de la dégénérescence. Souvent, dans les vaisseaux lymphatiques sous-muqueux, plus rarement dans les vaisseaux sanguins, on trouve des amas de bactéries. Dans les processus pseudo-membraneux, le tableau est modifié par la nécrose de toute la couche épithéliale qui est remplacée par une couche de microbes reposant sur une base formée par une infiltration de petites cellules (Epstein, R. Fischl).

Au niveau de l'*œsophage*, on voit très souvent des plaques de muguet qui descendent jusqu'au cardia; les inflammations pseudo-membraneuses occupent souvent une grande étendue et présentent sous le microscope le même tableau que celui des processus analogues du pharynx. La muqueuse de l'œsophage offre encore assez souvent une tuméfaction catarrhale; quelquefois on y trouve des foyers hémorragiques.

Les modifications du canal *gastro-intestinal* sont extrêmement variées. Chez des enfants qui, pendant la vie, ont présenté des phénomènes gastro-intestinaux violents, il n'est pas rare de voir la muqueuse du tube digestif à peine touchée ou présentant des lésions minimes, telles qu'une simple injection très légère. Dans d'autres cas, elle est le siège d'hémorragies plus ou moins étendues ou bien elle présente, sur toute son étendue ou sur une partie seulement, une rougeur intense et de la tuméfaction. Les processus pseudo-membraneux sont rares, mais ils ont été souvent décrits et en partie mal interprétés (par Billard, par exemple, qui les considérait comme étant du muguet de l'estomac; on peut encore citer les cas d'Epstein qu'il considérait comme du croup septique, les cas de Parrot décrits par lui sous le nom de gastropathie diphtéroïde). Les ulcérations folliculaires de l'estomac aussi bien que du gros intestin se rencontrent d'une façon assez fréquente, la tuméfaction des follicules isolés et agminés n'est pas rare; l'intumescence des ganglions mésentériques n'est pas fréquente et se rencontre ordinairement dans les cas à marche chronique. Au point de vue histologique, on trouve souvent la muqueuse ne présentant pas de lésions jusque dans ses éléments les plus fins (Heubner, R. Fischl); d'autres fois elle est le siège d'une inflammation interstitielle dont le point de départ peut se trouver dans la muqueuse ou la sous-muqueuse, et amener une destruction étendue de l'appareil glandulaire. Dans d'autres cas, la modification qu'on rencontre et que j'ai souvent observée dans le catarrhe septique consiste dans la dégénérescence parenchymateuse des cellules des glandes tubulées, avec ou sans lésions interstitielles concomitantes. Quant aux bactéries, on n'en trouve ordinairement que dans les mucosités accumulées à la surface de la couche épithéliale superficielle : rarement on les voit pénétrer dans la partie initiale des glandes. Jamais je n'ai pu constater le passage des bactéries à travers la muqueuse, dans les vaisseaux lymphatiques et sanguins de la sous-muqueuse. Dans les ganglions mésentériques je n'ai rencontré des bactéries qu'une fois sur 22 cas examinés avec le plus grand soin : il s'agissait, dans ce cas, d'une invasion de l'organisme par des streptocoques nombreux, venus probablement des poumons, et encore étaient-ils très peu nombreux dans les ganglions mésentériques. Ce sont les résultats de ces recherches histologiques et l'absence constante de la péritonite qui m'ont amené à formuler quelques réserves dans la question de l'infection septique d'origine intestinale chez les nourrissons.

A l'œil nu, le *foie* frappe par sa pâleur; les limites des acini sont à peine accusées; souvent on trouve des hémorragies sous-capsulaires et des abcès multiples en cas de phlebite ombilicale. Sous le microscope, on voit une dégénérescence des cellules hépatiques, soit générale, soit par foyers, se présentant tantôt sous forme de dégénérescence parenchymateuse, tantôt sous celle de dégénérescence graisseuse; il existe en même temps une infiltration de petites cellules formant de petits foyers disséminés un peu partout dans le parenchyme, ou occupant des étendues plus ou moins grandes. Les microbes se rencontrent rarement dans le tissu hépatique, et, quand ils s'y trouvent, ils sont peu nombreux, tantôt disséminés dans le parenchyme, tantôt formant des embolies dans les petits vaisseaux, fait qui n'est pas en faveur de l'infection par la voie intestinale.

La *rate* n'est pas augmentée de volume; ce n'est que dans les cas chroniques qu'on trouve, à l'autopsie, une augmentation du volume de la glande. Elle a ordinairement une consistance molle ; son parenchyme est rouge foncé, fluide, sa capsule indurée. Les hémorragies extra-parenchymateuses ne sont pas rares, et plusieurs fois j'ai eu l'occasion d'y trouver des abcès. L'examen histologique montre, dans certains cas, une prolifération du tissu réticulaire, quelquefois une dégénérescence hyaline des parois vasculaires ; une fois j'ai observé des dépôts hyalins dans les follicules et le stroma qui ne présentaient pas la réaction de la dégénérescence amyloïde. Comme dans le foie, on rencontre rarement des microbes dans la rate, et, quand ils s'y trouvent, ils sont disséminés dans le tissu splénique.

Les *reins* sont fréquemment le siège d'une dégénérescence parenchymateuse, qui se manifeste par la pâleur et l'augmentation du volume de l'organe, et par l'effacement de la limite entre la substance corticale et la substance médullaire du rein. Souvent on trouve des hémorragies sous-capsulaires, quelquefois des abcès miliaires, situés en partie dans la substance corticale, en partie sur la limite entre la couche corticale et la couche médullaire; dans certains cas, on rencontre une thrombose étendue des veines rénales. Parmi les modifications qu'on constate sous le microscope, il faut citer en premier lieu la dégénérescence parenchymateuse de l'épithélium des canaux contournés, qui peut être très étendue et ne manque presque jamais. Les infiltrations interstitielles sont rares, de même les proliférations périglomérulaires. Dans les reins aussi on trouve rarement des microbes ; quand ils y sont, ils forment le centre d'un abcès miliaire ou bien ils sont situés dans les espaces capsulaires ou dans la lumière des canaux droits. D'après Czerny, en cas de thrombose des veines rénales, il existerait un envahissement microbien des reins par la voie sanguine ; je n'ai jamais eu l'occasion d'examiner microscopiquement les cas de ce genre.

Dans les *capsules surrénales*, on trouve quelquefois des hémorragies ; à l'examen microscopique, l'organe paraît normal.

Le *pancréas* présente quelquefois une dégénérescence parenchymateuse : il est par conséquent pâle, augmenté de volume, et sa lobulation paraît effacée. Dans un cas, j'ai trouvé à l'examen microscopique une nécrose étendue de l'épithélium d'un grand nombre de lobules, nécrose d'origine probablement toxique, aucun microbe n'ayant pu être découvert dans les nombreuses coupes examinées.

Le *péritoine* est ordinairement intact; tout au plus si l'on trouve une injection limitée à la séreuse de l'intestin ou des hémorragies dans le domaine de la séreuse abdominale. La péritonite, fréquente d'après les données des anciens auteurs (Weber, Bednar, Quinquaud et autres), est, au contraire, extrêmement rare dans les cas où le virus septique envahit l'organisme par une autre voie. Ce fait plaide aussi contre la fréquence de l'infection généralisée de l'organisme par passage des bactéries à travers les parois abdominales, d'autant plus que, d'après les recherches d'Arnd, Korkounoff, Pormer et autres, il existe dans ces conditions des lésions des parois abdominales et des troubles de la circulation intestinale qu'on ne trouve pas dans l'infection septique des nourrissons.

Plusieurs fois j'ai eu l'occasion de faire l'examen microscopique du *diaphragme* et je l'ai constamment trouvé normal.

Du côté des *organes respiratoires*, on trouve, dans le *larynx*, une rougeur catarrhale de sa muqueuse, plus rarement des plaques de muguet, plus rarement encore des dépôts pseudo-membraneux. La muqueuse des *bronches* présente souvent une injection intense et est couverte de mucosités purulentes. Les poumons sont congestionnés à leurs bases, distendues au niveau de leurs bords, et sur des coupes on voit la lumière des bronchioles remplie de pus. Dans le parenchyme pulmonaire même, on trouve des hémorragies et des foyers d'inflammation et d'atélectasie. Quant aux foyers d'infiltration, ils sont disposés le plus souvent autour des bronches et limités aux lobes inférieurs; souvent les foyers, voisins les uns des autres, deviennent confluents et arrivent à former des infiltrations pseudo-lobaires (Netter, Mosny et autres): la suppuration des foyers de broncho-pneumonie est assez fréquente, leur gangrène plus rare. Si les foyers occupent la surface des poumons, ils peuvent, surtout quand ils suppurent, perforer la plèvre et provoquer une accumulation de pus dans sa cavité. La plupart des abcès des poumons semblent provenir de la suppuration de ces foyers inflammatoires : mais il existe aussi des cas où l'infection a lieu par la voie sanguine et provoque la formation de petits foyers d'infiltration et de petits abcès (Czerny et Moser). Comme nous allons le voir dans un moment, le caractère de cette inflammation ne peut souvent être apprécié qu'après examen microscopique. Sur la *plèvre* on trouve souvent des ecchymoses, plus rarement une inflammation fibrineuse ou fibrino-purulente avec exsudat plus ou moins riche. Les *ganglions péribronchiques* ne sont ordinairement pas augmentés de volume.

A l'examen microscopique des poumons, les lésions principales qu'on trouve sont une inflammation interstitielle, une dégénérescence de l'épithélium alvéolaire, des hémorragies et une suppuration du parenchyme. De ces lésions on peut, comme je l'ai essayé dans le temps, déduire plusieurs formes de pneumonie, qui, du reste, coexistent souvent les unes à côté des autres ou bien se confondent les unes avec les autres. C'est ainsi qu'on trouve comme premier stade une tuméfaction de l'épithélium alvéolaire avec

[R. FISCHL.]

disparition des noyaux et alvéoles remplies de débris de cellules (lésions considérées souvent, à l'autopsie, comme de l'atélectasie) ; le stade suivant est formé par l'apparition d'une inflammation interstitielle dans les parois des alvéoles. Il existe encore des cas où la lésion principale est formée par une prolifération cellulaire dans les interstices et rappelle par son aspect la pneumonie blanche syphilitique dont la nature septique est admise aussi par Hochsinger. Ces cas correspondent aux cas anciens décrits par Hecker et Buhl et par Müller sous le nom de pneumonie interstitielle et observées par eux à la suite de la péritonite et de la médiastinite suppurées, deux lésions que nous n'avons jamais rencontrées.

Les lésions sont autres dans le cas de broncho-pneumonie proprement dite ; alors il est facile de constater que le point de départ de l'inflammation est dans les foyers d'infiltration péribronchique, que les alvéoles sont remplis de bouchons purulents et que les parois alvéolaires sont le siège d'une inflammation secondaire.

J'ai déjà mentionné la fréquence des hémorragies. Les foyers hémorragiques sont situés soit dans la lumière des bronches, soit dans les lobules pulmonaires, non pas dans le tissu enflammé lui-même, mais ordinairement dans les parties qui l'avoisinent et où la destruction des cloisons alvéolaires peut amener la formation de grosses cavités remplies de sang. Ces hémorragies ne se trouvent en aucun rapport avec les vaisseaux. Quant aux microbes, on en trouve constamment dans les poumons, ce qui m'avait dans le temps amené à dire que les poumons servaient le plus souvent de porte d'entrée à l'infection, du moins dans les cas que j'ai eu l'occasion d'examiner. Les microbes sont situés dans les parois alvéolaires, surtout en cas de nécrose étendue de l'épithélium ; en cas de pneumonie ayant son point de départ dans l'inflammation péribronchique, on les trouve dans les masses qui remplissent les bronches et les lobules pulmonaires. Ils sont relativement rares dans les foyers hémorragiques et autour de ces derniers. Dans la pneumonie interstitielle pure, les parties les plus fortement infiltrées n'en renferment que très peu ou pas du tout, tandis qu'on en trouve un grand nombre au niveau des cloisons alvéolaires en apparence normales. On les trouve encore souvent dans les espaces lymphatiques, exceptionnellement dans les vaisseaux sanguins et alors seulement en cas d'invasion des poumons par des microbes innombrables. Dans ces mêmes conditions, on peut en rencontrer un nombre considérable dans les ganglions bronchiques.

A l'examen microscopique, on trouve la *plèvre* souvent couverte d'ecchymoses et présentant les divers caractères de l'inflammation.

Le *péricarde* est souvent le siège d'ecchymoses, de même l'*épicarde* ; il peut encore présenter un épaississement inflammatoire de ses parois avec accumulation de liquide purulent ou séro-purulent dans sa cavité. A l'examen du *cœur*, on trouve le myocarde pâle, présentant une dégénérescence graisseuse ou parenchymateuse dans certains cas, ayant conservé sa structure normale dans d'autres. Dans quelques faits très rares, on trouve les valvules couvertes de végétations récentes que jusqu'à présent je n'ai pas eu l'occasion d'examiner de plus près.

Comme je l'ai déjà dit, les modifications du côté du *médiastin* sont rares.

Quant aux *muscles*, on les trouve quelquefois d'une pâleur particulière: dans certains cas, il existe des hémorragies qui écartent les fibres musculaires et forment des foyers étendus. On a encore signalé la présence des abcès dans les muscles (Quinquaud, Cobilovici et autres).

Du côté des *os*, on observe quelquefois une suppuration de la zone diaépiphysaire, laquelle suppuration n'est, par conséquent, pas toujours d'origine syphilitique. Dans la cavité des os longs, on trouve des abcès étendus (Lannelongue); dans les articulations, une tuméfaction diffuse, une infiltration purulente de la synoviale, une inflammation putride avec destruction du périoste et ouverture de la collection au dehors.

La muqueuse des *organes génito-urinaires* peut être le siège d'une tuméfaction, d'ulcérations, de fausses-membranes, d'ecchymoses. La suppuration est rare, mais elle a été plusieurs fois observée (von Ritter).

Une des parties capitales de l'autopsie des nourrissons ayant succombé à une infection septique, est l'*examen bactériologique* du cadavre, souvent seul capable d'expliquer les faits observés pendant la vie. Il doit être fait aussitôt que possible, au plus tard vingt-quatre heures après la mort, et avec toutes les précautions de rigueur. Le mieux c'est de procéder de la façon suivante : la peau, préalablement désinfectée, est incisée avec des instruments flambés; les organes sont coupés de la même façon avec des couteaux flambés, et à la surface de section de chaque organe on recueille, par aspiration, dans une pipette stérilisée, les humeurs des tissus qui doivent servir à l'ensemencement sur plaques; la pipette est ensuite fermée à ses deux bouts. On prend de la même façon une certaine quantité de sang qu'on recueille de préférence dans une veine périphérique (Canon), le sang du cœur pouvant être infecté par les micro-organismes qui se trouvent dans les poumons. On prend également du liquide péricardique, des exsudats quand il y en a, etc. L'inoculation à des animaux, qui peut nous renseigner sur la nature et la virulence des micro-organismes, est de rigueur. Si l'examen bactériologique, après la mort, est fait dans les conditions et suivant les règles qui viennent d'être exposées, on ne peut lui reprocher de ne pas être probant : il y aura seulement à se montrer prudent dans l'interprétation des faits lorsqu'on trouvera des coli-bacilles dans les organes, les recherches de Wurtz et Hermann, de Lesage et autres ayant montré que ce micro-organisme envahit tous les organes déjà pendant l'agonie et très vite après la mort, et qu'il se retrouve dans les diverses parties de l'organisme. Dans des cas de ce genre, on ne se prononcera qu'après avoir envisagé à la fois les données fournies par l'examen bactériologique fait pendant la vie, les lésions anatomiques trouvées dans les organes envahis par les coli-bacilles et le rapport direct entre ces lésions et les coli-bacilles; toutes ces restrictions tombent quand on se trouve en face d'autres micro-organismes pyogènes qui, tout en se multipliant dans le corps après la mort, n'ont pas la propriété d'envahir les organes. Toutefois, dans ces cas aussi, la constatation des lésions produites par les microbes dans les tissus complétera avantageusement les données de l'examen bactériologique.

[R. FISCHL.]

L'examen bactériologique renseigne en premier lieu sur la nature septique de l'affection, il permet ensuite de nous rendre compte de la marche de l'infection, comme je l'avais déjà montré à l'occasion de l'examen bactériologique fait pendant la vie; il nous fait enfin voir s'il existe une ou plusieurs portes d'entrée de l'infection, si nous avons affaire à une infection mono ou poly-microbienne, et nous fait comprendre le rôle de l'infection secondaire. En étudiant l'étiologie de l'infection septique j'ai indiqué les micro-organismes qu'on trouve dans ces cas chez les nourrissons. D'après mon expérience personnelle, il s'agit ordinairement dans ces cas d'une infection mono-microbienne dont les agents principaux sont les staphylocoques et les streptocoques qui le plus souvent pénètrent dans l'organisme à travers la peau et les poumons. Les germes qu'on trouve sont ordinairement très virulents et atteignent quelquefois, spécialement dans les cas suraigus, le plus haut degré de virulence qu'on puisse observer. Dans les infections septiques à caractères hémorragiques, on trouve tantôt ces germes pyogènes seuls, mais d'une virulence extrême, tantôt les mêmes germes associés aux bactéries hémorragiques spécifiques (Babès, von Dungern, Finkelstein et autres), ces dernières gardant leur caractère spécial dans leur action sur les animaux. Les organes, dans lesquels les germes septiques se trouvent d'une façon presque constante, sont les poumons; aussi leur examen bactériologique permet de s'orienter très rapidement dans chaque cas.

Les lésions anatomiques qu'on trouve dans la maladie de Buhl-Hecker et dans la maladie de Winckel sont les mêmes que dans les cas précédents, seulement elles sont plus atténuées. En effet, tantôt ce sont les hémorragies et la dégénérescence graisseuse des organes qui prédominent, tantôt les infarctus d'hémoglobine des reins, qui peuvent du reste faire défaut (comme dans les cas publiés par Epstein). Comme l'examen bactériologique du cadavre a montré dans ces cas (Strelitz, Kamen, Lubarsch et autres) la présence dans les organes des mêmes germes infectieux que nous avons trouvés dans les cas d'infection septique, nous pouvons en conclure que la maladie de Buhl et la maladie de Winckel rentrent dans le groupe des infections septiques dont elles représentent des formes cliniques.

TRAITEMENT

Le traitement de l'infection septique pendant la première période de la vie doit avoir d'abord pour but de prévenir celle-ci; il est par conséquent du domaine de la prophylaxie. Les moyens qui nous ont permis de rendre exceptionnelle l'infection puerpérale des accouchées, peuvent aussi servir à défendre le nouveau-né contre les dangers qui le menacent de tous côtés. Il faut par conséquent poser comme règle générale qu'on doit s'occuper de l'enfant avant de s'occuper de la mère, puisque nous savons que les lochies normales renferment des germes inoffensifs pour la mère, mais pouvant devenir dangereux pour le nouveau-né par le fait de sa susceptibilité plus grande. Il va de soi que la propreté la plus minutieuse est de rigueur; elle doit s'appliquer non seulement aux mains du médecin et du personnel, mais aussi aux instruments dont on a à se servir, aux objets de pansement, etc.; à l'eau du bain dont j'ai eu déjà l'occasion de signaler les dangers. Employer pour les bains l'eau bouillie; éviter de baigner plusieurs enfants dans la même baignoire ou, quand il n'est pas possible de faire autrement, désinfection soignée après chaque bain; lavage de la figure des enfants, non pas avec l'eau du bain, mais avec de l'eau se trouvant dans un vase spécial; éviter l'emploi des éponges, difficiles à nettoyer, et les remplacer par de petites compresses stérilisées de toile ou de tarlatane : telles sont les premières précautions à prendre contre l'infection.

Pour ce qui est plus spécialement de la cavité buccale, il faut renoncer à la toilette de la bouche, dont le danger a été mis en évidence par Epstein. En effet, il ne faut pas oublier que l'intégrité de l'épithélium est la condition essentielle grâce à laquelle les germes infectieux qui se trouvent dans la bouche restent inoffensifs.

Le traitement de la plaie ombilicale avant et après la chute du cordon est étudié dans une autre partie du traité.

Il est également indiqué de ne pas toucher aux cavités nasales, car les soi-disant soins qui ont pour but d'enlever les mucosités et les croûtes qui se trouvent sur la muqueuse, ont pour effet de traumatiser cette dernière et de créer ainsi une porte d'entrée pour les germes infectieux.

Il est encore de la plus haute importance d'éviter les écorchures de la peau, le refroidissement qui, en exposant aux catarrhes bronchiques, peuvent permettre aux germes infectieux d'envahir l'organisme par la voie respiratoire.

Il est également indiqué de surveiller soigneusement l'alimentation, et ceci non seulement au point de vue de la stérilité et de la quantité des aliments, mais aussi au point de vue du nombre des repas, puisque nous savons que la perte du pouvoir bactéricide de l'acide chlorhydrique et la congestion de la muqueuse gastro-intestinale en cas de surcroît de travail favorisent l'éclosion d'une infection par cette voie. Par conséquent, on nettoiera soigneusement le mamelon avant chaque tétée et, avant de donner le sein, on laissera partir une certaine quantité de lait pour éviter la pénétration des micro-organismes qui, comme nous le savons, se trouvent dans les premières gouttes de lait. En cas d'alimentation artificielle, le lait sera stérilisé et conservé au frais, dans des vases bien fermés.

Au point de vue prophylactique, il existe encore une cause qu'il faut éviter et dont les effets se font principalement sentir dans les hôpitaux : c'est l'infection par l'air. Sous ce rapport, on ne saurait trop recommander la désinfection soignée des murs et des planchers, l'aération fréquente des pièces, le changement et l'évacuation des salles, l'enlèvement immédiat des langes souillés de matières fécales, etc. Une autre mesure, qu'on ne peut malheureusement prendre toujours, est l'isolement des nourrissons infectés dans le but d'éviter l'infection par contact. Les bons résultats obtenus sous ce rapport dans les hôpitaux de Paris par les soins de Grancher, Sevestre, Hutinel et autres, sont la meilleure recommandation en faveur de cette mesure.

[R. FISCHL.]

Dans les cas où il existe des foyers de suppuration, il faut les faire disparaître ou les rendre inoffensifs : on ouvrira les abcès et on les couvrira d'un pansement occlusif; on traitera avec soin les éruptions impétigineuses, etc.; on fera des lavages antiseptiques fréquents en cas d'ophtalmie purulente.

En cas d'infection septique déclarée, le traitement, qui, jusqu'à présent, a donné peu de résultats, doit être dirigé contre les symptômes prédominants. Il sera, par conséquent, conduit suivant les règles de la thérapeutique des affections respiratoires, intestinales, cutanées, etc., des nourrissons. Cette thérapeutique sera appuyée par un traitement excitant général dont les frais seront faits en partie par l'alcool et les analeptiques, en partie par des bains chauds, sinapisés ou non. On pourra encore essayer, suivant les cas, le lavage de l'organisme (Sahli) par incorporation de grandes quantités de liquides, les enveloppements destinés à provoquer une sudation abondante (puisque, d'après les observations de Brumer, Eiselberg, Gärtner et autres, les germes septiques peuvent s'éliminer par cette voie); les infusions sous-cutanées de solutions salines qui agissent à la façon des excitants et possèdent peut-être des propriétés chimiotaxiques positives (Thiercelin, Marois); les lavages de l'intestin avec une solution antiseptique faible pourront enlever de cette façon une partie des matières infectieuses et des toxines. L'administration interne de substances antiputrides, comme l'acide lactique, le benzoate de soude, le benzonaphtol, le salicylate de bismuth, etc., est également indiqué.

Quant à la question de savoir jusqu'à quel point une thérapeutique spécifique, dirigée contre les germes infectieux et leurs toxines, et pour laquelle nous avons le sérum antistaphylococcique de Viquerat et le sérum antistreptococcique de Marmorek, serait utile chez les nourrissons infectés, l'avenir seul pourra nous le dire.

BIBLIOGRAPHIE

Abba (F.). Contributo allo studio del Bact. coli, etc. Ref. in *Baumgarten's Jahresbericht*, 1892, VIII, p. 275, et in *Revue mens. des malad. de l'enf.*, 1893, p. 194. —— Achalme (P.-J.). Considérations pathogéniques et anatomo-pathologiques sur l'érysipèle, etc. *Thèse de Paris*, 1892. —— Albu (A.). *Ueber die Autointoxicationen des Intestinaltractus.* Berlin, 1895. —— —— Allard (A.-F.). Des rapports des accidents infectieux du nouveau-né et en particulier de l'ostéomyélite avec l'infection puerpérale. *Thèse de Paris*, 1890. —— Anxn. *Ueber die Durchlässigkeit der Darmwand eingeklemmter Brüche für Microorganismen.* Basel, 1893. —— Aufrecht. Micrococcen in den inneren Organen bei Nabelvenenentzündung Neugeborener. *Centralbl. für die medicin. Wissenschaften*, 1885, n° 16. —— Appert (R.). Du rôle de l'organisme dans la pathogénie de quelques maladies infectieuses. *Thèse de Paris*, 1893.

Babès (V.). *Bacteriologische Untersuchungen über septische Processe des Kindesalters.* Leipzig, 1889. — Ueber Bacillen der hæmorrhagischen Infection des Menschen. *Centralbl. für Bact.*, IX, 1891, p. 719. — Sur l'étiologie de certaines formes de l'infection hémorrhagique. *Archives de méd. expérim.*, V, 1893, p. 400. —— Babès (V.) et Marinesco (J.). Les septicémies hémorrhagiques. *Annales de l'Inst. de pathol. et de bactér. de Bucarest*, I, 1890, p. 319. —— Babès (V.) et Por (E.). Sur l'étiologie des infections hémorrhagiques. *Annales de l'Inst. de pathol. et de bactériol. de Bucarest*, III, 1894, p. 334. —— Baginsky (A.). Demonstration in der Berl. med. Gesellschaft. *Berlin. klin. Wochenschr.*, 1889, n° 5. — *Lehrbuch der Kinderkrankheiten*, 4. Auflage, 1892, p. 59. — Zwei Fälle von Pyæmie bei jungen Säuglingen. *Virchow's Archiv*, Band CXV, 1889, p. 460. —— Bednar (A.). *Die Krankheiten der Neugeborenen und Säuglinge*, 4. Theil, Wien, p. 242. —— Bernabei. Sul fondamento di una diagnostica profilattica dell' infezione d'origine boccale, etc. Ref. im *Centralbl. für innere Medicin*, 1894, p. 864. —— BERNHEIM (J.). Ueber Invasion von Hautkokken bei Eczema. *Centralblatt für Bakteriologie*, XV, 1894, p. 141. —— BESSER (v. L.). Ueber die Bakterien der normalen Luftwege. *Ziegler's Beiträge zur pathol. Anatomie*, VI, 1889, p. 335. —— BIGNAMI. Sulla endocardite pneumonica. Ref. im *Centralblatt für innere Medicin*, 1894, p. 363. — Tre casi di setticopiemia criptogenetica. Ref. im *Centralbl. f. innere Medicin*, 1894, p. 566. —— BIRCH-HIRSCHFELD (F. V.). Die Entstehung der Gelbsucht neugeborener Kinder *Virchow's Archiv*, Band LXXXVII, 1882, p. 1. —— BLUM (F.). Zur Casuistik der kryptogenen Sepsis. *Münchener medicin. Wochenschrift*, 1893, n° 16. —— BOIX (E.). *Le foie des dyspeptiques*. Paris, 1895. —— BOZZOLO (C.). Sulla presenza de diplococco pneumonico nel latte di una donna affecta di pneumonite. Ref. in *Revue mens. des maladies de l'enf.*, 1891, p. 286. —— BRAUNSCHWEIG. Ueber Allgemeininfection von der unversehrten Augenbindehaut. *Fortschritte der Medicin*, VII, 1889, p. 921. —— BRUNNER (C.). Hæmatogene Infectionen. Ref. in *Baumgarten's Jahresbericht*, VIII, 1892, p. 280. —— BRUSCHETTINI (A.). Di alcuni casi di settico-emia simulanti forme di tifo addominale. Ref. im *Centralbl. für Bakt.*, XI, 1892, p. 804. —— BUMM (E.). Histologische Untersuchungen über die puerperale Endometritis. *Archiv für Gynækol.*, 1892, Band XI, p. 398. — Zur Aetiologie der puerperalen Mastitis. *Archiv für Gynækologie*, 1885, Band XXVII, p. 460.

CANON (P.). Bakteriologische Blutuntersuchungen bei Sepsis. *Deutsche medicin. Wochenschrift*, 1893, n° 43. — Zur Aetiologie der Sepsis, Pyæmie und Osteomyelitis, etc. *Deutsche Zeitschrift für Chirurgie*, 1893, Band XXXVII, p. 571. —— CANTU (L.). Settico-piemia criptogenetica. Ref. in : *Baumgarten's Jahresbericht*, VIII, 1892, p. 32. —— DE CÉRENVILLE, TAVEL, EGUET et KRUMBEIN. *Contribution à l'étude du streptocoque et de l'entérite streptococcique*. Basel u. Leipzig, 1895. —— CERVESATO (D.). *Contribuzione allo studio delle infezione emorragiche dei neonati*. Padova, 1889. —— CHOLMOGOROFF (S.). Die Mikroorganismen des Nabelschnurrestes. *Zeitschrift für Geburtshilfe*, XVI, 1889, p. 16. —— CLAISSE (P.). Note sur un cas de purpura à pneumocoque. *Archives de médecine expér.*, III, 1891, p. 379. — Les infections bronchiques. *Thèse pour le doctorat en médecine*. Paris, 1893. — Les infections bronchiques. *La Semaine médicale*, XIII, p. 297. —— CLEVES-SYMMES (H.). Untersuchungen über die aus der Luft sich absetzenden Keime. Ref. im *Centralbl. für Bakteriol.*, XII, 1892, p. 664. —— COBIVOLICI (A.). Contribution à l'étude des infections ombilicales chez le nouveau-né. *Thèse de Paris*, 1895. —— COHN (H.). Zur Aetiologie der puerperalen Mastitis. *Zeitschrift für Geburtshilfe*, XI, 1885, p. 432. —— COUDER (L.). Pathogénie de certains abcès multiples chez les nourrissons. *Revue mens. des mal. de l'enf.*, 1890, p. 121. —— CZERNY (A.) et MOSER (P.). Klinische Beobachtungen an magendarmkranken Kindern im Säuglingsalter. *Jahrbuch für Kinderheilkunde*, Bd. XXVIII, 1894, p. 430.

DAMOURETTE (E.). *Affections des nourrissons déterminée par la galactophorite de la nourrice*. Paris, 1895. —— DEICHMANN (L.). Ueber einen merkwürdig verlaufenen Fall von Infection nach Abreissen der Nabelschnur. *Deutsche med. Wochenschr.*, 1891, p. 1072. —— DEMELIN et LÉTIENNE. Infection amniotique, etc. Ref. in *la Médecine infantile*, I, 1894, p. 712. —— DENNIG (A.). *Ueber septische Erkrankungen*, Leipzig, 1891. — Beiträge zur Lehre von den septischen Erkrankungen. *Archiv für klinische Medicin*, Band LIV, 1895, p. 367. —— DUNGERN (E. v.). Ein Fall von hæmorrhagischer Sepsis beim Neugeborenen. *Centralbl. für Bakter.*, XIV, 1893, n° 17.

EBERTH (C. J.). Geht der Typhusorganismus auf den Fœtus über? *Fortschritte der Medicin*, VII, 1889, p. 161. — Zur Kenntnis der mykotischen Processe. *Archiv für klinische Medicin*, Band XXVIII, 1880, p. 1. —— EHRENDORFER. Ueber die Nabelinfection bei Neugeborenen und ihre Behandlung. *Wiener medicin. Presse*, 1892, n° 40. — Ueber den gegenwärtigen Stand der Frage bezüglich der Nabelinfection der Neugeborenen, etc. *Wiener medicin. Wochenschrift*, 1895, n°. 12. —— EISELSBERG (A. v.). Beiträge zur Lehre von den Mikroorganismen im Blute fiebernder Verletzter, etc. *Wiener, medicin. Wochenschr.*, 1886, n° 5. —— EPPINGER (H.). Beiträge zur Lehre von den mycotischen Erkrankungen. *Beiträge zur pathol. Anat. von E. Klebs*. Prag, 1878, p. 59. —— EPSTEIN (A.). Zur Aetiologie der Blutungen im frühesten Kindesalter. *Oesterr. Jahrbuch für Paediatrik*, VII, 1876, p. 119. — Ueber septische Erkrankungen der Schleimhäute bei Kindern. *Prager medicin. Wochenschr.*, 1879. — Ueber acuten Brechdurchfall des Säuglings und seine Behandlung. *Prager medicin. Wochenschr.*, 1881, p. 322. — Statistische und hygienische Erfahrungen aus der kgl. böhm. Findelanstalt in Prag. *Archiv für Kinderheilkunde*, VII, 1886, p. 87. — *Ueber antiseptische Maassnahmen in der Hygiene des neugeborenen Kindes*. Berlin, Fischer's medicin. Buchhandlung, 1888. — Ueber das Wesen und die Behandlung der Cholera infantum. *Festschrift für E. Henoch*. Berlin, 1890, p. 330. — Ueber Pseudodiphtheritis septhæmischen Urspiunges bei Neugeborenen und Säuglingen. *Jahrbuch für Kinderheilkunde*, Band XXXIX, 1895, p. 420. —— ERÖSS (J.). Beobachtungen an 1000 Neugeborenen über Nabelkrankheiten, etc. *Archiv für Gynæk.* Band XLI, p. 409. —

[R. FISCHL.]

Ueber die Krankheitsverhältnisse der Neugeborenen, etc. *Archiv für Gynækologie*, Band XLIII, 1892. —— Escherich (Th.). Ueber den Keimgehalt der milch-fiebernder Wöchnerinnen. *Fortschritte der Medicin*, III, 1885, n° 8. — Beitrag zur Pathogenese der bacteriellen Magen- und Darmerkrankungen im Säuglingsalter. *Wiener medicin. Presse*, 1889, n°° 41 et 42.

Fede (F.) et Malerba (P.). Forme cliniche da bacterium coli. Ref. in *Revue mens. des maladies de l'enf.*, 1893, p. 516. —— Finkelstein (H.). Zur Kenntnis seltenerer Erkrankungen des Neugeborenen. *Berliner klin. Wochenschrift*, 1895, n° 23. —— Fischl (R.). Zur Kenntnis der hæmorrhagischen Diathese hereditär-syphilitischer Neugeborener. *Archiv für Kinderheilkunde*, VIII, 1887, p. 10. — Beiträge zur normalen und pathologischen Histologie des Säuglingsmagens. *Zeitschrift für Heilkunde*, XII, 1891, p. 395. — Ueber gastrointestinale Sepsis. *Jahrbuch für Kinderheilkunde*, Band XXXVII, 1893, p. 288. — Ueber septische Infection des Säuglings mit gastro-intestinalen resp. pulmonalen Symptomen. *Zeitschrift für Heilkunde*, XV, 1894, p. 1. —— Fraenkel (E.) et Kiderlen (F.). Zur Lehre von Uebergang pathogener Mikroorganismen von der Mutter auf den Fœtus. *Fortschritte der Medicin*, VII, 1889, p. 641. —— Fleck (E.). Zur Histologie der acuten Entzündung. *Inauguraldissertation*. Bonn, 1886.

Gaertner (F.). Eine kleine Pneumonieepidemie bei Neugeborenen. *Centralblatt für Gynækologie*, 1891, n° 27. —— Gastou (P.) et Renard (L.). Les bronchopneumonies infectieuses d'origine intestinale chez l'enfant. *Revue mens. des mal. de l'enf.*, 1892, p. 201. —— Gastou (P.) et Vallée (Ch.). Contribution à l'étude de la rate chez l'enfant. *Revue mens. des mal. de l'enf.*, 1892, p. 597. —— Giglio (J.). Ueber den Uebergang der microscopischen Organismen des Typhus von der Mutter auf den Fœtus. *Centralblatt für Gynækol.*, 1890, n° 46. —— Goldscheider. Zur Lehre von den durch Streptokokken bedingten Erkrankungen. *Centralblatt für klin. Medicin*, 1893, n° 53. —— Gross (J.). Die Morbidität und Mortalität der Neugeborenen, etc. *Jahrb. für Kinderheilkunde*, Band LX, 1895, p. 198.

Hahn (M.). Zur Leichendiagnose der septischen und pyæmischen Processe. *Virchow's Archiv*, Band CXXIII, 1891, p. 1. —— Hanot (V.) et Luzet (Ch.). Note sur le purpura à streptocoques, etc. *Archives de méd. expér. et d'anat. pathol.*, II, 1890, p. 772. —— Haushalter (P.). Trois cas d'infection par le staphylocoque doré dans le cours de la coqueluche. *Arch. de méd. exp. et d'anat. pathol.*, II, 1890, p. 628. —— Hecker (C.) et Buhl (L.). *Klinik der Geburtskunde*. Leipzig, 1861. —— Heubner (O.). Ueber septische Infectionen im Säuglingsalter. *Berliner klinische Wochenschrift*, 1895, n° 27. —— Hildebrandt (J.). Experimentelle Untersuchungen über das Eindringen pathogener Mikroorganismen von den Luftwegen und der Lunge aus. *Ziegler's Beiträge zur pathol. Anat.*, II, 1888, p. 411. —— Hlava (J.). O zvlástní hæmorrhagické infekci. *Sbornik lékarsky*, I, 1387, p. 298. ——Hochsinger (C.). Ueber pyæmisch-septische Infection Neugeborener. *Allgemeine Wiener medicin. Zeitung*, 1887, n°° 43 und 44. —— Hofsten (S. v.). Cholera infantum pa allmänna barnhuset i Stockholm. *Centralblatt für Kinderheilkunde*, I, n° 21. Stockholm, 1887. —— Hohenhausen (J.). Experimenteller Beitrag zur Kenntnis der septischen Pneumonie. *Inauguraldissertation*. Dorpat, 1875. —— Holst (H. v.). Zur Aetiologie der « Puerperalinfection » des Fœtus und Neugeborenen. *Inauguraldissertation* Dorpat, 1884. —— Howard (W. J.). Purulent ependymitis, encephalitis and meningitis, etc. Ref. in *Baumgarten's Jahresbericht*, VIII, 1892, p. 277. —— Huber (A.). Eiterkokken im Blut nach Panaritium. Ref. in *Baumgarten's Jahresbericht*, VIII, 1892, p. 39. —— Hulot (H. J.). Infections d'origine cutanée chez les enfants. *Thèse de Paris*, 1895. —— Howitz (F.). Beiträge zur Kenntnis der Krankheiten des Neugeborenen. *Journal für Kinderkrankheiten*, Band XL, 1863, p. 349. —— Hutinel (V.). Notes sur quelques érythèmes infectieux. Ref. in *Revue mens. des maladies de l'enf.*, 1893, p. 39. —— Hutinel (V.) et Claisse (P.). Sur une forme suraiguë de septicémie médicale observée chez des enfants très jeunes. *Revue de médecine*, XIII, 1893, p. 353.

Janiszewsky (Th.). Uebertragung des Typhus auf den Fœtus. *Münchener medicin. Wochenschrift*, 1893, n° 38. —— Jürgens. Ueber Pyocephalus. *Berl. klin. Wochenschrift*, 1895, n° 26. —— Jürgensen (v.). Ueber cryptogenetische Septico-Pyæmie. *Verhandlungen des 7. Congresses für innere Medicin*. Wiesbaden, 1888, p. 314.

Kaltenbach (K.J.). Ist Erysipel intrauterin übertragbar? *Centralblatt für Gynækologie*, 1884, n° 44. —— Kamen (L.). Die Aetiologie der Winkel'schen Krankheit. *Ziegler's Beiträge zur pathol. Anatomie*, XIV, 1893, p. 132. —— Karlinsky (J.). Zur Aetiologie der Puerperalinfection des Neugeborenen. *Wiener medicin. Wochenschrift*, 1888, n° 28. — Ein Beitrag zur Aetiologie der Puerperalinfection des Neugeborenen. Ref. im *Centralblatt für Bakteriol.*, VI, 1889, p. 239. — Ein experimenteller Beitrag zur Kenntnis der Pyosepthæmie der Neugeborenen vom Verdauungstractus aus. *Prag. med. Wochenschrift*, 1889, n° 22. —— Kischensky, Ueber die Aetiologie des Tetanus und seine Beziehungen zur Septikæmie der Säuglinge. Ref. im *Centralblatt für Bakteriol.*, VII, 1890, p. 572. —— Klebs (E.). Beiträge zur Kenntnis der pathogenen Schistomyceten, VI. *Archiv für experim. Pathologie*, IV, 1875, p. 473. — Die allgemeine Pathologie, 1. Theil, Iena, 1887, p. 213. —— Kocher (Th.) et Tavel (E.). *Vorlesungen über chirurgische Infectionskrankheiten*, 1. Theil, Basel, 1895. —— KOLB (M.). Zur Aetiologie der idiopathischen Blutfleckenkrankheit. *Arbeiten aus dem kaiserl. Gesundheitsamt*, VII, 1891, p. 60. —— KORKUNOFF. Beitraege zur Kenntnis des Eindringens von Microorganismen vom Darm aus. Ref. im *Centralbl. für Bakteriol.*, VI, 1889, p. 445. —— KRASCHINZKI. Ueber die Entzündung der Nabelgefæsse beim Neugeborenen. *Inauguraldissertation*, Berlin, 1880. —— KRAUS (R.). Ueber die Verwerthbarkeit bakteriologischer Blut und Harnbefunde für die Aetiologie der Infectionskrankheiten. *Wiener klin. Wochensch.* 1895, n° 26. —— KRUEGER (R.). Beitrag zum Vorkommen pyogener Kokken u. der Milch. *Centralbl. für Bakteriol.*, VII, 1890, p. 590.

LAEHR (I.). Ueber den Untergang des Staphylococcus pyog. aur. etc. *Inauguraldissertation*. Bonn, 1899. —— LÉSAGE et MACAIGNE. Contribution à l'étude de la virulence du bact. coli commune. Ref. in *Baumgarten's Jahresbericht*, VIII, 1892, p. 281. —— LEGNY et DUBRISAY (L.). Infection à streptocoque du fœtus par contamination. Ref. in *La médecine, infantile*, I, 1894, p. 712. —— LÉVY (E.). Zur Aetiologie des pyæmischen Erkrankungsprocesse. *Centralbl. für klin. Medic.*, 1890, n° 4. — Ueber intrauterine Infection mit Pneumonia crouposa. *Archiv. für experim. Pathologie.* 26 Bd, 1889, p. 455. — Ueber die Mikroorganismen der Eiterung, etc. *Archiv. für experimentelle Pathologie*, 29 Bd, 1892, p. 135. —— LEUBE (W. O.). Zur Diagnose der « spontanen » Septicopyæmie. *Archiv. für klin. Medic.*, XXII, 1878, p. 255. —— LITTEN (M.). Uebersceptische Erkrankungen. *Zeitschrift für klin. Medic.*, II, 1881, p. 378. —— LONGARD (C.). Ueber die septische Identität der Staphylococcen, etc. *Arbeiten aus dem patholog. Institut in München*. Stuttgart, 1886, p. 181. —— LUBARSCH (O.) et TSUTSUI (H.). Ein Fall von septischer Pneumonie beim Neugeborenen, etc. *Virchow's Archiv*, 125 Bd, 1891, p. 70. —— LÜBBERT (A.). *Biologische Spaltpilzuntersuchungen.* Wurtzburg, Stahel, 1886.

MACAIGNE (M.). Étude sur le bacterium coli commune. *Th. de Paris*, 1892. —— MANCHOT. Ueber einen Fall von kryptogenetischer Sepsis, etc. Ref. im *Centralblatt für innere Medic.*, 1894, p. 1013. —— MARCHAFAVA et BIGNAMI. Setticopiemia d'origine intestinale. Ref. im *Centralblatt für innere Medic.*, 1895, p. 1118. —— MARFAN (A.-B.). Essai sur la bronchite des enfants. *Rev. mens. des mal. de l'enf.*, 1892, p. 171. —— MARFAN (A.-B.) et MAROT (F.). Infections secondaires dans la dyspepsie gastro-intestinale chronique des nourrissons. *Rev. mens. des mal. de l'enf.* 1893, p. 337. —— MARFAN (A.-B.) et NANU (J.-J.). Recherches bactériologiques sur les cadavres des nouveau-nés et d'enfants du premier âge. *Rev. mens. des mal. de l'enf.*, 1892. —— MARFAN (A.-B.). Les sources de l'infection chez le nourrisson. *La Presse médicale*, 1895. —— MARMOREK (A.). *Versuch einer Theorie der septischen Krankheiten.* Stuttgart, F. Enke, 1894. —— MÉRY (H.) et BOULLOCHÉ (P.). Recherches bactériologiques sur la salive des enfants atteints de rougeole. *Rev. mens. des mal. de l'enf.*, 1891, p. 154. —— METZNER. Ein Fall von mykotischer Mandelenzündung mit tödtlichen Ausgang. *Berlin. klin. Wochensch.*, 1889, p. 653. —— MÖLLER. Les pneumonies chez les nourrissons. Ref. in *Rev. mens. des mal. de l'enf.*, 1895, p. 522. —— MOSNY (E.). Étude sur les lésions, les causes et la prophylaxie de la bronchopneumonie. *Rev. mens. des mal. de l'enf.*, 1894, p. 49. —— MÜLLER (P.). Die acute, Fettentartung der Neugeborenen. *Gerhardts Handbuch der Kinderkrankheiten*, III, Tubingen, 1877, p. 186. — Die Puerperalinfection der Neugeborenen. *Gerhardts Handbuch der Kinderkrankheiten*, II, Tubingen, 1877, p. 159. —— MYA (I.). Loccalizzazioni iniziali dell' agente patogeno in alcune forme morbose di origine infettiva. *Lo Sperimentale*, XVII, 1893, n° 20 et 21.

NETTER. De la transmission de la pneumonie et de l'infection pneumonique de la mère au fœtus. Ref. in *Deutsche med. Wochensch.*, 1889, p. 449. — Étude bactériologique de la bronchopneumonie chez l'adulte et chez l'enfant. Ref. in *Rev. mens. des mal. de l'enf.*, 1892, p. 196. —— NEUHAUS (R.). Weitere Untersuchungen uber den Bacillus des Abdominaltyphus. *Berlin. klin. Wochensch.*, 1886, n° 24. —— NEUMANN (H.). Ueber die diagnostische Bedeutung der bakteriologischen Urinuntersuchung bei inneren Krankheiten. *Berlin. Klin. Wochensch.*, 1888, n° 7. — Fall von Melaena neonatorum mit Bemerkungen uber die haemorrhagische Diathese Neugeborener. *Archiv f. Kinderheilkunde*, XIII, 1891, p. 54. — Weiterer Beitrag zur Kenntnis der haemorrhagischen Diathese Neugeborener. *Archiv. f. Kinderheilkunde*, XIII, 1891, p. 211. — Zur Lehre von der Sepsis. *Zeitsch: f. klin. Medic.*, XIX, 1891, Supplementheft, p. 122. —— NEUMANN (H.) et CONS (M.). Ueber den Keimgehalt der Frauenmilch. *Virchows Archiv*, 126 Bd.

ORTH (I.). Mycosis septica bei einem Neugeborenen. *Archiv der Heilkunde*, 1872, p. 265.

PALLESTRE (A.). Ueber dem Keimgehalt der Milch gesunder Wöchnerinnen. *Virchows Archiv*, 130 Bd, 1892. —— PARROT (J.). *L'Athrepsie*, Leçons recueillies par le Dr Troisier, Paris, 1877. —— PÉTRUSCHKY (I.). Untersuchungen uber Infection mit pyogenen Coccen, I. *Zeitschrift für Hygiene*, XVII, 1894, p. 59. — Untersuchungen uber Infection mit pyogenen Coccen, II. *Centralbl. für Bakteriol.*, XVII, 1895, p. 360. —— PFISTER (E.). Beitrag zür Lehre von den septischen Erkrankungen. *Inauguraldissertation*, Zurich, 1895. —— PFUHL. Ein Fall Allgemeininfection mit Streptococcen in Folge von Hauterysipel. *Zeitsch. für Hygiene*, XII, 1892, p. 517. —— PODDIELSKU (A.). Untersuchung der Mikroben in der Mundhöhle von Erwachsenen und Kindern im gesunden Zustand. Ref. in *Centralbl. für Bakteriol.*, IX, 1891, p. 617. —— Posner (C.). Infection und Selbstinfection. *Berliner Klinik.*, n° 85, 1895. — Preto (A.). Staffilococcocinia da furunculosi con ascessi metastatici, etc. Ref. in *Centralbl. für Bakteriol.*, XI, 1892, p. 445.

Quinquaud (R.). Essai sur le puerpérisme infectieux, etc. *Thèse pour le doctorat en médecine.* Paris, 1872.

Reher (H.). Zur Aetiologie des Petechialfiebers. *Archiv. für experimentelle Pathol.*, XIX, 1895 p. 415. —— Renard (L.). Contribution à l'étude des bronchopneumonies infectieuses d'origine intestinale chez l'enfant. *Thèse de Paris*, 1892. —— Ribbert (H.). *Die pathologische Anatomie und die Heilung der durch den Staphylococcus pyog. aur. hervorgerufenen Erkrankungen* Bonn, 1891. —— Ricker (I). Ueber einen bemerkenswerthen Fall von Streptokokkendiphtherie, etc. *Centralbl. für allg. Pathol.*, VI, 1895, n° 2. —— Ringel (F.). Ueber den Keimgehalt der Frauenmilch. *Munchener medicin Wochensch.*, 1893, n° 27. —— Ritter (I. v.). Die Blutungen in frühesten Kindesalter, etc. *Oester. Jarhbuch für Paediatrik*, I, 1871, p. 127. —— Rivalta. Ascessi multipli crittogeretici. Ref in *Centralbl. für innere Medicin*, 1894, p. 365. —— Robin (A.) et Laredde. Un cas d'infection a staphylocoques dorés. *Archiv. de méd. expérim.*, V, 1895. p. 679. —— Rossi-Doria (F.). Ueber einige durch das Bact. coli commun. an Kindern hervorgerufene Diarrhœen mit epidem. Character. *Centralbl. f. Bakt.*, XII, 1892, p. 458. —— Runge (M.). Ueber Nabelerkrankung und Nabelverband. *Zeitsch. für Geburtshilfe und Gynækol.*, VI, 1881. p. 64. — Anatomische Befunde bei Neugeborenen. *Charité-Annalen*, VII, 1882, p. 714. — Anatomische Befunde bei Neugeborenen. *Charité-Annalen*, VIII, 1883, p. 685. — Mittheilung uber die intrauterine Uebertragbarkeit des Erysipels. *Centralbl. für Gynækol.*, 1884, n° 48. — *Die Krankheiten der ersten Lebenstage.* 2. Auflage. Stuttgart, F. Enke, 1893.

Sarra (R.). Sulla etiologia degli ascessi multipli del connettivo sottocutaneo nei lattanti. Ref. in *La Medecine infantile*, I, 1894, p. 110. —— Sauli. Zur Aetiologie des acuten Gelenkrheumatiosmus. *Archiv für klin. Medicin*, 51 Bd, 1895, p. 451. —— Scherer (F.). Ein Beitrag zur Aetiologie der Leptomeningitis purulenta bei Säuglingen. *Jarhb. für Kinderheilkunde*, 39 Bd, 1895, p. 1 —— Sevestre. Rougeole et bronchopneumonie. *Rev. mens. des mal. de l'enf.*, 1890, p. 106. — Bronchopneumonie infectieuse d'origine intestinale. Ref. in *Rev. mens des mal. de l'enf.*, 1892. p. 157. — Stomatite diphtéroïde à staphylocoques. *Rev. mens. des mal. de l'enf.*, 1892, p. 47. — Infection mixte par le streptococque et par le bact. coli commune. *Rev. mens. des mal. de l'enf.*, 1892, p. 52. —— Silbermann (O.). Ueber septische pneumonie der Neugeborenen und Säuglinge. *Archiv für klin. Medic.*, 34 Bd, 1884, p. 354. —— Sittmann (G.). Bacteriologische Blutuntersuchungen. *Archiv für klin. Medic.*, 55 Bd, 1894, p. 323. —— Solowiew. Bakteriologische Untersuchung des Staubes der Spitalzeughäuser. Ref. im *Centralbl. für Bakteriol.*, XVIII, 1895, p. 60. —— Strelitz. Ein Fall von Winckel'scher Krankheit. *Arch. für Kinderheilkunde*, XI, 1890, p. 11.

Tavel (E.). Das Bact. coli commune als pathogener Organismus, etc. Ref. im *Centralbl. für Bakteriol.*, VI, 1889, p. 443. — *Ueber die Aetiologie der Strumitis.* Basel u. Leipzig, C. Sallmann, 1892. —— Tavel (E.) et Quervais (F. de). Zwei Fælle von hæmorrhagischer Bakteriæmie des Neugeborenen. *Centralbl. für Bakteriol.*, XII, 1892, p. 577. —— Thalheim (F.). Ueber septische Infection neugeborener Kinder. *Inauguraldissertation*, Würzburg, 1890. —— Thiercelin (G.). De l'infection gastro-intestinale chez l'enfant nouveau-né. *Thèse de Paris*, 1894. —— Tizzoni (I.) et Giovannini (S.). Bakteriologische und experimentelle Untersuchungen uber die Entstehung der hæmorrhag. Infection. *Ziegler's Beitræge zur pathol. Anatomie*, VI, 1889, p. 500.

Ucke (A.). Ein Fall von Erysipelas ventriculi. *Centralbl. für allg. Pathologie*, V, 1894, p. 473. —— Ullmann (E.). Die Fundorte der Staphylococcen. *Zeitsch. f. Hygiene*, IV, 1888, p. 55.

Vignal (W.). Recherches sur l'action des micro-organismes de la bouche, etc. *Archiv. de physiol*, II, 1887, p. 286.

Wagner (P.). Ueber Aetiologie und Symptomatologie der kryptogenetischen Septicopyæmie. *Archiv. für klin. Medic.*, 28 Bd, 1881, p. 521. — Zur Casuistik der kryptogenetischen Septicopyæmie. *Münchener medic. Wochensch.*, 1892, n° 9. —— Widerhofer (H. v.) et Kundrat (H.). Die Krankheiten des Magens und Darmes. *Gerhardts Handbuch der Kinderkrankheiten*, IV, 2. Abth., p. 344. —— Wegert (C.). Ueber Mycose bei einem neugeborenen Kinde, 53. *Jahresbericht der schlevischen Gesellschaft für vaterlændische Cultur pro*, 1875. —— Wigura. Ueber Quantitæt und Qualitæt der Mikrobien auf der menschlichen Haut. Ref. in *Centralbl. für Bakteriol.*, XVII, 1895, p. 898. —— Wysokowicz. Ueber die Passirbarkeit der Lungen für die Bakterien. Ref. im *Centralbl. für Bakteriol.*, VI, 1889, p. 413.

Zelniew. Ueber bakterielle Verunreinigung der Spitalgeræthe. Ref. in *Centralbl. für Bakteriol.*, XVIII, 1895, p. 64. —— Ziegler (E.). *Lehrbuch der allg. pathol. Anatomie und Pathogenese.* 7. Auflage, Iena, 1892, p. 478.

XXI

RHUMATISME ARTICULAIRE ET POLYARTHRITES

PAR LE Dr A. B. MARFAN
Agrégé, médecin des hôpitaux.

Dans la première moitié de ce siècle, on donnait le nom de rhumatisme à toute polyarthrite aiguë, sübaiguë ou chronique, qui n'était pas d'origine traumatique. En vertu de cette conception très large, on admettait que le rhumatisme peut quelquefois suppurer; on admettait aussi que les arthropathies qui surviennent au cours de la scarlatine, de la blennorragie, sont de nature rhumatismale; et que la maladie première a simplement mis en jeu une disposition diathésique préexistante. On conçoit combien cette doctrine engloba dans un même groupe de faits disparates. Une réaction était inévitable : elle se produisit, mais elle eut d'abord peu de succès. Ainsi, quelques auteurs, au premier rang desquels il faut citer J.-P. Tessier et plus tard Lasègue, séparèrent avec juste raison du rhumatisme vrai toutes les arthrites qui suppurent. Et cependant, sur la foi de Bouillaud, bien des médecins admirent longtemps encore que la suppuration est une des terminaisons possibles de l'arthrite rhumatismale. De plus, les idées de Bazin sur les diathèses, idées qui avaient peu à peu conquis le monde médical, faisaient voir l'arthritisme partout : aussi la nature rhumatismale des arthropathies blennorragiques, scarlatineuses, était-elle adoptée de la majorité des médecins et les auteurs qui s'élevaient contre cette manière de voir étaient-ils peu écoutés. Pour s'en convaincre, on n'a qu'à relire la discussion sur le rhumatisme blennorragique qui eut lieu à la Société médicale des hôpitaux en 1866.

C'est à M. le professeur Bouchard qu'il appartenait de montrer nettement la vérité. Dans son cours de 1881, ce maître isola du rhumatisme vrai une série d'états morbides, présentant des déterminations d'apparence, non de nature rhumatismale. Ces états appartenant d'une façon manifeste au groupe des maladies infectieuses, M. Bouchard les désigna sous le nom de « pseudo-rhumatismes infectieux ». En 1883, M. Bourcy, son élève, reprit l'étude de la question, et, dans une excellente thèse, vulgarisa la doctrine de son maître. Depuis, les idées de M. Bouchard ne rencontrent que peu de contradicteurs. C'est ainsi qu'en 1886, M. de Lapersonne ayant à traiter au concours d'agrégation : *Des arthrites infectieuses*, les adopte pleinement. Moi-même je les ai exposées dans une *Revue générale* en 1888 [1].

L'aphorisme suivant domine et résume aujourd'hui cette question : « Toutes les maladies infectieuses peuvent présenter, parmi leurs manifestations con-

---

[1] Les pseudo-rhumatismes infectieux. *Gazette des hôpitaux*, 18 février 1888.

tingentes, des déterminations articulaires, distinctes du vrai rhumatisme et relevant de l'infection générale de l'organisme. »

Mais en regard de ces polyarthrites secondaires, il faut placer une *polyarthrite, aiguë ou subaiguë, primitive, ne succédant à aucune maladie infectieuse connue et qui se distingue des polyarthrites secondaires par certaines particularités : elle est mobile, c'est-à-dire qu'elle quitte assez facilement une articulation pour en atteindre une autre; elle ne se termine jamais par la suppuration des articulations atteintes; elle se complique très fréquemment de lésions des séreuses cardiaques (endocardite, péricardite); elle est très favorablement influencée par le salicylate de soude*; la polyarthrite aiguë primitive qui affecte ces caractères, c'est le *rhumatisme articulaire aigu vrai, légitime.*

Nous sommes donc conduit à admettre deux formes de polyarthrites aiguës ou subaiguës : une primitive, c'est le rhumatisme; d'autres secondaires, ce sont les polyarthrites de diverses maladies infectieuses. A côté des formes aiguës se place la polyarthrite chronique qu'on désigne sous le nom de *rhumatisme articulaire chronique, progressif, déformant, noueux, osseux.* Bien que cette opinion ne soit pas courante, je crois que la polyarthrite chronique succède en général à l'une des deux formes de polyarthrites aiguës.

Les trois formes que nous venons d'indiquer s'observent chez les enfants avec une fréquence variable. Nous indiquerons les caractères qu'elles présentent quand elles se rencontrent avant la puberté. Nous étudierons :

1° Le rhumatisme articulaire aigu;

2° Les polyarthrites infectieuses secondaires (pseudo-rhumatismes infectieux) envisagées en général;

3° L'arthrite blennorragique en particulier;

4° L'arthrite cervicale (torticolis) qui peut être d'origine rhumatismale ou infectieuse;

5° La polyarthrite chronique déformante (rhumatisme noueux).

RHUMATISME ARTICULAIRE AIGU OU SUBAIGU

Les différences relevées entre les polyarthrites infectieuses et le rhumatisme n'empêchent pas qu'il existe de grandes analogies entre ces deux formes morbides. Les premières étant sûrement d'origine microbienne, on devait se demander s'il n'en est pas de même de la seconde. Aujourd'hui la chose paraît probable, mais elle n'est pas absolument démontrée. L'examen du liquide articulaire dans le rhumatisme aigu franc ne donne pas de résultats positifs : mais dans le sang et dans les urines on a trouvé assez souvent des microbes pyogènes (staphylocoques, plus rarement streptocoques); aussi a-t-on une tendance à considérer le rhumatisme aigu vrai comme le résultat d'une septicémie particulière, affectant des localisations spéciales, en raison des prédispositions héréditaires du sujet (arthritisme). On pense que la porte d'entrée de cette septicémie est quelquefois la gorge, ce qui serait en rapport avec la fréquence de l'angine prérhumatismale, signalée par

Lasègue. Je me borne à résumer ici cette conception qui est encore à l'état d'hypothèse[1] et j'arrive au rhumatisme infantile.

Il est douteux que le rhumatisme articulaire aigu franc puisse s'observer avant la 5e année. Les observations de rhumatisme chez les enfants à la mamelle, publiées par divers auteurs[2], se rapportent tantôt à la syphilis des épiphyses, tantôt à l'arthrite pyohémique, tantôt et le plus souvent à l'arthrite blennorragique, conséquence d'une ophtalmie ou d'une vulvo-vaginite à gonocoques. La connaissance du rhumatisme blennorragique des nouveau-nés et des nourrissons, qui date à peine de quelques années, est bien faite pour nous inviter au doute. Pour ma part, les 3 cas de polyarthrite que j'ai observés au-dessous de 5 ans étaient survenus, les 2 premiers chez des fillettes atteintes de vulvite à gonocoques, le 3e chez un petit garçon atteint de scarlatine. Somme toute, quand on rencontrera une polyarthrite chez un enfant au-dessous de 5 ans, avant d'affirmer qu'il s'agit de rhumatisme articulaire vrai, il faudra écarter avec soin toutes les causes des pseudo-rhumatismes infectieux.

Les Drs Pocock et Schœffer ont cité chacun un cas de rhumatisme articulaire aigu chez des nouveau-nés mis au monde par des femmes atteintes de cette maladie. Ces deux faits, qui sont en faveur de l'origine infectieuse du rhumatisme, ont été critiqués; on s'est demandé s'ils n'avaient pas trait à un pseudo-rhumatisme infectieux ou blennorragique. C'est pourquoi il me paraît bon d'en mettre le résumé sous les yeux du lecteur.

Voici le cas du Dr Pocock[3] :

Une femme enceinte de 8 mois fut prise de rhumatisme articulaire aigu et traitée dès le 3e jour par le salicylate de soude. Trente heures environ après le début du traitement, les douleurs avaient disparu et l'accouchement se produisit; mais le rhumatisme reprit son cours, et ne se termina qu'au bout de 5 semaines. Quant à l'enfant, moins de 12 heures après sa naissance, il était en proie à une fièvre vive et présentait un gonflement douloureux avec une vive rougeur au niveau de l'épaule et du coude droit. Persuadé qu'il avait affaire à un rhumatisme congénital, le Dr Pocock prescrivit le salicylate de soude au nouveau-né, à la dose de 25 centigrammes toutes les 2 heures pour la première journée, en espaçant ensuite progressivement les prises. La médication fut strictement exécutée et, au bout de 24 heures, la température était tombée de 40 degrés à 38°,5, et le pouls de 170 à 140, en même temps que les douleurs avaient beaucoup diminué. Le traitement fut continué pendant 8 jours sans occasionner le moindre accident et avec un plein succès. Trois semaines après, l'enfant, élevé au biberon, était bien portant. Il n'y a eu jamais aucun bruit anormal au cœur.

Voici le cas du Dr Schœffer[4].

Une femme de 35 ans, au dernier terme de sa 5e grossesse, est prise le 1er mai

(1) L. DE SAINT-GERMAIN. Étude clinique et expérimentale sur la pathogénie du rhumatisme articulaire aigu. *Thèse de Paris*, 1893.

(2) BOUCHUT. *Traité pratique des maladies des nouveau-nés, des enfants à la mamelle et de la seconde enfance*, 8e édition, 1885, p. 948. — HENOCH. *Leçons cliniques sur les maladies des enfants*, édition française, 1885, p. 620. — KORLICK. Acute articular rhumatism in the nursing infant. *New-York medical Journal*, 25 juin 1888 (anal. in *Revue mensuelle des maladies de l'enfance*, 1888, p. 431). — A. OLLIVIER. *Leçons cliniques sur les maladies des enfants*, 1889, p. 241. — JOUKOVSKI. Rhumatisme articulaire aigu chez les enfants nouveau-nés. *Revue mensuelle des maladies de l'enfance*, 1895, p. 544. — DUPONT. Considérations sur le rhumatisme aigu de la première enfance. *Gazette des hôpitaux*, n° 80, 11 juillet 1895.

(3) POCOCK. A case of acute rhum. occurring in a newly-born infant. *The Lancet*, 11 novembre 1882.

(4) SCHŒFFER. Ein Fall von acuten Gelenkreumatismus bei einer Mutter und deren [neugeborenem Kinde. *Berl. klin. Woch.*, n° 5, 1886.

[A.-B. MARFAN.]

d'un rhumatisme articulaire aigu sérieux. Elle accouche, le 5 mai, d'un enfant bien portant. Le 8 mai, celui-ci est pris de fièvre (38°,7) et présente de la tuméfaction sur les faces dorsales des deux pieds. Appétit médiocre. Le 9 mai, la tuméfaction de la face dorsale du pied est plus intense; en outre, les articulations phalangiennes de l'indicateur gauche sont le siège d'une rougeur vive et d'un gonflement notable; les mouvements de l'articulation coxo-fémorale provoquent des cris. Le 10 mai, rougeur, gonflement et douleur se sont généralisés aux articulations des mains, ainsi qu'aux deux articulations coxo-fémorales : T. = 39°,3; pas de souffle au cœur. L'action du salicylate de soude, donné dès le début, à la dose de 0 gr. 25 par jour, fut nulle; on en cessa l'usage en raison des troubles digestifs. Ce n'est que vers la fin du mois de mai que l'état général de l'enfant s'améliora; les douleurs et la gêne des mouvements actifs persistèrent jusque vers la fin du mois de juin. La mère guérit sans complications, mais aussi très lentement.

Abstraction faite de ces cas, le rhumatisme ne commence guère à s'observer qu'à partir de l'âge de 5 ans; vers la 8e année, il devient fréquent et sa fréquence s'accroît alors si rapidement qu'entre 10 et 15 ans, il est aussi commun que chez l'adulte. Les fillettes semblent un peu plus frappées que les garçons.

Les causes occasionnelles principales sont le refroidissement et le surmenage physique. J'ai vu une fillette de 8 ans qui fut prise après avoir fait sa toilette, les bras et les pieds nus dans une chambre froide. Un garçon de 9 ans s'alita, après une course trop longue à bicyclette; le lendemain les genoux étaient gros et douloureux, et dans la seconde semaine apparut une endocardite.

Description. — Le rhumatisme de l'enfant se distingue du rhumatisme de l'adulte par d'importants caractères. Chez l'enfant comme chez l'adulte, il faut distinguer deux éléments dans le rhumatisme : d'une part la polyarthrite; d'autre part, les déterminations viscérales[1].

I. — Étudions d'abord ce qui distingue les fluxions articulaires. Elles s'annoncent parfois par un léger mouvement fébrile, un peu de céphalalgie et de l'embarras gastrique, ou une angine rouge douloureuse. Plus souvent, elles s'établissent graduellement; les jointures deviennent alors le siège de douleurs légères, vagues, mobiles, qui n'empêchent pas tout d'abord le malade de jouer ou de marcher.

Lorsqu'elle s'est développée, la polyarthrite rhumatismale des enfants est remarquable en ce qu'elle est d'ordinaire beaucoup moins accusée que chez l'adulte. Certes, on peut observer chez l'enfant un rhumatisme avec des douleurs généralisées et intolérables, une fièvre intense, des sueurs profuses, une anémie profonde, d'une durée assez longue, comme dans les formes sérieuses de l'adulte. Mais cela est exceptionnel. En général, les douleurs articulaires sont moins vives; la tuméfaction des jointures est moins prononcée; il est rare que l'arthrite donne naissance à un épanchement abondant; et d'ailleurs, souvent le mal porte bien plus sur les synoviales tendineuses qui entourent l'articulation que sur l'articulation elle-même. Rarement, le rhumatisme est généralisé; habituellement, il ne frappe qu'un petit nombre d'articulations. La fièvre qui l'accompagne, irrégulière comme chez

(1) C. Picor. Du rhumatisme aigu chez les enfants. *Thèse de Paris*, 1872.

l'adulte, est très modérée et parfois ne se montre qu'au début. Enfin, la durée de la polyarthrite est courte; elle est d'une semaine, de 10 jours; rarement elle dépasse 15 jours.

D'une manière générale, le rhumatisme infantile atteint de préférence, comme le rhumatisme de l'adulte, les articulations des membres, surtout le cou-de-pied et le genou. Mais les articulations des doigts et des orteils sont prises plus souvent que chez l'adulte; et, en outre, chez l'enfant, le rhumatisme atteint quelquefois une région presque toujours respectée chez l'adulte; je veux parler des *articulations des vertèbres cervicales*. Comme cette arthrite cervicale peut s'observer aussi bien dans les pseudo-rhumatismes que dans le rhumatisme franc, comme elle a une évolution assez spéciale, comme elle fait parfois partie du rhumatisme chronique, il lui sera consacré une description particulière.

Un phénomène qui appartient presque en propre au rhumatisme infantile, c'est l'apparition de noyaux durs au niveau des gaines synoviales des tendons, et même partout où la peau n'est séparée des os que par du tissu fibreux (rotule, olécrâne, malléoles, apophyses épineuses, crâne) et là aussi où elle recouvre directement une épaisse aponévrose (paume de la main). Ces tumeurs, décrites d'abord par Meynet, puis par divers auteurs[1], sont d'ordinaire indolentes, sauf au début où elles peuvent être fort douloureuses; elles sont mobiles et semblent parfois adhérer par un pédicule aux tendons, au périoste ou aux aponévroses : elles disparaissent et réapparaissent avec assez de rapidité. Dans un cas rapporté par G. Meyer, l'autopsie permit de constater que ces nodosités sont formées de tissu fibreux, parfois mélangé de tissu fibro-cartilagineux et infiltré de sels calcaires. Ces fibromes ou fibro-chondromes rhumatismaux s'observent surtout chez les enfants (46 cas sur 59, d'après Lindmann), plus particulièrement chez les filles. Ils se voient surtout dans les formes graves du rhumatisme infantile (Brissaud); ils accompagnent toujours une cardiopathie (Drewitt). M. Brissaud en a vu qui siégeaient à la nuque et au dos et s'accompagnaient de gonflement des ganglions axillaires (bubon rhumatismal).

II. — Par les caractères des déterminations viscérales, le rhumatisme des enfants se distingue encore du rhumatisme de l'adulte.

Les complications viscérales les plus communes du rhumatisme, c'est-à-dire l'*endocardite* et la *péricardite*, offrent chez l'enfant des particularités dignes d'être relevées. Chez l'adulte, les complications cardiaques du rhumatisme obéissent aux lois énoncées par Bouillaud :

« 1° Dans le rhumatisme articulaire aigu, violent, généralisé, la coïncidence d'une péricardite ou d'une endocardite est la règle, la loi, et la non-coïncidence l'exception; 2° dans le rhumatisme articulaire aigu, léger,

---

[1] MEYNET. *Lyon médical*, 5 déc. 1875. — REHN. art. *Rhumatisme*, in *Gerhardt's Handbuch der Kinder-Krankh.*, 1878. — HIRSCHPRUNG. *Jahrb. f. Kinderh.*, XVI, 1881, p. 525. — HÉNOCH. *Maladies des enfants*, édition française, 1885, p. 623. — G. MEYER. *Berl. klin. Woch.*, 1882, n° 31. — RILLIET et BARTHEZ, édition Sanné, 1891, t. III, p. 811. — BRISSAUD. *Revue de médecine*, avril 1885. — LINDMANN. *Deutsche med. Woch.*, 1888, p. 519. — MACKEY. Royal med. and. chir. Soc., 23 janvier 1896. *Revue mensuelle des maladies de l'enfance*, 1895, p. 248.

[A.-B. MARFAN.]

partiel, apyrétique, la non-coïncidence d'une péricardite ou d'une endocardite est la règle et la coïncidence l'exception. »

Chez l'enfant, et c'est ce que H. Roger a bien montré, les lois de Bouillaud ne sont plus rigoureusement vraies; le rhumatisme articulaire aigu, même lorsqu'il est très léger, s'accompagne très souvent de déterminations cardiaques (80 fois sur 100, d'après Cadet de Gassicourt). Parmi ces déterminations, l'endocardite est la plus constante; la péricardite accompagne ordinairement l'endocardite, et quoique moins fréquente que celle-ci, elle s'observe chez l'enfant beaucoup plus souvent que chez l'adulte. La forme grave des maladies organiques du cœur chez les enfants est habituellement une combinaison de l'insuffisance mitrale et de la symphyse cardiaque.

Ainsi, chez l'enfant, le rhumatisme, même très léger, frappe habituellement les séreuses cardiaques; on voit éclater une endocardite et une péricardite à la suite de quelques douleurs dans les jointures, douleurs souvent assez légères pour que l'enfant ne s'alite pas, et continue à jouer sans se plaindre beaucoup; c'est ce qui explique qu'on ait pu décrire une endocardite et une péricardite rhumatismale sans déterminations articulaires; je ne nie pas l'existence de ces dernières affections; mais elles doivent être très rares; dans la généralité des cas, les douleurs articulaires, parfois très atténuées, précèdent l'endocardite et la péricardite, et celles-ci, suivant la règle habituelle, apparaissent dans les deux derniers jours de la première semaine ou dans les deux premiers jours de la seconde semaine; cependant, chez l'enfant plus souvent que chez l'adulte, les déterminations cardiaques du rhumatisme peuvent précéder les fluxions articulaires.

L'endocardite se manifeste au début par l'assourdissement, le caractère « enroué » du premier bruit à la pointe; puis ce bruit devient soufflant et il est avéré que l'endocardite a produit une insuffisance mitrale. La péricardite se traduit au début par le frottement péricardique. Les deux phlegmasies s'associent plus souvent que chez l'adulte; dans ce cas, elles aboutissent d'ordinaire à des lésions cardiaques incurables qui se terminent rapidement par l'asystolie.

Mais l'endocardite seule, non compliquée de symphyse du péricarde, engendre des lésions valvulaires que les enfants tolèrent infiniment mieux que les adultes, et qui, chez eux, sont compatibles avec un état de santé satisfaisant et une longue survie. Enfin, — et ceci ne s'observe guère que chez les enfants, — les signes des lésions des séreuses cardiaques sont parfois éphémères; il n'y a eu qu'une ébauche d'endocardite et le péricarde n'a été qu'effleuré par le rhumatisme; tout se termine par la *restitutio ad integrum*[1]. H. Roger et Cadet de Gassicourt avancent même que l'endocardite rhumatismale des enfants peut guérir après s'être manifestée plusieurs années par des souffles organiques.

Le rhumatisme infantile peut aussi provoquer la *myocardite*[2]. MM. Weill et Barjon ont observé un enfant qui, ayant eu autrefois deux attaques sub-

(¹) J. Simox. Du rhumatisme chez les enfants et de son traitement. *Bulletin médical*, 1894, p. 1093.

(²) Weill et Barjon. Sur un cas de myocardite d'origine rhumatismale chez l'enfant. *Archives de médecine expérimentale*, 1895, p. 205.

intrantes de rhumatisme, succomba à l'asystolie. L'autopsie leur montra, avec une endocardite mitrale ancienne, une myocardite parenchymateuse, cause de l'asystolie.

On peut observer chez les enfants une complication du rhumatisme qui ne se rencontre guère chez l'adulte : la *chorée*. Les rapports du rhumatisme et de la chorée, bien démontrés par G. Sée, en 1850, n'ont pas été admis par tous les auteurs. Ce n'est pas ici le lieu d'exposer les discussions sur ce sujet; nous ne pouvons que résumer notre manière de voir. Avec H. Triboulet[1], nous sommes portés à penser que la chorée dépend d'une maladie infectieuse, frappant des sujets de 5 à 20 ans et prédisposés par l'hérédité névropathique. A peu près toutes les maladies infectieuses peuvent donner naissance à la chorée, de même que toutes peuvent se compliquer d'endocardite; mais de même que pour l'endocardite, dans plus de la moitié des cas, c'est l'infection rhumatismale qu'il faut invoquer comme cause de la chorée. Si cette causalité a pu être niée, c'est sans doute parce qu'on a méconnu le caractère souvent fruste du rhumatisme infantile. La chorée peut apparaître au cours de l'attaque articulaire; plus souvent, elle apparaît à son déclin, lorsque les arthropathies paraissent guéries et que l'enfant n'est pas encore assez éloigné de la période d'état pour qu'il ne soit plus exposé à une rechute; elle peut apparaître avant la polyarthrite ou en même temps qu'elle; elle peut enfin alterner avec elle, et, dans ces formes alternantes, presque toujours les séreuses cardiaques sont atteintes.

Le *rhumatisme cérébral* proprement dit est très rare chez les enfants; D'Espine et Picot n'ont pu en réunir qu'une quinzaine d'observations. La plupart appartiennent aux formes délirantes et méningitiques. Dans quelques-unes, la complication ne se manifeste que par un simple délire; dans d'autres cas plus graves, le délire est suivi d'un état comateux qui précède en général la mort. Les convulsions n'ont presque jamais été notées. La température du corps est souvent excessive; elle peut atteindre 41°,2. L'autopsie relève en général les lésions de la méningite hyperémique ou exsudative. La folie rhumatismale et la forme apoplectique du rhumatisme cérébral sont à peu près inconnues dans l'enfance. D'après H. Roger, « la chorée est cliniquement l'accompagnement presque nécessaire du rhumatisme cérébral chez l'enfant, si même elle n'en est pas l'expression symptomatique. Jamais je n'ai vu celui-ci sans celle-là. » Tantôt, comme dans une observation de Cadet de Gassicourt, la chorée se termine brusquement par une attaque mortelle de rhumatisme cérébral. Plus souvent, l'enfant est pris, dans le cours d'un rhumatisme aigu compliqué en général d'une affection cardiaque, de délire, quelquefois d'hallucinations; puis les yeux, la face, les membres, deviennent le siège de mouvements désordonnés qui se continuent jusqu'à la mort, ou, si la maladie se termine favorablement, persistent quelquefois après la disparition des autres accidents nerveux. Cette variété choréique du rhumatisme cérébral guérit plus souvent que les autres; mais elle peut laisser après elle un affaiblissement momentané de l'intelligence (D'Espine et Picot).

---

[1] H. TRIBOULET. Du rôle possible de l'infection dans la pathogénie de la chorée. *Thèse de Paris*, 1895.

[A.-B. MARFAN.]

Trousseau, Grisolle et Bouchut ont vu le rhumatisme s'accompagner chez les enfants d'une paraplégie passagère; Picot a observé un fait analogue sur un petit garçon de 9 ans, chez lequel une paraplégie consécutive à un rhumatisme se compliqua en outre de chorée. On a donné à ces faits le nom de *rhumatisme spinal*.

On voit par quels caractères le rhumatisme de l'enfant se sépare de celui de l'adulte. La polyarthrite est d'ordinaire peu intense et de courte durée; mais elle peut atteindre les articulations des vertèbres cervicales; cette localisation est le propre de l'enfance et nous verrons que, contrairement à la règle, l'arthrite rhumatismale du cou peut être intense et de longue durée. Les déterminations cardiaques sont plus fréquentes chez l'enfant que chez l'adulte; enfin, il y a une complication du rhumatisme qu'on n'observe guère que chez l'enfant: la chorée.

Évolution et pronostic. — Les rechutes du rhumatisme infantile ne sont pas rares et les récidives sont fréquentes; ces dernières se produisent d'ordinaire à brève échéance, dans le courant de la même année. Les formes à récidives se compliquent presque fatalement de déterminations cardiaques; si celles-ci ne se sont pas produites à la première atteinte, elles se produisent à la seconde; si elles existent déjà, une nouvelle atteinte est susceptible de les aggraver.

Enfin il ne paraît pas douteux que, chez l'enfant, le rhumatisme aigu ne puisse se transformer en rhumatisme chronique; il est vrai que cette transformation est tout à fait exceptionnelle.

Malgré son apparente bénignité, le rhumatisme de l'enfant est une affection sérieuse. Le pronostic est surtout lié à l'existence des complications cardiaques. La fréquence de celles-ci n'est compensée qu'en partie par la manière dont l'enfant supporte les lésions valvulaires; une maladie organique du cœur n'est pas chose indifférente, même quand elle est bien tolérée. D'autre part, la guérison de lésions cardiaques est trop rare pour qu'on puisse y compter. Après un rhumatisme, même léger, il n'est pas rare de voir les enfants rester fatigués, très pâles, et garder longtemps la teinte anémique. Bien que la polyarthrite soit légère, le rhumatisme n'en laisse pas moins une empreinte profonde sur l'organisme infantile : la fréquence de l'endopéricardite, l'intensité et la durée de l'anémie consécutive en sont la preuve.

Diagnostic. — Le *diagnostic* du rhumatisme infantile peut offrir quelques difficultés.

Je signale d'abord un fait qu'il faut avoir toujours présent à l'esprit : le rhumatisme infantile est parfois si léger qu'il passe inaperçu. Le médecin est appelé auprès d'un enfant atteint d'endocardite ou de chorée; on lui dit qu'avant les accidents actuels l'enfant n'a pas pris le lit et qu'il ne paraissait pas malade; qu'il ne s'en tienne pas à ces assertions; qu'il fasse un interrogatoire minutieux et, assez souvent, il apprendra que l'enfant a ressenti, quelques jours auparavant, de la gêne et des douleurs dans plusieurs jointures.

Ceci établi, on évitera de confondre le rhumatisme franc avec les polyarthrites pseudo-rhumatismales. Des travaux récents nous ont appris que l'*arthrite blennorragique* n'est pas rare chez les enfants et qu'elle survient à la suite de l'ophtalmie ou de la vulvo-vaginite à gonocoques ; chez tout enfant présentant des fluxions articulaires, il faudra donc examiner les yeux et les organes génitaux. Le *rhumatisme scarlatin* se reconnaitra aux circonstances dans lesquelles il s'est produit. Le *purpura rhumatoïde* (encore appelé pseudo-exanthématique ou myélopathique) est caractérisé par l'association de trois ordres de symptômes : une éruption purpurique, des douleurs gastro-intestinales et des douleurs des articulations qui sont parfois tuméfiées ; cette affection était rattachée autrefois au rhumatisme vrai dont l'éruption purpurique était considérée comme manifestation (péliose rhumatismale de Schœnlein) ; aujourd'hui on tend à considérer le purpura rhumatoïde comme une affection distincte du rhumatisme. Quoi qu'il en soit, la coexistence des fluxions articulaires avec les douleurs gastro-intestinales et l'éruption pétéchiale permettra de distinguer ce type clinique.

On a pu confondre le rhumatisme infantile avec les *douleurs de crois-sance* et l'*ostéomyélite*. Mais les douleurs de croissance ne s'observent que lorsque la taille s'est accrue rapidement, en quelques jours, en quelques semaines ; leur siège n'est pas articulaire, mais juxta-épiphysaire ; et le plus souvent c'est au-dessus des condyles du fémur ou au-dessous des condyles du tibia qu'elles se font sentir. Quant à l'ostéomyélite, l'intensité de la fièvre dès le début, la violence de la douleur en un point très limité du squelette, la feront reconnaitre sans retard.

Traitement. — Il n'y a qu'un traitement du rhumatisme articulaire aigu, c'est le traitement par le salicylate de soude. Il faut administrer ce médicament aux enfants comme on l'administre aux adultes, en suivant les mêmes règles, et sinon aux mêmes doses, tout au moins à doses élevées, car l'enfant supporte admirablement ce remède. Il faut commencer par la dose maxima, c'est-à-dire 3 à 4 grammes par jour, de cinq à dix ans, en fractionnant les doses (0,50 toutes les deux heures), et en faisant prendre chaque dose dans une petite quantité d'eau de Vichy. Au bout de deux ou trois jours, la sédation est obtenue et on diminue de 50 centigrammes par jour ; quand on arrive à 1 gramme, on maintient cette dose environ une semaine. Cette méthode d'administration est la seule qui permette d'éviter les récidives toujours plus longues à guérir que la première atteinte.

Au cas où le salicylate serait mal toléré par l'estomac, on pourra faire absorber le médicament par la peau :

Axonge	} ãã 50 grammes
Lanoline	
Térébenthine	} ãã 10 grammes
Acide salicylique	

On enduit le pourtour des articulations atteintes avec cette pommade et l'on enveloppe le membre avec des bandes de flanelle.

Si l'on échouait ainsi, on s'adresserait à l'antipyrine ou aux sels de quinine.

Lorsqu'une articulation est très tuméfiée et très douloureuse, il est indiqué de l'envelopper de ouate et de l'immobiliser après l'avoir enduite de baume tranquille.

[A.-B. MARFAN.]

POLYARTHRITES INFECTIEUSES SECONDAIRES
(Pseudo-rhumatismes infectieux)

Nous avons indiqué comment on avait été conduit à séparer du rhumatisme vrai une série de polyarthrites qui sont d'apparence, mais non de nature rhumatismale; nous avons dit que ces polyarthrites sont consécutives aux maladies infectieuses les plus diverses et nous avons énoncé la proposition suivante : toutes les maladies infectieuses peuvent présenter, parmi leurs manifestations contingentes, des déterminations articulaires distinctes du rhumatisme vrai et relevant de l'infection générale de l'organisme. La blennorragie, l'infection purulente de toute origine (plaie, angine, stomatite, etc.) et sous toutes ses formes, l'érysipèle, la scarlatine et les fièvres éruptives, la fièvre typhoïde, la dysenterie et le. choléra; les oreillons, la diphtérie et la pneumonie peuvent se compliquer de polyarthrites[1]. Chez l'enfant les polyarthrites blennorragiques et les polyarthrites scarlatineuses sont les plus communes.

Nous ferons suivre ce chapitre de l'étude du rhumatisme blennorragique en particulier. Pour les autres polyarthrites secondaires, il en sera fait mention dans chacun des chapitres consacrés aux maladies qui peuvent leur donner naissance. Nous ne donnerons ici que les caractères généraux des polyarthrites secondaires.

En ce qui concerne la bactériologie, on peut résumer les recherches des dernières années de la manière suivante : *les accidents. articulaires qui surviennent au cours ou au déclin d'une maladie infectieuse relèvent soit du principe pathogène de cette maladie, soit du principe pathogène d'une infection secondaire, surajoutée à l'infection primordiale, cette infection secondaire étant habituellement streptococcique ou staphylococcique, plus rarement pneumococcique.*

Caractères cliniques. — Les pseudo-rhumatismes se rencontrent au cours ou au déclin d'états infectieux. Ils sont en général polyarticulaires; mais ils sont moins généralisés que le rhumatisme articulaire aigu; ils sont *oligoarticulaires*. C'est le genou qui, de toutes les articulations, est pris le plus souvent; puis viennent le coude, le poignet, l'épaule. L'articulation sternoclaviculaire est parfois prise dans la blennorragie : le siège au niveau de la hanche est presque spécial à la fièvre typhoïde. Les arthropathies infectieuses se font remarquer par leur *fixité* qui contraste avec la mobilité, le déplacement facile des fluxions rhumatismales.

Les signes locaux présentent des degrés variables suivant les cas : tantôt il y a simplement au niveau de la jointure des douleurs très vives, exagérées plutôt par les mouvements que par la pression : c'est la *forme arthralgique*; d'autres fois, on constate un épanchement de sérosité sans inflam-

---

[1] Les arthrites tuberculeuses et les arthrites-syphilitiques doivent être mises à côté de ces polyarthrites infectieuses; mais ce sont d'ordinaire des monoarthrites chroniques et elles sont d'ailleurs trop spéciales pour qu'on s'en occupe à cette place.

mation apparente : c'est l'*hydarthrose* infectieuse. Ce qui est plus fréquent, c'est la forme de *polyarthrite subaiguë*, envahissant plusieurs jointures, modérément douloureuse, s'accompagnant de gonflement, avec ou sans épanchement, disparaissant sans laisser de trace ou s'épuisant sur une seule jointure qui reste longtemps malade. Cette articulation, sur laquelle la maladie semble se concentrer, peut s'ankyloser rapidement (*arthrite plastique ankylosante*), ou elle peut suppurer (*arthrite aiguë suppurée*). Enfin, un dernier type clinique, c'est la *polyarthrite purulente d'emblée* si fréquente dans la pyohémie chirurgicale avant l'ère de l'antisepsie et si rare aujourd'hui : très rapidement il se produit des abcès articulaires sans que les phénomènes de réaction locale soient très intenses; c'est là une forme très grave, habituellement mortelle. En résumé, au point de vue des signes locaux, il y a cinq formes d'arthropathies infectieuses : l'arthralgie, l'hydarthrose, la polyarthrite subaiguë, l'arthrite plastique, l'arthrite suppurée. Nous n'insistons pas sur les *phénomènes généraux* : ils dépendent de la nature de l'infection causale. Disons cependant que, dans la généralité des cas, la marche de la température n'est pas celle du rhumatisme vrai et que l'albuminurie est la règle. La *terminaison* varie suivant la forme locale et suivant la cause. On peut observer la guérison complète, ou une ankylose définitive, ou la suppuration de l'article avec toutes ses conséquences. L'ankylose s'accompagne souvent d'une atrophie très rapide des muscles qui meuvent la jointure malade. Cette atrophie, suivant M. Verneuil, jouerait un rôle important dans la production des luxations spontanées qui s'observent parfois dans les fièvres graves.

Caractères anatomiques[1]. — Les lésions de l'arthrite infectieuse paraissent débuter par la *synoviale* qui est injectée, œdémateuse, formant un bourrelet chémosique autour du cartilage. On constate alors une abondante prolifération cellulaire et un peu plus tard une infiltration puriforme avec formation de pseudo-membranes à la surface. Puis les *cartilages* se ramollissent: il y a une multiplication des éléments cellulaires qui se transforment en globules de pus; peu à peu le cartilage se détruit. Les *ligaments* sont épaissis, lardacés, ainsi que les tissus péri-articulaires. La cavité de l'article contient un *liquide* qui est tantôt une sérosité citrine albumineuse, tantôt un liquide séro-fibrineux, plus souvent séro-purulent, quelquefois franchement purulent. On a pu trouver dans le genou jusqu'à 200 grammes de liquide. Dans certaines formes graves de pyohémie, la suppuration se produit d'emblée et le pus remplit l'article sans que la synoviale et les surfaces articulaires paraissent très altérées.

Enfin, à l'autopsie, l'état des viscères démontre que les déterminations articulaires ne sont qu'un épiphénomène d'une maladie générale; on constate, en effet, les lésions habituelles des états infectieux (dégénérescence graisseuse du foie et des reins, hypertrophie de la rate, inflammation des

___

[1] Cette anatomie pathologique est encore très imparfaite; la description ci-dessus est faite surtout d'après les cas d'arthrites pyohémiques. Dans les recherches ultérieures, il sera intéressant de vérifier cette assertion de Lasègue : que les rhumatismes infectieux sont intra-capsulaires, tandis que le rhumatisme articulaire vrai est surtout extra-capsulaire.

[A.-B. MARFAN.]

séreuses viscérales, foyers de suppuration multiples, ecchymoses sous-cutanées, état poisseux du sang). Les déterminations sur les séreuses cardiaques peuvent coïncider avec les pseudo-rhumatismes infectieux, relevant comme eux de l'infection générale de l'économie.

Traitement. — La pratique multipliant les cas particuliers et par conséquent les indications, nous ne pouvons qu'indiquer ici les lignes générales du traitement.

A. *Traitement préventif.* — Le médecin ne doit jamais oublier que la plus petite solution de continuité du tégument interne ou externe peut devenir une « porte d'entrée à la mort ». S'il y a plaie, traumatique ou autre, sur les téguments externes, l'usage des pansements antiseptiques est de rigueur; seul il permettra d'éviter la pyohémie; nous n'insistons pas sur les merveilleux résultats obtenus grâce à la généralisation de ces pansements. L'antisepsie du tégument interne doit aussi être réalisée avec tout le soin possible. La bouche, la gorge, le nez, doivent être surveillés minutieusement; car il est établi que dans nombre de cas de pyohémie dite *médicale* ou *spontanée*, la porte d'entrée des microbes a été le nez, le rhino-pharynx, la bouche ou les amygdales. Partant, le médecin doit examiner ces cavités chez tous ses malades; au besoin, il en pratiquera lui-même le nettoyage antiseptique.

B. *Traitement du pseudo-rhumatisme infectieux confirmé.* — a. *Traitement général.* — S'il s'agit de *pyohémie*, on cherchera d'abord la porte d'entrée et on s'efforcera de supprimer l'entrée des germes. Ne sait-on pas que l'amputation d'un membre blessé a parfois réussi à enrayer l'infection purulente?

Le salicylate de soude, si efficace dans le rhumatisme articulaire vrai, l'est beaucoup moins dans les polyarthrites secondaires; cependant, c'est avec l'antipyrine et la quinine, un des médicaments qui calment le mieux les douleurs.

b. *Traitement local ou chirurgical.* — Celui-ci doit varier suivant la forme de l'affection. L'arthralgie ne nécessite aucune intervention locale. Contre l'hydarthrose infectieuse, particulièrement contre l'hydarthrose blennorragique, on emploiera la compression et la révulsion répétée (chlorure de méthyle, pointes de feu, vésicatoires, teinture d'iode). Si, malgré ce traitement, l'hydarthrose persiste, on pourra faire la ponction antiseptique avec l'aspirateur Dieulafoy ou Potain. On a même conseillé d'injecter ensuite une solution de sublimé (eau distillée : 50; sublimé : 0,10; chlorure de sodium : 0,50). Contre la polyarthrite subaiguë, le repos au lit, au besoin l'enveloppement ouaté des membres, des onctions calmantes, constituent l'unique traitement local à mettre en œuvre.

Le traitement local est surtout nécessaire dans l'arthrite plastique ankylosante; on immobilise pendant la phase aiguë; mais, dès que la douleur a disparu, que la fièvre a cédé, que la tuméfaction est moindre, on doit mobiliser méthodiquement l'article. La pratique du massage, prudemment exécuté, donne parfois de bons résultats. L'électricité est indiquée pour empêcher l'atrophie trop rapide des muscles.

Dans les cas de pyoarthrite, ou bien l'affection est polyarticulaire, et dans ce cas aucun traitement local ne nous paraît utile; ou bien elle est limitée à une ou deux articulations et alors, après une ponction destinée à assurer le diagnostic, on fera une arthrotomie.

ARTHRITE BLENNORRAGIQUE

Les affections à gonocoques ne sont pas rares chez les enfants. Au moment de la naissance, le gonocoque peut infecter le nouveau-né dont la mère est atteinte de vaginite blennorragique; et alors il se fixe de préférence sur la conjonctive (ophtalmie purulente); exceptionnellement, il peut, dans les mêmes conditions, se fixer sur la muqueuse nasale (rhinite gonococcique) ou buccale (stomatite gonococcique) ou sur la vulve (vulvite gonococcique). Plus tard c'est surtout à la vulve et au vagin que se fixe le gonocoque; la vulvo-vaginite blennorragique des petites filles est due d'ordinaire à la contagion par la mère qui fait sa toilette et celle de sa fille avec la même éponge ou la même serviette. Enfin, on peut observer chez les petits garçons une uréthrite blennorragique dont l'origine est quelquefois vénérienne.

Le gonocoque peut pénétrer dans la circulation et déterminer une infection généralisée que j'ai proposé naguère de désigner sous le nom de *gonohémie*. La manifestation la plus importante de la gonohémie est l'arthrite blennorragique.

Il n'y a pas bien longtemps, il était généralement admis que le rhumatisme blennorragique n'existait pas chez l'enfant. Ce n'est guère qu'en 1885 qu'on a commencé à en rapporter des exemples. En 1885, Clément Lucas rapporte l'histoire d'un nouveau-né dont l'ophtalmie purulente se compliqua d'arthrite du genou; la même année, Philpot raconte le cas d'une fillette de 9 ans qui, violée par un jeune homme atteint de blennorragie, eut une vulvo-vaginite suivie d'arthrites du pied, de la nuque et de douleurs du talon. Depuis, les observations se sont multipliées.

L'arthrite blennorragique des enfants a été constatée une trentaine de fois après la vulvo-vaginite blennorragique[1]; j'en donne plus loin deux observations personnelles qui sont inédites. Elle est survenue une quinzaine de fois après l'ophtalmie blennorragique[2]. Elle n'a été rencontrée

[1] Les observations relatives au rhumatisme blennorragique dans la vulvo-vaginite sont réunies dans les thèses de VIGNAUDON (L'arthrite blennorragique chez l'enfant. *Thèse de Paris*, 1895) et dans celle de VANUXCEM (Étude sur le rhumatisme blennorragique chez l'enfant. *Thèse de Paris*, 1895), sauf les suivantes : MONCORVO. Sur le rhumatisme blennorragique chez l'enfant. *Médecine infantile*, 1894, p. 565. — ISNANDI. Académie de médecine de Turin, 24 février 1894. Analyse in *Médecine moderne*, 1894, p. 417. — SEIFFERT. *Jahrb. f. Kinderh.*, 1896, t. XLII, fasc. 1, p. 13.

[2] C. LUCAS. Gonorrhœal rhumatism in an infant the result of purulent ophtalm. *Opht. Rew.*, n° 42, p. 114 (3 cas). — FENDICK. *Brit. med. Journal*, 31 oct. 1885 (1 cas). — WIDMARK. *Archiv. f. Kinderheilkunde*, 1885 (1 cas). — DEUTSCHMANN. *Archiv. f. Opht.*, 1890, p. 107 (2 cas). — LINDERMANN. *Beiträge zur Augenheilkunde*, 1892, n° 5, p. 51 (1 cas). — ESCHERICH, cité par Cohen Brach. Die urogenitale Blennorrhœ der kleinen Mädchen. *Jahrbuch f. Kinderheilk.*, octobre 1892, p. 575 (1 cas). — MONCORVO. Sur le rhumatisme blennorragique de l'enfant. *Médecine inf.*, 1894, p. 565 (1 cas). — DARIER. *Arch. d'opht.*, 1889, p. 175. (Dans la thèse de Vanuxcem, les observations XVIII et XXV ne sont que l'observation de Darier deux fois répétées.) — MORAX. *Progrès médical*, 1892. — HAUSHALTER. Rhumatisme blennorragique chez le nouveau-né. Comm. au Deuxième Congrès français de médecine. Bordeaux, août 1895 (*Archives clin. de Bordeaux*, novembre 1895, p. 495) (1 cas). — V. GRIFFON. Arthrites suppurées à gonocoques chez un nouveau-né. *La Presse médicale*, 19 février 1896, p. 88 (1 cas).

[A.-B. MARFAN.]

qu'une seule fois dans l'urethrite blennorragique des petits garçons[1].

Non seulement le rhumatisme blennorragique s'observe dans l'enfance, mais il peut s'observer dès les premiers jours de la vie; c'est alors l'ophtalmie qui est ordinairement en cause; on l'a rencontré chez des enfants de 12 et 18 jours (Cl. Lucas).

Dans la vulvite infantile, le rhumatisme blennorragique est assez précoce; il peut s'observer dès le 9e jour de la maladie (Lop) et ne se voit plus guère 4 mois après le début.

L'invasion est souvent fébrile et accompagnée d'anorexie, d'abattement, de céphalalgie; parfois se montrent dès le début des douleurs vagues très intenses (Beclère). Peu après, ces phénomènes généraux s'atténuent ou disparaissent, et alors survient la tuméfaction douloureuse des jointures. L'arthropathie blennorragique peut être mono-articulaire; elle frappe alors presque exclusivement le genou. Ailleurs elle atteint plusieurs articulations; comme le rhumatisme franc de l'enfance, elle est *oligo-articulaire*; mais elle est fixe, tandis que le rhumatisme vrai est mobile et saute facilement d'une articulation à une autre. Les jointures le plus souvent atteintes sont, par ordre de fréquence : le genou, le poignet, le cou-de-pied, les petites articulations de la main et du pied, l'articulation coxo-fémorale. Les gaines synoviales des tendons voisins de l'articulation participent ordinairement à l'inflammation; parfois la synovite tendineuse est la principale lésion.

La jointure atteinte est douloureuse, gonflée, chaude, recouverte par une peau tendue, luisante, rosée ou rouge; parfois l'aspect est celui d'une arthrite purulente; mais la résolution s'opère sans incidents; dans un cas de Lindermann, une ponction du genou gauche permit de retirer du pus dans lequel on trouva du gonocoque; l'arthrite guérit pourtant sans autre intervention. Dans les articles dont l'exploration est facile, comme le genou, on découvre habituellement des signes d'épanchement intra-articulaire.

La guérison complète, terminaison habituelle de la maladie, survient de 5 jours à 50 jours après le début. La durée moyenne est d'une quinzaine de jours.

Dans un cas de M. Ollivier, il survint une atrophie musculaire du bras correspondant à l'articulation malade; cette atrophie céda rapidement à l'action des courants continus. On n'a pas observé chez l'enfant les terminaisons par ankylose et par arthrite noueuse. Le pronostic est donc beaucoup plus favorable que chez l'adulte. Toutefois, chez les nouveau-nés, la maladie peut se terminer par la mort. M. Griffon a observé une fillette de trois semaines qui fut prise, peu après sa naissance, d'une arthrite du poignet et d'une arthrite de la hanche, consécutives à une ophtalmie et à une vulvite blennorragiques : elle succomba en peu de jours à une sorte de cachexie aiguë avec hypothermie.

Je donne ici le résumé de deux observations personnelles :

Fillette de 2 ans 1/2. Elle couche avec sa mère qui a un écoulement. Depuis une dizaine de jours, on a découvert des pertes génitales et depuis 2 jours elle souffre

---

[1] VANUXCEM. *Loco cit.*, p. 59.

dans la main droite. A son entrée, on trouve une tuméfaction douloureuse et rouge du poignet et de l'articulation métacarpo-phalangienne de l'annulaire; l'enfant ne crie que lorsqu'on la touche. Malgré l'administration du salicylate de soude et le traitement de la vulvite, la situation reste stationnaire pendant 10 jours; au bout de ce temps, la tuméfaction diminue à droite, mais le poignet gauche se prend; 5 jours après, disparition presque totale de toutes les arthropathies. Rien au cœur; pas d'albuminurie; il n'y a eu de fièvre que pendant les 2 premiers jours de son séjour à l'hôpital. M. Boulloche a trouvé des gonocoques dans les sécrétions vaginales.

Fillette de 3 ans. Depuis quelques jours, la mère s'est aperçue que l'enfant avait des pertes blanches. M. J. Hallé trouve le gonocoque dans le liquide vulvaire. Quatre jours après son entrée à l'hôpital, la fillette présente du gonflement de la face dorsale des deux mains; au repos, la fillette ne souffre pas; mais elle crie dès qu'on la touche. Le lendemain, les synoviales des extenseurs des deux mains sont nettement tuméfiées et la peau de la main est rouge, tendue, douloureuse. Une semaine après le début, l'affection avait disparu.

L'infection gonohémique ne se manifeste pas uniquement par les arthropathies; elle peut aussi engendrer des lésions viscérales parmi lesquelles il faut citer l'*endocardite* et la *pleurésie*.

Chiaro et Isnardi ont rapporté le cas d'une fillette de 10 ans, atteinte de vulvovaginite à la suite d'un viol, qui fut prise de fièvre et de douleurs à l'épaule gauche, aux genoux, aux pieds; peu après, on constata l'existence d'une insuffisance mitrale et d'une pleurésie gauche; par la ponction de la plèvre, on retira un liquide séreux dans lequel le Dr Mazza découvrit le gonocoque[1].

On n'a pas observé de déterminations cutanées de la gonohémie chez l'enfant. Dans ces derniers temps, Litten a signalé chez l'adulte des *chorées* d'origine blennorragique[2]; désormais nous devrons donc rechercher la vulvite chez les fillettes choréiques.

Le diagnostic du rhumatisme blennorragique sera facile si, en présence d'une arthrite aiguë ou subaiguë, on songe à la possibilité de son origine blennorragique et si l'on pratique l'exploration de la vulve ou des yeux. L'examen bactériologique de l'exsudat vulvaire ou conjonctival confirmera ou infirmera l'existence d'une affection à gonocoques. On n'oubliera pas que l'arthrite blennorragique est de tous les âges, tandis que le rhumatisme articulaire aigu vrai est très rare au-dessous de 5 ans.

Le traitement doit être général et local. Le salicylate de soude, le salophène, l'antipyrine soulagent la douleur et diminuent la fluxion articulaire; on pourra les employer aux doses qui conviennent à l'âge du patient.

Au point de vue local, il faut s'occuper de guérir la manifestation initiale : vulvo-vaginite ou ophtalmie. Il faut ensuite immobiliser les articulations malades dans une épaisse couche d'ouate; si l'enfant ne tolère pas le traitement interne, on pourra, avant d'envelopper la région, l'oindre avec la pommade à l'acide salicylique dont nous avons donné la formule plus haut (*Rhumatisme articulaire aigu*). Quand il se produit un épanchement abondant et persistant, il faut pratiquer une ponction. Dans le cas où le liquide

---

(1) CHIARO ET ISNARDI. *Gaz. med. di Torino*, 10 février 1894. — CARLO MAZZA, *Giornale della R. acad. di med. di Torino*, fasc. 3, 1894.

(2) LITTEN. La péliose et la chorée gonorrhéiques. *Soc. de méd. int. de Berlin*, 18 décembre 1894.

[A.-B. MARFAN.]

est purulent, on sait que la résorption n'est pas impossible. Toutefois si, après la première évacuation, le liquide se reproduit, il faut pratiquer l'arthrotomie suivie de lavage et de drainage de l'articulation. Dans la période de convalescence, on traitera les raideurs articulaires par la mobilisation, le massage, les douches, les bains sulfureux; les atrophies musculaires sont justiciables de l'électrisation.

RHUMATISME CERVICAL ET ARTHRITE CERVICALE
(*Le torticolis*)

Chez l'enfant, le rhumatisme articulaire aigu atteint quelquefois une région presque toujours respectée chez l'adulte : les articulations des vertèbres cervicales. L'arthrite cervicale peut d'ailleurs s'observer ainsi bien dans les polyarthrites secondaires que dans le rhumatisme franc; ainsi on l'a vue survenir après la scarlatine et l'érysipèle. Elle peut aussi, nous le verrons, s'observer dans les polyarthrites déformantes chroniques.

Le premier symptôme qui révèle l'arthrite cervicale, c'est l'*immobilité de la tête*. L'enfant tient sa tête immobile et son cou rigide. Si on veut imprimer un mouvement quelconque à ces parties, il se met à pousser des cris. La tête est souvent inclinée vers une épaule, et parfois il y a rotation du menton vers le côté opposé, c'est-à-dire qu'il y a torticolis. Si on explore la région, on constate qu'il existe à la pression une douleur très vive au niveau des apophyses épineuses et des apophyses transverses des vertèbres cervicales. Au contraire, la pression est indolore sur les muscles, au niveau du sterno-mastoïdien et du trapèze. Cependant, l'enfant raidit ses muscles pour immobiliser la tête et le cou et économiser sa douleur. Cette contracture, réflexe ou semi-volontaire, disparaît en partie ou en totalité quand le petit malade est dans le décubitus dorsal, et que sa tête et son cou sont bien appuyés et bien immobilisés[1]. Quand il existe de l'arthrite occipito-atloïdienne, la partie supérieure de la nuque se gonfle et la fossette sous-occipitale tend à s'effacer; la déglutition est douloureuse[2].

L'arthrite cervicale peut être la première détermination d'un rhumatisme articulaire aigu, comme chez un enfant de 5 ans observé par M. A. Chauffard[3]; ailleurs, elle se développe en même temps que la fluxion des autres articulations; ailleurs enfin, elle peut être l'unique localisation articulaire de la maladie; et alors sa nature est parfois démontrée par la coexistence d'une endocardite ou d'une endopéricardite.

L'arthrite cervicale doit être traitée énergiquement par les moyens que j'indiquerai tout à l'heure; car, contrairement aux autres déterminations articulaires du rhumatisme infantile, elle peut durer longtemps et aboutir à l'ankylose du rachis cervical. Dans ces cas, l'immobilité de la tête et la rigidité du cou deviennent permanentes; la douleur s'apaise peu à peu; mais la

(¹) GRANCHER. Rhumatisme cervical chez l'enfant. Leçon recueillie par Queyrat. *Bulletin médical*, 1888, p. 282.
(²) DALLY. Torticolis occipito-atloïdien. *Bull. de la Soc. de chirurgie*, octobre 1875.
(³) Cité par Grancher.

déformation persiste. Tantôt la tête est en flexion et rotation, tantôt en inclinaison latérale, tantôt en extension. La déviation de la tête et du cou entraîne une série de déformations secondaires: la face semble de travers; le cou paraît plus court; les épaules ne sont plus au même niveau; la colonne vertébrale présente des scolioses [1]. L'arthrite occipito-atloïdienne peut engendrer une subluxation de l'atlas sur l'occipital; et alors le doigt porté dans le pharynx fait constater la présence d'une saillie.

Dans ces formes chroniques, la rigidité cervicale peut dépendre principalement soit de l'ankylose des articulations, soit de la contracture musculaire qui accompagne l'arthrite. Le torticolis de protection, comme disait Gubler, que nous avons signalé dans la période aiguë, est lié à une contracture réflexe du sterno-mastoïdien, ou du trapèze, ou des muscles de la nuque, ou de plusieurs de ces muscles, ce qui donne des attitudes variables. Lorsque l'arthrite passe à l'état chronique, la contracture peut devenir permanente; alors, comme toutes les contractures chroniques, elle peut se compliquer de rétraction fibreuse.

Parfois, il arrive un moment où il est fort difficile de distinguer la part des articulations et la part des muscles dans l'immobilité de la tête et du cou.. Or, cette distinction est importante à établir lorsque se pose la question d'une intervention chirurgicale ou orthopédique. Pour savoir si l'obstacle au redressement de la tête siège dans les vertèbres ou dans le muscle, on doit, comme l'a fait M. Cadet de Gassicourt, endormir l'enfant par le chloroforme: si on peut alors faire fléchir et tourner le cou dans tous les sens sans la moindre difficulté, c'est que la contracture musculaire est la cause principale de la rigidité du cou. Dans le cas contraire, c'est qu'il existe une ankylose ou une rétraction fibreuse des muscles.

Le rhumatisme cervical peut avoir encore d'autres effets fâcheux.

L'inflammation des articulations vertébrales peut se propager à la dure-mère spinale et se compliquer de *pachyméningite cervicale* [2]. La phlegmasie peut même atteindre la moelle comme dans le cas suivant. Il s'agit d'une fillette qui, au cours d'une arthrite rhumatismale des vertèbres cervicales avec ankylose, a présenté une série de troubles reproduisant un tableau assez semblable à celui de la *sclérose latérale amyotrophique* de Charcot; au bout de quelques mois, ces troubles ont disparu en même temps que l'ankylose cervicale. L'histoire de cette fillette mérite d'être racontée avec quelques détails.

Fillette de 12 ans; ses antécédents héréditaires sont satisfaisants; mais il n'en est pas de même de ses antécédents personnels. Elle est née à terme, elle a été élevée au biberon par sa mère; elle a eu la coqueluche à 1 an, la rougeole à 2 ans, la variole à 5 ans, la scarlatine à 8 ans; entre temps, elle a eu plusieurs poussées d'eczéma.

Au mois de novembre 1891, à l'âge de 10 ans, elle est atteinte d'un rhumatisme articulaire qui frappe les articulations des membres. Au mois de mars 1892, elle a

(1) Lannelongue. Arthrite rhumatismale des vertèbres cervicales. *Bull. médical*, 1894, n° 28. — Rhumatisme des articulations vertébrales du cou et torticolis. *Bull. médical*, 1895, n° 67.

(2) Marfan. Du rhumatisme articulaire aigu chez les enfants et en particulier du rhumatisme cervical. *Journal des praticiens*, 1895, n° 15.

[A.-B. MARFAN.]

une nouvelle atteinte de rhumatisme articulaire qui frappe les membres, mais qui atteint aussi le cou : le rhumatisme du cou se traduit par un torticolis douloureux qui l'empêche de remuer la tête; pendant cette nouvelle atteinte, l'enfant se plaint de céphalalgie; la douleur du cou a duré fort longtemps; ce n'est qu'au mois d'août 1892 qu'elle s'est effacée complètement.

Pendant cette évolution, la fillette a beaucoup grandi; elle a aujourd'hui une taille bien au-dessus de la moyenne de la taille des enfants de son âge.

Lorsque les douleurs cervicales disparurent, l'enfant ne fut pas guérie; il lui resta une raideur du cou qui empêchait presque complètement les mouvements des vertèbres cervicales; et, vers le mois d'octobre, on s'aperçut que le bras gauche s'atrophiait; puis l'atrophie gagna le membre inférieur du même côté. C'est alors que les parents nous la conduisirent; elle fut admise à l'hôpital le 24 octobre 1892, et placée au n° 2 de la salle Parrot. ·

Examen du 26 octobre 1892. — L'enfant est maigre, grande : elle tient sa tête droite immobile; les mouvements volontaires du cou sont abolis; l'enfant ne peut faire ni les signes de l'affirmation, ni les signes de la dénégation; quand on prend la tête et qu'on cherche à la faire mouvoir à droite et à gauche, en avant ou en arrière, on est arrêté par la rigidité du rachis cervical; les vertèbres cervicales sont véritablement soudées entre elles. D'ailleurs, ni la pression sur les vertèbres cervicales, ni les mouvements provoqués ne causent de douleur. En nous appuyant sur l'histoire de la malade, nous affirmons qu'il existe une *ankylose des articulations des vertèbres cervicales consécutive à une arthrite rhumatismale du rachis cervical.*

On constate en outre de l'*atrophie musculaire complète du membre supérieur et du membre inférieur du côté gauche.* Cette atrophie ne s'accompagne pas de paralysie, mais elle est assez marquée pour entraver la marche et les mouvements du bras, si bien qu'à un examen superficiel on aurait pu penser à une hémiplégie gauche sans participation de la face.

Cette atrophie musculaire s'accompagne d'un certain degré de contracture et d'exagération des réflexes : au membre inférieur le réflexe patellaire est exagéré; au membre supérieur, une percussion des muscles de la face postérieure de l'avant-bras suffit à faire soulever énergiquement la main pendante. ·

Pour compléter cet examen, je dois ajouter qu'il n'existait aucun trouble de la sensibilité ni aucun trouble trophique.

En outre, l'auscultation du cœur laisse entendre un souffle systolique très intense dans la région de la pointe; il existe donc une *insuffisance mitrale, conséquence d'une endocardite rhumatismale.*

La découverte de cette affection cardiaque nous donna quelques hésitations quant au diagnostic. Vraiment, ne s'agissait-il pas là d'une hémiplégie consécutive à une embolie cérébrale explicable par l'insuffisance mitrale? Mais un certain nombre de phénomènes nous firent rejeter ce diagnostic.

D'abord, le début lent, progressif, sans *ictus*; dans l'embolie cérébrale, le début est brusque et marqué habituellement par une attaque d'apoplexie. Ensuite, l'intégrité de la face; l'hémiplégie de l'embolie frappe ordinairement la moitié inférieure de la face; enfin le défaut de paralysie réelle, l'impotence étant due surtout à l'atrophie et à la contracture.

D'ailleurs l'évolution vint nous faire rejeter l'idée d'une embolie cérébrale.

Peu de jours après son entrée, la malade éprouve des fourmillements dans le membre supérieur droit, et, le 10 novembre, il est évident que l'atrophie gagne le bras droit. Le 20 novembre, elle gagne le membre inférieur du même côté : cette atrophie s'est produite très vite et a atteint en quelques jours un degré très élevé.

Après le 20 novembre, l'atrophie est généralisée aux quatre membres. Aux mains, l'éminence thénar est atrophiée; pouce de singe; les interosseux sont atrophiés; les masses musculaires des avant-bras et des bras sont toutes atrophiées; de même le deltoïde, le grand pectoral, le grand dentelé, les muscles sus et sous-épineux. La force musculaire de la main est très diminuée; l'enfant ne peut porter la main à la tête. Les muscles du thorax sont très amaigris. Les muscles fessiers sont aplatis et le pli fessier a disparu; les muscles de la cuisse et ceux du mollet sont atrophiés notable-ment; l'enfant marche les jambes écartées comme un canard. Tous les muscles sont atrophiés, durs, fibreux, rigides; la contracture est évidente; les réflexes sont très exagérés; pas de *clonus pedis*.

La sensibilité est intacte. En fait de troubles cutanés, nous constatons une cyanose très marquée des extrémités et de la dermographie.

Une pareille atrophie avec contracture et exagération des réflexes ne peut guère être expliquée que par des lésions analogues à celles de la sclérose latérale amyotro-phique de Charcot (lésion du faisceau pyramidal et des cornes antérieures); on a signalé des troubles analogues dans les atrophies musculaires consécutives aux arthropathies; mais ici, en réalité, il n'y a aucune relation entre les muscles atrophiés et les arti-culations malades.

Comment ont pu se produire de pareilles lésions médullaires? On ne peut faire à ce sujet que des hypothèses. Mais, l'atrophie musculaire étant survenue au cours d'une arthrite rhumatismale ankylosante des vertèbres cervicales, nous avons admis entre la seconde et la première une relation de cause à effet; et, sur ce point, la marche de la maladie nous a donné raison.

Nous avons dirigé le traitement contre l'arthrite cervicale : des pointes de feu, des vésicatoires ont été appliqués à la nuque à de nombreuses reprises. A la fin de décembre, les mouvements du cou deviennent plus libres, plus faciles. Au mois de janvier, la jambe gauche est moins atrophiée et récupère sa motilité; en février, l'amélioration s'accentue: les muscles augmentent peu à peu de volume et de force.

Mais ce n'est qu'au mois de juillet que l'enfant a retrouvé la mobilité complète du cou; à la même époque, l'atrophie musculaire avait complètement disparu et l'enfant est sortie guérie de l'hôpital. Ces troubles avaient donc eu une durée de plus de 6 mois.

Le diagnostic du rhumatisme cervical peut offrir des difficultés sérieuses. On l'a confondu quelquefois avec une attitude vicieuse de la tête et du cou provoquée par une angine phlegmoneuse, une adénopathie, une méningite cérébro-spinale, voire même le tétanos. Mais il suffit de connaître la possibi-lité de ces erreurs pour les éviter.

Les deux difficultés véritables résident dans le diagnostic du rhumatisme cervical avec le mal de Pott sous-occipital et le torticolis. Le mal de Pott se distingue par l'absence d'un début brusque, fébrile et douloureux; il se développe peu à peu, d'une manière insidieuse; il ne s'accompagne pas de douleurs dans les autres jointures ni de déterminations cardiaques; en outre, si les mouvements de la tête sont pénibles et difficiles, cependant ils sont possibles à un certain degré; plus tard, les abcès ostéopathiques rétro-pha-ryngiens viennent montrer la nature du mal.

Le diagnostic du rhumatisme cervical avec le torticolis musculaire sou-lève un problème intéressant. Existe-t-il une affection musculaire primitive, causée par le froid et de nature rhumatismale, atteignant le sterno-mastoïdien, ou le trapèze, ou les autres muscles cervicaux, et pouvant entraîner une déviation de la tête et du cou? Je ne le crois pas. Voici un sujet qui est atteint d'un soi-disant torticolis musculaire rhumatismal aigu, frappant, selon l'habitude, le muscle sterno-cléido-mastoïdien; il a la tête inclinée du côté malade et la face tournée du côté opposé. Si, au début de l'affection, on examine les articulations des vertèbres cervicales, on les trouve douloureuses. Le spasme musculaire est donc secondaire; il a une origine articulaire, et c'est en ce sens qu'il est rhumatismal. D'ailleurs, il est certain que cette

[A.-B. MARFAN.]

contracture peut ensuite prendre une place importante dans la genèse de la déformation, qu'elle peut être durable, et qu'elle peut aboutir à une rétraction fibreuse définitive qui perpétuera l'attitude vicieuse, alors que la lésion articulaire aura plus ou moins rétrocédé. Il n'y a donc pas de torticolis par myosite rhumatismale primitive[1], ou tout au moins celui-ci est très rare, et, dans la plupart des cas, il n'y a pas lieu d'établir le diagnostic entre l'arthrite cervicale et le torticolis rhumatismal, les deux affections coexistant et la seconde dérivant de la première.

Quand il existe du rhumatisme cervical, si la tête et le cou ne reprennent pas leur mobilité 4 ou 5 jours après le début du traitement par le salicylate de soude, il faut appliquer à la nuque des vésicatoires ou des pointes de feu, et renouveler la révulsion très fréquemment. Ainsi, on évitera l'ankylose et les déformations définitives. Lorsque celles-ci se sont produites, lorsqu'elles existent depuis longtemps et que la période aiguë est bien passée, alors se pose la question d'une intervention chirurgicale ou orthopédique. Il faut d'abord rechercher avec le chloroforme la cause principale de l'attitude vicieuse. Celle-ci réside-t-elle dans une contracture des muscles qui disparaît dans la narcose? L'application d'un collier-minerve pendant quelque temps suffira à redresser la tête. Réside-t-elle dans une rétraction fibreuse des muscles? La ténotomie sera alors indiquée. Mais, si la déformation et l'attitude vicieuse sont le fait d'une ankylose osseuse, le mieux est de s'abstenir; il faut se souvenir que le redressement forcé, préconisé par quelques chirurgies, a pu entraîner la mort subite par compression du bulbe.

POLYARTHRITE CHRONIQUE DÉFORMANTE
(*Rhumatisme noueux*)[2]

On rencontre chez les enfants des cas de polyarthrite chronique déformante reproduisant assez exactement le type du « rhumatisme noueux » de l'adulte, mais cependant avec quelques différences que nous allons indiquer[3].

Etiologie. — Tandis que, chez l'adulte, le rhumatisme noueux est ordi-

---

(1) Cette opinion a été soutenue par Lannelongue, par MM. A. Robin et Londe dans un mémoire de la *Revue de médecine*, 1894, et par moi-même en 1895.

(2) Moncorvo. *Du rhumatisme noueux des enfants et de son traitement*. Traduit par E. Mauriac, Paris 1880. — R. Lacaze-Dori. Étude clinique sur le rhumatisme noueux chez les enfants. *Thèse de Paris*, 1885 (contient la bibliographie des travaux antérieurs). — H. Pellissié. Le rhumatisme articulaire chronique progressif chez l'enfant. *Thèse de Paris*, 1889. — G. Schmitt. Contribution à l'étude du rhumatisme noueux chez les enfants. *Rev. mens. des mal. de l'enfance*, 1889, p. 520. — Perret. Rhumatisme noueux chez les enfants. *Lyon médical*, 1890, p. 689. — Diamantberger. Rhumatisme noueux chez les enfants *Thèse de Paris*, 1891. — G. Variot. Rhumatisme articulaire chronique, ankylosant et déformant, ayant débuté dans l'enfance et continué son évolution pendant l'adolescence. *Bull. et mém. de la Société médicale des hôpitaux de Paris*, 1892, 8 juillet, p. 527. — P. Le Gendre. *Bull. et mém. de la Société médicale des hôpitaux de Paris*, p. 531. — Kissel. Le rhumatisme noueux chez les enfants. *Vratch*, 1893, n°° 26 et 27 *Rev. mens. des mal. de l'enfance*, 1894, p. 585.— Haushalter. Un cas de polyarthrite chronique progressive infantile. *Revue méd. de l'Est*, n° 19, p. 584, 1893. — Olinto. Contribution à l'étude de la polyarthrite déformante chez l'enfant. *Revue mens. des mal. de l'enfance*, 1893, p. 12. — Amelin. Maladie de Landré Beauvais chez l'enfant. *Thèse de Paris*, 1896, n° 499.

(3) La monoarthrite déformante ou arthrite sèche, dont le *morbus coxæ senilis* offre l'exemple le plus caractéristique, et les nodosités d'Heberden ne s'observent pas dans le jeune âge. Les arthropathies nerveuses ne se rencontrent pas non plus.

nairement primitif, chez l'enfant il succède assez souvent à une polyarthrite aiguë et l'on peut diviser les faits observés en trois groupes :

1° Il est des cas de rhumatisme noueux qui succèdent à un rhumatisme
articulaire aigu; j'en ai observé un tout récemment qui ne laissait aucun
doute sur cet enchaînement des faits. Ces cas se distinguent par quelques
particularités. Ils ne commencent pas par les petites articulations; ils ne les
atteignent que tardivement; ils n'ont pas une marche centripète; ils se
compliquent d'ordinaire de cardiopathie; ils finissent souvent par guérir.

2° Il est des cas de rhumatisme noueux qui succèdent à une polyarthrite
infectieuse secondaire, particulièrement au rhumatisme scarlatin[1]. Ces cas
paraissent aussi susceptibles de guérison.

3° Enfin, chez l'enfant comme chez l'adulte, il y a des cas de rhumatisme
déformant qui paraissent primitifs. On invoque pour les expliquer l'action
du froid humide, celle de l'hérédité arthritique sans preuves bien établies.
Ces formes primitives paraissent beaucoup plus graves que les précédentes.

Description. — Le début peut avoir lieu de très bonne heure.
M. P. Le Gendre a vu la maladie commencer à 18 mois; d'autres entre 2 ans
et 5 ans; mais c'est après 5 ans qu'elle s'observe avec le plus de fréquence.
Elle succède à une attaque de rhumatisme articulaire aigu ou à une polyarthrite infectieuse; ou bien, elle s'établit progressivement, parfois à la suite
d'un traumatisme articulaire. Tantôt, comme chez l'adulte, elle débute d'une
manière symétrique par les extrémités, doigts et mains, orteils et pieds, et
envahit les autres articulations en suivant une marche centripète. Tantôt,
elle commence par les genoux ou les articulations du rachis cervical et
n'atteint les extrémités que plus tard. Mais, une fois établie, la maladie
prédomine aux extrémités, surtout aux mains où les doigts prennent l'aspect
noueux caractéristique.

Il y a d'abord de la gêne, de la raideur des articulations et de temps à
autre des crises douloureuses avec tuméfaction. Puis surviennent des déformations persistantes et des attitudes vicieuses dues à l'augmentation de
volume des extrémités osseuses (rhumatisme noueux ou osseux), à la rétraction scléreuse du tissu fibreux, à l'état des muscles qui sont à la fois contrac-
turés et atrophiés.

A la main, suivant la remarque de Charcot, les attitudes vicieuses relèvent de deux types principaux : le type de flexion (phalanges et phalangettes
fléchies, phalangines dans l'extension) et le type d'extension (phalangettes
dans la flexion, phalanges et phalangines dans l'extension). Le poignet est
presque toujours atteint; il est fléchi sur l'avant-bras. L'avant-bras est dans
la pronation et dans la flexion. L'épaule est immobile et le coude fixé à la poitrine. Au pied, nouures des orteils, gros orteil déjeté en dehors, épaississement du tarse et valgus le plus souvent. Le genou est gros, déformé, immobile, fléchi et subluxé. La hanche est ankylosée. Les articulations de la
colonne vertébrale peuvent être atteintes; alors il se produit une immobilité plus ou moins complète du rachis; la tête peut être penchée en avant

<hr>

(1) B. DAUBAN. Contribution à l'étiologie du rhumatisme chronique progressif. Polyarthrite chronique
progressive consécutive au rhumatisme scarlatin. *Thèse de Paris*, 1895, n° 149.

.et le menton porté vers le sternum; d'autres fois les courbures normales sont exagérées, le dos est voûté, l'ensellure lombaire très prononcée; au cou, on a constaté un élargissement notable à la partie postérieure (obs. de Stoïcesco, rapportée par Lacaze-Dori).

Chez une fillette de 12 ans atteinte de rhumatisme chronique, Henoch a relevé l'existence de fibromes rhumatismaux identiques à ceux qu'on voit dans le rhumatisme aigu.

MM. Chauffard et Ramond ont observé une notable tuméfaction des ganglions situés sur les voies lymphatiques au-dessus des articulations malades (adénopathies sus-articulaires); ils considèrent cette altération comme un témoignage de la nature infectieuse de la polyarthrite chronique[1].

La polyarthrite déformante de l'enfant s'établit par une évolution rapide; les articulations se prennent en plus grand nombre et beaucoup plus vite que chez l'adulte. Les exacerbations, avec fièvre légère, douleur et gonflement articulaire, sont plus fréquentes aussi que chez l'adulte.

Sous l'influence de ces lésions, les malades deviennent plus ou moins impotents. Quand on essaie de mobiliser un article, on n'y peut parvenir, mais on provoque toujours une vive douleur et parfois des craquements. Si la maladie se généralise, les enfants deviennent des infirmes; ils sont cloués dans leur lit, d'abord par les douleurs, plus tard par les déformations devenues permanentes. Alors le sujet s'amaigrit, pâlit et se cachectise peu à peu. Heureusement, chez les enfants, cette situation n'est pas toujours définitive. C'est une des particularités distinctives les plus intéressantes de la polyarthrite chronique déformante du jeune âge : après quelques mois, des années même (Dally), on peut voir rétrocéder des lésions qui semblaient définitives; on peut voir les articulations atteintes recouvrer graduellement leur mobilité, les déformations s'atténuer, puis disparaître, les tuméfactions osseuses ne pas laisser de traces; après la guérison, il reste parfois une laxité articulaire plus ou moins exagérée.

La maladie n'a donc pas la même gravité que chez l'adulte; elle ne mérite pas toujours l'épithète de *progressive*; pourtant il est des cas où elle a une marche envahissante et où elle devient incurable: Cornil, Charcot, Variot ont soigné des adultes atteints de rhumatisme noueux qui avait débuté dans l'enfance.

Les localisations cardiaques ne sont pas rares dans le rhumatisme chronique de l'enfance. Si Lacaze-Dori n'a pu en relever que 2 cas sur 12, les observations se sont multipliées depuis 1882, et l'on peut dire aujourd'hui que les cardiopathies compliquent la polyarthrite déformante plus souvent chez l'enfant que chez l'adulte. Elles s'observent surtout dans les cas qui ont débuté par un rhumatisme articulaire aigu.

Diagnostic. — Le diagnostic de la maladie ne présente guère de difficultés; si, au début, elle a pu faire penser à une entorse, à la tétanie, à une arthrite tuberculeuse, voire même à la goutte d'ailleurs très rare chez les enfants, quand son évolution se poursuit, il est impossible de ne pas la

(¹) *Revue de médecine*, 10 mai 1896.

reconnaître à ses caractères habituels : douleur et gonflement articulaires, envahissant d'emblée ou au bout de peu de jours plusieurs articulations, commençant ou finissant par prédominer aux articulations des doigts et de la main; rétractions et atrophies musculaires précoces, fixité et symétrie des lésions articulaires. On n'a pas à s'occuper du diagnostic avec les arthropathies tabétiques, celles-ci n'existant pas avant la puberté.

Traitement. — Le traitement de la polyarthrite déformante est le même chez l'enfant et chez l'adulte : *mutatis mutandis*. Pendant les périodes aiguës : salicylate de soude ou antipyrine à l'intérieur; immobilisation des articles après onctions au baume tranquille et enveloppement ouaté. Dans l'intervalle, l'huile de foie de morue, l'iodure de fer, la teinture d'iode, l'arsenic, les alcalins à faible dose formeront la base de la médication interne; les bains à température progressivement élevée (Lasègue), les bains sulfureux, le massage très prudemment pratiqué, enfin et surtout l'emploi de l'électricité galvanique seront les éléments de la médication externe. Pour l'électrisation, Boudet (de Paris) conseille d'appliquer le pôle positif sur la région cervico-dorsale ou dorso-lombaire et le pôle négatif dans un bassin de porcelaine plein d'eau tiède légèrement salée où l'on plonge les mains ou les pieds; on fait tous les jours une séance de 10 à 15 minutes, en employant des courants de 8 à 12 milliampères. C'est au traitement électrique que Moncorvo, Dally et Blache attribuent la guérison de leurs malades.

[A.-B. MARFAN.]

XXII

DIPHTÉRIE

PAR M. SEVESTRE
Médecin de l'Hôpital des Enfants-Malades,

et M. LOUIS MARTIN
Chef de laboratoire à l'Institut Pasteur.

La diphtérie est une maladie contagieuse, produite par un microbe, le bacille de Klebs-Lœffler ; elle est caractérisée essentiellement par la production de fausses membranes sur une muqueuse ou sur la peau dépouillée de son épithélium et en outre par des symptômes généraux plus ou moins accusés, résultant de l'action sur l'organisme des toxines élaborées par le bacille[1].

HISTORIQUE

L'histoire de la diphtérie peut être divisée en trois périodes : la première s'étend de l'antiquité jusqu'à Bretonneau ; la seconde commence aux observations du médecin de Tours et la troisième à la découverte du bacille par Klebs et Lœffler. Dans cette revue rapide, nous ne nous attacherons qu'aux faits les plus importants, à ceux qui marquent une date dans l'histoire de la diphtérie, renvoyant pour le reste aux auteurs classiques et en particulier au *Traité de la diphtérie* de Sanné[2].

Première période. — Si l'on s'en rapporte à certaines indications, pourtant assez vagues, il semble bien que la diphtérie ait été observée dès la plus haute antiquité, mais, en fait, la première description précise est due à Arétée de Cappadoce, qui vivait vers l'an 50 après J.-C. Il décrit les diverses variétés d'angines, tantôt bénignes, tantôt pestilentielles, signale la propagation possible aux voies respiratoires et fait du croup un tableau saisissant et frappant d'exactitude, sans oublier la mort par suffocation ; il avait assurément de la maladie une vue très nette et avait saisi les relations du croup

[1] Bien que les idées formulées dans cet article soient communes aux deux collaborateurs, il peut être bon de spécifier la part qui revient directement à chacun d'eux dans l'élaboration et la rédaction des différents chapitres : les préliminaires historiques, la symptomatologie, le diagnostic, le pronostic et le traitement ont été traités par M. Sevestre ; la bactériologie, l'étiologie et l'anatomie pathologique ainsi que le diagnostic bactériologique, la prophylaxie et la préparation du sérum antidiphtérique sont dus à M. Martin.

[2] Il nous paraît inutile de reproduire une fois de plus la *bibliographie* de la diphtérie qui est très étendue et a été exposée déjà bien des fois ; disons seulement, après avoir rappelé les descriptions magistrales de Bretonneau et de Trousseau, que l'on trouvera toutes les indications nécessaires dans les articles (*diphtérie, angine, croup*) publiés dans les grands dictionnaires et les traités de médecine générale (Lorain et Lépine, J. Simon, Roger et Peter, Sanné, Archambault, Jaccoud, Dieulafoy, Ruault, Grancher et Boulloche, etc.), ou dans les ouvrages consacrés à la pathologie infantile et plus spécialement encore à la diphtérie (Bouchut, Barthez et Sanné, Picot et d'Espine, Descroizilles, Comby, Cadet de Gassicourt, Henoch, Baginsky, Francotte, Jacobi, Delthil, Bourges, Boulloche, Escherich, etc.) Nous nous bornerons dans le cours de cet article, à quelques citations relatives à certains points particuliers.

avec l'angine. Il note aussi la fréquence de la maladie chez les enfants, et d'autre part montre qu'elle s'observe plus spécialement dans certains pays, comme l'Égypte et la Syrie (d'où les dénominations d'*ulcère syriaque* ou *ulcère égyptiaque*).

Après Galien, qui signale le rejet possible de fausses membranes venant de la gorge ou des voies respiratoires, il faut citer surtout Cœlius Aurelianus, qui note certains symptômes se rapportant au croup et à la paralysie diphtérique, puis Actius d'Amide au ve siècle ; à partir de ce moment et jusqu'à la fin du moyen âge, les auteurs sont complètement muets sur le compte de la diphtérie.

Mais vers la fin du xvie siècle, et surtout dans le xviie siècle, l'Europe est dévastée par des épidémies d'une gravité extrême ; apparue d'abord en Allemagne, puis en Hollande, la diphtérie envahit l'Espagne, le Portugal, l'Italie, puis le nord de l'Europe, l'Angleterre et la France ; l'Amérique est plus tard atteinte également. Ces épidémies se présentent sous des formes diverses, et, dans les relations innombrables qui nous en ont été laissées, la maladie est désignée sous des noms variables : *morbus suffocans, morbus strangulatorius, garotillo, angine pestilentielle, angine maligne, angina ulcerosa, ulcère gangreneux, mal de gorge gangreneux*, etc. Ces dernières expressions sont celles qui reviennent le plus souvent, et les auteurs qui emploient une autre dénomination regardent cependant la fausse membrane comme une eschare et rattachent la maladie au groupe des affections gangreneuses ; tous également, à deux ou trois exceptions près, considèrent l'angine et l'affection laryngée comme deux maladies distinctes.

Avec Home, en 1765, la question semble d'abord faire un pas en avant : il démontre que la fausse membrane n'est pas une eschare, mais admet, à tort, qu'elle est produite par du mucus épaissi ; en outre, il étudie mieux qu'on ne l'avait fait jusqu'alors les symptômes strangulatoires, note leur coïncidence avec les fausses membranes, laryngées et trachéales, puis de ces symptômes et de ces lésions constitue une maladie spéciale qu'il individualise sous le nom de *croup*, emprunté au langage populaire d'Écosse ; malheureusement il va trop loin dans cette voie et sépare nettement le croup de l'angine ; il confond d'ailleurs, dans une même description, le croup vrai et une autre maladie que Bretonneau devait plus tard en distinguer sous le nom de *laryngite striduleuse*.

Quelques années après, en 1773, Samuel Bard donne la relation d'une épidémie observée à New-York : ayant rencontré chez ses malades, tantôt l'angine seule, tantôt l'angine avec extension au larynx, tantôt la laryngite seule, il conclut que l'angine et le croup sont des localisations diverses de la même maladie, à laquelle il rattache également des fausses membranes observées quelquefois sur la peau, notamment derrière les oreilles. Telles sont aussi les conclusions d'un mémoire de Jurine (de Genève) couronné dans le concours institué par Napoléon (1807). Malgré tout, cependant, les idées de Home restent en faveur et l'on se refuse toujours à voir la relation qui existe entre le croup et l'angine ; entrevue déjà par Arétée, signalée plus tard (au xviie et au xviiie siècle) par Mercado, Ghisi, Star, Marteau de

Grandvilliers, soutenue mieux encore par Bard et Jurine, la vérité ne devait être démontrée que par les travaux de Bretonneau (1818-1826).

Deuxième période. — En 1818, la légion de Vendée vient tenir garnison à Tours et l'on ne tarde pas à voir, chez un certain nombre des soldats qui la composent et d'autre part chez des civils habitant au voisinage de la caserne, des angines offrant les caractères des angines dites alors gangreneuses ; ces angines se terminent, pour la plupart, par la mort des malades, laquelle survient avec tous les symptômes du croup, et bientôt Bretonneau est en mesure d'affirmer que, dans l'épidémie qu'il a sous les yeux, le croup n'est que le dernier degré de l'angine maligne ou gangreneuse ; que celle-ci d'ailleurs n'est pas gangreneuse et qu'il n'y a aucun rapport entre le sphacèle, entre une mortification si superficielle qu'on la suppose et les altérations que cette maladie détermine. En accumulant les observations, il arrive à démontrer d'une façon positive que la fausse membrane n'est pas une eschare, mais est constituée par de la fibrine et fait voir aussi que les fausses membranes du larynx et de la trachée se continuent avec celles de la gorge et des fosses nasales.

Mais Bretonneau ne s'en tient pas là ; il se demande ce que peut être une inflammation qui se traduit par des phénomènes si particuliers et il conclut en admettant un travail inflammatoire (les doctrines de Broussais étaient alors en honneur) d'une nature toute spéciale : « Je ne dirais pas toute ma pensée, si je n'ajoutais que je vois dans cette inflammation couenneuse une phlegmasie spécifique, aussi différente d'une phlogose catarrhale que la pustule maligne l'est du zona, une maladie plus distincte de l'angine scarlatineuse que la scarlatine elle-même l'est de la petite vérole, enfin une affection morbide *sui generis* qui n'est pas plus le dernier degré du catarrhe que la dartre squameuse n'est le dernier degré de l'érysipèle ». Et alors, à cette nouvelle entité morbide spécifique, il donne le nom de *diphtérite*, maladie qui comprend l'angine couenneuse, le croup et d'autres manifestations pseudo-membraneuses, soit sur les muqueuses, soit à la peau.

Puis vient Trousseau, qui vulgarise et complète les idées de son maître Bretonneau ; il substitue au mot de diphtérite celui de *diphtérie*, pour bien montrer qu'il s'agit, non pas d'une inflammation, mais d'une maladie générale infectieuse pouvant amener la mort, non seulement par suffocation, mais par un véritable empoisonnement. Il force même la note sous ce rapport et en arrive à considérer la fausse membrane, non plus comme un phénomène initial, mais comme une conséquence de l'infection. Il reconnaît cependant, avec le grand sens clinique qui le caractérise, qu'en intervenant énergiquement pour combattre la première manifestation, nous pouvons quelquefois arrêter les progrès du mal, et que la médication topique est la médication par excellence dans le traitement de la diphtérie.

Cette réserve n'a pas toujours été imitée et certains des auteurs qui suivent poussent les choses à l'extrême en disant que la diphtérie est une maladie primitivement infectieuse, dans laquelle les fausses membranes sont le produit de l'infection, au même titre que les pustules varioliques sont le résultat de l'infection variolique. Les recherches bactériologiques devaient faire plus tard la lumière sur ce point.

Nous devons dire également quelques mots d'une doctrine qui s'était fait jour en Allemagne et qui, basée sur certaines recherches anatomo-pathologiques, séparait de nouveau le croup de l'angine. Virchow et ses élèves en étaient venus à donner le nom de diphtéritiques à toutes les inflammations interstitielles des muqueuses caractérisées par la production d'un exsudat fibrineux, et appelaient croupales toutes les exsudations fibrineuses superficielles sans lésion de la muqueuse ; de la sorte, la stomatite ulcéro-membraneuse se rangeait à côté de l'angine et la pneumonie devenait le type des inflammations croupales. La bactériologie a fait justice de ces exagérations.

Troisième période. — Elle commence à la découverte du bacille et sera plus utilement exposée dans le chapitre suivant.

BACTÉRIOLOGIE, ÉTIOLOGIE, ANATOMIE PATHOLOGIQUE

La découverte d'un bacille spécifique a tellement modifié l'étude de la diphtérie que nous sommes obligés de bien connaître ce microbe pour comprendre l'étiologie, la pathogénie et l'anatomie pathologique de cette maladie.

Klebs[1], en 1883, signale un bacille spécial à la diphtérie et décrit sa disposition dans les fausses membranes à la surface des muqueuses malades. L'année suivante Lœffler[2] isole et cultive ce bacille à l'état de pureté et reproduit sur la muqueuse des animaux la fausse membrane diphtérique, il étudie en plus les effets de l'inoculation sous-cutanée ou intra-veineuse ; mais Lœffler ne se croit pas autorisé à affirmer que le bacille de Klebs est le bacille de la diphtérie, et, parmi les arguments opposés à cette spécificité, il signale : l'absence de paralysie chez les animaux qui ont résisté aux inoculations. Roux et Yersin[3], dans trois importants mémoires, établissent d'une façon certaine la spécificité du bacille de Klebs-Lœffler en donnant la paralysie aux animaux. Ils montrent en outre que ce bacille, localisé à la fausse membrane, sécrète une toxine qui diffuse dans l'organisme. Cette étude de la toxine éclaire la pathogénie de la diphtérie et conduit Behring à son admirable découverte des sérums antitoxiques.

Étude du bacille diphtérique. — Pour obtenir le bacille diphtérique, il faut d'abord prendre un fil de platine, stérilisé préalablement par la flamme d'un bec Bunsen ou d'une lampe à alcool, aplati à l'une de ses extrémités. Avec la spatule du fil de platine on touche légèrement la surface d'une fausse membrane et on ensemence trois tubes de sérum[4] sans recharger le fil ; de cette façon on a sur le premier tube des colonies arrondies très serrées ; sur

(1) Congrès de Wiesbaden, 1883.
(2) *Mittheilungen aus den kaiserl. Gesundheitsamte*, vol. II, 1884.
(3) *Annales de l'Institut Pasteur*, 1888 et 1889.
(4) Lorsqu'il s'agit de se procurer ce sérum en grandes quantités, on se rend à un abattoir. On recueille dans une cloche en verre stérilisée du sang de bœuf au moment où, par l'ouverture faite à la carotide de l'animal sacrifié, le sang sort à jet. Quand la cloche est pleine, on la recouvre immédiatement. On laisse le caillot se former, et, lorsque le sérum en est bien séparé, on aspire ce sérum au moyen de pipettes stérilisées. On le place dans des ballons obturés à la lampe qui sont ensuite stérilisés par un chauffage à 50°, durant une heure par jour pendant quinze jours, dans une étuve spéciale. Après quoi le sérum est tout prêt à être distribué dans des tubes que l'on charge au moyen d'un appareil, dit boule de Miquel. Les tubes une fois chargés, on les place, inclinés, dans une étuve à 80° pour coaguler leur contenu jusqu'à consistance complète.

[SEVESTRE ET L. MARTIN.]

le 2ᵉ tube, les colonies sont moins nombreuses; sur le 3ᵉ tube, en général les colonies sont suffisamment espacées pour qu'il soit possible d'étudier leurs caractères.

Quelquefois elles existent seules ou à peu près seules : on dit alors que la diphtérie est pure ; lorsqu'elles sont environnées d'autres colonies, on dit que la diphtérie est associée.

Si on ensemence sur d'autres milieux, sur de la gélose par exemple, il est très difficile de voir les colonies diphtériques, car les microbes de la bouche envahissent rapidement la surface de culture et la diphtérie se développe mal ou ne se développe pas. C'est sur le sérum coagulé qu'il faut ensemencer, si l'on veut être sûr d'obtenir des colonies diphtériques ; dans le cas où on manquerait de sérum, il vaudrait mieux ensemencer sur du blanc d'œuf coagulé que sur gélose.

Pour avoir une culture pure du bacille diphtérique, il suffit quelquefois de prendre une colonie bien isolée du 3ᵉ tube de sérum, de la recueillir avec un fil de platine et de la porter dans du bouillon ; mais il est préférable de purifier cette colonie. Pour cela on prend le tube de bouillon dans lequel on a délayé une colonie diphtérique, on agite ce tube pour bien répartir les germes dans toute la masse, on trempe alors un fil de platine dans le bouillon et aussitôt avec ce fil de platine chargé de bouillon on ensemence plusieurs stries parallèles sur un tube de sérum. Quand l'opération est bien faite, on ne doit pas avoir plus de 10 à 15 colonies sur le tube de sérum.

Après 24 heures d'étuve à 35-37 degrés, les colonies sont très nettes et il suffit de laisser les tubes à l'étuve 36 ou 48 heures pour avoir des colonies avec tous les caractères que nous allons indiquer : elles se présentent sous forme de petites taches arrondies blanc grisâtre dont le centre est plus opaque que la périphérie ; elles poussent énergiquement sur sérum, peuvent être visibles dès la 15ᵉ heure ; elles sont alors punctiformes, mais, en se développant, une colonie peut atteindre deux et trois millimètres de diamètre ; en vieillissant, ces colonies restent ordinairement sèches et blanches, parfois prennent une teinte jaunâtre.

Lorsqu'une colonie est ainsi bien isolée sur sérum, il suffit d'en prendre une parcelle, de la porter dans du bouillon, pour avoir une culture pure en bouillon. Ce bouillon mis à l'étuve reste liquide, un fin dépôt vient se fixer aux parois et au fond du tube, et un léger voile se forme à la surface, mais seulement après 2 ou 3 jours.

Pour étudier le bacille diphtérique, il suffit de porter sur une lamelle une goutte de bouillon qui contient le bacille, ou mieux une parcelle de colonie sur sérum qu'on délaye dans de l'eau ; on sèche, on fixe et on colore[1]. Au microscope, on voit que le bacille diphtérique se présente sous la forme de bâtonnets allongés, renflés aux deux extrémités, disposés par groupes ; dans ces groupes, les bacilles sont quelquefois très enchevêtrés, ou encore on rencontre une série de trois ou quatre bacilles rangés parallèlement les uns aux autres ; parfois ils sont placés bout à bout, mais alors les corps de deux

---

[1] Examiné en goutte pendante, le bacille est immobile.

bacilles ne se trouvent pas ordinairement dans le prolongement l'un de l'autre, ils figurent des accents circonflexes plus ou moins ouverts ; on a ainsi une figure générale qui rappelle assez bien un assemblage de caractères cunéiformes ou mieux encore des aiguilles courtes et trapues qu'on aurait laissés tomber par petits tas sur une table. Traité par la méthode de Gram, ce bacille reste coloré.

Le bacille diphtérique ne se présente pas toujours avec la même forme : nous en distinguerons trois variétés : Il y a des bacilles longs, intriqués, enchevêtrés ; ce sont les bacilles types de la diphtérie, qui sont décrits par tous les auteurs. Il existe aussi de petits bacilles courts disposés parallèlement les uns aux autres, ils paraissent plus gros que les bacilles ordinaires, à cause de leur peu de longueur. Entre les bacilles longs et les bacilles courts, il existe une forme intermédiaire de bacilles de moyenne longueur, se disposant parallèlement les uns aux autres.

Les colonies de ces trois formes ne se distinguent pas sur sérum ; cependant les bacilles courts donnent souvent des colonies plus blanches, plus humides, qui continuent à croître, même en dehors de l'étuve, et leur description rappelle singulièrement celle du pseudo-bacille donnée par G. Hoffmann. En général, dans le bouillon, ces bacilles gardent les formes allongées ou trapues qu'ils avaient sur sérum.

Preuves de la spécificité du bacille de Klebs-Lœffler. — Nous étudierons plus tard la virulence de ces microbes ; voyons d'abord comment on a démontré que ce bacille de Klebs-Lœffler était bien le microbe de la diphtérie.

Klebs a donné comme première raison qu'on le rencontrait dans les fausses membranes. Cette raison n'était pas suffisante, d'autant plus que depuis on a démontré que des fausses membranes pouvaient être produites par d'autres microbes, c'est même ce qui a permis de dire qu'il y avait des angines blanches diphtériques et des angines blanches non diphtériques.

Lœffler a donné de meilleures preuves de la spécificité de ce bacille ; avec une culture pure de ce bacille, il a pu obtenir des fausses membranes, et ces fausses membranes, on peut les obtenir dans la trachée des pigeons, des cobayes, des lapins, sur la peau de l'oreille des lapins, à la vulve des cobayes ; mais pour cela, il faut une lésion préexistante des téguments, lésion que l'expérimentateur doit produire et qui est ordinairement une excoriation ou une brûlure. Cette découverte de Lœffler a été vérifiée par tous les auteurs qui se sont occupés de la question, et on peut, avec le bacille de Lœffler, donner au lapin un croup typique : le lapin meurt en 2 ou 3 jours avec des fausses membranes plein la trachée ; dans quelques cas, elles s'étendent jusqu'aux bronches. Mais Lœffler voulut, avant de se prononcer sur la spécificité du bacille diphtérique, rechercher s'il donnait les paralysies qui, chez l'homme, accompagnent si souvent cette maladie. En étudiant les effets de l'inoculation du bacille diphtérique, nous allons voir comment MM. Roux et Yersin ont donné les paralysies diphtériques.

Pour étudier le bacille diphtérique, il faut avoir une culture pure en bouillon, nous avons déjà vu comment on obtient cette culture pure. Prenons

[SEVESTRE ET L. MARTIN.]

1 centimètre cube d'une culture pure en bouillon qui est restée 24 heures à l'étuve à 35 degrés environ, injectons sous la peau d'un cobaye ce centimètre cube de culture pure : le plus souvent le cobaye mourra 24 heures après ou 48 heures après; mais si on fait de même avec de nombreux spécimens de microbes diphtériques, on rencontre des bacilles qui tuent le cobaye après 7 ou 15 jours, d'autres, même, ne les tuent pas. Cette première expérience nous apprend que tous les bacilles diphtériques n'ont pas la même virulence pour une même espèce animale. On trouve donc dans les fausses membranes des bacilles très virulents et d'autres très peu virulents.

Continuons l'étude des effets de l'inoculation sous-cutanée. Prenons le bacille qui a tué le cobaye, inoculons-le au pigeon, au lapin et nous verrons que, parmi les bacilles qui tuent le cobaye, beaucoup ne tuent pas le lapin ou le pigeon. Cette expérience nous prouve que tous les animaux ne sont pas également sensibles au bacille de la diphtérie et l'on peut dire que, de tous les animaux en usage dans les laboratoires, le plus sensible est le cobaye, puis vient le pigeon, puis le lapin ; les souris sont très peu sensibles et les rats sont à peu près réfractaires. On peut inoculer dans les veines ou dans le péritoine, et on obtient la mort de l'animal comme avec une inoculation sous-cutanée.

Dans ces expériences, nous voyons que tous les animaux inoculés ne meurent pas, ou meurent après plusieurs jours; les lapins et les chiens sont les animaux qui offrent le plus de résistance et, si on a soin de les inoculer dans les veines, très fréquemment, 15 jours ou même plus longtemps après l'inoculation, ces animaux présentent des paralysies. Ces paralysies restent quelquefois limitées, aux pattes postérieures par exemple; le plus souvent elles sont progressives et amènent chez le lapin la mort de l'animal. Chez les grands animaux, chiens, chèvres, chevaux, ces paralysies guérissent ordinairement. L'existence de ces paralysies, bien mise en évidence par MM. Roux et Yersin, « complète la ressemblance de la maladie expérimentale avec la maladie naturelle et établit d'une façon certaine le rôle spécifique du bacille ».

Lorsqu'on fait l'autopsie des animaux qui meurent à la suite d'une inoculation sous-cutanée, *on peut chercher le bacille diphtérique dans les organes avec la plus grande attention, on ne le trouve pas, sauf au point même de l'inoculation*; cette particularité a fait penser que le bacille localisé au point d'inoculation sécrétait un *poison* et que ce poison, en diffusant dans l'organisme, tuait l'animal.

Voyons comment MM. Roux et Yersin ont démontré l'existence de ce poison et mis en évidence ses propriétés.

Ils prennent une culture pure en bouillon d'un bacille très virulent et la laissent séjourner à l'étuve 1 mois; la culture, primitivement alcaline, devient légèrement acide, puis alcaline et enfin, lorsqu'elle est franchement alcaline, on la filtre sur une bougie Chamberland, et le liquide filtré, absolument privé de microbes, tue les cobayes, les lapins, leur donne des paralysies ; en un mot, avec une culture filtrée, on reproduit tous les accidents généraux de la diphtérie. Quant aux animaux insensibles aux microbes, ils le sont également à la toxine.

L'activité de la toxine produite varie suivant les microbes qui la sécrètent : des microbes de virulence égale ne sont pas également toxigènes ; par exemple tous les microbes, qui tuent en 24 heures un cobaye, ne donneront pas en 20 jours une toxine de même activité ; ce fait est important à noter, nous avons déjà vu que les bacilles diphtériques ont chacun leur virulence propre et voici qu'à virulence égale, les uns donnent de la toxine et d'autres peu ou pas.

On mesure une toxine[1] par son action sur le cobaye ; en général on peut tuer un cobaye de 500 grammes avec $\frac{1}{10}$ de centimètre cube, mais on peut avoir des toxines actives au $\frac{1}{100}$ et même au $\frac{1}{500}$[2].

La toxine diphtérique se conserve longtemps en vase clos, mais l'air, la lumière, la chaleur lui font perdre ses propriétés Le poison diphtérique est précipité par l'alcool et il jouit de la propriété d'adhérer facilement aux précipités qui se forment dans un liquide chargé de toxine. MM. Roux et Yersin pensent que tous ces caractères rapprochent ce poison des diastases.

Après ces études sur la toxine, il était naturel de chercher à immuniser des animaux contre le poison diphtérique. Carl Fränkel y parvint le premier en injectant d'abord des toxines chauffées ; après lui Behring modifia la toxine par le trichlorure d'iode ; Roux et Vaillard modifièrent la toxine tétanique par la liqueur iodo-iodurée de Gram ; cette méthode fut appliquée à la toxine diphtérique. En règle générale, il est difficile d'immuniser de petits animaux, la vaccination devient plus facile pour les grands animaux.

Nous connaissons désormais le bacille diphtérique, ses propriétés, ses fonctions ; nous pouvons aborder *l'étiologie de la diphtérie*. Nous considérons comme absolument démontré que sans le bacille de Klebs-Lœffler il ne peut pas y avoir de diphtérie ; mais la diphtérie est une maladie variable dans ses débuts, dans ses formes, et avant d'entrer plus avant dans l'étude étiologique de la maladie nous sommes obligés de traiter différentes questions importantes.

Nous avons déjà dit que la diphtérie peut être pure ou associée. — Elle est pure lorsque sur sérum un ensemencement de fausses membranes donne à peu près uniquement des colonies de diphtérie. — Elle est associée lorsque entre ces colonies on voit d'autres microbes, dont les plus fréquents sont le streptocoque, le coccus Brisou, le staphylocoque et des bacilles coliformes.

Cette question des associations est surtout importante pour l'union du bacille diphtérique avec le streptocoque[3]. Cette importance peut dépendre de la nature des streptocoques associés, ou de la quantité des streptocoques présents. Elle peut dépendre aussi de l'individu chez qui se développe

---

[1] Un centimètre cube de toxine contient 0,01 de résidu sec; toutes matières inactives défalquées, il reste 0,0004 d'une matière organique dans laquelle la toxine n'entre que pour une faible part.

[2] W. H. Park and A. W. Williams. *The Journal of experimental Medicine*, janvier 1896.

[3] MM. Widal et Besançon, M. Barbier et plusieurs auteurs allemands ont étudié l'importance de l'association de la diphtérie avec le streptocoque ; mais, à notre avis, cette question ne se résoudra qu'après qu'on aura étudié et résolu la question des races de streptocoques.

[SEVESTRE ET L. MARTIN.]

l'association. Dans l'état actuel de nos connaissances, la seule chose certaine.
c'est que, si l'ensemencement d'une fausse membrane sur un tube de sérum
donne en même temps : 1° des colonies de diphtérie grandes, arrondies.
opaques à leur centre ; 2° des colonies fines, intermédiaires, nombreuses,
formées par des streptocoques, il importe de tenir compte de cette association, elle modifie la physionomie de la maladie et aggrave le pronostic.
comme nous le verrons. Et ce fait est d'accord avec l'expérimentation.
puisque MM. Roux et Yersin se sont servis du streptocoque pour augmenter
la virulence du bacille de Lœffler. Ce fait est d'accord avec l'observation
puisque, dans les cas graves de diphtérie, on trouve souvent une généralisation du streptocoque qui alors agit et en augmentant la virulence du bacille
diphtérique et en attaquant l'organisme pour son propre compte (Barbier).
Nous pouvons mettre comme microbes aggravant le pronostic : le staphylocoque, les coliformes et les pneumocoques, dans les cas de diphtérie des
bronches et du poumon. Tandis que certains cocci, dont nous ferons l'étude
à propos du diagnostic bactériologique de la diphtérie, associés au bacille
diphtérique, n'aggravent pas le pronostic.

MM. Roux et Yersin ont émis l'idée que ces cocci pouvaient supplanter
dans les fausses membranes le bacille diphtérique et, comme ils ne sont pas
pathogènes, leur présence est favorable à l'individu. Nous retrouvons ici ce
que M. Metchnikoff a décrit pour le choléra ; si les microbes luttent avec
notre organisme, ils luttent aussi entre eux. Le streptocoque peut être
regardé comme le type des microbes favorisant le développement d'un
bacille diphtérique et augmentant sa virulence et son pouvoir toxigène ;
très probablement les cocci possèdent les propriétés contraires ; mais ces
idées vraisemblables ont besoin d'être contrôlées expérimentalement pour
être acceptées, elles nous expliqueraient bien des particularités étiologiques
que nous sommes encore dans l'impossibilité de résoudre. Telle est la
question du pseudo-diphtérique.

Lorsqu'on ensemence sur sérum des fausses membranes, on trouve parfois un bacille ressemblant au diphtérique mais n'ayant aucune action nocive
pour les animaux ; de même si on ensemence le mucus qui recouvre les
amygdales des personnes saines, dans un très grand nombre de cas on trouve
le même microbe. Ce microbe est-il différent du bacille diphtérique ou bien
est-il un bacille atténué ? Les auteurs qui soutiennent la première opinion
n'ont pas à notre avis fourni un critérium qui permette d'établir cette différence. Voici leurs arguments : le bacille est souvent plus court, il prend
souvent un aspect granuleux, sa culture en bouillon est plus abondante, il
cultive plus abondamment sur gélose et il continue à croître à 20 ou 22
degrés. Tous ces caractères en réalité peuvent varier pour un même microbe,
aucune de ces variations ne peut suffire à constituer une espèce distincte. Le
seul caractère qu'on puisse discuter est que le pseudo-diphtérique ne tue pas
l'animal.

Voyons encore quel animal ? il faut dire le cobaye, pour les partisans de
la séparation. Mais voici un bacille qui tue le cobaye et ne tue pas le pigeon
ou le lapin ; alors ce bacille, diphtérique vrai pour le cobaye, devient pseudo-

diphtérique pour le pigeon, le lapin ; ou au contraire le bacille qui ne tue pas le cobaye peut tuer des oiseaux, et, pour être logique, l'animal le plus sensible étant le pinson ou le serin, le vrai pseudo-diphtérique devrait être celui qui ne tue pas les petits oiseaux ; d'autant plus que MM. Roux et Yersin ont montré que ces bacilles catalogués pseudo-diphtériques, sans tuer le cobaye, peuvent lui donner de l'œdème ; prenant alors ce bacille pseudo-diphtérique ils ont remonté sa virulence en l'associant avec du streptocoque. En bactériologie, on voit que la virulence n'est pas un caractère fixe, elle se perd ou s'acquiert ; il en est ainsi pour le bacille du charbon, pour le streptocoque et pour bien d'autres ; il en est de même pour la diphtérie et il faut admettre que le bacille diphtérique non virulent peut habiter notre gorge sans donner de diphtérie, comme le pneumocoque et le streptocoque peuvent exister sans pneumonie ou sans érysipèle ; la comparaison est d'autant plus permise que, si on examine beaucoup de gorges saines, on trouve des bacilles diphtériques, non seulement de toutes les formes, mais aussi de toutes les virulences, et on peut, chez des gens bien portants, trouver des bacilles qui tuent le cobaye ; inversement, si on prend un malade atteint de diphtérie, MM. Roux et Yersin ont déjà montré que des bacilles, virulents au moment de la maladie, deviennent dans certains cas moins virulents au moment de la convalescence et plus tard ne tuent plus le cobaye ; et, si on suit les variations de formes, on voit que souvent des bacilles d'abord longs et enchevêtrés deviennent moyens et parallèles en changeant de virulence, et dans les cas nombreux où le bacille persiste longtemps, c'est alors du bacille court, non virulent, que l'on rencontre le plus souvent.

L'expérience a permis à MM. Roux et Yersin de transformer un bacille virulent en bacille non virulent. Les mêmes expérimentateurs ont rendu virulent des bacilles très peu actifs, et la seule ressource qui reste aux séparatistes c'est que personne n'a pu rendre la virulence à un bacille qui en était complètement dépourvu ; il est permis d'espérer qu'on pourra un jour ou l'autre combler ce dernier desideratum. Retenons de toute cette discussion que, variables dans leurs formes, les bacilles diphtériques semblent former des races que l'expérimentation peut cependant transformer. Nous avons :

1° Des bacilles longs, enchevêtrés, très toxiques, très virulents ;

2° Des bacilles moyens se disposant parallèlement, peu virulents, peu toxiques ;

3° Des bacilles courts, inactifs pour les cobayes.

Cette division est vraie le plus souvent, mais rien n'est absolu et on trouve quelquefois des bacilles longs non virulents et aussi des bacilles courts virulents.

Le professeur Spronck d'Utrecht a, dans la *Semaine médicale*, août 1896, étudié les différentes formes du bacille diphtérique et il classe en dehors de la diphtérie un bacille court qui ne tue pas les animaux, mais leur donne de l'œdème. Si, dit-il, le bacille court qui donne de l'œdème était un bacille diphtérique, le sérum antidiphtérique devrait empêcher l'œdème ; comme l'expérience montre que le sérum antidiphtérique n'empêche pas l'œdème, il en conclut que le bacille court n'est pas un bacille diphtérique. Nous ne savons pas si dans la pensée du professeur Spronck tous les bacilles courts doivent être exclus, mais nous pouvons affirmer que certains bacilles courts sont cependant des bacilles diphtériques dégénérés.

Voici comment nous pouvons en fournir la preuve :

Nous avons pris une vieille culture en bouillon datant de huit mois, nous avons ensemencé cette culture dans du bouillon ordinaire, le bouillon est resté stérile; mais pour nous assurer que la culture était bien morte, nous l'avons ensemencée dans une boîte de Pétri gélosée; au-dessus de la gélose et après la prise de la gélose, nous avions ajouté du bouillon de veau récemment préparé; nous savions par expérience que, en agissant ainsi, le milieu de culture était très favorable au développement du bacille diphtérique.

La semence qui n'avait pas poussé dans du bouillon ordinaire fructifia dans ce milieu, mais donna naissance à un bacille court; la semence provenait cependant d'un bacille long typique, de celui qui nous sert à préparer la toxine à l'Institut Pasteur.

Ce bacille est resté court dans les cultures suivantes. Inoculé au cobaye, quelle que soit la dose, il ne le tue pas, mais donne de l'œdème. Si on sacrifie l'animal, dans l'œdème on retrouve du bacille court.

Mais ce bacille court artificiellement obtenu tue les moineaux. Comme nous étions sûr de sa provenance, nous pensâmes que le sérum devait empêcher les moineaux de mourir; nous inoculâmes préventivement du sérum à un moineau et le lendemain nous prîmes un témoin et le moineau sérum : tous deux reçurent 1/10 de centimètre cube d'une culture de 24 heures; le témoin comme ses prédécesseurs mourut en 38 heures, le moineau sérum résista. Voilà donc un bacille court qui est bien un bacille diphtérique. L'expérience de M. *Spronck peut démontrer que des bacilles courts ne sont pas des bacilles diphtériques.* Mais notre expérience démontre que *certains bacilles courts sont sûrement diphtériques* [1].

Un dernier point doit nous arrêter: Y a-t-il une relation entre la diphtérie animale et la diphtérie humaine? Au point de vue bactériologique, les bacilles de la diphtérie animale diffèrent du bacille de la diphtérie humaine. Il s'ensuit qu'ils ne peuvent donner à l'homme la diphtérie avec bacille de

---

[1] Cette question nous entraîne dans de grands développements malgré nous, car nous ne voudrions pas être accusés d'éviter la discussion. Nous croyons utile de citer encore le récent article de MM. Veillon et Hallé dans les *Archives de médecine expérimentale* de mai 1896.

Voici comment ils s'expriment : Depuis qu'on fait couramment le diagnostic bactériologique de la diphtérie, nous croyons qu'on confond souvent entre eux bon nombre de bacilles qui n'ont que ce caractère commun de rester colorés par la méthode de Gram et de donner des colonies blanches sur sérum en 24 heures de séjour à l'étuve; nous croyons que ces bacilles sont au nombre de quatre, ce sont :

1° Le bacille diphtérique;
2° Le bacille pseudo-diphtérique vrai;
3° Le bacille pseudo-diphtérique commun;
4° Le bacille en massue de Weeks.

Nous pensons avec ces auteurs que tous les bacilles qui prennent le gram et poussent en 24 heures sur sérum ne sont pas des bacilles diphtériques, les n°° 3 et 4 ont des caractères différentiels de formes et de cultures; mais nous affirmons que ces difficultés, qui doivent stimuler l'ardeur des bactériologistes, ne peuvent modifier les règles du diagnostic bactériologique des angines diphtériques.

Klebs-Lœffler. Ces bacilles de la diphtérie animale sont-ils des microbes qui favorisent le développement de la diphtérie humaine? personne n'a étudié la question; cela nous donnerait peut-être l'explication de la coexistence des deux épidémies que bien des auteurs ont notée. D'autre part, les oiseaux et les grands animaux peuvent prendre la vraie diphtérie de l'homme, il n'est pas impossible que, dans certains cas, l'homme puisse la reprendre des animaux; mais alors il ne s'agit pas de diphtérie animale à proprement parler, mais bien de diphtérie humaine accidentellement transmise par l'intermédiaire d'un animal [1].

Etiologie. — Pour connaître quelles sont les causes qui permettent à la diphtérie de se développer, il faut non seulement tenir compte de l'agent qui produit la maladie, mais aussi de l'individu qui devient malade. La médecine, avant Pasteur, avait bien étudié les causes individuelles, elle ignorait les virus ; mais la seule présence des virus ne peut tout expliquer. Pour produire la diphtérie, il faut le bacille Klebs-Lœffler, et cependant, toutes les fois que le bacille existera, il n'y aura pas diphtérie, fort heureusement; car, sans parler des cas d'expérimentation de Trousseau-Peter, dans des villes comme Paris un grand nombre d'entre nous ont eu des bacilles diphtériques dans la bouche sans avoir la diphtérie. Aussi sommes-nous obligés d'avoir tout un chapitre de *causes prédisposantes.*

Pour prendre la diphtérie, l'individu doit avoir une *lésion locale* de la muqueuse, souvent très légère, qui permet l'implantation du bacille diphtérique. Cette lésion peut être d'origine *traumatique* : ablation des amygdales, ablation des polypes naso-pharyngiens, traumatisme de la vulve chez les accouchées; pour la diphtérie cutanée, plaie de vésicatoire. — Cette lésion peut être d'origine *pathologique*, légères angines, laryngites, rhinites, conjonctivite, fissure des lèvres, eczéma derrière les oreilles, qui préparent le terrain à la diphtérie; — angines ou laryngites de la rougeole, angine de la scarlatine, de la typhoïde et de la coqueluche pour les diphtéries *secondaires.* Enfin il y a des prédispositions tenant à l'âge, l'enfant prenant la diphtérie plus que l'adulte.

Nous n'avons pas à insister sur la contagion, qui est définitivement admise, mais on comprend aujourd'hui comment elle a pu être niée; pour prendre la diphtérie, il faut une réunion de plusieurs conditions; cela n'empêche pas la diphtérie d'être contagieuse par contact direct ou indirect. — Il y a contagion directe lorsque des débris de fausse membrane ou des projections de mucus, de salive, viennent atteindre les personnes voisines au niveau d'une muqueuse. Les parents qui, malgré les recommandations, embrassent leurs enfants, peuvent se contagionner directement. — La contagion indirecte est surtout fréquente ; elle se fait par l'intermédiaire des personnes qui soignent le malade; elle se fait par les linges qui ne devraient sortir de l'appartement du malade qu'après désinfection; sans cette précaution, un foyer épidémique peut se disséminer avec la plus grande rapidité dans tous les sens; elle se fait enfin par tout

____

(1) Voir pour plus de renseignements SOUVESTRE, *Th. doct.* Paris, 1896.

[SEVESTRE ET L. MARTIN.]

ce qui sert au petit malade : cuillers, tasses et surtout livres et jouets. Nous insisterons sur les précautions à prendre dans ces divers cas, au « Traitement prophylactique ».

Nous ne pouvons passer sous silence l'étude des diphtéries sporadiques : loin de les nier, nous pensons que la bactériologie les explique et les rend nécessaires. Que nous apprend la bactériologie? 1° Que le bacille peut se conserver longtemps dans les fausses membranes. C'est ce qui explique les épidémies d'appartements constatées par tous les auteurs ; 2° Que le bacille diphtérique peut se conserver très longtemps dans la bouche des malades, comme l'ont montré MM. Sevestre et Méry, Tézenas de Montcel ; rien d'étonnant que trois, six mois après, un ancien malade porteur de bacille diphtérique puisse en communiquer le germe ; 5° Que le bacille diphtérique existe dans bien des bouches saines; le plus souvent, il n'est pas actif, mais il peut être virulent ; en tout cas, sous certaines conditions, il peut le devenir et, comme exemple de ces renforcements de virulence, nous devons citer ce qui arrive dans la rougeole. Nous avons vu plusieurs rougeoleux qui avaient dans le nez des bacilles diphtériques courts et qui ont eu une diphtérie laryngée sans angine, ils sont morts du croup avec des bacilles courts.

Y a-t-il d'autres causes capables de renforcer le bacille diphtérique, le fait est probable et du reste chez tous les microbes on constate ces variations de virulence, c'est une loi générale en bactériologie ; de telle façon que, après nous avoir montré la cause des maladies, la bactériologie nous montre encore comment elles naissent, comment un microbe inoffensif peut devenir pathogène, comment une épidémie peut se créer.

Prenons ce rougeoleux qui meurt d'une diphtérie, qu'il se doit à lui-même ; cette diphtérie il peut la transmettre et il la transmettra facilement à un autre rougeoleux qui, à son tour, transmettra et renforcera la virulence du microbe. Finalement une épidémie s'établit chez les rougeoleux, d'abord pour gagner tous les quartiers de l'hôpital ; c'était l'histoire de tous les jours aux Enfants-Assistés de Paris, il y a seulement 8 ans. Mais ces épidémies ne se reproduisent plus depuis qu'on connaît la cause de la diphtérie. Isolez tous les enfants qui ont dans la bouche le microbe de la diphtérie et vous arrêterez la possibilité des épidémies.

Pouvons-nous expliquer comment la maladie peut avoir un caractère propre de bénignité, de toxicité ou de malignité?

On comprendra sans peine que, du fait de l'*individu*, une diphtérie évoluera différemment suivant le terrain ; la pathologie générale comme la bactériologie nous montrent que, pour un même microbe, tous les animaux de même race ne sont pas également atteints. Voilà déjà un premier point qui nous explique comment une diphtérie peut être bénigne ou grave. Mais, en plus, l'individu n'est pas toujours attaqué par la même variété de bacille diphtérique ; ainsi on peut s'expliquer que des angines bénignes sont ordinairement produites par des microbes peu virulents et des angines graves par un microbe très actif, et la bactériologie nous explique ainsi qu'il peut y avoir des angines bénignes et des angines toxiques ; il y a plus, l'organisme peut être attaqué par plusieurs microbes et, par exemple, l'association du streptocoque et de la diphtérie donne l'angine maligne.

Le milieu joue un rôle considérable. Il va sans dire qu'une diphtérie qui se développe dans les hôpitaux est toujours grave. Par contre on voit dans les villages des épidémies d'angines parfois très légères; ensemencez les fausses membranes et vous verrez que les colonies sont bien isolées, que le microbe est peu virulent, sans association; malgré cette allure générale de bénignité, il y aura des cas graves, toxiques ou malins, soit par le fait de l'individu qui entrera en cause, soit par l'association d'un autre microbe: mais, après une angine maligne, l'épidémie pourra être modifiée dans ses caractères et de bénigne qu'elle était au début devenir grave.

Dans ces épidémies, recherchez la virulence, recherchez les associations, vous trouverez le plus souvent l'explication du fameux génie épidémique. La clinique avait vu tous ces faits, la bactériologie les explique et permet, non seulement de les constater, mais de les prévenir.

Pour être complets nous devons parler des causes extrinsèques, par exemple des saisons: la diphtérie est plus fréquente au printemps et à l'automne, elle est plus rare en été; mais en plus, quand une saison est pluvieuse, les diphtéries deviennent plus nombreuses. De même pour les climats, c'est l'humidité qui joue le grand rôle.

La diphtérie, maladie contagieuse et épidémique, n'a pas une incubation bien déterminée; il ne suffit pas d'avoir le germe dans la bouche pour avoir la diphtérie, il faut un concours de plusieurs circonstances; mais, ce que l'on peut affirmer, c'est que la diphtérie peut se développer très rapidement : un malade exposé à la contagion et se trouvant dans de bonnes conditions de receptivité peut 24 heures après présenter des fausses membranes.

La diphtérie est une maladie qui peut récidiver et, pour expliquer ces récidives qui sont rares, on peut dire qu'une première atteinte, mettant à l'abri peu de temps, le malade est contagionné une seconde fois par un microbe venant du dehors ou encore par un bacille qu'il aura conservé dans sa bouche ou dans les cavités voisines, nez ou sinus. Il existe même des cas de diphtérie chronique (Cadet de Gassicourt). Tout ce qui précède nous explique pourquoi la prophylaxie de la diphtérie est des plus difficile.

Anatomie pathologique. — La lésion de la diphtérie, ce qui la caractérise, c'est la production de la fausse membrane, c'est elle que nous décrirons d'abord [1].

Son siège le plus fréquent est l'amygdale. Presque toujours les deux amygdales sont malades, les fausses membranes peuvent envahir la luette, les piliers du voile du palais, se propager au pharynx, gagner le larynx et toutes les voies aériennes, trachée et bronches. Il ne faut pas oublier que les fausses membranes peuvent débuter par la muqueuse pituitaire et se propager au larynx sans donner d'angine ; on admet aussi que la lésion peut se localiser d'emblée au larynx. D'autres muqueuses peuvent être envahies, œil, vagin ;

---

[1] L'angine catarrhale aiguë avec bacilles de Löffler sans aucun exsudat, décrite par quelques auteurs, doit être regardée comme rare.

[SEVESTRE ET L. MARTIN.]

enfin une fausse membrane peut apparaître sur toute surface cutanée, excoriée et humide.

Les fausses membranes présentent les dimensions les plus diverses; c'est tantôt une simple lentille obstruant l'orifice d'une crypte amygdalienne, tantôt une large plaque couvrant l'amygdale, encapuchonnant la luette; quelquefois un cylindre moulant le larynx, la trachée et les bronches; mêmes variations dans l'épaisseur qui peut aller de la couenne épaisse au simple enduit lactescent. Lorsqu'on examine une fausse membrane, on voit que sa couleur, blanche les premières heures, devient blanc grisâtre en vieillissant; dans les diphtéries graves, les fausses membranes sont souvent sanguinolentes; leur résistance est le plus souvent assez grande, mais on voit cependant des fausses membranes friables; un caractère important est que les fausses membranes *agitées dans l'eau ne se désagrègent pas*, ce qui les distingue des enduits pultacés.

Avant de décrire la structure de la fausse membrane, nous parlerons d'abord de la muqueuse sous-jacente; c'est en effet par la muqueuse que débute la maladie, et c'est sur la muqueuse malade que vient se fixer le germe de la maladie. On remarque que souvent les fausses membranes débutent par les cryptes amygdaliennes; dans ces cas on a au début l'apparence d'une folliculite simple. Partant du point de moindre résistance où le bacille a pu se fixer, la fausse membrane s'étend sur la muqueuse voisine, qui s'injecte, prend une teinte rouge et peut même devenir saignante comme cela se voit dans les diphtéries datant de quelques jours. En somme, il faut accepter cette donnée que le point initial d'une fausse membrane est un point de muqueuse malade. Si nous sommes aussi affirmatifs, c'est que nous nous appuyons et sur l'expérimentation et sur l'anatomie pathologique.

Lorsque, chez les animaux, on veut produire des fausses membranes, il faut d'abord léser la muqueuse; chez l'homme, lorsqu'on examine des organes recouverts de fausses membranes, à la zone qui limite la partie malade de la partie saine, on voit que la muqueuse est lésée par place, c'est par cette lésion comme par un cratère[1] que sortent les globules blancs qui viennent constituer la fausse membrane; les globules blancs recouvrent la muqueuse, la fibrine en se coagulant les emprisonne et le reticulum fibrineux, qui englobe dans ses mailles plusieurs couches de globules blancs, sépare la muqueuse des microbes. La toxine sécrétée amène une dilatation des vaisseaux sous-jacents et, des lymphatiques comme des vaisseaux sanguins dilatés, sortent leucocytes et globules rouges qui s'infiltrent au travers des cellules épithéliales; ces cellules épithéliales prolifèrent elles-mêmes, plus tard elles disparaissent et on les retrouve plus ou moins altérées dans la fausse membrane.

Lorsqu'on étudie la muqueuse on trouve en allant de la partie saine à la partie malade :

[1] Nous avons vu en étudiant l'anatomie pathologique de la diphtérie, avec M. Jean Binot, plusieurs fois ce phénomène sur des coupes de trachée ou de larynx d'enfants morts de la diphtérie; c'est à ce travail encore inédit que nous empruntons les données originales de cet article.

1° Epithélium sain :

2° Epithélium persistant mais, en voie de prolifération, dilatation des vaisseaux sous-jacents, infiltration de leucocytes et de globules rouges ;

3° Epithélium détruit, lésions précédentes encore plus accentuées et le tout recouvert par la fausse membrane dont voici la description au point le plus malade, c'est-à-dire au point où manque l'épithélium. — Tout contre la muqueuse, on trouve des leucocytes mélangés à des cellules épithéliales ; mais le plus grand nombre de ces cellules prennent bien la matière colorante, leurs éléments se différencient bien au picro-carmin, ce sont des cellules vivantes ; il y a très peu de micro-organismes dans cette couche lorsque la diphtérie est pure, il y a au contraire des cocci dans les diphtéries associées ; toutes ces cellules sont logées dans des mailles de fibrine.

A la partie libre de la fausse membrane on trouve une couche plus ou moins épaisse de microbes, bacilles diphtériques, streptocoques, staphylocoques, etc. Entre ces microbes et la couche des leucocytes, on voit une zone intermédiaire qui contient quelques microbes, surtout des cocci, peu ou pas de bacilles, mais surtout des cellules qui ne se colorent pas ou se colorent mal, des débris de noyaux entourés de vacuoles et le tout dans un réseau de fibrine à mailles larges, irrégulières. En sorte que dans toute fausse membrane on trouve :

1° Une zone de micro-organismes ;

2° Zones de cellules mortes ou mourantes, mailles incomplètes de fibrine ;

3° Zones de cellules vivantes mais malades, mailles bien formées de fibrine ;

4° Muqueuse privée de son épithélium.

Tout nous montre en réalité que la lésion locale de la diphtérie est constituée par des leucocytes qui, venus pour protéger l'organisme, sont enchâssés par la fibrine coagulée et restent en place pour constituer la fausse membrane. La fausse membrane où les leucocytes meurent est une véritable barrière que ne peuvent franchir les bacilles, mais ces bacilles secrètent des poisons qui, eux, pénètrent dans le sang ; il nous faut étudier maintenant les effets de la toxine. Disons auparavant que la simple présence des fausses membranes peut amener la mort par lésions mécaniques. On peut mourir de sténose laryngée avec un microbe peu toxique, de même on peut avoir une bronchite pseudo-membraneuse avec des microbes peu actifs ; un enfant qui meurt de ces accidents peut ne pas présenter les lésions que nous allons décrire et les auteurs qui font l'anatomie pathologique de la diphtérie doivent toujours s'enquérir des causes de la mort, accidents toxiques généraux ou accidents mécaniques locaux, faute de quoi il devient impossible de s'entendre. Ajoutons que les diverses associations microbiennes modifient aussi les lésions ; c'est ce qui explique, pour une part au moins, comment les anatomo-pathologistes peuvent avoir des résultats différents en étudiant les organes des diphtéritiques.

[SEVESTRE ET L. MARTIN.]

Lorsque la toxine pénètre dans l'organisme, elle produit localement au point où elle pénètre des lésions de nécrose; cela se voit parfois au voile du palais chez les malades[1]; mais l'expérimentation est plus concluante. Lorsqu'on injecte sous la peau d'un cobaye une toxine trop faible pour le tuer, elle peut être assez active pour amener une nécrose au point d'inoculation. Lorsque la toxine pénètre, elle s'accompagne d'une dilatation locale des vaisseaux, cette lésion est constante chez l'animal et toujours on la rencontre sur les coupes; il y a en plus, mais seulement lorsque l'empoisonnement se généralise, une dilatation générale du système vasculaire que nous étudierons plus tard. Cette dilatation locale des vaisseaux fait qu'un grand nombre de leucocytes se trouvent en contact avec la toxine; les uns restent pour constituer la fausse membrane, mais d'autres reviennent aux ganglions voisins, et, pour les auteurs, ces leucocytes sont malades.

Voici ce qui permet d'établir que les leucocytes sont malades : Tous les médecins savent que dans la diphtérie les ganglions sont rapidement engorgés. Charles Morel a montré que dans les ganglions très engorgés on trouve des streptocoques; mais il y a des ganglions engorgés sans streptocoques; l'expérimentation nous prouve en effet que l'injection sous-cutanée de bacilles de diphtérie amène de l'engorgement des ganglions voisins et que même l'injection de la toxine diphtérique sans microbe amène aussi cet engorgement. Du reste l'examen des ganglions engorgés nous montre que cet engorgement est dû à la dilatation des vaisseaux, mais surtout à la présence des leucocytes dont plusieurs prolifèrent tandis que d'autres sont morts comme le témoignent les débris nucléaires. Ces débris nucléaires existent en plus grande quantité encore dans la rate et cela au niveau des corpuscules de Malpighi[2]. En résume, l'étude des leucocytes nous montre qu'il existe des altérations de ces cellules se traduisant et par un processus de division et par un processus de désintégration.

En pénétrant dans l'organisme, la toxine amène des lésions très variables. Du reste l'expérimentation nous a montré que, chez les animaux, la toxine a des organes où elle se fixe de préférence. C'est, pour le cobaye : les capsules surrénales qui sont rouges; le poumon qui est œdématié, congestionné par place; les plèvres, la pleurésie existant presque toujours. Pour le lapin, c'est le foie qui est surtout malade. Le système nerveux du chien et du lapin est particulièrement sensible.

Chez l'homme on trouve aussi cette diversité d'élection et, pour ne rien oublier, nous sommes obligés de passer en revue tous les appareils de l'économie.

Dans l'appareil respiratoire on note souvent de la broncho-pneumonie, pseudo-lobaire, quelquefois de la pleurésie. La broncho-pneumonie peut s'expliquer par suite de l'invasion des petites bronches par des micro-organismes. Les bacilles diphtériques, on le sait, se trouvent quelquefois très nombreux dans le poumon, mais ils sont toujours associés aux streptocoques

---

[1] Ce fait explique qu'on rencontre encore assez souvent des paralysies du voile du palais après le sérum alors que les paralysies généralisées sont très rares.

[2] Bezançon. *Th. doct.*, Paris, 1894. Otto Barbaci.

ou aux pneumocoques[1] ; souvent aussi les streptocoques sont sans bacilles diphtériques.

Etant donnée la fréquence des lésions pulmonaires, on est porté à chercher une explication, et, pour notre part, nous pensons que la toxine diphtérique amène des congestions partielles du poumon qui favorisent les infections secondaires ; l'expérience du moins nous permet cette hypothèse, car, chez les animaux qui meurent empoisonnés par la toxine diphtérique, on trouve quelquefois des lobes entiers congestionnés sans qu'il existe de microbes au point de congestion.

Les pleurésies ne sont pas très fréquentes chez l'enfant, sauf dans les diphtéries associées où elles sont souvent hémorragiques et purulentes ; on trouve alors dans le liquide des streptocoques ou des staphylocoques.

Voyons les lésions du système circulatoire. Le cœur est souvent touché et on peut trouver de la myocardite[2]. Les vaisseaux sont dilatés, surtout les veines ; il y a des dilatations dans tout le système veineux ; mais en plus, dans certains organes (foie, poumons, reins) ces dilatations sont particulièrement prononcées, elles amènent de véritables congestions. — Pour MM. E. Romberg, Bruntz et Pässler[3], la toxine exerce une influence fâcheuse sur la circulation en paralysant le centre bulbaire des nerfs vaso-moteurs, ralentit les battements cardiaques, les rend irréguliers et amène un abaissement de la pression sanguine.

Mais si le cœur est malade, si les vaisseaux sont dilatés, comme nous l'avons déjà dit, le sang est lui aussi très malade. Son aspect est modifié, il est couleur sépia, se coagule mal, poisse les mains et, au microscope, on voit qu'il y a augmentation des leucocytes[4], et plus l'état du malade s'aggrave, plus les leucocytes augmentent. Cette augmentation des leucocytes peut tenir d'abord à ce que les leucocytes augmentent sous l'influence de la toxine ; mais aussi on peut, croyons-nous, tenir compte de la dilatation générale du système vasculaire ; on sait que les leucocytes restent fixés à la paroi des fins vaisseaux, ces leucocytes doivent devenir libres et rentrer dans la circulation lorsque ces vaisseaux se dilatent. Pour Engel[5], dans les cas graves, on rencontre dans le sang de grosses cellules ayant un gros noyau lobé et dans le protoplasma des granulations neutrophiles ; il rapproche ces cellules des myélocythes. Toutes les fois qu'il en existe plus de 2 ou 3 pour 100 globules blancs, le pronostic est grave.

Le système nerveux peut présenter les lésions les plus variées. Nous empruntons un rapide résumé au mémoire de MM. Courmont, Doyon et Paviot[6]. On a décrit, chez les individus ayant été atteints de paralysie, des altérations limitées aux cornes antérieures médullaires (Œrtel), ou aux racines antérieures (Déjerine et Gaucher), ou généralisées à presque tout le

---

(1) Nous avons noté très fréquemment comme microbe associé, dans la bronchite pseudo-membraneuse, le Friedländer.

(2) Mollard et Regaxd. *Soc. biol.*, janvier 1896.

(3) *Berlin. klin. Woch.*, 1895-1896.

(4) Bixault. *Thèse de Paris*, 1885, et Gabrichewski. *Annales de l'Institut Pasteur*, 1894.

(5) Engel. *Berliner klinische Wochensch.*, n° 28, 1896.

(6) Lésions nerveuses expérimentales, engendrées par la toxine diphtérique. *Archives de physiologie*, avril 1896.

[SEVESTRE ET L. MARTIN.]

système nerveux : nerfs, racines, cordons de Goll, cornes antérieures (Preisz).
Pernice et Scagliosi n'ont trouvé des lésions que dans le cerveau, les nerfs
paraissant intacts. Hochham n'a rencontré aucune lésion centrale ou périphérique du système nerveux; seuls les muscles étaient atteints. Presque
tous les observateurs incriminent des névrites périphériques. Enfin Marie
signale des altérations de la colonne de Clarke qu'aucun symptôme n'avait
indiquées pendant la vie. L'expérimentation n'a pas donné de résultats
plus précis avec de la toxine diphtérique. Babinski trouve intacts les nerfs
de deux lapins. Stcherbach, au contraire, décrit des névrites dans des cas
analogues. Henriquez et Hallion réalisent une myélite très étendue chez trois
chiens.

Courmont, Doyon et Paviot concluent de leurs expériences :

1° Que les seules lésions nerveuses sont périphériques ;

2° Que les névrites observées s'accompagnent de paralysies et d'atrophie
musculaire ;

3° Que l'action de la toxine diphtérique sur les éléments nerveux ou
musculaires de la grenouille paraît exiger pour se produire la température
des animaux à sang chaud.

Tous les auteurs admettent que le poison diphtérique amène des lésions
du rein. Pour Œrtel[1], on trouverait une néphrite en foyer associée à des
hémorragies ou à de la glomérulite. Brault et Morel[2] ont aussi décrit des
lésions des tubes contournés, l'extrémité libre de leurs cellules épithéliales est
abrasée, la lumière du tube est considérablement élargie. Lorsqu'il existe des
microbes, c'est que l'on se trouve en présence de diphtérie avec association.

Du côté du tube digestif, on trouve en plus des lésions de l'amygdale,
dans l'intestin, du gonflement des plaques de Peyer sans ulcérations; dans les
cas toxiques, l'intestin est quelquefois rouge, très injecté. Le foie toujours
malade présente, pour M. Œrtel, des hémorragies capillaires siégeant sous la
capsule et plus rarement dans le tissu conjonctif profond ; mais le plus souvent il existe surtout une dilatation considérable des capillaires, le tissu
conjonctif périlobulaire est aussi atteint, il est semé de petites cellules embryonnaires, enfin dans la cellule hépatique on trouve aussi des lésions de
dégénérescence. La rate, le plus souvent augmentée de volume, présente
des lésions au niveau des glomerules de Malpighi qui sont hypertrophiés et
dans lesquels on trouve des débris de noyaux et des cellules très tassées.
Autour du corpuscule il existe de la congestion et par place les pigments du
sang viennent former des amas chromatiques.

Lésions dues aux associations. — Plusieurs fois dans le cours de
l'étude de l'anatomie pathologique nous avons dû spécifier que, dans les associations du bacille de la diphtérie avec d'autres microbes, les lésions étaient
différentes. L'anatomie pathologique donne donc raison à ceux qui veulent
étudier séparément la diphtérie pure et la diphtérie avec associations; nous
allons voir comment les streptocoques et les staphylocoques modifient les lésions de la diphtérie et les aggravent. Et d'abord, au niveau de la fausse

---

[1] ŒRTEL. *Die Pathogenese der epidemischen Diphterie*, Leipzig, 1887.
[2] CHARLES MOREL. *Th. doct.*, Paris, 1891.

membrane, il n'y a plus seulement une couche superficielle de microbes : dans les diphtéries associées on voit les cocci pénétrer profondément entre les cellules de la fausse membrane et même dans la muqueuse ; c'est alors surtout qu'on a les fausses membranes pultacées, nauséabondes, gangreneuses. Dans les diphtéries associées, la tuméfaction ganglionnaire est plus accentuée et la suppuration succède souvent à cet engorgement ; en plus, l'inflammation ne porte pas seulement sur le ganglion, mais envahit aussi le tissu périganglionnaire.

Comme nous l'avons vu, ce sont les associations qui font la gravité des lésions broncho-pulmonaires et le streptocoque donne ordinairement la forme pseudo-lobaire, tandis qu'on voit souvent des infiltrations purulentes dans le cas de prédominance des staphylocoques. Ce sont les associations qui amènent les épanchements dans les séreuses : plèvres, péricarde et les inflammations de l'endocarde et des séreuses articulaires. Ce sont les microbes associés qui compliquent souvent les néphrites diphtériques. Examinons le sang des diphtéritiques graves et nous y trouverons souvent le streptocoque ou le staphylocoque ; il y a généralisation du microbe associé.

Nous verrons du reste que ces formes graves ont des caractères spéciaux ; la bactériologie nous a montré que leur gravité dépend de l'association de plusieurs microbes. On ne peut dire cependant que toute diphtérie associée s'accompagne toujours de ce caractère de malignité. Mais, si tout n'est pas clair et évident dans l'histoire des associations microbiennes, s'ensuit-il qu'il faille nier l'importance des associations, nous ne le croyons pas, ce serait vouloir nier un fait général par suite des exceptions qui restent à expliquer et à étudier.

SYMPTOMATOLOGIE

La diphtérie se manifeste sous des formes si diverses qu'il est véritablement impossible de les comprendre toutes dans un seul tableau symptomatique, et, sous peine de se heurter à des écueils qui rendent la description confuse ou la laissent incomplète, il faut de toute nécessité distinguer un certain nombre de types, répondant aux cas les plus communs et les mieux caractérisés. La délimitation et la constitution de ces formes typiques n'est d'ailleurs pas chose facile, en raison même de la complexité des symptômes, qui varient singulièrement suivant que la maladie débute par tel ou tel organe et suivant aussi que l'intoxication est plus ou moins profonde.

La plupart des auteurs, à l'exemple de Trousseau, décrivent des formes bénignes, quelquefois très légères et frustes, et des formes infectieuses et malignes, ces dernières pouvant être foudroyantes ou insidieuses ; d'autres, comme Peter. emploient pour celles-ci la désignation de toxiques et d'hypertoxiques ; d'autres enfin (Henoch, Picot et d'Espine) distinguent simplement les cas en bénins, moyens et graves. C'est une façon commode d'esquiver la difficulté, mais dont nous ne pouvons plus nous contenter aujourd'hui. La

bactériologie a, en effet, apporté dans l'étude de la diphtérie des modifications profondes qui, loin de bouleverser la clinique, comme l'ont prétendu
certains auteurs, viennent au contraire l'éclairer d'un jour nouveau et aident
à comprendre le mécanisme et l'évolution des symptômes. En utilisant ces
données et sans négliger d'ailleurs les résultats si précieux de l'observation
clinique, nous devons chercher à serrer la question de plus près et à établir
une classification rationnelle et répondant aussi exactement que possible à la
réalité des faits.

FORMES CLINIQUES

A l'exemple de Grancher et de Barbier [1], nous admettrons dans la diphtérie
deux classes nettement séparées, suivant qu'elle est *pure* ou *associée*, ou
encore, comme on l'a dit, mono-microbienne ou poly-microbienne. La
diphtérie pure peut être complète, c'est-à-dire caractérisée à la fois par
des symptômes locaux et en particulier par les fausses membranes, et, en
outre, par des phénomènes généraux résultant de l'action des toxines élaborées par le bacille : c'est la forme *toxique*; d'autre part, si l'intoxication
est réduite au minimum ou ne se traduit que par des symptômes insignifiants, la maladie est dite *bénigne*; pour ces cas, nous préférons la dénomination de forme *locale*, pour des raisons que nous développerons
plus loin. La diphtérie locale peut d'ailleurs être très légère, *atténuée* ou
fruste..

Le groupe des diphtéries associées est encore aujourd'hui assez mal déterminé et peut être sujet à révision; pourtant il est possible d'y reconnaître
une forme spéciale, ayant une individualité clinique propre : c'est celle qui
résulte de l'association du streptocoque avec le bacille de Lœffler; on l'a
désignée sous le nom de diphtérie streptococcique ou bacillo-streptococcique :
nous préférons la dénomination plus concise de *Strepto-diphtérie*. Elle détermine presque toujours des phénomènes d'infection qui peuvent affecter une
marche aiguë ou lente et justifient la qualification d'*infectieuse* qui lui a été
donnée; mais cependant ces phénomènes peuvent manquer et nous pensons
que l'on doit admettre une *strepto-diphtérie localisée*. L'association avec le
staphylocoque ou *Staphylo-diphtérie* est moins bien connue, mais doit au
moins être mentionnée.

Enfin, à côté des associations précédentes qui réalisent presque toujours
une forme d'une gravité particulière, il en est une autre qui, elle, semble
plutôt atténuer la maladie; c'est l'association avec le coccus Brisou, ou
Cocco-diphtérie. Nous la distrairons du groupe des diphtéries associées
pour la faire rentrer, au point de vue clinique, dans les formes locales de la
diphtérie pure.

En terminant cette classification des formes cliniques de la diphtérie, nous
devons faire remarquer que ces formes constituent des types nécessaires
pour les besoins de la description, mais que, entre ces types, il existe de

____
[1] *Arch. de méd. expér.*, 1891.

nombreuses formes intermédiaires qui participent plus ou moins de l'un ou de l'autre.

Nous commencerons l'étude de la symptomatologie par la description des formes cliniques, puis nous reviendrons sur certains symptômes qui méritent une analyse plus détaillée; nous terminerons par l'étude des localisations diverses de la diphtérie (angine, croup, diphtérie nasale, etc.).

Formes simples, locales, de la diphtérie pure. — Le début est variable et peut se faire brusquement ou d'une façon insidieuse. Dans certains cas, relativement rares, *la maladie éclate tout d'un coup*, en pleine santé, par des phénomènes immédiatement inquiétants. Une céphalalgie plus ou moins intense, des vomissements, une sensation profonde de malaise, un frisson véritable ou plutôt de petits frissons répétés, puis très rapidement un accès de fièvre avec élévation notable de la température et accélération du pouls, quelquefois des convulsions chez les jeunes enfants : tels sont alors les premiers symptômes, qui dénotent évidemment une affection aiguë, mais dans lesquels rien cependant n'attire encore l'attention du côté de la gorge : il est rare en effet que les malades accusent une douleur ou un peu de gêne pour avaler. Néanmoins, si l'on examine la région, comme on doit le faire systématiquement pour tout enfant dont le diagnostic est indécis, on trouve souvent sur l'un des côtés du cou un ganglion plus développé qu'à l'état normal et légèrement douloureux à la pression, et, si l'on fait ouvrir la bouche, on constate une rougeur générale du pharynx, ordinairement plus marquée sur l'une des amygdales, qui est en même temps un peu tuméfiée.

L'examen le plus attentif ne fait rien découvrir d'autre, et c'est seulement au bout de quelques heures, ou même le lendemain, que l'on peut voir sur cette amygdale un petit dépôt légèrement opalin, mais encore un peu transparent et qui semble formé par du mucus épaissi ; ce fragment s'enlève assez bien, mais un nouveau dépôt ne tarde pas à se reproduire au même point, et cette fois il est plus consistant, plus compact en quelque sorte et donne alors l'apparence de blanc d'œuf à demi coagulé ; il est aussi plus adhérent à la muqueuse. Assez rapidement, d'ailleurs, ce dépôt se concrète et arrive à constituer une fausse membrane véritable, offrant les caractères que nous étudierons d'une façon plus précise en faisant la description spéciale de l'angine diphtérique.

D'autres fois, avec des phénomènes généraux également intenses, on constate sur l'amygdale plusieurs petits dépôts d'un blanc pur, disséminés çà et là, et rappelant par leur apparence les caractères de l'angine herpétique.

Ailleurs enfin, les fausses membranes se rencontrent primitivement sur d'autres points de la gorge, sur les piliers postérieurs ou le fond du pharynx.

La diphtérie à début franchement aigu est loin de constituer la forme la plus fréquente, mais elle n'est cependant pas aussi exceptionnelle qu'on l'a dit : c'est un fait qu'il ne faut pas perdre de vue sous peine de s'exposer à des erreurs de diagnostic qui, en faisant perdre un temps précieux, pourraient être très préjudiciables au malade.

[SEVESTRE ET L. MARTIN.]

Le plus généralement cependant, le *début* est *insidieux* : un enfant, jusqu'alors bien portant, paraît fatigué, triste, sans entrain ; il se plaint de courbature, de mal de tête, de quelques douleurs vagues ; il mange moins bien que d'habitude ; son sommeil est agité, entrecoupé de rêvasseries ou de soubresauts ; pourtant les phénomènes sont souvent assez peu marqués pour que les parents ne s'en inquiètent pas, et c'est seulement au bout de quelques jours, qu'ils se décident à demander le médecin ; celui-ci se trouve même alors assez embarrassé pour formuler une opinion précise, et trop souvent, à la suite d'un examen sommaire, il se contente de poser vaguement le diagnostic d'embarras gastrique, ou de troubles de croissance, et de prescrire un purgatif. Cependant, les jours suivants, l'état ne s'améliore pas ; la fièvre monte, sans être encore bien vive ; l'enfant paraît plus fatigué, pâlit rapidement et semble vraiment malade ; souvent alors il commence à accuser une certaine gêne de la déglutition et une douleur dans le cou, dont les mouvements sont pénibles. L'examen de la gorge, qui s'impose alors, révèle l'existence de fausses membranes discrètes ou déjà plus ou moins confluentes.

Dans les cas qui précèdent, c'est dans le pharynx que s'est produit primitivement le foyer de culture du bacille, et l'angine a été la première manifestation de la diphtérie, mais il n'en est pas toujours ainsi, et d'autres fois le pharynx n'est pris que d'une façon secondaire : tantôt c'est le larynx qui est le siège de la colonisation primitive, donnant lieu au croup d'emblée ; tantôt c'est dans les fosses nasales que végétait lentement, sourdement le bacille, jusqu'au moment où de ce point la maladie se propage au pharynx. Cette forme, déjà signalée avec insistance par Bretonneau, est fort importante à connaître, et nous aurons occasion d'y revenir plus loin. Plus rarement enfin, la première étape est marquée par une diphtérie cutanée.

En tout cas, une fois constituée, la diphtérie se caractérise à la fois par des symptômes locaux et des phénomènes généraux. Les symptômes locaux varient naturellement suivant le siège primitif de la maladie, et nous devons ici nous borner à les signaler, réservant leur étude complète pour le moment où nous examinerons les diverses localisations de la diphtérie. Il est cependant un point que nous devons indiquer dès maintenant, c'est la facilité avec laquelle le processus se propage aux parties voisines, envahissant successivement les diverses parties du pharynx, puis le larynx, ou les fosses nasales, plus rarement la bouche, d'autres fois la surface cutanée, lorsque celle-ci se trouve accidentellement dépouillée de son épithélium.

Il faut d'ailleurs bien se garder de croire que cette propagation de proche en proche, ou même à distance, constitue un signe d'intoxication : on sait en effet que le bacille de Lœffler ne pénètre pas dans le sang, et ce n'est pas par cette voie que se fait la généralisation : celle-ci résulte simplement du transport du bacille d'un point à un autre, soit directement par les mucosités de la gorge, soit par les doigts du petit malade. La diphtérie peut se manifester par des foyers multiples, sans cesser d'être locale.

Les ganglions lymphatiques correspondant aux foyers morbides sont généralement augmentés de volume et souvent un peu douloureux à la pression ; mais, dans les formes locales, la tuméfaction est ordinairement peu prononcée ; en tout cas, les ganglions restent isolés les uns des autres, roulent sous le doigt et ne sont pas englobés dans une gangue de péri-adénite, ainsi que nous le verrons plus loin pour d'autres formes.

La fièvre est généralement modérée, la température oscillant entre 38 et 39 degrés pendant plusieurs jours, puis baissant progressivement lorsque la maladie marche vers la guérison. Dans certains cas même, qui ne sont pas très rares, l'élévation de la température ne se maintient guère au delà d'un ou deux jours, alors même que la maladie suit son cours, et, si l'exploration thermique a lieu seulement après cette période, on peut croire que la diphtérie a évolué sans fièvre ; si l'on tient compte de ce fait, on reconnaîtra que l'apyrexie complète est véritablement rare dans la diphtérie.

Le pouls se maintient pendant ce temps de 100 à 120 pulsations et peut même atteindre 140 à 150 pulsations chez les jeunes enfants ; il reste encore assez fréquent, après que la température a baissé ; le retour au chiffre normal est toujours un signe de bon augure. Un autre signe très important pour le pronostic est tiré des autres caractères du pouls qui, dans les formes bénignes, reste généralement fort, plein et régulier.

L'albuminurie peut être observée dans la diphtérie bénigne ; cependant elle n'est pas très commune, et, en tout cas, reste légère et ne tarde guère à disparaître ; elle se montre ordinairement dans les premiers jours de la maladie et se prolonge rarement au delà de quelques jours ; quelquefois cependant, après avoir disparu, elle se montre de nouveau pendant deux ou trois jours.

Dans les formes simples, la diphtérie peut guérir spontanément : le fait est rare assurément, mais ne peut être contesté, et il importe d'en tenir compte lorsqu'il s'agit de juger la valeur d'une médication. Plus fréquemment, la guérison survient à la suite d'un traitement convenablement appliqué ; on voit alors les fausses membranes se détacher sous forme de plaques plus ou moins larges, ou se désagréger en détritus qui sont éliminés peu à peu. Quelquefois la guérison est complète ; d'autres fois les fausses membranes se reproduisent, mais plus limitées et plus ténues ; en tout cas, au bout de quelques jours, elles tombent définitivement et le malade guérit, en conservant seulement un peu de faiblesse pendant quelque temps encore. Cependant, même dans ces formes, on peut observer, au bout de quelques jours ou bien à une époque plus ou moins tardive, un certain degré de paralysie du voile du palais ou même des phénomènes de paralysie plus grave, ressortissant en tout cas à ce que l'on connaît sous le nom de paralysie diphtérique. Ce fait suffit à montrer que, *même dans les formes les plus bénignes en apparence, il peut y avoir déjà un certain degré d'intoxication.*

Il faut bien savoir d'ailleurs que le terme de bénignité, appliqué souvent aux formes locales de la diphtérie, n'a pas une valeur absolue. En effet, nous avons déjà signalé plus haut la facilité avec laquelle la diphtérie se propage du pharynx aux parties voisines et spécialement au larynx; il peut en résulter une obstruction laryngée avec toutes les conséquences de cette obstruction et, de plus, la dissémination des fausses membranes, tout en n'étant pas par elle-même un signe de gravité particulière ni surtout un signe d'empoisonnement, n'en constitue pas moins une circonstance fâcheuse; car il est bien évident que l'intoxication aura d'autant plus de chances de se produire que les foyers de culture seront plus nombreux. En outre, et c'est un point qu'il ne faut pas perdre de vue, la diphtérie, même la plus circonscrite, *la plus bénigne en apparence, peut d'un moment à l'autre changer complètement de caractère et revêtir les allures des formes toxiques.*

Pour toutes ces raisons, nous avons préféré substituer, au terme de diphtérie bénigne, la dénomination de diphtérie locale, en faisant remarquer que ce mot s'applique spécialement aux formes dans lesquelles les phénomènes d'intoxication font défaut ou sont réduits au minimum.

Diphtéries frustes. — Trousseau avait déjà attiré l'attention sur certaines angines observées dans un foyer d'épidémie diphtérique et qui, caractérisées simplement par une rougeur de la gorge sans fausses membranes, paraissaient cependant bien de nature diphtérique et pouvaient, comme les formes communes, propager la maladie par contagion. A ce caractère tiré de l'étiologie, nous pouvons maintenant en ajouter un autre, qui nous est fourni par l'examen bactériologique.

Il existe en effet des formes légères, atténuées, dans lesquelles l'examen révèle l'existence du bacille de Lœffler virulent et qui cependant paraissent se traduire simplement par une rougeur de la gorge : on les a désignées sous le nom de *diphtéries catarrhales* ou encore de *diphtéries bactériologiques.* Elles peuvent passer inaperçues, ce qui leur a valu aussi la désignation de *diphtéries latentes* ou *larvées.* Elles ne déterminent, en effet, le plus souvent, que des symptômes insignifiants et guérissent dans l'espace de quelques jours; elles peuvent cependant se transformer en angines pseudo-membraneuses, ce qui ne surprendra pas, si l'on veut bien se rappeler que, le plus ordinairement, l'angine diphtérique vraie se caractérise uniquement, pendant quelques heures au moins par une rougeur de la gorge : il peut aussi arriver que tout d'un coup, ces angines d'apparence si légère, si insignifiante, affectent les allures d'une diphtérie grave. Aussi ne saurait-on *surveiller* de trop près *tous les cas, si légers qu'ils soient en apparence, dans lesquels l'examen bactériologique a révélé l'existence du bacille de Lœffler.*

Enfin il faut bien savoir que si, dans quelques cas certainement rares, la diphtérie se révèle simplement par une rougeur plus ou moins marquée de la gorge, il en est d'autres plus nombreux auxquels la qualification de diphtérie catarrhale est appliquée à tort; en effet, les fausses membranes peuvent exister, mais passent inaperçues, parce qu'elles sont dissimulées soit dans les fosses nasales, soit à la face postérieure des amygdales ou à la base de la langue, soit encore dans le larynx (croup d'emblée).

Pour toutes ces raisons, le groupe des diphtéries catarrhales nous paraît mériter une révision, et, sans nier leur existence, nous croyons qu'elles sont relativement rares.

Formes toxiques de la diphtérie pure. — La diphtérie toxique présente une physionomie spéciale, mais peut cependant affecter des allures très diverses suivant certaines circonstances qui tiennent à la fois au degré de l'intoxication et à la résistance de l'organisme.

Le début de la maladie est variable : souvent il ne diffère en rien de celui d'une diphtérie locale, d'apparence bénigne; tout se bornait depuis quelques jours à des fausses membranes minces, peu étendues, quelquefois même en voie de disparition progressive; ou bien encore ces fausses membranes avaient complètement disparu dans la gorge, et c'est tout au plus si un examen attentif révélait encore un peu d'enchifrènement et d'obstruction des narines. En fait la guérison paraissait assurée, lorsque plus ou moins rapidement la situation se modifie; tantôt, dans l'espace d'un ou deux jours, tantôt même brusquement, la fièvre reparaît, et le malade tombe dans un état de prostration plus ou moins grande; souvent aussi, mais non toujours, les fausses membranes deviennent plus épaisses, plus sanieuses, plus étendues, elles se reproduisent rapidement, en même temps que les ganglions se tuméfient d'une façon plus ou moins notable.

D'autres fois, c'est dès le début que se manifestent ces phénomènes et d'emblée le malade parait gravement atteint; la fièvre ne baisse pas et même s'élève progressivement; le thermomètre atteint ou dépasse 39 ou 40 degrés, et le pouls devient accéléré, petit, presque insensible.

A ce moment, la diphtérie toxique se manifeste à la fois par des symptômes locaux et par des phénomènes généraux graves. Localement, on constate en général que les fausses membranes sont étendues à la plus grande partie du pharynx; cependant il ne faut pas oublier que parfois elles sont très réduites et il serait très imprudent de baser le pronostic de la diphtérie sur l'importance des fausses membranes que l'on voit; il arrive souvent en effet que, en dehors de celles-ci, il en existe d'autres inaccessibles à la vue, soit dans les fosses nasales, soit à la partie postérieure des amygdales, soit à la base de la langue et souvent c'est dans ces foyers de cultures microbiennes ignorés et par conséquent respectés par les lavages, que se font la production des toxines et leur absorption.

Les fausses membranes dans la diphtérie toxique sont aussi en général plus épaisses, avec une teinte plus sale, grise ou même noirâtre, quelquefois fétides.

Les ganglions sont engorgés, mais cependant ils sont en général distincts les uns des autres; ils forment quelquefois une masse assez volumineuse, mais on n'observe pas ces énormes tuméfactions ganglionnaires qui sont au contraire la caractéristique des formes graves de la diphtérie associée au streptocoque.

Mais ce qui, bien plus que les apparences locales, caractérise les formes toxiques, c'est l'ensemble des phénomènes généraux. Le petit malade tombe rapidement dans un état de prostration plus ou moins marquée; il semble

[SEVESTRE ET L. MARTIN.]

anéanti, ne s'intéresse plus à rien, même à ses jeux préférés ; les traits sont tirés, sans expression, les yeux cernés et ternes ; le teint est pâle, plombé et, sur cette pâleur générale, d'un blanc livide, on voit souvent se détacher soit sur les lèvres, soit sur les joues, des taches violacées, quelquefois comme ecchymotiques, sans qu'il y ait cependant de phénomènes d'asphyxie laryngée. L'intelligence est ordinairement conservée, mais il y a de l'agitation, de l'insomnie et une sorte d'anxiété particulière qui se caractérise par des mouvements incessants, alternant avec des phases d'abattement extrême.

L'appétit est complètement perdu, et c'est à grand'peine que l'on parvient à faire prendre un peu de lait. Les digestions sont d'ailleurs très pénibles ; la diarrhée n'est pas rare et, ce qui est plus fréquent peut-être dans les formes graves, ce sont les vomissements, parfois incessants et survenant à la moindre ingestion de liquide ou même spontanément.

L'albuminurie est fréquente et souvent intense. La température est ordinairement élevée ; le pouls est fréquent, petit, dépressible, assez souvent inégal et irrégulier. A une période plus avancée, il devient souvent ralenti : généralement alors on constate un refroidissement des extrémités, pouvant d'ailleurs coïncider avec une température centrale élevée, d'autres fois s'accompagnant d'une hypothermie véritable.

Arrivée à ce point, la diphtérie se termine généralement par la mort, qui survient dans l'espace de quelques jours, quelquefois même en 24 ou 48 heures ; les malades s'affaiblissent de plus en plus et succombent dans une sorte de coma ou plutôt d'affaissement, quelquefois à la suite de convulsions. Dans quelques cas cependant, ils résistent et, après avoir passé par des alternatives d'amélioration et d'aggravation, ils se remontent progressivement ; les vomissements cessent ; le pouls, qui était parfois resté imperceptible pendant plusieurs jours, reprend une certaine force et l'espoir renaît ; tout n'est pas fini pourtant, car trop souvent alors, vers le dixième ou douzième jour, au moment où les phénomènes graves semblent conjurés, l'enfant succombe brusquement dans une syncope. Dans d'autres cas cependant, la guérison peut survenir, mais le petit malade reste pendant plusieurs semaines ou plusieurs mois dans un état de faiblesse extrême, qui souvent aussi se complique d'une paralysie diphtérique.

Il faut ajouter d'ailleurs, ainsi que nous l'avons déjà dit plus haut, que si nous avons dû, pour la facilité de la description, séparer nettement et d'une façon quelque peu schématique les formes toxiques des formes locales, cela ne veut pas dire qu'il ne puisse exister des formes intermédiaires, dans lesquelles les symptômes toxiques peuvent être observés, mais à un degré plus ou moins atténué.

Strepto-diphtérie. — La diphtérie streptococcique peut se développer secondairement dans le cours d'une diphtérie pure : on voit alors la maladie, qui suivait son cours régulier et parfois même touchait à la guérison, prendre tout d'un coup une allure grave et présenter une physionomie nouvelle très inquiétante. D'autres fois, c'est une angine à streptocoques, membraneuse ou non, qui se diphtérise : tel est en particulier le cas pour la diphtérie scarlatineuse. Ailleurs enfin, le bacille et le streptocoque se développent en même temps et constituent d'emblée une forme spéciale, d'une gravité particulière. Il n'y a pas là, en effet, simplement juxtaposition ou addition des symptômes de l'une et l'autre infection ; c'est une véritable association, qui semble déterminer pour chacun des microbes une exaltation de la virulence et de laquelle résulte une maladie à part, qui n'est, à proprement parler, ni la diphtérie, ni la streptococcie, mais plutôt la combinaison des deux infections.

La diphtérie streptococcique peut d'ailleurs affecter des formes diverses, que nous rapporterons à trois principales : 1° forme infectieuse aiguë et suraiguë; 2° forme infectieuse lente; 3° forme localisée.

Strepto-diphtérie infectieuse aiguë et suraiguë. — C'est à cette forme que se rattachent, en grande partie, les angines *malignes* des anciens auteurs, les angines toxiques et hypertoxiques des modernes pour lesquels n'existait pas encore la distinction entre la diphtérie pure et la diphtérie associée, enfin les diphtéries *septiques* de quelques autres.

Le début est ordinairement brusque, marqué par un frisson violent ou des frissons répétés, une céphalalgie intense, des vomissements fréquents, un sentiment de grand malaise et une prostration, qui révèlent d'emblée une maladie grave. La température monte rapidement ou même d'emblée aux environs de 40°; le pouls est fréquent, mais, presque dès le début, petit et misérable.

La gorge est de bonne heure le siège d'une douleur intense; surtout dans les mouvements de déglutition : celle-ci est d'ailleurs rendue difficile non seulement par la douleur, mais encore par la tuméfaction des amygdales et de tout le pharynx; très rapidement, en effet, les parties molles de la gorge se tuméfient, se boursouflent et se recouvrent de fausses membranes épaisses, tomenteuses, mollasses et formant bientôt une sorte de magma putrilagineux; elles sont grisâtres ou plus ou moins colorées en brun sale. La bouche laisse écouler une sanie ichoreuse et souvent l'haleine exhale une odeur fétide qui, même à distance, révèle la forme infectieuse de la diphtérie. Quelquefois cependant, dans cette forme, les fausses membranes sont peu étendues, et ne diffèrent guère, par leurs apparences, de celles de la diphtérie pure.

La gêne de la respiration, résultant des lésions de la gorge, est encore exagérée par l'obstruction des narines : les fosses nasales sont, en effet, à peu près toujours envahies dans cette forme et donnent un *jetage* abondant : les mucosités roussâtres, qui s'écoulent par l'orifice des narines, s'y dessèchent en formant des croûtes noirâtres, entre lesquelles on voit sourdre continuellement une sérosité plus ou moins trouble, souvent mélangée de sang; le pourtour des narines et la lèvre supérieure, constamment mouillés par ce liquide, rougissent et ne tardent pas à s'excorier; des lésions analogues se voient au voisinage des conduits lacrymaux; les paupières sont rouges, boursouflées et œdémateuses; souvent même les régions voisines, le nez et les joues sont le siège d'une rougeur érysipélateuse et d'une tuméfaction plus ou moins notable.

[SEVESTRE ET L. MARTIN.]

Dans son ensemble d'ailleurs, la face est pâle et bouffie; la peau semble tendue, luisante, et sur cette pâleur générale d'apparence cireuse, se détachent des plaques rosées, d'autres fois d'un rouge livide ou violacé, surtout marquées au voisinage des orifices des narines ou des points lacrymaux. Cette tuméfaction se prolonge par en bas sur le cou qui est le siège d'une infiltration diffuse considérable englobant tous les tissus et produisant l'apparence à laquelle on a donné le nom de *cou proconsulaire*. Dans cette gangue la palpation permet de retrouver les ganglions : ils sont considérablement tuméfiés et ne peuvent être séparés des tissus voisins avec lesquels ils se confondent.

Les urines contiennent presque toujours de l'albumine, souvent même en proportion considérable. Les fonctions digestives sont profondément troublées : l'anorexie est absolue, et d'ailleurs la gêne de la déglutition est ordinairement si marquée que l'ingestion des liquides eux-mêmes est presque impossible : fréquemment il y a une diarrhée fétide.

Le larynx se prend quelquefois, mais, plus souvent peut-être, c'est sur la peau que se produisent ces localisations secondaires, particulièrement sur des parties atteintes d'impétigo que l'enfant vient excorier et ensemencer avec ses doigts chargés du jetage nasal; là aussi se produisent des hémorragies et celles-ci peuvent également se manifester dans la peau elle-même sous forme de pétéchies plus ou moins nombreuses. D'autres fois ce sont des plaques putrilagineuses ou d'apparence gangréneuse que l'on observe.

Le malade est dans un état d'abattement extrême, alternant parfois avec des crises d'agitation; le plus souvent il reste dans une prostration profonde, conservant cependant son intelligence et une conscience suffisante pour assister aux progrès de l'empoisonnement, mais il ne tarde pas à tomber dans le collapsus, en présentant un refroidissement des extrémités, puis de tout le corps; le pouls, qui était au début fréquent et petit, est devenu filiforme et même complètement imperceptible; les pulsations du cœur sont ralenties et irrégulières. Enfin, la mort arrive soit par un affaiblissement progressif, soit brusquement dans une syncope; quelquefois, surtout chez les adultes, elle a été précédée de délire. La maladie dans son ensemble a, du reste, évolué très rapidement et n'a duré que 2 ou 3 jours, souvent 24 heures ou même moins encore.

Strepto-diphtérie infectieuse à marche lente. — Cette expression ne doit pas être prise dans son sens littéral; car il ne s'agit là que d'une lenteur relative, comparativement à la forme précédente qui est véritablement foudroyante. Les symptômes du début ne diffèrent guère dans les deux cas : l'invasion peut être soudaine et rapidement le thermomètre monte à un degré élevé; d'emblée aussi la gorge présente des caractères inquiétants, en même temps que paraissent le jetage nasal et l'engorgement ganglionnaire spécial. Pourtant, si les phénomènes sont au fond les mêmes, ils sont ordinairement moins accentués et surtout semblent évoluer moins rapidement.

L'état général est cependant mauvais : l'abattement est très marqué, la face est pâle, le pouls misérable et en somme, on retrouve, bien que sous une forme atténuée et traînante, les symptômes d'une infection profonde de l'organisme.

Dans certains cas, soit spontanément, soit surtout par le fait d'un traitement convenable énergiquement appliqué, les fausses membranes de la gorge se dissocient, se reproduisent moins rapidement et peuvent même finir par disparaître, mais alors le larynx peut être envahi à son tour et rapidement apparaissent les symptômes du croup et d'un croup particulièrement grave : c'est dans ces cas que l'on voit surtout survenir des complications pulmonaires; c'est dans ces cas aussi qu'on observe un jetage canulaire purulent et souvent une suppuration de la plaie ou du tissu cellulaire péri-trachéal.

Lorsque le larynx a été épargné, le malade n'en reste pas moins dans un état très précaire; il ne se remet que lentement, conservant une pâleur spéciale et un affaiblissement très marqué. S'il résiste encore, il est exposé à présenter plus tard des phénomènes d'ordre varié, dont les uns relèvent de l'intoxication diphtérique (paralysies, troubles cardiaques, etc.), dont les autres sont l'expression de l'infection streptococcique : parmi ces derniers, nous signalerons surtout les éruptions et les suppurations dans les ganglions ou les articulations. Nous y reviendrons plus loin.

Strepto-diphtérie localisée. — L'association du streptocoque avec le bacille de Lœffler ne détermine pas toujours des phénomènes infectieux comparables à ceux que nous venons de décrire, et dans certains cas, relativement rares, la maladie se caractérise uniquement par des phénomènes locaux assez analogues à ceux qu'on observe dans les formes simples de la diphtérie pure. En général cependant, il y a quelques différences, qui peuvent même permettre de soupçonner l'existence de cette variété.

Les fausses membranes sont plus molles, plus fongueuses, plus sales et cependant souvent plus adhérentes à la muqueuse; lorsqu'elles se détachent, il reste souvent sur cette muqueuse une légère couche grisâtre. Elles persistent aussi plus longtemps, et semblent s'éterniser. Lorsque, enfin, la gorge est complètement détergée, on remarque assez souvent que les amygdales et quelquefois même les piliers du voile palatin ont été légèrement entamés, comme par un travail de sphacèle superficiel.

Les ganglions sont généralement le siège d'une tuméfaction assez notable, plus marquée que dans les diphtéries pures; ils peuvent aussi être atteints de suppuration.

Enfin, même lorsqu'elle est pendant plusieurs jours restée localisée, la strepto-diphtérie peut plus tard se généraliser ou amener des phénomènes d'infection plus ou moins graves : cette éventualité peut se produire spontanément, mais elle peut succéder aussi à des examens ou des manœuvres qui ont déterminé des excoriations de la muqueuse. Aussi, pour cette forme plus encore que pour la diphtérie pure, il importe d'éviter avec soin toute action qui risque de faire saigner la muqueuse.

Staphylo-diphtérie. — La staphylo-diphtérie est mal connue et ne peut guère figurer ici que comme mention, dans un chapitre d'attente. Elle peut

[SEVESTRE ET L. MARTIN.]

coïncider avec la strepto-diphtérie ; mais, dans les cas rares où le staphylocoque se trouvait seul associé au bacille, les symptômes ont été, ordinairement, ceux d'une diphtérie *infectieuse*, avec cette réserve qu'ils étaient peut-être moins graves que dans la strepto-diphtérie, et surtout qu'ils semblaient évoluer plus lentement.

D'autre part, la staphylo-diphtérie peut affecter une forme *localisée*, qui présente d'ailleurs une physionomie un peu particulière. Chez les enfants atteints d'impétigo, on peut observer en effet l'association du staphylocoque et du bacille : la maladie affecte surtout, au moins au début, la muqueuse buccale, en particulier au niveau des commissures ; elle peut gagner la gorge, mais assez lentement. Les fausses membranes sont ordinairement limitées, arrondies, assez adhérentes à la muqueuse ; au total, elles ressemblent assez bien aux plaques diphtéroïdes de la stomatite impétigineuse. L'examen bactériologique seul permet de faire le diagnostic.

Diphtérie secondaire. — La diphtérie peut compliquer toutes les maladies et elle comporte alors, en général, un pronostic particulièrement grave ; il est tout naturel en effet que, lorsqu'elle se développe chez un individu malade, elle ait plus facilement raison d'un organisme déjà affaibli : la scrofule, le rachitisme, les diarrhées chroniques, les cachexies diverses réalisent des conditions de moindre résistance ; à plus forte raison en est-il de même de la tuberculose, surtout dans la première enfance ; à un âge plus avancé les enfants résistent mieux et peuvent guérir de la diphtérie, mais la tuberculose est souvent influencée à son tour d'une façon défavorable et ne tarde guère à présenter une aggravation plus ou moins marquée.

Dans tous ces cas, d'ailleurs, il n'y a pas de relation directe entre l'affection primitive et la diphtérie ; au contraire, il est toute une série de maladies, qui, présentant au nombre de leurs manifestations habituelles une localisation sur les muqueuses de la gorge, du nez, du larynx ou des bronches ou bien sur la peau dénudée de son épithélium, réalisent les conditions les plus favorables au développement de la diphtérie ; que, sur ce terrain tout préparé, le bacille de Lœffler vienne à se déposer, il germera de suite et, comme il arrive souvent aussi, dans ces cas, que le streptocoque existe déjà sur les muqueuses malades, la diphtérie se développera d'emblée sous une forme grave : tel est le cas, en particulier, pour la scarlatine et la fièvre typhoïde d'une part, pour la rougeole et la coqueluche d'autre part.

La diphtérie secondaire dans la *scarlatine* est beaucoup moins commune qu'on ne le croyait il y a peu de temps encore, lorsqu'on rattachait à la diphtérie toutes les angines à fausses membranes observées chez les scarlatineux[1]. Elle peut survenir à toutes les périodes de la scarlatine : au début elle est relativement rare, mais non pas exceptionnelle, et ne peut guère être démontrée que par l'examen bactériologique, les symptômes qu'elle détermine pouvant être avec autant de raison attribués à l'angine streptococcique de la scarlatine ; elle est plus fréquente dans la deuxième semaine et peut également survenir à une période plus avancée ; elle se révèle alors par un

<hr>

[1] Sevestre, *Soc. méd. des hôp.*, mai 1890. — Wurtz et Bourges, *Arch. de méd. expér.*, 1890. — Bourges. *Thèse de Paris*, 1891.

retour de la fièvre, qui avait disparu, par un état général grave, en même temps que l'examen local démontre une tuméfaction plus ou moins notable des ganglions du cou, et l'apparition dans la gorge de fausses membranes grisâtres, sales, putrides.

La diphtérie scarlatineuse est en effet toujours une diphtérie associée, une strepto-diphtérie ; elle est en général localisée dans la gorge et les fosses nasales, mais envahit rarement le larynx ; elle s'accompagne le plus souvent de phénomènes infectieux et amène rapidement la mort. Pourtant, comme l'a signalé Bourges, le pronostic n'est pas toujours aussi sombre ; nous avons également observé des cas d'angine diphtérique post-scarlatineuse qui, après une durée plus ou moins prolongée, finissaient par guérir : les plaques avaient pendant longtemps persisté sur les amygdales et même sur la luette, creusant en quelque sorte dans la muqueuse.

Dans la *fièvre typhoïde*, qui présente souvent au nombre de ses manifestations une angine catarrhale ou une angine pultacée, la diphtérie peut aussi se développer secondairement, mais elle n'y est cependant pas très commune ; elle n'offre pas en général de caractère très particulier ; quelquefois bénigne, comme dans plusieurs cas observés par Cadet de Gassicourt, elle affecte pourtant le plus souvent une forme grave.

Dans le cours de la *rougeole*, la diphtérie est fréquente et toujours très grave ; elle affecte particulièrement la muqueuse du larynx et des bronches, et d'autres fois les fosses nasales ; dans la plupart de ces cas, on constate une aggravation de la fièvre et des phénomènes généraux, de la dyspnée et des symptômes de croup ; il y a toujours des phénomènes d'infection qui amènent rapidement la mort ; souvent aussi les symptômes de croup sont assez mal définis, et le diagnostic de diphtérie n'est possible que par l'examen bactériologique ; dans ces cas, d'ailleurs, on ne trouve pas toujours, même à l'autopsie, de fausses membranes bien caractérisées, mais seulement une apparence fongueuse de la muqueuse, qui semble recouverte d'un dépôt purulent plutôt que membraneux ; par contre, chez d'autres malades, on voit le croup s'accompagner ultérieurement d'angine, et même les fausses membranes peuvent alors s'étendre sur la muqueuse buccale et sur les lèvres, surtout dans les cas où celles-ci sont déjà le siège d'une stomatite impétigineuse, complication assez fréquente de la rougeole chez les enfants atteints d'impétigo cutané.

Ajoutons enfin que la diphtérie de la rougeole se complique souvent de broncho-pneumonie, circonstance qui vient encore aggraver le pronostic. La terminaison fatale est presque la règle au-dessous de deux ans ; au-dessus de cet âge, la guérison est même très rare.

Dans la *coqueluche*, la diphtérie est moins fréquente ; elle affecte aussi de préférence les voies respiratoires, mais n'est pas aussi grave ; les quintes diminuent de fréquence et d'intensité, mais l'existence de ces quintes n'est pas toujours une circonstance défavorable, car elles peuvent favoriser l'expulsion des fausses membranes ; il n'en est pas moins vrai que le pronostic doit toujours être réservé en pareil cas, d'autant que la broncho-pneumonie vient souvent s'ajouter à la diphtérie.

[SÉVESTRE ET L. MARTIN.]

ANALYSE DES SYMPTÔMES; — COMPLICATIONS.

Après l'exposé général des formes cliniques de la diphtérie, il est nécessaire de revenir sur certains des symptômes principaux qui, dans une description d'ensemble, n'ont pu être étudiés avec une précision suffisante. Il semblerait naturel, dans une maladie qui a, pour point de départ et pour attribut essentiel, une lésion locale, d'étudier d'abord les phénomènes relevant directement de cette lésion locale, et en particulier les fausses membranes; mais cette étude, forcément assez longue, nous entraînerait trop loin et risquerait de faire perdre de vue la physionomie générale de la diphtérie; nous la réserverons pour un chapitre spécial, dans lequel seront passées en revue les diverses localisations de la maladie. Nous nous en tiendrons pour le moment aux phénomènes généraux résultant de l'intoxication diphtérique ou des infections secondaires; parmi ces derniers, certains pourraient être considérés comme des *complications*; mais, en raison des relations étroites qu'ils affectent avec les diphtéries associées, nous avons cru devoir les laisser à cette place.

Fièvre. — D'après Wunderlich et la plupart des auteurs, l'examen de la température dans la diphtérie n'aurait guère qu'une valeur négative : le plus souvent, la maladie évoluerait sans fièvre ou avec une fièvre insignifiante, alors que l'élévation, parfois très grande, de la température est un des caractères les plus nets des angines non diphtériques. Cette opinion ne nous paraît pas pouvoir être acceptée sans réserve et nous nous rallierions plus volontiers aux conclusions de Labadie-Lagrave, Faralli, Bouffé et Francotte, qui admettent que la fièvre est constante au début de la diphtérie. C'est du moins ce que nous avons constaté dans un certain nombre de cas, où nous avons pu suivre la maladie dès l'apparition des premiers symptômes. Ces observations, jointes à celles des auteurs que nous venons de citer, permettent de formuler les conclusions suivantes :

La température, dans la diphtérie, monte dès le début à 38°,5, 39° ou même 40°; elle se maintient à ce chiffre pendant 24 ou 48 heures, puis dans les formes bénignes commence à baisser progressivement, *même si les fausses membranes persistent dans la gorge*. Ce fait a une grande importance et il peut expliquer les divergences d'opinion que nous signalions tout à l'heure : souvent en effet le malade n'est observé que plusieurs jours après le début et l'apyrexie que l'on constate alors a pu être précédée d'une élévation de température; la même interprétation est peut-être applicable aux formes dont le début est insidieux et ne peut souvent être rattaché à une date précise. En tout cas (et ce fait vient encore à l'appui de l'opinion que nous soutenons) la température s'élève de nouveau chaque fois que se produit un nouveau foyer de culture.

Dans les formes moyennes de diphtérie pure, l'évolution thermique est analogue, mais l'abaissement de la température ne se produit souvent que le 3ᵉ, 4ᵉ ou 5ᵉ jour; pendant cette période, la température oscille entre 38° et 39°, avec quelques ascensions du matin au soir; la défervescence se fait en général progressivement, plus rarement d'une façon brusque. Parfois, la température s'élève à peine de quelques dixièmes.

Enfin l'élévation du chiffre initial à 39°,5 ou 40° et surtout la persistance de ce chiffre en plateau plus ou moins régulier, sauf de légères rémissions matinales, caractérise les formes toxiques.

Dans la strepto-diphtérie, et particulièrement dans les formes infectieuses, la température est généralement élevée, mais elle est surtout irrégulière, présentant, d'un jour à l'autre ou d'un moment à l'autre de la journée, des oscillations assez marquées et que ne peuvent expliquer les modifications de l'état local.

Dans tous les cas, d'ailleurs, qu'il s'agisse d'une diphtérie pure ou d'une diphtérie associée, le développement d'un nouveau foyer de diphtérie ou l'apparition d'une complication amènent une élévation de la température.

Le *pouls* présente des variations en rapport avec celles de la température; dès les premiers jours il monte à 100 ou 120, quelquefois même, chez les jeunes enfants, à 140 ou 150 pulsations, pour descendre à 100 ou 80 pulsations quand la température s'abaisse; les courbes du pouls sont donc en général parallèles aux courbes thermiques; elles sont cependant plus accentuées, les oscillations étant ordinairement plus grandes. La diminution de fréquence du pouls se fait aussi moins rapidement que l'abaissement de la température et le pouls peut avoir encore une fréquence assez grande, alors que la température est descendue à la normale.

L'abaissement de la température et du pouls que nous avons signalé dans les formes légères et moyennes coïncide avec une amélioration des autres symptômes; mais, dans d'autres circonstances, on voit la température et le pouls subir rapidement une dépression plus ou moins marquée en même temps que l'état général devient de plus en plus mauvais : ce n'est plus alors le signe d'une défervescence vraie, mais l'indice du collapsus. Le pouls tombe alors à 60, ou même 40 ou 50 pulsations, et la température s'abaisse au-dessous de la normale, à 36° ou 35°. D'autres fois, avec le ralentissement du pouls, on observe bien un abaissement de la température périphérique, mais la température centrale reste élevée ou au voisinage de la normale. Le pouls peut d'ailleurs présenter, dans sa force ou son rythme, d'autres modifications sur lesquelles nous reviendrons plus loin, à propos des manifestations cardiaques.

En somme et quoi qu'on en ait dit, l'examen de la température et du pouls offre une importance capitale et fournit des indications précieuses pour le pronostic et le traitement.

Adénopathies. — L'engorgement ganglionnaire est à peu près constant dans la diphtérie et l'on peut le plus souvent, d'après le caractère de gravité qu'il présente, juger de la violence de la maladie. Il ne relève pas cependant directement, comme l'ont prétendu certains auteurs, de l'infection générale, mais est toujours en rapport avec une lésion locale : aussi, pour le constater, est-il nécessaire de connaître exactement la topographie des ganglions auxquels aboutissent les lymphatiques des régions affectées. C'est pour avoir méconnu ce principe que l'on a pu dire, par exemple, que, dans la diphtérie

[SEVESTRE ET L. MARTIN.]

nasale, les ganglions cervicaux n'étaient pas tuméfiés : il n'y a à cela rien de bien étonnant, puisque les lymphatiques des fosses nasales se rendent aux ganglions sous-maxillaires. En fait, on peut établir comme règle générale que l'engorgement ganglionnaire suit de très près l'invasion d'une région par la diphtérie ; il est toujours plus marqué du côté qui est le plus malade et souvent c'est la constatation de cet engorgement qui révèle au clinicien le siège du mal. C'est donc un signe très précieux, mais qui cependant n'est pas suffisant pour établir la nature de l'affection, car on le retrouve à un degré plus ou moins marqué dans des affections autres que la diphtérie, et en particulier dans la plupart des angines.

L'engorgement ganglionnaire, dans la diphtérie, se présente d'ailleurs, suivant les cas, sous des formes diverses. Dans la diphtérie pure, les ganglions engorgés sont plus ou moins nombreux, plus ou moins développés, suivant l'étendue et l'intensité des foyers de culture microbienne, mais ils sont toujours libres dans la zone celluleuse qui les entoure, isolés les uns des autres, mobiles et roulant sous le doigt. Dans les cas graves, ils peuvent acquérir un volume considérable, mais restent quand même distincts les uns des autres et peuvent être pris entre les doigts et déplacés latéralement.

Au contraire, dans la diphtérie associée au streptocoque, ils sont englobés dans une zone d'infiltration œdémateuse qui les réunit et les soude en quelque sorte ; en outre, ils sont plus ou moins douloureux à la pression. Dans les formes légères et moyennes, le doigt qui explore retrouve encore les ganglions qui, au milieu des tissus infiltrés, se reconnaissent facilement à une sensation de résistance plus marquée ; dans les cas graves, on ne les distingue plus, perdus qu'ils sont dans une gangue mollasse ou plus ou moins ferme, offrant quelquefois une consistance lardacée. Le cou présente alors dans son ensemble une tuméfaction souvent énorme et offre une apparence spéciale qui, en raison de l'analogie qu'elle offre avec les bustes de Vitellius, a été désignée sous le nom de *cou proconsulaire* (de Saint-Germain). Arrivé à ce point, cette variété d'adénopathie est d'un pronostic très grave : elle *sent sa peste*, suivant l'expression de Trousseau, traduisant la phrase de Mercatus (*pestiferi morbi naturam redolens*).

Les ganglions lymphatiques peuvent être, dans la diphtérie, le siège de suppurations ; mais ce phénomène n'est pas en rapport avec la diphtérie elle-même, c'est le résultat d'une infection secondaire. Aussi cette complication peut-elle se développer à une période quelconque de la maladie, le plus souvent au moment de la convalescence, alors que l'angine est en voie de guérison, ou même complètement terminée. Elle peut se développer (à cette période surtout) dans la diphtérie pure, mais elle est plus fréquente et souvent plus précoce dans la diphtérie associée.

Le début est annoncé par une élévation de la température et une aggravation des phénomènes généraux ; en même temps se manifestent une douleur quelquefois assez vive et une tuméfaction plus marquée et cependant limitée à la zone du ganglion atteint. Dans certains cas, soit spontanément, soit sous l'influence d'un traitement convenable et en particulier par l'antisepsie de la gorge, l'adéno-phlegmon se termine par résolution ; mais, dans d'autres cas, il aboutit à un abcès qui s'ouvre directement par la peau ou est incisé; même dans ces conditions, la guérison peut survenir et elle n'est pas aussi rare qu'on pourrait le penser; toutes choses égales d'ailleurs, la suppuration ganglionnaire dans la diphtérie n'aggrave pas beaucoup le pronostic.

Troubles digestifs. — Assez peu marqués dans les formes légères, ils présentent, au contraire, dans les formes toxiques, une grande importance : très rapidement l'appétit est perdu et les malades ont même souvent un véritable dégoût pour les aliments.

Les vomissements annoncent quelquefois l'invasion de la maladie, mais cela est rare et en tout cas ils ne se répètent pas; cependant, à la suite de vomitifs donnés d'une façon abusive, les vomissements peuvent persister et deviennent quelquefois alors incoercibles : il faut donc toujours être très réservé dans l'emploi de cette médication.

A une époque plus tardive, les vomissements, coïncidant avec une anorexie absolue, constituent un symptôme de mauvais augure, indice presque constant d'une intoxication profonde.

A cette période aussi, on peut observer des diarrhées profuses, ordinairement fétides, quelquefois sanguinolentes. On a prétendu que les troubles gastro-intestinaux pouvaient amener par eux-mêmes un collapsus grave et la mort : il y a là une erreur d'interprétation. Assurément, le collapsus peut succéder aux accidents en question, mais cela ne veut pas dire qu'il en soit la conséquence : ce sont des phénomènes du même ordre, traduisant également l'intoxication profonde de l'organisme.

Les matières des garde-robes et des vomissements contiennent quelquefois des débris de fausses membranes; elles proviennent de la gorge, mais n'ont pas été formées dans l'estomac ou l'intestin.

Modifications des urines. — Les urines présentent, dans la diphtérie, des caractères variables : souvent claires et limpides, assez abondantes, elles sont, dans d'autres cas, plus foncées qu'à l'état normal, quelquefois troubles et chargées de sels.

La *quantité* rendue en 24 heures est variable; elle peut s'abaisser à 100 grammes et l'on peut même observer une *anurie* complète qui est toujours d'un pronostic très grave : pendant les années 1892 et 1893, Goodall[1] a observé 50 cas d'anurie plus ou moins complète, qui se sont terminés 27 fois par la mort; tantôt brusque, tantôt graduelle, elle s'était manifestée du 3e au 10e jour de la maladie; l'urine renfermait toujours beaucoup d'albumine. La mort avait été précédée de symptômes d'affaiblissement du cœur, avec ralentissement du pouls qui cessait d'être perceptible; la terminaison funeste, survenue par arrêt du cœur, et dans le quart des cas à la suite de convulsions, s'était produite, en général, vers le 7e, 8e ou 9e jour, en tout cas, entre le 6e et le 17e jour de la maladie. Dans les cas où la guérison a été observée, elle a été complète. Pour ces raisons, et d'autres qu'il serait trop long de reproduire, Goodall pense que l'anurie, dans la diphtérie, n'est pas due à une néphrite aiguë, mais plutôt à une action directe des toxines

[1] *The Lancet*, 1875, p. 269.

[SEVESTRE ET L. MARTIN.]

diphtériques sur le mécanisme nerveux qui gouverne l'excrétion de l'urine.

Les urines peuvent contenir du *sang* : c'est une complication rare, qui a pu dernièrement être attribuée à l'action du sérum, mais que l'on a cependant observée chez des enfants qui n'avaient pas subi d'injection : tel est le cas rapporté par Schwalbe[1], relatif à un enfant de dix ans et demi, qui fut pris le 25e jour d'une hématurie, et guérit après sept jours.

L'*albuminurie* est au contraire extrêmement fréquente. Signalée pour la première fois en 1857 par Wade et presque en même temps par G. Sée, elle a depuis été constatée par tous les observateurs, qui diffèrent seulement dans l'appréciation de sa fréquence. Sée la rencontra dans la moitié des cas, Eberth, Empis et Bouchut dans les deux tiers; Sanné l'a trouvée 224 fois sur 410 cas, ce qui donne une proportion de 54,63 pour 100. On observe d'ailleurs des différences notables suivant les épidémies et suivant les formes de la maladie.

Elle peut survenir à toutes les époques de la diphtérie, depuis le premier jour jusqu'à une époque fort éloignée du début. Les statistiques de Sanné ont montré que la plus grande fréquence se trouve du 2e au 11e jour, et plus spécialement encore du 5e au 6e; dans quelques cas exceptionnels, elle a été observée pour la première fois le 26e, le 29e et même le 37e et 38e jour. La proportion d'albumine est variable, de quelques centigrammes à plusieurs grammes ; elle peut atteindre 10 ou 15 grammes par litre, et nous avons même observé plusieurs cas dans lesquels la quantité n'était pas inférieure à 20 grammes par litre pendant plusieurs jours. La marche de l'albuminurie est variable : tantôt fugace, elle ne dure que un ou deux jours ; tantôt plus ou moins tenace, elle persiste fort longtemps. Sa durée la plus commune est comprise entre un et dix jours ; pendant ce temps, elle peut persister au même degré, avec quelques variations légères d'un jour à l'autre ; ou bien elle est intermittente, disparaissant, puis revenant à différentes reprises.

L'albuminurie de la diphtérie n'est pas grave par elle-même, car nous verrons plus loin qu'elle donne rarement lieu à des complications; mais elle est très importante pour le pronostic et donne en quelque sorte la mesure de l'intoxication.

Les recherches de Chaillou et Martin[2] leur ont donné dans l'angine diphtérique pure bénigne 17 cas d'albuminurie sur 30 malades; au contraire, dans 11 cas d'angines graves (diphtérie pure), ils ont toujours trouvé de l'albuminurie, le 3e ou le 4e jour de l'entrée des petits malades, probablement le 5e jour de la maladie. Dans les cas de croup, ils l'ont observée d'une façon presque constante : précoce dans les formes graves, elle se montrait plus tardivement ou manquait quelquefois dans les cas favorables.

Des recherches poursuivies, depuis près d'un an, à l'hôpital des Enfants-Malades, par M. Rolland, interne en pharmacie, ont permis de constater également la grande fréquence de l'albuminurie dans les formes graves de la diphtérie[3] : pour la diphtérie pure, la proportion a atteint le chiffre de

(1) *Bristish med. Journ.*, janv. 1895.
(2) *Annales de l'Institut Pasteur*, juillet 1894.
(3) Ces recherches ont été entreprises surtout dans le but d'étudier l'action du sérum antidiphtérique sur l'albuminurie; mais, dans la plupart des cas, un premier examen de l'urine avait pu être fait avant l'injection.

49 pour 100; pour la strepto-diphtérie, il s'est élevé à 59 pour 100 ; dans cette dernière forme, l'albuminurie était aussi généralement plus intense et a atteint plusieurs fois le chiffre de 15 à 20 grammes. Par contre, dans les angines à bacille court, *jamais* on n'a rencontré d'albuminurie.

Au total, l'albuminurie, bien que favorisée par l'association du streptocoque, est une des manifestations de la diphtérie elle-même; elle s'observe dans une proportion variable suivant les époques de l'année et suivant les formes de la maladie, mais qui, généralement, se trouve comprise entre les chiffres de 40 à 70 pour 100. Elle est surtout fréquente et précoce dans les formes graves. Lorsque la diphtérie guérit, l'albuminurie peut persister à un degré atténué pendant plusieurs semaines ou même un ou deux mois, mais elle finit cependant par disparaître, sans laisser de traces..

Elle donne d'ailleurs rarement lieu à des complications. L'*anasarque* est exceptionnelle, et ne figure qu'en proportion très restreinte, même dans les statistiques les plus importantes : 7 fois sur 224 cas (Sanné), 12 fois sur 528 cas (Cadet de Gassicourt). Elle peut être générale ou limitée à la face; on a mentionné, comme se rattachant à l'albuminurie de la diphtérie, des cas d'œdème de la glotte (Sanné) ou d'œdème du poumon (Moizard); ce sont de véritables exceptions. Quant à l'*urémie*, elle est aussi absolument rare; on en a pourtant signalé quelques cas, se rapportant à la forme éclamptique ou à la forme comateuse.

Les autres modifications de l'urine par le fait de la diphthérie n'ont été que peu étudiées et sont encore assez mal déterminées. L'azoturie est signalée comme étant assez marquée; la proportion de l'urée atteindrait souvent le chiffre de 12 à 15 grammes pour 24 heures, et Bouffé aurait même observé les chiffres de 39, 49, 51 et 56 grammes. Par contre, les recherches de Rolland ont fourni le plus souvent des chiffres inférieurs à 10 grammes pour 24 heures. Il y a généralement aussi de la phosphaturie; au contraire, la proportion des chlorures est souvent inférieure à la normale. Ajoutons que l'examen au spectroscope révèle souvent l'existence de l'urobiline.

Enfin nous devons signaler l'opinion de Bernhard[1] qui soutient que le pronostic de la diphtérie dépend presque exclusivement de l'état des reins et que le meilleur élément d'appréciation est basé, non pas sur l'albuminurie, mais sur l'examen microscopique du sédiment urinaire. Si, dès le début de la diphtérie, le sédiment renferme en abondance des éléments morphologiques caractéristiques de la néphrite (épithélium rénal, cylindres hyalins ou granuleux, etc.), le pronostic est des plus sombres; quand le sédiment n'apparaît que dans la deuxième semaine de la maladie, le pronostic est un peu plus favorable.

Altérations du sang. — La diphtérie détermine dans la constitution du sang des modifications importantes, dont certaines sont appréciables par l'examen clinique. Le nombre des *hématies* diminue en général d'une façon plus ou moins notable, mais sans qu'il paraisse possible d'établir une rela-

[1] *Arch. für Kinderheilk.*, 1895.

tion avec la gravité de la maladie (Quinquaud, Talamon). Les recherches de Quinquaud lui ont montré du reste que dès l'invasion il se produit une diminution progressive de l'hémoglobine, diminution qui persiste aussi longtemps qu'il y a des fausses membranes, et en outre que le pouvoir absorbant de l'hémoglobine pour l'oxygène diminue d'autant plus que la maladie s'aggrave. Ce fait peut rendre compte de la rapidité avec laquelle survient une anémie profonde allant souvent jusqu'à la cachexie.

Par contre, les *leucocytes* augmentent de nombre, ainsi que l'avaient déjà constaté Bouchut, Quinquaud, Talamon, Binault, Gabritschewsky. D'après Gilbert[1], la leucocytose dans la diphtérie est fréquente, sans être constante: elle est légère, puisque le chiffre le plus élevé a été de 17 000 (au lieu de la moyenne normale 6 000); elle n'est pas en rapport avec la gravité de la maladie et peut manquer dans des cas mortels; elle n'aurait donc pas la valeur diagnostique et pronostique qu'on a voulu lui attribuer. D'après Lovett Morse[2], cette hyperleucocytose commence très probablement dès le début de la maladie; elle progresse à mesure que l'affection évolue, atteint son maximum au moment où la diphtérie atteint son apogée, diminue pendant la convalescence, et disparaît avec la chute des fausses membranes ou peu de temps après. L'intensité de l'hyperleucocytose est généralement en rapport direct avec l'extension des fausses membranes, mais les exceptions ne sont pas rares. Il ne semble pas exister de relation constante entre l'adénopathie et l'hyperleucocytose et celle-ci ne paraît pas influencée non plus par l'état des poumons et des reins.

Ewing[3] a constaté aussi que la diphtérie s'accompagne d'une leucocytose plus ou moins accentuée, leucocytose qui apparaît dès le début de l'affection. Dans les cas favorables, l'augmentation du nombre des leucocytes se produit jusqu'à la période d'acmé de la maladie; puis on observe ensuite une diminution graduelle pendant la convalescence, sauf quand il survient des complications accessoires qui maintiennent alors l'hyperleucocytose. Dans les cas défavorables, l'hyperleucémie persiste jusqu'à la mort, et elle est augmentée par une pneumonie intercurrente ou par une poussée fébrile d'origine quelconque. Une hyperleucocytose élevée indique une réaction énergique de l'organisme contre une infection grave, sans que pourtant on puisse tirer du fait un pronostic défavorable; d'autre part, la diminution du nombre des leucocytes au cours de l'infection permet en général d'espérer une issue favorable.

Schlesinger[4], qui a étudié cette question sur 24 malades âgés de 18 mois à 12 ans, a trouvé que 3 fois le rapport des leucocytes aux hématies était à peu près normal (1 pour 400 ou 450); mais, dans les 21 autres cas, le rapport variait de 1 pour 275 à 1 pour 71. Cette hyperleucocytose ne paraissait pas influencée par l'âge de l'enfant et ne présentait pas non plus de relation constante avec la gravité de l'affection; en général, cependant, elle était d'autant plus accusée que le cas était plus grave; elle persistait

[1] *Traité de médecine*, (CHARCOT et BOUCHARD), II, 485.
[2] *Boston city Hosp. med. and surg. Report*, 1895.
[3] *New-York med. Journ*, août 1895.
[4] *Arch. für Kinderheilkunde*, 1896, Bd XIX.

dans les cas défavorables et diminuait dans ceux qui devaient se terminer par la guérison. Dans ces derniers, la disparition définitive eut lieu rarement dès le 4e jour, souvent le 5e ou le 6e, très souvent le 7e. Dans deux cas, elle persista jusqu'au 10e et 11e jour. Généralement la leucocytose atteint son minimum au moment où la gorge est débarrassée des fausses membranes.

Hémorrhagies. — On peut observer, dans le cours de la diphtérie, des hémorrhagies plus ou moins abondantes, et toujours dans ces cas il s'agit de formes graves; elles se montrent surtout dans les 5 ou 6 premiers jours, plus rarement du 7e au 15e jour. Elles peuvent être provoquées par une cause mécanique, comme cela a lieu pour la bouche ou la gorge, à l'occasion d'un examen ou de l'application de topiques et de lavages; mais elles sont cependant toujours alors en disproportion avec la cause locale et sont certainement favorisées par une influence générale; du reste, elles peuvent survenir spontanément. L'*épistaxis* figure au premier rang parmi ces hémorrhagies, mais on peut encore observer des hémorrhagies spontanées des gencives et des lèvres, des hématémèses, du purpura, des ecchymoses sous-cutanées ou même des hémorrhagies des centres nerveux (Mendel), suivies d'hémiplégie. C'est encore à une altération générale qu'il faut rapporter les hémorrhagies qui se produisent quelquefois par la plaie de la trachée dans les jours qui suivent la trachéotomie. Ces hémorrhagies sont ordinairement d'une abondance modérée, mais elles prennent quelquefois cependant des proportions inquiétantes; elles peuvent d'ailleurs se répéter à plusieurs heures ou plusieurs jours d'intervalle, ou bien on voit le sang sourdre d'une façon lente mais continue. Le pronostic est donc grave, mais il l'est surtout parce que l'existence de ces hémorrhagies révèle une altération profonde de l'organisme, une véritable intoxication. Ce fait, sur lequel insiste Trousseau, était bien connu de certains observateurs du xviiie siècle qui lui attribuaient une signification très grave.

Troubles cardiaques. — L'existence de troubles cardiaques dans les formes toxiques de la diphtérie est indéniable, mais les auteurs ne sont pas d'accord sur l'interprétation qu'il convient d'en donner. On les avait d'abord attribués à une thrombose cardiaque, mais cette thrombose n'est elle-même qu'un phénomène secondaire. Bouchut et surtout Labadie-Lagrave avaient cru pouvoir admettre une endocardite, qui serait fréquente dans la diphtérie : des recherches ultérieures ont montré qu'il y avait là une erreur d'interprétation et que l'endocardite ne doit figurer dans l'histoire de la diphtérie qu'à titre de complication exceptionnelle. Au contraire, les lésions du muscle cardiaque (myocardite ou lésions dégénératives) ont été démontrées par plusieurs observateurs[1], et ont paru fournir une interprétation satisfaisante des symptômes révélés par la clinique. Cependant d'autres auteurs ont cru pouvoir rattacher ces smptômes à une paralysie du nerf pneumogastrique, modalité spéciale de la paralysie diphtérique.

Nous croyons que la question est complexe et que, dans la pathogénie des accidents cardiaques, il faut tenir compte à la fois de la paralysie du

[1] Huguenin. Myocardite infectieuse diphtérique, *Th. de Paris*, 1890. — Parkoff, *Vratch*, 1895. — Mollard et Regaud, *Soc. de Biologie*, décembre 1895.

[SEVESTRE ET L. MARTIN.]

nerf pneumogastrique (qui sera étudiée plus loin), et des lésions du myocarde; ces deux causes interviennent d'ailleurs souvent ensemble chez un même malade, et.il est difficile de faire la part de chacune d'elles. Nous devons cependant tenter cette dissociation.clinique.

Les troubles cardiaques se manifestent généralement au début de la convalescence de la diphtérie, mais ne donnent lieu d'abord qu'à·des symptômes.très peu accentués·: on a signalé quelques palpitations, un état d'éréthisme cardiaque passager, une douleur précordiale, un peu de dyspnée par instants; mais ordinairement, et surtout chez les enfants, on n'est guère averti de l'altération du muscle cardiaque que par l'examen du pouls qui devient mollasse et dépressible. Les pulsations du cœur, plus ou moins ralenties, sont mal frappées, onduleuses, assez souvent inégales, une contraction énergique venant parfois donner une secousse brusque. A l'auscultation, le premier bruit, quelquefois vibrant, est le plus ordinairement sourd, surtout à la pointe, le second souvent redoublé vers la partie moyenne ou à la base. Les malades sont pâles, exténués, dans un état d'oppression qui s'exagère au moindre effort, et quelquefois sont pris d'une syncope qui les emporte brusquement. D'autre fois, cet état se continue sans aggravation notable, mais avec persistance du collapsus, ou bien les phénomènes cardiaques prennent une intensité croissante. Le pouls devient de plus en plus dépressible, et souvent même ne donne plus qu'une sorte d'ondulation irrégulière et inégale, entrecoupée d'intermittences; il peut même· cesser d'être perceptible.

La main portée sur la région cardiaque ne perçoit plus qu'une faible ondulation de la paroi ou bien, de loin en loin, quelques chocs irréguliers; la pointe, lorsqu'elle peut être perçue, est abaissée et portée en dehors, et la percussion, par l'augmentation de la matité cardiaque, révèle aussi l'existence d'une dilatation aiguë des cavités du cœur. A l'auscultation, les bruits sont de plus en plus assourdis, souvent dédoublés, de façon à donner l'impression de quatre bruits; on peut observer d'ailleurs toutes les formes d'arythmie, avec intermittences, contractions désordonnées, faux-pas du cœur, ralentissement ou plus rarement accélération irrégulière des battements; quelquefois enfin on trouve à la pointe un souffle systolique doux et diffus. Le malade est alors dans un état de dépression absolue, inerte, couvert d'une sueur visqueuse; les extrémités sont froides et cyanosées; la respiration est gênée, mais faible, avec des crises de dyspnée paroxystique. La mort peut survenir ainsi par les progrès de l'adynamie et du collapsus; le plus ordinairement cependant elle a lieu dans une syncope.

Friedmann a cherché à introduire plus de précision dans l'étude du pouls, en mesurant la tension artérielle avec l'appareil de Basch[1]. Ses recherches, faites dans le service de Heubner sur des enfants atteints d'angine ou de croup opéré ou non, lui ont donné des résultats intéressants au point de vue du pronostic. Tant que la pression sanguine ne tombe pas au-dessous de 90 millimètres de mercure chez les grands enfants et au-dessous de 75 millimètres chez les petits, le pronostic reste bon. Quand

---

(¹) Jahrb. für Kinderheilk., 1893.

elle est à 75, la situation est sérieuse, et quand elle tombe à 65 ou 60, le
pronostic est presque toujours fatal. Dans le cas où la pression sanguine
restait pendant plusieurs jours à 70, la diphtérie marchait mal, bien que
les phénomènes locaux eussent disparu, et que les malades fussent déjà en
convalescence; on trouvait de l'abattement, de l'inappétence, des paralysies, etc.

La durée des accidents cardiaques est variable; quelquefois, une
syncope vient en arrêter le cours, au moment où ils sont à peine soupçonnés;
le plus ordinairement cependant, ils se prolongent pendant quelques jours,
et n'aboutissent à la terminaison fatale qu'après plusieurs alertes successives.
La guérison n'est cependant pas impossible; assurément, lorsque les malades
ont présenté dans leur ensemble les phénomènes que nous venons de
décrire, il est difficile d'admettre qu'ils puissent échapper à la mort; mais
il existe des cas plus légers, dans lesquels le cœur est touché d'une façon
moins profonde ou moins générale, et qui peuvent, surtout avec un traitement convenable, se terminer par la guérison; celle-ci ne survient d'ailleurs
que très lentement, et pendant longtemps encore la faiblesse du cœur se
révèle par les caractères du pouls et par un certain degré de dyspnée sous
l'influence des moindres efforts.

Bien que l'*endocardite* soit beaucoup plus rare que ne tendaient à le
faire penser les travaux de Bouchut, Labadie-Lagrave, etc., elle a cependant été observée quelquefois. D'autre part on a signalé quelques cas rares
d'embolie cérébrale dont le point de départ était vraisemblablement une
lésion cardiaque (Behrend, Rooney, Ch. Leroux). La péricardite est rare
également et ne constitue guère qu'une trouvaille d'autopsie.

Paralysies. — La connaissance de la paralysie diphtérique est de date
récente. Bien que déjà Cœlius Aurelianus, puis, au xviiie siècle, Malouin, Chomel l'ancien, Ghisi, Marteau de Grandvilliers, S. Bard, etc., eussent noté
quelques symptômes qui se rapportent évidemment à cette manifestation de
la diphtérie, bien qu'elle eût été observée avec plus de précision par Orillard
(de Poitiers) dans les épidémies de 1834, 1835 et 1836, elle était presque
ignorée lorsque parurent les recherches de Maingault (1854-1860). Bretonneau n'en avait pas remarqué de cas avant 1843 et encore ne le publia-t-il
qu'en 1855. Trousseau avoue d'ailleurs, dans ses cliniques, que pendant
longtemps il avait passé à côté de ces faits, non pas sans les voir, mais sans
reconnaître leur signification.

Depuis lors, la paralysie diphtérique a fourni matière à des travaux très
nombreux; on a discuté en particulier sur la question de savoir s'il existe
une paralysie diphtérique ou, en d'autres termes, si la paralysie observée dans
le cours ou à la suite de la diphtérie est bien en rapport avec cette maladie
ou s'il ne s'agit pas simplement d'une coïncidence. La question est aujourd'hui
nettement résolue par les travaux de Roux et Yersin qui ont réussi à produire
chez les animaux, par des injections de toxines diphtériques, des paralysies
comparables à celles qu'on observe chez l'homme; non seulement la paralysie
est en rapport avec la diphtérie, mais c'est un *résultat direct de l'intoxication diphtérique* et non pas le fait d'une infection secondaire. A ce titre,

elle doit être considérée comme un des symptômes propres de la diphtérie et non pas comme une complication, ainsi que l'ont admis certains auteurs. Mais, si la paralysie est un symptôme de l'intoxication diphtérique, elle est loin de constituer un symptôme constant ; elle est même relativement rare dans les formes toxiques, et il y a à cela une raison toute naturelle : c'est que généralement la mort est survenue avant que la paralysie ait eu le temps d'apparaître ; d'autre part, dans les formes bénignes, les malades ont souvent quitté l'hôpital avant le moment où se produit ordinairement la paralysie, et peuvent de la sorte échapper à l'observation.

Pour toutes ces raisons, il est assez difficile d'évaluer la *fréquence relative* de la paralysie diphtérique et les statistiques n'ont à cet égard qu'une valeur approximative ; elles varient d'ailleurs singulièrement suivant les auteurs. En prenant seulement les trois plus importantes par le nombre des faits enregistrés, nous voyons que Roger a noté 56 cas de paralysie sur 210 malades, Sanné 155 sur 1582 et Cadet de Gassicourt 128 sur 957 : ce qui donne les proportions de 16,6 pour 100, — 11 pour 100, — et 13, 6 pour 100. Ces chiffres sont certainement inférieurs à la réalité, pour les raisons données plus haut : cette conclusion résulte d'ailleurs d'une étude plus complète de la statistique de Cadet de Gassicourt. Cet observateur a divisé tous les cas de diphtérie en deux classes : la première formée des diphtéries bénignes ou graves et des croups guéris (425 cas), et la seconde uniquement des croups morts après opération et n'ayant en général fait à l'hôpital qu'un court séjour (497 cas). Or, tandis que les malades de cette dernière classe n'ont présenté que 27 fois des symptômes de paralysie, il l'a constatée 101 fois sur ceux de la première, cependant moins nombreuse, c'est-à-dire dans la proportion de 23,76 pour 100. C'est pour lui la véritable proportion des paralysies diphtériques.

La paralysie diphtérique débute généralement dans la convalescence, après que les fausses membranes ont disparu ; cependant elle peut être plus précoce, survenir pendant l'évolution locale de la maladie, du 5e au 11e jour, ou même dans quelques cas exceptionnels vers le 2e ou 5e jour. D'autre part, elle peut être tardive et se montrer seulement le 30e ou le 55e jour. Dans les cas où elle se montre de bonne heure, elle est en général plus bénigne, plus limitée ; les cas de paralysie intense généralisée débutent ordinairement à une époque plus tardive ; on signale même des cas où la paralysie, après avoir débuté dans les premiers jours en restant limitée, disparaît, puis reparaît plus tard, sous une forme différente. Peut-être y aurait-il lieu, sous ce rapport, d'en distinguer deux formes, l'une *précoce* et *bénigne*, l'autre *tardive* et *grave*.

La paralysie diphtérique débute en général par le voile du palais et, dans un bon nombre de cas, reste limitée à ce point ; d'autres fois elle se généralise plus ou moins, envahissant d'autres parties du corps et en particulier les membres inférieurs. Dans les cas de diphtérie cutanée, ainsi que l'ont signalé Trousseau et Guéneau de Mussy, elle peut débuter par les membres inférieurs.

Au point de vue symptomatique, on en distingue généralement deux formes : l'une *bénigne* et *limitée*, l'autre *grave* et *généralisée*; nous décrirons à part une forme spéciale qui paraît être due à la paralysie du pneumogastrique et qui d'ailleurs coïncide le plus souvent avec la forme généralisée.

Forme limitée. — C'est la plus commune de toutes (103 fois sur 128 cas, d'après Cadet de Gassicourt); son siège d'élection est le voile du palais et le pharynx. Le début, généralement insidieux, est le plus souvent signalé par l'apparition d'un trouble plus ou moins marqué de la déglutition : le malade *avale de travers*; les aliments et surtout les liquides reviennent par les fosses nasales, ou bien encore, chez les enfants trachéotomisés, par la plaie trachéale ou par la canule; il y a une petite toux laryngée pénible, provoquée par chaque tentative de déglutition. Souvent les malades ne peuvent boire qu'à la condition d'avaler par petites gorgées, très lentement, la tête renversée en arrière, de façon que le liquide coule seul par son propre poids. En même temps la voix est nasonnée, la parole lente, l'articulation des mots difficile; le sommeil est accompagné de ronflement. L'examen de la gorge montre que le voile du palais est immobile et flasque; il est de plus complètement insensible et les réflexes sont abolis. La paralysie peut d'ailleurs s'étendre à tout le pharynx et à la partie supérieure du larynx; sur ces points, également, l'anesthésie est plus ou moins complète. Il résulte de cette localisation une gêne d'autant plus grande de la déglutition; aussi l'alimentation des malades devient-elle très difficile, au point que l'inanition peut être assez prononcée pour amener la mort; dans quelques cas, cette terminaison peut survenir à la suite de la pénétration d'aliments dans les voies aériennes, soit brusquement par asphyxie, soit par le fait d'une pneumonie de déglutition. A part ces cas exceptionnels, la guérison survient généralement dans l'espace de 8 à 10 jours, quelquefois seulement après 15 ou 20 jours.

Forme généralisée. — Elle débute généralement aussi par le voile du palais, mais, plus souvent que dans la forme précédente, atteint à un degré assez prononcé le pharynx et quelquefois aussi les muscles du larynx; on constate alors de la raucité de la voix et plus tard une aphonie plus ou moins complète. Puis la paralysie s'étend à d'autres muscles suivant un ordre chronologique qui n'a rien de régulier, tantôt aux membres et surtout aux membres inférieurs, tantôt et plus souvent aux muscles de l'œil. La paralysie des muscles de l'accommodation donne lieu à des troubles visuels qui varient de l'amblyopie légère à la cécité complète, mais non incurable; il y a souvent hypermétropie, plus rarement myopie; on constate aussi de la mydriase ou, si la paralysie est unilatérale, de l'inégalité pupillaire. Les muscles moteurs de l'œil sont plus rarement et plus tardivement atteints; cependant on peut observer du strabisme, de la diplopie, la chute de la paupière supérieure, etc. Ces phénomènes sont d'ailleurs variables et souvent se modifient d'un jour à l'autre, le strabisme externe faisant place au strabisme interne, ou inversement; ils sont également passagers, ainsi que les troubles de l'accommodation, mais pour ceux-ci, en particulier, la guérison complète peut se faire attendre plusieurs semaines ou plusieurs mois. Archambault cite le cas d'un de ses internes qui ne pouvait pas encore lire après plus de six mois.

[SEVESTRE ET L. MARTIN.]

Lorsqu'elle gagne les membres, la paralysie diphtérique atteint d'abord et surtout les membres inférieurs et plus spécialement encore les muscles des pieds et les péroniers; le plus souvent, les malades se tiennent encore debout mais ils s'avancent péniblement, sans soulever les pieds, en les faisant glisser sur le sol. C'est une paralysie flasque, qui s'accompagne des signes de la réaction de dégénérescence, le plus souvent partielle. Les réflexes sont souvent abolis, mais non pas toujours. On n'a pas noté d'atrophie, sauf dans quelques cas absolument exceptionnels. La sensibilité est plus ou moins obtuse et souvent même complètement abolie (anesthésie cutanée prononcée surtout aux pieds, anesthésie musculaire). Enfin, on a signalé aussi des sensations de fourmillements, d'engourdissement précédant la paralysie; il est rare que les enfants rendent compte de ces sensations.

La paralysie des membres persiste ordinairement pendant un certain temps avec les mêmes caractères; mais dans d'autres cas, qui ne sont pas absolument rares, elle est suivie de symptômes d'incoordination motrice; d'autres fois même, celle-ci s'établit d'emblée, et la maladie peut alors simuler jusqu'à un certain point l'ataxie locomotrice : la marche devient incertaine, oscillante ou saccadée, surtout dans l'obscurité. Certains auteurs ont même décrit un *pseudo-tabes diphtérique*, mais il ne s'agit là, en somme, que d'une modalité un peu spéciale de la paralysie.

Les membres supérieurs sont plus rarement atteints et le sont aussi plus tardivement. Comme aux membres inférieurs, la paralysie motrice et les troubles de la sensibilité sont plus marqués vers l'extrémité des membres et diminuent à mesure qu'on se rapproche de la racine; dans leur ensemble, les bras sont maladroits, lourds, agités de tremblements ou de petites secousses analogues à celles qu'on voit dans la paralysie générale; quelquefois même, ils refusent tout service : le malade ne peut plus manger seul, est incapable de s'asseoir ou de se retourner dans son lit.

Les muscles du cou et de la face, et même ceux des joues, des lèvres, de la langue peuvent être pris à leur tour. La tête, sans soutien, ballotte sur les épaules et retombe lourdement d'un côté ou de l'autre; la face, sans expression, immobile, prend un cachet d'hébétude qui rappelle l'apparence des idiots, bien que l'intelligence soit parfaitement conservée; les lèvres, pendantes, laissent écouler la salive. Même dans les cas moins intenses, le malade ne peut plus ni souffler, ni siffler, ni se gargariser; il ne parle plus qu'en bredouillant.

La paralysie peut atteindre les muscles de la respiration, intercostaux et diaphragme. Pour les premiers, il en résulte une immobilisation du thorax dans l'inspiration. Quant au diaphragme, sa paralysie se traduit par les phénomènes indiqués par Duchenne de Boulogne : dépression de l'abdomen au moment de l'inspiration et dilatation pendant l'expiration. La respiration est haletante et la moindre cause, la plus légère complication thoracique peut amener un accès de suffocation qui conduit rapidement à l'asphyxie. Enfin on peut observer la paralysie du rectum ou de la vessie, avec tous les symptômes qui en résultent, et chez les adultes de l'anaphrodisie.

Paralysie du nerf pneumogastrique. — Nous avons laissé de côté, dans la description qui précède, une série de symptômes pouvant intéresser à la fois le cœur, le poumon et parfois aussi l'appareil digestif et qui aboutissent souvent à la syncope ou à l'asphyxie : ils présentent une physionomie si particulière et offrent une telle importance, qu'ils doivent être décrits à part ; ils peuvent survenir dans le cours de la paralysie diphtérique, soit dès le début, soit à une période plus ou moins avancée ; d'autres fois, ils précèdent la paralysie ; ailleurs encore, ils se produisent isolément. Ils peuvent être très légers et se manifester simplement par quelques palpitations, des irrégularités du pouls, une tendance syncopale, une légère dyspnée ; ils peuvent disparaître et se reproduire à plusieurs reprises et, finalement, cesser complètement. D'autres fois, soit à la suite de ces accidents légers, soit brusquement, éclatent des accès d'une violence excessive et qui peuvent amener la mort en quelques heures ou en quelques instants.

Souvent le début est annoncé par des nausées et des vomissements et parfois des douleurs abdominales intenses[1] ; puis, au bout de quelques heures, surviennent des palpitations et une sensation d'angoisse et de pesanteur à la région précordiale ; la respiration devient pénible et embarrassée, suspirieuse, soit d'une façon continue, soit sous forme d'accès. Le pouls, quelquefois ralenti au début, prend bientôt une fréquence excessive et devient petit, misérable, entrecoupé d'intermittences parfois très longues : d'autres fois, il reste ralenti, ou présente des alternatives de ralentissement et d'accélération. Le malade est dans un état d'anxiété extrême, il s'agite et change constamment de place, puis retombe épuisé, ou bien pousse un grand cri en se soulevant sur son lit et retombe mort ; l'accès a tout au plus duré une heure ou deux, parfois quelques minutes seulement. D'autres fois, l'agitation se calme, ou plutôt le malade, profondément prostré, semble renoncer à lutter ; mais les extrémités se refroidissent et deviennent violacées, en même temps que la pâleur générale s'accentue, et, par les progrès de l'asphyxie croissante, la mort survient doucement. Le malade peut résister à la première crise, mais reste épuisé, sans force, et finit par succomber à la suite de la répétition des accès. Dans certains cas, cependant, les crises s'espacent et la guérison peut survenir.

Tels sont, en résumé, les accidents imputables à la paralysie du nerf pneumogastrique, et que certains auteurs rattachent plus directement encore à une névrite du plexus cardiaque[2] ; ils offrent, évidemment, une certaine analogie avec les accidents résultant d'une lésion du myocarde, mais s'en distinguent par certains caractères qui peuvent permettre de faire le diagnostic ; les uns et les autres, ainsi que nous l'avons déjà dit, peuvent se compliquer réciproquement.

La *marche* de la paralysie diphtérique est variable. La forme limitée a généralement une durée courte et peut être même d'autant plus courte que l'apparition a été plus précoce. La guérison est la règle ; il importe cependant de surveiller l'ingestion des aliments, pour éviter les accidents qui

<hr>

(1) GULAT, *Th. de Paris*, 1881.
(2) VINCENT, *Arch. de méd. expérim.*, 1894.

peuvent résulter des troubles de la déglutition. La paralysie généralisée comporte au contraire, ainsi que le fait remarquer Cadet de Gassicourt, un pronostic beaucoup plus sérieux ; cependant cet observateur nous paraît avoir forcé la note en attribuant à la paralysie elle-même la mort des 20 malades qu'il a perdus sur les 128 cas de paralysie observés ; il nous paraît bien probable en effet que plusieurs d'entre eux ont succombé à l'intoxication diphtérique ou à la suite de complications, mais sans intervention directe de la paralysie. Ces réserves faites, il n'en reste pas moins que la paralysie diphtérique peut amener la mort, soit à la suite de la pénétration d'aliments dans les voies respiratoires (asphyxie ou pneumonie de déglutition), soit par inanition, soit par paralysie des muscles de la respiration, soit enfin par paralysie du pneumogastrique. Le pronostic est donc grave, surtout si l'on se rappelle la rapidité et souvent la soudaineté avec laquelle peut survenir la terminaison fatale. La guérison peut néanmoins se faire même dans les formes généralisées, mais elle survient très lentement et souvent il faut plusieurs mois pour qu'elle soit complète.

Sur la *nature* de la paralysie diphtérique, les discussions ont été vives et prolongées ; nous n'y insisterons pas longuement. Disons seulement que les expériences de Roux et Yersin semblent avoir bien démontré la spécificité de cette maladie ou, en d'autres termes, ses relations étroites avec l'intoxication diphtérique ; les faits contradictoires qui ont été allégués manquent pour la plupart de la sanction bactériologique ; nous devons cependant faire exception pour un cas de paralysie signalé par Bourges[1] dans le cours d'une angine à streptocoques.

Quant à la détermination du processus anatomique qui donne naissance à la paralysie diphtérique, elle est loin d'être résolue et c'est en s'appuyant sur la clinique plutôt qu'en invoquant les résultats anatomo-pathologiques que Raymond[2] croit pouvoir la rattacher à une polynévrite.

Érythèmes. — Signalés déjà par Borsieri, puis laissés de côté par les observateurs qui ont suivi, les érythèmes dans la diphtérie ont, en 1858, fait l'objet d'un intéressant mémoire de G. Sée ; on a d'abord contesté la signification de ces faits et prétendu qu'ils se rapportaient à des éruptions de scarlatine. Aujourd'hui ils sont admis par tout le monde et les travaux de Unna, Fraenkel, Robinson, ceux de Hutinel et de Mussy ont permis de préciser leurs caractères et leur nature.

La fréquence des éruptions cutanées dans la diphtérie paraît variable suivant les épidémies. Sée les aurait observées 12 fois sur 54 cas, ce qui donne une proportion de 22 0/0 ; d'autre part Sanné, sur 1 500 cas de diphtérie, n'en a réuni que 50, soit 3,33 pour 100, et Cadet de Gassicourt 37 sur 932, soit 3,97 pour 100. Ces deux auteurs ont pris soin d'éliminer tous les cas suspects, dans lesquels l'éruption aurait pu être rapportée à une autre cause, mais par contre ont peut-être laissé de côté certaines éruptions fugaces et par conséquent d'observation difficile. Mussy, dont l'attention était spécialement attirée sur ce sujet, a relevé à l'hospice des Enfants-Assistés 12 cas sur

[1] *Arch. de méd. expér.*, 1895.
[2] *Gaz. hebdom.*, 29 mars 1896.

95 diphtéries, soit 12,65 pour 100. Ces statistiques ont une certaine importance, et doivent être rapprochées de celles qui concernent les éruptions
attribuées au sérum.

Les érythèmes peuvent se montrer dans les premiers jours de la diphtérie
ou à une époque plus ou moins tardive; ils peuvent alors être annoncés par
une élévation de la température qui monte de 1 degré ou même plus. Ils ne
se développent pas en un point quelconque du corps, mais spécialement dans
certains lieux d'élection, qui sont par ordre de fréquence : les poignets, les
coudes, les genoux, les malléoles; on peut les voir aussi à la partie supérieure des fesses, à la poitrine, rarement au cou et plus rarement encore à
la face. Ils peuvent paraître soit dans l'un de ces points isolément, soit dans
plusieurs à la fois, et généralement sur des points symétriques; souvent ils se
manifestent par poussées successives à quelques heures ou à un ou deux
jours de distance.

L'éruption peut se présenter sous des apparences diverses : la plus commune affecte les caractères de l'érythème polymorphe et apparaît sous forme
de petites taches de la grosseur d'une tête d'épingle ou de plaques plus ou
moins larges, à limites diffuses, de coloration rose ou rouge vif, disparaissant
par la pression; d'autres fois les taches ont des contours nets, circinés ou
marginés, avec un centre pâle et des bords d'un rouge vif; les éléments éruptifs s'étendent par la périphérie, se rapprochent les uns des autres et finissent par former de grands placards irréguliers avec quelques intervalles de
peau saine. Ailleurs encore, les éléments éruptifs sont saillants et restent en
général plus limités. Cette éruption a une durée assez courte, de 1 ou 2 jours
en général, rarement 3 ou 4; elle disparaît progressivement en laissant quelquefois une légère teinte brunâtre.

Quelquefois l'éruption ressemble, à s'y méprendre, à celle de la rougeole,
mais ne tarde pas à se modifier en prenant les caractères de l'érythème polymorphe; d'autres fois, au contraire, on observe une éruption scarlatiniforme,
mais celle-ci est presque toujours consécutive à l'une des éruptions précédentes; localisée primitivement aux lieux d'élection que nous avons signalés,
elle ne tarde pas à se généraliser et ressemble alors d'une façon plus ou
moins frappante à l'éruption de la scarlatine. Le plus souvent, le diagnostic
n'est guère possible qu'en tenant compte des commémoratifs et de l'évolution
de l'exanthème, lorsqu'on a pu la suivre depuis le début. Quelquefois aussi on
trouve un érythème scarlatiniforme desquamatif récidivant. Enfin dans quelques cas on a signalé (Fraenkel) un érythème purpurique, caractérisé par
l'existence de taches hémorragiques, de la grandeur d'une tête d'épingle
très fine à une lentille, reposant sur un fond rosé et existant ordinairement
dans les mêmes points que les éruptions précédentes.

Toutes ces éruptions peuvent d'ailleurs être observées dans le cours
d'autres maladies infectieuses (fièvre typhoïde, choléra, septicémie puerpérale, érysipèle, etc.), et les recherches bactériologiques semblent démontrer
d'une façon positive leur connexion avec une infection secondaire qui est ordinairement due au streptocoque. Dans la diphtérie, elles se voient surtout
dans les formes associées, mais peuvent se montrer cependant dans des

[*SEVESTRE ET L. MARTIN.*]

diphtéries considérées jusqu'alors comme des diphtéries pures; en effet, si l'examen bactériologique pratiqué au début a révélé seulement l'existence du bacille de Lœffler, cela ne veut pas dire que le streptocoque ne puisse plus tard intervenir et exercer une influence secondaire.

Quant à la pathogénie intime de ces éruptions, elle est encore assez mal déterminée : nous n'y insistons pas.

Gangrènes. — Les anciens auteurs, et plus particulièrement ceux du xviie siècle, attribuaient à la gangrène un rôle prépondérant dans la pathogénie des angines graves qu'ils observaient et il faut arriver à Home et surtout à Bretonneau pour entendre dire que la fausse membrane n'est pas une eschare et que la diphtérie ne relève pas de la gangrène. L'opinion de Bretonneau a trouvé de nos jours une confirmation dans les recherches bactériologiques qui ont montré que la diphtérie et la gangrène sont deux processus différents, produits par des microbes spéciaux; mais la bactériologie nous apprend aussi que ces microbes peuvent s'associer et que la gangrène peut alors s'ajouter à la diphtérie; du reste. Trousseau, Becquerel, Isambert, etc.; avaient depuis longtemps publié des observations de gangrène dans la diphtérie et en somme la clinique avait battu en brèche l'opinion trop absolue de Bretonneau.

La gangrène dans la diphtérie[1] peut se présenter sous deux modalités différentes : le plus souvent on observe simplement de petites eschares superficielles produisant sur la muqueuse des ulcérations ou même de simples érosions; c'est beaucoup plus rarement et même d'une façon exceptionnelle que surviennent de véritables gangrènes massives.

Le processus ulcéreux signalé en premier lieu résulte en réalité, non pas du bacille de Lœffler, qui ne dépasse pas la couche superficielle de la fausse membrane, mais d'autres micro-organismes qui infiltrent la muqueuse et déterminent çà et là de petites thromboses locales; parmi les micro-organismes capables d'amener cette lésion. figurent en particulier le streptocoque et le staphylocoque et l'on comprend ainsi pourquoi ces ulcérations se voient spécialement dans les diphtéries associées. Que maintenant sur cette muqueuse ulcérée viennent se déposer les microbes de la putréfaction. on verra se développer la gangrène véritable, sous forme de gangrène humide et envahissante.

La gangrène superficielle, ulcéreuse pourrait-on dire, n'est pas absolument rare dans les angines associées; elle affecte surtout les amygdales, les piliers du voile du palais et la luette, et peut sur tous ces points déterminer de petites ulcérations qui disparaissent ordinairement assez vite, mais qui d'autres fois laissent à leur suite des cicatrices irrégulières. Dans le croup, un processus analogue peut se produire à la suite de la trachéotomie, soit sur la muqueuse de la trachée, soit sur la peau, au voisinage de la plaie du cou

Au contraire la gangrène massive est exceptionnelle; elle a été observée surtout dans la gorge, où le processus gangreneux peut déterminer des perforations du voile et parfois même arriver jusqu'aux gros troncs vasculaires du cou.

______

[1] Girode, Diphtérie et Gangrène, *Rev. de méd.*, 1891.

Manifestations broncho-pulmonaires. — Elles sont fréquentes dans la diphtérie et spécialement dans le croup, où l'on peut observer soit une bronchite ou une congestion pulmonaire plus ou moins intense, soit dans quelques cas rares une pneumonie ou une pleurésie, soit enfin et surtout une broncho-pneumonie.

Même en mettant de côté la bronchite pseudo-membraneuse, dont la description sera d'ailleurs mieux placée dans l'étude des localisations de la diphtérie, on peut dire que la *bronchite simple* n'est pas rare dans le croup; pourtant elle passe généralement inaperçue en raison des difficultés que présente l'auscultation dans ces conditions. Le plus souvent, on en reconnaît seulement l'existence au moment de la trachéotomie, les malades rejetant alors par la plaie de la trachée ou par la canule une expectoration muco-purulente plus ou moins abondante.

La *congestion pulmonaire* est aussi très fréquente; méconnue dans un bon nombre de cas, elle se caractérise d'autres fois par des bouffées de râles sous-crépitants coïncidant avec une submatité plus ou moins nette; ces signes varient assez souvent d'un jour à l'autre, ce qui semble indiquer que la lésion qui les produit disparaît d'un point pour se porter à un autre. Elle se manifeste en général dès les premiers jours de la maladie, ce qui cadre mal avec les hypothèses faites pour l'expliquer (asphyxie pour les uns, paralysie diphtérique portant sur les vaso-moteurs pour les autres). L'explication la plus rationnelle serait peut-être celle qui la rattacherait à l'intoxication diphtérique elle-même, au même titre que les congestions pulmonaires que l'on observe chez les animaux empoisonnés par la toxine diphtérique.

La *pneumonie* est très rare dans la diphtérie, et la *pleurésie* ne l'est guère moins; nous n'y insistons pas, et nous devons aussi nous borner à signaler les *infarctus pulmonaires* et la *gangrène du poumon*, lésions exceptionnelles, ou plutôt même trouvailles d'autopsie. L'*emphysème pulmonaire*, fréquent dans le croup, ne se révèle en général par aucun signe qui permette d'en affirmer l'existence pendant la vie.

Nous devons nous arrêter plus longtemps sur la *broncho-pneumonie*; car, de toutes les complications de la diphtérie, c'est incontestablement celle qui, par sa fréquence et sa gravité, occupe le premier rang. Elle résulte d'une infection secondaire, et non pas, comme on l'a cru pendant longtemps, de l'action du froid; sans nier cette influence, il semble bien probable qu'elle ne s'exerce pas directement, mais qu'elle agit seulement en diminuant la résistance de l'organisme, et en le livrant sans défense aux microbes qui existent déjà dans la bouche ou qui viennent, surtout dans un milieu infecté, se déposer sur la plaie de la trachée à la suite de la trachéotomie. Les microbes que l'on retrouve dans les foyers de broncho-pneumonie sont d'abord et surtout le streptocoque; puis, avec celui-ci ou isolément, le staphylocoque, le pneumocoque ou encore le pneumo-bacille de Friedländer. Le bacille de Lœffler s'y montre aussi, mais il n'est là en quelque sorte qu'à titre accessoire; car il peut manquer, et lorsqu'il existe, il est toujours associé à d'autres micro-organismes.

En fait, la broncho-pneumonie, dans la diphtérie, est bien le résultat

[SEVESTRE ET L. MARTIN.]

d'une infection secondaire, mais pourtant celle-ci peut être favorisée, jusqu'à un certain point, par l'action des toxines diphtériques qui, en amenant des congestions partielles du poumon, préparent en quelque sorte le terrain où vont se déposer les microbes ou créent pour eux une sorte d'appel. Cette hypothèse, basée d'ailleurs sur l'expérimentation (Voy. plus haut, p. 553), pourrait expliquer la fréquence de la broncho-pneumonie dans les formes graves de la diphtérie; car ce n'est pas seulement dans la strepto-diphtérie qu'on l'observe surtout (ce qui se comprendrait facilement, étant donnée la prédominance du streptocoque dans les foyers de broncho-pneumonie), c'est aussi dans la diphtérie pure. La broncho-pneumonie peut se développer dans le cours de l'angine ou d'une manifestation quelconque de la diphtérie, mais elle est surtout fréquente dans le croup, soit dans les premiers jours, soit après la trachéotomie; dans ce dernier cas, le début a lieu presque toujours dans les 2 ou 3 premiers jours qui suivent l'opération (Sanné, Cadet de Gassicourt).

La broncho-pneumonie s'annonce en général par une élévation plus ou moins notable de la température et par une accélération des mouvements respiratoires, avec une oppression plus ou moins vive portant spécialement sur l'expiration, qui est souvent *poussée*. Lorsque, dans le cours d'une diphtérie, on voit la température monter rapidement à 39° ou 40°, et le chiffre des respirations atteindre 50 ou 60 par minute, on peut presque sûrement annoncer le développement d'une broncho-pneumonie; on ne peut d'ailleurs pour ce diagnostic compter que d'une façon très modérée sur les signes fournis par la percussion et l'auscultation. Les râles sous-crépitants, le souffle font souvent défaut ou sont masqués par le sifflement laryngé, et la submatité que l'on constate quelquefois peut tenir à l'existence d'un point de congestion passagère. Après la trachéotomie, les signes physiques sont plus facilement perceptibles, à condition que l'oreille soit familiarisée avec le bruit produit par l'air passant à travers la canule.

La broncho-pneumonie dans le cours de la diphtérie et surtout après la trachéotomie est toujours très grave.

Arthropathies. — Signalées par Follin en 1874, et vues depuis par un certain nombre d'observateurs, elles ont paru cependant assez peu fréquentes jusqu'à ces dernières années; Bernardbeig, auteur d'un bon travail sur ce sujet[1], n'a pu en réunir que 10 observations (personnelles ou empruntées aux auteurs).

D'après cet auteur, elles se manifestent ordinairement au moment où la maladie est déjà guérie ou très améliorée, du 7e au 15e jour après le début, quelquefois cependant beaucoup plus tard. Les articulations frappées sont toujours les grandes jointures, le plus souvent celle du genou, ou encore les articulations du poignet. Les arthropathies peuvent être simples ou suppurées. Dans le premier cas, tout se borne quelquefois à une douleur violente sans modifications locales ni phénomènes généraux, ou bien on trouve un peu d'empâtement limité, avec rougeur de la peau et élévation de la tempé-

---

(1) Des complications articulaires de la diphtérie, *Th. de Paris*, 1891.

rature locale ; d'autres fois, il existe en outre un épanchement séreux dans l'articulation, ou encore un certain degré d'épaississement des tissus péri-articulaires.

Quant à l'arthrite suppurée, elle s'accompagne d'un cortège de phénomènes infectieux : fièvre vive, agitation ou prostration, albuminurie, vomissements ou diarrhée, etc., et se termine habituellement par la mort.

Les arthrites suppurées relèvent habituellement d'une infection secondaire, le plus souvent par le streptocoque, et l'examen bactériologique a permis dans plusieurs cas de trouver ce microbe dans le pus retiré de l'articulation. Quant aux arthropathies simples, la pathogénie en est encore obscure ; Bernardbeig paraît disposé à les attribuer à l'action des toxines diphtériques, nous pensons plutôt qu'elles doivent être rattachées aussi à une infection secondaire.

Septicémie. — Nous avons à plusieurs reprises, et spécialement dans l'étude des formes cliniques, signalé certains accidents septiques (suppuration dans les ganglions, dans les séreuses articulaires ou viscérales, dans la peau ou le tissu cellulaire sous-cutané ; érythèmes ; phénomènes généraux graves, etc.) et nous avons admis que ces accidents n'étaient pas dus à l'intoxication diphtérique elle-même, mais qu'ils étaient en rapport avec des associations microbiennes, le plus souvent primitives ou bien secondaires et plus ou moins tardives ; le rôle le plus important nous paraissait être dévolu au streptocoque, dont la présence a d'ailleurs été plus d'une fois révélée dans le sang ou les viscères, ou dans le pus des abcès.

L'opinion contraire a été soutenue par Genersich[1] qui s'appuie sur des recherches personnelles portant sur 25 cas de diphtérie grave à forme septique. L'ensemencement des viscères et du sang quelques heures après la mort n'a donné, sur ces 25 cas, que 4 fois du streptocoque ; dans les autres cas, on n'a trouvé que des staphylocoques blancs existant exclusivement dans le foie, la rate et les reins. Or, sur les 4 cas à streptocoque, deux seulement avaient cliniquement évolué avec les caractères d'une diphtérie septique ; dans le troisième cas la mort a été amenée par une broncho-pneumonie ; dans le quatrième enfin les phénomènes septiques étaient à peine accusés et, ce qui dominait le tableau, c'était la diphtérie de la gorge. D'un autre côté, sur les autres cas à staphylocoques, il y en avait 5 à caractères nettement septiques. Genersich en conclut que, s'il existe des diphtéries cliniquement septiques où l'examen des viscères révèle la présence des streptocoques, il en existe d'autres, plus nombreuses, où la septicité de la diphtérie ne dépend pas de la présence des streptocoques et il pense qu'il faut admettre que le bacille de Lœffler peut, à lui seul, imprimer un caractère septique à la diphtérie.

Cette conclusion ne nous paraît pas complètement justifiée par les faits signalés dans ce travail et il nous semble qu'on pourrait tout aussi bien en formuler une autre : c'est que les accidents septiques, produits dans certains cas par le streptocoque, seraient dans d'autres cas dus au staphylocoque.

(¹) *Jahrb. f. Kinderheilk.*, 1894.

[SEVESTRE ET L. MARTIN.]

Nous avons admis, comme une forme spéciale, la staphylo-diphtérie ; elle ne repose jusqu'à présent que sur des données assez vagues et ne peut être qu'esquissée ; mais peut-être ne tardera-t-elle pas à se constituer, à l'aide d'observations analogues à celles de Genersich. En tout cas, il nous semble que les phénomènes septiques diffèrent assez notablement de ce que l'on observe dans la diphtérie pure

MARCHE DURÉE, TERMINAISONS

Après l'exposé que nous avons fait, plus haut, des formes cliniques de la diphtérie et des variétés qu'elle peut présenter dans son évolution, il est véritablement inutile et il serait fastidieux de revenir en détail sur la marche et les terminaisons de la maladie. La marche est variable suivant une foule de conditions dont nous ne pouvons que rarement apprécier l'importance et qui, d'ailleurs, se modifient d'un jour à l'autre. La diphtérie, en effet, est essentiellement protéiforme, et il est impossible de lui assigner une évolution régulière. Dans certains cas l'angine existe seule, mais souvent elle s'accompagne d'autres localisations, dont l'apparition n'offre elle-même rien de fixe. Bretonneau avait en quelque sorte érigé en loi que l'envahissement se fait régulièrement des parties supérieures vers les parties inférieures, la maladie débutant toujours par les fosses nasales et le pharynx pour gagner de là le larynx et les bronches ; mais cet ordre est souvent renversé. D'autre part, la maladie peut se borner à des phénomènes locaux, les accidents produits par les toxines étant nuls ou insignifiants ; ou bien au contraire les phénomènes généraux sont prédominants, soit d'emblée, soit par une sorte de poussée progressive ; ailleurs encore, sans que rien pût le faire prévoir, ils éclatent tout d'un coup dans une diphtérie qui jusqu'alors semblait devoir évoluer très simplement.

La *terminaison* peut être favorable, soit que la maladie ait conservé pendant toute sa durée un caractère de bénignité, soit que les phénomènes inquiétants s'amendent peu à peu ; la guérison complète est alors toujours longue à venir et la convalescence peut être traversée par des accidents plus ou moins graves, en particulier par des phénomènes paralytiques ou par des troubles cardiaques, d'autres fois par des manifestations septiques tardives.

La mort dans la diphtérie survient par un mécanisme variable suivant les cas [1] : tantôt c'est l'intoxication diphtérique qui enlève le malade par un véritable empoisonnement du sang ; tantôt il succombe à la suite d'accidents cardiaques ou de paralysie bulbaire ; tantôt, et le plus souvent, la mort est due à une broncho-pneumonie. Enfin le croup, en produisant l'obstruction du larynx, peut amener la mort par asphyxie.

La *durée* de la diphtérie peut osciller dans des limites très étendues, de quelques jours à plusieurs semaines ; elle peut même être plus courte encore

---

[1] HUGUENIN, De la mort par la diphtérie. *Gaz. des hôp.*, mars 1891.

et, dans quelques cas foudroyants, le malade est enlevé en moins de vingt-quatre heures. On a signalé aussi des *diphtéries à forme prolongée* (Cadet de Gassicourt) ou *diphtéries chroniques* (Barthez), dans lesquelles les fausses membranes se reproduiraient d'une façon persistante pendant plusieurs mois, soit dans les fosses nasales, soit dans la gorge, soit dans le larynx. On trouve cités dans les auteurs un certain nombre de cas de ce genre, et en particulier celui d'un interne des hôpitaux qui pendant neuf mois continua à moucher des fausses membranes; mais tous ces faits remontent à une époque antérieure à la connaissance du bacille de Lœffler, et, en l'absence d'examen bactériologique, il n'est pas possible d'affirmer qu'ils appartiennent bien à la diphtérie; le doute est d'autant plus permis que l'on connaît aujourd'hui des faits de bronchite pseudo-membraneuse chronique indépendants de la diphtérie.

D'autre part, il est certain que le bacille de la diphtérie peut persister dans la gorge et surtout dans les fosses nasales, pendant un temps souvent fort long après la guérison apparente de la maladie, soit avec tous ses caractères, soit en présentant par moments des variations dans sa virulence. Nous reviendrons à propos de la diphtérie nasale sur les cas de ce genre, mais dès maintenant nous devons signaler un fait observé par Legendre et Pochon[1] et qui pourrait jusqu'à un certain point rentrer dans le cadre des diphtéries prolongées. Ce fait concerne un enfant qui en moins de trois ans fut atteint trois fois de diphtérie (une fois d'angine, une fois de stomatite avec rhinite pseudo-membraneuse, une autre fois de rhinite avec angine); l'examen bactériologique, répété treize fois dans l'espace de 15 mois, révéla l'existence du bacille de Lœffler, tantôt virulent, tantôt dépourvu de virulence, tantôt sous forme de bacilles moyens ou de bacilles courts. Les lavages multipliés des cavités nasales et pharyngienne faisaient momentanément disparaître le bacille ou du moins le réduisaient à de rares spécimens; mais, dès qu'on suspendait les irrigations pendant quelque temps, l'enfant, d'ordinaire gai et bien portant, devenait triste, perdait l'appétit et pâlissait; les cultures décelaient alors de nouveau le microbe.

Les faits de ce genre expliquent les *rechutes* qui sont quelquefois observées dans la diphtérie et peuvent rendre compte aussi de certains cas de *récidives* survenant à plusieurs mois de distance. Dans certains cas cependant la récidive tient à une autre cause et résulte d'une nouvelle contagion.

LOCALISATIONS DE LA DIPHTÉRIE

La diphtérie peut se développer sur un point quelconque des muqueuses exposées à l'air ou sur la peau dépouillée de son épithélium, et, suivant qu'elle siège sur tel ou tel organe, peut présenter certains phénomènes spéciaux et une évolution différente. C'est l'étude de ces caractères particuliers que nous nous proposons de faire ici, sans revenir en détail sur les autres symptômes longuement exposés déjà dans les chapitres précédents. Nous

[1] *Soc. méd. des hôp.*, décembre 1895.

[SEVESTRE ET L. MARTIN.]

serons forcément obligé à quelques répétitions, mais nous chercherons à nous en tenir, autant que possible, aux faits essentiels.

Angine. — C'est la forme anatomique la plus fréquente : dans le plus grand nombre des cas, en effet, c'est par l'angine que débute la diphtérie, alors même qu'elle devra plus tard envahir d'autres organes. Bien que nous l'ayons prise pour type dans l'exposé des formes cliniques, nous devons revenir sur quelques points de détail et en particulier sur les signes fournis par l'examen de la gorge.

Formes locales, discrètes, bénignes. — Le premier signe que l'on constate, tout au début de l'angine, est une rougeur plus ou moins vive du pharynx ; occupant toute l'étendue de la gorge, mais dépassant à peine de quelques millimètres les bords des piliers antérieurs, cette rougeur est à peu près uniforme, plus accentuée cependant sur les points qui vont devenir le siège primitif des fausses membranes ; sur les mêmes points, la muqueuse paraît un peu épaissie et dépolie.

Cette apparence se manifeste surtout sur l'une des *amygdales* : car c'est là que le plus ordinairement se produit d'abord la fausse membrane ; c'est là aussi qu'il est le plus facile d'en suivre l'évolution et les transformations successives. Lorsqu'on peut assister au début, on constate, en général, à la face interne de l'amygdale et vers sa partie moyenne, une sorte d'exsudat légèrement opalin, mais encore transparent, ressemblant à une parcelle de mucus épaissi ; puis, au bout de quelques heures, cet exsudat s'est condensé en s'aplatissant et arrive bientôt à constituer une pellicule blanche, assez résistante, qui peut être détachée de la muqueuse sans se déchirer ; si on l'enlève, elle ne tarde guère à se reproduire au même point, et devient alors plus épaisse, surtout au centre, et aussi plus adhérente ; dans certains cas elle ne s'étend que peu en largeur et forme une plaque bien limitée, arrondie ou ovalaire, qui semble quelquefois s'enfoncer dans l'amygdale, par suite de la tuméfaction de la muqueuse formant autour d'elle une sorte de bourrelet ; d'autres fois et plus souvent, la fausse membrane s'élargit et arrive à recouvrir une partie plus ou moins étendue de l'amygdale. Par un examen attentif, on peut souvent reconnaître à la périphérie de la fausse membrane une sorte de réticulum mince, comparable à une toile d'araignée, toujours plus épais dans les dépressions de l'amygdale ; cette apparence est à peu près caractéristique de la diphtérie.

D'autres fois, le début a lieu non pas sur un point unique, d'où la lésion gagne de proche en proche, mais se fait par une série de foyers multiples, occupant en général les cryptes de l'amygdale, et qui se réunissent ensuite pour former une fausse membrane unique.

Enfin, dans quelques cas plus rares, la lésion primitive présente l'apparence de l'*angine herpétique*, circonstance bien propre à égarer le diagnostic. Ce fait avait déjà été observé par Trousseau, qui avait bien saisi, dans les épidémies de 1858, les relations de l'angine herpétique avec la diphtérie ; signalé depuis par Sanné, il a été tout récemment étudié par Dieulafoy[1], qui

_____

[1] *Acad. de méd.*, juin-juillet 1895.

a démontré, par l'examen bactériologique, que l'angine d'apparence herpétique doit, dans certains cas tout au moins, être rattachée à la diphtérie, malgré la coïncidence de vésicules d'herpès sur les lèvres. C'est à cette forme vraisemblablement qu'il convient d'attribuer certains des cas signalés par Gubler, et dans lesquels une angine herpétique aurait été suivie d'une paralysie analogue à celle qu'on observe dans la diphtérie.

Pour en finir avec la diphtérie de l'amygdale, ajoutons que le début peut se faire non pas sur le centre de cette glande, mais à sa partie inférieure ou à sa face postérieure ; pour en constater l'existence, il est alors nécessaire d'abaisser fortement la base de la langue, et de luxer en quelque sorte l'amygdale en avant.

Enfin, disons que si le début a lieu en général sur l'une des amygdales, l'autre ne tarde guère à être envahie à son tour, et généralement sur un point symétrique, probablement par contagion directe.

Dans la forme bénigne de la diphtérie pure, les fausses membranes présentent une surface d'apparence veloutée, uniforme, et une coloration d'un blanc opalin, quelquefois légèrement grisâtre ou jaunâtre ; plus rarement, elles ont une teinte d'un gris sale ou brunâtre, comme nous aurons occasion de le signaler pour d'autres formes ; elles sont assez consistantes, tenaces, quelquefois même dures et coriaces, et se déchirent difficilement ; au bout de quelques jours, cependant, soit sous l'influence du traitement, soit spontanément, elles deviennent plus grenues, plus friables, et se détachent en bloc, ou bien disparaissent progressivement par fragments, laissant voir la muqueuse rouge et fortement vascularisée; dans quelques cas, la muqueuse sous-jacente est au contraire plus ou moins pâle.

Les piliers antérieurs peuvent être envahis consécutivement, mais ils sont rarement le siège primitif de la lésion. Il n'en est pas de même des *piliers postérieurs*, qui, au contraire, présentent souvent, soit en même temps que les amygdales, soit isolément, des fausses membranes caractéristiques : celles-ci sont allongées, dans le sens des piliers, mesurant 5 à 8 millimètres de large sur 15 à 25 millimètres de long ; elles paraissent plus molles, ou mieux, plus humides que celles des amygdales, présentent une coloration d'un blanc légèrement verdâtre, et adhèrent intimement à la muqueuse : leur présence paraît constituer un signe positif de diphtérie.

Le *fond du pharynx* peut aussi être le siège de plaques ordinairement assez nombreuses, généralement arrondies, avec un diamètre de quelques millimètres à 1 ou 2 centimètres, et qui souvent restent isolées les unes des autres.

Enfin, nous devons signaler l'apparence toute particulière des fausses membranes de la *luette* ; celles-ci sont souvent dues à la propagation des fausses membranes de l'amygdale ; elles peuvent être bornées à l'un des côtés de la luette, qui se trouve alors déviée et déformée ; d'autres fois, il y a une sorte de gaine complète. Mais, en dehors de cette forme bien connue, il en est une autre qui ne paraît pas avoir été suffisamment décrite. Dans des cas qui ne sont pas très rares, on remarque sur les bords de la luette un mince liséré qui en fait complètement le tour, sans gagner la face antérieure,

[SEVESTRE ET L. MARTIN.]

au moins au début ; si l'on cherche alors à provoquer un effort de vomissement en appuyant l'abaisse-langue profondément, on voit la luette se relever
en se portant d'arrière en avant, et il est alors facile de constater que sa face
postérieure est complètement tapissée de fausses membranes. Cette forme
paraît être due à une propagation d'une diphtérie nasale. Le lendemain, d'ailleurs, la face antérieure de la luette est ordinairement envahie à son tour.

Dans la description qui précède, nous avons cherché à montrer les différentes formes sous lesquelles peuvent se présenter les fausses membranes
dans l'angine diphtérique, et nous avons insisté surtout sur les caractères
qu'elles offrent au début, dans les cas les plus fréquents. Elles restent généralement discrètes dans les formes bénignes, mais quelquefois cependant
elles arrivent à se réunir et peuvent même envahir tout le pharynx ; malgré
cette confluence, rare d'ailleurs, ces cas doivent être rattachés à la forme
bénigne, lorsque les phénomènes d'intoxication font défaut.

Par contre, les fausses membranes peuvent rester très discrètes ou même
manquer complètement : c'est ainsi que, dans quelques cas, on trouve seulement, sur les amygdales tuméfiées, de petits points blanchâtres à l'entrée des
cryptes, sans fausses membranes véritables ; cette forme a été individualisée
par Koplik[1] sous le nom de *diphtérie lacunaire aiguë des amygdales*, et
elle peut aussi, malgré l'apparence vraiment insignifiante des symptômes
locaux, aboutir plus tard à la forme toxique.

Dans d'autres cas enfin, on n'observe rien autre chose qu'une rougeur
de la gorge, avec tuméfaction légère de la muqueuse, bien que l'examen
bactériologique révèle l'existence de bacilles de Lœffler : c'est ce qu'on a
décrit sous le nom d'*angine diphtérique catarrhale*. Nous avons discuté
plus haut, à propos des formes cliniques (diphtérie fruste), la valeur de
cette forme, d'ailleurs peu commune ; nous n'y reviendrons pas.

L'adénopathie peut faire complètement défaut dans la forme bénigne de
l'angine diphtérique ; cependant on constate, en général, un certain gonflement des *ganglions* auxquels aboutissent les lymphatiques du pharynx. Ces
ganglions, comme on le sait, sont situés profondément au-dessous de
l'angle de la mâchoire, au-devant du bord antérieur du sterno-mastoïdien,
en arrière et au-dessus de la grande corne de l'os hyoïde. Le plus ordinairement, on trouve en ce point, soit un seul, soit deux ou trois ganglions légèrement tuméfiés et sensibles à la pression ; d'autres fois, lorsque les fausses
membranes occupent tout le pharynx, il peut y en avoir des deux côtés ; en
tout cas, ces ganglions sont durs, bien limités, mobiles sur les parties voisines, le tissu conjonctif périphérique ne participant pas à la lésion. On avait
pensé, à une certaine époque, que l'existence de cette adénopathie constituait
un signe positif de diphtérie ; il n'en est rien, car elle peut manquer ; inversement elle peut être observée à un degré plus marqué encore dans des
angines indépendantes de la diphtérie. Il faut également bien savoir que
certains enfants présentaient, antérieurement à l'apparition de l'angine, des
ganglions plus ou moins développés.

<hr>

[1] Koplik, *New-York med. Journ.*, mars 1894.

Les troubles fonctionnels sont souvent peu appréciables ou même nuls, au moins au début; il est rare que les malades accusent une douleur véritable, et, en général, on note seulement une certaine gène de la déglutition et quelques modifications dans le timbre de la voix : ces symptômes peuvent d'ailleurs être observés dans une angine quelconque et souvent même sont alors beaucoup plus accentués.

La fièvre est ordinairement modérée : si le thermomètre a pu, le premier jour, atteindre 39 ou 40 degrés, il ne reste guère à ce chiffre au delà d'un ou deux jours, et souvent oscille autour de 38 degrés. Nous n'avons, du reste, pas à revenir sur ces caractères que nous avons déjà signalés plus haut.

Le pouls présente des variations correspondant aux oscillations de la température; il est plein, bien frappé, régulier.

L'état général reste d'ailleurs ordinairement assez satisfaisant; il y a bien un peu d'abattement, une anorexie plus ou moins marquée, mais on n'observe pas ces phénomènes de dépression profonde et rapide, si caractéristiques dans les formes toxiques. Il serait exagéré cependant de regarder comme une maladie purement locale l'angine diphtérique commune ; on constate, en effet, dans un certain nombre de cas, le tiers environ, une albuminurie peu prononcée et peu durable, mais suffisante pourtant pour démontrer la réalité de l'intoxication diphtérique; on en trouve une autre preuve dans l'apparition des phénomènes de paralysie, qui peuvent survenir même dans les formes les plus discrètes et les plus insignifiantes en apparence.

L'angine bénigne n'a pas, en général, une durée très longue ; au bout de quelques jours, six à huit et quelquefois moins, les fausses membranes se rétractent sur les bords, se recroquevillent et se détachent en bloc, ou bien elles se désagrègent par une sorte d'usure ; la gorge se déterge et la muqueuse, rouge d'abord, reprend bientôt sa couleur et son apparence normales; l'adénite diminue plus lentement et, assez souvent, les ganglions restent plus ou moins tuméfiés pendant douze à quinze jours, ou même plus longtemps. Cette terminaison favorable peut survenir spontanément, mais elle s'observe surtout après un traitement convenablement appliqué.

D'autres fois, avec ou sans traitement, les fausses membranes se reproduisent sur place, à mesure qu'elles tombent ou qu'elles sont enlevées, et la maladie se prolonge alors pendant une ou deux semaines, ou même plus, sans présenter néanmoins d'apparence grave. L'application d'un traitement local trop énergique, et en particulier de topiques irritants, peut d'ailleurs favoriser cette reproduction de fausses membranes, qui ne sont pas toujours alors de nature diphtérique, mais résultent simplement de l'irritation de la muqueuse (Le Gendre).

La diphtérie ne reste pas toujours limitée à la gorge et, de ce point, elle peut gagner les régions voisines et spécialement le larynx ; c'est une complication relativement fréquente des formes bénignes de l'angine.

L'envahissement du larynx peut se faire brusquement, comme si la maladie sautait d'un point à un autre et sans que rien pût le faire prévoir; mais,

[SEVESTRE ET L. MARTIN.]

le plus souvent, c'est de proche en proche que se fait la propagation, par l'extension progressive des fausses membranes, qui, des amygdales, descendent sur le fond du pharynx, plus souvent sur les piliers postérieurs ou dans le repli qui sépare la base de la langue du pharynx, pour gagner de là le vestibule du larynx. Aussi, dans les cas d'angine, ne doit-on jamais négliger de faire un examen complet de la gorge; il ne suffit pas de voir plus ou moins bien les fausses membranes des amygdales; il faut aussi, en abaissant fortement la base de la langue, pousser l'examen aussi bas que possible, de façon à dépister en quelque sorte la propagation vers le larynx.

Angine toxique. — L'angine toxique peut succéder à une angine locale, d'apparence bénigne et qui semblait tout d'abord devoir évoluer très simplement, comme dans les cas que nous venons d'étudier; quelquefois même, les fausses membranes étaient déjà en voie de disparition, lorsque se manifestent les symptômes révélateurs d'une forme grave; mais, dans d'autres cas, c'est d'emblée que s'établit la forme toxique et dès le début la maladie présente une physionomie spéciale.

Cette physionomie spéciale, elle l'emprunte d'ailleurs beaucoup plus aux symptômes généraux qu'aux caractères tirés de l'examen local. Dans certains de ces cas, en effet, les fausses membranes de la gorge sont peu étendues et peu épaisses; mais, comme nous l'avons déjà dit en traitant des formes cliniques, il ne faut pas se laisser prendre aux apparences, et l'on doit toujours, en pareil cas, rechercher si l'on ne trouve pas ailleurs, par exemple dans les fosses nasales, l'explication des phénomènes graves que l'on constate.

En général, cependant, les signes fournis par l'examen de la gorge sont différents de ceux qu'on observe dans les formes bénignes. Les fausses membranes sont plus étendues, plus disséminées et aussi plus cohérentes; elles ont une teinte plus grise, d'un blanc sale, sont moins lisses, plus rugueuses et irrégulières. Dans les cas les mieux caractérisés, au lieu de plaques isolées, l'exsudat forme une sorte de voile plus ou moins épais, qui recouvre et agglutine les différentes parties constituantes de la gorge, comblant les dépressions et masquant les organes sous-jacents; les bords sont irréguliers et s'avancent vers les parties saines qui sont plus ou moins rapidement envahies; les amygdales, le fond du pharynx, le voile du palais lui-même ne tardent guère à être pris dans cette gangue, qui englobe aussi la luette; celle-ci, enveloppée comme d'un doigt de gant, est quelquefois accolée et en quelque sorte soudée à l'un des piliers; plus souvent elle reste libre, tantôt avec son volume normal, tantôt infiltrée, distendue, pendant entre les piliers et tombant parfois jusque sur la base de la langue.

Les amygdales sont quelquefois plus ou moins gonflées et peuvent arriver à se rapprocher l'une de l'autre, de façon à ne laisser entre elles qu'un étroit passage, comblé d'ailleurs en grande partie par la luette tuméfiée. Cette apparence n'est cependant pas très commune dans la diphtérie pure et appartient plutôt aux formes de diphtérie associée; en général, dans l'angine pure, même toxique, la tuméfaction est peu prononcée et la gorge conserve son calibre à peu près normal.

Les fausses membranes ont une teinte grise ou jaunâtre; souvent même, à la suite de petits suintements sanguins, elles prennent une coloration plus foncée, d'un gris brun, ou même noirâtre par places ; assez souvent, elles ont une odeur plus ou moins fétide, mais qui disparaît en général assez facilement par les lavages de la gorge.

Lorsqu'elles se détachent, on voit au-dessous la muqueuse rouge, violacée, quelquefois saignante. La langue est sale, couverte d'un enduit épais plus ou moins foncé.

Les ganglions sont notablement plus gonflés que dans les angines bénignes ; cependant ils restent isolés les uns des autres et il est rare que la tuméfaction atteigne un degré considérable.

L'albuminurie est fréquente et ordinairement abondante.

Quant aux phénomènes généraux, ils ont été décrits plus haut, à propos des formes cliniques ; nous n'y reviendrons pas, non plus que sur la marche de la maladie, qui est intimement liée aux phénomènes d'intoxication.

Rappelons seulement que, dans les formes toxiques, la propagation au larynx est relativement moins commune que dans les formes locales, la mort survenant souvent avant que le croup ait eu le temps de se produire.

Angine strepto-diphtérique. — Elle résulte de l'association du streptocoque et du bacille de Lœffler, qui semblent contracter par cette association même une virulence particulière. Dans certains cas, les deux micro-organismes se développent en même temps ; mais d'autres fois l'association n'est que secondaire, le début pouvant se faire par une angine diphtérique ou par une angine à streptocoques. En tout cas, une fois constituée, l'angine strepto-diphtérique présente une physionomie assez particulière.

Les fausses membranes se développent rapidement et ne tardent pas à recouvrir les amygdales et le voile du palais, plus rarement peut-être le fond du pharynx ; elles s'étendent aussi du côté de la cavité buccale et surtout vers les fosses nasales. Dans les cas les mieux caractérisés, elles sont épaisses, formées de couches stratifiées, quelquefois dures et résistantes, plus souvent mollasses et donnant à l'œil l'impression d'un magma putrilagineux. Blanches au début, elles présentent bientôt une coloration grisâtre, souvent inégale, avec des points brunâtres ou même noirs, produits par des infiltrations de sang ; fréquemment aussi, par le fait des aliments ou des liquides employés en gargarismes ou en lavages, elles prennent une teinte spéciale plus ou moins foncée ; dans certains cas enfin, elles offrent une apparence gangreneuse et exhalent une odeur d'une fétidité repoussante.

Les amygdales sont plus ou moins gonflées, souvent énormes ; les piliers du voile du palais sont eux-mêmes tuméfiés. œdémateux, ainsi que la luette qui comble le peu d'espace resté libre entre les parties latérales ; et souvent même se trouve rejetée en avant. Cette sorte d'obstruction rend presque impossible l'examen de l'arrière-gorge et contribue à gêner la respiration qui est déjà rendue difficile par le coryza diphtérique concomitant ; il y a du nasonnement et un ronflement plus ou moins sonore, même à l'état de veille. La bouche, que le malade tient ouverte, laisse écouler une salive abondante, mélangée de sanie ichoreuse et plus ou moins fétide.

La muqueuse, autour des fausses membranes, présente une teinte rouge

[SEVESTRE ET L. MARTIN.]

plus ou moins vive, souvent violacée et livide; elle est épaissie, boursouflée et peut, à la façon d'un bourrelet, dépasser le niveau des plaques blanches. Les malades accusent une douleur parfois très vive, surtout au moment des efforts de déglutition; celle-ci est gênée autant par la douleur que par la tuméfaction de tout le pharynx.

Les symptômes locaux ne sont cependant pas toujours aussi accentués et, dans un assez bon nombre de cas, les fausses membranes sont moins étendues; elles sont pourtant, même dans ces cas, assez épaisses, mollasses et comme fongueuses; quelquefois même, elles ne se distinguent en aucune façon de celles de la diphtérie pure.

Les ganglions sont tuméfiés, confondus les uns avec les autres dans une gangue d'infiltration diffuse, qui forme souvent de chaque côté du cou une masse volumineuse; il n'est même pas rare de voir cette infiltration se rejoindre d'un côté à l'autre au-devant du larynx et au-dessous du menton (*cou proconsulaire*) et même gagner la partie inférieure de la face. La diphtérie nasale coïncidant presque toujours alors avec l'angine, les ganglions sous-maxillaires sont aussi tuméfiés.

Les urines contiennent presque toujours de l'albumine, en quantité souvent considérable. Les phénomènes généraux font rarement défaut, et généralement présentent une gravité exceptionnelle; la mort peut survenir dans l'espace de quelques jours ou même moins encore. Dans d'autres cas, la marche est moins rapide et la terminaison favorable. Enfin, dans quelques cas rares, la maladie se borne à des symptômes locaux, ainsi que nous l'avons indiqué dans l'exposé des formes cliniques.

Lorsque la guérison doit survenir, on voit les fausses membranes se détacher par fragments ou se désagréger progressivement; le plus souvent, du reste, cette évolution n'est pas complète du premier coup et ne se fait que lentement. Au moment où les fausses membranes tombent, la muqueuse sous-jacente n'est pas toujours dépouillée complètement, mais reste couverte d'une couche grisâtre qui persiste plusieurs jours encore; enfin, celle-ci ayant complètement disparu, la muqueuse n'en reste pas moins, pendant un certain temps, rouge et très sensible au moindre contact. De toutes les formes de l'angine, c'est certainement celle dont la guérison se fait le plus attendre.

La guérison peut d'ailleurs être entravée par l'existence de petites ulcérations qui se sont produites sur la muqueuse dans certains des points occupés par les fausses membranes, et en particulier sur les amygdales, sur les piliers du voile au niveau de leur insertion à la luette, enfin sur la luette elle-même. Ces érosions, qui résultent de l'élimination de petites eschares superficielles, demandent quelquefois un temps assez long pour arriver à la guérison et peuvent laisser à leur suite des cicatrices irrégulières.

La convalescence peut aussi être traversée par des manifestations de l'infection diphtérique (paralysies, etc.), ou par des complications résultant de l'infection streptococcique : phlegmon de l'amygdale, adénites suppurées avec toutes leurs conséquences possibles, suppurations articulaires, éruptions, broncho-pneumonie, etc.

Enfin l'angine strepto-diphtérique peut être accompagnée ou suivie d'autres localisations de la diphtérie, en particulier dans les fosses nasales ou le larynx.

Angines diphtériques avec associations diverses. — Le bacille de Lœffler peut être associé dans la gorge, non seulement avec le streptocoque, mais avec d'autres micro-organismes, tels que le staphylocoque, le pneumocoque, le coli-bacille, etc. ; mais aucune de ces associations n'a jusqu'ici été individualisée d'une façon suffisamment nette pour qu'il soit possible d'en faire l'histoire clinique.

Diphtérie du larynx ; croup. — Sous le nom de croup, on désigne généralement la diphtérie localisée au larynx. Certains auteurs, à l'exemple de Home, et particulièrement en Angleterre, ont voulu faire du croup une entité morbide spéciale, distincte de la diphtérie ; mais, comme ils observaient pourtant le croup dans la diphtérie, ils se sont trouvés contraints d'en admettre deux espèces : l'une diphtérique, l'autre non diphtérique qui, pour eux, serait en réalité le vrai croup et engloberait d'ailleurs une série d'affections assez différentes, en particulier la laryngite striduleuse.

En France, on a également cherché à étendre le domaine du croup, mais en réservant ce mot pour les laryngites pseudo-membraneuses, diphtériques ou non. Cette doctrine, à peu près abandonnée, pourrait cependant être reprise aujourd'hui : en effet, on sait maintenant que les phénomènes laryngés qui caractérisent le croup n'appartiennent pas exclusivement à la diphtérie laryngée, mais se retrouvent exactement semblables dans certaines laryngites pseudo-membraneuses, dont la nature ne peut être établie que par l'examen bactériologique. Le mot de croup servirait alors à caractériser, non plus une maladie, mais un syndrome clinique, un complexus symptomatique. Néanmoins, pour ne pas créer de confusion, nous nous conformerons à l'usage établi, et nous considérerons comme synonymes les expressions de croup et de diphtérie du larynx.

Le croup succède le plus ordinairement à l'angine ; c'était même, pour Bretonneau et pour Guersant, une règle à peu près absolue. Cependant les faits observés par Trousseau, Bergeron, Hache, ont fait admettre le *croup d'emblée* ou croup primitif, dont l'existence n'est plus aujourd'hui contestée par personne. Enfin, le croup peut succéder aussi à une diphtérie des bronches ou de la trachée (*croup ascendant*).

Lorsque le croup succède à l'angine, l'invasion a lieu à une époque variable, entre le deuxième et le septième jour d'après Bretonneau, mais souvent beaucoup plus tôt, parfois au bout de quelques heures ; le début peut être annoncé par une élévation de la température, puis on voit se manifester les troubles laryngés, que nous décrirons tout à l'heure.

Dans le croup d'emblée, le début est généralement insidieux et ressemble d'abord à celui d'un vulgaire rhume ; puis du jour au lendemain, ou même dans l'espace de quelques heures, les symptômes se modifient, la toux et la voix changent de caractère ; quelquefois des accès de suffocation marquent le début de la maladie, qui affecte généralement alors une marche extrêmement rapide.

[*SEVESTRE ET L. MARTIN.*]

Quant au croup ascendant qui succède à une diphtérie des bronches, il survient surtout à la suite de la rougeole et coïncide avec une fièvre intense et une accélération considérable de la respiration.

Une fois installé, et qu'il soit primitif, ou bien consécutif à une angine ou à une trachéo-bronchite, le croup présente à considérer deux ordres de symptômes : les uns, qui résultent de la localisation spéciale de la maladie sur le larynx ; les autres, qui sont simplement les symptômes ordinaires de la diphtérie. C'est aux premiers que le croup doit cette physionomie toute particulière qui en fait véritablement une maladie à part dans la diphtérie : c'est sur eux, c'est sur l'examen de leurs caractères propres que reposent en grande partie, non seulement le diagnostic et le pronostic du croup, mais aussi les indications thérapeutiques ; aussi doivent-ils être étudiés minutieusement.

Symptômes essentiels du croup. — On rapporte habituellement ces symptômes à trois périodes, suivant la formule proposée par Barthez en 1859 : une première période se caractérise par les altérations de la voix et de la toux, sans gêne manifeste de la respiration ; — dans une seconde phase, aux symptômes précédents s'ajoute une dyspnée plus ou moins intense, soit sous forme d'accès, soit sous forme de gêne respiratoire continue et progressive ; — enfin, dans une troisième période, cette dyspnée continue augmente et conduit à l'asphyxie.

La classification de Barthez a été adoptée par tous les auteurs ; cependant, lorsqu'on lit leurs descriptions, on remarque quelquefois un peu d'embarras pour ce qui concerne la seconde période : les uns la limitant presque absolument aux accès de suffocation et aux phénomènes qui en résultent ; les autres y rattachant la dyspnée continue, jusqu'au moment où elle va aboutir à l'asphyxie. Or, comme nous le verrons plus loin, le mécanisme pathogénique des accès de suffocation et de la dyspnée continue est différent, et cette notion entraine pour le pronostic et le traitement quelques indications spéciales ; aussi, pour donner plus de précision à la classification de Barthez et en la modifiant légèrement, nous proposons de distinguer dans le croup les trois périodes suivantes : I. — *Période initiale* (altérations de la voix et de la toux) ; II. — *Période de spasme* (accès de suffocation) ; III. — *Période d'obstruction mécanique* (dyspnée continue, asphyxie).

I. — *Période initiale.* — Le croup s'annonce d'abord par des troubles dans les fonctions du larynx, mais sans gêne manifeste à l'entrée et à la sortie de l'air.

On a signalé parfois une douleur au niveau du larynx, mais elle fait le plus souvent défaut ou se borne à une légère sensation, moins marquée en général que celle qui peut être observée dans une laryngite aiguë simple ; les malades déjà assez avancés en âge peuvent seuls d'ailleurs en rendre compte.

Le caractère le plus net est tiré de la voix, qui est rauque, mais surtout enrouée, éraillée, et présente des tonalités différentes, des discordances et par moments un véritable cornage ; plus tard elle perd sa tonalité, devient plus sourde, plus ou moins voilée, et finit par s'éteindre complètement. Souvent d'ailleurs, d'un moment à l'autre, on constate des variations assez grandes, et il peut arriver que, après avoir été plus ou moins altérée, la voix reprenne momentanément son caractère normal. Elle peut rester claire ou le redevenir, soit pendant de courts intervalles, soit même pendant un temps assez prolongé ; mais pourtant, dans le croup qui est destiné à progresser, l'enrouement fait rarement défaut : c'est un point sur lequel nous reviendrons à propos du diagnostic.

La toux, parfois nulle au début, ne tarde guère à se produire et en somme ne manque jamais. Elle a été comparée à l'aboiement d'un chien, au chant d'un jeune coq ; mais, pour que cette comparaison fût exacte, il faudrait dire d'un jeune coq enroué. Comme la voix, en effet, la toux est enrouée, éraillée et plus tard sourde ; assez souvent elle présente une altération consistant dans une modification du timbre, une sorte de sifflement discordant qu'il est facile de reconnaître quand on l'a une fois entendu, mais qui échappe à la description. Cette toux se reproduit souvent sous forme de quintes plus ou moins intenses, à la suite desquelles le malade rend une expectoration généralement peu abondante, formée de mucosités visqueuses. La respiration est libre, et, à moins de complication, l'auscultation ne révèle aucune altération du murmure respiratoire ; quelquefois cependant on remarque déjà, surtout pendant la nuit, un léger sifflement inspiratoire au moment où l'air traverse le larynx ; ce symptôme, même lorsqu'il est encore peu accentué, ne doit pas être négligé, car il indique que la maladie s'achemine vers la seconde période, surtout si l'on constate, en même temps, que la voix baisse et perd sa sonorité et que la toux tend à s'éteindre.

II. — *Période de spasme.* — La seconde période est essentiellement caractérisée par une certaine gêne de la respiration, mais surtout par l'existence d'*accès de suffocation* plus ou moins intenses, qui se répètent à des intervalles d'abord assez écartés, puis plus rapprochés.

Au début, la respiration n'est troublée que par instants : l'inspiration est pénible et sifflante et notablement plus longue qu'à l'état physiologique ; l'expiration est d'abord normale, mais le temps de repos qui la suit habituellement est raccourci.

Cependant, la respiration ne tarde guère à devenir plus gênée ; cela commence d'habitude vers le soir et s'accentue pendant la nuit, qui est traversée par des réveils en sursaut, de l'agitation, des *accès de suffocation.* « L'enfant dort, dit Archambault dans une description saisissante, et, à mesure que le sommeil se prolonge, on entend, on sent au sifflement laryngé, on voit, par ses efforts instinctifs, que l'air passe de plus en plus difficilement ; le petit malade fait un mouvement brusque, tout en sommeillant ; ce changement est suivi d'un instant de calme, puis nouvelle recrudescence de la dyspnée laryngée et alors nouvelle agitation et nouveau déplacement pour trouver une position plus favorable à la respiration ; après ces agitations et ces changements, au milieu d'un demi-sommeil troublé, l'enfant se dresse sur son séant, commence un cri rauque qui ne sort pas, ou ébauche une quinte de toux, et est saisi d'un violent accès de suffocation. Si c'est pendant le jour, ou que, pendant la nuit, l'enfant ne dorme pas, il change souvent d'attitude, est agacé, irritable, veut une chose et la repousse, mordille ses lèvres, demande à quitter son lit et à passer dans les bras de ceux qui le soignent, paraît inquiet, anxieux, pendant que la respiration devient de plus en plus serrée au larynx et que les ailes du nez se dilatent puissamment. Enfin, brusquement, à l'occasion d'une contrariété, parce qu'il a essayé de boire, qu'il a toussé, éclate l'accès de suffocation. » Dans d'autres cas, plus rares, rien ne peut faire prévoir cet accès : il survient au milieu d'un calme relatif et sans avoir été précédé d'une gène appréciable de la respiration ; il éclate à l'improviste, sans prélude, à la suite d'une émotion, de la colère, ou même sans cause appréciable. Porté à son plus haut degré, l'accès de suffocation est très particulier et a quelque chose d'effrayant ; la respiration produit un bruit spécial ressemblant au grincement de la scie, *bruit serratique* de Trousseau ; l'enfant porte la tête en arrière, tous les muscles respiratoires se tendent ; le pouls est faible et intermittent, la peau couverte d'une sueur froide ; puis, le petit malade tombe épuisé et sans forces.

Heureusement, les accès n'ont pas toujours cette intensité ; l'agitation, le besoin de changer de place, de se tenir dans la position assise, le cou tendu, la production du sifflement laryngé avec gène modérée de la respiration sont souvent les seuls phénomènes par lesquels ils se manifestent ; dans ces cas légers, une fois l'accès terminé, l'enfant redevient calme et peut même se remettre à ses jeux.

Les accès durent plus ou moins longtemps, mais dépassent rarement quelques minutes et semblent d'ailleurs se terminer d'autant plus vite qu'ils étaient plus intenses ; la vie ne serait, du reste, pas compatible avec un accès prolongé un peu violent. La terminaison de l'accès peut être suivie de l'expulsion d'une fausse membrane ; mais, d'autres fois, il cède sans que le malade rejette autre chose que des mucosités filantes, ou même rien du tout.

L'accès de suffocation peut être unique et ne pas se reproduire ; le plus souvent, il se répète après un temps variable, quelques heures ou même moins. En général, à mesure que la maladie progresse, les accès se rapprochent et surtout la respiration qui, dans l'intervalle de ces accès, était à peu près libre, devient de plus en plus gênée ; l'inspiration surtout est pénible et produit un bruit strident ; l'expiration, qui était d'abord restée normale, devient à son tour plus prolongée et légèrement sifflante ; par contre, le temps de repos qui suit habituellement l'expiration se trouve plus ou moins raccourci, et il semble que le malade soit constamment occupé à respirer sans repos ni trève. Aussi, par suite de ce raccourcissement notable du temps de repos et malgré l'allongement de l'inspiration et de l'expiration, les mouvements respiratoires, dans l'ensemble, sont souvent plus précipités et un peu plus fréquents qu'à l'état normal. Enfin, la dyspnée finit par devenir continue et la maladie s'achemine vers la troisième période.

L'expectoration proprement dite est souvent nulle dans le croup, surtout chez les enfants, qui ne savent pas cracher ; cependant, on peut constater à la suite des accès de suffocation et surtout des quintes de toux, l'expulsion de certains produits dont l'examen est souvent très important pour le diagnostic. Les matières rendues de la sorte peuvent consister seulement dans du mucus ; mais, d'autres fois, on y trouve aussi des lambeaux de fausses membranes venant du larynx, ou même des cylindres plus ou moins ramifiés venant de la trachée ou des bronches ; lorsqu'elles sont agglutinées par le mucus, il est quelquefois difficile de les reconnaître ; en les agitant dans l'eau à l'aide d'une baguette de verre, on les voit se déplier et flotter librement.

L'expulsion de ces fausses membranes se fait quelquefois facilement, d'une façon inopinée ; le plus souvent, elle est précédée d'une toux pénible et d'efforts prolongés ; on peut observer, dans ces cas, un bruit spécial produit par le déplacement de la fausse membrane et désigné sous le nom de bruit de drapeau ; ce phénomène, rare dans le croup, ne se voit guère qu'après la trachéotomie.

L'auscultation est souvent fort difficile chez les enfants atteints de croup et généralement très agités : pratiquée au moment des accès de suffocation, elle ne laisse percevoir aucun bruit, sauf, dans certains cas, un sifflement strident à l'inspiration ; dans l'intervalle des accès, le murmure respiratoire est plus ou moins affaibli, suivant que l'obstacle laryngé est lui-même plus ou moins prononcé ; souvent, d'ailleurs, l'auscultation est rendue difficile par la propagation de bruits venant du larynx ou de la trachée et qui couvrent et masquent parfois complètement le murmure respiratoire.

Avant d'arriver à l'étude de la troisième période, nous devons revenir sur l'un des caractères de la dyspnée croupale que nous avons laissé de côté jusqu'ici : c'est le *tirage*, qui se manifeste d'ailleurs aussi bien dans les accès de suffocation que dans la dyspnée continue.

Il en existe deux variétés qui coexistent le plus souvent, mais qui peuvent cependant se produire isolément et correspondent, du reste, à un mécanisme un peu différent. Le *tirage sus-sternal* et *sus-claviculaire* se manifeste par une dépression qui se produit à la base du cou, au moment de l'inspiration, par le fait du vide intra-thoracique résultant de l'obstruction laryngée ; il peut y avoir aussi, sous l'influence de la même cause, un tirage *intercostal*.

Le *tirage épigastrique* ou *abdominal* est caractérisé par une dépression qui se produit dans la région xiphoïdienne et à l'épigastre au moment de l'inspiration ; cette dépression affecte la forme d'une gouttière transversale ou d'un V renversé ; cette dernière forme se voit surtout chez les tout jeunes enfants, dont l'appendice xiphoïde très flexible s'enfonce en quelque sorte dans la poitrine ; le tirage épigastrique tient, en partie, comme le tirage supérieur, au vide intra-thoracique, mais il est surtout en rapport avec une contraction extrême des muscles inspirateurs et particulièrement du diaphragme qui attire en arrière les cartilages costaux, encore très flexibles chez l'enfant ; il peut manquer chez les adolescents et surtout chez les adultes.

III. — *Période d'obstruction mécanique.* — La respiration qui, au cours de la seconde période, était devenue de plus en plus pénible dans l'intervalle des accès, finit par être horriblement gênée ; la *dyspnée* est *continue* et portée au plus haut point ; les mouvements inspiratoires, incomplets, n'arrivent plus à introduire qu'une quantité d'air absolument insuffisante ; l'oxygène fait défaut et, par contre, l'acide carbonique s'accumule dans le sang ; l'*asphyxie* arrive progressivement et peu à peu se suspendent toutes les fonctions de la vie de relation et même de la vie organique. Les accès de suffocation ont cessé ; la sensibilité générale est émoussée ou même abolie ; l'enfant est constamment assoupi, inondé de sueur ; la face est profondément altérée, bouffie, violacée ou livide, souvent pâle (*asphyxie blanche*) ; le pouls est petit, irrégulier, souvent incomptable ; les inspirations deviennent rares, les extrémités se refroidissent et le malade s'éteint dans une sorte de coma asphyxique, à moins qu'il ne soit emporté par une convulsion.

Après avoir étudié dans un tableau d'ensemble les phénomènes caractéristiques du croup et avant d'aborder la marche et la terminaison de cette maladie, nous devons revenir sur quelques-uns des symptômes qui méritent un examen plus complet.

La *dyspnée* nous est connue quant à sa physionomie clinique, mais il faut aussi chercher à préciser le *mécanisme pathogénique* qui lui donne naissance, ne fût-ce que pour pouvoir, avec plus de sûreté, diriger l'intervention thérapeutique. Sur ce sujet, les discussions n'ont pas manqué et l'on a successivement invoqué le spasme du larynx, l'obstruction par les fausses membranes, la paralysie des muscles dilatateurs de la glotte (Niemeyer), et enfin l'excitation des centres respiratoires bulbaires par l'arrivée du sang désoxygéné et par action réflexe du pneumogastrique (Cadet de Gassicourt).

Ces deux dernières hypothèses cadrent difficilement (sauf dans quelques circonstances particulières) avec l'observation des faits et n'ont d'ailleurs guère de partisans ; il n'en est pas de même des deux autres, qui ont été successivement prédominantes ou délaissées. Invoqué déjà par Michaëlis, Cullen et quelques autres observateurs du xviiie siècle, le spasme était pour Jurine, Albers et Royer-Collard « l'agent le plus redoutable dans le croup ». Bretonneau, au contraire, se refusait complètement à en admettre l'existence et prétendait expliquer les accès de suffocation et les rémissions par la présence de la fausse membrane, par ses déplacements et par l'enchifrènement de la glotte. Depuis lors, les différents observateurs ont incliné vers l'une ou l'autre de ces interprétations ; la plupart cependant, surtout à l'époque actuelle, se rattachent de préférence à l'idée du spasme, en faisant remarquer le défaut de rapport qui existe souvent dans le croup entre l'intensité des phénomènes de suffocation et l'importance des fausses membranes[1] ; celles-ci sont souvent très circonscrites et peuvent même faire complètement défaut, à l'autopsie d'enfants morts avec des symptômes de suffocation : cette absence de fausses membranes laryngées, chez des malades atteints de dyspnée paroxystique, a même pu être constatée pendant la vie par l'examen laryngoscopique (Ruault, Variot). Du reste, si l'on réfléchit aux conditions dans lesquelles surviennent les accès, à la soudaineté avec laquelle ils se montrent, on retrouve les caractères d'un trouble nerveux : la moindre irritation portant sur cette muqueuse dont l'excitabilité naturelle est encore exagérée par la maladie, le passage de l'air inspiré, une secousse de toux, le

___

[1] LALLEMENT. De l'élément nerveux dans le croup. *Th. de Paris*, 1861.

chatouillement provoqué par une fausse membrane décollée, il n'en faut pas plus pour amener par voie réflexe la contraction des muscles du larynx et par suite la sténose glottique (puisque les muscles du larynx, à l'exception d'un seul, sont tous constricteurs de la glotte) ; la même réaction peut se produire à la suite d'une cause générale d'origine nerveuse, telle qu'une émotion, la colère, etc. Inversement, il est quelquefois possible d'abréger la durée de l'accès de suffocation en calmant le petit malade, en l'amusant ; l'inhalation de quelques gouttes de chloroforme suffit souvent pour faire cesser les accès les plus intenses.

Tous ces arguments apportent à la théorie du spasme un appui solide, mais, ce qui est plus important encore, c'est que l'existence de ce spasme peut être constatée directement chez les enfants pendant l'opération du tubage, au moins dans certains cas : lorsque le tubage est pratiqué pendant un accès de suffocation, le doigt, arrivant sur l'orifice supérieur du larynx, trouve quelquefois cet orifice resserré à tel point que l'introduction du tube devient très délicate ou même impossible ; puis, soit spontanément, soit par le fait d'un petit artifice que nous indiquerons plus loin, l'orifice du larynx reprend son calibre normal et le tube pénètre avec la plus grande facilité.

Cette exploration démontre d'une façon absolue l'existence du spasme laryngé dans les accès de suffocation et il est certain que ce phénomène joue un rôle très important dans la dyspnée du croup ; mais cependant il ne suffit pas à tout expliquer et il faut tenir grand compte aussi de l'obstruction laryngée produite par la tuméfaction de la muqueuse ou le développement des fausses membranes. Dans ce tout complexe, chacun des deux éléments intervient pour son compte, et d'ailleurs, d'une façon variable, suivant la période de la maladie que l'on considère.

Au début, c'est le spasme qui joue le rôle principal, sinon exclusif : les fausses membranes sont peu épaisses et discrètes, ou même manquent encore et la tuméfaction de la muqueuse n'est pas suffisante pour produire une gêne appréciable de la respiration, dans l'intervalle des accès. Cependant, à mesure que la maladie progresse, ces conditions, insignifiantes d'abord, prennent plus d'importance et la dyspnée continue commence à apparaître, légère d'abord, puis plus intense ; ce qui montre bien, du reste, le rôle de l'obstruction dans ces circonstances, c'est que le rejet d'une fausse membrane est, en général, suivi d'un soulagement. Mais le spasme continue toujours à agir pour produire des accès, et ces accès se rapprochent même de plus en plus, comme s'il y avait une sorte de tétanisation, de contracture des muscles.

Enfin lorsque arrive la troisième période, la dyspnée est continue, mais, en général, les accès ne se produisent plus, soit parce que la muqueuse, recouverte de fausses membranes et d'ailleurs anesthésiée comme la peau, ne transmet plus d'excitation au bulbe, soit parce que la répétition des crises a en quelque sorte usé la contractilité musculaire.

Ainsi, spasme au début ; puis avec le spasme obstruction causée par les fausses membranes ; puis obstruction seule, tel est en deux mots le mécanisme pathogénique de la dyspnée dans le croup, à ses diverses périodes.

[SEVESTRE ET L. MARTIN.]

Nous y avons insisté peut-être un peu longuement, mais c'est qu'il s'agit là d'un point capital, ne présentant pas seulement un intérêt de curiosité scientifique, mais offrant pour la pratique une importance considérable ; nous y reviendrons à propos des indications thérapeutiques.

Le spasme ne produit pas seulement la contraction des muscles du larynx ; il amène aussi la contraction de tous les muscles respiratoires et, en particulier, du diaphragme qui, comme nous l'avons vu, tient en grande partie sous sa dépendance le phénomène du tirage. Or, tandis qu'à l'état physiologique la contraction du diaphragme coïncide avec la dilatation de la glotte, dans le croup il y a, à la fois, resserrement plus ou moins marqué de l'orifice glottique et contraction énergique du diaphragme ; l'air ne pouvant plus pénétrer dans les voies aériennes de façon à les remplir, il résulte de cet état de choses un vide intra-thoracique qui s'accuse par le phénomène du tirage, et peut encore avoir d'autres conséquences, au moins lorsqu'il est très marqué et persistant : tandis que les canaux aériens sont plus ou moins vides d'air, les vaisseaux sanguins intra-thoraciques se remplissent, au contraire, attirant en quelque sorte le sang des vaisseaux périphériques ; il en résulte que, dans l'asphyxie croupale, la face ne présente pas toujours la teinte violacée, cyanotique qui décèle ordinairement les asphyxies bien caractérisées ; elle est plutôt livide, quelquefois même pâle : c'est ce qu'on désigne sous le nom d'*asphyxie blanche*. C'est toujours un symptôme grave et qui indique l'imminence d'une terminaison fatale et l'urgence de l'intervention destinée à faire cesser l'obstruction du larynx.

Il en est de même d'un autre phénomène qui tient d'ailleurs à une cause analogue : c'est le *pouls paradoxal*. Il n'est pas très rare en effet, chez des enfants présentant un tirage intense, de constater un affaissement plus ou moins marqué de la pulsation radiale à chaque inspiration et, dans quelques cas même, une suppression complète, donnant au doigt l'impression d'intermittences régulières : ce fait résulte de ce que, au moment de l'inspiration, le sang des artères périphériques est retenu et pour ainsi dire aspiré dans l'aorte qui, par suite du vide intra-thoracique, se trouve soumise à une dilatation périphérique temporaire. Le véritable pouls paradoxal, avec suppression régulière d'une pulsation à chaque inspiration, est exceptionnel, et comporte alors un pronostic grave ; mais il n'est pas très rare de l'observer à l'état d'ébauche.

Symptômes généraux du croup. — Ils ne sont autres que ceux de la diphtérie et varient naturellement suivant que la localisation laryngée relève d'une diphtérie pure ou associée, suivant que cette diphtérie est plus ou moins toxique. Disons cependant que, d'une façon générale, c'est à la diphtérie pure, peu toxique, que se rattachent le plus grand nombre des cas de croup. Les autres formes, en effet, tuent souvent avant que le larynx se trouve envahi ; elles peuvent cependant affecter cet organe et donnent lieu alors à un croup particulièrement grave, dans lequel les symptômes généraux passent au premier plan. Tel est le cas, en particulier, pour la plupart des croups secondaires et spécialement pour celui qui survient dans le cours ou à la suite de la rougeole. C'est dire que, dans ces cas, les symptômes caractéristiques de l'intoxication diphtérique et de l'infection ne font guère défaut. Nous n'y insistons pas, renvoyant pour cela à l'étude des formes cliniques. Nous dirons seulement quelques mots des modifications présentées par la température, le pouls et la respiration.

La *température*, dans le croup, est ce qu'elle est d'une façon générale dans la diphtérie ; cependant, en dehors même de l'ascension de température qui marque souvent l'invasion du larynx et que nous avons signalée plus haut, il faut mentionner celle qui se produit souvent à la suite des accès de suffocation ou par le fait de la dyspnée continue ; ce qui montre bien qu'elle est en rapport avec la gêne de la respiration, c'est qu'elle s'abaisse si cette gêne vient à disparaître après l'expulsion des fausses membranes ou à la suite d'une intervention. La température, dans ces cas, peut atteindre 39 degrés, 39°,5 et même 40 degrés.

Le *pouls* est difficile à compter chez les enfants atteints de croup, qui sont dans une agitation perpétuelle ; il en est de même de la *respiration*, qui, du reste, est plutôt difficile qu'accélérée dans le croup dégagé de toute complication.

Mais, lorsque survient une complication pulmonaire, on constate toujours une élévation plus ou moins marquée de la température et du pouls, et une augmentation notable du nombre des respirations. C'est un signe qu'il ne faut jamais négliger.

Marche, durée, terminaisons. — La marche du croup n'offre rien de fixe et est sujette à varier, suivant une foule de conditions très diverses.

Dans sa forme la plus commune, le croup relève de la *diphtérie pure non toxique*, soit qu'il ait succédé à une angine locale et bénigne, soit qu'il soit survenu d'emblée. La marche est alors généralement progressive et, à moins d'une intervention active en temps opportun, aboutit trop souvent à l'asphyxie et à la mort. Pourtant la maladie peut s'arrêter à la première période (croup *abortif*, croup *fruste*) ; tout se borne à quelques modifications de la voix et de la toux, les accès de suffocation ne se produisent pas et la maladie, soit spontanément, soit à la suite d'un traitement convenable, se termine en quelques jours par la guérison. C'est ainsi qu'il n'est pas très rare, chez les enfants atteints d'angine, d'observer certains symptômes qui font craindre le développement du croup, et de les voir ensuite rétrograder.

Lorsqu'on peut alors pratiquer l'examen laryngoscopique, on constate le plus souvent que les lésions ne dépassent guère le vestibule du larynx et n'atteignent pas les cordes vocales ; ces lésions *sus-glottiques* peuvent même, surtout chez l'adulte, ne donner lieu à aucun symptôme et constituent une forme de diphtérie laryngée qu'on pourrait désigner sous le nom de *forme latente* (Ruault).

A la seconde période, la guérison peut encore survenir, en particulier à la suite d'une médication active ; mais, d'autre part, la mort peut se produire dans un accès de suffocation, ou bien la maladie suit son cours et marche progressivement vers la dyspnée continue et l'asphyxie. Dans ces formes de diphtérie non toxique, les paroxysmes sont généralement très caractérisés et se manifestent par des accès de suffocation très intenses ; il peut aussi y avoir des rémissions, soit à la suite de l'expulsion de fausses membranes, soit sans cause appréciable ; parfois même on a noté des temps d'arrêt se prolongeant pendant plusieurs jours, après lesquels la maladie reprenait sa marche progressive.

A la troisième période, le croup abandonné à lui-même se termine presque constamment par la mort, qui a lieu par une asphyxie lente et progressive, ou survient brusquement dans une syncope ou une convulsion. Cependant, même lorsque l'asphyxie est déjà très avancée, l'intervention par le tubage ou la trachéotomie offre encore des chances de guérison.

En effet, dans cette forme (diphtérie pure non toxique), *le danger est au larynx* et la gravité réside surtout dans l'occlusion de la glotte.

Au contraire, dans les *formes toxiques*, l'obstacle au passage de l'air n'est plus seul en cause, et il faut tenir compte aussi, pour une forte part, de l'intoxication de l'organisme. La marche est alors plus rapide, l'évolution plus continue ; les paroxysmes sont moins fréquents et moins intenses, les rémissions sont exceptionnelles et la mort survient presque fatalement ; mais elle est alors le résultat de l'intoxication profonde de l'organisme beaucoup plus que la conséquence de l'obstacle matériel au passage de l'air.

Dans les *formes infectieuses*, il en est de même : ce qui domine la situation et ce qui en fait la gravité, c'est l'état général du malade. La dyspnée peut être modérée, les accès de suffocation sont rares et peu intenses, mais par contre la prostration est extrême, les troubles cardiaques sont bien marqués, ainsi que l'albuminurie ; l'alimentation est impossible et, surtout, les complications sont fréquentes ; la broncho-pneumonie entre pour une large part dans la strepto-diphtérie laryngée.

La *durée* du croup, dans ces diverses formes, est très variable, et l'évaluation précise en est d'autant plus difficile que l'évolution de la maladie peut être interrompue par un accident brusque ou plus souvent par une intervention (tubage ou trachéotomie).

Si nous prenons d'abord le croup lié à la diphtérie pure non toxique, nous voyons que les cas terminés par la mort ou ayant nécessité la trachéotomie fournissent une durée moyenne de 5 ou 6 jours (de quelques heures à 2 ou 5 jours pour la première période ; 1 ou 2 jours, rarement 5, pour la seconde ; quelques heures ou au plus 1 jour pour la troisième) ; cette durée peut cependant être plus prolongée, atteindre 10 ou 12 jours, et même on a vu la trachéotomie devenir nécessaire seulement au bout de 18, 23 et 43 jours (Cadet de Gassicourt). Ce sont des chiffres tout à fait exceptionnels et même peut-être contestables (l'examen bactériologique faisant défaut). Lorsque le croup guérit sans opération, il faut ajouter aux chiffres précédents au moins 5 ou 6 jours pour arriver à la guérison complète.

Le croup toxique et le croup infectieux ont une durée beaucoup plus courte et qui peut même être inférieure à 24 heures : ce sont des cas véritablement foudroyants.

Le *croup chez l'adulte* présente une marche un peu différente et ne donne souvent lieu qu'à des symptômes locaux très atténués ; les accès de suffocation sont plus rares que chez l'enfant, mais le spasme étant exagéré par la notion qu'a le malade du danger qui le menace, ils sont souvent très intenses et peuvent amener la mort presque soudainement ; en dehors de ces cas, la respiration n'est que peu gênée et la dyspnée est due beaucoup moins à l'obstruction du larynx qu'à l'extension de la maladie aux bronches profondes ; le tirage est aussi beaucoup moins accusé. Le pronostic n'en est pas, pour cela, plus favorable, car les phénomènes d'intoxication sont souvent très caractérisés et le malade succombe souvent, non pas au croup lui-même, mais à la diphtérie.

Chez les *grands enfants* (8 à 12 ans) et les *adolescents*, les phénomènes locaux sont aussi moins immédiatement inquiétants que chez les jeunes enfants, et l'intervention peut souvent être retardée ou même évitée.

Diphtérie de la trachée et des bronches. — La diphtérie de la trachée et des bronches succède généralement au croup, dont elle n'est en quelque sorte que l'extension : elle descend alors plus ou moins profondément ; bornée quelquefois à la trachée, elle peut envahir les divisions bronchiques jusqu'au voisinage de leur terminaison, soit en suivant une seule bronche, soit en s'étendant à tout l'arbre respiratoire. Goodall a cependant cité[1] plusieurs cas dans lesquels la diphtérie semblait être limitée à la trachée, les malades ayant rendu des lambeaux pseudo-membraneux provenant de la trachée sans qu'il y eût aucun signe de croup.

On sait d'ailleurs, ainsi que l'avait déjà signalé Trousseau, que la diphtérie de la trachée et des bronches peut constituer la manifestation primitive de la maladie, qui alors envahit consécutivement le larynx et produit ce que l'on désigne sous le nom de *croup ascendant*. C'est surtout dans les cas de diphtérie secondaire, à la suite de la rougeole en particulier, que l'on observe cette forme. De toute façon du reste, la diphtérie des bronches coïncide le plus ordinairement avec le croup, et souvent aussi avec la broncho-pneumonie. Aussi, au milieu de ces divers états morbides, est-il souvent très difficile de déterminer la part qui revient, dans l'expression symptomatique, à la localisation trachéo-bronchique. La chose doit cependant toujours être tentée et présente une importance capitale.

En présence d'un cas de croup, pour l'indication de l'intervention opératoire, il serait en effet fort utile de savoir si les fausses membranes sont limitées au larynx, ou si elles se continuent plus ou moins loin dans les conduits aériens. Le seul signe positif est constitué par l'expectoration de fausses membranes tubulées et ramifiées. En dehors de cela, on n'a pour se guider qu'un certain nombre de symptômes assez peu précis, mais qui cependant, par leur réunion, permettent souvent d'établir le diagnostic. C'est d'abord une dyspnée plus ou moins intense, ou plutôt, comme l'a dit Millard, une *polypnée*, caractérisée par la fréquence des respirations, qui monte au chiffre de 50 ou 60 par minute ; la dyspnée est continue, sans accès spasmodiques, sans tirage bien marqué, mais conduit progressivement à l'asphyxie ; la face est pâle, les extrémités sont cyanosées ainsi que les lèvres, les yeux ternes ; l'abattement est très marqué. Les signes fournis par l'auscultation

[1] *Soc. clin. de Londres*, mars 1895.

[SEVESTRE ET L. MARTIN.]

sont variables et incertains : on a signalé l'existence de gros craquements qui s'entendraient au début au niveau de la racine des bronches, d'un *bruit de frôlement* et plus tard d'un bruit de tremblement ou *bruit de drapeau* qui coïnciderait avec le détachement des fausses membranes; mais presque tous les auteurs qui parlent de ces bruits s'accordent à dire qu'ils ne les ont jamais entendus.

En fait, le seul signe stéthoscopique auquel on puisse attacher quelque importance consiste dans l'inégalité de l'expansion vésiculaire : le murmure respiratoire est toujours plus ou moins affaibli par le fait même du croup, mais, si l'on constate que *dans un des points* de la poitrine, soit de tout un côté, soit vers le sommet, *l'affaiblissement est plus marqué*, on peut en conclure que dans la région correspondante, les bronches sont tapissées de fausses membranes. C'est encore le même signe qui, après la trachéotomie ou le tubage, éclaire, avec plus de certitude encore, sur l'état des bronches. En effet, lorsque l'intervention opératoire a donné à l'air libre accès dans les voies respiratoires, l'abolition ou même la diminution du murmure vésiculaire révèle presque sûrement l'obstruction des bronches par des fausses membranes.

La diphtérie des bronches est toujours grave, non seulement parce qu'elle indique une diphtérie à tendance extensive, mais aussi parce qu'elle constitue par elle-même une cause d'aggravation de la dyspnée existant déjà par le fait du croup. Cependant la guérison peut survenir à la suite de l'expulsion de fausses membranes. Cette expulsion peut se faire à travers le larynx malade, d'autres fois elle succède au tubage ou à la trachéotomie; elle peut d'ailleurs se répéter pendant plusieurs jours de suite. Enfin, et surtout dans les cas de diphtérie secondaire, la diphtérie des bronches peut s'accompagner de symptômes généraux graves; presque toujours alors elle se termine par la mort.

Diphtérie nasale. — La diphtérie des fosses nasales est fréquente et présente dans l'évolution générale de la maladie une importance capitale. Ce fait n'avait pas échappé à la sagacité de Bretonneau, et, dans une lettre adressée à Blache et à Guersant[1], il insiste sur cette localisation mal connue jusqu'alors, et qui depuis a peut-être été un peu trop négligée. Sans aller jusqu'à dire, avec le médecin de Tours, que les fosses nasales sont le nid d'où sort la diphtérie qui se propagerait des parties élevées vers les parties déclives, on peut affirmer que, dans un bon nombre de cas, la localisation nasale accompagne ou même précède les autres déterminations de la diphtérie. Elle est même beaucoup plus fréquente qu'on ne le croit généralement; car, dans l'une de ses formes, elle ne donne lieu qu'à des symptômes insignifiants et peut passer tout à fait inaperçue.

Cliniquement, on doit en distinguer deux formes qui se rapportent l'une à la diphtérie pure, l'autre à la strepto-diphtérie. Dans la *diphtérie pure*, les fausses membranes, souvent limitées à la moitié postérieure des fosses nasales, quelquefois même d'un seul côté, ne déterminent guère qu'une

---

[1] *Arch. gén. de méd.*, 1855.

obstruction incomplète qui se traduit uniquement par un léger enchifrènement, avec un peu de gêne de la respiration. Il n'y a pas d'écoulement spécial; tout au plus dans certains cas voit-on sortir par les narines un peu de
sérosité louche ou de muco-pus, comme pourrait en fournir le coryza le plus
simple. Cependant, si l'on interroge avec soin les parents d'un enfant atteint
d'angine, on finit souvent par apprendre que, depuis deux ou trois jours, il
avait le nez bouché ou qu'il respirait la bouche ouverte.

Ajoutons, en anticipant sur ce que nous dirons plus tard à propos du
traitement, que l'on peut voir, à la suite des injections de sérum anti-diphté-
rique, les malades rendre par les narines des moules membraneux reproduisant la forme d'une fosse nasale, et démontrer ainsi la réalité d'une lésion
qu'aucun symptôme n'avait révélée jusqu'alors. Cette localisation de la diphtérie n'a pas en général de gravité par elle-même. Elle peut cependant, dans
quelques cas rares et alors même qu'elle est isolée, donner lieu à des phénomènes d'intoxication; elle peut, en outre, se propager au larynx, même
sans qu'il y ait d'angine ou du moins sans que l'on aperçoive de fausses
membranes sur les parties accessibles à la vue (peut-être en existe-il alors
sur les gouttières pharyngées, en arrière des amygdales). Enfin les anfractuosités des fosses nasales constituent en quelque sorte un asile, un lieu de
refuge pour les bacilles qui, disparus de partout ailleurs, persistent longtemps
dans ce point, en conservant toute leur virulence. C'est ainsi que dans un
cas, Treittel et Loppel[1] ont trouvé dans le mucus nasal un bacille très virulent 55 jours après le début de la maladie et bien que celle-ci parût complètement terminée. Ce fait explique les récidives qui peuvent survenir chez
le malade, ainsi que cela eut lieu dans le cas relaté plus haut de Le Gendre
et Pochon, et d'autre part la propagation de la maladie à d'autres enfants :
tel fut le cas pour le petit malade observé par Wolff[2] et qui, après 63 jours
de séjour à l'hôpital, infecta son frère en rentrant dans sa famille.

A cette forme se rattachent également certains faits décrits jusqu'alors,
surtout à l'étranger, sous le nom de *rhinite fibrineuse*, et que l'on commence seulement depuis quelques années à considérer comme d'origine
diphtérique. L'examen bactériologique a démontré, dans ces cas, l'existence
de bacilles virulents, et l'on a observé aussi quelques cas de contagion. Gerber et Podack[3] citent le cas d'un malade qui, atteint depuis 76 jours d'une
rhinite, donna à sa fille une angine diphtérique.

La *strepto-diphtérie* nasale présente des symptômes tout différents et
comporte un pronostic beaucoup plus grave. Elle a aussi son foyer principal
vers la partie postérieure des fosses nasales, mais s'étend souvent jusqu'à
l'orifice antérieur où l'on peut voir dans certains cas des fausses membranes
molles et grisâtres; quelquefois le malade en rend des fragments dans un
éternuement ou en se mouchant. Mais, alors même qu'on ne constate pas directement l'existence de ces fausses membranes, on est averti de l'envahissement
des fosses nasales par un *jetage* caractéristique, sorte d'écoulement très par-

(1) *Arch. f. Heilk.*, 1895, Bd XIX.
(2) *Zeitschr. f. Hyg. u. Infectionskrank.*, 1895.
(3) *Deuts. Arch. f. klin. Med.*, 1895.

[SEVESTRE ET L. MARTIN.]

ticulier; ce n'est d'abord, au début, qu'un léger suintement, constitué par
une sérosité claire, que l'on fait sourdre en pressant la narine; mais bientôt
l'écoulement devient plus abondant, tout en se faisant goutte à goutte et
oblige le malade à s'essuyer sans cesse; puis le liquide devient souvent un
peu louche, sanieux, ou strié de sang; fréquemment, il y a des *épistaxis*
qui sont rarement abondantes, mais se font plus souvent goutte à goutte, se
répétant plusieurs fois dans la journée. Les sécrétions nasales se concrètent
au pourtour des narines, dont les orifices se trouvent en partie obstrués;
ainsi se forment des croûtes noirâtres, fendillées, entre lesquelles suinte
constamment un liquide séreux, tantôt clair, tantôt roussâtre; la peau,
mouillée ainsi d'une façon incessante, ne tarde pas à rougir et à s'excorier.

Des lésions analogues se voient au niveau des conduits lacrymaux, par
suite de l'envahissement du canal nasal; les paupières se boursouflent et
souvent la peau du nez et des régions voisines se tuméfie et présente des
plaques rouges qui ressemblent à une poussée érysipélateuse. D'autre part,
la diphtérie nasale peut gagner l'oreille moyenne par la trompe d'Eustache;
nous y reviendrons plus loin.

Les symptômes généraux, qui ne sont autres du reste que ceux de la
strepto-diphtérie infectieuse, sont ordinairement très marqués. L'état infectieux se révèle aussi par la tuméfaction des ganglions lymphatiques, qui est
en général très accusée; mais il faut bien se rappeler que cette tuméfaction
doit être cherchée sur les ganglions sous-maxillaires, auxquels se rendent les
lymphatiques du nez.

Le pronostic de la strepto-diphtérie nasale est très grave : c'est cette
forme que visait certainement Trousseau, lorsqu'il disait que la diphtérie
nasale est la plus alarmante de toutes les localisations de la diphtérie et que,
19 fois sur 20, elle se termine par la mort. Il semble que l'autre forme ait
échappé à son observation.

La diphtérie nasale peut être primitive ou consécutive à l'angine; en
tout cas, ces deux manifestations coïncident souvent ensemble. Elle peut
aussi être suivie de la propagation au larynx.

Diphtérie conjonctivale. — La localisation de la diphtérie sur la
conjonctive était considérée, jusqu'à ces derniers temps, comme une maladie
extrêmement grave, non seulement en raison des troubles oculaires qu'elle
peut déterminer consécutivement, mais surtout parce qu'on la voyait en
général coïncider avec les symptômes de la diphtérie maligne. Sur 20 malades, Sanné en avait vu mourir 19 et les autres observateurs, ophthalmolo-
gistes aussi bien que médecins, n'étaient guère moins pessimistes.

Cependant, avant même que de Græfe eût signalé (1854) l'existence de
la diphtérie conjonctivale, Bouisson (de Montpellier) avait, en 1846, décrit
une forme de conjonctivite caractérisée par une rougeur intense des paupières et la production à leur face interne d'une fausse membrane blanchâtre.
Ces deux formes étaient opposées l'une à l'autre, et, tandis que la première
était rattachée à la diphtérie, on voyait encore les auteurs les plus récents et
les plus autorisés attribuer la seconde à des causes banales, sans rapport
avec la diphtérie.

La bactériologie est venue montrer que tout au contraire, et comme le pensaient déjà quelques observateurs, ces deux formes appartiennent bien positivement à la diphtérie, et même il semble que l'on doive aussi rattacher à la même origine une troisième forme beaucoup plus bénigne et qui serait en rapport avec une infection atténuée[1]. Sourdille, qui a surtout étudié cette question, désigne ces différentes modalités sous les noms de forme diphtérique ou interstitielle, forme croupale ou superficielle, et forme catarrhale (les expressions : diphtérique et croupale étant prises ici dans le sens où les entendent les Allemands).

Forme interstitielle. — Elle est souvent, ainsi que nous l'avons signalé plus haut, consécutive à une diphtérie nasale, qui se propage par le canal nasal, mais elle peut aussi débuter par la conjonctive et pourtant, même dans ces cas, coïncide généralement avec d'autres localisations de la diphtérie.

Dès le début, dit Brun, elle se caractérise par un gonflement considérable des paupières, qui deviennent en même temps d'une dureté ligneuse et très difficiles, sinon tout à fait impossibles, à retourner. La conjonctive est alors tuméfiée et infiltrée d'un exsudat grisâtre, tacheté çà et là de mouchetures ecchymotiques. Aucune fausse membrane ne peut être détachée de la muqueuse, au niveau de laquelle les scarifications même profondes ne donnent lieu à aucun écoulement sanguin.

A cette période d'infiltration, dont la durée moyenne est de six à huit jours, succède la phase d'élimination des eschares. Cette élimination qui, suivant l'étendue des lésions, pourra être générale ou partielle, s'accompagne d'une sécrétion séro-purulente abondante; elle laisse après elle des surfaces bourgeonnantes qui ne guérissent qu'au prix de brides cicatricielles devant constituer fatalement, dans l'avenir, des symblépharons plus ou moins étendus. En dehors de cette évolution si spéciale, la conjonctivite diphtéritique est en outre caractérisée par la fréquence et la gravité des lésions cornéennes, la perte de cette membrane pouvant être considérée comme la règle dans la forme confluente de la maladie; les lésions limitées et réparables de la cornée ne s'observent en effet que dans les cas rares où l'infiltration diphtérique de la conjonctive s'est elle-même montrée localisée.

Ajoutons que l'affection s'accompagne ordinairement d'une douleur très vive, au moindre contact, quelquefois même d'une douleur spontanée et que le plus généralement aussi on observe en même temps d'autres localisations de la diphtérie (angine, coryza, etc.), avec un ensemble de phénomènes analogues à ceux que nous avons décrits dans la strepto-diphtérie infectieuse. Cette forme est relativement fréquente dans la diphtérie secondaire, spécialement à la suite de la rougeole.

Forme superficielle. — Elle offre, au premier abord, l'aspect d'une conjonctivite catarrhale intense; les paupières sont rouges et tuméfiées, mais elles n'ont pas cette dureté ligneuse qui, dans la forme précédente, rendait difficile l'examen de leur face conjonctivale. Sur cette face, et c'est là le point essentiel, on trouve une fausse membrane blanchâtre, souvent localisée

(1) SOURDILLE, *Arch. d'ophthalmologie*, 1893-1894; et *Rev. mens. des mal. de l'enf.*, fév. 1895. — BRUN, *La Presse médicale*, mars 1894.

[SEVESTRE ET L. MARTIN.]

à la région tarsienne, mais recouvrant quelquefois, comme un moule, la membrane palpébrale et celle des culs-de-sac. Quelle que soit son étendue, cette fausse membrane se laisse plus ou moins facilement détacher de la conjonctive qu'elle recouvre, et la muqueuse, au-dessous d'elle, se présente rouge, saignante, mais non infiltrée; sa reconstitution s'effectue rapidement sans laisser de cicatrices. D'autre part, les lésions cornéennes sont exceptionnelles dans cette variété de conjonctivite, qui présente par conséquent un pronostic tout différent de la première.

Forme catarrhale ou atténuée. — Elle est moins intense que la forme précédente et s'en distingue aussi par l'absence de fausses membranes. Elle diffère d'ailleurs par quelques caractères assez tranchés de la conjonctivite catarrhale vulgaire : la sécrétion, au lieu d'être muqueuse ou muco-purulente, comme dans ce dernier cas, est peu abondante, glaireuse, filamenteuse; le gonflement est plus marqué, la conjonctive bulbaire moins vasculaire; enfin et surtout, l'épithélium loin d'être terne et desquamé est gonflé, vitreux, brillant, miroitant. Il semble que ce soit une diphtérie superficielle qui a avorté en route, qui s'est arrêtée avant la production complète d'une fausse membrane véritable. Deux cas de ce genre, rapportés par Sourdille, avaient d'ailleurs été observés chez le frère et la mère d'un enfant ayant présenté un exemple très net de la seconde forme décrite plus haut.

Du reste, dans tous les cas étudiés par Sourdille, et se rapportant à l'une ou l'autre des trois formes que nous venons d'étudier, les recherches bactériologiques ont toujours permis de constater la présence d'un bacille de Lœffler virulent. Ce bacille n'était jamais isolé, mais était associé soit au streptocoque, soit au staphylocoque, soit au gonocoque; en outre, bien que les observations soient peut-être encore un peu restreintes pour permettre une conclusion ferme, il a paru que le staphylocoque était seul associé au bacille dans la seconde et la troisième forme, tandis que la forme interstitielle, la plus grave, paraissait due à l'association du bacille avec le streptocoque seul ou avec le streptocoque et le staphylocoque; en somme, c'est au streptocoque qu'il faudrait attribuer les ulcérations cornéennes, et aussi l'état général si grave observé dans cette forme; cette constatation n'est pas pour nous déplaire, car elle cadre bien avec l'ensemble des conditions dans lesquelles on observe la conjonctivite interstitielle et justifie une fois de plus la séparation que nous avons cherché à établir entre la diphtérie pure et la strepto-diphtérie.

La diphtérie conjonctivale se voit surtout chez des enfants de un à dix ans, cependant elle peut être observée aussi chez les enfants de quelques mois, et d'autre part chez des adultes. Elle succède souvent à une diphtérie nasale, mais peut se développer primitivement sur la conjonctive, qu'il y ait ou non d'autres localisations de la maladie. Lorsqu'elle est primitive, le début peut être très insidieux, et la maladie revêt parfois l'apparence d'une affection oculaire légère, mais elle ne tarde pas à présenter l'apparence caractéristique. En tout cas, le début a lieu toujours sur la conjonctive palpébrale; la conjonctive bulbaire n'est prise que dans les formes graves et toujours secondairement; quant aux lésions de la cornée, elles ne

se produisent qu'à une période déjà avancée de la maladie. Elle peut être
d'abord unilatérale, mais en général l'autre œil est bientôt pris ; il est d'ailleurs très difficile d'empêcher l'enfant de porter les mains à l'œil malade, et
il a bientôt fait de contagionner le second ou de porter le bacille sur des parties de la peau déjà excoriées.

Diphtérie de l'oreille. — La diphtérie de l'*oreille externe* résulte, en
général, d'une propagation de la maladie, déjà localisée sur le pavillon de
l'oreille ou sur la peau de la face qui environne le tragus ; d'autres fois, elle
est transportée par l'enfant lui-même, qui excorie la peau du conduit auditif
avec ses doigts chargés de sécrétions virulentes venant du nez ou de l'œil. Les
malades, déjà assez âgés pour rendre compte de leurs sensations, accusent
alors des démangeaisons et une douleur ordinairement légère, puis des bourdonnements et même de la surdité ; mais souvent on ne s'aperçoit de l'envahissement du conduit auditif externe que par un écoulement sanieux,
sanguinolent, plus ou moins fétide ; l'examen pratiqué après le lavage du
conduit révèle l'existence d'une fausse membrane. En général, cette fausse
membrane tombe au bout de quelques jours et la guérison a lieu, à moins
que la mort ne survienne par le fait d'autres localisations plus graves.

La *diphtérie de l'oreille moyenne*, notablement plus fréquente, comporte un pronostic beaucoup plus grave, en raison des lésions locales qu'elle
peut déterminer et aussi à cause de la forme de diphtérie à laquelle elle se
rattache : quelquefois en rapport avec une diphtérie primitive, elle est, en
effet, plus souvent liée à une diphtérie secondaire, survenant dans le cours
de la rougeole ou de la scarlatine ; c'est presque toujours une strepto-
diphtérie. En tout cas, elle procède de la diphtérie des fosses nasales ou du
pharynx qui, par la trompe d'Eustache, gagne la caisse du tympan. La maladie s'annonce par des bourdonnements, de la surdité et surtout par une
douleur assez vive, exaspérée par la toux ou la mastication ; mais cette douleur se confond souvent avec celle de l'angine, et d'ailleurs ces phénomènes
ne peuvent être signalés que par des malades d'un certain âge ; chez les tout
jeunes enfants, le début passe souvent inaperçu et l'attention n'est appelée
du côté de l'oreille que par un écoulement. En effet, au bout de quelques
jours, survient la perforation du tympan ; à ce moment, la douleur disparaît
presque subitement et l'on remarque sur l'oreiller la présence de quelques
taches ; l'examen de l'oreille permet de constater l'écoulement d'un liquide
séro-purulent ou sanguinolent, peu abondant et généralement fétide ; le fond
du conduit paraît souvent tapissé d'une fausse membrane blanche.

Quelques jours après, la fausse membrane se détache en général et
l'écoulement devient alors plus abondant et plus franchement purulent. Puis
cet écoulement devient de nouveau modérément abondant, mais sans disparaître complètement. L'otorrhée cesse parfois quelques jours pour revenir
ensuite, mais en général persiste longtemps. L'ouïe reste toujours plus ou
moins émoussée, suivant que les lésions profondes ont été plus ou moins
intenses. Il peut en résulter aussi quelques accidents cérébraux propres à
l'otite, vertiges, etc. En dehors de ces conditions, le pronostic de la diphtérie
auriculaire est subordonné à l'évolution générale de la diphtérie elle-même,

[*SEVESTRE ET L. MARTIN.*]

Diphtérie buccale. — La diphtérie buccale est relativement peu commune et n'a pas, à beaucoup près, l'importance que lui attribuait Bretonneau. Il n'est pas douteux, en effet, qu'il ait, à tort, rattaché à la diphtérie certaines affections de la muqueuse buccale qui en sont réellement indépendantes : telle est, en particulier, la maladie individualisée par J. Bergeron sous le nom de stomatite ulcéreuse ou ulcéro-membraneuse.

La propagation de l'angine diphtérique à la muqueuse buccale est véritablement rare et ne s'observe guère que dans les formes extensives de la strepto-diphtérie ; on voit alors les fausses membranes s'étendre des piliers du voile jusque sur les joues sous forme de plaques ordinairement assez discrètes, mais épaisses, très adhérentes à la muqueuse qui est elle-même tuméfiée, rouge et saignante ; ces plaques sont surtout marquées au niveau de l'intervalle des dents, comme si leur production avait été favorisée par le mordillement de la muqueuse; on retrouve d'autres plaques allongées sur la langue, au niveau des bords latéraux ou vers la pointe, quelquefois au voisinage du frein ou sur la face dorsale. Les fausses membranes peuvent occuper aussi les lèvres, et spécialement la lèvre inférieure à sa face profonde, ou encore et surtout les commissures qui semblent se creuser ou se prolonger en dehors. Les plaques sont mollasses, saignent facilement et la muqueuse est boursouflée, comme œdémateuse; la langue, dont les mouvements sont très douloureux, est gonflée et fait saillie entre les arcades dentaires; la bouche entr'ouverte laisse écouler en abondance une salive très fétide, presque toujours striée de sang. Les ganglions sous-maxillaires sont tuméfiés et les symptômes généraux sont très caractérisés.

Cette forme n'est d'ailleurs pas très commune et plus souvent la maladie débute autrement : à la suite ou dans le cours d'une rougeole, et plus rarement dans une autre maladie ou d'une façon primitive, on voit les lèvres se fendiller; puis, sur ces surfaces saignantes, se produisent des plaques allongées très adhérentes à la muqueuse et qui ressemblent singulièrement à celles de la stomatite impétigineuse (due aux staphylocoques); de fait, on constate souvent, en pareil cas, que les staphylocoques sont associés à la diphtérie, ou, en d'autres termes, qu'il s'agit d'une *staphylo-diphtérie* ; puis la lésion gagne les commissures qui se déchirent et atteint la face interne des joues. La muqueuse buccale se parsème alors de taches arrondies, plates, ordinairement peu étendues et peu nombreuses, mais qui sont en général beaucoup plus adhérentes que celles de la diphtérie vulgaire ; elles se détachent rarement, même si la guérison doit survenir, et plus souvent alors disparaissent lentement par une sorte d'usure.

Considérée en elle-même, cette forme de diphtérie buccale n'est pas grave ; car elle a peu de tendance à s'étendre et ne se propage que très rarement vers le pharynx ; mais, en raison des conditions dans lesquelles elle se développe, elle est souvent accompagnée de phénomènes généraux plus ou moins graves, auxquels le malade ne résiste pas.

Enfin, dans quelques cas, d'ailleurs peu fréquents, la diphtérie buccale est en rapport avec une diphtérie pure, bénigne; on trouve alors seulement quelques plaques rares et discrètes, développées à la face postérieure de la lèvre inférieure, ou sur le bord des lèvres, en général au niveau d'une lésion de la muqueuse (déchirure, aphtes, etc.); elles sont aussi presque toujours très adhérentes et très tenaces, mais finissent cependant par guérir.

Diphtérie ano-génitale. — La diphtérie ano-génitale ne se voit guère que chez les petites filles, où elle occupe la *vulve* et quelquefois le *vagin*. La maladie débute par de petits points membraneux qui se développent à la face interne des grandes lèvres et ne tardent pas à constituer de véritables plaques diphtériques; de là elles peuvent gagner les petites lèvres et le vagin, ou bien d'autres fois s'étendent sur la peau jusqu'à la région de l'*anus*. A ce niveau les fausses membranes se produisent d'abord dans les plis radiés, puis envahissent la moitié ou même la totalité du pourtour de l'orifice anal, en pénétrant même quelquefois dans cet orifice, sur la muqueuse rectale.

Ces fausses membranes s'accompagnent d'une tuméfaction de la muqueuse qui est boursouflée, d'un rouge violacé et souvent saignante; un écoulement abondant se fait à la surface. La douleur est vive; aussi arrive-t-il souvent que les enfants portent la main dans ces régions, excorient la peau ou la muqueuse et font de nouvelles inoculations. Les ganglions inguinaux sont plus ou moins tuméfiés. Les fausses membranes sont généralement assez persistantes, ou bien, lorsqu'elles sont tombées au bout de quelques jours, ne tardent pas à se reproduire; assez souvent elles se compliquent de gangrène superficielle, et peuvent laisser des ulcérations à leur suite, parfois même de véritables pertes de substance.

Chez les garçons, la diphtérie ano-génitale est beaucoup plus rare, et même exceptionnelle; quelquefois cependant elle peut affecter le *gland* ou le *prépuce* et peut même pénétrer dans le canal de l'urèthre.

Dans les deux sexes d'ailleurs, la diphtérie anale peut se montrer isolément. A titre de curiosité, signalons aussi un fait rapporté par Variot[1] et observé chez une petite fille qui, atteinte de procidence du rectum et d'exstrophie de la vessie, présenta sur la muqueuse de ces deux organes des plaques de diphtérie, quelques semaines après une atteinte de croup.

La diphtérie ano-génitale n'est presque jamais primitive, et le fait cité par Trousseau et relatif à une femme en couches se rappporte bien vraisemblablement à une streptococcie pure. Presque toujours elle coïncide avec une diphtérie de la gorge, du larynx ou du nez, et a été inoculée directement par les doigts de l'enfant. Elle est souvent aussi d'origine secondaire et se relie à la scarlatine ou à la rougeole. Le pronostic de la diphtérie ano-génitale est grave en raison même de ces conditions étiologiques; en elle-même, la lésion n'a que peu d'importance et guérit facilement, mais avec une certaine lenteur.

Diphtérie cutanée. — Signalée par Chomel l'ancien, dès 1749, et plus spécialement par S. Bard, la diphtérie cutanée a été surtout étudiée par Trousseau, qui a bien fait voir le rôle que jouent dans sa production les excoriations de la peau et les vésicatoires. Pour que la diphtérie se développe sur la peau, il faut en effet que celle-ci soit d'abord dépouillée de son épithélium. Les plaies, les moindres excoriations, les érosions résultant d'herpès, d'ec-

<hr>

[1] *Journ. de clin. et de thér. inf.*, avril 1896.

[SEVESTRE ET L. MARTIN.]

zéma, d'impétigo, d'intertrigo, les dénudations résultant de vésicatoires, etc., peuvent être le siège de productions diphtériques ; celles-ci peuvent occuper tous les points de la surface du corps, mais spécialement ceux où la peau est fine et mince, ou sur lesquels se font surtout des éruptions (voisinage des orifices naturels, plis de la peau, mamelon, pavillon de l'oreille, cuir chevelu, etc.).

Au début, les parties qui vont être atteintes deviennent douloureuses, rouges, parfois saignantes ; puis elles se recouvrent d'une couenne grisàtre, mollasse, d'épaisseur variable, plus ou moins adhérente ; les bords de la plaie se gonflent, prennent une coloration d'un rouge violacé et se recouvrent de petites ampoules remplies d'une sérosité latescente ; puis ces ampoules se crevant, le derme apparaît, recouvert d'une couenne blanche. Ainsi, de proche en proche, s'étend la lésion qui envahit progressivement et souvent très rapidement une étendue plus ou moins considérable de la peau. Cette marche envahissante est observée en particulier dans la diphtérie qui se produit autour de la plaie de la trachéotomie.

Les fausses membranes, d'abord minces, deviennent de plus en plus épaisses et se forment de couches stratifiées, dont les plus profondes adhèrent au derme qui saigne facilement lorsqu'on cherche à les en détacher ; les couches superficielles au contraire, imbibées d'une sérosité plus ou moins abondante ou d'un liquide sanieux, se ramollissent et se désagrègent, en même temps qu'elles prennent une couleur grise ou noirâtre et exhalent une odeur horriblement fétide. Elles ressemblent assez souvent à des plaques de sphacèle et peuvent en effet se compliquer de gangrène, mais le plus souvent ce n'est là qu'une apparence. La physionomie de ces plaques de diphtérie cutanée peut d'ailleurs être modifiée complètement par des applications antiseptiques, et il est certain que le pronostic de cette lésion n'est plus aujourd'hui ce qu'il était du temps de Trousseau.

Il n'est pas très rare d'en observer une forme atténuée et qui consiste dans des plaques grisâtres, plutôt sèches qu'humides, discrètes et peu envahissantes ; ces plaques se détachent au bout de 8 ou 10 jours ou quelquefois persistent plus longtemps, mais sans présenter d'apparence de gravité. Bien que le fait n'ait pas été recherché jusqu'à présent, il paraît probable que cette forme appartient plus spécialement à la diphtérie pure, alors que la première serait en rapport avec une strepto-diphtérie ou résulterait de l'intervention d'une infection secondaire dans une diphtérie primitivement pure.

La diphtérie cutanée coïncide généralement avec d'autres manifestations de la maladie, à la suite desquelles elle s'est développée ; quelquefois cependant elle constitue la localisation primitive et peut être alors suivie d'angine ou de croup. Enfin, dans quelques cas, elle reste isolée.

Même dans ce dernier cas, elle peut s'accompagner de tous les phénomènes généraux résultant de l'intoxication diphtérique. Trousseau a même fait remarquer que la paralysie survenant à la suite d'une localisation cutanée paraissait débuter plus spécialement par les membres. Convenablement traitée, la diphtérie cutanée guérit en général assez facilement ; le pronostic de la lésion elle-même n'est pas très grave ; mais il peut le devenir en raison des conditions, souvent mauvaises, dans lesquelles elle se développe (diphtérie secondaire, complications de broncho-pneumonie, etc.).

DIAGNOSTIC

Le diagnostic de la diphtérie présente une importance capitale, sur laquelle il est inutile d'insister. Mais ce diagnostic est malheureusement fort difficile et souvent très incertain, si l'on s'en tient exclusivement aux données fournies par l'examen clinique. La diphtérie, en effet, est fréquemment méconnue ou confondue avec d'autres maladies : elle reste méconnue et échappe même à l'attention du médecin, parce que le plus souvent les enfants n'accusent aucun symptôme du côté de la gorge, et, si l'examen de cette région n'est pas fait quand même et de parti pris, on laissera la maladie évoluer pendant plusieurs jours, sans même en soupçonner l'existence; on pourra encore passer à côté si, tout en y songeant, on se borne à un examen sommaire ou incomplet. D'autre part, il existe un certain nombre de maladies qui, tout en étant foncièrement très distinctes de la diphtérie, présentent cependant des caractères cliniques presque absolument identiques; seul, l'examen bactériologique permet d'en établir la nature. Au total, le diagnostic de la diphtérie repose sur deux éléments d'appréciation, qui doivent intervenir concurremment : l'examen clinique et l'examen bactériologique.

EXAMEN CLINIQUE

Diagnostic de l'angine. — Avant tout, nous le rappelons à dessein, il faut bien savoir que, chez un enfant, la gorge doit toujours être suspectée : c'est peut-être, de tous les organes, celui dont l'examen systématique s'impose le plus généralement. On devra donc examiner la gorge de tout enfant qui présente un état morbide mal déterminé, alors même qu'aucun symptôme spécial n'attire l'attention de ce côté.

Cet *examen de la gorge* doit être fait aussi complètement que possible, et sans s'arrêter à la résistance opposée par l'enfant; avec de la patience et de la douceur on y arrive en général assez facilement; cependant, si l'on a affaire à un enfant tout jeune et surtout peu raisonnable, il sera préférable de le faire tenir par une grande personne qui, l'appuyant contre sa poitrine, immobilisera les membres et la tête, celle-ci étant naturellement placée en pleine lumière. Ayant abaissé la langue au moyen d'un instrument spécial ou du manche d'une cuiller, on fera tout d'abord et d'un coup d'œil rapide une inspection générale de toute la gorge; puis on examinera plus particulièrement tel ou tel point qui, dans cette première vue d'ensemble, aura paru suspect. Si l'enfant oppose de la résistance, au lieu de chercher à la vaincre et de prolonger l'examen, il sera préférable de retirer l'abaisse-langue et de recommencer la tentative, après quelques instants de repos. Il est nécessaire, pour cet examen, que l'œil s'habitue à *voir vite*. En tout cas, avec un peu de patience on arrive à bien voir toutes les parties constituantes de la gorge; il faut pour cela déplacer l'instrument et le porter soit à droite ou à

[SEVESTRE ET L. MARTIN.]

gauche, soit en arrière et un peu profondément sur la base de la langue, en exerçant sur ce point une certaine pression : on détermine ainsi des mouvements réflexes qui font basculer les amygdales en avant et portent en dedans les piliers postérieurs, en même temps que la luette se trouve projetée en avant et montre même sa face postérieure. On peut de la sorte constater l'existence de lésions sur des points qui paraissaient d'abord inaccessibles à la vue, lésions qui auraient échappé à un examen sommaire. Par le même artifice, on arrive presque toujours aussi à découvrir l'épiglotte qui apparait au-dessous de la base de la langue; mais, comme le mouvement par lequel elle se trouve projetée en haut est assez fugace, il est nécessaire, pour bien voir, de concentrer son attention spécialement sur ce point au moment où l'on exerce sur la base de la langue la pression indiquée.

Après l'examen de la gorge viendra tout naturellement aussi celui des fosses nasales : on recherchera s'il existe des signes d'obstruction ou un écoulement par les narines. Ce ne serait pas, évidemment, une raison absolue de conclure à la diphtérie; mais on devrait au moins en soupçonner l'existence.

Enfin l'examen clinique sera complété par l'examen des autres symptômes et en particulier la recherche des ganglions, et par les renseignements sur le début et la marche de la maladie. Conduit de la sorte, il fournira des éléments d'appréciation souvent très importants et qui pourront être par eux-mêmes suffisants pour affirmer la nature de la maladie; en cas de doute d'ailleurs, il sera toujours utile de les contrôler par l'examen bactériologique.

En éliminant les cas dans lesquels l'examen de la gorge est absolument négatif et auxquels par conséquent il n'y a pas lieu de s'arrêter, on peut constater, au cours de cet examen, soit une rougeur plus ou moins vive du pharynx, soit des enduits blanchâtres d'apparence variable, soit enfin de véritables fausses membranes. Examinons successivement ces diverses modalités.

La *rougeur de la gorge* n'a pour le diagnostic aucune signification et n'a pas même une valeur négative; en effet, dans l'angine diphtérique au début, avant l'apparition de tout exsudat, la muqueuse est simplement rouge et légèrement boursouflée, comme elle l'est aussi dans une angine quelconque; peut-être même dans quelques cas rares (*diphtérie catarrhale*) conserve-t-elle ce caractère pendant toute la durée de la maladie. L'examen bactériologique seul permet alors de faire le diagnostic. Il faut reconnaître cependant que ces cas sont absolument exceptionnels, et si, après un ou deux jours d'observation, la rougeur de la gorge existe seule, sans exsudat, l'hypothèse d'une diphtérie n'est guère acceptable.

D'autres fois, l'examen fait constater sur les amygdales ou sur d'autres parties du pharynx l'existence de *dépôts blancs* ou *grisâtres* plus ou moins étendus, n'offrant pas l'apparence de fausses membranes, et qui en effet sont souvent indépendants de la diphtérie. Néanmoins, dans tous ces cas, même lorsqu'ils paraissent nettement caractérisés, il est toujours plus prudent de faire l'examen bactériologique : ces réserves nous paraissent commandées par certains faits que nous signalerons tout à l'heure, spécialement à propos de l'amygdalite cryptique et de l'angine herpétique.

Avec l'*angine pultacée*, le diagnostic est ordinairement facile : elle produit sur les amygdales des plaques assez larges, d'un blanc crémeux, qui ne ressemblent guère aux fausses membranes de la diphtérie ; ces plaques se détachent facilement de la muqueuse qui est absolument saine ; elles sont molles et se dissocient dans l'eau. Il n'y a pas d'adénopathie.

L'*angine du muguet* se distingue facilement aussi de la diphtérie, alors même que les amygdales et le voile du palais sont recouverts d'une nappe plus ou moins étendue ; le dépôt est d'un blanc de lait, disposé au moins sur les bords sous forme de petits points ayant les dimensions d'un grain de millet ; il est grumeleux, friable et se détache facilement. Les ganglions ne sont pas tuméfiés.

Dans l'*angine phlegmoneuse*, surtout lorsqu'elle aboutit à la suppuration, l'amygdale est souvent recouverte d'une sorte d'enduit pulpeux qui rappelle parfois d'assez près la fausse membrane diphtérique ; mais la dysphagie est beaucoup plus marquée, la douleur est vive, la voix nasonnée et l'examen montre que l'une des amygdales est très développée, fait saillie dans l'arrière-gorge et dans la bouche en refoulant et abaissant le voile du palais. Une fois l'abcès ouvert, cette sorte de fausse membrane disparaît en général assez vite, mais les bords de l'incision se recouvrent d'une couche grisâtre assez adhérente qui peut aussi prêter à confusion ; dans ces cas, l'exsudat est strictement limité à la plaie.

L'*angine ulcéro-membraneuse* est peu commune, mais a cependant quelquefois été observée ; on trouve alors sur le voile du palais et sur la luette, quelquefois aussi sur les amygdales, des ulcérations recouvertes d'une couche grisâtre, offrant une certaine analogie avec les fausses membranes de la diphtérie, mais seulement une analogie lointaine. Au fond, il s'agit ici d'un processus ulcéreux ; toujours d'ailleurs l'angine coexiste avec une sto-matite ulcéro-membraneuse et, comme celle-ci, est souvent limitée à un côté ; elle s'accompagne d'une odeur horriblement fétide et vraiment spéciale ; en outre il n'y a pas d'adénopathie, pas de fièvre, pas de phénomènes généraux.

L'*angine gangréneuse* est rare et ne s'observe guère que dans le cours d'une autre maladie (rougeole, scarlatine, fièvre typhoïde, etc.) ; elle pourrait être prise pour une diphtérie, mais alors que la fausse membrane diphté-rique, d'abord blanche, ne devient grise ou brune que plus tard, l'eschare de la gangrène a d'emblée une teinte foncée ; elle s'élimine lentement, et laisse à sa place une perte de substance plus ou moins profonde. Elle s'accompagne dès le début de l'odeur spéciale à la gangrène ; enfin l'adénopathie est ordi-nairement assez peu marquée.

L'*angine folliculeuse* ou *amygdalite cryptique* se caractérise par l'ap-parition sur l'amygdale, rouge et tuméfiée, de points blancs ayant le volume d'un grain de millet ou d'un petit pois et logés dans les cryptes de l'amygdale ; lorsqu'on les détache, on trouve qu'ils sont formés par une matière blan châtre, d'odeur fétide, offrant une apparence caséeuse et s'écrasant sous le doigt. Ces faits sont communs et n'offrent en général aucune gravité ; ils ne donnent en aucune façon l'idée de la diphtérie ; pourtant, si l'on tient compte des cas décrits par Koplik sous le nom de *diphtérie lacunaire des amygdales* avec des apparences absolument analogues, ainsi que des faits signalés par

[SEVESTRE ET L. MARTIN.]

Martin et Chaillou, et dans lesquels l'angine se présentait sous forme de points blancs rappelant l'amygdalite folliculeuse, on trouvera justifiées les réserves que nous formulions plus haut, et l'on accordera que même pour ces cas, s simples en apparence, l'examen bactériologique s'impose.

La même conclusion est applicable à *l'angine herpétique*. On a dit que dans la plupart des cas, cette maladie se distinguait de la diphtérie par des caractères nettement tranchés : concrétions arrondies, développées sur une érosion consécutive à la déchirure d'une vésicule d'herpès ; plus tard plaques étalées, mais à contours festonnés polycycliques, d'un blanc éclatant coexistence de vésicules d'herpès sur les amygdales ou sur les lèvres, etc. I semble vraiment que la confusion soit impossible et pourtant combien de fois n'a-t-elle pas été faite ! Sans parler des faits concernant Valleix e. Gilette, et des observations recueillies par Trousseau, Sanné, Cadet de Gassicourt, et tant d'autres, on sait aujourd'hui d'une façon positive, après les recherches de Dieulafoy, que le bacille de Lœffler peut être rencontré dans l'angine herpétique la plus franche en apparence. Est-ce une diphtérie qui se manifeste primitivement sous la physionomie d'une angine herpétique? Est-ce une angine herpétique primitive qui s'est diphtérisée d'une façon secondaire? La chose n'a pas été élucidée, mais en tout cas cela importe peu ; le fait positif, capital, c'est que dans certains cas, une angine ayant toutes les allures de l'herpès du pharynx est en rapport avec la diphtérie. Cette relation ne peut être établie par la clinique ; seul, l'examen bactériologique perme. de l'affirmer.

Si maintenant nous arrivons aux cas dans lesquels l'examen révèle non plus des concrétions banales, des dépôts blanchâtres irréguliers, mais des *fausses membranes bien constituées*, nous verrons que le diagnostic tout en étant plus circonscrit n'est pas pour cela beaucoup plus simple. Quelquefois cependant on aura pour s'éclairer des renseignements sur la marche et le développement des accidents. Ainsi les fausses membranes qui se développent souvent sur les *plaies de l'amygdale succédant à l'amygdalotomie* seront facilement rattachées à leur cause ; la fausse membrane es. d'ailleurs ici strictement limitée à la surface de section de l'amygdale ; elle peut tomber et se reproduire sur place, mais jamais elle ne s'étend aux parties voisines. Enfin, il n'y a pas la moindre apparence de fièvre, et la guérison se produit spontanément au bout de quelques jours. Des caractères analogues se rencontrent pour les fausses membranes qu'on observe quelquefois sur les *ulcérations du frein de la langue*, chez les enfants atteints de coqueluche.

Dans la *syphilis*, on peut constater parfois à la surface d'un chancre infectant de l'amygdale, plus souvent sur des syphilides secondaires de la gorge, une fausse membrane épaisse, grisâtre, très analogue à l'exsudat diphtérique. Cependant, cette couche pseudo-membraneuse est dans la syphilis plus adhérente à la muqueuse, et celle-ci, souvent ulcérée, saigne facilement. En outre, tandis que la diphtérie s'étend souvent vers le pharynx postérieur et le larynx, la syphilide diphtéroïde ne dépasse guère les piliers du voile du palais ou bien se localise sur le palais osseux ; enfin les symptômes généraux, différents dans les deux cas, permettent en général de faire le diagnostic. Dans certains cas cependant, il ne devient possible que par l'examen bactériologique.

En dehors de ces cas, dont le diagnostic est relativement facile, il existe toute une classe de maladies qui présentent, comme manifestation principale, des fausses membranes identiques en apparence à celles de la diphtérie, tout en étant cependant indépendantes de cette affection; on n'y retrouve pas le bacille de Lœffler, mais d'autres microbes qui sont surtout le streptocoque pyogène, puis divers coccus, le pneumocoque, plus rarement le staphylocoque ou le coli-bacille. Ces maladies, confondues sous la dénomination générale de *pseudo-diphtéries*[1], pourront certainement un jour ou l'autre être différenciées cliniquement les unes des autres, mais jusqu'à présent elles n'ont pas été individualisées et même dans l'ensemble elles ne se distinguent de la diphtérie par aucun caractère bien net. On a dit que les fausses membranes seraient dans ces cas moins élastiques, plus friables et pourtant plus adhérentes à la muqueuse, plus blanches que celles de la diphtérie, que la muqueuse serait autour d'elles plus rouge et plus congestionnée, mais ces différences ne constituent guère que des nuances d'une appréciation assez délicate et elles sont si peu accentuées que l'on ne peut véritablement en tenir compte.

Nous attacherions peut-être plus d'importance au siège précis occupé par les concrétions; il semble par exemple que les fausses membranes affectant les piliers postérieurs et le fond du pharynx soient plus spécialement en rapport avec la diphtérie, tandis que celles des amygdales pourraient tout aussi bien appartenir aux pseudo-diphtéries. Mais ce caractère n'a lui-même rien d'absolu et l'on sait d'ailleurs que le larynx peut être pris dans les pseudo-diphtéries aussi bien que dans la diphtérie vraie. Enfin on a dit que les angines pseudo-diphtériques étaient de nature bénigne; cela est souvent exact, mais quelquefois cependant elles s'accompagnent de symptômes graves, analogues à ceux que nous avons étudiés dans la strepto-diphtérie infectieuse. Il en est ainsi en particulier dans les *pseudo-diphtéries secondaires*, c'est-à-dire celles qui se développent dans le cours d'une autre maladie : scarlatine, rougeole, etc.

L'angine scarlatineuse ressemble singulièrement à l'angine diphtérique; convaincu déjà, il y a quelques années, que l'angine blanche observée au début de la scarlatine est indépendante de la diphtérie, nous avions vainement cherché un signe qui permît de l'en distinguer : les fausses membranes ont la même apparence, elles peuvent occuper les mêmes points (la luette aussi bien que les amygdales); les ganglions sont pris dans les deux cas. En somme, le seul signe qui nous parût avoir quelque valeur était tiré de la fréquence de cette angine blanche au début de la scarlatine; mais cependant, bien que rare à cette période, la diphtérie peut s'y rencontrer. L'examen bactériologique en montrant la nature de ces angines est venu en même temps fournir le moyen de les distinguer de la diphtérie.

---

(1) VEILLON. Étiologie et pathogénie des angines aiguës non diphtériques. *Thèse de Paris*, 1891. — BOURCES. Les angines pseudo-diphtériques. *Revue générale*, in *La Semaine médicale*, juillet 1895. — BOULLOCHE. Les angines à fausses membranes. *Bibl. Charcot-Debove.*

[SEVESTRE ET L. MARTIN.]

C'est encore l'examen bactériologique qui a fait distraire de la diphtérie certaines *affections de la bouche et de la gorge observées chez des nourrissons* et rappelant de très près, par leur aspect, des lésions diphtériques. Dans un cas type, Epstein[1] a trouvé seulement des streptocoques et des staphylocoques et a conclu qu'il s'agit là d'une septicémie ayant un point de départ variable, qui peut être tantôt le tube digestif, tantôt l'ombilic, tantôt un point quelconque de l'organisme.

Diagnostic du croup. — Le croup peut se présenter à l'observation dans des conditions très différentes et, suivant les cas, le diagnostic peut être très simple ou très difficile. Lorsque le croup survient dans le cours d'une angine diphtérique, reconnue déjà depuis un ou plusieurs jours, le diagnostic est singulièrement facile; car le médecin doit être déjà en quelque sorte à l'affût de la localisation laryngée, et, dans certains cas même, il a pu la prévoir et la dépister, en constatant que les fausses membranes progressaient vers le bas de la gorge et tendaient à gagner le vestibule du larynx; c'est dans ces cas surtout qu'il est important de faire souvent l'examen de la région inférieure du pharynx et de l'épiglotte. La moindre modification dans le timbre de la voix et de la toux devient alors un signe positif, qui révèle l'envahissement du larynx, avant même qu'on n'observe les accès de suffocation. Le diagnostic est encore facile, lorsque le malade se présente avec les symptômes du croup à la seconde période, et que d'autre part l'examen de la gorge fait constater l'existence d'une angine diphtérique nettement caractérisée.

Il n'en est plus de même lorsque l'angine fait défaut, soit parce qu'elle a déjà pris fin, ce qui n'est pas absolument rare, soit parce qu'elle n'a jamais existé, la localisation laryngée étant la première en date (*croup d'emblée*). L'expectoration de fragments de fausses membranes est alors un signe positif, d'une valeur absolue; il doit toujours être recherché avec grand soin et, dans les cas douteux, tous les produits rendus par le malade devront être conservés pour être soumis à l'examen du médecin; mais ce signe manque souvent, et son absence ne suffit jamais à éloigner l'idée de diphtérie.

Plusieurs maladies peuvent, dans ces conditions, prêter à confusion. En tête se place la *laryngite striduleuse* ou *faux croup*, maladie fréquente chez les jeunes enfants et qui se manifeste, comme le croup, par une dyspnée intense, avec tirage, et des accès de suffocation; c'est tout d'un coup, généralement la nuit, entre 10 heures du soir et 2 heures du matin, que survient le premier accès, lequel d'ailleurs reste souvent unique; il dure quelques minutes, puis souvent disparaît en laissant l'enfant dans un état de calme complet et définitif. D'autres fois, on observe encore dans le courant de la nuit à une heure ou deux heures d'intervalle, un ou deux autres accès, mais qui sont ordinairement de moins en moins intenses. Au matin, l'enfant se réveille, sans conserver de l'alerte de la nuit autre chose qu'un peu de raucité de la voix; il est légèrement enrhumé.

Dans quelques cas cependant[2], les accès se répètent et surtout l'oppression persiste dans leur intervalle, avec un tirage permanent et régulier si

---

(1) *Jahrb. f. Kinderheilk.*, 1895.
(2) Touchard. Laryngites aiguës de l'enfance simulant le croup. *Thèse de Paris*, 1895.

violent, que parfois la trachéotomie ou le tubage peuvent devenir nécessaires. C'est alors surtout que le diagnostic avec le croup peut être difficile; il est cependant possible dans la plupart des cas, par l'examen comparé des différents symptômes concomitants.

Dans la laryngite striduleuse, le début a lieu surtout la nuit, beaucoup plus rarement le jour, mais surtout il est absolument brusque; la maladie est même sous ce rapport beaucoup plus effrayante que le croup. En outre la toux est rauque, éclatante, aboyante, tandis que dans le croup elle est toujours plus ou moins enrouée, sourde et de plus ordinairement moins fréquente. La voix dans la laryngite striduleuse est tout au plus un peu altérée; elle peut, il est vrai, rester claire dans le croup, même à une période assez avancée; mais lorsqu'elle devient véritablement sourde, éteinte, l'idée de laryngite striduleuse doit être à peu près complètement écartée. Enfin, dans les cas où l'on conserverait quelques doutes, ils seront levés par l'examen bactériologique; ajoutons cependant que, s'il est négatif, cet examen devra être répété, les cultures ne réussissant pas toujours dans les cas de croup.

L'importance de la laryngite striduleuse a été très réduite dans ces dernières années et certains auteurs, en particulier des laryngologistes, ont dit que souvent on rattachait sans raison à cette origine des accès de *spasme glottique* survenant chez des enfants nerveux et lymphatiques atteints de végétations adénoïdes du naso-pharynx, ou encore des accès spasmodiques dus à une adénopathie trachéo-bronchique passagère. Bien que la laryngite striduleuse, telle que l'ont décrite Home, Trousseau et, après lui, tous les auteurs classiques, nous paraisse jouer le rôle le plus important dans les accès de suffocation simulant le croup, nous ne faisons aucune difficulté d'admettre l'existence de cette variété de spasme glottique; nous croyons même qu'elle n'est pas très rare, mais nous pensons qu'en raison de leur caractère fugace, et en tenant compte aussi de l'absence de tout autre symptôme, ces accès seront rarement confondus avec ceux du croup.

Le spasme glottique d'origine *hystérique*, les congestions laryngées survenant à l'occasion d'une poussée d'*urticaire* peuvent donner lieu à des symptômes plus ou moins analogues à ceux du croup; ce sont des cas absolument exceptionnels.

La *laryngite aiguë sous-glottique* peut être, dans sa forme grave, confondue avec le croup; elle en sera différenciée par sa marche qui est ordinairement moins rapide et aussi par l'examen bactériologique.

L'*œdème de la glotte* est généralement en rapport avec une anasarque ou avec une affection chronique du larynx. En dehors de ces conditions étiologiques, on pourra avoir quelque peine à faire le diagnostic avec le croup, autrement que par l'examen bactériologique.

Les *abcès rétro-pharyngiens* produisent une dyspnée surtout continue, et donnent lieu à une respiration bruyante avec un cornage spécial comparé par Labric au cri du canard; le doigt, porté dans le pharynx, permet généralement de constater l'existence de l'abcès.

La *syphilis héréditaire* produit quelquefois des manifestations laryngées qui peuvent se traduire par des symptômes assez analogues à ceux du

croup; nous avons publié autrefois plusieurs observations relatives à des
enfants qui avaient été envoyés à l'hôpital avec ce diagnostic de diphtérie.
L'âge des petits malades, l'existence de signes de syphilis sont pour le diagnostic des éléments importants, auxquels s'ajoutent les renseignements
fournis par l'examen bactériologique.

Les *polypes du larynx* se développent plus ou moins lentement, mais
peuvent ne donner lieu d'abord à aucun symptôme, puis se révèlent quelquefois subitement par un accès de suffocation. Touchard rapporte l'observation d'un enfant qui, à deux reprises différentes, fut conduit à l'hôpital
Trousseau et admis au pavillon de la diphtérie, où il subit les deux fois la
trachéotomie; après la mort, causée plus tard par une broncho-pneumonie,
on constata sur les cordes vocales l'existence de végétations polypiformes.

Pour les *corps étrangers du larynx*, on s'en rapporte habituellement
aux commémoratifs; mais ils peuvent faire défaut. En dehors de l'examen
bactériologique, il est alors très difficile de faire le diagnostic avec le croup.
Nous en avons eu un exemple il y a deux ans chez une petite fille qui entra
à l'hôpital après avoir subi trois injections de sérum antidiphtérique; elle
paraissait atteinte de croup primitif; mais le tubage n'ayant pas calmé la dyspnée, on fit la trachéotomie qui amena l'expulsion d'un fragment de coquille
de noisette. Nous eûmes alors l'explication d'un bruit particulier que nous
avions, avant l'opération, perçu à l'auscultation de la poitrine : c'était une
sorte de bruit strident, véritablement serratique, dont nous n'avions jamais
trouvé l'analogue dans les cas de croup. L'existence de ce signe, produit évidemment par le passage de l'air sur le corps étranger, pourrait peut-être
fournir quelques indices dans un autre cas semblable.

Nous laissons de côté le diagnostic du croup avec la *bronchite capillaire*
et la *broncho-pneumonie* qui pourraient, dit-on, être la source d'erreurs
de diagnostic. Les caractères de la dyspnée sont différents, et les symptômes
laryngés font défaut.

Quant à la *distinction entre le croup diphtérique et les autres
laryngites pseudo-membraneuses dues à des microbes différents* et analogues aux angines pseudo-diphtériques, elle est cliniquement impossible,
les symptômes étant absolument identiques dans les deux cas; là, plus que
jamais, l'examen bactériologique est de rigueur.

Diagnostic de la diphtérie nasale. — Lorsqu'elle accompagne l'angine,
elle se reconnaît facilement à l'obstruction des narines et, dans la forme
infectieuse, au jetage si caractéristique; mais, dans les cas où elle est primitive, elle reste souvent méconnue. Cependant, comme l'a fait remarquer
Bretonneau, on pourra éviter l'erreur si, en présence d'un enchifrènement
insignifiant en apparence, on prend la peine de rechercher l'état des ganglions; lorsque l'examen révèle une tuméfaction ganglionnaire et que l'on constate *du même côté* une rougeur de la lèvre supérieure au-dessous de la narine,
on peut affirmer l'existence d'une diphtérie; car, dans le coryza simple, les
ganglions ne sont pas tuméfiés et la peau est rougie sous chaque narine également. L'examen bactériologique vient ensuite confirmer le diagnostic.

Diagnostic de la diphtérie buccale. — On ne confondra la diphtérie buccale ni avec le *muguet*, qui forme des concrétions grumeleuses, d'un blanc de lait, peu adhérentes à la muqueuse, ni avec les *aphtes isolés* qui consistent dans un exsudat réposant sur une petite ulcération arrondie, taillée à pic et très douloureuse. D'autre part, on a décrit sous le nom de *stomatite aphteuse* une maladie, qui paraît surtout fréquente en Hollande, et qui se caractérise par une fièvre intense et par l'apparition dans la bouche de plaques semblant formées par l'agglomération d'aphtes confluents. Le diagnostic en est facile. La *gangrène de la bouche* offre aussi des caractères très particuliers qui ne permettent pas de la confondre avec la diphtérie. Quant à la *stomatite ulcéro-membraneuse*, elle se distingue par l'existence d'ulcérations recouvertes d'une bouillie grisâtre, comme plâtreuse, d'une fétidité toute spéciale et qui occupent spécialement les gencives et les joues, ordinairement d'un seul côté.

La *stomatite staphylococcique* ou *impétigineuse* ressemble plus à la diphtérie; elle s'en distingue cependant en ce que les plaques membraneuses débutent en général sur les lèvres et spécialement sur la lèvre inférieure à droite et à gauche de la ligne médiane; elles se cantonnent souvent en ce point ou à la face postérieure de la lèvre inférieure, tandis que les fausses membranes de la diphtérie occupent plutôt les commissures des lèvres, et s'étendent plus souvent vers la muqueuse buccale. Les plaques impétigineuses sont plus adhérentes, font corps avec la muqueuse, qui saigne dès qu'on cherche à les enlever. Dans tous ces cas d'ailleurs, l'examen bactériologique vient confirmer le diagnostic.

Diagnostic de la diphtérie ano-génitale. — Il est facile; on a cependant signalé la confusion possible avec l'herpès ulcéré ou la gangrène. Avec un peu d'attention on évitera l'erreur.

Si l'on résume les propositions qui viennent d'être formulées soit à propos de l'angine, soit à propos du croup et plus généralement d'une localisation quelconque de la diphtérie, on arrive à cette conclusion que, si l'examen clinique permet dans certains cas d'affirmer la nature de la maladie, le plus souvent il ne donne que des probabilités; ces probabilités peuvent être très grandes, approcher presque de la certitude, mais le plus ordinairement elles doivent être contrôlées par l'examen bactériologique.

Quelques médecins ont cru devoir protester contre l'importance que tendrait à prendre la bactériologie dans la médecine. Nous ne croyons pas qu'il y ait lieu de s'en préoccuper et nous estimons que la clinique ne perd jamais ses droits, aussi bien pour ce qui concerne le diagnostic que pour le traitement. Dans l'espèce, la bactériologie nous fournit un nouvel élément de diagnostic; nous devons l'utiliser, comme nous tirons parti des renseignements que nous donne la chimie par l'analyse des urines. Lorsqu'un médecin croit trouver chez un malade les signes d'un diabète ou d'une albuminurie, il a besoin, pour affirmer son diagnostic, de savoir si les urines contiennent du sucre ou de l'albumine, et de même lorsqu'il supposera une diphtérie, il sera heureux de pouvoir s'appuyer sur la preuve matérielle de la présence ou de l'absence du bacille de Lœffler. Mais cela ne veut pas dire, encore une

[SEVESTRE ET L. MARTIN.]

fois, que l'examen bactériologique doive supplanter la clinique : pour que
l'on soit autorisé à prononcer le mot de *diphtérie*, il ne suffit pas que l'on
ait rencontré dans la gorge d'un individu quelconque des bacilles de Lœffler ;
il faut aussi que cet individu soit malade et présente des symptômes pouvant
ê re rapportés à la diphtérie.

DIAGNOSTIC BACTÉRIOLOGIQUE

Le diagnostic bactériologique de la diphtérie peut se faire instantanément
si on se contente d'examiner les fausses membranes ; mais cette méthode très
rapide n'est pas toujours sûre, le plus souvent on demande le diagnostic à l'ensemencement sur sérum. Nous allons étudier séparément les deux procédés.

Examen des fausses membranes. — Supposons, tout d'abord, le cas où
une fausse membrane a été détachée ou s'est détachée d'elle-même. Dès qu'on
est en possession de cette fausse membrane, il faut l'envelopper dans du
taffetas gommé. Assurément, il serait préférable de l'enfermer dans un tube
de verre préalablement flambé, mais, dans l'immense majorité des cas, le praticien n'a pas un tube stérilisé à sa disposition immédiate et il peut toujours
avoir sous la main un morceau de taffetas gommé. Cela suffit ; pour plus de
sûreté on peut passer ce taffetas à l'eau bouillante avant d'y enfermer la
fausse membrane, bien que cette précaution ne soit pas indispensable. Il ne
faut donc pas, comme cela arrive très souvent, plonger la fausse membrane
dans des liquides (eau, alcool, glycérine). Il faut également éviter de l'introduire dans des flacons ayant contenu des essences. Les essences, en effet, sont
souvent antiseptiques, elles pourraient donc empêcher ou, tout au moins,
gêner le développement des cultures des bacilles diphtériques, cultures
indispensables pour la sûreté du diagnostic bactériologique.

Si l'on ne doit pas faire personnellement cet examen bactériologique, il
faut enrouler sur lui-même le taffetas contenant la fausse membrane pour le
placer ensuite dans un tube de verre à essai, bouché avec du coton, tube
qu'on expédie ensuite au laboratoire où doit se faire l'examen. Dans ces conditions, bien faciles à réaliser, l'expédition et le transport des fausses membranes ne présentent aucun danger de diffusion et de contagion.

Mais voyons comment on peut faire soi-même l'examen. Avec une pince
à dissection saisissons une parcelle de la fausse membrane, essuyons-la soigneusement sur du papier buvard, en tamponnant, de façon à lui enlever de
son humidité. Pendant cette manœuvre, la parcelle de fausse membrane ne
doit pas quitter les mors de la pince. La tenant toujours ainsi, promenons-la
à la surface d'une lamelle de verre bien propre. On fait un « frottis » peu
épais, qu'on laisse bien sécher, ce qui ne demande pas plus de quelques minutes. Ce desséchement une fois obtenu, il faut fixer sur la lamelle de verre
ce détritus, ce « frottis » de fausse membrane. Divers procédés sont mis en
usage dans les laboratoires pour opérer cette fixation. Indiquons le plus
simple. Il consiste tout uniment à passer rapidement la lamelle trois fois sur
la flamme d'une lampe à alcool.

La préparation peut maintenant être colorée. Deux procédés sont employés : la coloration simple, et la méthode de Gram[1].

Dans la moitié des cas environ les bacilles diphtériques sont tellement nombreux que le diagnostic s'impose. Dans d'autres cas, au contraire, ils sont peu nombreux, mais ils se groupent d'une façon tellement caractéristique que, lorsqu'on a pratiqué un certain nombre de fois cette sorte d'examen, il est vraiment impossible de se tromper. Voici quelles sont les formes et les dispositions caractéristiques les plus fréquentes de ces bacilles diphtériques. Les bacilles diphtériques se présentent dans les fausses membranes sous forme de bâtonnets plus longs que larges, légèrement renflés à leurs extrémités et posés par groupes de trois ou quatre. Ils sont ordinairement rangés parallèlement les uns à côté des autres ; parfois, au contraire, ils sont placés bout à bout, mais alors les corps de deux bacilles ne se trouvent pas ordinairement dans le prolongement l'un de l'autre ; en d'autres termes, ils figurent des accents circonflexes plus ou moins ouverts.

Non seulement la méthode de coloration simple décèle le bacille de la diphtérie, elle permet encore, chose extrêmement importante pour le pronostic, de voir si ce bacille est seul ou associé à d'autres microbes, et, dans cette dernière hypothèse, quelles sont la nature et les quantités de ces microbes associés. En revanche, cette méthode rapide de la coloration simple a souvent besoin d'être contrôlée par les cultures. En effet, dans certains cas, elle ne montre pas de bacilles diphtériques dans la préparation alors qu'il y en a, cependant, comme le prouveront les cultures. Un autre inconvénient plus sérieux de la méthode de coloration simple est le suivant : Pour elle, tous les bacilles, quels qu'ils soient, sont colorés, bien que, cependant, le bleu composé se fixe plus spécialement sur les bacilles diphtériques.

Pour ces motifs, il est bon d'employer la coloration par la méthode de Gram[2] qui tranche la difficulté en partie, mais il est indispensable de recourir aux cultures si on veut avoir un diagnostic certain. Ajoutons à cela que les cultures s'imposent, en dehors de toute autre considération, dans le cas où

[1] Parlons d'abord de la coloration simple. Pour colorer de la sorte une préparation, il faut laisser tomber sur la lamelle, à l'aide d'un compte-gouttes, deux à trois gouttes d'une solution appelée bleu composé ou encore bleu de Roux et dont voici la formule :

SOLUTION A		SOLUTION B	
Violet de dahlia...	1 gramme.	Vert de méthyle.	1 gramme.
Alcool à 90°...	10 —	Alcool à 90°...	10 —
Eau distillée...	90 —	Eau distillée...	90 —

Le bleu composé s'obtient par le mélange d'un tiers de la solution A et des deux tiers de la solution B. Deux ou trois gouttes de ce bleu composé, laissées en contact pendant une minute avec la fausse membrane étalée sur la lamelle, suffisent pour colorer les microbes. Il faut maintenant enlever l'excès de matière colorante qui se trouve sur la lamelle. On le fait en plongeant pendant quelques secondes cette lamelle dans un verre rempli d'eau ordinaire. On la place ensuite sur une lame de verre, lame porte-objet. On enlève l'excès d'eau résultant de la manœuvre ci-dessus avec du papier buvard, ou avec un linge fin, et tout est prêt pour l'examen de la préparation au microscope. Pour cet examen, il faut, autant que possible, employer un objectif à immersion.

[2] Dans la pratique on se sert simplement du violet de gentiane aniliné, on colore d'abord la préparation, on lave à l'eau ; avec le microscope on voit alors tous les microbes colorés en violet ; puis sur la même préparation on colore par la méthode de Gram, c'est-à-dire qu'après le violet de gentiane on ajoute la liqueur de Gram et finalement on passe la préparation à l'alcool absolu ; de cette façon avec un seul frottis on fait les deux méthodes.

[SEVESTRE ET L. MARTIN.]

on n'a pas de fausses membranes à sa disposition, cas dont nous dirons un mot ultérieurement.

Cultures du bacille de la diphtérie. — Il faut que tout médecin sache cultiver le bacille de la diphtérie. A la rigueur, on peut se limiter à cela, surtout si on n'a ni le temps ni les moyens de faire l'examen microscopique de la fausse membrane. Pour cultiver le bacille de la diphtérie, il suffit d'avoir deux tubes de sérum coagulé et un fil de fer aplati en forme de spatule à l'une de ses extrémités (fil-spatule). Il y a déjà longtemps que les Américains ont simplifié au maximum, pour le médecin, le diagnostic bactériologique de la diphtérie par les cultures, diagnostic qui se fait couramment chez eux. Dans ce pays, lorsqu'un médecin croit avoir affaire à la diphtérie, il fait prendre chez le premier pharmacien venu les deux tubes de sérum et le fil de platine pour l'ensemencement. Les deux tubes une fois ensemencés, il les renvoit au pharmacien qui doit immédiatement les expédier au Laboratoire central d'hygiène, lequel vingt-quatre heures après réception adresse au médecin le diagnostic bactériologique.

En France, depuis la découverte de la sérumthérapie, on trouve des tubes de sérum chez les pharmaciens, et les grandes villes ont actuellement un laboratoire spécial pour faire le diagnostic. Il suffit dès lors d'ensemencer deux tubes et de les envoyer au laboratoire[1].

Après avoir stérilisé à la flamme d'alcool l'extrémité aplatie en forme de spatule du fil de fer ou de platine dont nous avons parlé précédemment — fil-spatule — et l'avoir laissé refroidir, on touche la fausse membrane avec les bords de la spatule. Celle-ci ainsi chargée, on la promène à la surface d'un des tubes de sérum, de façon à couvrir cette surface de traînées parallèles d'ensemencement, faites toujours dans le même sens. En d'autres termes, on trace ces lignes d'ensemencement comme on règle une feuille de papier. La seule différence est qu'il faut serrer les lignes le plus possible pour bien couvrir la surface du sérum. Procédons de même pour le second tube, mais sans essuyer ni charger à nouveau le fil-spatule sur la fausse membrane. Ce second tube donnera ainsi des colonies moins serrées. Les deux tubes sont alors placés dans une étuve à 37° où ils devront séjourner vingt-quatre heures.

Si nous n'avons pas de fausse membrane à notre disposition et si, cependant, on craint la diphtérie, dans le cas de croup d'emblée par exemple, alors, avec le fil-spatule stérilisé préalablement à la lampe, puis refroidi à l'air, on touche la muqueuse du pilier postérieur, le plus près possible du larynx, et on ensemence ensuite deux tubes de sérum comme dans le cas précédent. Après vingt-quatre heures de séjour des tubes à l'étuve, si l'ensemencement a été fait convenablement et si le sérum employé était tel qu'il doit être, on a toujours un diagnostic certain. En effet, s'il n'y a pas de colonies à la surface des tubes, on peut, sans avoir besoin de recourir au microscope, affirmer qu'il n'y a pas diphtérie. S'il y a diphtérie, alors on voit à l'œil nu, à la surface des tubes, des colonies d'un blanc grisâtre, arron-

---

[1] Dans ces conditions on peut avoir des cas où la clinique et la bactériologie paraissent se contredire ; cela est dû le plus souvent à une erreur de technique, mais si la clinique dit diphtérie, il faut injecter du sérum, quitte à éclaircir ensuite cette contradiction.

dies, de contours réguliers. Si on les regarde par transparence, c'est-à-dire en interposant le tube entre les yeux et la lumière, elles sont plus opaques à leur centre. Ces colonies diphtériques se montrent parfois après quatorze ou quinze heures de séjour des tubes à l'étuve ; il ne faut jamais les laisser plus de trente-six heures, car, passé ce délai, d'autres microbes commencent à pulluler et rendent le diagnostic bactériologique plus compliqué.

A la vérité, quelques autres cocci donnent, après vingt-quatre heures de séjour à l'étuve, des colonies qui ressemblent un peu à celles de la diphtérie. Signalons notamment les colonies formées par le petit coccus que nous avons (Roux, Yersin, L. Martin) appelé coccus Brisou, du nom de l'enfant chez lequel nous l'avons découvert. Entre parenthèses, cet enfant égara le diagnostic clinique à tel point que le petit malade fut amené sept fois au pavillon de la diphtérie pour une diphtérie qu'il n'avait pas. Bien qu'elles aient une certaine ressemblance avec les colonies du bacille diphtérique, les colonies du coccus Brisou s'en distinguent en ce que leur surface est plus humide. En outre, si nous les regardons par transparence, elles paraissent translucides, parce que leur centre n'est pas plus épais que leurs bords, à l'inverse des colonies diphtériques qui sont opaques. Avec un peu d'habitude on arrive facilement à distinguer, à l'œil nu, les colonies formées par ces cocci des vraies colonies diphtériques. Au surplus, l'examen microscopique, qu'il faut toujours faire, lève les doutes.

Examen microscopique des colonies diphtériques. — Entre les mors d'une pince de Cornet on saisit une lamelle de verre bien propre. Sur cette lamelle on dépose une gouttelette d'eau. Cette gouttelette d'eau est destinée à délayer une parcelle de la colonie microbienne à examiner. Avec le fil de platine ou le crochet de verre, enlevons cette parcelle à la surface du tube de sérum pour la porter au centre de la lamelle, au niveau de la particule de goutte d'eau dans laquelle on la délaye. On laisse ensuite sécher à l'air, ce qui ne demande que quelques secondes ; après quoi on opère pour la fixation et la coloration exactement comme nous l'avons indiqué à propos de l'examen microscopique des fausses membranes. Voilà donc la préparation sous le champ du microscope. On aperçoit alors le bacille diphtérique, avec les caractères que nous avons indiqués plus haut.

Des associations microbiennes dans la diphtérie. — La question des associations a été considérée pendant un certain temps comme une curiosité de laboratoire. Mais depuis le congrès de Budapest, il en est désormais autrement. La connaissance de ces associations est, en effet, indispensable, non seulement pour émettre un bon pronostic, mais encore pour bien appliquer le nouveau traitement par le sérum et en tirer tout ce qu'il peut donner.

Quels sont donc les microbes que l'on trouve le plus souvent associés au bacille de la diphtérie, quelles sont leurs formes (en colonies et au microscope)?

Ces microbes sont : le streptocoque, le staphylocoque, le petit coccus Brisou, les coliformes et le pneumocoque, comme nous l'avons déjà indiqué. Expliquons rapidement comment on les distingue les uns des autres et du bacille diphtérique. Le petit coccus Brisou forme des colonies ressemblant

[*SEVESTRE ET L. MARTIN.*]

un peu à celles de la diphtérie; mais il se présente au microscope sous forme de petits points, isolés ou groupés deux par deux. Le streptocoque, après vingt-quatre heures, donne naissance à un fin pointillé de petites colonies, interposées entre les grosses colonies diphtériques. Au microscope, il apparaît sous forme de points réunis deux par deux ou en courtes chaînettes de quatre à six éléments. Le staphylocoque donne sur sérum des colonies aplaties, diffluentes, irrégulières; elles sont peu développées après vingt-quatre heures, mais se développent rapidement ensuite. Au microscope les staphylocoques sont ronds et présentent les groupements en grappes. Le pneumocoque donne des colonies translucides presque invisibles. Les coliformes se développent surtout après quarante-huit heures et donnent des colonies blanches, diffluentes.

En somme l'examen à l'œil nu permet souvent le diagnostic; celui-ci est d'une simplicité remarquable lorsqu'on regarde les colonies au microscope, si bien que nous voulons terminer ce chapitre en affirmant que, s'il n'est pas nécessaire d'être un chimiste pour rechercher l'albumine dans les urines, de même il n'est pas nécessaire d'être un bactériologiste de profession pour reconnaître le bacille Klebs-Lœffler. Un bon clinicien doit désormais se servir de ce moyen d'investigation qui permet de mieux connaître la maladie.

PRONOSTIC

La diphtérie est toujours une maladie grave, et même dans les cas où elle semble affecter des allures bénignes, le pronostic doit être réservé. En effet, l'angine la plus simple en apparence peut, d'un instant à l'autre et parfois sans qu'aucun symptôme ait permis de le prévoir, subir des modifications importantes qui en changent complètement le caractère et la gravité.

D'une façon générale cependant, l'observation minutieuse du malade fournira, à cet égard, des indications précieuses.

Le pronostic sera relativement bénin, si les fausses membranes occupent seulement les amygdales, si elles se présentent sous forme de plaques discrètes, peu saillantes, blanches ou à peine grisâtres, isolées ou bien limitées par des contours nets; il sera plus sévère, si elles tendent à se réunir par des traînées allant de l'une à l'autre, et surtout si elles débordent des amygdales pour envahir le reste de la gorge; il sera plus grave encore, si les fausses membranes présentent une teinte grise ou jaunâtre plus ou moins foncée; si elles sont épaisses, rugueuses, à contours mal définis et irréguliers; la tuméfaction de la muqueuse et des amygdales est un signe de mauvais augure. Un autre signe particulièrement grave consiste dans la tuméfaction des ganglions, surtout lorsqu'elle coexiste avec une infiltration diffuse périphérique (cou proconsulaire).

La fièvre au début n'a pas grande signification; plus tard sa persistance ou sa réapparition, surtout si la courbe thermique est irrégulière, indiqueront une forme grave. Les modifications du pouls, spécialement au point de vue du rythme et de la force des battements, fourniront sur l'état du cœur lui-même des indications importantes; aussi devra-t-on toujours surveiller avec le plus grand soin l'état du pouls, pendant tout le cours de la maladie. L'albuminurie, pour peu qu'elle soit importante, aggrave le pronostic, car elle se relie en général à l'intoxication de l'organisme ; la diminution de quantité des urines n'est guère moins fâcheuse, et inversement une diurèse abondante est un signe favorable. La conservation de l'appétit et des fonctions digestives est une circonstance heureuse ; les vomissements et la diarrhée indiquent un état grave.

On tiendra grand compte aussi des modifications de l'état général, de la dépression plus ou moins grande des forces, des altérations du facies et même jusqu'à un certain point de l'expression de la physionomie, la tristesse étant presque toujours, chez un enfant malade, un signe de mauvais augure. La paralysie est une condition défavorable : en dehors de ce fait qu'elle dénote l'intoxication de l'organisme, elle peut être par elle-même une cause de mort, soit par suite de troubles de la déglutition, soit par le fait d'accidents cardio-pulmonaires. Enfin, les exanthèmes et surtout les hémorrhagies, les complications broncho-pulmonaires, les accidents septiques, aggravent toujours le pronostic.

L'extension et même la généralisation des fausses membranes à des organes plus ou moins éloignés n'indiquent pas forcément une forme toxique ; cependant l'intoxication aura naturellement d'autant plus de chances de se produire que les foyers de culture seront plus nombreux.

L'envahissement du larynx offre en lui-même, et par suite de l'obstruction des voies aériennes, une cause de danger spécial : bien que la mort puisse survenir dans un accès de suffocation isolé, le pronostic est particulièrement grave lorsqu'on voit apparaître la dyspnée continue et l'asphyxie blanche avec anesthésie, faiblesse et irrégularité du pouls, etc. Même au début, il doit toujours être réservé, et cela surtout dans les cas où le croup se complique de bronchite pseudo-membraneuse ou de broncho-pneumonie.

La diphtérie nasale, même dans sa forme la plus atténuée, est toujours d'un pronostic fâcheux ; car, alors même qu'elle ne se révèle encore que par des signes incertains, elle a pu déterminer déjà une intoxication profonde.

Les résultats de l'examen bactériologique entreront aussi en ligne de compte ; le pronostic varie notablement en effet, suivant que les cultures poussent plus ou moins vite et fournissent des colonies plus ou moins riches, suivant que les bacilles sont plus ou moins longs, suivant qu'il s'agit d'une diphtérie pure ou associée.

En dehors de ces renseignements fournis par l'examen du malade lui-même, on fera intervenir, dans l'appréciation du pronostic, l'âge de la maladie ou en d'autres termes la date probable de son début ; car le traitement aura d'autant plus de chances de succès qu'il aura pu être commencé à une époque plus rapprochée de ce moment. On tiendra compte également de la marche plus ou moins rapide de la maladie, sans oublier pourtant que l'évolution de la diphtérie est fort irrégulière.

La question de l'âge du malade a son importance : chez les enfants, la diphtérie est d'autant plus meurtrière que le malade est plus jeune, et par contre, chez les adultes et les vieillards, elle est plus sévère que chez les

[SEVESTRE ET L. MARTIN.]

adolescents. Dans un cas comme dans l'autre, la raison en est simple : la diphtérie, maladie déprimante par excellence, exige du malade une force de résistance qui ne se rencontre pas toujours chez les enfants trop jeunes ou chez les individus fatigués par l'âge.

Pour des raisons analogues, la diphtérie est toujours plus grave lorsqu'elle survient chez des individus débilités par une cause quelconque, fatigues physiques ou intellectuelles, influences morales, etc. Quant à la diphtérie secondaire, dont le pronostic est toujours grave, la question est complexe : car il faut tenir compte aussi dans ce cas des associations microbiennes.

Le pronostic de la diphtérie varie suivant les saisons et suivant les climats : plus grave en hiver et au printemps, elle devient moins sévère en été et surtout en automne ; elle est particulièrement grave dans les climats froids et humides, dans les quartiers pauvres des grandes villes.

Enfin, certaines epidémies sont beaucoup plus meurtrières que d'autres. Les anciens, qui avaient observé ce fait, l'expliquaient par le *génie épidémique* ; la bactériologie a montré que ces variations tenaient à des différences dans la nature et la virulence du bacille, modifiées d'ailleurs plus ou moins par les associations microbiennes. Dans une épidémie cependant, tous les malades ne sont pas atteints de même et certains auront une forme bénigne alors que, dans l'ensemble, l'épidémie présentera les caractères de la malignité : c'est que, en effet, le microbe n'est pas tout et à côté de lui, ou plutôt en face de lui, il faut tenir compte aussi de l'individu qui réagit d'une façon personnelle et qui fait, en quelque sorte, sa diphtérie. Il y a là une série de conditions dont l'étude serait fort intéressante, mais que nous devons nous borner à signaler.

PROPHYLAXIE

La prophylaxie de la diphtérie découle naturellement des données étiologiques de cette maladie. Nous avons vu que le microbe était nécessaire pour produire la maladie, le premier soin doit être d'empêcher le microbe de se propager. Il faut en premier lieu isoler les malades qui ont la diphtérie et désinfecter soigneusement les eaux de lavage, les fausses membranes, les linges, les pinceaux qui leur servent. Le bacille diphtérique ne résistant pas aux températures élevées, il suffira de faire bouillir tous les objets qui peuvent le contenir, mais il faut une ébullition prolongée qui devra durer au moins un quart d'heure[1].

Dans les milieux hospitaliers on commence à faire de l'antisepsie médicale, c'est-à-dire que les linges sont plongés dans des solutions antiseptiques, eau phéniquée à 5 pour 100, eau de Labarraque à 5 pour 100 ; de même la cuiller, les abaisse-langue ne sortent plus des mains des infirmières et surtout n'y retournent plus après l'examen du malade ; en ville il faut en faire autant. Voici le procédé que nous croyons le plus simple :

[1] L'expérience a montré que dans les fausses membranes desséchées le bacille peut se conserver vivant pendant des années, il faut en conséquence prendre les plus grandes précautions pour éviter les projections de fausses membranes.

chaque enfant doit avoir à la tête de son lit ou dans son voisinage une cuiller enveloppée dans une compresse stérilisée. Lorsqu'on veut faire l'examen, on prend la cuiller par la grosse extrémité sans toucher au manche qui sert à abaisser la langue et sitôt après l'examen on la plonge dans une cuvette contenant de l'eau phéniquée à 5 pour 100; la visite terminée on fait bouillir toutes les cuillers dans l'eau phéniquée, dès lors la désinfection est complète.

Il ne suffit pas de désinfecter tout ce qui a touché au malade, il faut encore que les personnes qui approchent l'enfant évitent soigneusement le contact des objets souillés et surtout n'oublient pas de désinfecter leur personne et leurs vêtements; les lavages au sublimé au millième sont indiqués pour la désinfection des mains et du visage et les blouses qui sont à l'entrée du pavillon protègent les effets; cette précaution devrait s'étendre en ville pour les gardes-malades comme pour les médecins.

Enfin on devra après la maladie brûler tous les jouets ou livres qui ont servi à l'enfant, passer à l'étuve à vapeur à 115° toute la lingerie, toute la literie, toutes les tentures. La pièce entièrement dégarnie sera désinfectée au soufre ou à l'aldéhyde formique[1], mais au préalable, avant de faire cette désinfection, on devra, avec un linge imbibé d'une solution de sublimé au millième, enlever les poussières qui garnissent le dessus des meubles ou des plinthes, puis on passera le torchon très humide, toujours trempé dans le sublimé, sur tout le parquet; le sublimé agira par lui-même, commencera la désinfection, mais en plus, dans cette atmosphère humide, la désinfection par le soufre sera plus efficace.

Lorsqu'on se trouve en présence d'un cas de diphtérie, on doit toujours se demander quelle est l'origine de la contagion et, pour conduire à bien son enquête, il faut d'abord rechercher s'il existe des cas dans l'entourage ou s'il y en a eu. Cette enquête peut permettre d'éviter d'autres contagions. Il faut bien savoir aussi que les rhinites pseudo-membraneuses chroniques peuvent produire la diphtérie, que les anciens malades gardent très longtemps le bacille dans la bouche.

Autre question qui ne peut du reste recevoir une solution unique. Un enfant tombe malade, il se trouve en rapport avec d'autres camarades; quelle conduite doit-on tenir? 1° Il faut isoler le malade; 2° Il faut surveiller les *enfants suspects*, c'est-à-dire tous les enfants qui de près ou de loin ont approché le malade.

Pour les enfants qui savent montrer la gorge[2], nous pensons qu'un examen de la gorge matin et soir permettra toujours de prévenir une diphtérie; au moindre point blanc, si on ne peut pas faire une culture, on inoculera du sérum antidiphtérique. Pour les tout jeunes enfants l'examen de la gorge est difficile, mais il faut essayer de le pratiquer et aussi surveiller les ganglions cervicaux, au moindre engorgement faire malgré

[1] Voir les *Annales de l'Institut Pasteur*, août et septembre 1896.
[2] Les parents doivent eux-mêmes apprendre à leurs enfants à montrer la gorge; cette bonne habitude est facile à prendre quand l'enfant se porte bien, elle rend aux médecins et aux familles les plus grands services quand l'enfant tombe malade.

[SEVESTRE ET L. MARTIN.]

toutes les difficultés un examen de la gorge, injecter du sérum s'il y a un point blanc, pratiquer une surveillance attentive s'il existe de la simple rougeur.

Dans les cas où le médecin pourra faire l'examen bactériologique avec ensemencement sur sérum, la prophylaxie sera des plus simples. A l'hôpital, le plus simple est d'imiter ce que fait M. Hutinel aux Enfants assistés[1]. Dans les collèges, si le médecin peut se procurer du sérum coagulé, il regardera tous les enfants qui auront été en rapport avec le malade comme des suspects, examinera la gorge de tous ces enfants tous les matins tant que durera l'épidémie et fera l'examen bactériologique de tous ceux qui auront la gorge rouge ou les amygdales tuméfiées. A la campagne où les enfants doivent tous venir à l'école, un examen fait tous les matins permettra, par le même procédé, d'éteindre rapidement une épidémie. Après cet examen, pendant la durée de l'épidémie, on pourra renvoyer les enfants dans leur famille. Dans les familles, l'examen bactériologique lèvera rapidement tous les doutes.

Prenons maintenant le cas où un premier examen permet de reconnaître que certains enfants ont des bacilles diphtériques dans la gorge. Le premier soin est de les isoler. Pour les grands enfants, le sérum est inutile s'il n'y a pas d'angine, il suffit de prescrire des lavages de la bouche matin et soir à l'eau bouillie. Pour les plus jeunes, le sérum est indiqué rapidement, s'ils sont malades et surtout s'ils ont de l'angine. A plus forte raison s'ils ont un début de laryngite.

Il y a quelquefois des épidémies où la diphtérie se présente avec une marche foudroyante, nous n'avons jamais vu ces cas, nous les croyons très rares; mais, lorsqu'ils existent, que faudrait-il faire? Nous pensons qu'il faudrait inoculer tous les enfants suspects au-dessous de trois ans. De même à la campagne ou dans les familles qui ne peuvent pas voir le médecin fréquemment, nous pensons qu'il faut faire les injections préventives, qu'elles sont indiquées. Les complications du sérum ne sont pas fréquentes chez les tout jeunes enfants; le jeune enfant supporte le sérum bien mieux que l'enfant de trois ans et que l adulte; au contraire la diphtérie a chez lui une marche plus rapide. Cette question du sérum préventif s'est surtout posée en Russie et plusieurs médecins s'en sont montrés absolument partisans. En France la question ne se discute pas pour les villes, mais elle peut se poser à la campagne, et c'est au praticien de la résoudre suivant les indications que nous venons de formuler.

Lorsque la maladie est terminée, tous les parents demandent si l'enfant peut être remis avec ses frères ou avec ses camarades. La question est des plus difficiles à résoudre; si par l'ensemencement du mucus des amygdales on ne décèle plus de bacilles diphtériques, la réponse doit être favorable, la contagion n'est plus possible; si au contraire les bacilles persistent 2 et 3 mois, faut-il isoler l'enfant tout ce temps; la chose n'est pas possible, il faut dans ce cas, lorsque l'enfant est guéri, mais qu'il porte des bacilles

[1] Voir la note qui se trouve à la fin de la prophylaxie.

diphtériques dans le nez ou la bouche, prescrire matin et soir des lavages
de la bouche à l'eau bouillie refroidie, mais encore chaude, 35, 40°, seule
ou additionnée de 5 pour 100 de liqueur de Labarraque ; nous croyons l'eau
bouillie chaude suffisante. L'eau de ces lavages doit être soigneusement
désinfectée ainsi que les vases dont on se sert. On prévient aussi la famille
qu'il faut prendre quelques précautions pour éviter certains contacts trop
rapprochés avec les frères ou les camarades ; nous recommandons aussi de
surveiller certaines manies rencontrées fréquemment chez des enfants atteints
de diphtérie ; quel que soit leur milieu social, ces enfants ont souvent l'habitude de porter à leur bouche tout ce qui leur tombe sous la main, monnaies,
porte-plumes, etc. Nous pensons que souvent c'est à cela qu'ils doivent leur
maladie et, lorsqu'ils sont convalescents, cette mauvaise habitude peut nuire à
leur entourage.

Terminons en disant que la prophylaxie de la diphtérie ainsi comprise
est possible puisqu'elle a été réalisée à *l'hôpital des Enfants assistés*.
M. Sevestre avait organisé dans cet hospice le service pour les maladies
contagieuses, il avait installé un pavillon séparé pour les diphtéries avec
chambres d'isolement, il avait fait construire une étuve à désinfection, et
avait obtenu une diminution de la mortalité par la diphtérie, mais, malgré les
grands progrès réalisés par M. Sevestre, malgré l'isolement et la désinfection,
tant qu'on n'a pas poursuivi les *suspects* au même titre que les *malades*, on
n'a pu empêcher la naissance et la propagation de la diphtérie. Ce que
M. Hutinel[1] a pu faire à *l'hospice des Enfants assistés*, il faut l'imiter et,
nous l'espérons, la diminution de la maladie ou l'arrêt des épidémies seront
les résultats qui récompenseront ce travail.

(1) Voici comment M. Hutinel a résumé la question au congrès de Budapest, 1894.

L'Hospice des Enfants assistés a été de 1875 à 1891 un foyer permanent d'une diphtérie qui présentait
un caractère de malignité spéciale. Le plus grand nombre des enfants atteints succombaient et dans ces
années 1 pour 100 de la population hospitalière mourait de cette maladie. En 1882, pour lutter contre la
propagation de la diphtérie, on construisit un pavillon d'isolement ; mais l'isolement seul fut incapable
d'arrêter les progrès du mal. Il nous est facile maintenant d'expliquer cet échec : 1° les enfants n'étaient
conduits au pavillon qu'au moment où l'on découvrait les signes cliniques bien caractérisés de la diphtérie ; depuis longtemps déjà ces enfants étaient contagieux ; 2° ces enfants quittaient le pavillon d'isolement après la disparition des fausses membranes, ils portaient encore très souvent le germe de la maladie sur leurs muqueuses et pouvaient le transmettre aux enfants sains ; 3° les linges n'étaient pas suffisamment désinfectés. L'installation et le bon fonctionnement d'une étuve à désinfection firent disparaître
cette dernière cause de contagion, la mortalité diminua, mais resta néanmoins considérable.

Il ne suffit pas, en effet, de protéger la population infantile contre les infections autochtones, il faut
encore empêcher les infections venues du dehors de se répandre et de provoquer des épidémies successives. L'examen bactériologique de toutes les gorges suspectes nous a permis d'empêcher ces contaminations successives. Les gorges des enfants sont examinées fréquemment. A la moindre rougeur, on isole
les suspects, on leur fait pratiquer dans la bouche et le pharynx des irrigations fréquentes avec l'eau
boriquée à 4 pour 100. S'il apparaît un exsudat suspect, on l'ensemence sur sérum. Si on y découvre le
bacille de Klebs-Löffler, on transporte l'enfant au pavillon diphtérique ; on procède à la désinfection
rigoureuse des locaux et des linges ; mais en plus on surveille tous les enfants qui ont été en contact
avec le malade ; on pratique des irrigations fréquentes de la bouche et les suspects ne peuvent rentrer
dans les salles communes qu'après qu'on a constaté à plusieurs reprises l'absence du bacille diphtérique
dans leurs sécrétions bucco-pharyngiennes ; il faut en outre ne pas négliger l'examen bactériologique
des sécrétions nasales et oculaires lorsqu'il existe de la rhinite ou de la conjonctivite pseudo-membraneuses. Grâce à ces précautions, la diphtérie a perdu ses caractères de malignité. Dans les huit derniers
mois de 1892, nous n'avons observé qu'un seul cas de diphtérie. En 1893 : deux enfants venus du dehors
guérirent et ne contaminèrent personne. En 1894 : il y eut au début de l'année une petite épidémie qui
fut facilement arrêtée ; puis trois enfants venus du dehors n'ont donné lieu à aucune contagion. Par
ces mêmes moyens nous avons pu arrêter en ville des épidémies de famille. Éclairé par la bactériologie,
on peut reconnaître de bonne heure, parfois même avant l'apparition des fausses membranes, la nature
du mal ; c'est le meilleur moyen de l'isoler, de le circonscrire et de l'éteindre.

[*SEVESTRE ET L. MARTIN.*]

TRAITEMENT

La diphtérie était, il y a peu d'années encore, l'une des maladies à l'égard desquelles le médecin se trouvait le plus souvent désarmé ; car, dans la foule des remèdes qui encombraient l'arsenal thérapeutique, il n'en était aucun sur l'efficacité duquel il pût compter sûrement, et sans aller jusqu'à dire, comme le faisait Cadet de Gassicourt en 1884, que les médicaments proposés contre cette maladie étaient tous impuissants, on devait cependant reconnaître que tous étaient plus ou moins infidèles. L'ignorance où l'on était encore de la nature intime de la diphtérie ne permettait guère d'ailleurs de chercher dans la pathogénie des indications positives : tandis que les uns considéraient la fausse membrane comme le point de départ de l'infection et s'efforçaient de la détruire et de l'empêcher de renaître, d'autres, pensant que la diphtérie est une maladie primitivement générale, se préoccupaient médiocrement des lésions locales et cherchaient avant tout à modifier l'état général.

Il n'en est plus de même aujourd'hui. La découverte du bacille par Klebs et Lœffler, l'étude des propriétés de ce bacille par Roux et Yersin, sont venues, en effet, démontrer un fait capital, qui se résume dans les deux propositions suivantes : 1° la diphtérie est une maladie primitivement locale, causée par la pullulation d'un bacille, qui reste lui-même localisé dans la fausse membrane ; 2° ce bacille produit des toxines qui, absorbées à la surface de la muqueuse, diffusent dans tout l'organisme et y déterminent des accidents généraux d'intoxication. Ajoutons de suite que la connaissance de ces toxines devait conduire Behring à la découverte du sérum antitoxique.

La pathogénie de la diphtérie et la subordination des phénomènes qu'elle produit sont donc maintenant bien établies, et ne reposent plus simplement sur des faits plus ou moins hypothétiques ; mais cela ne suffit pas et, pour diriger le traitement, il faut tenir compte aussi d'un autre élément dont nous avons plus d'une fois, dans l'étude clinique de la diphtérie, signalé le rôle important : nous voulons parler des infections secondaires. De ces notions, il est permis maintenant de dégager les indications qui devront diriger le traitement de la diphtérie ; elles sont multiples, mais peuvent être réduites cependant à trois principales : 1° *Empêcher le développement du bacille;* — 2° *Neutraliser les toxines, soit sur place, soit au moins après absorption;* — 3° *Combattre les infections secondaires.*

A la première de ces indications répond le traitement local, dont l'utilité se trouve nettement affirmée par les notions résultant des recherches bactériologiques.

Pour neutraliser les toxines, le traitement local peut avoir déjà par lui-même une certaine action ; mais lorsque les toxines ont été absorbées, comme cela ne tarde guère à se produire, il faut une influence plus générale se faisant sentir dans tout l'organisme ; cette influence, nous la recherchions autrefois dans le relèvement de l'état général par les toniques et l'alimentation, dans la stimulation des organes de sécrétion, qui, en éliminant les principes toxiques, déchargeaient d'autant l'organisme. Nous obtenons maintenant une action plus directe et beaucoup plus efficace par l'emploi du sérum antidiphtérique.

Quant à la lutte contre les infections secondaires, elle se réclame des mêmes moyens, mais la question des sérums antitoxiques à leur opposer est encore à l'étude.

Nous aurons à étudier successivement : 1° le traitement local ; 2° l'emploi du sérum antidiphtérique ; 3° les sérums antitoxiques applicables aux microbes associés ; 4° le traitement général. Nous bornerons notre étude à ces points qui nous paraissent véritablement importants ; nous croyons inutile, en effet, de refaire une fois de plus l'examen de toutes les médications proposées contre la diphtérie et de discuter l'action plus ou moins hypothétique des innombrables médicaments préconisés jusqu'ici.

A. — Traitement local

Il est basé sur les principes de l'antisepsie, mais varie naturellement suivant qu'il s'applique à telle ou telle localisation de la diphtérie ; nous l'étudierons d'abord et tout spécialement dans ses rapports avec l'angine, où il trouve son application la plus fréquente. L'antisepsie peut être réalisée de différentes façons : on peut se borner à faire dans la gorge des *irrigations à grande eau* avec un liquide faiblement antiseptique ; mais, d'autres fois, on fait en outre sur les fausses membranes des *applications* plus ou moins répétées d'*un topique plus actif* ; enfin, dans une méthode qui a été désignée sous le nom de *traitement de Gaucher*, on commence par enlever ou détruire les fausses membranes, puis on applique sur la muqueuse ainsi détergée un topique antiseptique et caustique, et l'on termine en faisant quelques minutes après de grandes irrigations antiseptiques. Examinons successivement ces différentes pratiques.

Grandes irrigations. — Elles constituent une partie importante du traitement et elles doivent être pratiquées dans tous les cas, même lorsque, le malade ayant été soumis aux injections de sérum, le traitement local semble perdre de son importance : elles assurent, en effet, l'antisepsie de la gorge, en débarrassant celle-ci des mucosités, des débris de fausses membranes, des produits plus ou moins putrides qui s'y accumulent ; elles peuvent même détacher mécaniquement quelques fausses membranes ou au moins entraîner celles qui commencent à se détacher. Aussi n'est-il pas rare d'observer, du jour au lendemain, sous la seule influence de ces irrigations, des modifications considérables dans l'apparence des parties malades. Pour faire l'injection, on prendra un irrigateur ou mieux encore un bock à irrigations muni d'un tube en caoutchouc de 1 mètre à 1 m. 50 ; il est nécessaire, en effet, que le jet soit assez fort pour amener la contraction réflexe du pharynx empêchant la déglutition du liquide injecté.

La nature du liquide employé est relativement peu importante ; car c'est surtout l'action mécanique que l'on recherche ici ; signalons, parmi les liquides les plus usités, la solution phéniquée à 5 ou 10 pour 1000, la solution d'acide salicylique à 1 pour 1000, la solution de sublimé à 1 pour 5000, la solution boriquée à saturation, la solution chloralée de 1 à 10 pour 1000, la solution de permanganate de potasse à 1 pour 1000, l'eau naphtolée saturée, la liqueur de Labarraque à 50 pour 1000, ou enfin tout simplement l'eau bouillie. Pour les cas traités par la sérumthérapie, Roux recommande d'éviter avec soin les solutions contenant des corps toxiques comme l'acide phénique ou le sublimé. Quel que soit d'ailleurs le liquide dont on se servira, il devra être employé tiède ou même un peu chaud ; c'est un bon moyen de calmer la douleur. On aura soin aussi d'en préparer une assez grande quantité ; la dose d'un litre par irrigation n'est qu'un minimum.

Tout se trouvant préparé, le médecin fera bien de pratiquer lui-même la première injection et de bien montrer la façon d'opérer aux personnes chargées de le remplacer pour les suivantes. Les moindres détails ont ici leur importance ; car, si les précautions ne sont pas bien prises, l'opération sera tout à la fois plus pénible et moins efficace. Un aide doit prendre l'enfant, et l'appuyant solidement contre sa poitrine, maintenir à la fois les jambes et les bras (une alèze enroulée autour du tronc facilite beaucoup cette manœuvre): la tête, fixée par le même aide au moyen d'une main largement appliquée sur le front, doit être penchée en avant, de façon à permettre l'écoulement du liquide, qui autrement pourrait être dégluti. Les choses étant ainsi disposées, on place entre les arcades dentaires soit un écarteur des mâchoires, soit simplement un bouchon ou un coin de bois ; puis on pousse l'injection, d'abord doucement puis bientôt avec force et en s'efforçant de diriger le jet vers les différents points de la cavité bucco-pharyngée et spécialement vers ceux qui sont le plus atteints. Dans les premières tentatives, l'enfant essaiera d'abord de résister, mais comme il verra que la chose est impossible, comme de plus il éprouvera un certain soulagement, il deviendra généralement plus docile.

En tout cas, que l'opération soit facile ou non, elle doit être faite régulièrement et elle doit être *répétée à des intervalles plus ou moins rapprochés* suivant la gravité de la maladie. Dans le jour, ce sera toutes les heures, ou au moins toutes les deux heures, mais, dans la nuit, il n'en sera plus de même. Certains auteurs ont donné, il est vrai, le conseil de réveiller l'enfant, mais nous croyons au contraire que le sommeil doit être respecté, ou du moins que l'on peut se départir pour la nuit de la sévérité que nous exigeons pour le jour. Sans doute, il ne serait pas sage d'abandonner complètement ce moyen; mais, sans réveiller l'enfant tout exprès pour lui faire subir cette opération, on devra profiter du moment où il s'éveille de lui-même, ce qu'il ne manque jamais de se produire dans les diphtéries un peu graves.

Pour assurer mieux encore l'antisepsie locale, surtout dans les cas où la maladie tend à envahir le larynx et les bronches, il sera bon de faire autour du malade des *pulvérisations* avec l'appareil de Lucas-Championnière, en employant par exemple la solution suivante :

Thymol.	5 grammes.
Phénol.	20
Alcool	100 —
Eau.	875 —

A défaut de pulvérisateur, on pourra faire évaporer des solutions antiseptiques dans une bassine chauffée par un fourneau à gaz ou à pétrole. Ces vaporisations ne contribuent à l'antisepsie que d'une façon très minime, ou même douteuse; mais, à un autre point de vue, elles sont certainement très utiles, en entretenant dans l'air que respire le malade une certaine humidité favorable au détachement spontané des fausses membranes. Nous y reviendrons à propos du croup.

La méthode du traitement local proprement dit utilise les grandes irrigations, mais leur adjoint aussi les *applications topiques*, de la façon que nous indiquerons tout à l'heure. Le liquide employé pour ces applications topiques varie dans sa composition, mais est toujours constitué essentiellement par des agents antiseptiques. Bien que les expériences faites *in vitro* ne permettent pas d'attribuer à l'acide phénique une action très énergique sur le bacille (à moins que la solution ne soit très concentrée), c'est ce produit qui est le plus ordinairement employé. Quelquefois on fait usage d'une solution dans l'alcool ou la glycérine, mais le plus souvent on l'associe à d'autres substances dans le but de le rendre moins irritant. Le *liquide de Gaucher*, qui n'est d'ailleurs qu'une modification du camphre phéniqué de Soulez, est composé de la façon suivante :

Camphre	20	grammes.
Huile de ricin	15	—
Alcool à 90°	10	—
Acide phénique cristallisé	5	—
Acide tartrique	1	gramme.

(on fait dissoudre l'acide phénique dans l'alcool, on ajoute le camphre, puis l'acide tartrique, et enfin l'huile). Malheureusement il semble que ce mélange se décompose au contact d'une surface humide et l'alcool phéniqué se trouve mis en liberté; il en résulte d'abord une sensation de brûlure extrêmement pénible, et une douleur qui persiste pendant un certain temps.

Le *phénol sulforiciné de Berlioz et Yvon* (à 20 pour 100), bien qu'ayant sur le bacille une action plus énergique (Barbier), ne cause qu'une sensation de chaleur et de cuisson beaucoup moindre et en tout cas passagère; il paraît aussi adhérer plus fortement à la muqueuse et par conséquent a une action plus continue et plus durable. Sous ce dernier rapport, on devrait peut-être préférer le *stérésol* recommandé par Berlioz (de Grenoble) et qui n'est autre chose qu'une solution d'acide phénique dans un vernis à la gomme laque. Ce vernis adhère à la surface d'une muqueuse humide et y reste pendant plusieurs heures.

L'*acide salicylique*, employé à des doses qui varient de 1 à 10 pour 100, est actif, mais dépouille un peu trop la muqueuse, en faisant tomber l'épithélium. Le *sublimé* a été employé en solution au centième, mais ne paraissait pas présenter de supériorité bien marquée sur les autres topiques. Goubeau a aussi proposé une solution de sublimé dans la glycérine à 1 pour 20 ou 1 pour 30. C'est un topique très actif, mais qui exige pour son application certaines précautions que nous indiquerons plus loin.

On a encore conseillé le *naphtol camphré*, la solution de *créosote* (créosote 1, alcool 10, glycérine 20), le *pétrole*, le *perchlorure de fer* pur ou mélangé par parties égales avec la glycérine. Nous avons aussi employé quelquefois la *teinture d'iode* qui paraît avoir l'avantage de pénétrer plus facilement entre les fausses membranes, dans les cryptes de l'amygdale, etc. Enfin, signalons le *liquide de Lœffler*, ainsi composé :

Toluol	36 centimètres cubes.
Créoline	2 —
Menthol	10 grammes.
Alcool.	q. s. pour faire 100 centim. cubes.

Technique du traitement local. — Quel que soit le topique que l'on ait choisi, le traitement local sera institué de la façon suivante : on commencera par pratiquer une grande irrigation, de la manière que nous avons indiquée plus haut ; il est, en effet, indispensable, avant toute chose, de bien nettoyer la cavité bucco-pharyngée, et de la débarrasser autant que possible des mucosités qui l'encombrent et des produits toxiques ou putrides qui pourraient par leur absorption devenir la cause d'accidents. Ces irrigations peuvent entraîner des débris de fausses membranes, ou tout au moins les détacher de la muqueuse. On devra du reste, au cours de cette irrigation, examiner la gorge avec soin et chercher à enlever les exsudats soit avec un pinceau molletonné, soit avec un tampon de coton hydrophile enroulé autour d'une pince ou d'un petit bâton, soit même avec les mors d'une pince ; si les exsudats occupent les cryptes de l'amygdale, on s'efforcera de les en faire sortir, mais cette toilette de la gorge devra toujours être faite avec la plus grande douceur, car il faut, *avant tout, éviter d'excorier la muqueuse.* On terminera par un dernier lavage. Ceci fait, on appliquera le topique au moyen d'un tampon de coton hydrophile enroulé autour d'une pince un peu longue, en répétant les applications autant de fois que cela sera nécessaire pour que toutes les parties malades aient été touchées, et chaque fois avec un tampon neuf.

Pour cette application, surtout s'il s'agit d'un topique très actif, il est nécessaire que le tampon soit bien égoutté, pour éviter que le liquide coule sur les parties voisines. Cette recommandation est particulièrement importante, lorsqu'on emploie la *solution de sublimé dans la glycérine au vingtième* ou au trentième (ou au quarantième chez les jeunes enfants). Il est même nécessaire, dans ce cas, de passer sur les parties touchées par la solution de sublimé un tampon sec, de façon à enlever ce qui aurait pu en rester. A la suite d'expérimentations faites à l'hôpital Trousseau, cette médication nous a paru, comme à Moizard, présenter une supériorité assez marquée, et nous n'avons jamais observé d'accidents sérieux : deux fois seulement, sur les premiers malades soumis au traitement, il est survenu une stomatite mercurielle, mais, grâce à la précaution indiquée plus haut, cette complication ne s'est plus jamais produite. Les accidents toxiques signalés par quelques observateurs tenaient peut-être à ce que l'on n'avait pas attaché à ce petit point de pratique une importance suffisante. Lorsque l'application du topique, quel qu'il soit, a déterminé de la douleur, il peut être bon de faire au bout de quelques minutes une nouvelle irrigation. Dans le cas contraire, et surtout si l'on a eu le soin d'appliquer le topique en quantité modérée, cette irrigation est inutile.

Le traitement local, tel que nous venons de le décrire (irrigations et application topique), doit être répété plusieurs fois par jour et d'autant plus souvent que les fausses membranes seront plus abondantes et se reproduiront plus rapidement. En général, il suffira de faire l'opération complète toutes les 3 ou 4 heures pendant le jour, et une fois dans la nuit; cependant, en présence d'une diphtérie très extensive, on pourra être obligé d'intervenir plus souvent. D'ailleurs, dans l'intervalle, on fera toujours, toutes les heures ou au moins toutes les 2 heures, une grande irrigation. Avec le stérésol et surtout avec le sublimé, il nous a semblé que l'on pouvait en général se contenter de trois et quelquefois même de deux applications par jour.

Traitement de Gaucher. — Il consiste essentiellement, comme nous l'avons dit, dans l'ablation aussi complète que possible des fausses membranes et la cautérisation des surfaces mises à nu par un topique franchement antiseptique. Il ne suffit pas, en effet, dit l'auteur de la méthode, d'enlever la fausse membrane, il faut en même temps cautériser la muqueuse sous-jacente et il est nécessaire d'employer pour cela un agent qui soit à la fois antiseptique et caustique, qui tue le germe infectieux et cautérise la muqueuse. Le principe actif employé est l'acide phéniqué, tel qu'il entre dans la composition de la *mixture de Gaucher*, mais ce qui est spécial ici, ce n'est pas la nature du topique, c'est le mode d'emploi de ce topique; c'est là ce qui fait de ce traitement une méthode originale et personnelle. L'application de la méthode, telle qu'elle a été en dernier lieu formulée par Gaucher, comprend trois actes : 1° l'ablation des fausses membranes ; 2° l'application sur la muqueuse détergée du topique phéniqué, antiseptique et caustique ; 3° le nettoyage de la cavité bucco-pharyngée au moyen d'irrigations antiseptiques.

L'ablation des fausses membranes se fait au moyen de tampons de molleton fixés à l'extrémité de tiges d'osier. La bouche étant largement ouverte et la langue abaissée, on porte vivement l'un de ces tampons secs sur l'exsudat et par une friction vigoureuse combinée avec un mouvement de rotation du tampon, on cherche à enlever le mieux possible les fausses membranes ; mais en s'efforçant pourtant de produire le moins de lésions possible. On recommence l'opération avec un tampon neuf, jusqu'à ce que la gorge soit bien nettoyée. L'application du topique se fait à l'aide d'un autre tampon ou avec une boulette d'ouate hydrophile enroulée autour d'une tige de bois ou d'une pince ; après avoir trempé ce tampon dans le liquide et l'avoir bien égoutté, on l'applique sur la muqueuse dénudée. On recommence deux ou trois fois, chaque fois avec un pinceau neuf. Enfin l'irrigation de la gorge se fait dix minutes après, avec un irrigateur à jet assez fort pour amener une contraction réflexe du pharynx empêchant la déglutition. L'irrigation doit être abondante et il ne faut guère moins de deux litres de liquide; on se sert d'une solution d'acide phénique à 5 pour 1000, dont le titre peut même être porté à 10 pour 1000, si les urines ne présentent pas à la suite de coloration noire; chez les très jeunes enfants, il est cependant préférable d'employer simplement l'eau bouillie. On répète cette triple opération

[SEVESTRE ET L. MARTIN.]

toutes les 2, 3 ou 4 heures, suivant que les fausses membranes se reproduisent plus ou moins rapidement ; mais pour la nuit, à moins de cas très
graves, on peut se contenter de la pratiquer une fois, afin de laisser reposer
le malade.

Le traitement de Gaucher est assurément très efficace et peut revendiquer,
à son actif, un certain nombre de succès ; mais si l'on veut en obtenir des
résultats favorables, *il faut être sûr de pouvoir l'appliquer dans toute sa
rigueur et l'exécuter dans tous ses détails.* La dénudation de la muqueuse
serait très dangereuse, si elle n'était à l'instant même suivie de sa cautérisation antiseptique : ce serait en effet le meilleur moyen d'assurer l'absorption
du poison diphtérique et de favoriser les infections secondaires. Or il n'est
pas toujours facile d'enlever les fausses membranes sans excorier la muqueuse :
elles sont souvent très adhérentes, et alors même qu'elles se détachent assez
bien sur une grande partie de leur étendue, elles laissent dans quelques
points des prolongements qui s'enfoncent dans une dépression bordée par un
repli de la muqueuse ou encore dans les cryptes de l'amygdale. On se trouvera
donc plus d'une fois dans l'alternative ou de faire un nettoyage incomplet de
la gorge ou de s'exposer à produire des lésions plus ou moins importantes
de la muqueuse. C'est là qu'est le *danger* de ce mode de traitement, danger
très réel et qui ne peut être évité qu'avec une attention extrême.

D'autre part, l'application de la méthode, au moins dans ses deux premiers actes, est très douloureuse et, alors même que pour atténuer cet
inconvénient on a fait préalablement des badigeonnages de cocaïne, elle exige
de la part du malade un véritable courage. Le mot n'est pas trop fort si l'on
en croit quelques médecins qui, atteints eux-mêmes de diphtérie, ont subi le
traitement de Gaucher et qui, tout en comprenant l'importance de l'opération, la redoutaient chaque fois comme un véritable supplice. Il y a là un
inconvénient sérieux, surtout lorsqu'il s'agit d'un enfant, ce qui est le cas
le plus ordinaire. Bien qu'on puisse quelquefois y arriver « avec de la
patience, l'énergie n'excluant pas la douceur » (Gaucher), on aura souvent beaucoup de peine à maintenir le petit malade immobile pendant tout
le temps nécessaire, et si l'on y parvient une première fois, on risquera,
pour les fois suivantes, de se heurter à une résistance difficile à vaincre
et qui rendra *fort délicate, sinon impossible*, l'application complète et intégrale du traitement, condition indispensable, ainsi que nous l'avons vu plus
haut.

Pour toutes ces raisons, nous préférons en général nous borner à faire
le traitement local, tel que nous l'avons décrit plus haut.

B. — Sérumthérapie de la Diphtérie

Fabrication de la toxine et du sérum antidiphtérique. — Dans ce
chapitre, nous étudierons rapidement la fabrication de la toxine, nous verrons comment on immunise les chevaux et comment on prépare le sérum.
La question de la sérumthérapie de la diphtérie, mise à l'ordre du jour de

la médecine par Behring et Kitasato en 1890[1], appliquée à l'homme par Behring, Boër et Kossel en 1892[2], est définitivement entrée dans la pratique après le Congrès de Budapest[3].

Pour montrer l'importance de ce Congrès, nous ne pouvons mieux faire que de citer le rapport officiel de M. Chantemesse[4] :

« Les résultats annoncés par M. Roux qui ont excité à juste titre l'admiration et la reconnaissance, touchent à une question scientifique qui a vu le jour dans notre pays.

En 1877, Vulpian a présenté à l'Institut, au nom de M. Maurice Raynaud. une note sur le rôle du sang dans la transmission de l'immunité vaccinale (comptes rendus, p. 453). Le médecin de Lariboisière ne s'était pas mépris sur l'importance de sa découverte. « Je suis, dit-il, tombé du premier coup « sur un résultat dont l'importance me paraît considérable. » Au septième jour d'une vaccination jennérienne pratiquée à une génisse, il retira 250 grammes de sang de l'animal qu'il inocula à une génisse saine. Celle-ci ne présenta après cette opération aucun trouble de santé appréciable, mais quatorze jours plus tard elle se montra absolument réfractaire à la vaccination jennérienne qu'on lui pratiqua tandis que toutes les autres génisses saines servant de témoins prirent la vaccine. Maurice Raynaud appréciait ainsi les résultats de ses expériences : « Ce sang transfusé pouvant seul « avoir produit cette modification, il en résulte que ce liquide, contrairement « à une opinion plusieurs fois émise par M. Chauveau, peut, dans certaines « conditions données, être considéré comme un très puissant véhicule de « virus vaccinal, ou, *tout au moins, d'un principe capable de transmettre* « *l'immunité.* »

Cette découverte, publiée à une époque où M. Pasteur n'avait pas encore introduit dans la pathologie ses merveilleuses méthodes d'investigation, ne frappa pas les esprits comme elle eût dû le faire. On ne trouva plus ce qu'on ne cherchait pas. En 1888, MM. J. Héricourt et Ch. Richet refirent la découverte expérimentale de la sérothérapie préventive. Dans une note présentée à l'Institut par M. le professeur Verneuil, ces savants montrèrent que les lapins qui succombaient à l'inoculation d'un microbe, le staphylococcus pyosepticus, n'obtenaient aucune vaccination préventive par l'injection péritonéale de sang de chien bien portant, mais que cette vaccination ou immunisation préventive leur était conférée par l'inoculation préalable dans le péritoine du sang de chien vacciné contre le staphylococcus pyosepticus.

En 1889, MM. Roux et Yersin firent dans l'étude de la diphtérie une découverte capitale : ils trouvèrent la toxine diphtérique. Cette découverte légitimait le caractère spécifique de ce microbe sur lequel les savants et Lœffler lui-même avaient des doutes. Elle apportait encore un autre éclaircissement. En effet, on savait déjà par les travaux de Salmon, de Beumer, de

<hr>

(1) *Deutsch. Med. Woch.*, n° 49, 1890.
(2) *Deutsch. Med. Woch.*, n° 17, avril 1895.
(3) Voir les Comptes rendus du Congrès de Budapest.
(4) *Journal officiel de la République française*, 1894, 2 décembre, p. 5845.

[*SEVESTRE ET L. MARTIN.*]

Charrin, de Chantemesse et Widal, de Roux et Chamberland, que les produits solubles ou toxines de certains microbes, celui de la fièvre typhoïde notamment, soumis à l'action de la chaleur et inoculés par petites doses à des animaux, étaient susceptibles de leur conférer l'immunité contre l'inoculation virulente du microbe lui-même. Il devait en être ainsi pour la diphtérie; l'année suivante la démonstration directe en fut donnée par Carl Frænkel. La question en était donc à ce point : on savait qu'on pouvait donner préventivement l'immunité contre certaines maladies par l'injection du sang vacciné; on savait aussi qu'avec la toxine diphtérique on pouvait vacciner un animal contre la diphtérie. C'est à ce moment, en 1890, que la thérapeutique de la diphtérie réalisa un progrès décisif avec les travaux de MM. Behring et Kitasato. Ces savants reconnurent que le sérum des animaux vaccinés contre la diphtérie renfermait une substance qu'ils nommèrent antitoxine, et qui, inoculée à des animaux avant et même après l'infection diphtérique, leur donnait le pouvoir de résister à cette infection et d'en triompher lorsqu'elle s'était développée. M. Behring eut l'honneur de comprendre dans toute leur étendue et de fixer les applications pratiques de ce traitement chez l'homme.

Cependant, tandis que M. Roux, à l'Institut Pasteur, étudiait le traitement antidiphtérique et se servait du cheval vacciné pour obtenir en grande quantité le sérum, la conviction n'était point faite en Allemagne, et les savants les plus experts dans l'étude de la diphtérie attendaient, pour se convaincre, la publication des résultats probants. Les communications de M. Roux au congrès de Budapest[1] établirent que l'injection de sérum de cheval vacciné contre la diphtérie avait abaissé la mortalité diphtérique, à l'hôpital des Enfants-Malades, de 50 pour 100 à 24 pour 100. Les recherches de M. Roux faites pour quelques-unes avec la collaboration de ses préparateurs MM. Martin et Chaillou, et portant sur plusieurs centaines de cas, avaient un tel cachet de précision, elles projetaient une si grande lumière de certitude sur des faits de même ordre annoncés par Behring et ses élèves, que la conviction fut faite non seulement parmi les membres du congrès de Budapest, mais en France, en Allemagne et bientôt dans le monde entier.

Les résultats de la méthode appliquée en France sur un grand nombre de cas depuis le congrès de Budapest ont été de plus en plus favorables : la mortalité hospitalière de la diphtérie, qui dépassait 50 pour 100, ne s'élève plus aujourd'hui qu'à 12 pour 100. Il n'est pas douteux que le bénéfice des vies humaines sauvées ne doive encore s'accroître. »

Indiquons rapidement pourquoi la découverte de Behring a mis plus de quatre ans avant d'être universellement acceptée. Nous devons signaler la difficulté d'immuniser de petits animaux qui du reste donnaient peu de sérum. Cette difficulté a été écartée le jour où on s'est servi des chevaux. Nous devons dire aussi que la préparation de la toxine était difficile, et cependant, pour avoir du sérum, il fallait beaucoup de toxine.

<hr>

[1] Voir les *Annales de l'Institut Pasteur* 1894, octobre.

Enfin, cette difficulté de produire de la toxine diphtérique avait lancé les savants dans l'étude du tétanos. Il est plus facile d'avoir une toxine tétanique active semblable à elle-même; il est plus facile d'avoir un sérum antitétanique et de mettre en évidence ses propriétés antitoxiques; on pensa qu'il serait aussi plus facile de montrer le pouvoir curatif du sérum antitétanique, mais on éprouva les plus grandes difficultés pour guérir le tétanos déclaré, et les conclusions de MM. Roux et Vaillard[1] furent les suivantes :

« Quel que soit le mode d'injection, il est donc difficile de guérir le tétanos déclaré chez les *animaux*. Devant les difficultés que nous avons rencontrées à guérir le tétanos (chez l'*homme*) nous pensons que, chaque fois que la chose est possible, il faut essayer de le prévenir. »

Ne pouvant guérir le tétanos, on revint à la diphtérie. — Citons le début de la communication de M. Roux au congrès de Budapest qui nous explique les différences qui existent entre ces deux intoxications :

« L'antitoxine tétanique a été étudiée la première parce qu'elle est facile à obtenir et que son action préventive se manifeste avec une merveilleuse puissance. Dans la pratique, elle n'a pas justifié toutes les espérances, et tout le monde, croyons-nous, convient aujourd'hui que, si elle est toujours utile dans le tétanos, elle n'est pas un remède certain.

« Cela tient sans doute à ce que nous ne reconnaissons le tétanos qu'au moment où apparaissent les contractures, c'est-à-dire quand l'empoisonnement est fait. Lorsque le traitement est entrepris, la maladie est entrée dans sa phase dernière, il ne faut pas s'étonner que l'antitoxine soit si souvent inefficace. Heureusement, il n'en est pas de même pour la diphtérie. Celle-ci est également une maladie toxique, mais l'empoisonnement suit l'angine ou la laryngite et nous en sommes avertis par la présence des fausses membranes dans la gorge ou le larynx avant que la toxine ait fait son œuvre.

« C'est à cette circonstance que la diphtérie est d'abord une affection localisée, naissant pour ainsi dire sous nos yeux, que nous devons d'être mieux armés contre elle[2]. »

On établit bientôt que le traitement était efficace chez les animaux; mais, pour établir son efficacité chez l'enfant, il fallait un travail de plusieurs mois; on ne pouvait affirmer la découverte du traitement du croup sans en avoir la certitude absolue, sans pouvoir en fournir les preuves indéniables[3].

La *toxine* est produite en cultivant un bacille diphtérique virulent dans du bouillon de veau, au contact de l'air. Pour aérer la culture, on peut se servir de vases à fond plat dans lesquels on met peu de liquide, le bouillon ensemencé est mis à l'étuve à la température de 57°, et, un mois après, la culture contient déjà de la toxine; mais, avec ce procédé, il faut au moins six semaines pour avoir une bonne toxine.

MM. Roux et Yersin ont obtenu une toxine aussi forte en 15 jours en plaçant le bouillon dans des vases de Fernbach. Ces vases permettent à un cou-

---

(1) Roux et Vaillard. Contribution à l'étude du tétanos, *Annales de l'Institut Pasteur*, 1893.

(2) Nous recommandons aux médecins de lire ces lignes avec attention, ils comprendront quelle est la faute de ceux qui, par peur du sérum, font des injections tardives.

(3) On trouvera dans les *Annales de l'Institut Pasteur*, septembre 1894, les études expérimentales et cliniques de MM. Roux, Martin, Chaillou, qui ont été présentées par M. Roux au Congrès de Budapest.

[*SEVESTRE ET L. MARTIN.*]

rant d'air humide de venir balayer la surface du bouillon ensemencé, cette culture en courant d'air active toujours la production de la toxine. Dans ces derniers temps, en variant les milieux de culture et en étudiant les microbes de diverses provenances, on a vu qu'il était possible d'obtenir des toxines très rapidement même sans courant d'air ; ces toxines tuent facilement au centième de centimètre cube un cobaye de 500 grammes, c'est-à-dire qu'elles sont dix fois plus actives que les toxines employées au moment du congrès de Budapest.

Le bouillon qui sert à l'ensemencement doit être alcalin au tournesol, il devient sous l'influence de la culture légèrement acide au tournesol, mais le deuxième jour, l'alcalinité reparaît, s'accentue les jours suivants et devient suffisante pour rougir une solution de phtaléine ; à ce moment la culture est terminée, la toxine est produite, on peut dès lors immuniser les animaux.

Il ne faut pas injecter aux animaux le bouillon et les microbes, il est préférable de séparer les microbes de la toxine. Pour cela on peut tuer les bacilles avec du chloroforme ; après quelques jours, les bacilles tombent au fond des vases, le liquide qui surnage est décanté et constitue la toxine, on peut aussi filtrer la culture sur une bougie Chamberland, le liquide filtré exempt de microbes constitue la toxine.

Nous ne reviendrons pas sur l'historique de l'immunisation des animaux.

MM. Carl Frænkel, Behring, Brieger et Vassermann, Roux et Vaillard ont chacun indiqué des procédés différents ; pour les chevaux l'immunisation est assez simple, voici un exemple qui montre comment on opère :

1er jour de l'expérience. Injection de 1/4 c. c. toxine iodée au 1/10, pas de réaction locale ni générale.

2e jour — 1/2 c. c. toxine iodée au 1/10, pas de réaction locale ni générale.

4e, 6e, 8e jour — 1/2 c. c. toxine iodée au 1/10, pas de réaction locale ni générale.

13e, 14e jour — 1 c. c. toxine iodée au 1/10, pas de réaction.
17e jour — 1/4 c. c. toxine pure, léger œdème, sans fièvre.
22e — — 1 c. c. — — —
23e — — 2 c. c. — —
25e — — 5 c. c. —
28e — — 5 c. c. —
30e, 32e, 36e jour — 5 c. c. —
39e, 41e jour — 10 c. c. —
45e, 46e, 48e, 50e jour — 30 c. c. toxine pure, œdème assez prononcé, dissipé en 24 heures.

53e jour — 60 c. c. toxine pure, œdème assez prononcé, dissipé en 24 heures.

57e, 63e, 65e, 67e jour — 60 c. c. toxine pure, œdème assez prononcé, dissipé en 24 heures.

72e jour — 90 c. c. toxine pure, œdème assez prononcé, dissipé en 24 heures.

80e jour — 250 c. c. toxine pure, œdème assez prononcé, dissipé en 24 heures.

En 2 mois et 20 jours, ce cheval a reçu 800 centimètres cubes de toxine. Lorsqu'on veut obtenir une immunisation plus rapide, on peut com-

mencer en injectant d'emblée 1/2 centimètre cube de toxine pure active
au 1/10 ; presque tous les chevaux résisteront à cette faible dose, mais il est
prudent de ne pas la renouveler avant 8 jours, surtout si les phénomènes
locaux sont très marqués : on voit, en effet, lorsqu'on inocule de la toxine
sous la peau d'un cheval, qu'il se produit au point d'inoculation un œdème
assez marqué, cet œdème se voit même chez les chevaux très bien vaccinés :
lorsque la dose n'a pas été trop forte, après 48 heures l'œdème disparaît ; si
la dose a été trop forte, loin de disparaître après 48 heures, l'œdème devient
dur et s'étend. L'inoculation se fait ordinairement sous la peau du cou, ou
devant l'épaule. En même temps que l'on constate ces phénomènes locaux,
on trouve une élévation de la température de 1 à 2 degrés ; chez les animaux
bien vaccinés cette élévation dépasse rarement 1 degré. Enfin le jour de
l'inoculation les chevaux ne mangent pas, mais dès le lendemain l'inappétence disparaît.

Actuellement, on injecte à un cheval de la toxine progressivement jusqu'à ce qu'il ait reçu un total de 1 litre de toxine. Les dernières injections
sont de 200 à 250 centimètres cubes, alors que l'on voit au début de l'immunisation des chevaux mourir avec 1 centimètre cube de la même toxine
sous la peau.

Quand les chevaux ont reçu sous la peau 1 litre de toxine, il faut les
laisser reposer 5 semaines pour leur permettre d'éliminer toute la toxine et
c'est alors seulement qu'on fait une saignée pour déterminer la valeur du
sérum. Le cheval est saigné suivant le procédé de M. Nocard. On introduit
dans sa vaine jugulaire un trocart stérile, la canule du trocart reste dans la
veine jugulaire, on retire le trocart et un jet de sang sort de la canule, rapidement on remplace le trocart par un ajutage qui porte un tube en caoutchouc
plongeant dans un bocal où on recueille le sang. Tous les instruments étant
stériles, le sang recueilli dans le bocal est aussi stérile.

Dans les manipulations suivantes, on évite toute contamination et on
obtient du sérum qui peut se conserver sans addition d'aucun antiseptique.

Telle est la pratique suivie à l'Institut Pasteur ; on peut arriver à livrer du
sérum sans prendre toutes ces précautions, il suffit d'ajouter au sérum de
l'acide phénique, c'est le procédé employé par Behring.

Tout sérum, avant d'être livré aux médecins, doit être essayé, il doit pour
agir posséder certaines qualités ; ces essais sont d'autant plus nécessaires
que les sérums varient avec les chevaux et que pour un même cheval
on peut, suivant l'époque de la saignée, observer des variations.

On peut faire l'essai de deux façons : 1° Rechercher quelle est la quantité de sérum qui neutralise une quantité donnée de toxine ; 2° Rechercher
quelle est la quantité de sérum qu'il faut inoculer à un animal pour le préserver contre une dose donnée de culture.

Dans le premier cas on dose les unités antitoxiques ou unités immunisantes d'Erlich, c'est la méthode employée en Allemagne. Dans le
deuxième, on a le pouvoir préventif du sérum.

Entrons dans le détail pour permettre au médecin de profiter des indications qu'il trouve avec les flacons qui sont mis à sa disposition.

[SEVESTRE ET L. MARTIN.]

Unités immunisantes. — Prenons par exemple une toxine qui tue au dixième de cent. cube ; la dose dix fois mortelle de cette toxine sera 1 centimètre cube. Prenons un sérum qui est soumis à l'essai et voyons quelle est la quantité nécessaire pour détruire l'effet de ce centimètre cube de toxine.

Supposons que pour 1 centimètre cube de toxine il faille 0.1 de sérum, par convention on dira que le sérum possède *une unité immunisante*. Si la dose 10 fois mortelle est neutralisée par 0,01 de sérum, le sérum sera titré comme ayant 10 unités au centimètre cube. Si la dose 10 fois mortelle est neutralisée par 0,001 de sérum, le sérum possédera 100 unités et ainsi de suite. Un simple calcul donne des chiffres intermédiaires. Nous voyons que dans cette méthode c'est la toxine qui sert à doser le sérum, mais la toxine est donnée par l'animal et c'est encore à l'animal qu'on inocule les mélanges de toxine et de sérum pour savoir si le sérum a bien neutralisé la dose 10 fois mortelle.

On voit que la dose dix fois mortelle n'est pas une unité fixe et que deux animaux entrent en jeu pour chaque essai, en conséquence ces essais seront surtout comparatifs, ils ne pourront fournir de chiffres absolus.

Pouvoirs préventifs. — Prenons un cobaye de n grammes et inoculons à ce cobaye du sérum dans la proportion de

$$\frac{n}{10} \qquad \frac{n}{100} \qquad \frac{n}{1000} \qquad \frac{n}{50\,000} \qquad \frac{n}{100\,000},$$

en d'autres termes inoculons le dixième, le centième, le millième du poids de sérum, laissons reposer le cobaye 24 heures, et injectons ensuite une dose donnée d'une culture d'un bacille diphtérique, toujours le même ; nous verrons que certains cobayes résisteront. Supposons que le cobaye qui a reçu $\frac{n}{100.000}$ de sérum meurt mais que $\frac{n}{50.000}$ résiste, on dit que le sérum est au moins actif au cinquante-millième, mais qu'il n'est pas actif au cent-millième. Dans cette méthode les variantes sont le cobaye et le microbe. Mais pour le cobaye on tient compte de son poids, pour le microbe, on prend toujours le même dans les mêmes conditions ; on élimine ainsi le plus possible les causes d'erreurs.

Dans la pratique, il est utile de contrôler les deux méthodes l'une par l'autre et il est bon de ne livrer le sérum qu'autant qu'il possède 100 unités et qu'il a au moins un pouvoir préventif supérieur au cinquante-millième. Dans ces conditions, il faut 10 centimètres cubes de sérum pour les diphtéries bénignes, c'est-à-dire 10,000 unités ; pour les diphtéries graves et le croup, il faut injecter d'emblée 20 centimètres cubes, soit 20,000 unités.

Nous préférons toutefois que les indications qui accompagnent les flacons notifient clairement la quantité de sérum qu'on doit injecter et pour les diphtéries bénignes et pour les diphtéries graves, c'est plus simple, plus sûr et plus pratique.

Technique des injections de sérum. — L'injection se fait à l'aide d'une *seringue* d'une contenance de 20 centimètres cubes. On peut employer une

seringue quelconque, pourvu qu'elle soit *stérilisable à l'eau bouillante.*
Le modèle le plus généralement employé est la seringue construite par Collin
sur les indications de Roux. Elle se compose : 1° d'un corps de pompe en
verre et métal, le verre étant à ses extrémités séparé du métal par deux
coussinets de caoutchouc; 2° d'un piston en caoutchouc; 3° d'un ajutage
formé par un tube de caoutchouc épais, de 10 centimètres de long; 4° d'une
aiguille de 4 à 5 centimètres de long. L'adjonction du tube de caoutchouc
placé entre la seringue et l'aiguille facilite singulièrement la petite opération, sans qu'il y ait à se préoccuper des mouvements de l'enfant.

La seringue doit être stérilisée avec soin : le moyen le plus sûr et le plus
pratique, dans les conditions ordinaires, consiste à la faire bouillir dans l'eau
pendant 5 minutes. Après avoir vérifié le bon fonctionnement de la seringue,
et en particulier la perméabilité des aiguilles, on desserre un peu le pas de
vis qui assujettit le cylindre de verre (pour permettre à ce dernier de se

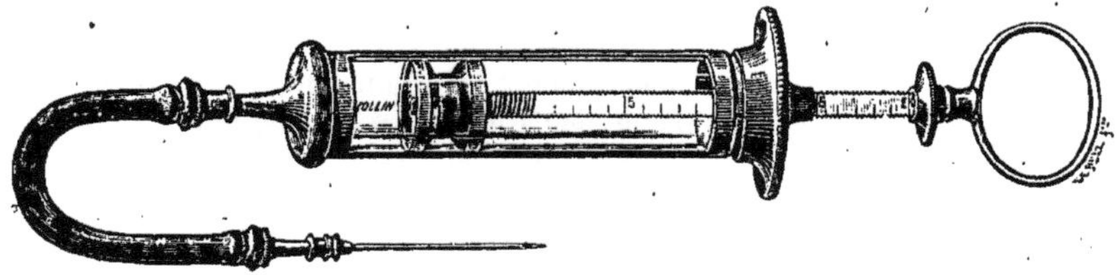

Fig. 1. — Seringue de Roux.

dilater sans être exposé à se casser); on tire la tige du piston de façon que
celui-ci se trouve vers le milieu ou le tiers de sa course, et non pas appliqué
contre le fond de la seringue, l'espace intermédiaire étant rempli d'eau. Ceci
fait, on plonge la seringue, avec l'ajutage en caoutchouc et l'aiguille, dans
une bassine quelconque remplie d'eau froide ou tiède en quantité suffisante
pour recouvrir tout l'instrument; on porte le liquide à l'ébullition et on prolonge celle-ci pendant 5 minutes.

En attendant que la stérilisation de la seringue soit achevée, le médecin
procède au nettoyage antiseptique de ses mains, par les procédés ordinaires,
et vérifie l'état du *sérum.* Celui-ci est contenu dans des flacons de 10 ou
20 c.c. fermés par un bouchon de caoutchouc, assujetti par une capsule en
caoutchouc. Cette capsule est maintenue elle-même par un fil de fer, serré au
moyen d'un plomb timbré.

L'étiquette collée sur le flacon porte la date à laquelle le sérum a été
recueilli : bien que l'année dernière, à l'hôpital des Enfants, nous ayons
pendant tout un mois employé exclusivement du sérum vieux de 1 an, toujours avec succès et sans le moindre inconvénient, il est préférable d'avoir
du sérum assez récent. En tout cas, il est indispensable de n'employer que
du sérum *transparent,* le moindre trouble pouvant indiquer un commencement d'altération.

Lorsque la seringue a été soumise à l'ébullition pendant un temps suffisant, on la retire de l'eau au moyen d'une pince que l'on a eu soin de flamber.

[*SEVESTRE ET L. MARTIN.*]

et on la laisse refroidir lentement sur un linge propre. Ce refroidissement exige un temps assez long, que l'on peut d'ailleurs utiliser pour faire le nettoyage antiseptique de la région où sera faite l'injection : après un lavage au savon, on lave avec une solution de sublimé au millième, et en attendant le moment de l'injection, on recouvre avec une couche de coton hydrophile. Le *lieu d'élection* pour l'injection est la région du flanc, au-dessous des fausses côtes, où le tissu cellulaire sous-cutané offre une laxité très grande. Il est bon de faire toujours la première injection d'un même côté, le gauche, par exemple; cela évite des tâtonnements pour le cas où une seconde injection serait nécessaire : on la ferait toujours à droite.

Lorsque la seringue est refroidie, et il est indispensable qu'elle le soit à peu près complètement, sous peine de s'exposer à coaguler le sérum, on resserre le pas de vis que l'on avait desserré et on aspire le sérum. Puis, prenant la seringue de la main droite, à pleine main entre les trois derniers doigts et la paume de la main, on saisit l'aiguille par sa base entre le pouce et l'index. Faisant alors, de la main gauche, un pli à la peau du flanc, on enfonce l'aiguille à la base de ce pli, de façon à pénétrer *dans le tissu cellulaire sous-cutané*. Ceci fait, la main gauche abandonne la peau et saisit le corps de la seringue; puis, de la main droite, on pousse doucement le piston, en lui imprimant en même temps un léger mouvement de rotation. Le sérum pénètre dans le tissu cellulaire et y forme une sorte de boule, à laquelle on ne doit pas toucher, et qui disparaîtra d'elle-même en moins d'une demi-heure.

L'injection terminée, on retire l'aiguille et on recouvre d'une couche de coton hydrophile, qui s'agglutine de suite à la peau, par une gouttelette de sérum sortant de la piqûre. Un bandage de corps doit toujours être mis par-dessus et laissé pendant 24 heures, ne fût-ce que pour protéger la plaie et empêcher l'enfant d'y porter les mains. Enfin, pour débarrasser la seringue du restant de sérum, on doit la laver tout de suite avec de l'eau propre. Celle qui a servi pour la stérilisation convient très bien, à condition qu'elle soit froide : sinon le sérum serait coagulé. Puis on desserre le pas de vis de la seringue avant de la renfermer dans sa boîte. Ces détails peuvent paraître trop minutieux : ils sont très importants.

Effets produits par l'action du sérum antidiphtérique[1]. — L'un des effets les plus frappants du sérum consiste dans les *modifications que subissent les fausses membranes de la diphtérie* : elles se détachent en général en 36 ou 48 heures, quelquefois seulement le troisième jour, mais rarement persistent plus longtemps. Cette élimination est d'ailleurs précédée de phénomènes intéressants à observer, et dont il est facile de suivre l'évolution dans les cas d'angine.

---

[1] L'étude des effets du sérum a suscité depuis deux ans des travaux très nombreux : on en trouvera l'indication dans la Thèse inaugurale de Poix (*Recherches critiques et expérimentales sur le sérum antidiphtérique*, Paris, 1896) qui contient du reste une partie originale intéressante. On devra consulter aussi les *Rapports* de Roger et de Haushalter sur les applications des sérums sanguins au traitement des maladies (*Congrès de médecine de Nancy*, 1896). En dehors de ces travaux, nous avons aussi, pour l'étude qui va suivre, utilisé des observations personnelles recueillies en particulier à l'hôpital des Enfants-Malades. L'interne du service, R. Petit, prépare un mémoire sur ce sujet (Thèse de Paris, nov. 1896).

Nous avons spécialement en vue, dans cette étude, les effets du *sérum de Roux*, le seul que nous ayons employé et le seul dont on fasse couramment usage en France.

Dans les cas de diphtérie pure, les fausses membranes semblent d'abord, quelques heures après l'injection, devenir plus blanches et plus épaisses : au lieu de la teinte grisâtre, terne, plus ou moins sale qu'elles présentaient, elles prennent une coloration d'un blanc éclatant, opaque, assez analogue à celle du lait coagulé ; elles paraissent en même temps plus grenues, et aussi plus épaisses, comme boursouflées ; elles deviennent bombées au centre, et sur les bords semblent s'étaler, comme si elles tendaient à envahir les parties voisines : cette apparence résulte simplement de ce que des fausses membranes minces, semblables à une toile d'araignée, transparentes et à peu près invisibles, ont subi une sorte de boursouflement et un changement de coloration qui les rendent beaucoup plus appréciables. Cette transformation commence quelquefois 3 ou 4 heures après l'injection, mais le plus générale- ment devient manifeste au bout de 5 ou 6 heures.

La muqueuse environnante prend en même temps une teinte d'un rouge foncé, parfois comme violacée, et se tuméfie plus ou moins.

Puis les fausses membranes se décollent sur les bords en se recroque- villant, semblent en quelque sorte se faner et ne tardent pas à se détacher en bloc, soit spontanément, soit à l'occasion d'un lavage de la gorge. D'autres fois, elles s'éliminent par petits fragments et semblent se rétrécir. Les pla- cards amygdaliens tombent, en général, plus rapidement que ceux qui sont implantés sur la luette ou sur le fond du pharynx. Le temps nécessaire pour que la gorge soit complètement détergée est variable suivant les cas : si 24 heures suffisent pour des placards peu étendus, le plus souvent il faut 48 heures, et la chute n'est quelquefois complète que le troisième ou même le quatrième jour. Une fois celle-ci effectuée, il est assez rare que les fausses membranes se reproduisent ; cependant le fait peut se présenter, et si ces fausses membranes nouvelles paraissent avoir une certaine consistance, il est indiqué de répéter l'injection de sérum.

Dans certains cas, l'injection faite dès le début de la maladie (constatée par l'examen bactériologique) et avant l'apparition des fausses membranes, peut en empêcher le développement, et l'on pourrait dire, à cet égard, que l'injection de sérum semble rendre plus fréquents les cas de diphtérie catar- rhale.

Les phénomènes que nous venons de décrire sont ordinairement très nets, très caractérisés dans les diphtéries pures ; ils s'observent aussi, mais moins franchement, dans les diphtéries associées : la coloration blanche est moins pure, moins opaque, et ce caractère, à lui seul, peut suffire pour faire soupçonner une strepto-diphtérie. Les fausses membranes ne se détachent pas non plus d'une façon aussi complète : il reste souvent quelques frag- ments grisâtres, qui persistent plus ou moins longtemps.

Dans les fosses nasales, les fausses membranes subissent des modifica- tions analogues à celles que nous venons de décrire et il arrive de temps en temps que les irrigations nasales expulsent des fausses membranes déta- chées par l'action du sérum, et qui représentent le moule complet de la cavité avec les replis des cornets : il y a là un phénomène très particulier, que l'on n'observait pas dans les cas de diphtérie traités par les anciennes méthodes.

[SEVESTRE ET L. MARTIN.]

Cette action du sérum sur les fausses membranes est particulièrement heureuse pour les cas de *croup* : tout d'abord il est certain que, si l'injection est faite à une période assez rapprochée du début, elle empêchera, dans un bon nombre de cas, l'envahissement du larynx, en coupant court à l'extension des membranes. D'autre part, lorsque le croup est déjà constitué, l'usage du sérum permet souvent d'éviter l'intervention opératoire. Si l'état du malade n'est pas tel que cette intervention doive être immédiate, si l'on peut du moins, en surveillant l'enfant de près, gagner 24 ou 36 heures, il y a beaucoup de chances pour que l'intervention devienne inutile.

Enfin, si l'opération est devenue nécessaire, les suites en sont généralement plus favorables. Après la trachéotomie, le détachement des fausses membranes laryngées sous l'influence du sérum permet, en général, d'enlever définitivement la canule au bout d'un temps très court, et presque toujours aussi la guérison définitive de la plaie se fait très rapidement. Quant au tubage, il se trouve, du fait de la sérumthérapie, spécialement indiqué dans le croup. Du moment qu'il s'agit de gagner seulement 2 ou 3 jours, ou même moins, pour donner au sérum le temps d'agir, la supériorité du tubage sur la trachéotomie devient évidente.

Les *ganglions* cervicaux, sous l'influence des injections de sérum, diminuent de volume assez rapidement, mais ils restent pendant longtemps encore appréciables au toucher ; la régression complète est assez lente.

L'*état général* des petits malades ne tarde guère à se modifier : ils perdent bientôt l'apparence cachectique, le teint pâle ou plombé qu'ils avaient avant le traitement, reprennent des couleurs, et redeviennent plus vifs et plus gais. L'appétit reparaît et les fonctions digestives se font bien. Mais il importe, pour cela, que le sérum soit appliqué assez à temps, et avant que l'intoxication soit arrivée à un degré trop prononcé.

Lorsque l'injection a été faite avec les précautions convenables, dans le tissu cellulaire sous-cutané, les *phénomènes locaux*, au niveau du siège de la piqûre, sont à peu près nuls : les malades n'accusent en général au premier moment aucune sensation pénible en dehors de la douleur, d'ailleurs très légère, résultant de l'introduction de l'aiguille, et très rapidement le sérum est résorbé sans qu'il se produise de réaction locale appréciable. Quelquefois, il reste pendant 12 ou 24 heures une certaine douleur à la pression.

Dans quelques cas, les malades assez âgés pour analyser leur état ont signalé une sorte d'engourdissement ou de fourmillement, d'ailleurs très fugace ; d'autres fois, au bout de quelques heures, survient une sensation de chaleur et en même temps de tension, qui s'étend autour de la piqûre, dans une zone de la largeur de la main ; puis de ce point, comme une sorte d'aura, la sensation se propage en se diffusant et l'on constate alors une élévation plus ou moins notable de la température du corps, sur laquelle nous reviendrons plus loin. Il peut survenir à la suite un peu de céphalalgie et plus souvent une courbature affectant spécialement les membres inférieurs.

Quelquefois aussi, surtout dans les cas de négligence ou d'insuffisance des précautions antiseptiques, ou encore lorsque le sérum injecté était altéré,

il se produit une rougeur plus ou moins vive, qui persiste pendant 12 ou
24 heures et disparaît ensuite progressivement, en laissant tout au plus une
légère teinte brunâtre. Quant aux *abcès* signalés dans quelques observations,
ils sont extrêmement rares à la suite des injections de sérum antidiphtérique,
et doivent être attribués le plus souvent à une faute dans l'antisepsie, parfois
d'ailleurs difficile à reconnaître. C'est ainsi que nous avons observé, à la fin
de 1894, une série d'abcès chez presque tous les enfants entrés à l'hôpital
dans le cours d'une même semaine : l'enquête faite à cette occasion démontra que l'on ne pouvait incriminer ni les instruments, ni les opérateurs,
mais que, vraisemblablement, il fallait rattacher l'infection à ce fait que le
sérum avait été rapporté de l'Institut Pasteur par le garçon d'amphithéâtre et
se trouvait contenu dans un grand flacon auquel on puisait au fur et à mesure
des besoins; à partir de ce moment, le sérum fut livré en petits flacons et
apporté par un employé spécial; il n'y eut plus d'abcès.

Modifications de la température et du pouls. — L'injection de sérum
amène des modifications de la température et du pouls qui varient suivant
les cas, et surtout suivant l'époque à laquelle on les étudie. Tout d'abord,
Roux avait noté l'abaissement de température qui se produit un ou deux jours
après l'injection dans les cas de diphtérie pure, un peu plus tardivement dans
les diphtéries associées et qui, presque toujours, coïncide avec les phénomènes précurseurs de la guérison; mais cet abaissement de température n'est
souvent que consécutif et a, dans un certain nombre de cas, été précédé
d'une élévation survenue quelques heures après l'injection, et d'ailleurs
passagère. Signalée déjà par Lépine et par Gordon Morrill, cette poussée
fébrile primitive a surtout été mise en lumière par Variot[1] et a depuis pu
être constatée par d'autres observateurs qui se sont astreints à surveiller les
malades heure par heure.

L'ascension thermique est assez variable dans son intensité : elle varie
généralement de quelques dixièmes à 1 ou 2 degrés, mais d'autres fois est
à peine appréciable ou peut même manquer complètement. Petit ne l'a notée
que dans le tiers de ses observations. Elle débute, en général, 4 ou 5 heures
après l'injection et peut alors coïncider, comme cela se voit surtout chez les
adultes, avec une sensation de chaleur ou de malaise assez spécial, une sorte
d'ivresse; la température reste plus ou moins élevée pendant 6 ou 8 heures,
quelquefois 10 ou 12 heures et s'abaisse ensuite assez vite, quelquefois
même brusquement.

En même temps, le pouls s'accélère et monte à 140, 150, 160 pulsations;
il reste souvent à ce chiffre, alors que la température a déjà baissé et ne
revient à l'état normal que plus tard. Variot a noté aussi dans quelques cas
que le pouls était petit, presque imperceptible, ou d'autres fois irrégulier:
on sait combien ces modifications sont fréquentes du fait de la diphtérie elle-
même, mais ce qui semble donner une certaine valeur à ce symptôme c'est
qu'on l'aurait observé quelquefois à la suite d'injections faites à titre préventif chez des individus sains.

(1) *Société médicale des hôpitaux*, mars 1895.

[*SEVESTRE ET L. MARTIN.*]

Ces poussées fébriles primitives ne paraissent affecter aucun rapport avec la forme de la maladie : on les voit dans les cas bénins, comme dans les cas graves, dans les diphtéries pures comme dans les diphtéries associées et même chez des enfants indemnes de diphtérie et injectés préventivement ou par erreur. D'autre part, le sérum de Roux n'est pas seul à les produire ; on les a observées avec le sérum de Behring ou celui d'Aronson ; et même, ainsi que nous l'avons constaté dans trois faits suivis avec le thermomètre de deux en deux heures, elles peuvent se manifester après les injections de sérum de cheval non immunisé, tout aussi bien qu'à la suite du sérum antidiphtérique. Le même résultat a été obtenu par Poix dans des expériences sur des lapins auxquels il avait injecté soit le sérum antidiphtérique, soit le sérum de cheval non immunisé. Il paraît donc permis de conclure que l'hyperthermie consécutive aux injections de sérum antidiphtérique est due au sérum lui-même, et non à l'antitoxine. La réaction fébrile que nous venons de signaler est passagère et même, le plus souvent, ne se reproduit pas lors d'une seconde injection. Nous l'avons vue cependant se produire à l'occasion d'une seconde injection, alors que la première n'avait été suivie d'aucune modification de la température.

Le lendemain de l'injection ou au plus tard le surlendemain, commence en général la *défervescence* signalée par Roux : dans la diphtérie pure, elle est assez souvent brusque et complète d'emblée ; d'autres fois, elle se produit plus lentement, par lysis, soit spontanément, soit à la suite d'une seconde ou d'une troisième injection. Aussi, comme nous le verrons plus tard, doit-on tenir grand compte de la température lorsqu'il s'agit de décider si l'on doit, ou non, répéter les injections.

Dans la strepto-diphtérie, l'abaissement de la température est beaucoup moins marqué ; celle-ci reste souvent élevée, avec des variations irrégulières d'un jour à l'autre. Dans le croup (même à diphtérie pure) la défervescence est rarement brusque ; elle se produit assez lentement par lysis, avec des irrégularités ; à plus forte raison en est-il de même, lorsque le croup est en rapport avec une strepto-diphtérie.

Enfin, on peut observer une *hyperthermie tardive*, au moment où se produisent les érythèmes ou les arthropathies (généralement du dixième au quinzième jour). Nous y reviendrons plus loin.

Exanthèmes. — Les malades qui ont subi des injections de sérum peuvent présenter, à la suite, des éruptions de nature diverse. Signalées d'abord par Roux, au Congrès de Budapest, ces éruptions ont été, depuis lors, constatées par un grand nombre d'observateurs ; elles sont, en effet, assez fréquentes et, d'après Dubreuilh, qui a dépouillé un grand nombre de statistiques partielles, elles se présenteraient dans la proportion de 14 pour 100 des cas (288 fois sur 1946 cas de diphtérie traités par la sérumthérapie). Mais cette statistique d'ensemble n'a pas une signification suffisamment précise ; elle doit être décomposée d'après les caractères de l'éruption ; on trouve alors les chiffres suivants qui expriment la fréquence relative des diverses éruptions : urticaire, 156 observations ; érythèmes scarlatiniformes, 46 ; érythèmes polymorphes, 51 ; érythèmes rubéoliformes, 11. On voit, d'après ces chiffres, avec quelle fréquence se manifeste l'urticaire, qui englobe à elle seule près des deux tiers des cas.

Les exanthèmes peuvent se présenter à une époque variable après l'injection de sérum et nous. en distinguerons deux variétés, suivant qu'ils sont précoces ou tardifs.

Les *exanthèmes précoces* apparaissent le plus souvent vers le 4ᵉ, 5ᵉ ou 6ᵉ jour, quelquefois dès le second ou le 3ᵉ jour après l'injection, ou même, dans certains cas rares, quelques heures après. Ils se présentent presque toujours sous forme d'urticaire, beaucoup plus rarement avec l'apparence d'un érythème. L'urticaire est constituée par des plaques plus ou moins larges, saillantes, donnant lieu à des démangeaisons assez vives et d'ailleurs d'autant plus marquées que le malade se gratte davantage, offrant en un mot tous les caractères de l'urticaire vulgaire. Elles débutent assez souvent au voisinage de la piqûre, mais peuvent se produire d'abord sur un autre point du corps; elles affectent surtout les membres supérieurs et la face, ou la partie supérieure du tronc, mais peuvent se manifester sur une partie quelconque de la peau. Howard a même cité un cas dans lequel l'éruption d'urticaire avait été précédée d'éternuements et d'une attaque d'asthme, semblant indiquer l'existence d'une urticaire interne.

Beaucoup plus rarement, l'éruption consiste dans un érythème sans caractère bien défini, érythème débutant alors presque toujours au voisinage de la piqûre, et qui reste ordinairement assez limité.

L'éruption est fugace, dure quelques heures ou bien un ou deux jours, et souvent même semble se déplacer pendant cette période, disparaissant d'un point pour passer à un autre. Elle récidive assez souvent et, après avoir disparu pendant quelques jours, peut se montrer de nouveau soit spontanément, soit à l'occasion d'une excitation de la peau. Elle ne s'accompagne en général d'aucun trouble général; tout au plus observe-t-on dans certains cas une légère élévation de la température.

Les éruptions précoces et en particulier l'urticaire se manifestent avec une fréquence variable suivant la provenance du sérum, certains échantillons en produisant chez presque tous les malades et d'autres n'en donnant presque jamais; elles ne sont pas spéciales au sérum de Roux, mais peuvent être observées avec le sérum antistreptococcique ou avec le sérum de cheval non immunisé. En dehors de la prédisposition individuelle du malade, qui ne peut être contestée, il est certain qu'elles sont en rapport avec l'injection de sérum et il semble qu'elles dépendent d'un état particulier du cheval qui a fourni ce sérum.

Les *exanthèmes tardifs* présentent une physionomie différente : ils surviennent à une époque presque fixe, à peu près toujours vers le treizième jour après l'injection, en tout cas du onzième au quinzième jour et s'accompagnent ordinairement d'un ensemble de phénomènes généraux plus ou moins graves, sur lesquels nous reviendrons plus tard; pour le moment, nous nous bornerons à décrire l'éruption.

Cette éruption peut débuter au niveau de la piqûre, mais souvent se manifeste .en premier lieu sur d'autres points du corps, particulièrement vers la

[SEVESTRE ET L. MARTIN.]

partie supérieure des fesses, sur le ventre ou sur le thorax, plus rarement aux poignets, aux coudes, aux genoux ; du point primitivement affecté, elle envahit ensuite d'autres régions, soit de proche en proche, soit plus souvent d'une façon irrégulière et en quelque sorte par sauts. La face est plus rarement atteinte.

Les modalités éruptives sont variables et ont été rapportées à trois types principaux (*scarlatiniforme, rubéoliforme* ou *polymorphe*), qui souvent d'ailleurs s'associent et se combinent de façon diverse. Les éruptions scarlatiniformes apparaissent sous forme de grandes nappes d'un rouge granité occupant le dos, les membres supérieurs et inférieurs au voisinage des jointures, puis le thorax, mais respectant ordinairement la face. Elles se continuent souvent avec les éruptions rubéoliformes qui se caractérisent par des taches maculeuses existant sur les fesses, aux genoux, quelquefois à la face, et souvent même sont assez généralisées pour simuler une éruption de rougeole ou de rubéole. Dans certains cas, les macules sont un peu papuleuses (comme dans l'érythème papuleux) ou s'étalent et constituent des plaques plus ou moins larges de coloration variable, à bords nets (érythème marginé, érythème en cocarde). Enfin, d'autres fois, l'éruption se manifeste sous forme de petites taches de la grosseur d'une tête d'épingle ou bien constitue de larges plaques plus ou moins rouges qui, se rapprochant les unes des autres, arrivent à produire de grands placards sur lesquels on voit seulement çà et là quelques parcelles de peau saine. On a signalé aussi quelques cas d'éruptions bulleuses ou hémorragiques. Ces éruptions, surtout celles qui présentent l'aspect de la rougeole ou de la scarlatine, sont souvent accompagnées d'un prurit assez intense. Elles se différencient en outre des fièvres éruptives par un autre caractère, tiré de leur mobilité : souvent en effet elles sont fugaces ou disparaissent pour se montrer quelques heures après, ou bien se modifient d'une heure à l'autre dans leur expression symptomatique. Le diagnostic est cependant souvent très délicat, et, dans le doute, il est toujours prudent d'isoler les malades.

Les éruptions tardives se prolongent d'ailleurs rarement plus de 3 ou 4 jours et disparaissent généralement assez vite. Elles s'accompagnent ordinairement, comme nous l'avons dit plus haut, de phénomènes généraux sur lesquels nous aurons à revenir plus loin.

Arthropathies ; douleurs musculaires. — Avec les éruptions tardives coïncident assez souvent des arthropathies qui offrent un caractère un peu spécial ; les douleurs se manifestent d'abord dans une articulation isolée, la hanche, le genou, le cou-de-pied, le poignet, l'épaule, la mâchoire, les articulations vertébrales ; mais elles ne tardent pas à envahir les autres articulations, passant pour ainsi dire de l'une à l'autre, sans s'y fixer plus d'un ou deux jours. La douleur est très vive, quelquefois atroce, arrachant des cris au malade ; cependant, si l'on examine la jointure, on la trouve souvent à peine tuméfiée. Chabry, qui a pu les observer sur lui-même, insiste sur le caractère spécial de ces douleurs, qui ne sont pas réveillées par la pression, mais deviennent excessivement vives au moindre mouvement qu'opère le membre et surtout lorsqu'il est laissé inerte, abandonné à son poids.

Souvent aussi on note des *douleurs musculaires* soit dans les membres, soit dans les muscles de la nuque ou des gouttières vertébrales, et, dans quelques cas plus rares, des *névralgies*.

Modifications des urines. — L'étude de ces modifications présente, chez les enfants atteints de diphtérie, de grandes difficultés et de nombreuses causes d'erreur : sans parler même de la peine que l'on a, chez la plupart des petits malades, à recueillir les urines des 24 heures, il faut tenir compte des variations qui peuvent résulter de la diphtérie elle-même, de la fièvre, et aussi des conditions individuelles.

Au point de vue de la *quantité* des urines, les résultats publiés sont contradictoires : tandis que Mya a noté une augmentation légère, à la suite d'injections de sérum de Behring faites à des enfants atteints d'affections variées autres que la diphtérie, Variot et Cochinal ont trouvé que les enfants n'émettaient en général qu'une faible quantité d'urine (de 150 à 500 grammes de 7 à 8 ans) ; cette oligurie, observée même chez des enfants non diphtériques, ne durait guère plus de 3 à 5 jours, et la quantité se relevait ensuite assez vite. Rolland, à l'hôpital des Enfants-malades, a constaté aussi que l'urine était peu abondante pendant les premiers jours qui suivaient l'entrée (après l'injection) mais que, au bout de quelques jours, la quantité augmentait assez rapidement. Dans des observations prises de 2 en 2 heures, il croit avoir remarqué que le volume augmente d'abord, pour diminuer ensuite. Enfin Karlinski, ayant expérimenté sur lui-même les effets du sérum de Behring, déclare n'avoir pas vu de modifications dans la quantité des urines à la suite des injections.

D'autre part, Charrin et Roger ont noté une légère augmentation de la quantité des urines chez des lapins injectés avec du sérum antidiphtérique, et, dans des expériences analogues, Poix a constaté également une polyurie à peu près constante, après les injections de sérum antidiphtérique ou de sérum de cheval non immunisé.

Les recherches portant sur les variations de composition des urines après les injections de sérum ont donné des résultats plus concordants. Pour l'urée, tous les observateurs (Mya, Mongour, Karlinski, Cochinal, Rolland) ont constaté une augmentation plus ou moins notable : cette *hyperazoturie* dure généralement 24 heures, puis le chiffre de l'urée s'abaisse pour revenir à la normale. Dans des expériences sur les animaux, Poix a observé d'une façon constante une augmentation d'urée, ordinairement modérée, mais persistant pendant plusieurs jours ; le fait s'est produit d'ailleurs aussi bien après les injections de sérum normal qu'à la suite des injections de sérum antidiphtérique. L'hyperazoturie observée dans la sérumthérapie n'est donc pas due à l'antitoxine, mais au sérum lui-même.

La *phosphaturie* est également notée dans la plupart des observations cliniques, mais il ne faut pas oublier que ce phénomène était déjà signalé dans la diphtérie avant l'usage du sérum ; la même réflexion s'applique à la diminution des chlorures, signalée aussi dans les deux cas. Dans ses expériences sur les animaux, Poix a constaté que, s'il y a des modifications de ces substances urinaires, elles sont très légères.

[SEVESTRE ET L. MARTIN.]

Enfin, ajoutons que, d'après Heckel, la *peptonurie* s'observe d'une façon constante, et que, d'après Le Gendre, on peut constater de l'urobilinurie (d'ailleurs fréquente dans la diphtérie).

Plus importante est la question de l'*albuminurie* dans ses rapports avec les injections de sérum. Elle doit être examinée à deux points de vue : d'une part, l'introduction du sérum dans l'organisme par la voie sous-cutanée et aux doses thérapeutiques détermine-t-elle l'apparition d'une albuminurie post-sérique; d'autre part, quelle action, favorable ou nocive, le sérum exerce-t-il sur une albuminurie diphtérique préexistante? La question est malheureusement fort difficile à résoudre; car les observations cliniques, sur lesquelles on pourrait s'appuyer, sont souvent plus ou moins incomplètes ou n'ont pas été prises avec toute la rigueur scientifique nécessaire; alors même qu'elles ne laissent rien à désirer à cet égard, elles sont en tout cas fort complexes et il est bien difficile de faire la part de ce qui revient à l'infection principale ou aux infections secondaires et de ce qui relève du sérum. Aussi rencontre-t-on sur ce point les opinions les plus divergentes. Les expériences sur les animaux n'ont pas jusqu'ici donné de résultats bien positifs et la conclusion qui s'en dégage est que le sérum injecté à des lapins ou à des cobayes ne paraît pas produire d'altérations rénales. Ce résultat a évidemment une grande valeur, mais, comme le fait remarquer Roger, il serait peut-être prématuré de conclure sur ce point des animaux à l'homme.

D'autre part, l'examen des différentes statistiques publiées jusqu'ici semble démontrer que, depuis la sérumthérapie, la fréquence de l'albuminurie dans la diphtérie n'est pas plus considérable et même qu'elle serait moins grande, dans les cas où les injections ont été faites dans les premiers jours de la maladie; il ne paraît pas non plus que le sérum injecté à dose thérapeutique ait une action nocive sur l'albuminurie diphtérique préexistante.

Les analyses faites par Rolland à l'hôpital des Enfants-malades ont donné des résultats qui, d'une façon générale, concordent avec ces conclusions, mais qui permettent peut-être de déterminer avec plus de précision l'influence du sérum. En prenant spécialement les cas (en juin et juillet) dans lesquels les malades ont été suivis de 2 en 2 heures (autant du moins qu'il y avait eu émission d'urine dans cet intervalle), on trouve que, sur 90 malades atteints de diphtérie, l'albuminurie a été constatée 58 fois; sur ce chiffre, 20 fois elle a paru seulement après l'injection de sérum, soit dès le premier jour, soit le second ou le troisième, mais elle était généralement assez faible, et disparaissait rapidement; dans quelques cas, elle augmentait un peu les jours suivants, mais ne tardait guère à rétrocéder.

Inversement dans quelques cas, d'ailleurs rares, l'albuminurie préexistante avait disparu dès le lendemain de l'éruption; d'autres fois, il y avait d'abord augmentation pendant quelques jours, puis diminution à la suite; le plus ordinairement la diminution était lente et n'arrivait à la suppression que progressivement vers le 12ᵉ ou 15ᵉ jour. Le cas le plus remarquable sous ce rapport est celui d'un enfant qui, présentant à l'entrée une proportion de 20 grammes par litre, tomba progressivement, de jour en jour, à

18 grammes, 8 grammes, 6 grammes, 5^{gr},50, 2 grammes, 1^{gr},50 et à partir du 8e jour jusqu'au 20e oscilla entre 1 gramme et 0,50, pour arriver à 0 quelques jours après.

Il nous paraît permis de conclure de ces faits que le sérum peut, dans un certain nombre de cas, favoriser la production de l'albuminurie, mais que celle-ci est alors très peu importante et, d'autre part, que le sérum peut exercer une action favorable sur une albuminurie préexistante. Ce résultat n'est malheureusement pas constant, et d'ailleurs, s'il existe une lésion rénale déjà constituée, on ne peut espérer que le sérum la guérira.

Enfin, dans quelques cas, l'albuminurie peut se montrer tardivement, en même temps que les érythèmes, les arthropathies et certains accidents graves sur lesquels nous reviendrons plus loin.

Modifications du sang. — L'injection de sérum paraît déterminer des modifications intéressantes dans la constitution du sang. La *leucocytose*, que nous avons vue être fréquemment assez marquée dans la diphtérie, diminue sous l'influence du sérum : dans 18 observations où le nombre des leucocytes avait été évalué avant et après les injections, Ewing[1] a constaté dans 15 cas une diminution considérable des globules blancs, plus marquée 25 à 40 minutes après l'injection; dans les cas où cet abaissement ne fut pas noté, il s'agissait de formes rapidement mortelles. Des expériences sur les animaux ont permis au même observateur de compléter cette étude : il put ainsi constater que la diminution des leucocytes portait principalement sur les formes uninucléaires et multinucléaires prenant faiblement les matières colorantes; au contraire les cellules polynucléaires se colorant bien ne présentaient pas de modifications. En outre, l'antitoxine influerait d'une manière frappante sur le pouvoir colorant des leucocytes; en recherchant ces modifications chez les enfants diphtériques, il est arrivé à ce fait intéressant que 5 enfants, chez lesquels le pouvoir colorant des leucocytes ne se modifiait pas après l'injection de sérum, moururent tous. Si ces faits se confirmaient, il y aurait là un moyen de pouvoir prédire l'évolution d'une diphtérie. En tout cas, de ses observations et de ses expériences, Ewing conclut que l'hypoleucocytose constatée à la suite des injections de sérum est bien positivement due à l'antitoxine.

Les recherches d'Ewing ont été confirmées par celles de Schlesinger, que nous avons déjà eu l'occasion de citer à propos des symptômes : sur 24 enfants atteints de diphtérie, il vit, chez 21, l'injection de sérum amener d'abord une diminution de l'hyperleucocytose, puis au bout de quelque temps une leucocytose secondaire, d'ailleurs peu marquée.

En dehors de l'influence que le sérum paraît exercer sur les leucocytes, nous sommes loin d'être fixés sur les autres modifications qui peuvent survenir dans la constitution du sang à la suite des injections. Pour les *globules rouges*, la question n'a guère été abordée que par Zagari et Calabrese qui ont observé une diminution du nombre des hématies et de leur richesse en hémoglobine. Ce fait pourrait peut-être servir à expliquer l'état d'anémie de

---

[1] *New-York med. Journ.*, août 1895.

certains enfants qui, ayant reçu du sérum à titre préventif, seraient restés pendant des mois pâles et chétifs avec un trouble marqué dans leur nutri tion et leur développement (Roger).

Arloing a, de son côté, étudié le développement de jeunes cobayes auxquels il injectait tous les jours de petites doses de sérum normal ou antidiphtérique; or, tandis que les témoins augmentaient de 34 pour 100 du poids initial, les animaux qui avaient reçu du sérum (normal ou antidiphté- rique) n'augmentaient que de 19 ou même de 16 pour 100. Il est vrai que les quantités introduites étaient relativement beaucoup plus considérables que celles données aux enfants atteints de diphtérie.

Le sérum antidiphtérique pourrait aussi, d'après d'Astros[1], exercer une action sur les fonctions utérines; d'après quelques observations, il conclut que, s'il est injecté au moment des règles, il les augmente; dans l'intervalle, il les provoque et une seule injection peut suffire à ce résultat; l'hémor- rhagie utérine survient le lendemain de l'injection ou les jours suivants, et coexiste généralement avec une éruption. Par contre, dans un cas où le sérum fut injecté à une femme enceinte, il ne se produisit aucun trouble dans la marche de la grossesse.

Nous avons observé, dans quelques cas, une *vulvite* survenant chez les petites filles du 10e au 15e jour, et qui ne pouvait être expliquée par aucune cause autre que le sérum.

Enfin nous avons signalé également l'apparition d'une *diarrhée* fétide, avec selles glaireuses, quelquefois sanguinolentes, et qui paraissait bien en rapport avec les injections de sérum.

Influence du sérum sur les paralysies diphtériques. — Elle est difficile à déterminer avec précision; le plus souvent, en effet, les enfants ont déjà quitté l'hôpital avant l'époque où survient d'habitude cette manifes- tation de la diphtérie et, lorsqu'elle se développe ensuite, il est bien rare que le petit malade soit reconduit par les parents au médecin qui l'avait vu une première fois. Cependant, grâce au zèle de plusieurs des internes de l'hôpital des Enfants-malades, qui se sont astreints à suivre la plupart des malades pendant plusieurs semaines après leur sortie, nous avons pu rassembler quelques matériaux, insuffisants à la vérité pour une statistique rigoureuse, mais permettant cependant de formuler une appréciation qui doit être bien voisine de la réalité.

Il ne semble pas, comme on l'avait d'abord pensé, que la paralysie diphté- rique soit moins fréquente depuis l'emploi du sérum. Peut-être cependant est-il nécessaire de faire ici une distinction : les paralysies précoces, géné- ralement légères, limitées au voile du palais, sont certainement aussi fré- -quentes, et elles le seraient même un peu plus qu'il n'y aurait pas lieu de s'en étonner, puisque l'on voit guérir aujourd'hui des cas de diphtérie plus ou moins graves, qui se seraient autrefois terminés par la mort avant l'époque d'apparition des paralysies; par contre, il nous a paru que les paralysies généralisées étaient véritablement rares.

(1) *Soc. méd. des hôp.*, avril 1895.

La statistique américaine dont nous parlerons plus loin signale 276 paralysies sur 2 934 cas de diphtérie terminés par la guérison, soit 9,4 pour 100. Parmi les 450 cas terminés par la mort, la paralysie est notée dans 52, soit 11,2 pour 100.

Quant à espérer que le sérum puisse guérir ou même améliorer une paralysie diphtérique préexistante, il n'y a vraiment pas à y songer. Le sérum peut bien, par son action sur les toxines, empêcher le développement d'une lésion, mais, lorsque celle-ci est constituée, il n'a plus de prise sur elle. Les tentatives faites dans ce sens, sur des malades atteints de paralysies oculaires, étaient d'avance condamnées à l'impuissance.

Examen synthétique des effets du sérum. — L'étude analytique que nous venons de faire des phénomènes observés à la suite des injections de sérum antidiphtérique ne permet pas de formuler sur les effets de cet agent une opinion suffisamment précise et assez bien établie pour servir de base aux indications thérapeutiques. Il est nécessaire de les considérer encore d'une vue d'ensemble, au point de vue de leur subordination réciproque et surtout d'étudier les rapports qu'ils peuvent avoir soit avec le sérum, soit avec la maladie elle-même.

Parmi les phénomènes que nous venons de passer en revue, il en est de favorables et il en est de fâcheux : les premiers dénotent l'action heureuse produite par le sérum sur la maladie; les autres peuvent résulter d'une influence mauvaise exercée par ce même sérum sur l'organisme, c'est du moins à cette cause que les attribuent la plupart des auteurs, sous le nom d'accidents du sérum. Examinons successivement les uns et les autres.

Dans le groupe des *phénomènes favorables*, nous signalerons tout particulièrement les modifications des fausses membranes; elles sont bien manifestement dues au sérum antidiphtérique. Il y a là, en effet, quelque chose de très spécial, que l'on n'avait jamais observé jusqu'alors; les seules critiques qui aient été faites ont consisté à dire que l'antitoxine était étrangère à la production de ce phénomène, qu'il se manifestait tout aussi bien avec le sérum de cheval normal, non immunisé (Bertin), ou même avec une solution saline telle que le sérum artificiel (Tordeus et Nauwelaers). Cette opinion n'a guère rencontré de créance et tout le monde, on peut le dire, s'accorde à reconnaître que les transformations subies par les fausses membranes diphtériques sont bien positivement dues à l'action du sérum antidiphtérique.

Les modifications déterminées par le sérum dans *l'état général* du malade ne sont guère moins évidentes et, pour s'en rendre compte, il suffit de se reporter à quelques années en arrière et de comparer l'aspect que présentaient alors, dans nos hôpitaux, les salles consacrées à la diphtérie et celui qu'elles offrent maintenant.

Il est vrai (et cette objection a plus d'une fois été formulée contre le sérum) que cette amélioration de l'état général n'est pas constante, ou du moins qu'elle n'est pas constamment définitive ni complète. On voit par exemple des enfants qui, malgré la disparition des fausses membranes, malgré une certaine amélioration dans l'état général, restent plus ou moins traînants, apathiques, et présentent assez souvent des poussées de fièvre irrégulière et plus spécialement encore de la faiblesse du pouls, qui reste fréquent et souvent irrégulier Cet état, très bien caractérisé par Heubner[1] du nom de *marasme diphtérique*, peut se prolonger pendant plusieurs semaines et finalement se terminer par la guérison; mais d'autres fois les enfants succombent. Certains auteurs ont cru pouvoir, en pareil cas, attribuer la mort au sérum et d'autres ont dit que, sans la produire directement, il ne l'avait pas empêchée : ce qui tendrait à prouver, ajoutent-ils, que le sérum n'a sur les accidents toxiques aucune action ou que celle-ci est au moins très douteuse.

Cette interprétation ne nous paraît pas exacte et nous croyons beaucoup plutôt, avec Heubner, que cet état doit être attribué à ce que la toxine diphtérique n'a pas été complètement détruite ou neutralisée par le sérum. Il es: *nécessaire* en effet, *pour obtenir un résultat favorable du sérum, qu'il soit appliqué de bonne heure*; si les toxines ont déjà eu le temps de produire des lésions viscérales, ce n'est pas le sérum qui pourra les faire disparaître. Il y a là un point très important, et qu'il ne faut pas perdre de vue pour le traitement.

Les *accidents attribués au sérum* sont multiples et n'ont pas tous, i s'en faut de beaucoup, une égale importance. Il faut tout d'abord mettre à part certains phénomènes qui sont bien manifestement indépendants du traitement par le sérum : tels sont en particulier les troubles cardiaques les paralysies, etc., dont les relations avec la diphtérie sont bien établies

On ne peut davantage considérer, comme des méfaits du sérum, la légère douleur produite par la piqûre, ni même les complications résultant de fautes commises dans l'application de la méthode, par suite d'une antisepsie imparfaite (abcès au niveau de la piqûre, etc.).

Au contraire, il semble que l'on puisse attribuer au sérum lui-même ui certain nombre de phénomènes qui n'avaient pas été observés avant la sérumthérapie ou qui ne l'avaient été que d'une façon exceptionnelle. Ces phénomènes peuvent être divisés en trois périodes, suivant l'époque à laquelle ils se produisent. Nous les désignerons sous les noms de phénomènes *immédiats*, *précoces* ou *tardifs*, tout en reconnaissant le caractère schématique de cette classification.

Les phénomènes *immédiats* consistent dans certaines sensations éprouvées par le malade et une légère réaction fébrile caractérisée par une élévation passagère de la température et des modifications correspondantes du pouls ces phénomènes qui, d'ailleurs, ne sont pas constants, débutent quelques heures après l'injection et ne tardent pas à disparaître. Ils sont bien certainement en rapport avec l'injection de sérum, mais sont assez peu importants pour qu'il n'y ait pas lieu, en général, de s'en préoccuper. Cependant cette réaction peut acquérir, chez certains sujets déjà malades, une intensité inquiétante; c'est ce qui a lieu notamment chez les tuberculeux, où l'on observe assez souvent, à la suite des injections de sérum antidiphtérique, une poussée congestive analogue à celle que produit l'injection de tuberculine

---

(1) Réunion des naturalistes et médecins allemands à Lubeck, septembre 1895.

Les phénomènes *précoces* sont constitués par les éruptions urticariennes et quelquefois érythémateuses qui se développent dans les premiers jours après l'injection, éruptions fugaces mais sujettes à reparaître; elles s'accompagnent parfois d'une légère élévation de la température, mais n'ont guère d'autre inconvénient que celui résultant de la démangeaison qu'elles procurent.

Ces éruptions sont bien manifestement en rapport avec l'injection de sérum; mais elles ne sont pas spéciales au sérum antidiphtérique, on les observe tout aussi bien avec le sérum antistreptococcique, ou même avec le sérum de cheval non immunisé. Elles semblent, du reste, dépendre d'un état particulier du cheval qui a fourni le sérum, et l'on s'explique ainsi que, très fréquentes à certains moments, elles puissent dans d'autres circonstances faire complètement défaut pendant plusieurs semaines ou plusieurs mois.

Beaucoup plus importants sont les phénomènes *tardifs*, qui surviennent en général 12 ou 15 jours après l'injection. Le début de ces accidents est marqué ordinairement par une élévation de la température qui peut atteindre jusqu'à 39° ou 40°, et souvent par des vomissements; puis très rapidement surviennent des douleurs articulaires ou musculaires et une éruption plus ou moins généralisée dont nous avons plus haut étudié les caractères; quelquefois alors, on voit réapparaître l'urticaire qui s'était montrée quelques jours avant.

L'éruption et les arthropathies s'accompagnent d'une fièvre plus ou moins intense, et de phénomènes généraux plus ou moins graves, parfois très inquiétants : les malades tombent souvent dans un état de prostration et d'adynamie très marquées; d'autres fois il y a de l'agitation, ou même du délire, presque toujours de l'insomnie. Quelquefois on note de l'albuminurie, ou plutôt la réapparition d'une albuminurie qui s'était manifestée au début de la maladie, puis avait disparu; parfois cependant l'existence de l'albuminurie est constatée alors pour la première fois. Les vomissements, signalés au début, continuent souvent et il peut s'y ajouter une diarrhée plus ou moins intense, fétide, quelquefois sanguinolente. Comme phénomènes plus rares, mais observés dans quelques cas, nous signalerons des œdèmes de la face ou des membres et aussi une éruption d'apparence érysipélateuse, soit dans la région où avait lieu l'éruption, soit dans tout autre point, au scrotum par exemple. Quelquefois aussi nous avons vu réapparaître à ce moment une légère angine caractérisée par une rougeur plus marquée de la gorge et quelques points blancs sur les amygdales; on peut en rapprocher le fait signalé par Barth[1] d'une tuméfaction de la muqueuse nasale déterminant une obstruction complète des narines. Les ganglions lymphatiques du cou peuvent également subir une tuméfaction très notable, mais passagère. Barth a observé le même fait et a vu aussi, mais plus rarement, une adénopathie inguinale.

L'apparition des accidents a lieu à une époque presque fixe, à peu près

[1] *Deutsche med. Wochenschrift*, juin 1896.

[SEVESTRE ET L. MARTIN.]

toujours vers le 15° jour après l'injection, en tout cas du 10° au 15° jour et souvent alors que le malade paraît depuis plusieurs jours complètement guéri de sa diphtérie; puis, après avoir duré 3, 4 ou 5 jours, les phénomènes s'amendent progressivement, souvent assez vite et ne tardent guère à disparaitre complètement, laissant seulement à leur suite un certain degré d'affaiblissement, qui n'est cependant pas toujours en rapport avec l'intensité des phénomènes observés pendant la crise.

Dans certains cas, les accidents sont moins intenses et se bornent à une éruption légère, à quelques douleurs articulaires isolées et fugaces; quelquefois même il n'existe rien autre chose qu'une poussée fébrile éphémère, sans manifestation particulière, mais suffisamment caractérisée par la date même à laquelle elle se montre.

Les accidents tardifs de la sérum-thérapie, dont nous avons cherché à esquisser la physionomie si spéciale, présentent un grand intérêt et il serait fort important de pouvoir les rattacher à une cause pathogénique bien déterminée ; malheureusement, nous n'avons encore à cet égard que des hypothèses.

La plupart des auteurs qui ont cherché à interpréter ces phénomènes ont d'ailleurs eu le tort de les confondre dans une description commune avec les phénomènes précoces, qui en diffèrent cependant complètement ; pour les uns comme pour les autres, ils ont admis une action du sérum, sans chercher à déterminer pourquoi le sérum produirait tantôt une urticaire sans gravité, tantôt un syndrome très inquiétant, tantôt enfin et le plus souvent rien du tout ; car si le sérum a par lui-même, et indépendamment de toute cause secondaire, une action si néfaste, on comprend mal que cette action s'exerce si rarement. Or, il faut bien le reconnaître, dans le très grand nombre des injections faites journellement, les accidents graves forment une minorité infime.

On invoque, il est vrai, les prédispositions individuelles et l'on rappelle que les animaux eux-mêmes ne réagissent pas toujours de la même façon. Cela est certain, mais encore serait-il intéressant de préciser la condition qui fait que le sérum produit dans certains cas des accidents, alors que généralement il est bien supporté.

Nous avions cru pouvoir invoquer à cet égard l'existence d'une infection streptococcique (opinion d'ailleurs admise par Roux) et nous avions pensé que cette infection jouait un rôle important dans la production des accidents tardifs de la sérum-thérapie. Cette interprétation peut s'appuyer sur un certain nombre d'arguments : tout d'abord il est positif que les accidents en question, et particulièrement les exanthèmes, ressemblent singulièrement à ceux qu'on a plus d'une fois observés dans les infections par le streptocoque ; les arthropathies présentent peut-être des caractères un peu spéciaux, elles ne suppurent pas, sont mobiles et fugaces; mais ces caractères ne se retrouvent-ils pas dans ce que l'on connaît sous le nom de pseudo-rhumatisme infectieux? et si l'on considère d'autres phénomènes plus rares, mais cependant possibles, tels que les œdèmes localisés, les plaques érysipélateuses, ces phénomènes ne sont-ils pas au premier chef des accidents imputables à la streptococcie, comme aussi vraisemblablement les adénopathies?

En outre, dans un certain nombre d'observations, nous avions constaté que les accidents tardifs coïncidaient toujours avec une strepto-diphtérie ou avec une angine à streptocoques sans diphtérie, et que, par contre, on ne les voyait pas dans les diphtéries pures. Depuis lors, on a publié certains cas dans lesquels le streptocoque faisait défaut, mais où l'examen bactériologique montrait des staphylocoques; nous en avons nous-même observé et nous avons même rencontré parfois des accidents chez des enfants considérés à l'entrée comme atteints de diphtérie pure. La proposition que nous avions formulée était peut-être trop absolue, mais nous croyons cependant qu'elle se trouve justifiée par le plus grand nombre des faits et que l'on peut dire d'une façon générale que les accidents tardifs de la sérum-thérapie sont surtout observés dans les cas où le bacille de Lœffler est associé à d'autres microbes et spécialement au streptocoque.

Ceci d'ailleurs n'est pas pour nous faire rejeter l'*influence du sérum* sur la production des accidents, et tout au contraire, pour bien marquer cette influence, nous avons le premier signalé ce fait que les accidents surviennent non pas à une époque quelconque de la maladie, mais 10 à 15 jours ou même, d'une façon plus précise, en général 15 jours après l'injection de sérum; il y a là quelque chose de tout à fait comparable à la période d'incubation des fièvres éruptives et des autres maladies infectieuses, et sans forcer la note on pourrait dire que les accidents en question succèdent à une *période d'incubation*, dont l'injection de sérum serait le point de départ. Ceci démontre bien qu'il y a là autre chose qu'une simple coïncidence.

Au total et en modifiant légèrement l'opinion que nous avions primitivement défendue, nous pensons que les accidents tardifs de la sérum-thérapie reconnaissent une double origine : 1° un état particulier de l'organisme résultant de l'*existence d'infections secondaires*, en particulier par le streptocoque; 2° l'*injection du sérum* qui agit comme cause occasionnelle, et par un mécanisme encore mal déterminé.

Roger, qui n'accepte pas nos conclusions primitives, admet cependant que le sérum puisse, en troublant l'organisme, permettre le développement de microbes jusque-là inoffensifs, et il rappelle à ce propos que, dans la stomatite mercurielle par exemple, ce sont les microbes de la bouche qui produisent les lésions, mais que leur action n'est devenue possible que grâce à l'intervention du mercure.

L'interprétation que nous venons d'exposer, et qui n'a peut-être que la valeur d'une hypothèse, est celle qui nous paraît le mieux rendre compte des accidents tardifs de la sérum-thérapie. Nous y avons insisté un peu longuement, car nous pensons qu'elle pourra servir à fixer les indications du sérum dans la diphtérie. Nous devons reconnaître cependant qu'elle n'a guère, jusqu'ici, rencontré de partisans, et la plupart des observateurs rattachent simplement les accidents au sérum, sans préciser davantage. Parmi les substances que renferme le sérum, dit Roger, ce sont probablement les albumines qui agissent. Variot admet aussi que les substances albuminoïdes du sérum injecté sous la peau se mêlent au sang et aux humeurs et là, avant d'être rejetées par les émonctoires de l'économie, se transforment et se

[SEVESTRE ET L. MARTIN.]

dédoublent; ce sont vraisemblablement ces produits de dédoublement des molécules albuminoïdes qui, après une période de temps assez fixe, détermineraient les troubles divers de l'intoxication sérique.

Nous devons, avant de finir, signaler quelques cas dans lesquels ont été observés des *accidents beaucoup plus graves* et qui se sont terminés d'une façon fatale. Quelquefois la mort est survenue à la suite d'anurie, de convulsions ou après des phénomènes cardiaques, et cela 8 ou 10 jours après l'injection de sérum; d'autres fois il y avait eu simplement une hyperthermie dont l'explication ne put être trouvée; ailleurs, un enfant mourait quatre jours après une injection de sérum de Behring et après avoir présenté des douleurs lombaires, une forte albuminurie et une éruption de pétéchies sur tout le corps; enfin, dans quelques cas, la mort était survenue quelques minutes seulement après une injection de sérum faite préventivement à des enfants bien portants. Dans l'un de ces derniers cas, relatif au fils d'un médecin mort cinq minutes après une injection de sérum, l'autopsie montra que les bronches étaient remplies de matières alimentaires qui avaient passé de l'estomac dans les voies respiratoires.

Les faits, comme on le voit, sont assez disparates; la plupart même ne nous sont connus que par des relations incomplètes et ne se prêtent pas à une discussion sérieuse; il paraît difficile d'y voir autre chose que des observations d'attente, dont les analogues, il faut bien l'espérer, ne se présenteront pas.

En tout cas, même si l'on rattache à l'influence du sérum une grande partie des accidents que nous venons d'étudier, on doit reconnaître, avec Roger, que « ces accidents, d'ailleurs exceptionnels, ne doivent nullement faire restreindre l'usage de la méthode, mais ils doivent engager simplement à la perfectionner; s'il est vrai que la plupart des phénomènes dangereux sont dus au sérum, c'est-à-dire sont indépendants de l'antitoxine, c'est à la préparation et à l'isolement de la substance active que doivent tendre les efforts des expérimentateurs. Le jour où nous serons mis en présence d'un produit, sinon pur, au moins débarrassé d'un grand nombre de substances inutiles ou nuisibles, un grand progrès aura été accompli; en attendant il faut déjà se féliciter d'une méthode thérapeutique qui a contribué dans de larges proportions à l'abaissement de la mortalité. »

Influence de la sérum-thérapie sur la mortalité par la diphtérie. — Il n'est pas douteux que, depuis l'application du sérum au traitement de la diphtérie, la mortalité de cette maladie a baissé dans des proportions considérables. Nous ne nous attarderons pas à dépouiller les statistiques publiées de tous côtés depuis deux ans; disons seulement que toutes concordent d'une façon absolue et donnent, à quelques variantes près, des résultats que l'on n'avait jamais atteints par aucune méthode de traitement. De 26 pour 100, chiffre indiqué par Roux au congrès de Buda-Pesth, et déjà très favorable si on le compare à celui des années précédentes (qui, dans des conditions analogues, atteignait ou dépassait 50 pour 100), la mortalité est tombée à une proportion qui oscille entre 10 et 15 pour 100; si même on élimine les cas de mort survenus dans les premières vingt-quatre heures après le début du traitement, on trouve que, dans tous les pays du monde, la mortalité est inférieure à 10 pour 100 et parfois même ne dépasse pas 5 ou 6 pour 100. La statistique publiée par la Société américaine de Pédiatrie [1] est sous ce rapport particulièrement favorable. Elle ne porte que sur des malades observés dans la pratique privée, et par conséquent élimine les influences de milieu, d'encombrement, etc., qui peuvent fausser plus ou moins les statistiques hospitalières, mais est cependant établie sur des faits bien observés, le plus souvent avec examen bactériologique. Elle offre d'autant plus d'intérêt que ce n'est pas une statistique locale, mais en dehors de New-York et de Chicago elle comprend encore les résultats de 114 villes situées dans quinze États différents. Enfin cette statistique est la plus importante qui ait paru jusqu'ici ; car, après élimination des observations incomplètes, elle comprend encore 5 794 cas, avec 715 morts, ce qui donne une proportion de 12, 3 pour 100. Si on retranche 218 cas, concernant des enfants mourants au moment de l'injection, ou morts dans les premières vingt-quatre heures, il reste 5 576 cas avec une mortalité de 8,8 pour 100. Sur les 4 120 cas injectés dans les trois premiers jours de la maladie, 303 moururent, soit 7,3 pour 100 ; si on déduit les cas qui moururent vingt-quatre heures après l'injection, on trouve 4 015 cas, avec une mortalité de 4,8 pour 100. Au contraire, lorsque l'injection était faite après le troisième jour, la mortalité était à peu près la même que dans les statistiques ordinaires de diphtérie, sauf quelques cas dans lesquels il y eut cependant des améliorations frappantes.

En présence de statistiques aussi nombreuses, et de celles qui ont été publiées dans tous les pays de l'Europe, il ne peut être question de séries favorables, comme quelques-uns paraissaient le croire au début, et à moins de soutenir que, sur les deux continents, la diphtérie est devenue tout d'un coup une maladie bénigne, il faut bien admettre comme positive l'influence de la sérum-thérapie.

On a dit, il est vrai, que le traitement est maintenant appliqué à des cas dans lesquels le diagnostic avait été établi par l'examen bactériologique, mais que l'on n'aurait jamais songé autrefois à rattacher à la diphtérie, et que par conséquent les statistiques englobent un plus grand nombre de cas bénins qui la rendent forcément plus favorable. A cette objection répond encore l'enquête américaine : pour les cas où le diagnostic avait été confirmé par l'examen bactériologique, on trouve une mortalité réduite (après 24 heures) de 8,7 pour 100, alors que le chiffre est de 9,6 pour 100 pour les cas où le diagnostic avait été fait d'après l'apparence clinique seule, mais élimination faite des angines uniquement tonsillaires (par conséquent bénignes pour la plupart). La différence est vraiment peu sensible.

Indications et contre-indications du sérum antidiphtérique. — Le sérum antidiphtérique, lorsqu'il est appliqué à une période suffisamment rapprochée du début, donne dans la plupart des cas des résultats qui ont été, à juste titre, qualifiés de merveilleux ; mais il peut aussi, dans quelques

---

(1) *Arch. of Pediatrics*, July 1896. — Résumée dans *la Médecine moderne*, 18 juillet 1896.

[SEVESTRE ET L. MARTIN.]

circonstances, déterminer des accidents qui sont le plus souvent insignifiants mais qui présentent parfois un certain caractère de gravité : telle est, en deux mots, la conclusion la plus nette de l'exposé qui précède. Il en résulte que le sérum ne doit pas être employé à la légère, mais que, comme tout agent thérapeutique, il présente des indications et des contre-indications. Examinons successivement les différents cas qui peuvent se présenter.

1° Dans les cas d'*angine, lorsque l'examen clinique révèle manifestement l'existence d'une diphtérie non douteuse, il faut, sans hésitation et le plus tôt possible, faire une injection de sérum.* Il n'y a même pas à se demander si la maladie ne pourrait pas guérir par le traitement local ; on n'est jamais sûr, en effet, que cette angine ne se propagera pas au larynx, ou que les phénomènes toxiques, nuls ou encore peu marqués, ne se développeront pas tout d'un coup. Toutes les fois que le diagnostic est évident, nous le répétons, il faut injecter.

Lorsque *l'angine est légère, au début,* on peut en général *attendre le résultat de l'examen bactériologique,* mais à la condition de surveiller le malade avec beaucoup de vigilance, et de *se tenir prêt à faire l'injection, pour peu que le mal fasse des progrès.*

Dans les *cas douteux,* il convient aussi d'*attendre* le résultat de l'examen bactériologique, à moins que, dans l'intervalle, la maladie se caractérise nettement et semble devoir marcher rapidement : ce n'est plus alors un cas douteux.

Lorsque le diagnostic a été complété par l'*examen bactériologique,* s'il s'agit d'une *diphtérie pure, l'injection est de règle,* même si la maladie se présente sous une forme peu grave en apparence ; car on n'a guère à redouter que des accidents insignifiants et d'autre part l'expectation risquerait de faire perdre un temps précieux. Cependant, dans les cas, rares d'ailleurs, de *diphtérie catarrhale,* sans fausses membranes, et à moins que l'examen ne donne des cultures abondantes de bacilles très longs, on peut attendre, mais en surveillant le malade de près.

Dans la *diphtérie associée* et spécialement dans la *strepto-diphtérie, la crainte des accidents,* auxquels le malade peut être exposé plus spécialement dans cette forme, *ne doit pas empêcher de recourir aux injections de sérum ;* car, dans une maladie où deux infections s'associent et se combinent, c'est déjà beaucoup que d'avoir supprimé les effets de l'une d'elles. Lorsque l'examen bactériologique a révélé l'existence du *bacille court* soit pur, soit associé au streptocoque, la situation est plus délicate ; car nous pensons que le bacille court n'est pas toujours en rapport avec une diphtérie vraie, ou que du moins il en représente une forme atténuée. *On pourrait donc hésiter,* mais nous croyons *plus prudent de faire une injection.*

Quant aux cas dans lesquels, malgré l'existence de fausses membranes ressemblant à celles de la diphtérie, l'examen bactériologique ne révèle que des streptocoques ou des staphylocoques, mais *pas de bacilles,* le sérum ne peut avoir aucune action favorable et est *au moins inutile.* En pareil cas, et par mesure de prudence, il peut être bon de répéter l'examen bactériologique pour être bien sûr qu'il n'y a pas de bacilles.

Le traitement par le sérum offre d'autant plus de chances de succès qu'il est appliqué à une période plus rapprochée du début, cependant il doit, être tenté, même dans les *cas déjà avancés*, avec des phénomènes toxiques positifs ; le résultat favorable est problématique, mais non impossible.

2° Dans le *croup* caractérisé, le sérum doit être injecté *le plus tôt possible*, qu'il s'agisse d'une diphtérie pure ou d'une diphtérie associée, et même dans le cas de bacilles courts. Bien plus, *l'injection doit être faite*, même si les signes du croup sont encore incertains, et *pour peu qu'il existe quelques symptômes pouvant faire craindre l'envahissement du larynx.* C'est là surtout qu'il importe de ne pas se laisser devancer par la maladie. Même dans les cas où l'angine fait défaut, et si l'on a quelque raison de craindre un *croup d'emblée*, il est préférable de *faire une première injection, sans attendre le résultat de l'examen bactériologique.*

3° Dans les cas de *diphtérie nasale, buccale, conjonctivale ou cutanée*, l'injection est aussi indiquée, mais moins urgente et l'on peut alors attendre les résultats de l'examen bactériologique, pour peu que la nature de la maladie soit contestable.

Il n'y a guère de *contre-indications* de la sérum-thérapie : cependant, pour les cas de *tuberculose* avérée, et s'il n'y a pas une indication formelle du sérum (par exemple en cas de croup), il pourra être préférable de s'abstenir et de faire seulement le traitement local, pour éviter au malade la poussée congestive qui succède assez souvent à l'injection de sérum.

La *dose* de la première injection est ordinairement de 20 centimètres cubes, sauf chez les enfants au-dessous de deux ans, où une dose de 10 centimètres cubes est souvent suffisante ; nous avons même réduit cette première dose à 5 centimètres cubes pour un enfant de cinq semaines, qui l'a d'ailleurs très bien supportée et a guéri après une seconde dose. Dans les formes bénignes, on peut même se borner à faire une injection de 10 centimètres cubes ; mais cependant, nous préférons en général donner le premier jour une dose de 20 centimètres cubes, d'autant que l'expérience a montré que les accidents n'étaient pas plus fréquents qu'avec une dose moindre. Dans les cas graves, dans le croup, ou chez les adultes, on pourrait faire d'emblée une injection de 30 ou 40 centimètres cubes ; il vaut mieux diviser cette dose en deux et donner d'abord 20 centimètres cubes, puis une nouvelle dose de 10 ou 20 centimètres cubes, douze ou vingt-quatre heures après.

Cette première injection peut suffire pour la guérison et le plus souvent il est inutile de la répéter ; cependant, dans le croup et dans les angines graves, il faut souvent donner les jours suivants une ou plusieurs autres doses de sérum ; il semble alors qu'il y ait avantage à échelonner en quelque sorte les injections et par exemple à injecter matin et soir 10 centimètres cubes plutôt que 20 centimètres cubes en une fois.

La répétition des injections peut être commandée par des causes multiples : si la température ne baisse pas au bout de douze ou vingt-quatre heures et si l'examen du malade ne révèle aucune complication capable d'expliquer la fièvre, il y a indication de renouveler l'injection ; il en sera de même si, au bout de deux jours, les fausses membranes ne commencent

[SEVESTRE ET L. MARTIN.]

pas à se détacher, ou si les ganglions restent volumineux. Il faut pourtant dans ces cas *savoir attendre* et se défier d'une tendance assez générale à multiplier les injections. Une autre indication, plus urgente, résulte de l'existence de phénomènes toxiques ou d'une tendance à l'extension des fausses membranes, et là on peut être autorisé à faire toutes les douze ou vingt-quatre heures des injections de 20 centimètres cubes.

Dans les cas de croup, il est nécessaire aussi de répéter les injections, mais il est rare que l'on soit obligé de dépasser la dose totale de 40 ou 50 centimètres cubes.

C. — De la sérum-thérapie appliquée aux infections secondaires

Il y aurait un grand intérêt à pouvoir employer contre les infections secondaires de la diphtérie des sérums antitoxiques spéciaux. Malheureusement, si l'on peut entrevoir cette éventualité pour l'avenir, la question n'est pas encore complètement résolue. Le sérum antistreptococcique (spécialement celui de Marmorek, employé dans la diphtérie plus souvent que celui de Roger) a semblé d'abord donner des espérances, mais les résultats sont loin d'être absolument concluants, et n'ont pas été, dans l'ensemble, aussi satisfaisants qu'on aurait pu le supposer d'après l'expérimentation sur les animaux. Nous en avons fait usage dans un certain nombre de cas et voici, en résumé, les effets que nous avons observés sur l'angine et les adénopathies d'une part, et sur l'état général d'autre part.

Si l'on observe avec soin un enfant atteint d'*angine* strepto-diphtérique traitée par le sérum de Roux, on constate, au bout de 24 ou de 48 heures, que la gorge se déterge en partie; mais le plus souvent les amygdales ne se dépouillent pas complètement, et parfois même, dans les jours suivants, les fausses membranes semblent augmenter d'épaisseur ou réapparaissent en creusant et détruisant les tissus sous-jacents; les ganglions restent engorgés et sont englobés dans une zone de périadénite; en même temps la fièvre persiste, avec des oscillations irrégulières. Une nouvelle injection de sérum de Roux ne produit alors aucune modification appréciable; au contraire, si on fait à ce moment une injection de sérum de Marmorek, on voit dans certains cas le processus s'arrêter, rétrograder, et, en quelques jours, survient une amélioration très marquée du côté de la gorge; en même temps, les *ganglions* diminuent; ils sont, après 24 heures, plus isolés les uns des autres, moins empâtés et se résorbent en quelques jours. La fièvre baisse, quelquefois dès le premier ou le second jour. Malheureusement, cette action favorable est loin d'être constante. Au contraire, l'*état général* ne nous a pas paru subir de modification bien marquée, et les phénomènes d'infection ne paraissent influencés que d'une façon insignifiante; tout au plus les accidents de streptococcie consécutifs aux injections de sérum de Roux sont-ils un peu moins graves.

Quant aux complications de broncho-pneumonie, si elles ont paru, dans quelques cas, arrêtées dans leur développement par le sérum de Marmorek, le plus souvent leur évolution se continue sans qu'il soit possible de saisir une modification appréciable; cela n'a, d'ailleurs, rien de bien surprenant, si l'on réfléchit à la nature complexe de ces complications pulmonaires, dans lesquelles coexistent souvent plusieurs variétés de microbes autres que le streptocoque.

Il faut ajouter que les injections de sérum de Marmorek nous ont paru produire assez souvent, au siège de la piqûre, des *abcès* plus ou moins graves, remarquables par la rapidité avec laquelle ils se développent et la tendance au sphacèle du tissu cellulaire sous-cutané.

Au total, le sérum de Marmorek peut être employé dans les diphtéries compliquées de streptocoque; mais il ne faut pas s'attendre à une action bien positive; tout au plus peut-on espérer une modification dans l'état de la gorge et des ganglions, sans pouvoir compter sur une action anti-toxique générale.

D. — Traitement général

Le traitement général ne doit pas être négligé dans la diphtérie, et par là il faut entendre que l'on doit recourir à tous les moyens d'action pouvant être utilisés contre les phénomènes qui résultent de l'intoxication diphtérique ou des infections secondaires. Le sérum antidiphtérique est assurément l'un de ces moyens, mais il doit être secondé dans la lutte contre les produits microbiens. Nous ne connaissons pas encore de médicament qui soit à la fois suffisamment actif contre le poison, et suffisamment bien toléré par l'organisme; mais, fort heureusement, nous avons d'autres moyens d'action qui, pour être moins immédiats, ne sont pas moins efficaces. Nous savons, en effet, que les produits toxiques sont ordinairement retenus ou en partie détruits par le foie, qu'ils sont brûlés dans le sang, qu'ils sont éliminés par les reins : c'est dans ce sens qu'il faut agir. Ainsi, l'asphyxie lente et l'inanition nuisant à l'action physiologique du foie, on fera indirectement de l'antisepsie interne en donnant au malade de l'oxygène et des aliments facilement assimilables. L'oxygénation du sang, et par suite la combustion des produits toxiques seront assurées par la ventilation de la chambre, et au besoin par les inhalations d'oxygène. On excitera l'émonctoire rénal par le régime lacté, par les boissons abondantes, par les injections sous-cutanées de caféine qui ont, en outre, l'avantage de stimuler les fonctions du cœur. Enfin, on s'efforcera de soutenir l'organisme par l'alimentation et quelques toniques. Ces indications générales posées, revenons sur quelques points de détail.

L'*alimentation* devra être à la fois substantielle et légère, ou du moins facilement assimilable. A ce double point de vue, le lait n'offre que des avantages et devra constituer la base de l'alimentation. A défaut de lait, ou comme complément, on donnera des potages, du jus de viande, des gelées, de la viande crue en purée, des œufs sous une forme quelconque; il est souvent nécessaire d'insister, et au besoin on aura recours à la sonde œsophagienne et au *gavage*. Cependant il n'importe pas moins de garder à cet égard une juste mesure, et l'on se rappellera qu'une alimentation excessive ou prématurée risquerait, en amenant de l'embarras gastrique, de produire une nouvelle cause d'intoxication. De même, pour les boissons, qui doivent être abondantes, mais sans excès. Les alcooliques sous une forme quelconque (malaga, grogs, etc.), seront, ainsi que le café étendu d'eau, donnés avec avantage; mais on les prescrira avec ménagement dans les cas d'albuminurie.

On devra être sobre de *médicaments*, même de ceux réputés *toniques*. Le quinquina peut être très utile (sous forme d'extrait de quinquina donné dans une potion); mais il est parfois mal supporté et doit alors être laissé de côté. Le perchlorure de fer a été conseillé, et a même joui pendant long-temps d'une grande vogue : on en mettait 20 à 40 gouttes dans un verre d'eau froide et l'on faisait boire de ce mélange une gorgée toutes les 5 minutes; le malade prenait, dans les 24 heures, de 3 à 5 verres ainsi pré-parés. On attribuait à ce médicament une double action : c'était en quelque sorte une variante du traitement local, la solution de perchlorure venant fréquemment baigner les fausses membranes; c'était aussi un médicament tonique; à ce double titre, on peut en continuer l'emploi, surtout chez les enfants antérieurement anémiques, mais sans atteindre les doses précédentes qui pourraient amener un peu d'intolérance.

L'oxygène est lui-même un puissant tonique et l'on aura soin d'entretenir dans la chambre une *aération* convenable, en évitant, cependant, que la température descende au-dessous de 18°. Si l'on peut faire réserver pour le malade deux chambres voisines, ce sera mieux encore; car on pourra le mettre alternativement dans l'une et dans l'autre.

Les *soins de la peau* sont très nécessaires, non seulement parce que les moindres excoriations peuvent se recouvrir de fausses membranes, mais surtout parce que la peau est, comme le rein, une voie d'élimination pour les produits toxiques solubles. On devra donc recommander (et souvent il faudra le faire avec insistance) de faire au moins une ou deux fois par jour la toilette *complète* du malade; quelquefois aussi les bains tièdes seront donnés avec grand avantage.

En outre, dans les cas d'adynamie, on se trouvera souvent bien de recourir aux lotions vinaigrées et surtout dans les cas de fièvre, aux *bains froids*. Ces bains, qui trouvent surtout leur indication dans les complica-tions de broncho-pneumonie, sont souvent aussi, en dehors de cette condi-tion, prescrits avec avantage dans les formes toxiques de la diphtérie : il faut cependant toujours, en pareil cas, rechercher s'ils ne sont pas contre-indiqués par l'état du cœur.

L'état des *fonctions digestives* doit être surveillé avec soin. Dans les cas d'infection intestinale, qui peut par elle-même déterminer une fièvre plus ou moins vive, on devra donner un purgatif léger, soit simplement de la magnésie ou une limonade purgative, soit du calomel que nous avons bien souvent employé dans la diphtérie, sans le moindre inconvénient et presque toujours avec avantage. D'autres fois, on aura recours simplement aux anti-septiques intestinaux et en particulier à l'acide lactique. En tout cas, on se rappellera que *l'hygiène de l'intestin* constitue, dans le traitement de la diphtérie, l'un des points les plus importants.

Le *fonctionnement du cœur* doit être l'objet d'une surveillance toute spéciale : dès que l'on constate dans l'état du pouls la moindre modification pouvant être rapportée à un affaiblissement du muscle cardiaque, il faut recourir aux injections sous-cutanées de caféine : on en donnera, suivant l'âge de l'enfant et suivant les phénomènes observés, des doses de 5, 10 ou 20 centigrammes, que l'on répétera deux ou trois fois par jour. Nous avons même plus d'une fois fait ces injections d'une façon préventive, et avant qu'il n'y eût encore de phénomènes cardiaques, dans des cas où la diphtérie se présentait sous une forme grave. De même, lorsque survient l'indication des bains froids, nous les faisons généralement précéder d'une injection de caféine.

Contre l'*adynamie* et le *collapsus*, en dehors des moyens qui précèdent, on emploiera avec avantage les injections d'éther ou d'huile camphrée et surtout les injections de *sérum artificiel* (formule de Hayem ou solution de chlorure de sodium à 7 pour 1000). C'est un excellent moyen qui a certainement sauvé la vie de plusieurs de nos petits malades, qui pouvaient être considérés comme perdus. Nous faisons faire généralement des injections de 20 ou quelquefois 40 centimètres cubes, qui sont répétées plusieurs fois dans la journée soit isolément, soit alternativement avec des injections de caféine. Dans quelques cas très graves, nous avons même atteint les doses de 200 à 250 c. c. en 24 heures.

La *paralysie diphtérique* guérit généralement d'elle-même, lorsqu'elle est limitée au voile du palais; mais, dans les formes généralisées, il y a grand intérêt à en abréger le plus possible la durée : on emploiera dans ce but tous les toniques et spécialement les préparations de noix vomique ou de strychnine, par exemple le sirop de sulfate de strychnine à la dose d'une ou deux cuillerées à café. On fera sur les membres des frictions stimulantes et surtout on aura recours à l'électrisation, soit avec les courants faradiques à intermittences peu fréquentes, soit avec les courants continus, mais toujours en commençant avec des courants de faible intensité. Plus tard les bains sulfureux, les bains de mer seront très utiles.

Si les muscles du tronc sont pris, on évitera toutes les causes de refroidissement; car les complications pulmonaires acquièrent, du fait de la paralysie, une gravité spéciale. Pendant tout le cours de la paralysie, on devra surveiller avec soin la déglutition, pour éviter les accidents de ce côté. On donnera de préférence des bouillies épaisses, des purées, qui sont plus facilement avalées. Quelquefois on se trouvera bien de faire manger l'enfant à plat ventre. Enfin, en cas d'impossibilité absolue, on aurait recours à la sonde œsophagienne.

Convalescence de la diphtérie. — Les enfants guéris de diphtérie doivent être surveillés pendant longtemps encore, surtout lorsqu'ils ont présenté des complications (albuminurie, troubles cardiaques, paralysie, etc.). En dehors même de ces complications, ils conservent du reste un état de faiblesse qui ne disparaît que très lentement et contre lequel on doit agir par les toniques, les bains stimulants, le changement d'air, etc. Enfin, comme le bacille persiste souvent dans la bouche pendant plusieurs semaines, il sera bon de continuer les lavages antiseptiques deux ou trois fois par jour.

[SEVESTRE ET L. MARTIN.]

Il nous a semblé que les applications de teinture d'iode sur les amygdales donnaient en général de bons résultats à cet égard.

Traitement des diverses localisations de la diphtérie. — L'action du sérum antidiphtérique paraît établie aujourd'hui d'une façon positive dans *toutes les localisations* de la maladie, dans la conjonctivite[1] aussi bien que dans l'angine ou toute autre manifestation. Nous pensons donc que l'on devra recourir aux *injections de sérum* dans tous les cas où la nature de la maladie sera établie par l'examen bactériologique, si elle n'est déjà déterminée nettement par l'examen clinique. Évidemment l'indication est beaucoup plus précise dans les formes graves que dans les formes légères; mais, même pour ces dernières, il nous paraît prudent de faire quand même usage du sérum, pour ne pas être exposé à voir tout d'un coup la maladie s'aggraver. En effet, et c'est un point sur lequel nous ne saurions trop insister, la diphtérie la plus légère en apparence peut, d'un moment à l'autre et souvent sans qu'on puisse le prévoir, se transformer en diphtérie grave.

En outre, on se gardera de négliger le *traitement local*, qui variera naturellement suivant chaque cas particulier. Dans l'*angine*, on fera régulièrement de grands lavages antiseptiques avec la liqueur de Labarraque ou la solution de chloral.

Contre la *diphtérie nasale*, on pratiquera également des irrigations à grande eau avec des solutions antiseptiques; mais il sera souvent utile de faire auparavant pénétrer dans les narines un peu de vaseline boriquée ou d'huile mentholée pour ramollir et détacher les mucosités desséchées ou les fausses membranes. Sinon, dans le cas où l'obstruction persisterait en arrière, on s'exposerait à faire pénétrer dans les trompes d'Eustache des liquides chargés de microbes.

Dans la *diphtérie auriculaire*, on se bornera pendant le cours de la maladie à faire des injections d'eau boriquée tiède.

Dans la *conjonctivite*, il faudra s'abstenir de cautérisations et de tout traitement irritant; les lavages à l'eau boriquée tiède ou avec la solution phéniquée à 1 pour 200 sont parfaitement suffisants, à condition que l'on ait en même temps recours au sérum.

Dans la *diphtérie des bronches*, les vomitifs ont été recommandés, mais on n'en usera qu'avec une grande circonspection. Le benzoate de soude paraît être de quelque utilité, mais surtout on mettra le malade dans une atmosphère de vapeurs, comme nous l'indiquerons pour le croup.

Dans la *diphtérie buccale*, pour les plaques des lèvres et des commissures, la poudre d'iodoforme constitue le meilleur topique; pour celles qui siègent dans la bouche même, on emploiera le stérésol de Berlioz ou la teinture d'iode.

Les mêmes moyens et spécialement l'iodoforme sont applicables à la *diphtérie ano-génitale* et à la *diphtérie cutanée*.

Dans le *croup*, les injections de sérum sont plus que jamais indiquées et elles seront faites de suite, alors même que le diagnostic de diphtérie, tout en

---

(1) Cons. Nimier, *Thèse de Paris*, 1895.

étant probable, ne serait pas encore absolument positif; elles seront aussi répétées à des intervalles plus rapprochés que dans toute autre localisation. Après une première injection de 20 centimètres cubes, on en fera, 12 ou 24 heures après, une seconde de 10 ou même 20 centimètres cubes, si le cas s'annonce avec un certain caractère de gravité. Souvent même, après une nouvelle période de 12 heures, il pourra être utile de faire une troisième injection de 10 centimètres cubes. On se basera pour cela sur la marche de la température et sur la gravité des phénomènes laryngés. Après ces deux ou trois premières injections, la dose de sérum sera généralement suffisante; cependant il pourra être indiqué d'en faire une ou deux autres dans les cas particulièrement intenses; pour celles-ci, on devra toujours mettre au moins 24 heures d'intervalle.

En dehors du sérum, on surveillera l'alimentation et on mettra le malade dans les meilleures conditions hygiéniques, ainsi que nous l'avons indiqué précédemment. On aura soin tout spécialement de lui faire respirer un air chargé de vapeur d'eau, soit en dirigeant vers sa bouche le jet d'un puissant pulvérisateur à vapeur, soit mieux encore en mettant l'enfant dans une véritable *atmosphère de vapeurs* ou, suivant l'expression de Picot et d'Espine, une sorte de bain russe, que l'on pourra toujours entretenir au moyen de grandes bassines d'eau placées sur des lampes à gaz ou à pétrole. Les fausses membranes sous l'influence de l'air humide se gonflent et se détachent plus facilement; mais, en outre, l'air saturé de vapeur d'eau agit aussi très favorablement sur le spasme; les accès de suffocation se calment et s'éloignent, et le moment où l'asphyxie pourrait devenir dangereuse se trouve reculé plus ou moins, souvent même indéfiniment; il n'est pas douteux que par ce moyen, combiné avec la sérum-thérapie, le chiffre des interventions opératoires se trouve diminué dans une proportion très notable.

Quant aux vomitifs, dont l'usage est resté classique dans le croup, nous pensons qu'ils doivent être réservés pour des cas exceptionnels; si, dans quelques circonstances, ils peuvent produire un certain soulagement, ce n'est jamais qu'une amélioration passagère, obtenue au prix d'une dépression plus ou moins marquée, qui vient encore augmenter l'adynamie résultant de la maladie elle-même.

Enfin, lorsque l'asphyxie arrive à un état inquiétant, il faut recourir à l'*intervention opératoire*; nous avons maintenant le choix entre deux méthodes : la trachéotomie et le tubage.

Depuis l'époque où Bretonneau et, après lui, Trousseau l'avaient mise en honneur, la trachéotomie était, jusqu'à ces dernières années, le seul moyen dont nous pussions disposer pour combattre l'obstruction du larynx. En 1858, Bouchut avait bien proposé le tubage et avait soumis ses premiers résultats à l'examen de l'Académie de médecine; mais, après une discussion retentissante, en face d'une hostilité acharnée, la nouvelle méthode avait sombré et avait été abandonnée même de son inventeur. En 1881, O'Dwyer, ignorant les travaux de Bouchut, eut la même idée que lui et, avec une instrumentation mieux étudiée, rendit l'opération plus facile et plus sûre:

[SEVESTRE ET L. MARTIN.]

il en détermina la technique et réussit à la faire adopter presque généralement en Amérique, puis en Autriche et en Allemagne. Les médecins français restaient cependant fidèles à la trachéotomie; [mais quand vint la sérumthérapie et lorsqu'il fut démontré que le point important était de gagner deux ou trois jours, pour donner au sérum le temps d'agir, la question du tubage fut de nouveau agitée chez nous et, sous l'impulsion de Roux, s'acclimata rapidement : aujourd'hui elle est arrivée, dans les hôpitaux d'enfants, à supplanter presque complètement la trachéotomie. Nous devons étudier comparativement les deux méthodes.

TRACHÉOTOMIE

La trachéotomie consiste essentiellement dans l'incision de la trachée et l'introduction, par la plaie qui en résulte, d'une canule destinée à permettre l'accès de l'air dans les voies aériennes. Mais l'incision peut être faite à une hauteur variable, l'opération peut être conduite plus ou moins rapidement, et à l'aide d'instruments de nature diverse : de toutes ces conditions résultent des procédés différents que nous devons rapidement passer en revue, avant d'arriver à l'étude détaillée de celui qui nous parait le plus recommandable.

Bretonneau faisait une incision qui s'étendait de la partie inférieure du cartilage thyroïde à l'échancrure sus-sternale et, sans se presser, divisait les tissus jusqu'à la trachée, puis incisait celle-ci vers la partie moyenne de la plaie.

Trousseau, qui le premier a réglementé l'opération, faisait une incision un peu moins longue (du cartilage cricoïde jusqu'à une petite distance du sternum); il incisait les tissus couche par couche et les faisait à mesure écarter par un aide; il cherchait à bien voir les vaisseaux, de façon à les éviter autant que possible; puis ayant dénudé la trachée, il la ponctionnait au-dessous du deuxième anneau et agrandissait l'ouverture au moyen d'un bistouri boutonné soit de haut en bas, soit de bas en haut, si la ponction avait été faite un peu bas; enfin, avant d'introduire la canule, il plaçait le dilatateur dans la plaie et faisait respirer le malade que l'on asseyait sur son lit. Il insistait surtout sur l'importance d'opérer lentement, *très lentement*.

Le procédé de Trousseau réalise le type de la *trachéotomie inférieure* et de l'opération *lente*. Elle présente plusieurs inconvénients : la région est riche en vaisseaux, dont les uns (les gros troncs) peuvent être évités, mais dont les autres, et en particulier les veines du plexus thyroïdien, sont forcément intéressés; il en résulte une hémorragie souvent abondante et contre laquelle on n'a parfois d'autre ressource que de terminer l'opération rapidement et trop souvent avec une précipitation regrettable. Mais là, précisément, surgissent de nouvelles difficultés : en effet, la trachée est, dans cette région, profondément située et par conséquent difficile à voir ou même à sentir; elle est mobile, fuit sous le doigt, quelquefois même est déviée à gauche : le bistouri peut l'inciser sur sa partie latérale droite ou passer à côté d'elle pour aller s'égarer dans les parties situées plus profondément. Pour des raisons analogues, l'introduction du dilatateur et ensuite celle de la canule sont souvent fort difficiles : de tout cela résultent des hésitations, des fausses manœuvres et pour le moins une perte de temps qui constitue, pour un malade fatigué et asphyxiant, une circonstance très défavorable.

La *trachéotomie supérieure*, pratiquée immédiatement au-dessous du cartilage cricoïde, se fait dans des conditions toutes différentes : la trachée n'est, en ce point, séparée de la peau que par des tissus peu épais ne renfermant, au moins sur la ligne médiane, que des vaisseaux peu importants : les hémorragies, même celles que peut fournir quelquefois la section de l'isthme du corps thyroïde, sont en général peu abondantes ou s'arrêtent assez facilement; l'opération est d'un bout à l'autre plus simple, plus facile et aussi tout naturellement plus rapide.

On a prétendu, il est vrai, contre la trachéotomie supérieure, que le séjour de la canule au voisinage du larynx pouvait avoir quelques inconvénients pour les fonctions de cet organe. Il est possible, en effet, que les enfants conservent pendant un certain temps un peu de raucité de la voix; mais le fait est loin d'être constant, il n'est nullement démontré qu'il soit dû à la trachéotomie supérieure ni même à la crico-trachéotomie; au total, l'objection ne paraît pas devoir être prise en considération dans le choix de la méthode opératoire.

Enfin, dans un troisième procédé, on sectionne ensemble le cartilage cricoïde et une étendue de la trachée suffisante pour admettre la canule : c'est la *crico-trachéotomie*, qui n'avait guère été appliquée aux cas de croup, jusqu'au jour où de Saint-Germain préconisa un procédé nouveau, rapide et brillant, sous le nom de *trachéotomie en un temps*; on le désigne souvent aussi sous le nom de *Procédé de Saint-Germain*.

Après avoir marqué avec l'ongle ou avec un crayon la limite inférieure du cartilage thyroïde, qui doit servir de jalon, on saisit fortement le larynx de l'enfant entre le pouce d'une part, l'index et le médius de la main gauche d'autre part, en cherchant à faire rejoindre en arrière le bout de ces doigts, et de façon à faire saillir le larynx en avant, à l'énucléer pour ainsi dire ; on remarque alors, au niveau du point tracé, une dépression transversale, un pli rentrant de la peau, qui correspond exactement à la membrane crico-thyroïdienne. Alors, tenant fortement serré entre les doigts un bistouri dont la longueur de lame est, au moyen de l'extrémité du médius, limitée à un centimètre et quart, on enfonce ce bistouri perpendiculairement, au milieu de la dépression signalée tout à l'heure.

Puis, lorsque la sensation de résistance vaincue indique que l'on a pénétré dans le larynx, on sectionne d'emblée et en un seul temps tous les tissus, jusqu'à ce qu'on ait coupé le cricoïde et deux anneaux de la trachée ; mais, comme on a à vaincre deux résistances absolument inégales, celle de la trachée qui se laisse facilement sectionner et celle de la peau qui, grâce à son élasticité, fuit devant le bistouri, on doit avoir soin de faire la section, non pas simplement par pression de haut en bas, mais en sciant ; on retire le bistouri un peu obliquement, de façon à étendre quelque peu l'incision

[SEVESTRE ET L. MARTIN.]

de la peau au-dessous de la plaie trachéale et l'on n'a plus qu'à introduire le
dilatateur, puis, sans se presser, la canule elle-même. Ce procédé est assurément très brillant et très séduisant en apparence ; mais il exige beaucoup
d'habileté et de sûreté de main ; si on ne réussit pas d'emblée, on peut
éprouver pour terminer l'opération les plus grandes difficultés, sinon même
une impossibilité absolue. La trachéotomie chez un enfant qui asphyxie est,
en effet, une opération très délicate. A moins que l'opérateur ne possède une
virtuosité particulière et un sang-froid absolu, nous estimons qu'il fera
mieux de s'en tenir au procédé employé journellement à Paris dans les hôpitaux d'enfants et qui consiste dans la *trachéotomie supérieure pratiquée
en deux ou trois temps*, qui se succèdent d'ailleurs *rapidement.*

Ce procédé n'est qu'une modification légère de celui proposé par Bourdillat, alors qu'il était interne à l'hôpital Sainte-Eugénie. C'est ce procédé,
auquel on pourrait appliquer la dénomination de *Procédé des Internes*, qui
nous paraît mériter la préférence ; c'est celui que nous décrirons en détail,
après avoir toutefois signalé rapidement certaines modifications proposées
pour faciliter la trachéotomie, mais qui ne nous paraissent pas devoir être
conservées. Ainsi, on a eu l'idée de fixer le larynx ou la trachée au moyen
d'un tenaculum ou d'une érigne double (Chassaignac, Langenbeck, Isambert); d'autres ont imaginé un instrument spécial, une sorte de trocart tranchant pouvant par lui-même dilater la plaie qu'il aurait faite. Tout cela est
abandonné aujourd'hui.

On a également, dans le but d'éviter les hémorragies, conseillé de substituer au bistouri le *thermo-cautère* ou le *galvano-cautère*, ou plutôt de
combiner l'usage des deux instruments. La peau ayant été divisée par le bistouri, on emploie le cautère pour les tissus sous-jacents, puis on reprend le
bistouri pour ouvrir la trachée ; l'opération devient ainsi plus compliquée,
exige un plus grand nombre d'aides et en outre il en résulte généralement
des eschares qui exposent aux hémorragies secondaires ou laissent une
plaie ulcéreuse largement ouverte aux infections secondaires. Quelques essais
faits à l'hôpital Trousseau ne nous ont pas paru encourageants.

Ici se pose également une question très controversée, relative à l'emploi
du chloroforme dans la trachéotomie.

En France, *l'anesthésie par le chloroforme* est presque complètement
inusitée, alors qu'en Allemagne, en Autriche, en Angleterre et aux États-
Unis, elle est de pratique courante. On dit généralement chez nous que le
chloroforme est inutile, puisque les enfants sont déjà, au moment de l'opération, dans un état d'anesthésie plus ou moins complète, et qu'en outre il
peut être dangereux chez un malade asphyxiant et menacé de syncope. Assurément lorsqu'on opère à la troisième période, ces objections sont absolument fondées, mais il n'en est plus de même à la seconde période, ainsi
que l'ont établi Broca et Hartmann, Geffrier, Luc, etc. A ce moment, en effet, la
dyspnée est causée surtout par le spasme laryngé, dont l'intensité est encore
augmentée par la terreur qu'éprouve l'enfant. Or, il suffit alors de quelques
inhalations de chloroforme pour voir disparaître ce spasme ; non seulement
l'agitation cesse, mais la respiration devient plus libre, plus facile, plus

régulière ; on constate en même temps une diminution assez accentuée dans l'amplitude des mouvements du larynx et ce fait seul est par lui-même très important. Souvent, en effet, les mouvements alternatifs d'élévation et d'abaissement du larynx sont assez marqués pour gêner notablement l'opérateur, qui doit alors suivre ces mouvements avec le bistouri ou fixer solidement l'organe avec la main gauche, au risque d'augmenter la dyspnée.

Au total, l'opération de la trachéotomie est singulièrement facilitée par l'anesthésie chloroformique, d'autant mieux que celle-ci n'exige pas forcément la présence d'un aide spécial, et est, en tout cas, extrêmement courte ; elle doit être supprimée dès que le spasme a cessé et que la respiration se régularise.

Technique de la trachéotomie. — La trachéotomie par le *Procédé des Internes* peut être divisée en trois temps principaux ; mais en outre elle comporte deux autres temps qui consistent l'un dans les préparatifs préliminaires, l'autre dans les soins consécutifs immédiats ; c'est en quelque sorte le prologue et l'épilogue du drame qui va se jouer, et, en réalité, ce mot de drame n'a rien d'excessif ; car la trachéotomie dans le croup constitue une opération très délicate, dans laquelle il faut toujours faire la part de l'imprévu, et qui impressionne toujours plus ou moins l'opérateur, aussi exercé et aussi habile qu'on le suppose. Aucun détail, si insignifiant qu'il puisse paraître, ne doit être négligé ; car c'est de l'attention minutieuse apportée aux préparatifs, de la stricte observance des règles, que dépend en grande partie le succès de l'opération.

Prologue. — Le premier soin à prendre consiste à préparer les *instruments* nécessaires, qui sont :

1° Un *bistouri* droit à manche métallique, à lame courte, fraîchement repassé autant que possible ; en tout cas, doit-on toujours en vérifier le tranchant et la pointe, de façon à savoir d'avance quel degré de pression il conviendra d'exercer sur les tissus à sectionner.

2° Un *bistouri boutonné*, pour le cas où il serait nécessaire d'agrandir l'incision de la trachée.

3° Un *dilatateur*, instrument ressemblant à une pince recourbée et s'ouvrant par pression sur les branches munies d'anneaux qui forment le manche ; l'habitude que l'on a des pinces à pansement fait que souvent on écarte les branches quand on voudrait les resserrer. Aussi est-il toujours préférable de se passer de dilatateur, mais il est utile d'en avoir un tout préparé pour le cas où son emploi deviendrait nécessaire. Il en existe plusieurs modèles : nous préférons le dilatateur à deux branches à celui de Laborde (à trois branches) plus compliqué et tenant plus de place dans la trachée.

4° Une canule ou plutôt *deux canules* de calibre différent, l'une correspondant au numéro le plus fort qu'on pense pouvoir introduire, l'autre du numéro immédiatement inférieur. Il est souvent impossible, en effet, d'apprécier d'avance les dimensions de la trachée, qui sont, pour un même âge, variables suivant les individus. Ces réserves faites, voici la liste des différents numéros de canules, avec le diamètre intérieur de leur extrémité inférieure, et l'indication approximative de l'âge auquel elles conviennent :

Nᵒˢ 000	5	millimètres.	} au-dessous de 15 mois.
— 00	6	—	
— 0	6,5	—	jusqu'à 2 ans.
— 1	7	—	de 2 à 3 ans 1/2 ou 4 ans.
— 2	7,5	—	de 3 ans 1/2 à 5 ou 6 ans.
— 3	8	—	jusqu'à 8 ans.
— 4	8,5	---	adolescents.
— 5	9	—	adultes.

Trousseau avait imaginé la canule double, dont le nettoyage est facile. Cette canule a depuis lors subi quelques modifications heureuses : elle a actuellement une courbure plus allongée et devient presque rectiligne en approchant de l'extrémité inférieure ; elle est à ce niveau légèrement taillée en biseau ; enfin elle a été rendue mobile sur la plaque aplatie qui la termine en haut et par laquelle elle s'applique au devant du cou (canule de Luër). Cette plaque porte deux ailettes mobiles ou deux trous destinés à servir d'attache à des cordons qui seront noués en arrière du cou pour maintenir la canule en place ; les ailettes pouvant se détacher, il est préférable de choisir des canules dont la plaque elle-même est perforée.

5° Des *écarteurs* et quelques *pinces hémostatiques* de petit modèle ; elles serviront rarement, mais il est plus prudent d'en avoir sous la main, pour le cas où se produirait une hémorragie un peu importante.

6° Une *pince à fausses membranes*, destinée à aller chercher par la canule ou par la plaie trachéale les fausses membranes qui encombrent la trachée, mais qui remplit rarement le but auquel elle est destinée.

7° Des *plumes* de pigeon avec leurs barbes, pour servir d'écouvillon.

8° Des *boulettes de coton hydrophile* trempées dans une solution antiseptique et exprimées, pour tenir lieu d'éponges.

Tous les *instruments* doivent être *absolument aseptiques* ; pour cela, le meilleur moyen consiste à les faire bouillir ; on les plonge donc dans une bassine quelconque avec de l'eau que l'on fait porter à l'ébullition et pendant ce temps on s'occupe des autres préparatifs et en particulier de l'installation matérielle nécessaire pour la trachéotomie.

On doit opérer, autant que possible, dans une *chambre* distincte, mais voisine de celle où se trouve le petit malade, chambre assez grande et bien éclairée. Après l'avoir fait débarrasser de tous les objets encombrants, on y installe une *table* un peu haute, pas trop large, mais surtout solide et bien d'aplomb, sans roulettes (une table de cuisine convient parfaitement). Sur cette table, on dispose un petit matelas résistant ou des couvertures pliées en plusieurs doubles, jusqu'à une hauteur suffisante ; on recouvre le tout d'une toile imperméable et d'un drap ; enfin au moyen d'une petite buche ou d'une bouteille, roulée dans un oreiller peu épais et maintenue serrée par une cordelette, on confectionne le traversin ou billot sur lequel devra reposer le cou de l'enfant.

La question de l'*éclairage* est très importante : pendant le jour, la table sera placée près d'une fenêtre, de façon que la lumière tombe en plein sur le cou de l'enfant, venant du côté gauche et des pieds vers la tête. Si l'opération est faite la nuit, on disposera, sur un meuble voisin placé dans une direction convenable, une *série* de lumières et non pas une seule lampe, qui peut s'éteindre ou être renversée.

Le moment est venu de s'occuper des *aides*, qui devront, autant que possible, être choisis en dehors de l'entourage du malade. Il en faut au moins deux : le premier doit être un médecin ou posséder du moins des qualités d'intelligence et surtout de sang-froid qui autorisent à compter absolument sur son concours. Son rôle est simple, mais d'une importance capitale : il doit maintenir et immobiliser la tête de l'enfant dans une rectitude parfaite, en tendant le cou, mais sans exagérer l'extension ; dans ce cas en effet la trachée se trouve aplatie d'avant en arrière et l'opérateur pourrait avoir les plus grandes difficultés pour introduire la canule. Le meilleur moyen pour immobiliser la tête consiste à appliquer une main de chaque côté sur les joues et les oreilles, mais sans dépasser la branche du maxillaire inférieur. On peut encore appliquer une main sous l'occiput et l'autre sur le front, mais, pour peu que l'enfant soit vigoureux, il est de la sorte assez difficile d'empêcher les mouvements de latéralité ou de rotation de la tête. De toute façon, cet aide ne devra, sous aucun prétexte, abandonner la position qu'il aura prise tout d'abord, le moindre mouvement dans la situation de la tête pouvant amener à un moment quelconque un changement de direction dans l'axe de la plaie.

Le second aide, placé au bout du lit, assujettit entre ses coudes resserrés autant que possible les membres inférieurs de l'enfant, pendant qu'avec ses mains il maintient les bras appliqués le long du corps et contre le lit ; on doit même lui recommander de ne pas regarder, mais d'appuyer la tête sur les cuisses de l'enfant qui se trouve de la sorte maintenu plus solidement. Lorsqu'on possède un troisième aide, on peut le charger de maintenir les épaules, en se plaçant à la gauche de l'enfant, et en s'effaçant d'ailleurs autant que possible pour ne pas empêcher l'arrivée de la lumière. Quelques auteurs recommandent aussi d'avoir un aide placé en face de l'opérateur, et destiné à l'assister en épongeant, ou en écartant les bords de la plaie. On peut généralement s'en passer.

Les choses étant ainsi disposées, les aides bien prévenus de ce qu'on attend d'eux, l'opérateur pratique avec soin l'*antisepsie de ses mains* par les moyens ordinaires et recouvre ses vêtements d'une blouse qu'il a eu le soin d'apporter en même temps que ses instruments : c'est pour le malade une chance de plus d'éviter les infections secondaires, c'est pour le médecin et pour ceux qu'il sera appelé à voir plus tard un moyen prophylactique contre la diphtérie.

Il ne reste plus qu'à disposer sur une petite table placée à proximité du lit d'opération les instruments qui sont restés plongés dans l'eau bouillie. Ils doivent être rangés à côté les uns des autres, dans l'ordre où ils pourront devenir nécessaires (de façon qu'il soit toujours possible de trouver chacun d'eux, même sans regarder) ; la plus grosse canule est en avant, la petite un peu plus loin. Chacune de ces canules a son pavillon muni d'un morceau de taffetas gommé et d'un feutre aseptique.

Tout est maintenant prêt pour l'opération : l'enfant, déshabillé rapidement, est enveloppé dans un drap que l'on roule autour de lui, de façon à maintenir les bras appliqués contre le tronc, mais sans exercer pourtant sur la poitrine ou sur le ventre une constriction trop forte qui risquerait d'augmenter la dyspnée. En outre, le drap doit être simplement roulé autour de l'enfant, sans être attaché trop fortement; car s'il devenait, à un moment quelconque, nécessaire de faire la respiration artificielle, il faut ne rencontrer aucun obstacle qui puisse être une cause de retard.

L'enfant est alors apporté et couché sur la table d'opération, de façon que le cou repose dans une direction à peu près horizontale, bien exactement sur le billot, la tête étant strictement dans l'axe du corps. Les aides le maintiennent d'abord mollement, pendant que le médecin placé à sa droite fait la toilette antiseptique de la région antérieure du cou; puis si l'emploi du chloroforme a été décidé, il commence à en faire respirer au malade ou abandonne ce soin au premier aide. En général, d'ailleurs, quelques inspirations suffisent pour amener un relâchement complet; si ce résultat n'est pas obtenu rapidement, ou si le chloroforme est mal supporté, il vaut mieux y renoncer franchement. Alors, après un avertissement donné aux aides, commence l'opération.

Opération. — La trachéotomie, par le procédé classique dans nos hôpitaux d'enfants, est une opération rapide, dont la durée totale ne dépasse guère une ou deux minutes; on peut cependant y distinguer plusieurs temps; nous en admettrons trois, qui correspondent : à l'immobilisation du larynx; — à l'incision des parties molles et de la trachée; — à l'introduction de la canule.

I. — *Recherche des points de repère et fixation du larynx.* — Cela n'est pas toujours facile chez les enfants très jeunes ou un peu gras, et aussi chez ceux dont le cou est tuméfié par le fait de la maladie (cou proconsulaire); il faut cependant toujours s'attacher à *déterminer très exactement la position du cartilage cricoïde* : c'est un point capital pour la bonne réussite de l'opération.

Le meilleur moyen pour y arriver consiste à rechercher d'abord la saillie de l'os hyoïde, puis celle du cartilage thyroïde; un peu plus bas sur la ligne médiane, se trouvent la dépression crico-thyroïdienne, puis le *cartilage cricoïde*; une fois ce point reconnu, l'index de la main gauche vient s'y poser directement par son extrémité et en évitant avec soin de tirailler la peau d'un côté ou de l'autre, pendant que le pouce et le médius saisissant le larynx le fixent solidement et l'immobilisent. La force est inutile et aurait même l'inconvénient d'aplatir le larynx et d'augmenter la dyspnée; il suffit d'une pression modérée, pourvu qu'elle soit continue et régulière; il faut aussi faire grande attention que cette pression soit égale des deux côtés, sinon le larynx cédant à l'impulsion plus forte du pouce serait dévié vers la gauche.

En tout cas, *une fois qu'elle tient le larynx, la main gauche ne doit plus le quitter jusqu'au moment où la canule sera dans la trachée;* sans doute l'index devra, dans le cours de l'opération, abandonner momen-

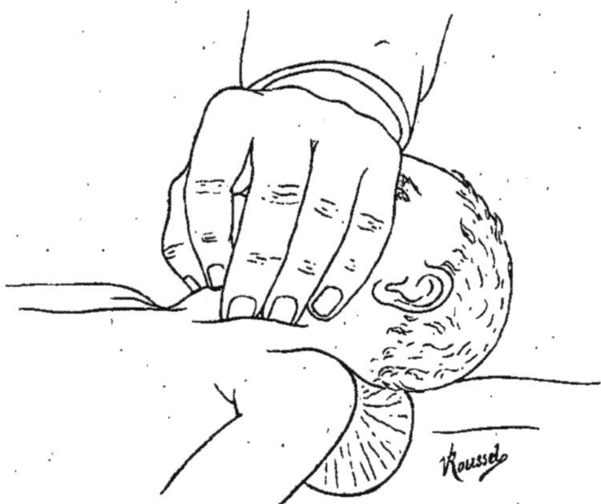

Fig. 2. — Recherche des points de repère et fixation du larynx.

tanément le cricoïde pour déterminer le point de départ de l'incision, pour en apprécier la profondeur, pour reconnaître la trachée, mais à la condition expresse que le larynx soit toujours immobilisé par les autres doigts.

II. — *Incision des parties molles et de la trachée.* — Prenant le bistouri, l'opérateur en applique la pointe exactement sur la ligne médiane du cou, juste au-dessous de l'ongle de l'index gauche, et incise la peau directement de haut en bas, dans une étendue de 2 centimètres et demi à 3 centimètres. Cette incision doit être dans toute sa longueur *exactement sur la ligne médiane;* sinon il pourrait en résulter pour le reste de l'opération des inconvénients plus ou moins graves. Les tissus sous-cutanés sont alors divisés en deux ou trois coups de bistouri, sans qu'il y ait à se préoccuper du sang qui coule; en effet, si l'on a eu le soin de se tenir sur la ligne médiane, il est bien rare que l'instrument ait rencontré des vaisseaux importants, et l'hémorragie en nappe qui se produit s'arrêtera facilement dès que la canule sera en place.

Avant d'arriver à l'incision de la trachée, il est bon d'explorer la plaie pour constater en particulier si l'aponévrose est sectionnée dans une étendue suffisante; il arrive fréquemment en effet qu'elle présente seulement une sorte de boutonnière et presque toujours dans ces cas, lorsqu'on veut plus tard introduire la canule, on risque de prendre cette boutonnière pour l'orifice de la trachée et une fausse route est presque inévitable. Cette cause d'erreur, qui n'est guère signalée dans les auteurs, se présente cependant assez souvent, ainsi que nous avons pu le constater dans des opérations faites par des élèves encore peu habitués à la trachéotomie.

On peut alors en venir à *l'incision de la trachée* : pour cela, l'opérateur abaisse de quelques millimètres l'index gauche et le fait descendre dans l'angle supérieur de la plaie, sur la trachée elle-même, puis, en faisant glisser

[*SEVESTRE ET L. MARTIN.*]

la pointe du bistouri sur l'ongle du doigt, il ponctionne le conduit aérien et, sans retirer l'instrument, continue l'incision par en bas jusqu'au moment où il juge que l'ouverture est assez grande pour admettre l'extrémité du doigt et par conséquent pour recevoir la canule. Deux écueils sont à éviter pour ce dernier moment de l'opération : il faut faire bien attention que le bistouri soit tenu perpendiculairement à la direction de la trachée, dans l'axe antéro-postérieur du cou, et non pas obliquement, comme on a tendance à le faire en tenant le manche incliné à droite; car on s'expose ainsi à une incision latérale. En second lieu, dès que la trachée est ouverte, il se produit souvent un *sifflement* assez intense dû au passage de l'air et qui impressionne plus ou moins vivement les débutants et peut leur faire croire que l'incision est

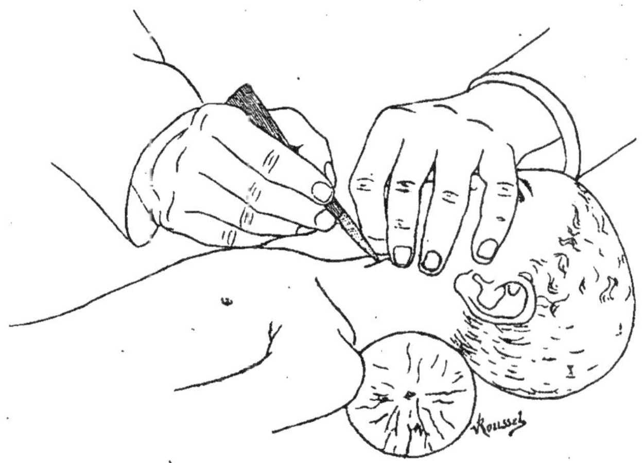

Fig. 3. — Incision des parties molles et de la trachée.

suffisamment large; il n'en est rien le plus ordinairement, et il faut laisser le bistouri dans la plaie et continuer la section jusqu'à ce qu'on la juge suffisante : l'index gauche est là encore un auxiliaire précieux. On se garde bien d'ailleurs de retirer ce doigt, mais on s'en sert pour boucher l'ouverture trachéale et empêcher le sang d'y pénétrer. Ce doigt va servir de guide pour l'introduction de la canule. Si cependant le bistouri avait été retiré trop tôt, avant que l'incision soit suffisante, ou si, plus tard, au moment des tentatives d'introduction de la canule, on constatait que l'ouverture de la trachée est trop petite, on aurait toujours la ressource de l'agrandir avec le bistouri boutonné, soit de haut en bas, soit de bas en haut si l'incision primitive avait été faite un peu trop bas.

III. — *Introduction de la canule.* — C'est un temps délicat de l'opération et qui exige beaucoup de sûreté et de sang-froid; généralement, en effet, on se presse trop, on passe à côté de la trachée et chaque tentative nouvelle ne fait qu'augmenter la difficulté; en dehors même de l'émotion qui s'empare de l'opérateur, il faut tenir compte en effet des fausses routes qui ont pu se produire, et dans lesquelles, chaque fois, la canule a plus de tendance à pénétrer.

Il faut toujours tenter d'abord d'introduire la canule directement, en la faisant glisser sur l'index gauche dont elle prend la place, mais si l'on ne réussit pas du premier coup, ou au plus après deux ou trois essais, il est préférable de ne pas s'entêter et de placer le dilatateur, qui permet toujours au malade de respirer un peu.

Pour l'*introduction directe*, on prend de la main droite la canule (la plus grosse) et on la présente à l'orifice de la trachée en dirigeant l'extrémité directement en arrière vers la colonne vertébrale, le corps de la canule étant lui-même placé à droite, perpendiculairement à l'axe de la trachée; de cette

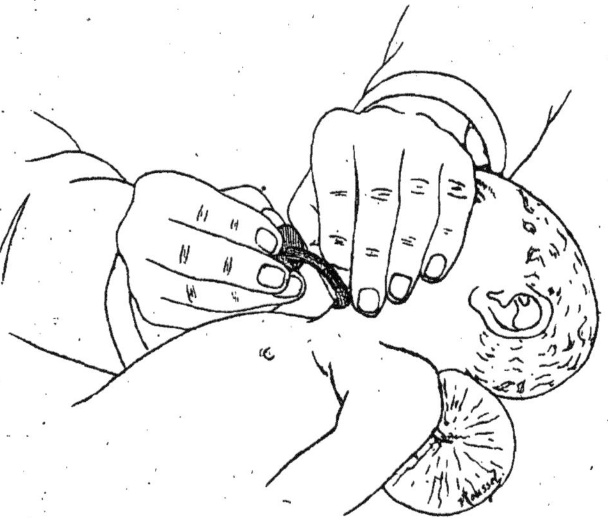

Fig. 4. — Introduction de la canule.

façon, le biseau existant à l'extrémité de la canule correspond à l'axe même de l'orifice trachéal; on le dirige vers cet orifice en le faisant glisser sur l'index, qui est retiré progressivement à mesure que la canule pénètre; ceci fait, et par un mouvement analogue au demi-tour de maître, on fait pénétrer complètement la canule dans la trachée. L'introduction même partielle est annoncée en général par un bruit spécial dû aux vibrations que produisent en passant par la canule l'air et les mucosités de la trachée (*bruit canulaire*).

Lorsque la canule ne pénètre pas facilement dans l'orifice de la trachée, cela peut résulter de ce que cet orifice est trop petit, ou de ce que la canule est trop grosse. Le doigt gauche permet d'apprécier la cause qui doit être incriminée, et suivant les cas on agrandit la plaie à l'aide du bistouri boutonné, ou bien on prend la canule du calibre inférieur, qui doit toujours être tenue en réserve.

Si le bruit canulaire ne se produit pas, cela peut tenir à ce que la canule se trouve d'emblée bouchée par des fausses membranes; on les déplace au

[SEVESTRE ET L. MARTIN.]

moyen d'une plume ou bien on cherche à les enlever avec la pince à fausses membranes; enfin quelquefois on peut se trouver obligé de retirer la canule et d'introduire le dilatateur. D'autre part, il peut se faire que, malgré les apparences, la canule ne soit pas dans la trachée, mais ait pénétré au-devant d'elle ou sur le côté; on s'en aperçoit parfois à ce que sa direction n'est pas régulière; mais, en tout cas, le plus sage est alors de la retirer et d'introduire le dilatateur.

L'introduction directe de la canule réussit souvent et doit toujours être tentée; mais en cas d'insuccès, au lieu de répéter les tentatives, il est préférable de recourir à l'emploi du *dilatateur.* L'instrument est pris de la main droite et par une de ses branches seulement, afin d'éviter le mouvement instinctif qui porte à en écarter les branches lorsque les doigts ont été mis dans les anneaux; on le présente à l'orifice de la trachée et on le fait pénétrer profondément dans celle-ci; c'est alors seulement que, prenant la seconde branche, on produit l'écartement destiné à dilater la trachée. Si l'écartement est fait trop tôt, le dilatateur sort de la trachée et, en cherchant à l'introduire de nouveau sans le retirer complètement, on s'expose à faire des fausses routes.

Lorsque le dilatateur est bien dans la trachée, le malade peut respirer et se débarrasse des mucosités et des fausses membranes. On peut alors et, sauf en cas d'hémorragie, il vaut mieux attendre quelques instants avant de mettre la canule.

Celle-ci placée, non plus transversalement comme pour l'introduction directe, mais dans l'axe de la trachée, le pavillon en bas, est présentée à l'orifice entre les branches du dilatateur; puis, lorsqu'elle a commencé à pénétrer un peu, on relève le pavillon en abaissant l'autre extrémité pendant qu'on retire le dilatateur. Ce genre de mouvement n'est pas toujours très facile à exécuter; car le dilatateur prend un peu de place dans la trachée

La canule une fois introduite, d'une façon ou de l'autre, on la maintient appliquée au-devant du cou par les ailettes du pavillon, pendant que l'aide principal, qui pour la première fois est autorisé à abandonner la tête, noue en arrière du cou les deux cordons destinés à fixer définitivement la canule.

Épilogue. — Il ne reste plus alors qu'à laver le cou de l'enfant et à lui passer une chemise de nuit et une camisole; tout cela doit être fait aussi rapidement que possible, afin d'éviter les chances de refroidissement. Avant de remettre l'opéré dans son lit, on doit avoir soin de visiter la canule; on nettoie la canule interne qui est assez souvent encombrée de mucosités sanguinolentes et l'on fait couler dans la trachée quelques gouttes d'huile mentholée à 5 pour 100 comme précaution antiseptique et aussi pour exciter la toux qui chassera les mucosités par la canule. Enfin on applique la cravate de mousseline recommandée par Trousseau; elle a pour but de tamiser et d'échauffer l'air qui arrive dans la trachée; elle protège aussi la plaie et la muqueuse respiratoire contre les infections secondaires. On peut avec avantage la remplacer par un fichu triangulaire qui se noue par derrière et assure en avant une protection plus efficace.

L'enfant, une fois remis dans son lit, boit un peu de grog ou de vin chaud et sucré, et généralement s'endort d'un sommeil paisible.

Difficultés, fautes opératoires, accidents de la trachéotomie. — Nous avons supposé jusqu'ici que les diverses phases de la trachéotomie se succédaient régulièrement, sans incident digne d'être noté; mais il n'en est pas toujours ainsi, et l'opération peut être traversée et même compliquée par diverses circonstances plus ou moins graves. Nous les examinerons successivement, dans l'ordre où elles peuvent se présenter.

1° La *recherche des points de repère* peut être rendue difficile, parfois même presque impossible, par une déformation du cou antérieure à la maladie ou produite par le gonflement des ganglions et la périadénite; chez les enfants un peu gras ou très jeunes, le larynx ne fait pas de saillie et semble, surtout dans le décubitus dorsal, s'enfoncer dans la profondeur; on trouve quelquefois alors le larynx beaucoup plus facilement dans la position assise, et, lorsqu'on le tient, on fait coucher l'enfant sans que le doigt quitte le cartilage cricoïde. En tout cas, nous insistons sur l'importance qu'il y a à bien fixer le larynx entre les doigts et à ne pas le quitter; sinon on s'expose à l'une des fautes que nous signalerons tout à l'heure.

2° L'*incision de la peau* doit mesurer de 2 centimètres et demi à 3 centimètres et demi, ou au plus 4 centimètres. Si elle est *trop petite*, la suite de l'opération est plus difficile et il peut survenir de l'emphysème après l'introduction de la canule; lorsqu'on s'en aperçoit à un moment quelconque de l'opération, il faut l'agrandir. Si l'incision est *trop grande*, les hémorragies sont plus abondantes, la canule est moins bien maintenue et la plaie peut se diphtériser : il n'y a aucun remède à cela, sauf l'application d'un point de suture après l'introduction de la canule, si la plaie est beaucoup trop étendue.

L'incision des tissus sous-cutanés intéresse toujours des veines plus ou moins volumineuses, mais ordinairement l'*hémorragie* est peu abondante et s'arrête facilement dès que la canule est introduite; l'indication essentielle est donc de terminer l'opération le plus rapidement possible; pourtant, si le sang sortait par un gros jet d'une veine volumineuse, on pourrait appliquer une pince. Du reste, si l'on se tient bien exactement sur la ligne médiane, l'hémorragie sera généralement modérée. Quant aux hémorragies artérielles, elles sont très rares et, à moins d'une anomalie artérielle impossible à prévoir, ne se produisent guère que si l'incision a été faite très bas (artère thyroïdienne de Neubaüer, tronc brachio-céphalique) ou trop haut (artères de la membrane crico-thyroïdienne).

Si l'*aponévrose* n'a pas été sectionnée dans toute l'étendue de la plaie, on peut prendre la boutonnière ainsi formée pour l'ouverture de la trachée, et on est exposé à faire une fausse route au moment de l'introduction de la canule.

L'*incision de la trachée* peut être *trop grande*, ce qui expose à une hémorragie abondante par section des veines profondes du plexus thyroïdien; en outre la contention de la canule est souvent imparfaite, et l'air peut passer autour de la canule et produire de l'emphysème. Plus souvent, l'incision est *trop petite*, le bistouri ayant été retiré trop vite au moment de la ponction de la trachée; il faut agrandir l'incision avec le bistouri boutonné, en cherchant autant que possible à donner une direction convenable

[SEVESTRE ET L. MARTIN.]

à cette incision secondaire. Une *incision irrégulière* rend en effet très difficile l'introduction de a canule.

Les *incisions latérales* sort fréquentes, elles se voient surtout à droite et résultent de ce que le bistouri, au lieu d'être perpendiculaire à la trachée, était plus ou moins oblique et a dévié sur le côté de ce conduit, de haut en bas et d'avant en arrière. L'introduction de la canule est alors presque impossible sans dilatateur et est même très difficile avec cet instrument ; il glisse sur la trachée et se dirige vers l'œsophage; il faut avec l'ongle de l'index gauche entr'ouvrir la plaie de la trachée pour y introduire le dilatateur. Dans certains cas d'incisions latérales petites, il vaut souvent mieux faire franchement une nouvelle incision sur la ligne médiane. Il en est de même dans les cas où l'incision faite trop haut intéresse le larynx. Pour tous ces cas, l'exploration avec l'index gauche est extrêmement importante.

On a signalé des cas dans lesquels la trachée avait été perforée de part en part; c'est un accident très grave, mais exceptionnel, et qui ne se voit guère que dans la trachéotomie en un temps.

3° *L'introduction de la canule* est une partie difficile, en quelque sorte même la plus délicate de la trachéotomie; les *fausses routes* ne sont pas rares, c'est-à-dire que la canule est poussée dans le tissu cellulaire au-devant ou à côté de la trachée, soit à gauche, soit plus souvent à droite. Cette faute résulte surtout de ce que l'on ne fait pas assez attention à diriger la canule sur l'ongle de l'index gauche qui, nous le rappelons encore, doit être placé à la partie supérieure de la plaie trachéale, et aussi de ce qu'on dirige la canule vers la plaie directement d'avant en arrière en tenant le pavillon relevé. au lieu de la présenter par son biseau, après l'avoir couchée transversalement au-devant du cou. D'autres fois, la canule pénètre bien dans la plaie, mais, par une fausse manœuvre dans le mouvement de descente, on redresse trop tôt le pavillon, et l'extrémité opposée sort de la trachée et glisse en avant. Cet accident survient surtout lorsque la plaie de la trachée est trop petite ou plus ou moins latérale. Avec le dilatateur, le même accident peut se produire si on l'a ouvert trop tôt, avant qu'il ait pénétré franchement dans la trachée ; l'une des branches se trouve souvent alors dans le tissu cellulaire, et elle est suivie par la canule.

On s'aperçoit de l'existence d'une *fausse route* à ce que la dyspnée continue ou même augmente et surtout à ce que le bruit canulaire, si caractéristique, n'a pas été perçu. Pourtant, comme il pourrait se faire que la canule fût bouchée par une fausse membrane, on peut essayer d'introduire une plume; mais, si l'on constate que celle-ci ne pénètre pas facilement au delà d'une certaine longueur, et surtout si elle revient coudée, il faut bien se garder de renouveler la tentative qui ne pourrait qu'augmenter la fausse route, et l'on doit de suite retirer la canule. Quelquefois, la respiration se fait jusqu'à un certain point, bien que la canule ne soit pas dans la trachée, mais ce n'est jamais que d'une façon incomplète, et l'emphysème ne tarde pas à se produire.

D'autre part, la canule, une fois introduite dans la trachée, peut en sortir soit parce que la plaie est trop grande, soit parce que la canule est trop petite et surtout trop courte, soit enfin parce qu'elle était attachée par des cordons trop lâches. Aussi est-il nécessaire de surveiller l'enfant pendant un certain temps, pour voir si la canule reste bien en place.

Si, par une circonstance quelconque, et en particulier par suite d'une faute opératoire que l'on ne puisse réparer, la canule ne peut être introduite, surtout si l'on voit que l'enfant a perdu beaucoup de sang, ou même a cessé de respirer, il ne faut pas hésiter à agrandir l'incision, et en faisant écarter les parties molles, aller à la recherche de la plaie trachéale; si celle-ci ne peut être retrouvée facilement, il est souvent plus simple d'en faire une nouvelle; on se hâte d'introduire la canule et de combattre l'asphyxie par les moyens que nous indiquerons plus loin.

Les hémorragies, qui se produisent pendant la trachéotomie, s'arrêtent généralement dès que la canule est introduite, par le fait de la compression exercée par celle-ci, et aussi par suite du rétablissement de la respiration et de la circulation pulmonaire. Quelquefois, cependant, *l'hémorragie continue*; le plus souvent, le sang coule par l'angle inférieur de la plaie, mais, en général, il suffit, pour l'arrêter, de tamponner celle-ci au moyen de boulettes d'ouate ou d'amadou. Il faut bien se garder, en pareil cas, d'appliquer du perchlorure de fer, mais on peut sans inconvénient projeter sur la plaie un peu d'antipyrine. Si l'hémorragie ne s'arrête pas, et si la canule est un peu petite, il faut sans hésitation en mettre une plus volumineuse. On doit agir ainsi, surtout dans les cas où le sang coule, non seulement par la plaie, mais aussi dans la trachée; l'opéré rejette alors à chaque instant, dans des secousses de toux, du sang en plus ou moins grande abondance, sang pur et facile à distinguer des mucosités sanguinolentes qui sont presques toujours rendues, à la suite d'une trachéotomie même normale. Si l'hémorragie persistait quand même, après le changement de canule, on ferait une injection sous-cutanée d'ergotine, ou encore une injection de sérum artificiel.

Signalons de suite, bien qu'elles surviennent à une époque plus tardive, certaines hémorragies qu'on a désignées sous le nom d'*hémorragies secondaires*. Elles peuvent se produire à l'occasion du premier changement de canule, ou de l'un des pansements consécutifs et résultent alors en général de la réouverture d'un vaisseau aplati par la canule, mais non complètement oblitéré. D'autres fois, elles succèdent à l'arrachement d'une fausse membrane ou à la chute d'une eschare. Mais de toutes, les plus graves sont celles qui, à une époque quelconque après la trachéotomie, surviennent *spontanément*, sans lésion appréciable d'un vaisseau et même sans que la canule ait été enlevée : dans ce dernier cas, le sang, s'insinuant autour de la canule, s'écoule à la fois par la plaie cutanée et dans la trachée. Ces hémorragies, qui sont généralement en rapport avec une altération du sang ou des capillaires résultant de la diphtérie elle-même, sont graves, et ne s'arrêtent que très difficilement, malgré l'emploi des moyens recommandés plus haut.

L'emphysème sous-cutané, que nous avons déjà signalé, est un accident assez rare, mais qui peut se produire à un moment quelconque, à partir du moment où la trachée a été ouverte. Souvent, c'est au début, lorsqu'on a fait simplement une ponction, ou bien, lorsque l'incision de la trachée est latérale et ne correspond pas exactement à la plaie de la peau, ou encore

[SEVESTRE ET L. MARTIN.]

lorsque celle-ci est trop petite. Dans tous les cas, surtout si la trachée est profonde, la plaie du conduit aérien se trouve recouverte par les parties molles, et, pendant les tâtonnements nécessaires pour retrouver cette plaie et introduire la canule, l'air s'infiltre sous la peau.

Cet accident n'a pas, en général, grande importance et cesse de se produire lorsque la canule est introduite, surtout si l'on a pris soin (comme on doit toujours le faire en pareil cas) de mettre une canule assez grosse. Il n'en est pas de même de l'emphysème qui se produit après que l'opération est terminée : il résulte de ce que la canule ne bouche pas suffisamment l'orifice de la trachée ou est sortie du conduit, soit parce que la plaie est trop grande, soit parce que la canule est trop courte. Il faut alors mettre une canule un peu grosse, et surtout plus longue que les canules ordinaires. La même règle est applicable aux cas dans lesquels la canule, assez longue le premier jour, est devenue le lendemain un peu trop courte, à cause de l'apparition d'un gonflement du cou. Cet emphysème tardif est toujours beaucoup plus grave et plus difficile à arrêter que l'emphysème survenu avant l'introduction de la canule.

L'*asphyxie* peut se produire à un moment quelconque de l'opération. Dans certains cas, elle n'est que l'aggravation d'un état antérieurement existant : si le croup est arrivé à une période très avancée, l'asphyxie déjà très prononcée est encore exagérée par la position donnée au malade, par l'extension du cou, par la compression du larynx, et l'enfant tombe plus ou moins rapidement dans un état de *mort apparente*. Il faut, alors, terminer l'opération aussi vite que possible, et, si la canule ne peut être facilement introduite, mettre au moins le dilatateur et écarter les bords de la plaie pour donner passage à l'air. D'autres fois, l'asphyxie se produit à la suite d'une fausse route de la canule ; nous en avons parlé plus haut.

Enfin, l'asphyxie peut survenir lorsque la canule est déjà dans la trachée, quelquefois au moment même où elle est introduite : le fait résulte alors d'une obstruction par des fausses membranes refoulées ou décollées, qui se pelotonnent au-dessous de l'orifice inférieur de la canule. On réussit quelquefois à les faire sortir, en écouvillonnant la trachée au moyen d'une plume, ou après avoir injecté un peu d'huile mentholée, en même temps qu'on stimule l'enfant par des flagellations avec un linge mouillé. On peut essayer de retirer les fausses membranes avec une pince spéciale, mais on y réussit rarement ; le mieux est encore de retirer la canule, mais en ayant soin d'écarter les bords de la plaie avec le dilatateur ; il arrive alors assez souvent que les fausses membranes sont rejetées dans une secousse de toux.

En présence d'une asphyxie plus ou moins prononcée, et même en cas de mort apparente, il importe surtout de garder un sang-froid absolu et de ne pas se désespérer trop tôt. On commencera par mettre l'enfant à plat, la tête pendante, et l'on pratiquera la respiration artificielle, *méthodiquement* et sans se presser. On pourra encore employer les tractions rythmées de la langue, les inhalations d'oxygène, les flagellations sur la peau, les injections d'éther, etc. ; on peut ainsi ramener des enfants à la vie, au bout d'un temps souvent fort long. Il est cependant indispensable que l'air ait accès dans les voies respiratoires, et il faut pour cela que la canule soit dans la trachée (ce qui est souvent difficile à reconnaître lorsque l'enfant ne respire pas), ou bien au moins que les bords de la plaie soient écartés par le dilatateur. Il arrive un moment où, après des mouvements respiratoires provoqués, l'enfant fait une inspiration spontanée; c'est alors seulement que l'on peut espérer le succès; encore faut-il pour cela continuer pendant quelque temps la respiration artificielle.

Les *syncopes* sont beaucoup plus rares que l'asphyxie; elles peuvent cependant survenir pendant l'opération, si l'hémorragie a été abondante, ou simplement par le fait de la diphtérie elle-même.

Suites de la trachéotomie. — Marche du croup après l'opération. — Le premier effet de la trachéotomie est un soulagement immédiat plus ou moins complet. Dans les cas les plus favorables, une fois transporté dans son lit, l'enfant s'endort d'un sommeil calme, qui contraste singulièrement avec l'agitation observée avant l'opération; la respiration est régulière, ample, et le pouls devient plus plein et plus fort; le teint reprend une coloration rosée. D'autres fois, la toux persiste pendant un certain temps, et le petit malade rend par la canule des mucosités striées de sang, quelquefois des fausses membranes; il reste inquiet, un peu agité, puis, la toux diminuant progressivement, il finit par s'endormir. Enfin, dans d'autres cas, le soulagement est à peu près nul, et, plus ou moins rapidement, la maladie se termine par la mort : le malade succombe, non pas au croup, d'une façon mécanique, mais à la diphtérie toxique, ou par le fait d'une infection secondaire.

Du reste, quelque favorable qu'ait pu paraître *le pronostic* après la trachéotomie, il *ne peut être formulé d'une façon précise avant* que 3 ou *4 jours* au moins se soient écoulés : la trachéotomie, en effet, n'est qu'un moyen d'empêcher l'enfant de mourir asphyxié; elle ne guérit pas la diphtérie, et en outre la plaie qui résulte de l'opération constitue par elle-même une condition mauvaise, à la faveur de laquelle peuvent se produire des infections secondaires.

La *fièvre* est fréquente à la suite de la trachéotomie et est la conséquence presque inévitable de l'absorption des toxines ou des infections secondaires qui se font au niveau de la plaie. En général, elle débute dans le courant de la première journée, et persiste souvent pendant 2 ou 3 jours; elle est ordinairement peu marquée, le thermomètre oscillant le plus généralement entre 38° et 39°; elle ne présente pas alors de signification bien sérieuse. Au contraire, la fièvre qui débute après le 3ᵉ jour, surtout lorsqu'elle atteint 39° ou 40°, doit faire redouter une complication grave, et particulièrement une broncho-pneumonie.

La *respiration* doit être surveillée avec soin : le pronostic sera favorable si elle est calme, régulière, modérément fréquente (30 à 40 par minute) et surtout silencieuse. Elle peut, sans perdre ce caractère de bénignité, être interrompue de temps en temps par une toux grasse qui s'accompagne de gros râles muqueux dans la canule, et amène l'expulsion de crachats muqueux ou jaunâtres. D'autre fois, la respiration s'embarrasse assez rapidement, ou plutôt devient anxieuse, les ailes du nez se dilatent à chaque inspiration; puis survient une toux fréquente, répétée, spasmodique, qui ne s'arrête souvent qu'à la suite de l'expulsion d'une fausse membrane; avant d'être rendue, et spécialement pendant l'expiration de la toux, cette fausse membrane produit généralement, en frottant contre la canule, un clapotement tout particulier.

L'*expectoration*, formée de crachats muqueux ou de fausses membranes, constitue un signe favorable; au contraire, le pronostic est généralement grave lorsque la canule donne issue à un liquide purulent, grisâtre ou sanieux, ce qui se voit plus particulièrement dans la strepto-diphtérie. Dans certains cas, l'expectoration est nulle, et la *canule* reste *sèche*; on entend alors une respiration sèche, sifflante, métallique et présentant ces caractères à un degré d'autant plus accusé, qu'elle est plus accélérée : « les malades sčient de la pierre », disait Trousseau, et il en concluait qu'ils étaient perdus : ces signes sont généralement en rapport avec une complication pulmonaire.

Il faut naturellement aussi tenir grand compte, pour le pronostic, des autres signes de la diphtérie, indépendamment de ceux qui résultent du croup lui-même. Nous n'y insistons pas; nous nous bornerons à dire que, dans les cas favorables, l'appétit est conservé, les fonctions digestives se font bien; l'enfant prend un teint rosé, est gai, s'amuse volontiers. S'il est triste, renfoncé dans ses couvertures, ou bien agité, anxieux, cherchant constamment à changer de position; s'il refuse de manger; si en même temps le teint reste plombé, alors le pronostic est beaucoup plus grave.

Complications consécutives à la trachéotomie. — On range quelquefois, parmi les complications de la trachéotomie, certains phénomènes qui sont simplement des manifestations plus ou moins communes de l'intoxication diphtérique (paralysies, troubles cardiaques, albuminurie, etc.). Nous les laisserons de côté; car, bien qu'ils puissent modifier notablement la marche de la maladie, et influer grandement sur le pronostic, ces accidents ne peuvent, à bien prendre, être considérés comme des complications de la trachéotomie.

Les complications véritables, pouvant survenir à la suite de la trachéotomie, résultent presque toujours d'*infections secondaires* : elles peuvent se produire au niveau ou au voisinage de la plaie, ou bien affectent les bronches et le poumon.

Les *complications de la plaie* étaient autrefois assez fréquentes, mais le sont devenues beaucoup moins, depuis que l'on prend des précautions antiseptiques, au moment de l'opération et à sa suite. L'*inflammation de la plaie* se caractérise par l'apparition d'un liséré rouge qui, d'abord limité aux bords de l'incision cutanée, s'étend ensuite plus ou moins aux parties voisines; les tissus sont tuméfiés, indurés; les cordons de la canule deviennent trop serrés et laissent sur la peau une empreinte plus ou moins profonde; la plaie devient béante, prend l'apparence d'un trou ovale au fond duquel on voit la trachée à nu. Par suite du gonflement des tissus, la canule peut devenir trop courte et sort quelquefois de la trachée. Dans certains cas, cet état cède assez rapidement et les tissus redeviennent souples; puis la canule enlevée (et il est indiqué de l'ôter le plus tôt possible), la cicatrisation se fait, mais plus lentement qu'à l'état normal.

Mais, d'autres fois, il se produit une suppuration plus ou moins abondante ou bien la plaie s'ulcère et se complique d'une gangrène superficielle ou profonde. La *gangrène superficielle* se caractérise par de petites plaques grises qui s'étendent sur une partie plus ou moins considérable de la plaie, spécialement au niveau de l'angle inférieur; elles sont recouvertes d'un pus sanieux qui se détache facilement. On peut, du reste, les soupçonner au seul examen de la canule qui présente des taches noires dans les points correspondants; il est, de la sorte, facile de déterminer si les ulcérations existent seulement sur la plaie ou si elles s'étendent jusque dans la trachée (auquel cas la teinte noire se voit au voisinage du bec de la canule). Ces ulcérations, qui sont loin d'être rares, ne sont généralement pas graves.

Au contraire, la *gangrène profonde* est toujours d'un pronostic très mauvais, non seulement parce qu'elle survient ordinairement dans les formes graves de la diphtérie, mais aussi parce que, en dehors de ces conditions générales, elle donne lieu à une plaie béante, déchiquetée, d'où se détachent des fragments de tissus sphacélés; cette plaie est quelquefois très étendue, et la cicatrisation (lorsqu'elle se fait) est toujours lente et irrégulière. Il peut en résulter aussi des *abcès du médiastin*.

A côté de ces cas, dans lesquels l'ulcération est, à proprement parler, une complication de la plaie elle-même, il convient de signaler les *ulcérations* qui se produisent parfois dans la trachée, *au contact du bec de la canule*. Ces ulcérations étaient autrefois assez fréquentes; elles sont devenues beaucoup plus rares depuis que l'on emploie des canules à courbure moins accentuée et mobiles sur le pavillon; la pression exercée par la canule ne suffit pas cependant à les expliquer, et il faut tenir compte aussi des autres conditions résultant de la forme de la diphtérie et de l'état général du malade; on comprend ainsi pourquoi elles ne sont pas forcément en rapport avec la durée du séjour de la canule.

La plaie de la trachéotomie peut se compliquer d'*érysipèle*. Le fait est assez rare.

La *diphtérie de la plaie* est loin d'être aussi commune qu'on pourrait le penser *a priori*; elle est même rare dans la partie occupée par la canule, et ne se voit guère que sur la surface de section de la peau et les parties immédiatement voisines. La fausse membrane affecte la forme d'une sorte de feston qui fait tout le tour de la plaie ou n'en occupe qu'une partie, spécialement au niveau des angles supérieur et inférieur; autour d'elle, on voit souvent des soulèvements de l'épiderme qui précèdent et annoncent l'extension de la diphtérie aux parties voisines. Les exsudats qui se produisent à la surface des ulcérations, la couche de pus concret qui souvent recouvre la plaie, peuvent être confondus avec une fausse membrane diphtérique, mais celle-ci s'en distingue facilement, en ce qu'on peut toujours la détacher avec une pince. Il est rare d'ailleurs que la fausse membrane s'étende beaucoup et elle cède en général assez facilement à l'application d'iodoforme, de stérésol, ou du liquide de Gaucher.

Les *complications broncho-pulmonaires* sont fréquentes à la suite de la trachéotomie et elles contribuent beaucoup à assombrir le pronostic :

([*SÉVESTRE ET L. MARTIN.*]

lorsque les opérés succombent, c'est presque toujours par le poumon que
la mort se produit. Ces complications peuvent se manifester de deux façons
différentes : le plus ordinairement c'est le lendemain ou le surlendemain
de la trachéotomie que l'on voit la température s'élever, en même temps que
la respiration devient fréquente et plus ou moins gênée ; l'asphyxie ne tarde
guère à se produire et les malades sont rapidement emportés, sans que
l'auscultation ait révélé de signes indiquant s'il faut incriminer une congestion pulmonaire ou une broncho-pneumonie. La terminaison fatale est
d'ailleurs favorisée par l'état du cœur, dont le fonctionnement est ordinairement plus ou moins troublé. Il n'y a guère de bons résultats à attendre
du traitement ; cependant, à la première manifestation suspecte, on doit sans
hésiter recourir aux enveloppements froids du thorax et même aux bains
froids plus ou moins répétés suivant l'élévation de la température, aux inhalations d'oxygène, aux injections de caféine, aux stimulants tels que l'acétate
d'ammoniaque.

D'autres fois les troubles respiratoires sont plus tardifs ; c'est vers le 5e
ou 6e jour qu'ils commencent à se manifester ; dans ces cas, il s'agit plus
généralement d'une broncho-pneumonie bien caractérisée, qui se traduit par
de la matité, des râles et souvent même du souffle. Dans ces conditions, le
pronostic, tout en restant sévère, est moins grave et l'on peut espérer la guérison. On emploiera les moyens que nous avons indiqués plus haut et en
outre le benzoate de soude.

Parmi les *complications tardives* de la trachéotomie, il faut noter les
troubles de la voix qui persistent souvent pendant un certain temps : on a
dit qu'ils étaient plus marqués et plus prolongés lorsqu'on avait fait la
trachéotomie supérieure, mais cela n'est nullement démontré. En tout cas
les fonctions du larynx finissent par revenir tôt ou tard à l'état normal.

On a signalé également, parmi les suites éloignées de la trachéotomie,
un retentissement fâcheux sur la *santé générale* : les opérés, ayant une
trachée plus ou moins rétrécie, n'introduiraient dans les poumons à chaque
inspiration qu'une quantité d'air inférieure à la normale ; ils ne prendraient
jamais qu'un développement incomplet et n'atteindraient qu'exceptionnellement l'âge de 20 ans, de sorte qu'on n'en verrait guère aux conseils de
révision. Nous pensons qu'il y a dans cette assertion une certaine exagération : il n'est pas absolument rare de voir des adultes portant les stigmates
de l'opération et ne présentant aucune apparence de débilité ; nous pourrions
ajouter que la première opérée de Bretonneau (en 1825) jouit encore aujour-
d'hui d'une santé florissante.

Traitement consécutif à la trachéotomie. — Trousseau pensait que
l'on peut, après la trachéotomie, supprimer toute espèce de traitement et, à
son exemple, la plupart des médecins n'hésitaient pas à abandonner le
croup à lui-même, attendant plus ou moins patiemment le moment où ils
pourraient enlever la canule. Ils pouvaient jusqu'à un certain point s'appuyer
sur ce fait d'observation que généralement, à la suite de la trachéotomie,
l'angine ne tarde guère à diminuer spontanément (probablement parce que
l'air ne traverse plus le pharynx). Archambault protestait contre cette

attitude passive et résignée, et disait qu'elle ne peut se justifier que par
la pénurie de moyens véritablement actifs. Aujourd'hui, elle n'aurait plus
d'excuse et l'on doit, après comme avant l'opération, continuer à traiter la
diphtérie; il est souvent utile, en particulier, de répéter les injections de
sérum et il est toujours indispensable de tenir le malade dans une atmosphère de vapeurs.

Changement de la canule interne. — Lorsque l'enfant se réveille pour
la première fois après l'opération, on doit enlever et nettoyer la canule
interne, dans laquelle se sont accumulées et desséchées des mucosités
mélangées de sang et parfois des débris de fausses membranes; on fait
tomber dans la trachée quelques gouttes d'huile mentholée; on change la
cravate lorsqu'elle est salie par les mucosités qui s'écoulent de la canule.
Le changement de la canule interne doit être répété plus ou moins souvent,
suivant que les mucosités sont elles-mêmes plus ou moins abondantes,
toutes les 2 ou 3 heures en général; cependant il faut éviter d'y toucher trop
fréquemment et ne pas se croire obligé de le faire chaque fois que l'on
entend un clapotement. C'est un rôle qui incombe à la garde-malade, et il
importe de lui donner à cet égard des instructions précises et détaillées.

Changement de la canule externe. — Le premier changement de la
canule externe est très utile pour nettoyer la plaie, dont les bords sont
depuis l'opération plus ou moins recouverts de sang et de mucosités; mais
il faut attendre pour le faire que l'infiltration plastique ait converti la plaie
en une sorte de canal moulé sur la canule; au bout de 24 heures, cette
condition se trouve généralement réalisée. Avant tout, on doit avoir préparé
tout ce qui est nécessaire pour le pansement, et en outre une canule toute
prête du même calibre que celle qui va être retirée, avec un dilatateur et une
pince à fausses membranes. L'enfant doit être tenu dans la même position
que pour l'opération, mais il n'est pas nécessaire que la tête soit dans une
extension forcée; il suffit qu'elle soit maintenue *bien droite*. L'enlèvement
de la canule est quelquefois accompagné d'une hémorrhagie plus ou moins
abondante; mais généralement il n'y a que quelques mucosités sanguinolentes et assez souvent des fausses membranes. Quelquefois l'enfant est pris
d'une toux assez violente, nerveuse et, dans l'inspiration qui suit la toux,
les bords de la plaie peuvent s'accoler par une sorte d'aspiration; aussi est-il
souvent nécessaire, pour empêcher l'asphyxie, de maintenir la plaie béante
à l'aide d'un dilatateur, pendant que l'on procède au nettoyage des bords. Ce
nettoyage doit être fait avec toutes les précautions antiseptiques et aussi rapidement que possible. Puis la canule est remise en place, ce qui se fait en
général assez facilement.

La canule doit ensuite être changée tous les jours, ce qui permet de
surveiller la plaie et de voir s'il ne survient pas l'une des complications que
nous avons étudiées plus haut. On lave avec des solutions antiseptiques et
l'on recouvre les parties voisines d'une couche de vaseline boriquée ou de
collodion élastique. On doit aussi examiner à chaque fois la canule elle-
même : elle reste inaltérée tant que la plaie est saine, et se colore en noir
par formation de sulfure d'argent s'il y a en quelque point un peu de

[SEVESTRE ET L. MARTIN.]

sphacèle. En outre, le changement de canule est accompagné de l'expulsion de fausses membranes; il est même bon, si l'enfant n'est pas trop fatigué, de l'exciter à tousser à ce moment, de façon à profiter de ce que la plaie est béante pour libérer la trachée des mucosités et des fausses membranes; on obtient souvent ce résultat simplement en poussant dans la trachée quelques gouttes d'huile mentholée.

A partir du second ou du troisième pansement, on commence à rechercher si le larynx est libre : on peut y procéder en rapprochant l'une de l'autre les lèvres de la plaie à l'aide des doigts; mais cette manœuvre est douloureuse, fait crier l'enfant et ne permet pas toujours de constater ce que l'on cherche; il est préférable de déposer sur l'orifice de la plaie un petit morceau de taffetas gommé qui vient l'obturer; il est ainsi facile de voir si le larynx est libre et à quel point. Cette épreuve est indispensable, pour décider du moment où devra être faite *l'ablation définitive de la canule*: car nous n'avons aucun autre moyen de constater si l'enfant pourra s'en passer. Cela se produit d'ailleurs à une époque très variable. Cependant, chez les enfants traités par la sérum-thérapie, on peut supprimer la canule à une époque beaucoup plus rapprochée de la trachéotomie que cela n'avait lieu autrefois; il n'est pas rare que l'opéré puisse se passer de canule après 1 ou 2 jours; il est exceptionnel qu'il la garde plus de 3 ou 4 jours, tandis que dans les statistiques de Sanné, Archambault, etc., on voit que la canule était le plus souvent retirée du 5ᵉ au 9ᵉ jour.

Lorsque l'ablation de la canule a été effectuée, on nettoie la plaie avec soin et on la recouvre d'un pansement antiseptique. Il serait imprudent cependant d'abandonner l'enfant et il est très important de le surveiller de près pendant quelques heures; il n'est pas rare en effet qu'à l'occasion d'une quinte de toux, d'un accès de colère, de la frayeur qui s'empare de lui, le petit malade soit pris d'un *spasme laryngé* qui oblige de remettre la canule à l'instant : on doit toujours en avoir sous la main une toute préparée, ainsi qu'un dilatateur; l'usage de cet instrument est souvent nécessaire, si la plaie est restée sans canule pendant quelques heures. Le plus généralement ce n'est pas à la première tentative que l'enfant peut rester sans canule. En général, d'ailleurs, le spasme se produit d'autant plus facilement que l'enfant est opéré depuis plus longtemps; il semble qu'il se soit habitué à respirer par la canule et qu'il ne puisse plus s'en passer. Il est alors très utile de détourner son attention, de l'amuser : la surveillante de l'hôpital Trousseau avait imaginé de placer, devant les yeux de l'enfant privé de sa canule, un bocal de poissons rouges; on a conseillé aussi de mettre la canule dans le pansement, en dehors de la plaie.

La canule enlevée, la plaie se cicatrise assez vite : le pansement antiseptique qui la recouvre doit être, le premier jour, renouvelé plusieurs fois pour enlever les mucosités qui s'écoulent de la trachée; il suffit ensuite de faire le pansement une fois par jour. La cicatrisation de la plaie est aussi plus rapide depuis l'emploi du sérum; en 2, 3 ou 4 jours, elle est ordinairement terminée. Ce résultat ne laisse pas que d'être assez important : on évite ainsi les cicatrices irrégulières et les accidents qui autrefois succédaient assez souvent aux plaies de la trachéotomie.

Si la canule a été enlevée trop tôt et qu'on soit obligé de la remettre, il peut arriver que la plaie soit déjà notablement rétrécie, et l'introduction peut être pénible même avec le dilatateur; il faut savoir qu'en pareil cas la difficulté provient surtout du rétrécissement de la plaie de la peau; il faut donc chercher à la dilater, ou se servir d'une canule spéciale (canule de Bourdillat, de Krishaber), ou même faire une petite incision.

L'ablation de la canule peut être retardée par une série de causes très diverses : on désigne familièrement sous le nom de *canulards* les enfants qui ne peuvent s'en passer. Nous avons déjà parlé du spasme qui se produit fréquemment à la première tentative d'ablation; il cède généralement, mais quelquefois on est obligé de remettre la canule et le spasme continue à se reproduire aux tentatives suivantes. Lorsque cet état tend à devenir permanent, on doit tenter de calmer l'excitabilité en faisant prendre d'avance soit du bromure, soit plutôt de l'antipyrine, qui doit être donnée peu de temps avant le décanulement; souvent aussi, nous avons employé avec avantage les applications froides sur le thorax au moment où le spasme commence. Dans les cas rebelles, on a employé plusieurs fois avec succès le tubage consécutif; au bout de 1 ou 2 jours, le tube peut quelquefois être enlevé sans inconvénient. Lorsque, malgré tout, le spasme tend à se reproduire, il faut craindre qu'il ne soit en rapport avec une lésion organique, telle que l'adénopathie trachéo-bronchique.

Parmi les autres causes qui peuvent retarder le retrait de la canule, nous devons signaler la paralysie diphtérique qui, chez les enfants trachéotomisés, peut déterminer une asphyxie par paralysie des crico-aryténoïdiens postérieurs, et amène d'autres fois des troubles de déglutition tels que les aliments passent dans la trachée ou reviennent par la plaie. L'usage de la canule doit alors être continué tant que la paralysie n'est pas guérie. D'autres fois c'est l'existence d'un *rétrécissement* de la trachée ou la production à la face interne de ce conduit de bourgeons charnus qui empêchent d'enlever la canule, ou plutôt obligent à la remettre au bout d'un temps plus ou moins long. Le rétrécissement de la trachée peut être d'origine cicatricielle, et résulter de fautes opératoires (incisions multiples) ou bien d'ulcérations de la muqueuse ou de sphacèle des bords de la plaie; d'autres fois il est en rapport avec une laryngite sous-glottique s'étendant jusqu'à la partie supérieure de la trachée, maladie encore assez mal déterminée.

Ces cas rentrent plus spécialement dans le domaine de la laryngologie et exigent un traitement particulier sur lequel nous ne pouvons insister. Il en est de même des *productions polypeuses* constituées par des *bourgeons charnus*, qui se sont produites sur la plaie de la trachée et font saillie dans le conduit. Elles ne se manifestent ordinairement qu'un certain temps après la trachéotomie et alors que la plaie est déjà fermée : il faut quelquefois alors faire de nouveau la trachéotomie.

[SEVESTRE ET L. MARTIN.]

TUBAGE

L'opération du tubage[1] a pour but de placer dans le larynx, par la voie buccale, un tube destiné à rétablir la perméabilité des voies aériennes. L'index de la main gauche ayant été reconnaître l'épiglotte et l'orifice du larynx, le tube est porté sur ce point au moyen d'une pince ou d'un instrument spécial; puis, après avoir passé entre le doigt explorateur et l'épiglotte, est poussé avec précaution dans le larynx : telle est, réduite à sa plus simple expression, l'opération du tubage; elle doit être faite avec beaucoup de douceur et de précision, et, pour éviter tout accident, il est indispensable d'observer certaines règles, qui seront plus loin exposées en détail. Mais auparavant, il nous paraît utile d'étudier les instruments qui sont le plus généralement employés pour cette opération. Cette étude préliminaire allégera d'autant la description de l'opération elle-même.

Les instruments dont on se sert actuellement sont notablement différents de ceux qu'avait proposés Bouchut, et qui n'ont plus qu'un intérêt de curiosité historique. Ils ont subi d'ailleurs de nombreuses modifications qu'il serait trop long de passer en revue; nous nous bornerons à décrire les trois types employés en France : 1° les instruments de O'Dwyer; 2° ceux de Collin; 3° ceux de Ferroud. Dans les deux premiers, le *tube* est rattaché à une sorte de manche allongé ou *introducteur* (fig. 8), à l'aide d'un *mandrin* sur lequel il est assujetti à frottement doux; l'introducteur présente un mécanisme particulier qui permet, à un moment donné, de détacher le

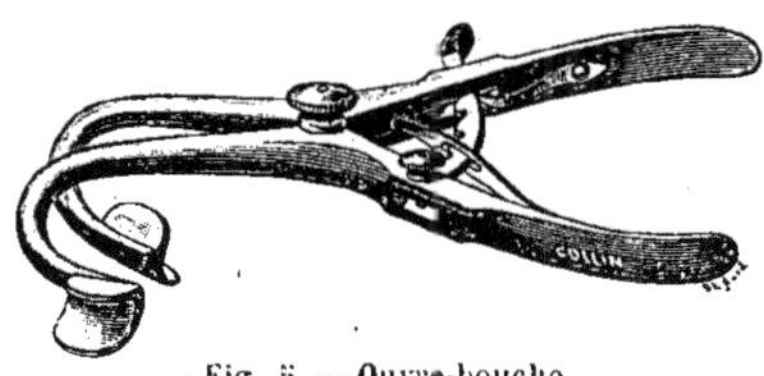

Fig. 5. — Ouvre-bouche.

tube du mandrin, de façon à le laisser tomber dans le larynx (fig. 9). Enfin pour maintenir la bouche largement ouverte, on emploie un *ouvre-bouche* Le plus généralement adopté est le modèle de Denhard, légèrement modifié (fig. 5); il se compose de deux branches articulées et présentant une courbure telle que les extrémités antérieures étant emboîtées sur les molaires supérieures et inférieures, le corps de l'instrument s'applique aussi exactement que possible contre la joue.

Un instrument spécial, connu sous le nom d'*extracteur* (fig. 10), sert à enlever le tube quand on pense que l'enfant peut s'en passer. Dans l'instrumentation de Ferroud, une pince d'une forme particulière et qui pénètre dans la lumière du tube, sert à la fois d'introducteur et d'extracteur.

1° *Instruments de O'Dwyer.* — Le *tube* est assez long pour descendre

1. Parmi les travaux les plus récents publiés en France sur le tubage, et en dehors de ceux qui seront signalés plus loin, consultez en particulier : BONAIN, *La Semaine médicale*, 3 oct. 1894. — CHAILLOU, *Thèse de Paris*, 1895. — MESLAY et VANVERTS, *Rev. mens. des mal. de l'enfance*, mars 1895. — MARTIN, *Bulletin médical*, déc. 1895. — BENSAUDE et RIST, *La Presse médicale*, 22 avril 1896. — D'ASTROS, *Rev. mens. des mal. de l'enf.*, sept. 1896. — *Bull. de la Soc. méd. des hôpitaux*, 1894-1895-1896, *passim*.

Les figures que l'on trouvera plus loin, relatives aux instruments du tubage, sont dues à M. Collin, qui a bien voulu fournir les clichés. Celles qui concernent la technique sont la réduction de planches murales destinées à l'enseignement et exécutées sous la direction de M. Martin. —

dans la trachée jusque vers sa terminaison ; il est creusé d'un canal à section
elliptique, a des parois épaisses et se caractérise surtout par sa forme,
qui a été combinée dans le but d'assurer sa fixité dans le larynx. Vu latéralement (fig. 8 et 9), il se présente sous la forme d'un cylindre à peu près
régulier, renflé en tête de clou à sa partie supérieure ; au contraire, vu
d'avant en arrière (fig. 6, A), il offre, immédiatement au-dessous de cette
tête, un rétrécissement brusque très accentué; puis, à partir de ce point,
il s'élargit peu à peu, jusqu'au voisinage de sa partie moyenne et diminue
ensuite progressivement; il existe ainsi, à la partie moyenne du tube, un
ventre ou renflement assez marqué. L'extrémité supérieure a une forme irrégulièrement ovale; légèrement entamée en avant, elle semble déjetée en
arrière, de façon à n'exercer aucune pression sur l'épiglotte et à s'intercaler
dans l'espace inter-aryténoïdien ; sur le côté *gauche* de cette extrémité, se
voit un trou pour le fil. L'extrémité inférieure est mousse et arrondie sur
les bords et est très légèrement prolongée par le mandrin.

Le tube est constitué par un alliage d'étain doré; la dorure a pour
résultat de le rendre plus lisse, plus poli et de favoriser le glissement du
mucus et des fausses membranes qui peuvent le traverser.

Le *mandrin porte-tube* (fig. 7, A), en acier, terminé en bas par une
extrémité mousse qui vient combler l'orifice du tube, se visse par en haut
à l'introducteur, en faisant avec l'axe de celui-ci un angle droit; il présente,
à sa partie moyenne, une brisure articulée qui facilite sa sortie lorsque le
tube a pénétré dans le larynx.

L'*introducteur* de O'Dwyer se compose d'un manche coudé à son extrémité laryngée et sur lequel glisse un *propulseur* destiné à détacher le tube du
mandrin ; ce propulseur est formé de deux ailettes qui viennent appuyer de
chaque côté sur la tête du tube; elles sont actionnées par une sorte de
cylindre en ressort à boudin engainant le manche et aboutissant à un bouton
de déclanchement placé sur le bord supérieur de ce manche à portée de la
main. Ce mécanisme est loin d'être parfait; car les ailettes, glissant facilement sur le tube et exerçant sur lui une pression irrégulière, ne fonctionnent pas toujours bien et peuvent d'ailleurs accrocher les replis aryténo-
épiglottiques; en outre, le ressort est assez instable, fragile et peut se trouver
vite hors de service; le bouton de déclanchement est difficile à manœuvrer,
mal en main; le manche est lui-même trop court, trop mince, trop luisant,
et dans les efforts que l'on fait pour la manœuvre du propulseur, on risque
fort de produire sur l'un des points du larynx une pression exagérée.

L'extraction du tube a pendant longtemps été regardée comme la partie
la plus délicate de l'opération du tubage; c'est pourquoi certains auteurs,
revenant à la pratique de Bouchut, recommandaient de laisser le fil attaché
au tube, de façon qu'il n'y eût plus qu'à tirer sur ce fil pour détuber l'enfant.
L'*extracteur* de O'Dwyer est d'ailleurs assez compliqué et manque souvent
son effet. Il est constitué par une sorte de pince à bec de canard, dont les
mors s'écartent par un système de trois leviers successifs : il résulte de cette
disposition, surtout après un certain temps d'usage, un manque de rigidité;
en outre, par le fait que les mors de cette pince s'écartent sous un angle

[SEVESTRE ET L. MARTIN.]

assez ouvert, ils ne s'appliquent sur le tube à extraire que par un point très
limité; aussi les dérapages sont-ils fréquents.

2° *Instruments de Collin.* — L'instrumentation de O'Dwyer a subi,
entre les mains de Collin, de nombreuses modifications qui sont, pour la
plupart, très heureuses et facilitent singulièrement l'opération du tubage.

Le tube de O'Dwyer est long (4 cent. pour le plus petit numéro, conve-
nant aux enfants de 1 an) et descend dans la trachée jusque vers sa terminaison. En outre, il est assez lourd, et il semble même que l'on ait cherché
à le fabriquer avec un métal pesant, dans la pensée qu'il était maintenu dans
le larynx surtout par son poids. Croyant, au contraire, que la stabilité du
tube est assurée spécialement par sa forme, nous avons pensé que l'on pouvait, sans inconvénient, l'alléger et qu'il serait ainsi mieux supporté par le
larynx. Cette question a été, dès le commencement de 1895, longuement
étudiée à l'hôpital des Enfants, avec l'aide de Bayeux, alors interne du service
de la diphtérie, et grâce à l'habile concours de Collin. Le premier essai de
ce genre consista à prendre un tube en aluminium, extrêmement léger; ce
tube, chez plusieurs enfants, resta parfaitement en place pendant trois jours,
bien que l'un de ces enfants eût une toux assez fréquente; mais, lorsqu'on
l'eût retiré, on constata qu'il était recouvert d'un dépôt de mucosités con-
crétées assez épais et difficile à détacher. L'aluminium est, en effet, un métal
poreux, qui s'incruste très facilement; en outre, il ne peut être suffisamment
poli et se prête mal à la dorure. Le dépôt était surtout épais dans la partie
située au-dessous du renflement. A ce niveau, le tube descend dans la
trachée, mais n'est pas en contact intime avec elle; il s'en trouve
séparé par une sorte de cul-de-sac, dans lequel s'accumulent du mucus,
du pus, des débris de fausses membranes, etc.

Bayeux proposa alors de supprimer la partie du tube qui plonge dans la
trachée; ainsi se trouva constitué le *tube court*, qui, tout de suite, fut expé-

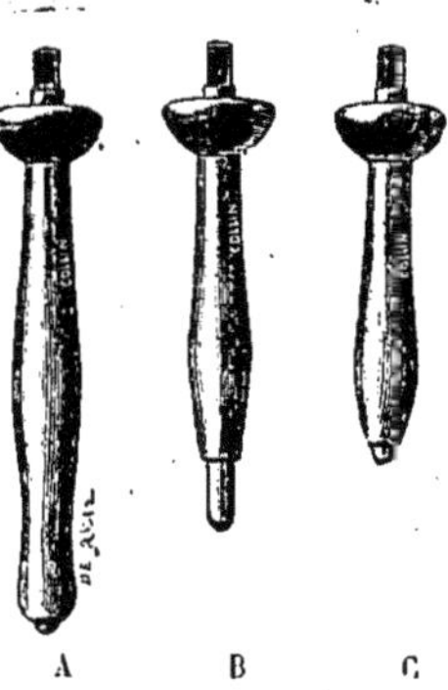

Fig. 6. — Tubes laryngiens.

rimenté et d'emblée fut reconnu au moins égal,
sinon supérieur, au tube long. Plus tard, ayant
remarqué, dans les nombreux essais qu'il fit du
tube court, qu'il est assez difficile d'atteindre le
larynx avec le tube adapté à l'introducteur ordinaire, Bayeux crut pouvoir remédier à cet inconvénient en allongeant le mandrin d'une quantité
plus ou moins grande (fig. 6 et 7, B), suivant que
l'enfant est plus ou moins âgé et que, par conséquent, le larynx est situé plus ou moins bas. Mais
avec ce mandrin allongé, d'un calibre assez petit,
on est plus exposé à léser le larynx, surtout dans
les cas où le spasme est assez prononcé; on sait,
d'ailleurs que, toutes les fois qu'il s'agit de tra-
verser un conduit dont le calibre est spasmodiquement rétréci, on y parvient
mieux avec un instrument mousse ou conique qu'avec un corps plus ou
moins effilé. Nous avons pensé qu'il était préférable de faire porter l'allongement sur la partie de l'introducteur à laquelle vient s'adapter le mandrin

porte-tube. Nous avons donc conservé le tube court primitif, mais en l'effilant un peu vers son extrémité, de façon qu'il se continue sans ressaut avec le mandrin. Tel est le tube auquel Martin[1] a donné notre nom. On a donc le choix entre trois variétés de tubes : le tube long de O'Dwyer (A), le tube court de Bayeux (B), le tube court de Sevestre (C). C'est ce dernier que, tout naturellement, nous préférons, mais en reconnaissant que, pour les grands enfants, il peut être nécessaire d'employer le tube de Bayeux.

Dans les instruments de O'Dwyer, le *mandrin porte-tube* se fixe à l'introducteur par un pas de vis ; mais, au bout d'un temps qui n'est pas bien long, la vis s'use, est plus ou moins faussée et le diamètre antéro-postérieur du mandrin et, par suite, celui du tube lui-même ne correspondent plus au diamètre antéro-postérieur du larynx. Collin a fort heureusement modifié cette disposition en remplaçant la vis par un écrou (fig. 7, 8 et 9); le mandrin est ainsi fixé d'une façon plus solide, plus stable et cela dans un espace de temps insignifiant; la manœuvre est aussi beaucoup plus simple que celle qui consiste à visser une pièce aussi déliée que le mandrin : cette considération

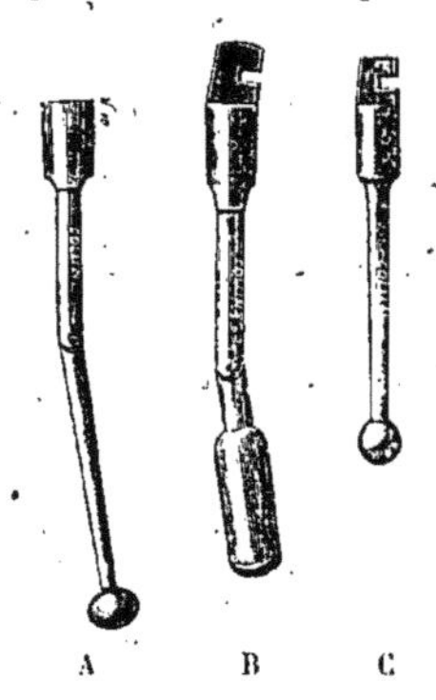

Fig. 7. — Mandrins.

n'est pas sans importance lorsque, en présence d'un enfant qui asphyxie, on se trouve obligé de changer un tube pour un autre.

La substitution du tube court au tube long a entraîné pour le mandrin une autre modification assez importante : comme il est plus court, on peut supprimer la brisure qui existait à sa partie moyenne dans les instruments de O'Dwyer et le faire d'une seule pièce; il est, de la sorte, plus solide et mieux assujetti au tube.

L'*introducteur* de Collin (fig. 8) est aussi bien plus simple et en même temps plus pratique et plus facile à manœuvrer que celui de O'Dwyer.

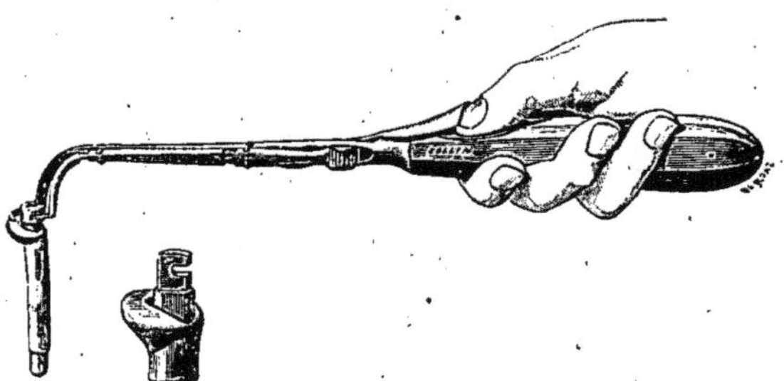

Fig. 8. — Introducteur de Collin.

Comme forme générale, il rappelle ce dernier ; mais la partie coudée qui le termine a été, suivant nos indications, légèrement allongée pour compenser la diminution de longueur du tube et permettre d'en porter plus facilement

(1) *Bulletin médical*, décembre 1895.

[SEVESTRE ET L. MARTIN.]

l'extrémité jusqu'au voisinage du larynx. Il a aussi, dans le dernier modèle, une courbure un peu plus prononcée, de sorte que le mandrin fait avec le manche, non plus un angle droit comme dans l'instrument de O'Dwyer, mais un angle légèrement aigu : le tube, se trouvant ainsi porté de haut en bas et d'arrière en avant, pénètre beaucoup plus facilement dans le larynx et

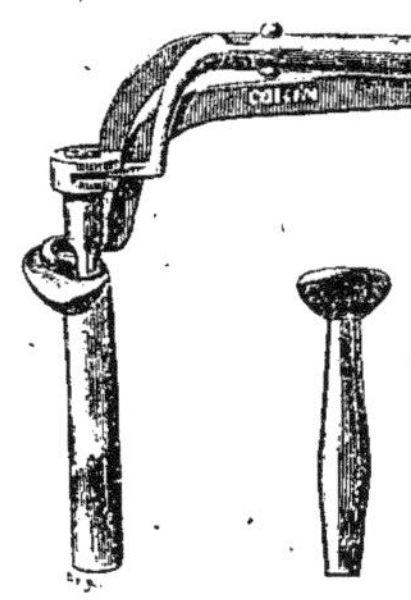

Fig. 9. — Introducteur de Collin au moment du déclanchement.

risque moins d'être poussé dans l'œsophage. Le propulseur est constitué par un levier fixé par un tenon sur le côté droit du manche ; la branche laryngée de ce levier se termine par une demi-boucle horizontale qui vient, avec une précision mathématique, agir sur la tête du tube parallèlement au mandrin (fig. 9). L'autre branche du levier, plus courte, se termine par une extrémité aplatie, concave en dessous et qui se relève un peu au-dessus du manche (fig. 8) ; dans l'espace résultant de cet écartement, le pouce vient s'insinuer à la manière d'un coin, par un mouvement en quelque sorte spontané et remarquablement facile. Le manche lui-même est gros, non poli, bien en main.

Les trois pièces dont se compose l'introducteur sont facilement démontables, ce qui permet un nettoyage parfait et une asepsie véritable. L'instrument de O'Dwyer est, au contraire, presque impossible à nettoyer et ne peut que très difficilement être rendu aseptique.

Enfin, dans l'*extracteur* de Collin (fig. 10), qui présente une seule articulation, les mors de la pince s'écartent parallèlement et restent en contact

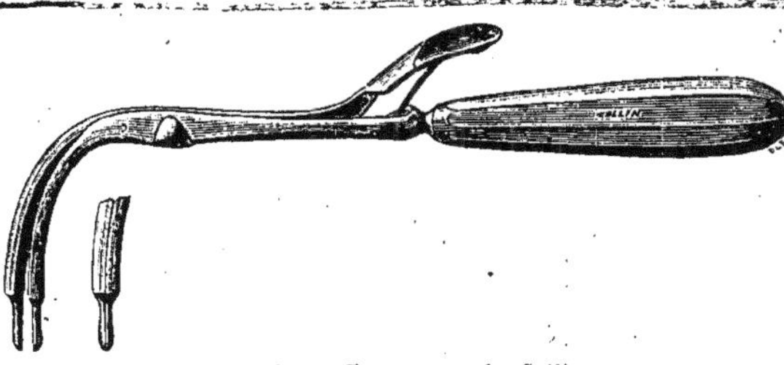

Fig. 10. — Extracteur de Collin.

avec le tube sur une assez longue étendue ; les dérapages sont par suite très rares. Mais la manœuvre du détubage est quand même très difficile et on ne réussit pas toujours du premier coup ; la chose serait de peu d'importance s'il ne s'agissait que de détuber un enfant guéri ; mais il n'en est plus de même quand il s'agit d'enlever chez un enfant qui asphyxie un tube bouché par ces fausses membranes ; il faut pouvoir le faire rapidement, et les conditions dans lesquelles on opère rendent la manœuvre particulièrement délicate.

Fort heureusement le détubage avec l'extracteur n'est pas indispensable ; il est aujourd'hui remplacé par une manœuvre très simple, qui peut même être pratiquée par une personne étrangère à la médecine : c'est l'*énucléation* par le *procédé de Bayeux*. L'origine de cette découverte est assez curieuse : un jour que Bayeux, s'apprêtant à détuber un enfant, cherchait à lui faire ouvrir la bouche pour placer l'ouvre-bouche entre les mâchoires, et pressait sur le larynx pour vaincre la résistance du petit malade, il eut la surprise de sentir le tube filer sous son doigt et de le voir sortir par la bouche : la possibilité de faire le détubage sans instrument était démontrée; elle fut confirmée par les essais tentés les jours suivants.

Il restait à déterminer le mécanisme qui préside à l'expulsion du tube et à réglementer la technique du procédé. Des recherches sur le cadavre poursuivies par Bayeux[1] lui firent voir d'abord que la partie renflée du tube correspond non pas aux cordes vocales inférieures, comme on le croyait généralement, mais au détroit inférieur du cricoïde, et en outre vinrent démontrer que le tube est maintenu dans le larynx par deux forces antagonistes : d'une part, en haut, la tête se trouve fixée entre les cordes vocales qui la soutiennent et la sangle musculaire ary-aryténoïdienne qui se contracte sur elle; d'autre part en bas, la bague cricoïdienne s'applique et se rétracte sur le ventre du tube situé au-dessous d'elle. Qu'il s'agisse d'un tube long ou d'un tube court, la position de ce tube dans le larynx est toujours la même, mais, tandis que le tube long descend jusqu'à la terminaison de la trachée, le tube court s'arrête au voisinage du 3e anneau. Si donc, appliquant le pouce perpendiculairement à la trachée, au niveau du premier anneau, on vient à presser sur l'extrémité inférieure du tube, celui-ci remonte doucement et se trouve expulsé comme un noyau de cerise que l'on serrerait entre les doigts. Nous reviendrons d'ailleurs plus loin sur la technique de l'énucléation qui, depuis quinze mois, est employée couramment dans nos deux hôpitaux d'enfants.

3° *Instruments de Ferroud*[2]. — Le tube de Ferroud, comme configuration générale, rappelle celui de O'Dwyer; il s'en distingue par l'absence de mandrin et par ce fait qu'il est, à son extrémité inférieure, taillé en biseau sur la face droite, pour pouvoir pénétrer plus facilement dans le larynx; il est aussi plus évasé à son extrémité supérieure. On l'introduit au moyen d'une pince qui sert aussi d'extracteur. C'est là une simplification : mais la forme donnée au bec du tube ne nous paraît pas heureuse et nous craignons qu'elle ne favorise les érosions de la muqueuse et même qu'elle n'expose aux fausses routes.

Ajoutons que, pour maintenir la bouche ouverte et pour protéger le doigt de l'opérateur, Ferroud n'emploie pas l'ouvre-bouche, mais seulement une sorte de doigtier en métal, engainant l'index gauche. Ce moyen est peut-être plus simple, mais nous paraît moins sûr et moins pratique que l'ouvre-bouche.

En résumé, il nous semble que les instruments de Ferroud présentent certains inconvénients, qui ne sont pas suffisamment rachetés par leurs qualités et nous pensons que l'on ne peut guère hésiter qu'entre les instruments américains de O'Dwyer et les instruments français de Collin. Chacun d'eux a ses partisans, mais personnellement c'est aux instruments de Collin que, sans hésitation et pour les raisons développées plus haut, nous donnons la préférence. En outre, malgré les attaques dont il a été l'objet[3], nous

(1) *Médecine moderne*, mai 1895.
(2) FERROUD, *Thèse de Lyon*, 1894.
(3) BOXAIN, *Société française de laryngologie, d'otologie et de rhinologie*. Congrès de 1896.

persistons à penser que le tube court présente sur le tube long une supériorité incontestable : il est certainement plus facile à introduire que le tube
long, qui souvent manœuvre avec assez de peine dans la bouche : et, pour ce
qui concerne l'extraction, si le procédé de l'énucléation réussit quelquefois
avec le tube long, il faut souvent recourir à l'extracteur. D'autre part, le
tube court a une stabilité aussi grande que le tube long, et nous avons vu
plusieurs fois des enfants, qui avaient rejeté un tube long à différentes reprises,
garder un tube court; il ne nous paraît pas non plus que l'obstruction soit
plus commune avec le tube court.

Technique du tubage. — L'opération du tubage, comme la trachéotomie,
peut être divisée en trois temps, elle est aussi précédée d'un prologue et
suivie d'un épilogue.

Prologue. — Il consiste surtout dans la préparation des instruments,
qui sont : 1° l'*ouvre-bouche*; — 2° l'*introducteur*; — 3° un *tube court, à
mandrin court;* cependant, chez les enfants un peu âgés, il pourra être préférable de prendre un tube de Bayeux (à mandrin allongé).

Ce tube devra être approprié aux dimensions du larynx ; il existe en effet
des tubes de volume variable. O'Dwyer en a établi six numéros, gradués en
grosseur et en longueur suivant l'*âge* de l'enfant; une petite règle
métallique (fig. 11), sur laquelle on reporte le tube, indique celui
qu'il convient de prendre dans chaque cas particulier. Cette graduation est loin d'être parfaite; car le larynx peut présenter chez
plusieurs enfants du même âge des différences assez sensibles.
Glover[1] a proposé de la remplacer par une autre, qui prendrait pour
base la taille du malade. Telle qu'elle est, la graduation d'après

Fig. 11. l'âge peut cependant être conservée, avec cette réserve que, si
l'enfant paraît grand pour son âge, on prendra le tube de l'âge supérieur.
On aura soin de préparer d'abord le tube qui paraît répondre le mieux à ces
indications, puis un autre tube du numéro inférieur, pour le cas où le premier ne pourrait être introduit : chaque tube sera muni d'un cordonnet
de soie plat, suffisamment résistant, mais assez fin cependant pour pouvoir
glisser facilement dans l'orifice situé sur la tête du tube; si le fil entrait à
frottement, on pourrait avoir quelque peine à le retirer, une fois l'opération
terminée. Il doit être d'une longueur telle que, noué à ses extrémités et le
tube étant placé sur le mandrin, il ait un peu plus que la longueur de l'introducteur : plus court, il pourrait échapper de la main; plus long, il deviendrait embarrassant.

4° On ajoutera aux instruments précédents une petite *seringue* (seringue
de Bayeux), destinée à pousser dans le larynx une huile antiseptique. La
figure ci-jointe (fig. 12) nous dispense d'une description. Disons seulement
qu'elle est munie ici d'un tube effilé, destiné à porter le liquide dans
le tube laryngé; lorsqu'on veut faire une injection dans le larynx vide, on
emploie un autre tube, à extrémité mousse, dont la partie terminale seulement se trouve figurée au-dessous de la seringue. A côté de la seringue sera

(1) *Jour. de clin. et de thérap. infantiles*, 2 avril 1896.

placé un flacon d'huile mentholée à 1/20. — 5° Enfin, on se munira aussi,
à tout hasard, de l'*extracteur* de Collin.

Tous ces instruments auront été *stérilisés* dans l'eau bouillante; ils
seront disposés sur un plateau et rangés dans l'ordre où ils doivent servir.

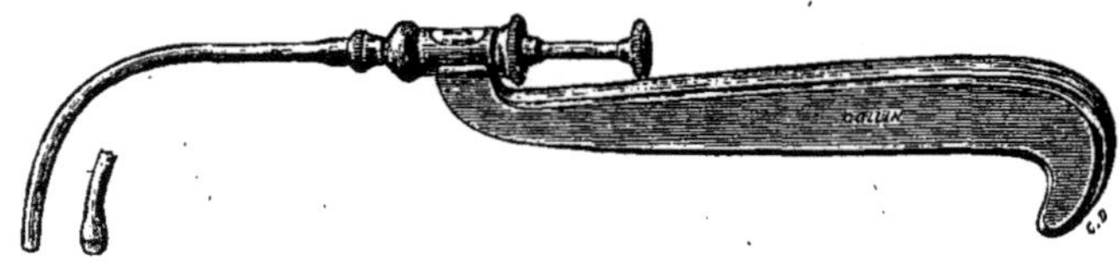

Fig. 12. — Seringue de Bayeux.

Le tout sera placé sur une petite table ou une chaise, à portée de la main.

L'*éclairage* doit être suffisant pour que l'on voie bien les instruments
sans être obligé de les chercher, mais il n'est pas nécessaire qu'il soit aussi
brillant que pour la trachéotomie : dans le tubage, le toucher sert plus que
la vue.

L'enfant aura été préparé à l'opération par un *lavage antiseptique de la
gorge*, à moins que l'urgence ne soit telle que l'on n'ait pas le temps de
prendre cette précaution ; elle est très utile pour éviter l'introduction dans
le larynx des microbes qui pullulent dans la cavité buccale. La toilette terminée, l'enfant est enroulé dans une couverture qui immobilise les bras,
mais ne doit pas gêner la respiration.

Les *aides* doivent avoir été, par avance, instruits du rôle qu'ils auront à
remplir ; deux peuvent suffire, mais si l'on peut en avoir un troisième, cela
vaut mieux. Le premier, placé sur une chaise, doit être assis franchement
dans le fond du siège ; il prend l'enfant entre ses jambes et, lui maintenant
les bras, le tient solidement appliqué contre sa poitrine, bien en face de
l'opérateur ; il doit s'appliquer surtout à empêcher tous les mouvements de
l'enfant, et en particulier les sautillements. Le second aide se tient debout,
derrière le premier, et applique largement ses deux mains de chaque côté de
la tête de l'enfant, les pouces maintenant l'occiput. La tête doit être solidement fixée, bien droite, sans torsion ni inclinaison d'aucun côté ; il faut
éviter surtout qu'elle soit dans l'extension, position que les médecins, lorsqu'ils servent d'aide pour un tubage, ont une certaine tendance à faire
prendre à l'enfant, probablement par habitude de la trachéotomie ; une *très
légère* flexion en avant est plutôt favorable.

Les choses étant ainsi et après avoir procédé, par les moyens classiques,
à la toilette antiseptique de ses mains, l'opérateur vérifie l'état des instruments qui vont lui servir : il recherche en particulier s'ils sont suffisamment
refroidis (l'ouvre-bouche, qui est un peu massif, garde assez longtemps sa
chaleur); si l'écrou destiné à fixer le mandrin au manche de l'introducteur
est poussé à fond, si le tube glisse bien sur le mandrin tout en lui adhérant
un peu, etc.; il examine si le fil n'est pas emmêlé et s'il est bien à la droite
de l'introducteur (s'il était à gauche, cela pourrait indiquer que le tube a
été retourné d'avant en arrière); enfin il s'assied bien en face du malade,

[SEVESTRE ET L. MARTIN.]

sur une chaise qui, autant que possible, doit être un peu plus basse que celle de l'aide.

Opération. — Le tubage peut être divisé en *trois temps* qui sont : 1° la recherche des points de repère ; — 2° l'introduction du tube jusqu'au niveau de l'ouverture du larynx ; — 3° la pénétration du tube dans le larynx.

I. — *Recherche des points de repère*. — Elle est assez facile, si on a eu le soin de s'exercer préalablement à les reconnaître sur le vivant. Les essais sur le cadavre ne donnent pour cela que des renseignements peu importants et pourraient même plutôt donner une idée fausse de ce que l'on doit trouver ; mais il est toujours possible, chez un enfant sain ou atteint d'une maladie légère, de profiter d'un examen de la gorge pour explorer la base de la langue et la partie supérieure du larynx, et *se mettre dans le*

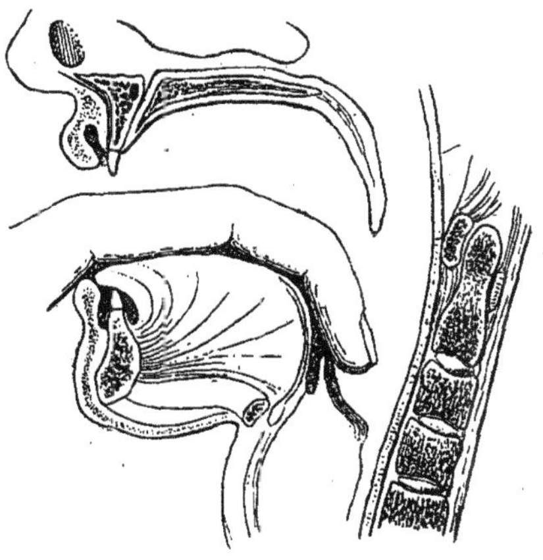

Fig. 13. — Recherche des points de repère.

doigt la sensation que donnent ces organes. Cette éducation du doigt est indispensable pour arriver à bien pratiquer le tubage.

Avant tout, l'*ouvre-bouche* doit être placé entre les arcades dentaires du côté gauche, au niveau des molaires. Lorsqu'il est ainsi introduit, aussi loin que le permet la résistance de la commissure, on l'ouvre largement, en tenant les branches externes appliquées contre la joue. Quelquefois il tient seul, mais il vaut mieux le faire tenir dans cette position par l'aide chargé de la tête ou par un aide spécial. Chez les enfants qui n'ont pas encore de dents, l'ouvre-bouche tend à glisser en avant et doit être attiré en arrière le plus possible.

Enfin, lorsque la bouche est ainsi ouverte, on y introduit l'*index gauche*: le doigt porté directement dans le pharynx est ramené sur l'épiglotte qu'i aborde, soit par sa face postérieure, soit par son bord, soit même par sa face antérieure ; en tout cas, il la relève en l'appliquant contre la base de la langue (fig. 13) ; puis va à la recherche des cartilages aryténoïdes, qu'il sent facilement.

Cette exploration doit être faite avec beaucoup de douceur et de délicatesse et pourra donner des renseignements très utiles pour la suite de l'opération. En effet, comme l'a très bien vu Martin[1], le larynx ne se présente pas toujours sous la même apparence. « On a parfois, dit-il, la sensation d'une glotte largement ouverte et souple. On peut en conclure qu'on introduira facilement le tube entre les lèvres de la glotte, et que si des difficultés doivent se présenter, ce ne sera que plus tard, si, par exemple, une fausse membrane vient à obturer le tube en place. Dans d'autres circonstances, l'exploration aboutit à des constatations différentes. On ne parvient que difficilement à sentir les points de repère que représentent les aryténoïdes, parce que tous les muscles du larynx sont contractés : l'organe se présente au doigt comme une boule ». En tout cas, lorsque le doigt est arrivé ainsi sur le

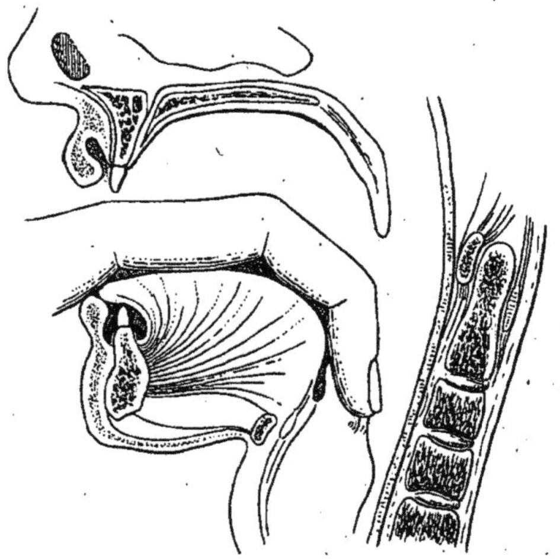

Fig. 14. — Fixation du larynx.

larynx, il ne doit plus le quitter, mais suivre ses mouvements d'élévation et d'abaissement, ou plutôt encore le fixer en limitant ces mouvements (fig. 14).

II. — *Introduction du tube jusqu'à l'orifice du larynx.* — L'opérateur saisit l'introducteur de la main droite et le maintient serré dans la paume de la main, mais *sans raideur du poignet*, qui doit au contraire conserver une souplesse particulière. Le fil attaché au tube est maintenu légèrement flottant contre la manche de l'introducteur, à la droite de l'instrument. L'index gauche placé déjà dans la bouche se déplace alors vers la commissure droite, pour laisser le passage libre au tube et à l'introducteur qui le conduit. Celui-ci est poussé rapidement vers le fond du pharynx, non pas directement mais plutôt de côté, de façon à éviter que l'extrémité du tube vienne effleurer la langue ; lorsque le tube est dans le pharynx, on ramène le manche de l'instrument bien *exactement sur la ligne médiane,*

[1] *Bull. méd.*, 8 déc. 1895.

[*SEVESTRE ET L. MARTIN.*]

au niveau de l'interstice des deux incisives médianes, à peu près à égale distance des deux arcades dentaires, mais en se rapprochant un peu de l'arcade dentaire inférieure ; plus tard, en raison du mouvement de bascule néces-

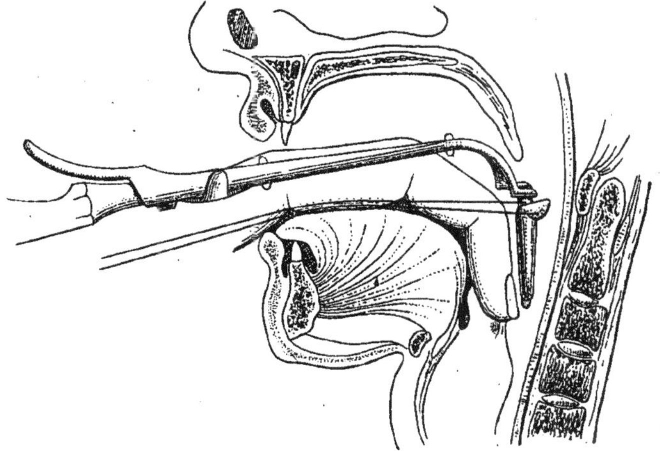

Fig. 15. — Le tube est poussé d'emblée au fond du pharynx.

saire pour pénétrer dans le larynx, il se rapprochera forcément de l'arcade dentaire supérieure, mais devra toujours rester sur la ligne médiane.

Le tube, poussé dans le pharynx, arrive d'abord sur la face unguéale de

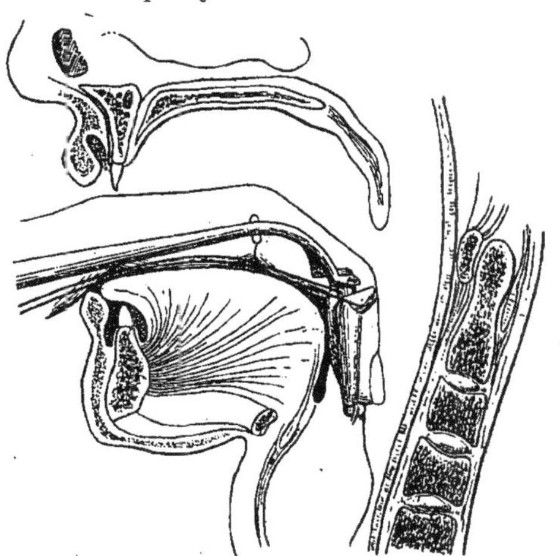

Fig. 16. — Le tube contourne l'index gauche.

l'index gauche (fig. 15) puis contournant son bord externe (fig. 16) vient se placer au-devant de ce doigt, entre sa face palmaire et l'épiglotte.

    III. — *Introduction du tube dans le larynx.* — Elle doit être, autant que possible, rapidement menée, mais sans précipitation et *surtout sans violence,* le manche de l'instrument étant toujours maintenu sur la ligne médiane et dans le plan vertical antéro-postérieur de l'enfant. On cherche d'abord à faire pénétrer légèrement le tube dans le larynx, puis avant de le pousser davantage, on s'assure qu'il est bien en place par la petite manœuvre que nous indiquerons plus loin.

Lorsque la glotte est ouverte, l'introduction du tube est facile, si celui-ci a été bien placé entre l'index gauche et l'épiglotte (fig. 17). mais il n'en est plus de même dans les cas, nombreux d'ailleurs, où il existe du *spasme* : le doigt explorateur rencontre alors une sorte de boule sur laquelle il est à peu près impossible de trouver un orifice ; en tout cas, cet orifice serait trop petit pour laisser passer le tube. Il faut alors *patienter un peu* ; car cet état de contracture ne saurait durer. « Bientôt l'enfant voudra respirer ; il ou-

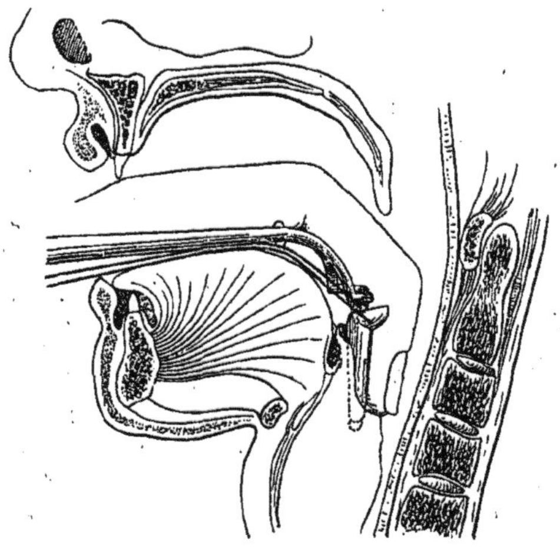

Fig. 17. — Le tube, arrivé au-devant de l'index, pénètre dans le larynx.

vrira sa glotte et l'on saisira cet instant pour introduire le tube.... Mais l'enfant, pour respirer, choisit son moment au gré de son caprice ou de l'appel impérieux de ses poumons. Or, il vaut mieux l'obliger à ouvrir la glotte au moment où on est prêt à introduire le tube et non au moment qu'il choisira lui-même. Pour cela, avec l'index gauche, on obture la glotte pendant quelques secondes. Le petit malade, contrarié par cette manœuvre, veut alors respirer et fait des efforts dans ce sens. On retire à ce moment l'index qui obturait la glotte ; l'enfant fait une large inspiration ; sa glotte s'ouvre et *vite* on en profite pour introduire le tube. La manœuvre doit, en effet, être rapide : si elle échoue la première fois, on ne recommence pas immédiatement. On attend que l'enfant ait fait quelques respirations et il peut se faire qu'elle devienne inutile, la glotte s'ouvrant alors assez facilement. » (Martin.)

A ce moment, la suffocation augmente, puisque le tube muni de son mandrin obture complètement le larynx et il en résulte, chez l'opérateur, une tendance instinctive à précipiter la suite de l'opération. Il est nécessaire, en

[*SEVESTRE ET L. MARTIN.*]

effet, de la terminer aussitôt que possible, mais avant tout il faut s'assurer que le tube est bien dans le larynx. Pour cela, avec l'index gauche, on cherche à suivre le tube de haut en bas. On le trouve bien jusqu'à son en-

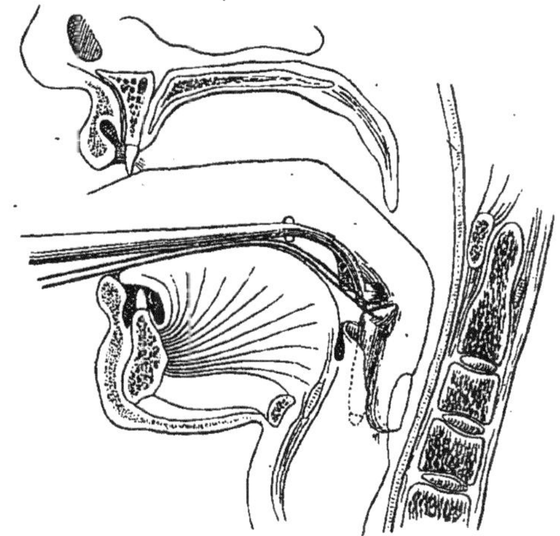

Fig. 18. — Recherche du pont membraneux.

trée dans le larynx ; mais il arrive un moment où on ne le perçoit plus qu'à travers le tissu musculo-membraneux tendu entre les deux aryténoïdes (fig. 18). Lorsque le doigt explorateur a nettement la sensation du tube au-

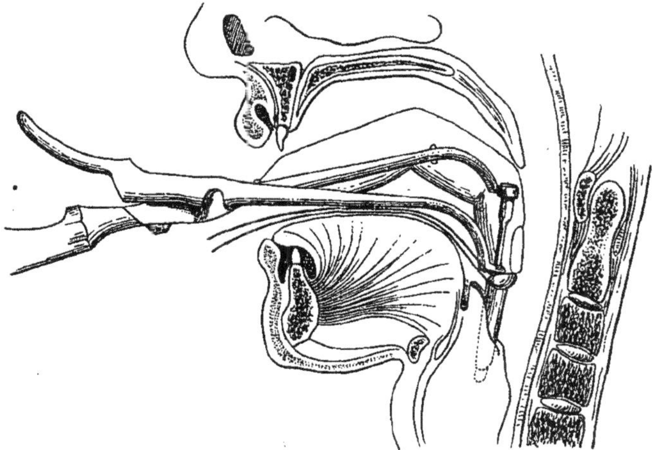

Fig. 19. — Le mandrin est retiré pendant que l'index fixe le tube.

dessous de ce *pont membraneux* (Martin), on peut être sûr que le tube est bien dans le larynx.

Il faut alors l'enfoncer complètement, *en même temps* qu'on retire le mandrin. Pour cela, l'index gauche quitte les aryténoïdes et vient avec l'ongle reconnaître la tête du tube et le fixer en l'empêchant de remonter. Le tube étant ainsi fixé, on retire le mandrin par la manœuvre du levier placé sur l'introducteur (fig. 19), puis on retire l'introducteur de la bouche de l'enfant. Au moment même où le mandrin est retiré, le doigt le remplace

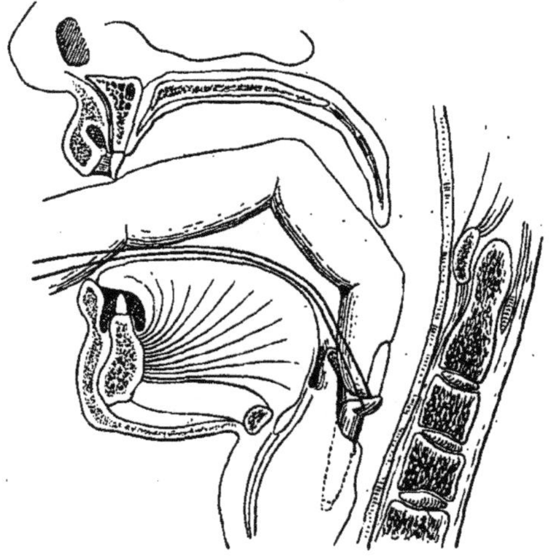

Fig. 20. — L'index achève la descente du tube dans le larynx.

et achève l'introduction du tube (fig. 20). Il est nécessaire que le tube soit alors bien maintenu par l'index gauche ; sinon, il serait vite rejeté. surtout

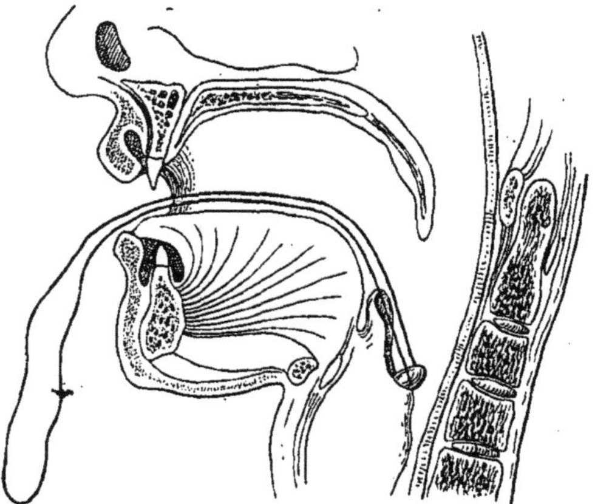

Fig. 21. — Le tube est dans le larynx.

lorsqu'il y a du spasme. L'introduction définitive du tube avec le doigt se fait en général facilement, mais, dans certains cas, on peut éprouver une certaine résistance. En tout cas, il ne faut *jamais forcer*, mais presser doucement, régulièrement sur la tête du tube, et le plus souvent la résistance

[*SEVESTRE ET L. MARTIN.*]

ne tardera guère à être vaincue. La perméabilité du larynx et la réussite du tubage sont annoncées par un bruit très spécial résultant du passage de l'air dans le tube, et qui se produit au moment où, le mandrin étant retiré, le malade tousse ou respire fortement.

L'opération paraît terminée, mais, avant de retirer le doigt, il faut s'assurer que le tube est complètement enfoncé (fig. 21) et qu'il a, en quelque sorte, *disparu* dans le larynx ; sinon il serait bientôt rejeté ou bien la saillie qu'il ferait au-dessus du larynx contribuerait à gêner la déglutition. Bien placé, le tube est difficile à sentir : la tête est masquée par les replis aryténo-épiglottiques et n'est guère perceptible qu'en arrière, entre les deux aryténoïdes.

Épilogue. — Tout n'est pas fini encore : *avant de retirer* l'ouvre-

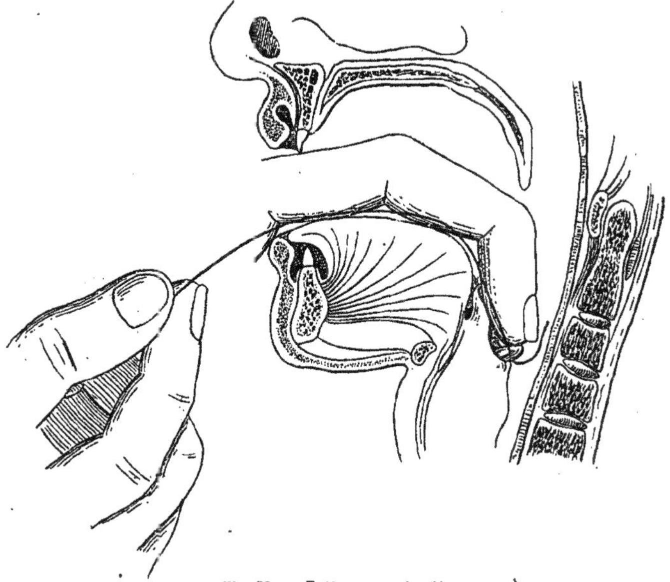

Fig. 22. — Enlèvement du fil.

bouche, on laisse reposer l'enfant pendant quelques instants, et l'on s'assure qu'il respire bien. Puis, autant comme précaution antiseptique post-opératoire que pour amener des réflexes qui provoquent la toux et par ce moyen débarrassent la trachée des mucosités ou des fausses membranes, on fait une *injection d'huile mentholée* à 5 pour 100 ; enfin on donne à l'enfant un peu de grog.

Lorsque la respiration se fait bien, on peut *retirer le fil* : il a dû être laissé jusqu'à ce moment, pour le cas où surviendraient des accidents obligeant à enlever le tube, mais, lorsque tout se passe bien, le fil doit toujours être retiré : en effet il gêne considérablement l'alimentation ; les enfants sont tracassés par sa présence dans la bouche et font tous leurs efforts pour s'en débarrasser, lorsqu'ils ne le rompent pas en le mordillant entre leurs dents; enfin la présence du fil, qui sert en quelque sorte de support aux cultures microbiennes, prédispose certainement à l'infection des voies aériennes. Pour retirer le fil, on commence par couper l'un des chefs entre le nœud et le tube laryngien (fig. 22), puis on applique l'index gauche sur la tête du tube et, pendant qu'il est ainsi fixé, de la main droite on tire sur le fil en ayant soin de prendre le chef auquel le nœud est annexé. L'enlèvement du fil se fait d'ailleurs beaucoup plus facilement si l'on prend le chef supérieur du fil; on doit au moment de l'introduction s'arranger pour que ce chef soit plus tard facile à reconnaître.

Détubage. — Le détubage, c'est-à-dire l'extraction du tube, est fait le plus souvent au moment où l'enfant parait guéri; mais quelquefois aussi il doit être pratiqué d'urgence, dans le cas d'obstruction du tube. Il peut être fait par deux procédés différents : au moyen d'un instrument désigné sous le nom d'extracteur, ou par l'énucléation (procédé de Bayeux). Le premier est difficile et expose à des accidents; le second est aussi simple qu'inoffensif; il n'y a donc pas à hésiter entre les deux, et nous pourrions nous borner à décrire le procédé de l'énucléation; mais comme il ne peut, en règle générale, être appliqué aux tubes longs, et que même pour un tube court on peut exceptionnellement se trouver obligé de recourir à l'extracteur, nous exposerons brièvement la manœuvre de cet instrument.

Détubage au moyen de l'extracteur. — L'enfant étant tenu comme pour le tubage, l'ouvre-bouche en place, on recherche d'abord avec l'index gauche l'orifice supérieur du larynx, facile à reconnaitre à la présence du tube ou plus justement à la saillie que fait la tête de ce tube entre les deux aryténoïdes; il peut arriver cependant que celui-ci soit difficile à apprécier à cause de la tuméfaction des replis aryténo-épiglottiques, entre lesquels il disparait. Puis, l'extracteur ayant été, par la manœuvre décrite pour l'introduction, porté à ce niveau, on cherche à le faire pénétrer dans l'orifice du tube, en évitant avec soin de léser les parties voisines. On appuie alors sur la branche supérieure du manche, de façon à écarter les branches terminales et à les appliquer contre les parois du tube. Ceci fait, on soulève tout l'instrument *directement en haut*, par un mouvement doux et régulier, et, lorsque le tube est sorti du larynx, on incline l'extracteur sur le côté pour le retirer de la bouche.

Procédé de l'énucléation. — Bien qu'il puisse à la rigueur être pratiqué dans le lit, il est bien préférable de se mettre dans les meilleures conditions possibles. Pour cela, l'enfant, étant débarrassé de tout ce qui recouvre son cou et le haut de sa poitrine, est placé sur les genoux d'un aide; celui-ci maintient entre ses cuisses les jambes de l'enfant, saisit les bras vers leur partie supérieure et les porte en bas et en arrière, de façon à effacer les épaules.

Le médecin (ou la personne chargée de l'énucléation) s'assied sur une chaise, en face de l'enfant. Alors, dans un premier temps, il saisit la tête de l'enfant avec une main (n'importe laquelle, la gauche, par exemple) de façon que les doigts soient en arrière, sur l'occiput, le pouce en avant sur le front. En même temps, embrassant le cou de l'enfant dans la concavité de l'autre main, il va avec le pouce à la recherche du tubercule du cartilage cricoïde et applique la pulpe de ce doigt au niveau du bord inférieur du cartilage, où se trouve l'extrémité inférieure du tube. L'opérateur attire alors vers lui le tronc de l'enfant, jusqu'à ce qu'il fasse un angle de 45 degrés environ et, par contre, relève fortement la tête en arrière.

Dans un second temps, le pouce droit appuie d'une façon modérée, mais persistante, sur la trachée, jusqu'à ce qu'il ait la sensation de la fuite du tube et *aussitôt* la main gauche abaisse rapidement la tête de l'enfant de façon que celui-ci regarde le sol. Au même moment on dit à l'enfant : « crache, crache », et presque toujours le tube est alors rejeté. Il semble en effet que le mouvement de régurgitation, qui se produit ainsi, facilite beaucoup la sortie du tube hors de la bouche et l'empêche de se porter vers l'œsophage ou les fosses nasales. Pour les enfants tout jeunes, auxquels on ne peut commander de cracher, si on craignait que le tube ne fût pas rendu facilement, on pourrait essayer de les mettre, comme le conseille Martin, dans une position horizontale, ou même les pieds en l'air, mais il doit.être bien rare qu'on soit obligé d'employer ce moyen.

Difficultés, fautes opératoires, accidents du tubage. — Parmi les accidents du tubage, les uns résultent de fautes commises pendant l'opération et auraient pu être évités, si l'on avait observé toutes les précautions que nous avons indiquées; les autres tiennent au contraire à certaines conditions spéciales qu'il est difficile de modifier, mais dont on peut.cependant souvent diminuer l'importance par une connaissance approfondie du sujet. Nous passerons en revue les uns et les autres, en suivant autant que possible l'ordre dans lequel ils peuvent se présenter.

1° L'*application de l'ouvre-bouche* peut être rendue difficile par l'indocilité de l'enfant et il est parfois nécessaire d'employer d'abord un abaisse-langue pour écarter suffisamment les mâchoires. D'autre part, l'ouvre-bouche, une fois introduit, peut déraper lorsqu'il a été mal placé ou insuffisamment ouvert, ou bien chez des enfants jeunes, n'ayant pas encore de molaires. Il est indispensable alors de faire tenir l'ouvre-bouche solidement appliqué contre la joue, par l'aide chargé de fixer la tête ou par un troisième aide.

La *recherche des points de repère* est quelquefois assez pénible, dans le cas où la voûte palatine surbaissée rétrécit et allonge en quelque sorte la cavité buccale, ou encore par suite de la tuméfaction des amygdales. Chez les enfants très jeunes, la bouche est étroite, et il n'y a que peu de place pour le doigt et les instruments; on arrive pourtant facilement sur l'épiglotte, mais elle peut être difficile à reconnaître, en raison de sa consistance mollasse. Au contraire, à partir de 7 ou 8 ans, la difficulté résulte de ce que le larynx est assez bas; l'index a quelque peine à arriver jusqu'à lui et surtout à ne pas le quitter dans ses mouvements d'ascension et de descente; comme la bouche est alors assez large pour recevoir deux doigts, on peut s'aider du médius; on a encore la ressource de faire remonter un peu l'épiglotte en faisant attirer au dehors la pointe de la langue.

2° Pendant le *second temps* de l'opération, il arrive parfois que le tube se détache du mandrin, il faut alors retirer complètement l'introducteur et

remettre le tube en place. On doit aussi à ce moment éviter que le fil attaché
au tube s'embarrasse dans les doigts ou s'accroche à l'introducteur; sinon
on serait exposé à retirer le tube en même temps que l'introducteur. Ces
accidents arrivent assez souvent aux opérateurs novices.

Si le tube, une fois arrivé au niveau du larynx, ne s'insinue pas franchement entre l'épiglotte et le doigt qui la maintient relevée, et si on opère
trop tôt la manœuvre de déclanchement de l'introducteur (avant d'avoir
constaté l'existence du pont membraneux), le tube peut venir buter contre
l'une des fossettes situées entre l'épiglotte et la base de la langue, mais
surtout il y a de grandes chances pour qu'il soit introduit dans l'œsophage :
le même résultat peut être produit par une mauvaise position de l'introducteur, qui n'est pas maintenu dans le plan vertical antéro-postérieur.

Cette *pénétration du tube dans l'œsophage* peut être quelquefois soupçonnée, lorsqu'on voit le fil diminuer rapidement de longueur et disparaître à
vue d'œil. On la reconnaît du reste à ce que l'enfant n'est pas soulagé et n'a
pas fait entendre le bruit strident dû au passage de l'air dans le tube;
l'examen avec l'index gauche permet aussi de constater que le tube n'est pas
dans le larynx. Aussitôt l'erreur reconnue, on tire sur le fil qui pend hors de
la bouche et on recommence l'opération après avoir, sauf dans les cas
d'urgence, laissé l'enfant se reposer pendant quelques instants.

5° *L'introduction du tube dans le larynx* peut être rendue difficile par
une disproportion entre le volume du tube et le calibre du larynx : cette
difficulté, comme nous l'avons vu plus haut, résulte souvent d'un *spasme
du larynx;* nous y avons suffisamment insisté pour n'avoir pas besoin d'y
revenir. D'autres fois, l'obstacle résulte d'un *œdème de l'épiglotte et des
replis aryténo-épiglottiques,* causé le plus souvent par des essais réitérés et
infructueux d'introduction par des opérateurs inexpérimentés; le larynx
donne au doigt qui explore la sensation d'un bourrelet « en phimosis »,
présentant à son centre un orifice rétréci. Il est alors indispensable de
redoubler de douceur et de patience, et, s'il n'y a pas urgence absolue, il vaut
même mieux attendre quelque temps avant de renouveler la tentative. Au
besoin, on pourrait même mettre d'abord un tube un peu plus petit que ne
le comporte l'âge de l'enfant. Enfin, il peut se faire que l'obstacle ne vienne
pas du larynx lui-même, mais bien de ce que le *tube* est *trop gros :* dans ce
cas, tout à fait exceptionnel, si on a pris le tube correspondant à l'âge de
l'enfant, il faut bien se garder d'insister, mais prendre de suite un autre
tube plus petit.

Les *fausses routes* sont toujours la conséquence de fautes opératoires et
résultent de ce que l'introducteur n'était pas dans la direction convenable,
sur la ligne médiane, et surtout qu'il n'était pas manié avec la douceur que
l'on doit toujours observer pendant toute la durée du tubage. C'est un accident rare mais qui a quelquefois cependant été observé; Rist et Bensaude
signalent deux variétés de fausses routes, l'une commençant au niveau de la
face postérieure de l'épiglotte et allant traverser la membrane crico-thyroïdienne, l'autre se faisant directement dans le ventricule. On remarque, dans
ces cas, que l'enfant n'est nullement soulagé, et le doigt porté dans la gorge

[SEVESTRE ET L. MARTIN.]

constate que le tube est presque entièrement enfoncé, mais pas tout à fait et que, au lieu d'être situé verticalement sur la ligne médiane, il a une direction plus ou moins oblique. Dès qu'on s'en aperçoit. il faut retirer le tube, et faire une nouvelle tentative de tubage, qui peut réussir; dans le cas contraire, on aurait de suite recours à la trachéotomie.

Lorsque le tube est bien dans le larynx, la fin du troisième temps peut être contrariée par la *difficulté qu'on éprouve à enlever le mandrin*, soit qu'il s'agisse d'un mandrin en deux pièces dont l'articulation vient buter contre l'extrémité supérieure du tube, soit que l'on ait pris un tube un peu vieux dont la paroi intérieure s'est trouvée, en avant, usée par des frottements réitérés. L'accident peut résulter aussi de ce que l'on a fait une fausse manœuvre, en tirant le mandrin en avant au lieu de le retirer directement en haut. Il faut, sans chercher à forcer, se contenter de réintroduire complètement le mandrin, et le retirer ensuite d'après la règle, dans une direction absolument verticale, jusqu'au moment où il est complètement sorti du tube, et seulement alors l'incliner pour le retirer de la gorge.

Il s'écoule souvent de la bouche, pendant le tubage, des mucosités plus ou moins abondantes : elles sont quelquefois légèrement striées de sang, mais ce phénomène est ordinairement sans importance; quant aux *hémorragies*, qui ont été signalées, elles sont très rares et ne pourraient provenir que de manœuvres brutales et maladroites.

Parmi les autres accidents pouvant résulter du tubage, il faut encore signaler les *vomissements*, qui d'ailleurs ne se produisent que très rarement et seulement à la suite de tentatives prolongées, et les *convulsions*, très rares aussi; on doit alors suspendre l'opération pendant quelques instants, en enlevant même l'ouvre-bouche. Quant aux *syncopes* et à l'*apnée*, qui peuvent survenir aussi, elles ne sont pas le fait du tubage lui-même, ou du moins, si elles se produisent plus facilement après des essais répétés, elles ne se montrent guère que chez des enfants déjà épuisés. Loin de suspendre l'opération, il faut au contraire la terminer le plus rapidement possible et tâcher de ramener l'enfant à la vie par la respiration artificielle et par les autres moyens en usage.

Beaucoup plus importants sont les accidents résultant de l'*obstruction du tube par une fausse membrane*, au moment même où le tube a pénétré dans la trachée. Certains auteurs ont admis que la fausse membrane, en pareil cas, s'était trouvée décollée et refoulée par le tube; le fait doit être très rare et n'a été observé d'une façon positive que dans quelques cas tout à fait exceptionnels; mais ce qui, abstraction faite de toute interprétation, est encore assez fréquent, c'est d'observer l'obstruction du tube par une fausse membrane. Elle était peut-être déjà détachée en partie avant l'opération; en tout cas, à ce moment, il se produit des réflexes qui excitent la toux, et, dans les secousses qui résultent de celle-ci, la fausse membrane se trouve projetée contre l'extrémité du tube et vient la boucher ou même pénètre à son intérieur : on voit alors l'asphyxie et le tirage augmenter brusquement et arriver bientôt au degré extrême; le visage se cyanose et parfois l'on entend un bruit de clapet produit par la fausse membrane qui obture l'extrémité inférieure du tube. Une injection d'huile mentholée par l'extrémité supérieure du tube suffit quelquefois alors pour faire expectorer la fausse membrane, et les accidents se calment d'emblée; mais, si ce moyen échoue, il faut immédiatement détuber l'enfant. Il se produit alors presque toujours un soulagement, au moins momentané, et même assez souvent, dans un effort de toux, le petit malade se débarrasse de sa fausse membrane et respire assez bien pour que l'introduction du tube ne soit plus immédiatement nécessaire. Le tubage a produit ce que l'on a désigné sous le nom de ramonage du larynx (Martin) ou d'écouvillonnage du larynx (Variot). D'autres fois, les menaces d'asphyxie se reproduisant, on remet le tube, et généralement alors les accidents se calment.

Dans d'autres cas, l'enlèvement du tube n'est suivi d'aucun soulagement et l'asphyxie persiste : on peut alors tenter de retuber l'enfant avec un tube long de O'Dwyer, ce qui peut quelquefois réussir, si l'asphyxie était produite par une fausse membrane incomplètement décollée. Dans le cas contraire, ou si l'on n'a pas de tube long sous la main, on doit de suite, et sans attendre, recourir à la trachéotomie. Celle-ci aura quelques chances de succès, s'il y a simplement accumulation de fausses membranes dans la trachée; le soulagement sera plus ou moins incomplet, si le croup est compliqué d'une diphtérie des bronches..

Suites du tubage. — Marche du croup après l'opération. — Après le tubage, surtout lorsqu'il a été rapidement exécuté, le soulagement de l'enfant est souvent immédiat; la respiration devient de suite libre et régulière, les lèvres se colorent et l'enfant, porté dans son lit, s'endort d'un sommeil calme et paisible, interrompu seulement de loin en loin par quelques quintes de toux. D'autres fois, il y a d'abord une certaine angoisse, une sorte d'étonnement, comme si l'enfant avait besoin de s'habituer à respirer normalement; souvent alors il se produit une petite toux, surtout dans les respirations un peu trop profondes. Les accès de toux ramènent des mucosités plus ou moins abondantes, quelquefois des fragments de fausses membranes ou même des fausses membranes complètes plus ou moins volumineuses. Cette toux, loin d'être un inconvénient, est même plutôt un avantage, car elle a pour résultat de débarrasser les voies aériennes, et souvent il est même bon de la favoriser en faisant de nouveau une injection d'huile mentholée; puis, assez rapidement en général, le calme survient et avec lui le sommeil.

Lorsque l'enfant se réveille, après une ou deux heures, il tousse assez généralement et rejette alors les produits accumulés dans la trachée pendant le sommeil; la toux se répète ainsi de temps en temps, mais en devenant de moins en moins fréquente dans les cas qui doivent avoir une terminaison favorable.

La *gêne de la déglutition* est habituelle dans les premières heures qui suivent le tubage et la moindre ingestion de liquide est souvent l'occasion de quintes de toux. En général cependant la tolérance ne tarde pas à s'établir, et l'enfant arrive bientôt à s'alimenter très suffisamment. Cette gêne de la déglutition est d'ailleurs très variable: elle est généralement plus marquée chez les enfants un peu âgés que chez les tout jeunes; nulle chez certains enfants, elle est chez d'autres observée seulement pour les liquides; dans quelques cas rares, elle est plus ou moins complète et persiste pendant plusieurs jours. Pour parer à cet inconvénient, on devra faire boire l'enfant très doucement, par petites gorgées; on le mettra sur le côté ou à demi couché, de façon que les liquides coulent tout naturellement sur le fond ou sur les côtés du pharynx; on pourra également essayer de le faire boire en le couchant sur le ventre, la tête pendant hors du lit. Enfin, dans les cas rares où l'alimentation serait impossible, on aurait la ressource d'employer la sonde œsophagienne ou de donner des lavements nutritifs.

Lorsque des parcelles d'aliments ou des liquides passent dans les voies respiratoires à la suite du tubage, ils sont toujours expulsés par la toux et il ne semble pas qu'on ait jamais observé de *pneumonie de déglutition*; les craintes que l'on avait exprimées à cet égard paraissent illusoires. A un autre point de vue cependant, on fera bien, dans les premiers jours, d'éviter de faire prendre du lait; car, s'il pénétrait dans la trachée, il y formerait de petits caillots qui pourraient contribuer à l'obstruction; on donnera de préférence des grogs ou des aliments semi-liquides (œufs battus dans du bouillon, tapioca très cuit, etc.).

Le tubage ne produit pas de *fièvre* bien marquée; cependant il y a souvent, pendant le premier et le second jour, une légère élévation de température; si elle persiste au delà de ce temps, il y a lieu de craindre une complication, et en particulier une broncho-pneumonie, surtout si l'on constate en même temps que la respiration s'accélère. Cependant, comme l'a très bien remarqué d'Astros, il peut arriver que, sans complication apparente, la température reste élevée et plus souvent qu'elle s'élève de nouveau vers le troisième ou le quatrième jour, après être tombée à la normale. C'est alors l'indice d'une infection secondaire qui semble favorisée par le séjour du tube, et de fait, lorsque celui-ci a été enlevé, la température ne tarde pas à revenir à l'état normal. Il y a, dans ce cas, indication d'enlever le tube, quitte à le remettre de nouveau au bout d'un certain temps, si le tirage reparaissait.

Traitement après le tubage. — Comme nous l'avons dit pour la trachéotomie, le traitement du croup doit être continué après le tubage; on aura soin, en particulier, de maintenir le malade dans une *atmosphère de vapeurs*; on cherchera à l'alimenter le mieux possible et l'on emploiera en somme tous les moyens d'action que nous avons déjà signalés. En outre, il est nécessaire que le malade soit *surveillé* de très près, afin que l'on puisse parer le plus tôt possible aux accidents qui pourraient survenir et que nous allons maintenant étudier.

Accidents consécutifs. — Dans les jours qui suivent le tubage et jusqu'au moment où les fausses membranes ont complètement disparu, on peut craindre une obstruction du tube, qui peut d'ailleurs survenir brusquement ou se faire d'une façon lente et progressive. *L'obstruction brusque* est produite, comme dans le cas où elle succède immédiatement à l'opération, par une fausse membrane volumineuse détachée en bloc sous l'influence du sérum. Elle est heureusement assez rare ; car, malgré l'étroitesse de leur calibre, les tubes peuvent donner passage à des fausses membranes relativement énormes. Dans certains cas cependant, les fausses membranes, au lieu de s'effiler dans le tube et d'être lancées par la colonne d'air qui le balaie, se pelotonnent à l'extrémité de celui-ci et le bouchent plus ou moins complètement ; quelquefois, ainsi que nous le verrons plus loin, elles le chassent devant elle, et les accidents sont ainsi conjurés, au moins momentanément ; mais d'autres fois, le tube reste dans le larynx et l'asphyxie se produit rapidement.

Il est alors nécessaire de procéder de suite à l'extraction du tube, et pour cela il faut que le malade ait toujours près de lui, en prévision de cet accident, une personne capable de faire l'énucléation par le procédé de Bayeux : en effet, parmi les avantages que présente ce procédé d'extraction, l'un des plus importants résulte de ce qu'on peut en apprendre la manœuvre à des personnes étrangères à la médecine. Dans les services de diphtérie de nos hôpitaux d'enfants, toutes les infirmières le pratiquent couramment ; le plus délicat est de leur en faire connaître les indications et de leur apprendre à n'en pas abuser.

L'*obstruction lente* peut être due à des mucosités qui se dessèchent dans la lumière du tube, et à des débris de fausses membranes qui viennent s'y accoler ; elle est rare, surtout si l'on a eu soin de mettre le malade dans une atmosphère de vapeurs. En tout cas, elle peut être prévue, pour peu que l'enfant soit surveillé, et l'on a toujours le temps d'intervenir. Il suffit quelquefois de faire boire l'enfant ou de pousser dans le tube une injection d'huile mentholée pour que les symptômes d'obstruction disparaissent. Sinon, on devrait enlever le tube ; on le remettra de suite, si le tirage reparaît ; dans le cas contraire, on pourra attendre et voir si l'enfant ne peut pas s'en passer.

Le *rejet du tube* peut se faire dans un accès de toux, mais il est cependant moins fréquent qu'on n'aurait pu le supposer ; il est même peut-être plus rare avec le tube court qu'avec le tube long, et nous avons vu des enfants qui, après avoir craché à plusieurs reprises un tube long, gardaient un tube court du même numéro. Cette expulsion du tube est une circonstance heureuse dans certains cas, lorsqu'elle est provoquée par une accumulation de fausses membranes ; mais souvent alors elle est prématurée, et il est nécessaire de remettre le tube en place, soit immédiatement, soit au bout d'un certain temps. D'autres fois, le malade peut s'en passer définitivement.

Le plus ordinairement, le tube est craché et on le retrouve dans les draps, ou encore dans les mains du petit malade, qui s'en sert comme d'un jouet ; mais, dans d'autres cas, qui sont loin d'être rares, le tube a passé dans l'œsophage et de là dans les voies digestives. Cette *déglutition du tube* n'a d'ailleurs aucune signification grave, et on le retrouve dans les garde-robes au bout de deux jours et demi ou trois jours. Il en fut de même dans un cas où le tube, avalé pendant l'opération elle-même, était encore muni de son fil. Levrey et Piatot ont rapporté un fait dans lequel le tube, rejeté par suite d'obstruction par une fausse membrane, s'était arrêté dans la cavité des fosses nasales (tube long). C'est un fait absolument exceptionnel.

[SEVESTRE ET L. MARTIN.]

L'expulsion spontanée est naturellement plus à craindre quand le tube est relativement trop petit pour les dimensions du larynx; aussi, lorsque, par suite d'une circonstance quelconque, on a mis à un enfant un tube que l'on croit trop petit, il faut, dès qu'on le peut, le remplacer par un plus gros. Le tube trop petit a encore un inconvénient possible, bien que les faits de ce genre soient absolument exceptionnels : c'est sa descente dans le larynx. Quand cela se produit, il faut chercher à enlever le tube, soit par l'énucléation seule, soit au moyen de l'extracteur dont on combine l'action avec une pression du pouce sur l'extrémité inférieure du tube. Comme dernière ressource, on devrait recourir à la trachéotomie.

On peut observer chez les enfants tubés depuis un certain temps des *ulcérations de la muqueuse laryngée*. D'après Variot, elles seraient fréquentes et, dans plus du tiers des cas, chez les enfants morts après avoir gardé le tube trois ou quatre jours, on trouverait des ulcérations de la muqueuse mettant à nu le cartilage cricoïde, et plus rarement occupant la région des aryténoïdes. Cette proportion nous paraît bien forte et nous pensons au contraire que les ulcérations véritables sont rares à la suite du tubage; sans doute, on peut rencontrer de temps en temps des érosions très superficielles, mais elles ne consistent guère qu'en une desquamation épidermique tout à fait insignifiante ; quant aux ulcérations vraies, il nous paraît difficile de les attribuer simplement au séjour prolongé du tube, car on a vu souvent des enfants garder un tube pendant plusieurs semaines sans avoir d'ulcération ; il est probable qu'il faut aussi, dans la pathogénie de cet accident, faire intervenir une autre condition plus générale, telle que l'existence d'une infection secondaire favorisant l'ulcération, ou encore la tuberculose (qui a en effet été constatée assez souvent en pareil cas). En somme, la question est encore à l'étude et ne comporte pas une solution définitive.

Enfin, dans quelques cas, on a signalé à la suite du tubage l'existence de *rétrécissements laryngés* présentant les caractères des rétrécissements cicatriciels; dans un fait que nous avons personnellement observé, le rétrécissement n'admettait qu'une fine bougie et ce ne fut qu'au bout d'un temps très long qu'on put arriver à le dilater légèrement. Ces rétrécissements, qui siègent au niveau du cricoïde et de la partie adjacente de la trachée, ont été attribués[1] à la rétraction causée par la cicatrisation des ulcérations consécutives au tubage, dont nous avons parlé plus haut. Cela est possible, mais ne nous paraît pas démontré d'une façon péremptoire. On peut en effet admettre tout aussi bien que le rétrécissement succède à une laryngite sous-glottique ou encore que, s'il résulte d'ulcérations cicatrisées, ces ulcérations tenaient à la diphtérie elle-même autant qu'au séjour prolongé du tube. Il est d'ailleurs bien probable que, si l'on a été dans l'obligation de maintenir le tube dans le larynx pendant un temps plus long que d'habitude, c'est qu'il existait des lésions antérieures au tubage, ou du moins indépendantes de l'opération. D'après Galatti, ces rétrécissements seraient fréquents (6 pour 100) mais sa statistique ne porte que sur 51 cas de tubage. Au contraire,

---

[1] GALATTI, *Jahrb. für Kinderheilk.*, 1896, p. 383. — BAYEUX. *Journ. de clin. et de thér. inf.*, sept. 1896.

Bayeux n'a pu en 2 ans en relever que 4 cas sur les tubages pratiqués à Paris dans les deux hôpitaux d'enfants.

Détubage. — Il se fait à une époque variable : en principe, il est indiqué d'enlever le tube le plus tôt possible, mais encore faut-il pour cela que le larynx soit libre et que l'enfant ne soit plus exposé à un spasme glottique. En général, chez les enfants traités par le sérum, le détubage peut être tenté *du deuxième au troisième jour*, mais ce n'est pas là une règle absolue. Le tube sera laissé plus longtemps chez les enfants jeunes, impressionnables, sujets au spasme ; les enfants au-dessus de 5 ou 6 ans pourront souvent être détubés au bout de 1 ou 2 jours. Dans le cas de diphtérie intense, avec fausses membranes abondantes, on laissera le tube plus longtemps que chez les enfants qui rendent simplement quelques mucosités. On tiendra compte également, pour décider de l'opportunité du détubage, du temps écoulé depuis la première injection de sérum.

Si la fièvre persiste le troisième jour, à moins qu'on n'ait lieu de supposer qu'elle est favorisée par le séjour du tube, on attendra un jour de plus ; mais, ce moment arrivé, on peut toujours tenter d'enlever le tube, quitte à le remettre si l'on voit que l'enfant ne peut s'en passer. On recommence alors l'expérience le lendemain chez les enfants excitables, et ensuite de jour en jour, en ayant toujours soin de se mettre dans les meilleures conditions pour éviter le spasme. Du reste, de même qu'il existe à la suite de la trachéotomie des canulards, on peut observer, après le tubage, des *tubards*, c'est-à-dire des enfants qui, pendant un temps plus ou moins long, ne peuvent se passer de leur tube. Cet état résulte de causes diverses qui, pour la plupart, sont encore assez mal déterminées.

Pour parer aux accidents qui peuvent résulter d'un séjour plus ou moins prolongé du tube, Variot a proposé quelques modifications à la pratique du tubage, tel qu'on le fait ordinairement. Chez les enfants atteints de spasme, on se contenterait de mettre pendant quelques minutes un tube (que l'on aurait eu soin de choisir un peu gros), puis on le retirerait. On produirait ainsi une *dilatation de la glotte*[1] qui non seulement ferait cesser l'accès de spasme, mais en empêcherait le retour. D'autre part, chez les enfants dont le larynx et la trachée sont remplis de fausses membranes, on introduirait aussi un tube pour le retirer rapidement, en se proposant simplement de faire l'*écouvillonnage du larynx*[2]. Au besoin, on ferait ainsi à deux ou trois reprises différentes un autre tubage suivi immédiatement d'un détubage. Cette pratique nous paraît un peu hasardée, surtout si l'on voulait en faire une méthode de traitement *systématique*, comme cela avait été dit tout d'abord. Nous admettons parfaitement qu'il suffise parfois d'introduire un tube dans le larynx pour que le spasme cesse et que ce spasme ne se reproduise pas, même si le tube est expulsé ; d'autre part, lorsque le malade, asphyxiant malgré le tubage, on se trouve obligé d'enlever le tube, il peut arriver que cette extraction, ayant été suivie de l'expulsion d'une fausse membrane, il y ait un soulagement tel qu'un nouveau tubage soit véritablement inutile. Ce

(1) Variot et Glover, *Acad. de méd.*, juin 1896.
(2) Variot et Bayeux, *Soc. méd. des hôpitaux*, juillet 1896.

[SEVESTRE ET L. MARTIN.]

sont là des faits de pratique courante, mais nous pensons qu'il serait imprudent de généraliser ces faits de tubage transitoire et d'en faire la base d'une nouvelle méthode de traitement[1]; car rien ne dit que la répétition des tubages qui pourra devenir nécessaire ne soit pas, même pratiquée avec douceur, plus mauvaise que le séjour du tube lui-même.

Parallèle entre la trachéotomie et le tubage. — Après l'étude que nous venons de faire successivement de la trachéotomie et du tubage, nous devons rechercher si l'une de ces deux opérations l'emporte sur l'autre, et s'il en est une que l'on doive préférer pour le croup traité par la sérum-thérapie. L'examen des statistiques ne permet guère de trancher la question : en comparant les anciennes statistiques antérieures à la sérum-thérapie[2], on trouve que, pour chacun de ces modes d'intervention, la mortalité est à peu près égale et atteint dans un cas comme dans l'autre 70 pour 100. Depuis que l'emploi du sérum s'est généralisé, les statistiques du tubage sont devenues bien meilleures et ont souvent donné un chiffre inférieur à 20 et même à 15 pour 100; mais il est impossible de savoir ce qu'aurait donné la trachéotomie, car le tubage, ayant pris une grande extension, la trachéotomie n'a guère été pratiquée que pour des cas désespérés et dans lesquels le tubage avait été impraticable ou impuissant. Il nous faut donc chercher d'autres éléments d'appréciation.

Nous faisons bon marché des arguments tirés de la préférence accordée par les familles à l'opération non sanglante, de l'absence de cicatrice, de la possibilité qu'ont les enfants de se faire entendre jusqu'à un certain point : évidemment, ils ne peuvent être complètement négligés, mais, lorsqu'il s'agit d'une circonstance où la vie est en jeu, ils n'ont qu'une valeur très relative. Nous considérons comme autrement importantes les considérations tirées des difficultés de l'intervention ou bien de la nature et de la gravité des accidents qui peuvent être observés pendant l'opération ou à sa suite.

Au point de vue de la *difficulté* des deux interventions, il est évident qu'il ne peut y avoir d'hésitation : pour citer seulement l'opinion des deux opérateurs qui, de nos jours, ont peut-être pratiqué le plus grand nombre de trachéotomies, de Saint-Germain a écrit que c'est « une des opérations les plus émouvantes et les plus fertiles en incidents imprévus, » et Archambault, qui pratiquait du reste la trachéotomie d'une façon merveilleuse, ne pouvait en commencer une sans trembler et déclarait toujours qu'il ne pouvait affirmer que l'enfant ne lui resterait pas entre les mains.

Il n'en est plus de même pour le tubage : si l'on a eu soin de s'exercer sur le cadavre, si l'on a su profiter des examens faits sur les petits malades pour s'habituer à reconnaître avec le doigt l'épiglotte et l'orifice du larynx, si d'autre part on procède avec douceur, on se tire en général très convenablement des premières tentatives d'intervention, et plus on avance dans la pratique, plus on a confiance.

Les *accidents opératoires*, dans la trachéotomie, sont fréquents et souvent indépendants de l'habileté de l'opérateur; ils peuvent être assez graves

<hr>

[1] Sevestre, *Soc. méd. des hôp.*, juillet 1896.
[2] Gillet. *La pratique de la sérothérapie*, Paris, 1895.

pour compromettre par eux-mêmes le résultat final. Dans le tubage, les accidents opératoires peuvent ordinairement être évités, si l'on procède avec attention ; ils peuvent même être corrigés si l'on conserve son sang-froid et en tout cas ils n'ont généralement pas de conséquence funeste.

Les *accidents consécutifs* sont, il est vrai, beaucoup plus importants après le tubage, et, bien qu'ils soient relativement rares, doivent être pris en sérieuse considération : l'obstruction ou le rejet du tube peuvent en effet être très rapidement suivis de mort, si l'on n'intervient pas, et il nous paraît *absolument indispensable* que l'enfant tubé soit surveillé de près par un médecin capable de remédier aux accidents. Sans doute on dira que, dans un cas d'obstruction, une garde tant soit peu intelligente peut procéder à l'énucléation ; mais si après cette énucléation l'enfant respire mal, ou s'il asphyxie après le rejet spontané du tube, il faut de suite procéder à un nouveau tubage, que seul le médecin peut faire.

La *broncho-pneumonie* se voit après le tubage comme à la suite de la trachéotomie ; elle est cependant moins fréquente ; car il est certain que la *plaie opératoire* joue dans la pathogénie de cette complication un rôle important, de même qu'elle peut être le point de départ d'autres complications locales.

Enfin le tubage présente encore une supériorité sur la trachéotomie au point de vue du traitement consécutif : la trachéotomie ne permet pas, en effet, de donner des bains qui amènent souvent, et particulièrement dans la broncho-pneumonie, des résultats très favorables : rien n'empêche de les prescrire aux enfants tubés.

D'autre part, si le tube a été rejeté ou si pour une raison quelconque il a été enlevé au bout d'un temps assez court, il peut arriver qu'il soit devenu inutile ; le malade est alors dans des conditions bien plus favorables à la guérison que s'il était obligé de garder une canule, ou même seulement d'attendre la guérison de la plaie.

Pour toutes ces raisons, nous considérons que, sans contestation possible, *le tubage est la méthode de choix* dans l'intervention opératoire du croup ; mais d'autre part et malgré les assertions contraires d'un bon nombre d'observateurs, nous persistons à penser que, pendant les deux premiers jours tout au moins, il *exige la surveillance directe d'un médecin habitué à l'opération*. Cela peut se faire à l'hôpital, mais sera beaucoup plus difficile à obtenir en ville, et sera le plus souvent impraticable à la campagne. Dans ces conditions, la trachéotomie conserve toute son importance : elle peut d'ailleurs, à côté du tubage, répondre à quelques indications spéciales que nous retrouverons plus loin.

Indications de l'intervention opératoire (tubage ou trachéotomie). — Qu'on ait recours à la trachéotomie ou au tubage, l'intervention opératoire ne guérit pas le croup, mais elle empêche l'enfant qui en est atteint de mourir asphyxié. L'indication se trouve donc nettement posée lorsque le diagnostic a permis d'établir que l'enfant est véritablement *en danger* par le fait d'un *obstacle siégeant au larynx*, que cet obstacle soit produit par des fausses membranes ou qu'il résulte d'accès plus ou moins répétés de

[*SEVESTRE ET L. MARTIN.*]

spasme. La détermination de l'obstruction laryngée n'offre guère de difficultés; mais il est plus délicat de décider si le malade est en danger de mort et si, d'autre part, il n'a pas, en dehors de l'intervention opératoire, des chances sérieuses de guérison. Si cette intervention était une chose banale, n'offrant par elle-même ou par ses conséquences aucune gravité, il est évident que la question serait notablement simplifiée; mais il ne faut pas oublier que la trachéotomie expose à des accidents opératoires plus ou moins graves, qu'elle peut être suivie de complications spéciales indépendantes de la maladie; le tubage lui-même, bien qu'il soit moins effrayant et plus bénin en apparence que la trachéotomie, est loin de constituer une opération insignifiante et expose aussi à des dangers très réels. Ces deux opérations ne doivent donc pas être entreprises à la légère et ne se justifient que par une indication positive. D'autre part cependant, si l'on veut donner au malade des chances sérieuses de guérison, il ne faut pas attendre qu'il soit arrivé à un degré où l'adynamie rend le succès problématique. Pour ce qui concerne la trachéotomie, les auteurs étaient partagés en deux camps : les uns se déclaraient partisans de l'intervention hâtive, en insistant sur ce fait indéniable et accepté par tous que l'opération a d'autant plus de chances de succès qu'elle est faite plus tôt; les autres, faisant remarquer que la guérison spontanée peut survenir et que le succès est possible même à une période très avancée, soutenaient qu'il faut opérer tardivement; les éclectiques disaient qu'il faut opérer à la fin de la seconde période, quand l'asphyxie commence, mais ne donnaient par ces mots qu'une appréciation assez vague, difficilement applicable aux modalités si diverses observées dans la clinique.

A l'époque actuelle, depuis l'application de la sérum-thérapie au traitement du croup, les conditions se sont notablement modifiées et les indications de l'intervention opératoire ne sont plus tout à fait les mêmes qu'autrefois. Ce n'est plus, comme le disait Archambault de la trachéotomie, un expédient dont le succès est aléatoire, c'est un moyen de gagner du temps, de *prolonger la vie du malade jusqu'au moment où l'action du sérum sera devenue efficace* et pourra le sauver. On doit donc, dans la recherche des indications, tenir compte non seulement du malade, mais aussi des conditions dans lesquelles a été appliquée la sérum-thérapie et de l'action qu'elle produit. Or, l'influence du sérum ne se manifestant guère d'une façon efficace avant 24 heures, il faut donc tout d'abord déterminer si le malade pourra résister pendant tout ce temps à l'asphyxie qui le menace : c'est là une question d'appréciation clinique, dont la solution, variable pour chaque cas particulier, ne peut être formulée en règle absolue. Nous devons seulement indiquer les éléments qui permettront d'en diriger l'application.

Si, au moment où le malade est vu pour la première fois, les phénomènes d'asphyxie sont déjà très prononcés, s'il y a une dyspnée continue, si le tirage dure depuis 12 ou 15 heures et surtout s'il va en croissant, il faut opérer de suite. Il en sera de même si le malade, ayant seulement des accès de suffocation, ces accès se répètent à de courts intervalles, et si en même temps on trouve que le cœur faiblit, que le pouls est petit, mal frappé ou irrégulier.

Par contre, si, avec un tirage même très accentué et durant depuis plusieurs heures, on constate que l'état général est encore satisfaisant et en particulier que le *fonctionnement du cœur* est normal, on pourra attendre, mais à la condition de suivre le malade de très près et de le surveiller avec soin. Dans certains de ces cas, on observera, au bout de quelques heures, des conditions indiquant l'opportunité de l'intervention, mais, dans d'autres cas, celle-ci pourra être retardée et même, assez souvent, définitivement écartée. La temporisation sera d'ailleurs surtout de règle chez les enfants déjà âgés (à partir de 5 ou 6 ans); on interviendra de bonne heure au contraire chez les enfants au-dessous de 2 ans et chez ceux qui sont débilités par une maladie antérieure ou par le fait de la diphtérie.

Quant aux *contre-indications* de l'intervention, il n'en existe, à bien prendre, aucune : l'existence d'une diphtérie bronchique, d'une broncho-pneumonie, ou de toute autre complication diminue certainement, dans une proportion plus ou moins grande, les chances de succès; mais, ces réserves faites, il n'en est pas moins indiqué de tout entreprendre pour empêcher le malade de mourir asphyxié. La même conclusion est applicable aux cas dans lesquels le malade présente les signes d'une asphyxie complète et est déjà en état de mort apparente. L'intervention dans cette circonstance, c'est le secours que l'on apporte à un homme qui se noie, sans se préoccuper de savoir s'il sera encore en état de survivre.

L'intervention décidée, que sera-t-elle? Aura-t-on recours à la trachéotomie ou au tubage? Comme nous l'avons dit plus haut, le tubage nous paraît être en principe la méthode de choix; mais il est de toute nécessité que l'opéré soit, à la suite, surveillé par un médecin; sinon on choisirait la trachéotomie. Il faut aussi, avant de commencer le tubage, se tenir tout prêt à faire la trachéotomie, pour le cas où celle-ci se trouverait indiquée par une circonstance fortuite.

L'indication spéciale de la trachéotomie peut se présenter dans les conditions suivantes :

1° Dans les cas exceptionnels où l'on n'a pu placer un tube dans le larynx, ni même un tube de l'âge au-dessous ;

2° Lorsque le tubage ne procure aucune amélioration; il est probable alors que la trachéotomie n'aura pas plus de succès, mais on doit au moins la tenter ;

3° Lorsqu'on est en droit de supposer, soit avant toute intervention, soit surtout après un premier tubage, que la trachée contient des mucosités plus ou moins abondantes ou des fausses membranes volumineuses, qui risqueraient fort de déterminer l'obstruction du tube ;

4° Lorsque le tube a été rejeté plusieurs fois de suite et que l'on peut être exposé à répéter trop souvent le tubage ;

5° Enfin dans certains cas où le tube ne peut être enlevé sous peine d'asphyxie, soit par le fait d'un spasme persistant, soit à cause d'un rétrécissement sous-laryngé.

XXIII

SYPHILIS

PAR PAUL GASTOU
Chef de clinique de la Faculté.

Nécessité de limiter la syphilis infantile : la syphilis infantile commence à la fécondation, sa limite extrême, factice, est au début de la deuxième dentition. —
Syphilis acquise et syphilis héréditaire. — Multiplicité et importance des questions soulevées par l'étude de la syphilis infantile, relatives : à l'individu, à la
famille et à la société.

Où commence et où finit la syphilis infantile? Il est impossible de le dire
exactement, car il n'est aucun caractère anatomique, physiologique ou autre,
qui puisse fixer ses limites. Il faut donc les chercher ailleurs et principalement dans l'évolution de cette syphilis dont le début, la marche et les résultats sont en rapport avec l'évolution et la croissance de l'enfant. La syphilis
infantile commence avec la fécondation, car de la fécondation date la vie
biologique de l'individu et l'acquisition des caractères héréditaires. D'où
nécessité d'étudier les conditions dans lesquelles se produira la fécondation
et les qualités des agents fécondants, c'est-à-dire : l'hérédité syphilitique.
Nécessité égale d'étudier les qualités biologiques du milieu dans lequel va
se développer l'embryon, puis le fœtus, et les modifications que subira ce
milieu, du fait de conditions surajoutées, postérieures à la fécondation :
hérédo-contagion syphilitique [1]. Cette première partie du sujet doit donc
envisager non seulement l'état du père et de la mère avant la fécondation,
mais encore suivre le développement progressif de l'embryon et du fœtus
pendant toute la durée de la grossesse. Voici l'enfant né, l'un ou l'autre des
parents, ou bien les deux sont syphilitiques. L'enfant a hérité de la syphilis :
par quels signes se manifestera cette syphilis? jusqu'à quel âge se mani-
festera-t-elle?

Il y a plusieurs périodes importantes dans la vie de l'enfant. D'abord la
naissance qui entraîne un changement complet dans les conditions anatomiques et physiologiques de l'être humain. Puis, la première dentition, qui
sépare davantage encore l'enfant de sa mère: celui-là n'ayant plus besoin du
sein maternel, commence à se suffire à lui-même. Cette deuxième étape de la
vie infantile correspond environ au quatrième mois : époque importante
pour l'évolution de la syphilis, car à cette époque l'enfant a quelques chances
d'échapper à la syphilis si elle ne s'est pas encore dévoilée. L'évolution
continue, l'individualité, avec tous les caractères que lui donne l'hérédité,

---

(1) La question de la syphilis héréditaire comporte une bibliographie étendue, je n'ai mentionné ic
aucune indication dans la crainte qu'il me soit reproché d'avoir fait des oublis volontaires. J'ai puisé des
matériaux dans tous les ouvrages de syphiligraphie français, j'ai consulté tous les périodiques sur ce
sujet. J'ai surtout utilisé ce que m'ont enseigné sur cette question mes maîtres : M. le Pr Fournier
Sevestre, Hutinel, Comby, Gaucher, Variot, Gouguenheim, Cuffer et Hanot.

s'affirme de plus en plus, les caractères de l'espèce se dessinent, les dégénérescences, les troubles nutritifs se constituent et vont fixer leurs traces
indélébiles dans la structure anatomique, dans le fonctionnement physiologique des organes de l'enfant dans la période évolutive qui va de la
seconde dentition à la puberté. La troisième étape de la vie infantile, c'est-
à-dire la seconde dentition, survenant vers l'âge de 7 ans, sera la limite
extrême de la syphilis infantile. Pourquoi cette limite? Parce que avec la
seconde dentition vont apparaître des malformations, des troubles trophi-
ques qui indiquent que la syphilis a déjà agi fortement pour troubler l'évolution individuelle; parce que à cette période de la vie la syphilis est révélée
par une altération dentaire spéciale que démontre la sortie des incisives
supérieures, altération dentaire qui est le reflet de l'action exercée sur le
fœtus par la syphilis et en même temps un des indices auxquels on peut
reconnaître que l'enfant, même s'il n'a pas eu jusque-là d'accidents syphilitiques, a subi l'influence de la vérole dans les premières périodes de son
développement. A partir de cette seconde dentition la syphilis infantile n'est
plus alors une syphilis précoce, mais elle devient une syphilis tardive qui se
manifestera non seulement par l'altération dentaire mais encore par le reli-
quat de toutes les altérations survenues depuis la naissance et dont l'ensemble constitue : *les stigmates de la syphilis héréditaire tardive.*

L'étude de la syphilis infantile ne doit pas se borner seulement à la
syphilis héréditaire. L'enfant peut contracter la syphilis directement, il peut
avoir une syphilis acquise, une syphilis identique à celle de l'adulte, avec
chancre initial et accidents constitutionnels. Cette syphilis, si elle est contractée dans les premiers temps de la naissance, produira dans l'évolution
de l'enfant les mêmes troubles qu'une syphilis héréditaire; elle laissera à
sa suite des stigmates tardifs, tellement comparables aux stigmates de la
syphilis héréditaire tardive, que souvent il sera impossible de dire si l'enfant
est né de parents syphilitiques ou bien s'il a contracté un chancre dans les
premiers temps de sa vie. La syphilis acquise d'une part, la syphilis héréditaire d'autre part soulèvent une multitude de questions à résoudre, relatives
à l'individu, à la famille et à la société.

Pour l'individu: des conséquences immédiates et éloignées de la syphilis,
l'importance de prévoir la maladie avant son éclosion, de la reconnaître dès
son début, de la traiter le plus tôt possible; questions auxquelles se rattachent:
l'immunité et la syphilis de deuxième génération.

Pour la famille: les règles qui doivent fixer le mariage des syphilitiques,
la recherche des moyens qui peuvent atténuer les effets pernicieux de la
syphilis sur l'enfant: prophylaxie et traitement de la syphilis infantile.

Pour la société: la question du diagnostic de la syphilis dans ses rapports
avec la médecine légale, les difficiles questions de l'allaitement et des
contagions qui en résultent.

Toutes questions des plus importantes dont l'étude demanderait de longs
détails et dont quelques-unes seront à peine effleurées dans ce travail.

[P. GASTOU.]

SYPHILIS INFANTILE ACQUISE

Sources de cette syphilis. — Un enfant né sain peut-il recevoir la syphilis de sa mère
contaminée avant la grossesse? — Peut-il être nourri sans danger par sa mère?
— Loi de Profeta. — Évolution de cette syphilis. — Pronostic. — Difficulté du
diagnostic différentiel entre la syphilis acquise et la syphilis héréditaire. — Importance médico-légale : question des nourrices; question d'attentats vénériens.

La syphilis acquise dès l'enfance est identique à celle de l'adulte : 1° par
l'apparition du chancre au lieu où s'est exercée la contagion ; 2° par la
présence du bubon symptomatique; 3° par la succession des accidents. Elle
en diffère parce qu'elle produit souvent à un âge plus avancé des accidents
analogues à ceux qui résultent de la syphilis héréditaire. M. le professeur
Fournier et avec lui la majorité des syphiligraphes admettent : 1° Que
jamais la syphilis infantile acquise ne dérive de la contagion au passage,
c'est-à-dire : que l'enfant, au moment où il vient au monde, ne peut
contracter la syphilis par contact avec un accident contagieux siégeant dans
les parties maternelles avec lesquelles il est en rapport à ce moment. 2° Que
la syphilis acquise ne peut être communiquée à l'enfant par sa mère atteinte
d'une syphilis antérieure à l'accouchement. Le professeur Profeta a formulé
ceci sous forme de loi : *Un enfant sain né d'une femme syphilitique ne
peut pas être infecté par l'allaitement ou par les baisers de sa mère; il
ne perd cette immunité que lorsque son organisme a été complètement
renouvelé par la croissance.*
Dans l'un et l'autre cas, cette absence de contagion, cette immunité serait due à ce que l'enfant a déjà reçu la syphilis de sa mère *in utero*,
qu'il est déjà syphilitique d'une façon patente ou latente, qu'il est en puissance de syphilis (A. Fournier). Nous n'avons pas ici à soulever de discussion, voulant simplifier le plus possible, mais tous les syphiligraphes ne
sont point d'accord sur ces deux points, quelques-uns donnant à l'appui
de la contagion des observations probantes. Il faudrait, je crois, distinguer
deux possibilités de contamination : 1° *Ou bien la mère a un chancre;
2° ou bien elle présente des accidents secondaires contagieux.* (Je laisse
de côté les accidents tertiaires, que l'on admet comme non contagieux.)
Dans le second cas on peut admettre à la rigueur que l'enfant est immunisé, puisque la syphilis maternelle a déjà eu le temps de se généraliser.
Mais, dans le premier cas, l'enfant n'est nullement immunisé, la syphilis de
la mère est à son début. On explique l'absence de contagion au passage, la
mère ayant un chancre, par : l'absence de porte d'entrée chez l'enfant, la
protection due à l'enduit sébacé et aux eaux de l'amnios. Tout se borne donc,
dans cette discussion, à savoir si l'enfant né dans ces conditions est oui ou
non syphilitique, et par conséquent à une question d'hérédité maternelle
étudiée plus loin. Au point de vue pratique la question à agiter est la
suivante : l'enfant peut-il être nourri par sa mère? Je crois qu'on peut
trancher la question par la négative, pour les raisons suivantes et en
dehors de toute espèce de questions de doctrine et de contagion directe

par les baisers ou l'allaitement. L'allaitement par la mère devra être défendu
parce qu'étant malade, étant sous le coup d'une infection générale, son lait
ne peut être dans les conditions d'un lait normal. Mais d'autre part l'enfant
étant suspect de syphilis ne pourra être allaité par une nourrice, qu'il pourrait contaminer. Que reste-t-il? L'allaitement artificiel qui, bien dirigé, est
la meilleure des conclusions en l'absence de preuves certaines pour ou contre
la contagion de la mère à l'enfant.

Les sources, les origines de la syphilis acquise, chez l'enfant, sont
les unes spéciales à l'enfant, les autres communes à l'enfant et à l'adulte
(A. Fournier).

Contagions spéciales. . . . . { 1° Allaitement.
{ 2° Élevage.

Contagions communes. . . . . { 3° Attentats vénériens.
{ 4° Contagions médicales.

1° **Contagion par l'allaitement.** — Cette syphilis est transmise soit :
a. Par une nourrice préalablement syphilitique qui en donnant le sein donne
un chancre parce qu'elle a un chancre ou une plaque muqueuse du sein.
b. Par une nourrice qui prend la syphilis d'un nourrisson et la transmet à
un autre. Cette nourrice peut donner un chancre parce qu'elle a un accident contagieux; mais dans quelques cas elle le donne de la façon suivante.
Elle allaite accidentellement un nourrisson étranger porteur d'accidents contagieux, elle donne aussitôt après le sein à un nourrisson sain : celui-ci peut se
contaminer à l'aide de la salive infectée laissée par le nourrisson précédent.
Cette promiscuité du sein explique l'apparition simultanée d'un accident primitif à la fois chez la nourrice et chez l'enfant. Tous deux ont pris la
contagion à la même source et en même temps. Cette constatation a une
grande importance au point de vue médico-légal.

2° **Contagion par l'élevage.** — Ce mode de contagion vient ou des
pratiques de l'élevage : biberon, petit-pot, cuillère, objets de toilette; ou
des relations de famille et d'enfant à enfant (surtout par l'intermédiaire des
jouets). Le baiser dans les deux cas est la cause la plus fréquente de la
syphilis infantile. Toute personne faisant partie de la famille ou étrangère
portant des plaques muqueuses ou un chancre des lèvres peut contaminer
l'enfant en l'embrassant. L'amorçage du biberon, la dégustation de l'aliment
avant de le donner à l'enfant avec la même cuillère, le lit commun, sont
souvent incriminés comme sources de contagion.

3° **Contagion par attentats criminels.** — Cette contagion est quelquefois le résultat d'une aberration monstrueuse signalée par Parent-Duchatelet
qui consiste dans ce préjugé populaire qu' « un sûr moyen de se débarrasser
de la vérole est de la transmettre à un sujet vierge ». (Fournier.) Le plus
souvent il s'agit de contagion par viols, attentats vénériens de tous genres,
attouchements pratiqués sur des enfants de l'un et l'autre sexe, aux parties
génitales ou en d'autres points du corps.

4° **Contagions médicales.** — En première ligne il faut signaler la
syphilis vaccinale, puis la pratique rituelle de la circoncision avec succion
directe consécutive. On a signalé la contagion médiate par instruments :

[P. GASTOU.]

le cathétérisme de la trompe d'Eustache en particulier ; les manœuvres pratiquées sur le cordon pour arrêter l'hémorragie, le façonnement des bouts de sein pour l'allaitement, etc.

La syphilis vaccinale a fait de nombreuses victimes alors que la vaccination se faisait directement de bras à bras, d'où le précepte de ne jamais prendre de vaccinifère ayant moins de 4 mois et sans s'être livré préalablement à une enquête minutieuse sur la famille. Dans les épidémies, l'accident initial de la syphilis vaccinale se développait ou bien dans les délais légaux de l'incubation du chancre, c'est-à-dire de 30 à 40 jours après la vaccination, alors que la cicatrice vaccinale était déjà faite, ou bien le bouton vaccinal ne guérissait pas et il persistait une lésion ulcéreuse depuis le moment de la vaccination jusqu'à l'apparition du chancre. On voyait quelquefois plusieurs chancres se développer simultanément.

Siège du chancre. — La porte d'entrée de la syphilis infantile acquise est, dans la grande majorité des cas, extra-génitale. On rencontre le chancre, le plus souvent : dans la bouche, sur les lèvres (allaitement) ; sur la face, au cou (baisers) ; au périnée, à l'abdomen (soins de toilette) ; rarement aux organes génitaux (attentats vénériens). Il a le même caractère que chez l'adulte, avec cette différence que, bien plus souvent que chez ce dernier, il simule n'importe quelle lésion. Il s'accompagne d'adénopathie, de bubon symptomatique, qui est très souvent beaucoup moins marqué que chez l'adulte.

Évolution de cette syphilis acquise. — Les accidents sont identiques à ceux de la syphilis des adultes, elle est d'autant plus grave qu'elle est contractée plus près de la naissance. Elle est quelquefois mortelle à brève échéance en tuant l'enfant par athrepsie lente, aiguë ou galopante. La mort se produit de deux façons : par l'intensité de l'infection qui entraîne une véritable cachexie syphilitique maligne sans symptômes apparents ; par l'intensité et la confluence des lésions, surtout buccales et péri-buccales qui entraînent chez le nourrisson l'impossibilité de s'alimenter. Dans cette dernière alternative, l'enfant ne peut plus téter, il vomit, a une diarrhée incoercible, s'étiole, maigrit, tombe dans l'asthénie la plus complète et meurt (A. Fournier). D'autrefois, sans être mortelle, cette syphilis acquise est grave, surtout parce qu'elle est méconnue : soit que les accidents en sont légers et simulent n'importe quels accidents infantiles, soit qu'elle est prise pour de la scrofulo-tuberculose. Enfin, une particularité des plus importantes à connaître au point de vue du diagnostic est que cette syphilis, lorsqu'elle est contractée dans les premiers jours de la vie, donne lieu à des malformations, à des dystrophies, à des arrêts de développement, qui sont de tous points identiques à ceux que produit la syphilis héréditaire.

QUESTIONS MÉDICO-LÉGALES

« Si l'enfant, dit Diday, qui naît dans des conditions régulières de santé resserre les liens de ses parents soit entre eux, soit avec la société, celui dont la syphilis a souillé l'origine devient très souvent, au contraire, l'occasion de discordes, de troubles graves dans les familles. » Ces paroles de Diday peuvent s'appliquer à la syphilis acquise infantile, mais ici il y a non seulement la famille, mais la société, la justice qui demandent ou une répression ou une indemnité.

Procès en séparation — La constatation de la vérole chez un enfant donne quelquefois lieu à des procès en séparation. Comme c'est surtout dans les cas de syphilis héréditaire que ces procès se produisent, ils n'intéressent que le diagnostic différentiel entre la syphilis héréditaire et la syphilis acquise. D'autant que, comme l'écrit Diday, « il est ordinairement fort difficile, très souvent impossible de découvrir, par l'inspection du nouveau-né, duquel des deux conjoints procède le vice héréditaire dont il porte les marques ». M. le professeur Fournier recommande en pareil cas au médecin, lorsqu'on vient lui demander un certificat, de mettre dans la formule, que le demandeur « a dit être Monsieur X.... ou s'appeler Madame X.... ». Cela afin d'éviter de faire de faux certificats par substitution de personnes, faites dans le but de tromper la justice.

Attentats vénériens. — Ici, au point de vue de la confrontation, les règles sont les mêmes, qu'il s'agisse d'un adulte ou d'un enfant. Mais de combien de prudence ne faut-il pas s'entourer! Voici les sages conseils dictés par le professeur A. Fournier : 1° Ne délivrer de tels certificats que sur l'invitation d'une autorité compétente, ayant devoir et mission de les requérir. 2° Ne spécifier dans les certificats requis : que les lésions observées, sans en affirmer l'étiologie, puisque la clinique est impuissante par elle seule à différencier d'une façon absolue, catégorique, les lésions locales dérivant d'attentats criminels des lésions d'autres provenances.

Nourrices et nourrissons syphilitiques. — « Le débat, le plus ordinairement déféré à la justice, est celui qui s'agite lorsqu'un enfant, confié à une nourrice étrangère, présente au bout d'un certain temps des signes de syphilis. » (P. Diday.)

Tantôt, c'est la nourrice, tantôt, c'est la famille qui accuse et demande des dommages-intérêts. Ce qui complique encore la difficulté des conclusions de l'expert, c'est la mauvaise foi et la dissimulation de part et d'autre.

Voici, suivant P. Diday, les quelques règles que doit suivre le médecin expert.

Considérations sociales. — Les considérations sociales ont peu de valeur. Il se peut qu'on fasse intervenir la débauche. Cela ne signifie rien, car, comme le dit le professeur A. Fournier, la syphilis n'est pas toujours une maladie vénérienne; 10 fois sur 100 la syphilis acquise n'est pas vénérienne. Il y a des syphilis imméritées, il y a la syphilis des innocents. Un autre argument juridique est tiré de ce fait : que celui qui se plaint est toujours celui qui a droit; argument auquel on peut ajouter cette remarque : que la nourrice craint peu de divulguer une syphilis que la famille a au contraire un intérêt d'honorabilité à cacher.

Considérations médicales. — Ce sont elles qui priment tout. L'enquête ici est double : elle porte sur les parents et sur la nourrice.

[P. GASTOU.]

1° *Enquête sur les parents.* — Il faut d'abord interroger le père et la mère de l'enfant, séparément, confronter leurs dires. La constatation de la syphilis familiale, selon les règles dont nous parlerons plus loin, peut avoir une importance considérable. Ensuite il faut pratiquer l'examen du père, de la mère, des enfants, rechercher les cicatrices, les adénites, les malformations, etc.

Ces constatations faites, il faut songer à des causes d'erreur : 1° L'examen direct peut ne rien révéler, parce qu'à l'époque où l'on fait l'enquête la syphilis des parents est déjà éteinte (intentionnellement) ou vieillie. 2° Avec toute bonne foi du côté des parents la syphilis peut être complètement ignorée, méconnue; ou bien les parents peuvent croire à une syphilis qu'ils n'ont jamais eue. 3° Enfin, le véritable père n'est pas toujours celui qu'on pense, et le médecin doit toujours se tenir en garde contre la syphilis « extra-conjugale ».

2° *Enquête sur la nourrice.* — Ici mêmes règles que pour l'enquête familiale. Le mari, au besoin, doit être visité. L'enfant de la nourrice doit lui, toujours et dans tous les cas, l'être. Si cet enfant est mort, il faut savoir, si possible, la cause de sa mort. L'enquête porte surtout sur la comparaison entre les lésions présentées au moment de l'examen par l'enfant et par la nourrice; cette comparaison établit le parallèle entre l'aspect clinique, le siège, l'âge des accidents. Mais ici encore de nombreuses causes d'erreur peuvent exister : 1° La nourrice est actuellement guérie, ou bien le nourrisson ne présente aucun accident. 2° La contagion ne vient pas de la nourrice, mais d'une personne étrangère. Le cas le plus intéressant qui puisse se présenter dans cette alternative est le suivant : le nourrisson et la nourrice ont tous deux des accidents de même époque, c'est-à-dire que la nourrice et le nourrisson ont tous deux un chancre, celui-ci à la lèvre, celle-là au sein, ou bien ce nourrisson a des plaques muqueuses et la nourrice un chancre, ou inversement, c'est-à-dire que chez l'un des deux la syphilis en est à peu près à la même période, avec une légère avance des accidents chez l'un ou l'autre. Dans ces cas la syphilis a pu être inoculée en même temps à la nourrice et au nourrisson par un nourrisson étranger. C'est la promiscuité du sein, le mamelon n'a servi qu'à transporter la salive infectée de la bouche d'un nourrisson aux lèvres de l'autre en s'infectant lui-même pour son propre compte. Enfin la promiscuité du sein est le fait d'un « nourrisson adulte », la succion ou le baiser sur le sein pratiquée par l'adulte (pratiques vénérienne ou médicale) jouant le même rôle que la succion pratiquée par l'enfant. On peut supposer également que le baiser a pu être donné par une lèvre contagieuse sur le sein et sur les lèvres de l'enfant.

La conclusion à tirer de ces considérations est celle que donne Diday : « De tous les moyens de contrôle passés en revue, aucun n'apporte avec lui une certitude absolue; car, à la rigueur, même les plus décisifs en faveur de l'une des parties sont susceptibles d'une interprétation qui en fait une arme pour la partie adverse. Là, comme dans beaucoup de diagnostics médicaux, c'est donc en les groupant qu'on parviendra à les utiliser

de manière à en faire jaillir une conclusion acceptable. Il ne faut pas tenir
compte uniquement de leur nombre : il faut aussi peser, et leur force respective, et surtout la vraisemblance des versions par lesquelles on pourrait
leur donner un caractère contraire à celui que le bon sens leur prête au
premier coup d'œil. « Toutes les fois qu'un avis médical est judiciairement
demandé en cas semblable, l'expert doit donner aux juges qui l'interrogent,
non seulement les motifs sur lesquels une opinion quelconque peut se baser,
mais encore son opinion personnelle, aussi explicite qu'elle s'est formée
dans son esprit. Le médecin ne doit se faire le défenseur ni d'une partie ni
de l'autre. »

SYPHILIS INFANTILE HÉRÉDITAIRE

La syphilis héréditaire est une syphilis imméritée, une syphilis des innocents. C'est
une syphilis décapitée, sans chancre, constituée d'emblée par des accidents constitutionnels. — Source de cette syphilis : elle est d'origine paternelle, maternelle
ou mixte. — Arguments : La syphilis paternelle est une syphilis de fécondation,
embryonnaire, de contagion spermato-ovulaire ; la syphilis maternelle est une
syphilis de parturition fœtale, de transmission utéro-placentaire, congénitale, post-
conceptionnelle ou d'imprégnation ; la syphilis mixte est une syphilis héréditaire,
sanguine, de nutrition, à prédominance spécifique ou infectieuse. — Gravité d'origine de la syphilis héréditaire. — Conséquences pratiques.

Parrot définit la syphilis héréditaire : « Cette modalité de la grande
maladie syphilitique dans laquelle le produit est infecté par l'un des générateurs ou par tous les deux, soit au moment de la fécondation, soit dans le
cours de la vie intra-utérine. Ici ce virus ne pénètre pas l'organisme immédiatement et par un traumatisme, comme dans la syphilis acquise ; il y arrive
médiatement, par une voie détournée et sous le couvert d'une fonction. »
Diday remplace le terme de syphilis héréditaire par celui de syphilis congénitale et dit que cette syphilis « est contractée pendant la vie intra-utérine,
par le fait des éléments de formation ou de nutrition que l'enfant reçoit de
ses parents. » Le Professeur A. Fournier définit, au sens médical, la syphilis
héréditaire « la syphilis reçue par l'enfant de parents en état de syphilis
au moment même de la procréation ».
Nous étudierons ici sous le nom de syphilis héréditaire la syphilis des
enfants dont les caractères essentiels sont : 1° L'absence d'accident initial.
2° L'apparition d'emblée, dès la naissance, d'accidents constitutionnels syphilitiques ou para-syphilitiques.
Sources de la syphilis héréditaire. — Quel que soit le sens donné au
mot héréditaire, la meilleure façon de connaître les sources de la syphilis
héréditaire infantile est d'étudier le rôle de la mère qui sert d'intermédiaire
le plus souvent entre la contagion, de quelque source qu'elle dérive, et l'enfant,
et de voir si cet intermédiaire est toujours nécessaire. Trois hypothèses à
envisager :
1° *La syphilis de la mère coïncide avec la fécondation.*
2° *La mère reçoit la syphilis pendant sa grossesse.*
3° *La mère était syphilitique avant sa grossesse.*

[P. GASTOU.]

1° **La syphilis de la mère coïncide avec la fécondation.** — C'est-à-dire que la grossesse est la cause de la syphilis de la mère, laquelle n'est transmise par aucun accident initial, aucun chancre visible, le père étant absolument indemne de tout accident contagieux. Comment peut-on concevoir que cette syphilis décapitée soit transmise à la mère, celle-ci n'ayant eu aucun accident initial, si on ne prouve pas que la syphilis paternelle est transmise directement du père à l'enfant et de l'enfant à la mère (syphilis conceptionnelle immédiate, latente ou tardive)? Quel sont les arguments de cette preuve. Les voici :

1° Il est démontré que le sperme en lui-même n'est pas contagieux (réfutation par conséquent de la transmission de la syphilis par le chancre tubaire ou péritonéal de Bärensprung et Diday).

2° Le sperme, n'étant pas contagieux comme liquide inerte, doit donc être contagieux comme agent fécondant, puisque l'enfant procréé dans ces conditions naît souvent syphilitique.

La seule façon dont le sperme fécondant puisse contagionner, c'est par le spermatozoïde qui contagionne en même temps qu'il féconde l'ovule. Or étant admis que l'ovule soit devenu syphilitique du fait de la fécondation (syphilis héréditaire primitive de Balzer), infection ovulaire prouvée expérimentalement pour les maladies infectieuses, est-il possible que cet ovule contagionne la mère et, d'autre part, cette contagion est-elle nécessaire pour expliquer la syphilis transmise à l'enfant? Le premier mode d'infection infection ovulaire ou infection *ab ovo*, constituant l'hérédité de fécondation de Besnier et Doyon, est difficilement compréhensible et explicable. Comment par quel mécanisme, se ferait la contamination de la mère? Il faut admettre que l'ovule fécondé peut exhaler un virus contagieux. Et cela ne peut s'expliquer que si l'on admet qu'un des deux globules polaires, déjà infecté, est cause de la contamination. Il n'y a pas d'autre explication possible, car i n'existe dans le début de la fécondation aucun contact vasculaire entre l'ovule et les parties qui le contiennent. Et la surface de l'ovule n'est pas plus contaminante que celle du spermatozoïde. Plus tard cette contamination s'explique, car il y a des relations entre l'ovule et la caduque. Mais alors ce n'est plus la mère qui contamine, c'est l'enfant. En admettant que cette contamination directe de la mère, par l'ovule, soit possible, elle ne peut l'être en tout cas que si l'ovule est préalablement fécondé. Ceci nous ramène à l'infection directe du fœtus par le père, c'est-à-dire de l'ovule par le spermatozoïde.

La transmission directe de la syphilis du père à l'enfant est le résultat de l'acte fécondateur; elle commence au moment où le spermatozoïde pénètre l'ovule, elle commence dès l'instant de la segmentation ovulaire : c'est une syphilis de fécondation, une syphilis de contagion spermato-ovulaire. Tant que l'ovule n'a pas d'adhérences avec les parties maternelles, tant qu'il est dans la trompe, la mère est indemne, mais dès que l'œuf est dans l'utérus, dès que la caduque se forme, c'est-à-dire vers le 2ᵉ mois, l'infection de la mère peut se produire par choc en retour. C'est alors que se produira la syphilis conceptionnelle dont l'origine est une infection sanguine par la voie placentaire (chancre utéro-placentaire de Fraenkel). Pourquoi cette syphilis conceptionnelle sera-t-elle manifestée cliniquement, *immédiatement, tardivement* ou *jamais*, nous l'ignorons. Toutes les théories qu'on a données pour expliquer ces modalités, qu'elles soient basées sur la virulence ou toute autre raison anatomique ou physiologique, n'expliquent rien. Ce qu'il faut constater, c'est que l'infection de la mère existe, et la meilleure preuve en est donnée par la loi de Baumès-Colles.

Loi de Baumès-Colles. — Baumès, chirurgien en chef de l'Antiquaille de Lyon, dit dans son *Précis sur les maladies vénériennes*, publié en 1840, « *qu'une mère, ayant porté dans son sein un enfant syphilitique qui doit l'infection au sperme de son père, ne contracte pas généralement, en nourrissant son propre enfant, la maladie syphilitique comme pourrait la contracter une nourrice étrangère* ». M. le professeur A. Fournier exprime cette constatation, vérifiée, malgré quelques exceptions, tant de fois, sous forme de loi. Voici cette loi : « *Une mère ne reçoit jamais la syphilis de son enfant, même affecté de lésions contagieuses, alors que cet enfant tient héréditairement la syphilis de son père. Ou plus simplement : un enfant procréé syphilitique ne contagionne jamais sa mère.* »

Quoique cette loi ne semble pas, dans quelques rares faits, se vérifier, l'expérimentation et la clinique ont montré que, dans le cas de la loi de Baumès-Colles, la mère ne pouvait contracter la syphilis soit inoculée, soit acquise. Puisqu'elle ne peut avoir la syphilis, c'est qu'elle l'a déjà. Ne l'ayant pas eue directement de son mari, elle ne peut l'avoir que du fait de la fécondation, c'est-à-dire par l'intermédiaire de son enfant. Et de qui la tient donc l'enfant, si ce n'est du père? Donc la syphilis paternelle existe, elle est transmissible du père à l'enfant très probablement par contamination spermato-ovulaire, et de l'enfant à la mère (syphilis par conception, loi de Colles).

2° La mère reçoit la syphilis pendant sa grossesse. — Ici la mère reçoit la syphilis et la donne, mais elle ne la donne pas dans tous les cas.

Comment reçoit-elle la syphilis? directement : par un chancre, génital ou extra-génital. Comment la donne-t-elle? Par l'intermédiaire de la circulation utéro-placentaire. Elle ne peut guère la donner que lorsque la syphilis est devenue chez elle constitutionnelle, par conséquent vers le 2° mois de la grossesse. Cette contamination est une véritable infection congénitale, c'est l'hérédo-contagion par infection *in utero* de Besnier et Doyon; c'est la syphilis héréditaire secondaire de Balzer.

La mère ne donne pas sa syphilis à son enfant dans tous les cas! Il faut, en effet, diviser la grossesse en 3 périodes, pendant lesquelles la mère peut contracter un chancre. La première période va du 2° au 5° mois, la seconde du 5e au 7e mois, la troisième du 7e au 9° mois. Dans la première période l'enfant a fatalement (disent certains auteurs) la syphilis de sa mère. Dans la seconde période il échappe quelquefois à la contagion. Dans la troisième période il naît sain et la meilleure preuve qu'il n'est pas syphilitique, c'est qu'il peut attraper la syphilis, non seulement de sa mère mais de toute autre source. Il y a dans ce dernier fait exception à la loi de Profeta laquelle dit : qu'une mère syphilitique n'infecte jamais son enfant né sain.

[P. GASTOU.]

Il faut donc, si l'on veut appliquer cette loi, se tenir sur ses gardes et, en tout cas, bien savoir à quel moment de la grossesse a eu lieu la contamination.

On a expliqué l'absence de contamination du fœtus de différentes façons. Pour les uns la virulence de la vérole de la mère est très atténuée et l'enfant est vacciné (loi de Profeta); pour d'autres, toute l'action de la syphilis maternelle se fait sur le placenta maternel avant de gagner le fœtus et l'infection n'a pas le temps de se produire. Enfin pour la majorité la structure placentaire s'opposerait, à partir du 5e mois, à la transmission facile du virus, et pour cette transmission une altération préalable du placenta serait nécessaire, altération qui est longue à se faire et qui, d'autre part, est arrêtée dans son évolution, la syphilis étant découverte chez la mère et traitée avant qu'elle ait pu constituer un danger pour l'enfant.

En résumé : la syphilis d'origine maternelle, post-conceptionnelle, est une syphilis fœtale, par transmission utéro-placentaire, congénitale.

3° **La mère était syphilitique avant sa grossesse.** — Deux cas peuvent se présenter : ou bien la mère seule est syphilitique, ou bien le père et la mère le sont tous les deux. La mère seule est syphilitique. Il faut encore faire des divisions, dans cette hypothèse, car la mère peut tenir sa syphilis d'un chancre, syphilis acquise ; ou la tenir d'une grossesse antérieure, du fait d'un père syphilitique, syphilis conceptionnelle. S'il s'agit d'une syphilis acquise, nous sommes dans des conditions variables, suivant la période de début de la syphilis, suivant qu'il y a ou non des accidents au moment de la fécondation, suivant que l'enfant naît sain ou syphilitique (la question de savoir ce qu'est un enfant né de syphilitiques et n'ayant pas d'accident sera traitée au chapitre de l'Immunité). S'il s'agit au contraire chez la mère d'une syphilis conceptionnelle antérieure, du fait d'un père syphilitique, la mère peut transmettre à l'enfant qu'elle a avec un autre la syphilis que lui a donnée en la fécondant un premier homme syphilitique : c'est ce qu'on appelle la *syphilis héréditaire par imprégnation.*

Le père et la mère sont syphilitiques : c'est ce qu'on appelle l'*hérédité mixte.* Dans ce dernier mode de contamination, la syphilis de l'enfant est presque certaine, d'autant plus certaine que la fécondation s'est faite dans une période jeune de la syphilis ou dans le cours d'une syphilis non traitée. Quel est le mode de cette contamination. Très sûrement une infection à la fois sanguine, en même temps que spermato-ovulaire, et surtout une véritable transmission héréditaire des caractères acquis par les cellules qui constituent le spermatozoïde et l'ovule. La transmission de la syphilis par le père et la mère constitue la véritable syphilis héréditaire. Les parents transmettent non seulement la syphilis en tant que maladie, que virus spécifique, mais également en tant que maladie infectieuse. Car la vérole est à la fois une maladie spécifique et une infection (A. Fournier). Et alors la tare déterminée chez les générateurs, par l'action du virus, pourra reparaître chez les enfants, ou produire une infériorité statique ou dynamique réelle, mais différente (Charrin). Ce qui explique que tantôt l'enfant aura des accidents syphilitiques, tantôt des accidents para-syphilitiques, c'est-à-dire d'origine et non de nature syphilitique.

Gravité de la syphilis héréditaire suivant sa source. — La gravité de la syphilis héréditaire se ressent de son mode d'origine et varie suivant qu'elle est d'origine paternelle, maternelle ou mixte. M. le professeur Fournier a établi la mortalité proportionnelle dans ces différents cas. Si la syphilis vient du père, 25 pour 100 des enfants meurent; si la mère seule est malade, 60 pour 100 des enfants succombent; si l'hérédité est mixte, la mortalité est de 65 pour 100. La gravité plus grande de la syphilis d'origine maternelle s'explique par ce fait que la mère non seulement donne la contagion, mais une nutrition viciée par le virus syphilitique, véritable poison pour le fœtus. La proportion d'enfants nés de syphilitiques et syphilitiques eux-mêmes, en dehors de la mortalité est : pour la syphilis paternelle 37 pour 100, pour la syphilis maternelle 54 pour 100, pour la syphilis mixte 92 pour 100 (chiffre énorme et combien suggestif!). Si la syphilis du père semble moins grave pour l'enfant, c'est que la plupart d'entre les enfants syphilitiques, du fait de leur père, meurent avant de naître. Cette hérédité syphilitique n'est cependant pas absolument fatale, un enfant issu de syphilitique peut naître sain : on a vu de 2 jumeaux nés dans ces conditions l'un être syphilitique et l'autre non. Les conséquences pratiques à tirer de l'étude de l'hérédité sont considérables; nous les retrouverons en parlant de la prophylaxie et du traitement, elles ont trait surtout au mariage des syphilitiques et au traite-ment pendant la grossesse.

NATURE DE LA SYPHILIS HÉRÉDITAIRE

Pour certains auteurs la syphilis par conception est une impossibilité embryologique. — Divisions de la syphilis infantile héréditaire : la syphilis infantile est : ou une mala-die congénitale par contagion spécifique utéro-ovarienne, ou bien une maladie héré-ditaire par transmission d'une infection spécifique. — La syphilis congénitale est ou embryonnaire ou fœtale. — La syphilis héréditaire est ou précoce ou tardive.

Doctrine de M. le professeur Fournier. — *La syphilis peut agir comme maladie spécifique : accidents syphilitiques, ou comme maladie infectieuse : accidents para-syphilitiques.* — On a dit depuis longtemps que la syphilis transmise au fœtus, sans contamination préalable de la mère, était impossible; que, si l'on n'avait pas vu l'accident initial, c'est qu'on l'avait mal cherché. Cependant MM. A. Fournier, Diday ont démontré la réalité de la syphilis conceptionnelle. M. Boulengier déclare la syphilis con-ceptionnelle une impossibilité embryologique. Il se fonde pour cela sur les expériences de Francotte qui démontrent que les maladies microbiennes ne peuvent se transmettre par l'ovule. Si, en effet, on introduit des microbes dans un œuf, suivant les circonstances on voit que : 1° L'ovule détruit les microbes et continue son évolution normale. 2° L'ovule rejette les microbes, continue son développement, mais il en résulte des troubles dans l'évolution embryogénique et quelquefois des arrêts de développement. 3° L'ovule est tué. Il me semble au contraire que l'on peut invoquer ces expériences pour expliquer : 1° La possibilité de naissance d'enfants sains issus de syphiliti-ques : le bacille de la syphilis serait phagocyté par les cellules de l'ovule.

[P. GASTOU.]

2° L'existence de malformations et d'arrêts de développement chez les hérédo-syphilitiques : troubles dans l'évolution embryogénique provoqués par les toxines syphilitiques. 3° La mort rapide du produit de la conception : (avortement dû à l'intoxication par la toxine syphilitique). Mieux encore ces expériences prouvent la possibilité de la transmission directe de la syphilis du père à l'enfant par la contagion spermato-ovulaire.

La contamination *in utero* est prouvée d'autre part par la transmission de la mère au fœtus de maladies infectieuses spécifiques : tels le charbon, la tuberculose. De ces constatations découle la compréhension suivante de la syphilis héréditaire :

D'une part, *l'infection syphilitique congénitale*, venant du père ou de la mère, ayant son action sur l'embryon, *in utero*, soit dès les premiers moments de la grossesse, et tuant alors l'embryon, syphilis congénitale embryonnaire, contagion spermato-ovulaire, ou contagion directe du père à l'enfant ; soit plus tard entre la viabilité et le terme normal de la grossesse, syphilis congénitale fœtale, transmission de la syphilis de la mère à l'enfant par contagion utéro-placentaire.

D'autre part, la *transmission héréditaire de la syphilis* qui n'agit plus par contagion, par inoculation intra-utérine, congénitale, mais se manifeste par la transmission d'une hérédité soit directe (reproduisant la même maladie, accidents syphilitiques), soit indirecte (accidents para-syphilitiques). C'est alors la syphilis héréditaire qui peut être : *précoce*, survenir chez le nouveau-né et l'enfant, ou *tardive*, se montrer dans l'adolescence, dans l'âge adulte. D'où la division suivante de la syphilis infantile :

$$
\text{Syphilis infantile}
\begin{cases}
\text{Syphilis congénitale}
\begin{cases}
\text{S. embryonnaire.}\\
\text{S. fœtale.}
\end{cases}\\
\\
\text{Syphilis héréditaire}
\begin{cases}
\text{S. hér. précoce.}
\begin{cases}
\text{S. des nouveau-nés.}\\
\text{S. infantile proprement}\\
\text{\quad dite.}
\end{cases}\\
\text{S. hér. tardive.}
\end{cases}
\end{cases}
$$

Telles sont les grandes divisions de la syphilis infantile dont l'étude est dominée par la nouvelle conception que M. le professeur Fournier a récemment développée. Cette conception constitue une véritable doctrine, dans laquelle mon Maître a montré que la syphilis n'agit pas seulement comme maladie spécifique déterminant des lésions syphilitiques, mais encore comme maladie infectieuse en créant toute une vaste série de troubles morbides, non de nature, mais d'origine syphilitique, c'est-à-dire : *les affections para-syphilitiques.*

SYPHILIS INFANTILE CONGÉNITALE

Syphilis congénitale embryonnaire : l'avortement en est le signe essentiel. — Il est la conséquence d'une syphilis paternelle, d'une infection ovulaire par le spermatozoïde, infection qui empêche le développement de l'embryon. — Fréquence de l'avortement dans les familles hérédo-syphilitiques. — Polymortalité infantile.

La syphilis congénitale est une syphilis que le fœtus reçoit directement de son père, de sa mère ou des deux. Si elle provient du père seulement, c'est une syphilis congénitale ovulaire; si elle provient de la mère seule, c'est une syphilis congénitale sanguine; si elle vient des deux, c'est une syphilis congénitale ovulaire et sanguine, une véritable syphilis congénitale doublée.

La syphilis congénitale est la plus grave de toutes les syphilis infantiles : parce qu'elle tue l'œuf dès les premiers temps de son développement, syphilis congénitale embryonnaire; parce que, si elle ne le tue pas de suite, elle l'empêche d'être viable, syphilis congénitale fœtale.

SYPHILIS CONGÉNITALE EMBRYONNAIRE

Cette syphilis va de la fécondation à l'époque de la viabilité fœtale, c'est-à-dire vers 6 mois 1/2 à 7 mois.

Son unique signe est l'avortement. Cet *avortement* peut se produire à des époques variables. Il se fait quelquefois dans le cours du 1er mois; quand il se manifeste le 7e mois, il devient un accouchement prématuré. Sa plus grande fréquence est entre le 4e et le 7e mois. Il peut s'accompagner de manifestations syphilitiques cutanées et viscérales. Il peut aussi passer complètement inaperçu, car, comme l'a dit le professeur Fournier : chez la femme infectée, l'appareil utéro-ovarien souffre même en dehors de la grossesse. Plus fréquemment encore que chez les femmes non syphilitiques on voit : les retards, les irrégularités, la suppression des règles. Il ne semble pas que la stérilité soit plus fréquente que pour toute autre cause. La fréquence de l'avortement est la plus puissante cause de mort dans les familles hérédo-syphilitiques. Voici dans quelles proportions, d'après M. le professeur A. Fournier, elle se produirait dans ces familles : Sur 527 grossesses, en ville, 230 avortements (*A. Fournier*). Sur 414 grossesses, 154 avortements ou mort-nés avant terme (*Le Pileur à Lourcine*). Sur 153 grossesses, 120 fœtus ou mort-nés (*Le Pileur, à Saint-Lazare*). Sur 28 grossesses, 27 morts prématurées (*Coffin, à Lourcine*). Sur 148 grossesses, 125 morts (*Fournier, à Saint-Louis*).

D'où l'on peut conclure avec le professeur A. Fournier : à « *l'influence énergiquement meurtrière que le vice hérédo-syphilitique exerce sur le produit de la conception et sur l'enfant, la vérole est de toutes les maladies celle qui produit le plus d'avortements et qui tue le plus d'enfants en bas âge* ». La polymortalité des jeunes, résultat de fausses couches en série, constitue un véritable élément de diagnostic de la syphilis maternelle et surtout paternelle. L'on peut dire que la proportion de cette mortalité est de 68 morts pour 100 grossesses (A. Fournier), d'aucuns disent même de 77 pour 100.

SYPHILIS CONGÉNITALE FŒTALE

Exerce son influence sur la mère et sur l'enfant. — Les signes maternels sont : l'hydramnios, l'accouchement prématuré. — Les signes fœtaux sont : l'état du placenta, la macération fœtale, la mort avant terme : mort-né et mort immédiate après la naissance, état ichtyosique.

La syphilis congénitale fœtale s'étend de la viabilité, vers le 7e mois, à

[P. GASTOU.]

la naissance à terme. Elle se caractérise par 2 séries parallèles de signes, les uns tirés de la mère, les autres de l'enfant.

Signes maternels. — *L'accouchement prématuré* est la mise au monde d'un enfant à partir du moment de la viabilité, c'est-à-dire vers 6 mois 1/2 à 7 mois, ou mieux à partir de 7 mois. Le fœtus peut être expulsé mort ou vivre quelques instants. Il peut être couvert de lésions cutanées syphilitiques : telles le pemphigus; ou présenter des lésions viscérales. Le plus souvent il ne présente rien de particulier, il vient avant terme, voire même à terme et meurt de faiblesse congénitale. Quelquefois le fœtus présente des malformations de tout ordre, ou des arrêts de développement de la catégorie de ceux que nous décrirons en décrivant les affections para-syphilitiques : hydrocéphalie, spina-bifida, anencéphalie, bec-de-lièvre, pieds bots, mains bottes, malformations du cœur, imperforation des organes génitaux, etc., etc. On a vu : des amputations congénitales, des monstruosités. On est allé, à cause de la coïncidence de l'hydramnios et de la grossesse gémellaire, jusqu'à supposer que la naissance de jumeaux devait faire suspecter une hérédité familiale syphilitique. L'accouchement prématuré est la conséquence fréquente de l'hydramnios.

Hydramnios. — MM. Fournier et Bar ont montré que, si la syphilis n'est pas la cause unique de l'hydramnios, elle en est une des causes les plus fréquentes. Cliniquement l'hydramnios se manifeste vers le 5e ou 6e mois. Il se fait un développement anormal du ventre, s'accompagnant d'amincissement des parois utérines et de fluctuation marquée. En même temps surviennent des vomissements persistants, de l'amaigrissement, des douleurs siégeant dans les régions hypogastrique, sacrée et lombaire. Quelquefois il s'y joint de la fièvre, de l'œdème des membres et de l'ascite. L'hydramnios est la conséquence des lésions vasculaires. Il est pour le fœtus ce que l'ascite, par gêne apportée à la circulation de la veine-porte, est pour l'adulte. La phlébite de la veine ombilicale et de ses racines détermine des lésions viscérales dont la conséquence est d'entraver la circulation dans le système de la veine ombilicale. Cette phlébite est très probablement elle-même due à des lésions du placenta.

Signes tirés du fœtus et de ses enveloppes. Altérations placentaires — Les altérations du placenta sont de règle dans la syphilis congénitale fœtale, elles s'accompagnent d'anomalies du cordon, de lésions des membranes. Ces lésions peuvent expliquer les monstruosités, les arrêts de développement. Le placenta syphilitique est friable, volumineux, lourd, il a le quart du poids du fœtus au lieu du sixième qui est l'état normal. Souvent il est anémié, bourré de noyaux fibrineux, rembourré de masses d'apparence graisseuse. Les cotylédons sont déformés, isolés, jaunâtres. Le cordon lui-même est rouge, dur, volumineux, double de son état normal. Quoique ces lésions ne soient pas pathognomoniques, elles sont un bon indice de syphilis. Je laisse de côté les altérations histologiques : lésions vasculaires, thromboses, dégénérescences et gommes.

État du fœtus; macération fœtale. — Souvent le fœtus ne présente rien d'extérieur. Dans des cas rares, on a vu la dissolution complète du fœtus, dont il ne reste que des débris, ou bien la momification. On a signalé également : des altérations du cerveau; l'hypertrophie et la sclérose, les hémorragies méningées et cérébrales; des lésions de l'appareil respiratoire; du tube digestif, surtout du foie et de la rate, du péritoine; des fractures, des amputations spontanées, du rachitisme intra-utérin, etc., etc. De toutes les altérations, la plus fréquente est la macération. Ruge dit qu'on la rencontre 75 fois sur 94 cas de syphilis, qu'elle n'est pas une lésion syphilitique, mais un simple phénomène *post mortem*. Cependant M. Ribemont-Dessaignes en a signalé des cas chez des fœtus vivants quelques heures après la naissance.

Aspect du fœtus macéré. — Voici la description du fœtus macéré d'après *Ruge* et *Sentex* : « Le fœtus macéré est plat, élargi, affaissé, flaccide. Son thorax perd sa voussure normale, l'abdomen s'élargit en ventre de batracien. Les os de la tête sont mous, mobiles, vacillent les uns sur les autres. Le crâne est aplati. L'épiderme est soulevé en forme de bulles et de phlyctènes, analogues à des bulles de pemphigus, se détachant avec la plus grande facilité, s'enlevant par lambeaux. Ces phlyctènes renferment de la sérosité tantôt claire, séreuse, tantôt trouble, colorée en rouge. Au-dessous de l'épiderme, ou dans les points où celui-ci est détaché, le derme apparaît coloré en rouge vif ou en rouge bleuâtre.

« Le tissu cellulaire, de même coloration, est œdématié, surtout au crâne, où il peut simuler une bosse sanguine et à l'abdomen, dont les parois présentent quelquefois une épaisseur de plus de 1 centimètre et simulent la fluctuation. Cet œdème rougeâtre est moins prononcé au thorax, aux mains et à la face dorsale du pied. Les membres sont flasques, le fœtus prend toutes les positions qu'on lui donne, il se plie en deux avec facilité et reste dans cette position qu'il a du reste souvent au moment où il est expulsé. Si on ouvre ce fœtus, on trouve une imbibition sanguinolente généralisée. Des collections séro-sanguinolentes existent dans toutes les cavités. La tunique interne des gros vaisseaux est teintée par le sang, lequel peut persister dans les vaisseaux sous forme de masses brunâtres, rougeâtres ou de coagulums. L'utérus et les poumons sont les organes les moins altérés. Le fœtus macéré n'a pas d'odeur nauséabonde, mais une odeur fade, désagréable, écœurante. »

État ichtyosique fœtal. — En dehors de la macération, on a mentionné des cas de syphilis où le fœtus venait au monde avec un état véritablement ichtyosique. Que cette ichtyose fût simple, ou affectât la forme de l'ichtyose hystrix, c'est-à-dire formant un revêtement croûteux, noirâtre sur le corps; ou bien encore qu'à l'ichtyose vinssent se joindre des déformations par brides cutanées, des fissures. Ces cas rentrent dans la catégorie des monstruosités si fréquentes dans la syphilis héréditaire.

Morts avant terme, mort-nés, morts immédiatement après la naissance. — J'ai déjà dit la fréquence chez les syphilitiques des fœtus morts avant terme ou bien expulsés un temps plus ou moins long après la mort. J'ai mentionné également l'expulsion de fœtus à terme, mais mort-nés. Une autre particularité de la syphilis est de tuer les enfants au moment même où ils viennent au monde, dans l'heure ou les heures, dans la journée qui suivent leur naissance. C'est une mort inattendue, foudroyante, que rien

[P. GASTOU.]

ne laisse prévoir : les enfants étant bien venus, n'ayant pas souffert pendant le travail, et étant généralement de beaux enfants. Ce qu'il y a de plus particulier, c'est qu'on ne trouve rien pour expliquer cette mort, ainsi que l'a dit M. Barthélemy. Il s'agit d'une véritable inaptitude à la vie (A. Fournier).

SYPHILIS HÉRÉDITAIRE PRÉCOCE

SYPHILIS DU NOUVEAU-NÉ

Cette syphilis s'étend du moment de la naissance à une limite factice qui sera, par exemple, la chute du cordon. — Raison de cette limite. — Caractères de cette syphilis : mort prématurée, pemphigus syphilitique.

La syphilis héréditaire du nouveau-né n'a pas un domaine bien considérable. Que faut-il entendre par nouveau-né? Les uns n'entendent par nouveau-né que l'enfant naissant, c'est-à-dire l'enfant dans sa première journée. D'autres, et nous prendrons cette acception, appellent nouveau-né tout enfant depuis la naissance jusqu'à la chute du cordon. Cette limite est bonne pour la syphilis, car, au moment de la chute du cordon, se produisent des phénomènes qu'on ne voit dans aucune autre période et, d'autre part, à ce moment, le trou de Botal et le canal artériel s'oblitèrent définitivement et le nouveau-né devient un enfant. Dans la syphilis héréditaire, il ne s'agit plus seulement d'une simple contagion intra-utérine, il s'y surajoute un élément essentiel qui est : la transmission par les parents de caractères héréditaires. La syphilis du nouveau-né est déjà l'aboutissant d'une syphilis qui a fait une partie de son évolution dans l'utérus. L'embryon a pu résister et le nouveauné naît avec une syphilis ancienne ayant déjà évolué. C'est ce qui explique qu'on ait nié que la roséole puisse exister dans la syphilis héréditaire. La syphilis des nouveau-nés peut se manifester par des accidents graves, viscéraux, entraînant la mort prématurée, ou bien par une lésion pathognomonique qui n'existe jamais chez l'adulte : *le pemphigus*.

Syphilis viscérale grave. — Mort prématurée. — Cette syphilis tue l'enfant dès les premiers jours. Soit sans lésions, comme la syphilis congénitale, fœtale; soit à la suite d'hémorragies multiples : omphalorragie, hémorragie buccale, nasale, intestinale, rénale, pétéchies. Elle le tue aussi quelquefois par asphyxie brusque, foudroyante. Quand elle le laisse vivre, l'enfant vient au monde avec une affection bulleuse spéciale, pathognomonique, appelée pemphigus des nouveau-nés; ou bien présente ce pemphigus dans les premiers jours de sa vie.

Pemphigus des nouveau-nés. — Ce pemphigus apparaîtrait vers le 6e ou 7e mois de la vie intra-utérine. Il existe généralement au moment de la naissance; tardivement, il peut se manifester encore vers la fin de la 1re semaine. S'il vient plus tard, son origine syphilitique sera suspecte. Il apparaît sous forme de taches vineuses entourées d'une zone rouge vif. Cette tache vineuse est le résultat d'un soulèvement de l'épiderme par un liquide sanguinolent, verdâtre, purulent: l'ensemble dans des cas rares a l'aspect varioliforme. Les bulles ont des dimensions variables allant de 2 à 5 millimètres à 1 centimètre, 1 centimètre et demi. Les bords sont circulaires ou polygonaux. Le pemphigus syphilitique ne siège qu'à la paume des mains et à la plante des pieds. Au bout de quelques jours, les vésicules se rompent, il se produit une exulcération, rouge, inégale, saignante, que vient recouvrir une croûte brunâtre, sanguinolente. La peau aux alentours peut rester pendant quelque temps rouge et squameuse. Si ce pemphigus s'étend, il peut se produire de véritables exfoliations épidermiques, qui tiennent à la fois de l'ichtyose et d'une dermatite squameuse.

SYPHILIS INFANTILE PROPREMENT DITE

La syphilis infantile peut être latente ou immédiate. — Syphilis latente : quelle en est l'explication? — Syphilis immédiate : c'est une syphilis survenant dans les premières semaines de la vie, rarement après le 4ᵉ mois. — Elle se traduit par un ensemble de signes muqueux, cutanés et viscéraux. — Il n'y a pas de facies d'état syphilitique, mais un état cachectique commun à la syphilis et à d'autres maladies dénutritives.

Syphilis infantile latente. — On voit très souvent l'enfant entaché d'hérédité syphilitique ne présenter aucun accident, pendant les premières semaines, les premiers mois qui suivent sa naissance. Faut-il admettre que l'enfant est dans une période de répit et qu'il a déjà eu ses premiers accidents *in utero*, ou bien faut-il considérer ces cas comme l'expression d'une syphilis à virulence très atténuée ou d'une syphilis contractée dans les derniers mois de la grossesse et qui n'a pas eu encore le temps de se généraliser. Si les accidents doivent éclater, c'est généralement à l'époque du début de la 1ʳᵉ dentition, c'est-à-dire vers l'âge de 3 ou 4 mois qu'ils se montrent sous forme d'accidents syphilitiques ou para-syphilitiques. Si, passé le 4ᵉ mois, il ne se montre rien, c'est que l'enfant a échappé à la contagion[1].

Syphilis immédiate. — C'est généralement dans les premières semaines qu'éclatent les accidents de la syphilis infantile héréditaire précoce. Ils se montrent quelquefois avec tant de brusquerie et entraînent si rapidement la dénutrition et la cachexie que la plupart des auteurs, frappés de cet état, en ont fait le type de l'hérédo-syphilis. L'amaigrissement, la débilité profonde dans laquelle sont ces enfants, ont fait dire à Doublet « qu'ils présentent la miniature de la décrépitude ». Cette apparence est due à l'état des téguments et du masque facial qui les fait ressembler à de petits vieux.

« Avant que la santé soit altérée, dit Trousseau, cité par Diday, l'enfant a déjà une physionomie particulière. La peau perd sa transparence, elle devient terne, même s'il n'y a ni bouffissure, ni amaigrissement. Sa coloration rosée disparaît et est remplacée par une teinte bistrée, qui ressemble à celle des Asiatiques. Elle est jaune, café au lait, comme si elle avait été exposée à la fumée, c'est une coloration empyreumatique, semblable à celle qui existe aux doigts des personnes qui ont l'habitude de fumer la cigarette. On dirait qu'une couche de matière colorante a été déposée là inégalement. Tantôt elle occupe toute la peau, tantôt elle se prononce davantage à cer-

[1] Quoiqu'il reste sous le coup de l'hérédité syphilitique qui se manifestera, soit par des accidents syphilitiques (syphilis héréditaire tardive), soit par des accidents para-syphilitiques.

[P. GASTOU.]

tains lieux d'élection : au front, aux sourcils, au menton, au nez, aux paupières, enfin sur les parties les plus saillantes du visage. »

C'est en effet à la face que siègent les altérations principales. L'enfant, avec sa peau ridée et ratatinée, son amaigrissement intense, ses yeux enfoncés dans l'orbite, la teinte terreuse de sa peau, ressemble à un petit vieillard. D'autrefois c'est un aspect simiesque, surtout quand une pigmentation brunâtre ou jambonnée lui forme autour des orbites, de la bouche et sur le menton, un véritable masque. La peau des joues peut aussi être craquelée, rappelant l'aspect de certaines poteries émaillées, mal cuites. Si l'on joint à ce tableau la présence du coryza, des fissures labiales, la faiblesse du cri, la cachexie générale avec impossibilité de téter et une diarrhée profuse fétide, on a le type de l'hérédo-syphilis héréditaire précoce maligne. A cet aspect, viennent se joindre ces manifestations muqueuses, cutanées et viscérales. La syphilis des muqueuses est souvent la première en date : le coryza, les fissures labiales, les fissures, ulcérations et syphilides ano-génitales, les accidents laryngo-pulmonaires constituent le mode de début le plus fréquent de la syphilis infantile héréditaire précoce.

Coryza syphilitique. — Le coryza est un accident précoce, survenant près de la naissance et manquant rarement. L'enfant est d'abord enchifrené, respire et tète difficilement; l'écoulement nasal est d'abord séreux; puis sanieux, verdâtre, purulent, d'odeur fétide, irritant les parties voisines. A cet écoulement se joint la production de croûtes qui se renouvellent à chaque instant et dont l'arrachement provoque quelquefois des épistaxis abondantes. L'intensité de ce coryza peut être telle, qu'elle entraîne une véritable athrésie narinaire (Sevestre).

Fissures labiales et conjonctivales. — Ces fissures sont la conséquence du coryza ou bien se développent en même temps que lui. Les fissures conjonctivales siègent aux angles des paupières. Elles s'accompagnent de conjonctivites, de kératites, d'ophtalmies purulentes. C'est surtout sur les lèvres (Sevestre) qu'existent, sous l'aspect de fissures plus ou moins entamantes et profondes, les lésions syphilitiques, qui plus tard, sous forme de cicatrices indélébiles, constitueront un bon stigmate d'hérédo-syphilis tardive (cicatrices de Parrot). Ces fissures sont : *commissurales, labiales ou dispersées*. Les fissures commissurales sont profondes, larges, recouvertes par des croûtes, qui, lorsqu'elles tombent, laissent voir une surface rose et suintante entourée d'un bourrelet grisâtre. Les fissures médianes siègent de préférence sur la lèvre supérieure. Elles respectent la peau, ont une longueur de 6 à 10 millimètres, sont fusiformes avec une largeur de 1 à 2 millimètres dans leur partie la plus profonde. Le fond est rouge abricot, sanguinolent, souvent induré. Les fissures dispersées sont irrégulièrement disséminées sur les deux lèvres d'arrière en avant. Ces fissures sont très douloureuses, non seulement pendant leur période d'état, mais encore au moment de leur guérison, car elles se froncent et tiraillent les parties voisines.

Régions ano-génitales. — Les accidents sont plus rares aux parties génitales. On voit quelquefois sur le scrotum, au niveau de la fourchette, des fissures analogues à celles des lèvres. Autour de l'anus ces fissures offrent un aspect radié. Rarement aux régions ano-génitales se développent des végétations, des condylomes, des ulcérations.

Plaques auriculaires. — M. Sevestre a décrit chez les hérédo-syphilitiques des plaques papulo-érosives (plaques muqueuses), siégeant à l'extrémité supérieure du pavillon, empiétant à la face postérieure au niveau de la conque et s'accompagnant d'otorrhée et de plaques muqueuses des conduits.

Accidents laryngés et pulmonaires. — Les accidents laryngés ne sont pas rares et se traduisent par la raucité, le caractère métallique, ou l'extinction de la voix. Chez quelques jeunes malades, ces accidents prennent le caractère dyspnéique ; il se produit des accès de suffocation intense simulant la laryngite striduleuse et pouvant entraîner rapidement la mort par asphyxie ou syncope (Sevestre). La mort est la conséquence d'un œdème glottique. Nous étudierons les accidents pulmonaires avec les lésions viscérales.

Manifestations cutanées de l'hérédo-syphilis infantile. — Production facile dans le jeune âge de lésions humides et proliférantes du type papulo-vésiculeux ou de lésions érythémato-squameuses du type maculo-desquamatif. — Syphilides érythémateuses simples et exfoliatrices, maculeuses polymorphes, érythémato-papuleuses circinées, psoriasiformes. — Syphilides papuleuses, papulo-érosives. — Syphilides tuberculeuses, gommeuses, ulcéreuses, ecthymateuses. — Onyxis et péri-onyxis, alopécie.

Syphilides érythémateuses. — La syphilide érythémateuse, appelée à tort roséole, est une syphilide sans éclat, de couleur saumon foncé, rouge sombre ou violacé au début, devenant plus tard brunâtre, pouvant affecter sur le même sujet des teintes différentes. La dimension des éléments peut aller jusqu'à 1 centimètre. L'éruption siège sur les fesses, les cuisses, les jambes, plus rarement sur la face et le tronc. *Vogel* a donné à cette éruption le nom de semi-bulleuse, à cause de sa coïncidence fréquente avec le pemphigus. Elle prend en certains cas l'aspect squameux, et les taches érythémateuses se recouvrent à leur surface d'écailles épidermiques. Pour *Trousseau*, cette éruption apparaîtrait avant la syphilide bulbeuse, lui serait souvent associée et serait éphémère. Pour *Sevestre*, il ne s'agirait nullement d'une manifestation syphilitique, mais d'une roséole simple ou vaccinale. Ou bien elle ne serait que le début de la syphilide maculeuse.

Syphilides érythémateuses desquamatives. — De ces syphilides érythémateuses, je crois qu'il faut rapprocher une variété éruptive dénommée par *MM. Gailleton, Madier-Champvermeil et E. Diday* : érythème squameux, et par *Trousseau, Lasègue et Roger* : faux psoriasis syphilitique. M. Sevestre et M. Jacquet, auquel j'emprunte une partie de leur description, les acceptent avec réserve. Pour ma part je les ai vues deux fois coïncider avec des syphilides maternelles et constituer de véritables *syphilides exfoliatrices*.

D'après MM. Gailleton, Madier-Champvermeil et Jacquet, cette éruption à sa première période se présente sous forme d'un érythème diffus, d'un rose vif ou clair, constitué par des plaques, tantôt de la largeur d'une pièce de 5 francs, tantôt occupant en nappe un membre ou un segment de

[P. GASTOU.]

membre. Les sièges d'élection sont : la paume de la main, le cou, qu'il embrasse à la façon d'un collier, surtout les fesses, la face postérieure des cuisses et des jambes, les faces plantaires, s'accentuant aux régions malléolaires et péri-anales. C'est le premier stade ou *syphilide hyperhémique*.

Le second stade est celui de l'*érythème squameux* : la couleur devient plus foncée, rouge cuivré, la peau s'épaissit et ses couches superficielles desquament. Cette desquamation débute ordinairement par les plis de la main, les talons et les malléoles, le cou, qui est entouré comme d'un collier. Elle peut s'étendre à toute la région lombaire et aux membres inférieurs ; la lésion, vue dans son ensemble, dans les régions postérieures, présente alors la configuration générale d'un fer à cheval, dont les deux branches seraient formées par les jambes et la partie arrondie par la limite de l'éruption aux lombes.

Les squames en ces points deviennent épaisses, blanches et sèches. Au bout de quelques jours, elles se soulèvent en bloc, par larges placards, laissant à nu une surface rouge, sèche, comme vernissée, entourée sur ses bords d'une collerette épidermique correspondant à la brisure de la squame tombée. Tantôt les surfaces érythémateuses mises à nu se recouvrent lentement de nouvelles squames ; tantôt, au contraire, en particulier aux fesses, aux cuisses et aux jambes, il se produit une desquamation incessante, analogue à celle de l'eczéma sec et du *pityriasis rubra*. On ne voit jamais ni sécrétion, ni suintement, jamais le linge n'est mouillé, ni empesé, la peau est épaissie, rugueuse, mais toujours sèche. Ces éruptions persistent souvent pendant plusieurs semaines, elles coïncident en général avec d'autres accidents spécifiques et s'observent surtout chez les enfants forts et vigoureux. Dans quelques cas, sur les surfaces enflammées, apparaissent des bulles généralement petites et transparentes (*Jacquet*). Si j'emprunte cette description dans son entier à M. Jacquet, c'est qu'elle correspond exactement aux faits que j'ai pu étudier, faits rares et utiles à connaître pour le diagnostic. Cette affection est une véritable *syphilide érythémateuse exfoliatrice* ; son aspect jambonné, sa symétrie éruptive, son masque facial, avec macules étalées péri-orbitaires, péri-narinaires, péri-labiales et mentonnières, sont des caractères propres à la syphilis. Il faut y joindre également l'aspect de la desquamation à larges lambeaux et surtout la saillie jambonnée polycyclique des bords nettement arrêtés, véritable signe de frontière.

Syphilides maculeuses (*Sevestre*). — **Syphilides en plaques** (*Parrot*). — **Syphilides érythémato-papuleuses polymorphes** (*Jacquet*). — Ces dénominations indiquent la même éruption, des plus fréquentes. Les syphilides maculeuses revêtent deux aspects complètement différents : les unes sont de véritables macules, les autres ne sont à l'état de macules que pendant un temps très court (Jacquet), et deviennent rapidement papulo-squameuses et papulo-érosives. Les syphilides maculeuses proprement dites sont constituées par des plaques jambonnées, étalées, cuivrées, sans desquamation. Leur bord est circulaire, nettement limité. Elles siègent de préférence autou ·

de la bouche, des lèvres, des sillons naso-labiaux, des paupières. Ces plaques peuvent évoluer, disparaître sans présenter d'autres modifications. Elles arrivent quelquefois à confluence et forment une nappe rouge, irritée par l'écoulement de la salive et des liquides, nappe correspondant à peu près à la région des poils chez l'homme. « On dirait, dit Jacquet, que l'enfant a été barbouillé d'un jus rouge. » Cet aspect dévoile la syphilis infantile éruptive, type. Lorsque la surface rouge est irritée, il se fait des fissures, des excoriations. Le grattage et les poussières aidant, il se produit des croûtes autour des narines, des lèvres, au niveau du sillon mento-labial. Le front, les sourcils deviennent grisâtres, rugueux et se couvrent d'écailles furfuracées ou de croûtes épaisses brunes et grisâtres. L'ensemble donne l'aspect de lésions séborrhéiques ou de l'impétigo d'où le nom : d'impétigo syphilitique donné à ces lésions.

Les *syphilides maculeuses polymorphes* de Jacquet constituent de véritables syphilides squameuses analogues à celles de l'adulte. Ce sont des taches arrondies ou ovalaires, irrégulières, de couleur rose pâle, rouge sombre, saumon. Les frictions, les cris de l'enfant augmentent leur intensité. Elles siègent surtout aux membres inférieurs : fesses, cuisses, pieds; puis aux membres supérieurs, au menton, au cou, à la face. Leur apparition se fait par petites taches qui se foncent et augmentent de nombre par poussées successives. Elles subissent les modifications suivantes : 1° Les unes s'effacent en laissant pendant quelque temps après elles un pigment brunâtre. 2° D'autres persistent et desquament. 3° Il en est enfin qui deviennent papuleuses, soit dans leur totalité, soit seulement à leur périphérie, qui est en même temps plus colorée (Jacquet).

Celles qui desquament ont une surface inégale, recouverte de petites squames furfuracées ou d'une cuticule épidermique assez épaisse. A ce stade, deux aspects différents peuvent se produire. Si la cuticule tombe, la papule apparaît lisse, luisante, protégée par un épiderme mince, à plis très fins, tandis qu'à sa base existe une collerette blanche formée par la brisure de la cuticule tombée (collerette de Biett). (Jacquet.) S'il n'y a pas de desquamation, on peut voir l'épiderme se soulever, distendu par une sécrétion liquide. Il se forme une bulle secondaire qui se trouble facilement. Pour Jacquet, le pemphigus des nouveau-nés ne serait qu'une simple variété de la syphilide érythémato-papuleuse, qui deviendrait bulleuse à cause de la congestion normale de la peau des extrémités et de la minceur de l'épiderme dans les premiers jours de la vie. Ce qui explique que : « plus le pemphigus est éloigné de la naissance, moins il offre un type net ». (Parrot.) M. Jacquet admet les variétés suivantes de syphilides maculeuses polymorphes; dues à la confluence et à la configuration des éléments : Variété fruste ou protéiforme, taches maculeuses, à siège variable, avec manifestations muqueuses ou viscérales. Variété érythémato-papuleuse circinée, à éléments arrondis et ovalaires groupés. Variété érythémato-papuleuse psoriasiforme : grands éléments cerclés ou hémi-cerclés, recouverts de squames furfuracées très abondantes siégeant principalement sur la région postérieure des cuisses et des jambes et s'accompagnant de macules du cuir chevelu et de pléiades gan-

[P. GASTOU.]

glionnaires aux aines et au cou. M. Jacquet rapproche cette variété du faux psoriasis de Trousseau, Lasègue et Roger.

Syphilides papuleuses. — Pour Parrot ces syphilides sont fréquentes: Jacquet les nie et en fait des syphiloïdes post-érosives que nous étudierons au diagnostic. Entre ces deux opinions extrêmes il y a place pour une lésion décrite par M. le Professeur Fournier sous le nom de :

Syphilides papulo-érosives. — Ces syphilides sont de véritables plaques muqueuses de la peau, elles siègent surtout dans les points où la peau est en contact avec elle-même, là où il y a de l'humidité : espace interfessier, sillon génito-crural, espaces interdigitaux, ombilic, aisselles. Ces syphilides sont saillantes, de la largeur d'une lentille, limitées par un contour arrondi ou courbé. Leur surface est d'aspect diphtéroïde, gris jaunâtre, ou bien elles ont la couleur blanche que donne à l'épiderme l'application prolongée d'un cataplasme qui l'aurait macéré (P. Diday), ou celle qu'offrirait une couche de collodion au moment où elle commence à se dessécher. Généralement cet aspect est plus prononcé dans les points centraux de la plaque que sur les bords. Des érosions superficielles, des gerçures se produisent à la surface de ces papules et il s'en échappe un liquide séreux d'odeur *sui generis*. Abandonnées à elles-mêmes, ces solutions de continuité peuvent s'étendre en largeur, mais elles ne creusent point en profondeur (P. Diday).

Syphilides tuberculeuses. — Comme M. Jacquet, je ne crois pas que les syphilides tuberculeuses de Parrot et Sevestre soient des gommes, mais seulement de petits abcès cutanés que l'antisepsie guérit parfois rapidement.

Syphilides gommeuses. — Il existe quelquefois chez le fœtus de véritables tuméfactions profondes au voisinage surtout des articulations et des os. Ces gommes, qu'il ne faut pas confondre avec des abcès péri-articulaires, se voient souvent dans les syphilis infantiles se terminant par la mort et en particulier par la méningite.

Syphilides ulcéreuses. — Depuis que les suppurations superficielles sont mieux connues, beaucoup de lésions rapportées à la syphilis sont attribuées à la staphylococcie, à la streptococcie, c'est-à-dire ne sont que des infections surajoutées que l'on peut éviter par l'antisepsie cutanée. Ces syphilides ulcéreuses comprennent : *les syphilides vésiculo-pustuleuses; les syphilides ecthymateuses, les syphilides acnéiques, les syphilides impétigineuses, ulcéreuses profondes, l'ecthyma syphilitique térébrant.* D'après Parrot, les syphilides vésiculo-pustuleuses seraient une forme rare et tardive de lésions constituées par des vésicules dont le contenu devient rapidement purulent, et par des pustules d'ecthyma qui, apparaissant sur des plaques rouges, se développent successivement et avec une grande rapidité. Leur pourtour est violacé et leur tendance à l'ulcération des plus marquées : jamais l'éruption n'est généralisée et l'abdomen semble être un de ses sièges de prédilection. La plupart des syphiligraphes (Parrot, P. Diday, Sevestre. Jacquet) refusent à cette modalité le caractère spécifique.

Onyxis et péri-onyxis syphilitiques. — Ces lésions se rattachent aux altérations cutanées. L'onyxis sec serait la conséquence fréquente de l'érythème squameux. L'ongle perd sa transparence, son poli, et se couvre de stries longitudinales, puis se détache et fait place à un ongle nouveau. Ce phénomène peut se reproduire plusieurs fois de suite. Le péri-onyxis ulcéreux vrai est une syphilide siégeant au niveau de la matrice unguéale et analogue à ce qui existe chez l'adulte. Il se compose d'un bourrelet rouge, ulcéré, quelquefois légèrement fongueux, qui se forme autour de l'ongle. Parrot, Sevestre émettent des réserves sur la nature des péri-onyxis généralisés.

Alopécie. — L'alopécie de la syphilis héréditaire est différente de l'alopécie syphilitique de l'adulte. Chez l'enfant la chute des cheveux est physiologique (Sevestre). Le plus généralement, l'alopécie syphilitique se montre sous forme de bandes claires, limitées aux régions postéro-latérales (Parrot), fronto-pariétales (Diday). Les cheveux sont courts, lanugineux, décolorés, entremêlés de cheveux longs. D'autres fois il n'existe qu'un léger duvet.

MANIFESTATIONS VISCÉRALES DE LA SYPHILIS HÉRÉDITAIRE INFANTILE PRÉCOCE

Il en est peu qui, au point de vue clinique, puissent être dites véritablement spécifiques, la spécificité pour quelques-unes réside dans leur structure histologique (gommes); cliniquement elles ressemblent à des affections provenant de tout autre cause que la syphilis. — La pseudo-paralysie infantile est seule véritablement spécifique.

La syphilis viscérale en clinique. — Altérations : osseuses (crâniennes, os longs, os courts); articulaires; musculaires; nerveuses (centrales et périphériques); pulmonaires; gastro-intestinales; hépatiques; spléniques; rénales; testiculaires, etc. Anémie et cachexie syphilitiques, etc. — Leur caractère essentiel est pour la plupart de guérir par le traitement, mais encore sous certaines conditions.

Lésions osseuses. — C'est à Parrot que l'on doit l'étude de ces lésions dont il a exagéré peut-être la valeur, mais dont quelques-unes sont réelles. Les *lésions du crâne* existeraient dans les 3/4 des cas. Elles sont ou ulcéreuses ou ostéophytiques. *Formes ulcéreuses ou craniotabes* : ce sont des ulcérations osseuses siégeant sur les pariétaux, les frontaux et l'occipital. Ce sont de véritables érosions pouvant aboutir à la perforation. Les *ostéophytes* se traduisent par des bosselures occupant les portions frontales et pariétales du crâne. La saillie frontale double est le front dit *olympien*. La saillie médiane frontale figure le front dit *en carène*. Si les saillies pariétales s'exagèrent, les sutures paraissent creusées en véritables sillons et l'ensemble des mamelons postérieurs séparés par un sillon profond ressemble à des fesses, d'où le nom de *crâne natiforme*. Si toutes les parties du squelette crânien sont développées outre mesure, c'est l'*hydrocéphalie*; si, au contraire, la soudure des sutures se fait prématurément, on a la *microcéphalie*, ou l'*idiotie*. Sur les os longs on voit des *périostoses*, des *exostoses*, des *gommes*, des *fractures spontanées*. Sur les os courts se produisent de véritables *dactylites syphilitiques*, analogues au spina-ventosa mais se localisant surtout aux extrémités des doigts. L'humérus, les tibias, les fémurs peuvent se déformer, se couder et, s'il s'y joint des troubles analogues des côtes et des os du bassin, on a le tableau du *rachitis*, qui, dit

[**P. GASTOU.**]

Parrot, n'est pas de la syphilis, mais un exemple de transformisme pathologique.

Pseudo-paralysie syphilitique des nouveau-nés. — Dans les altérations osseuses, il faut placer une affection décrite et étudiée pour la première fois en 1869 par Parrot et appelée depuis « Maladie de Parrot ». Voici la description qu'il en donne : « Ce mal est particulier aux nouveau-nés. Son caractère essentiel est une inertie, une impotence des membres, partielle ou généralisée, incomplète ou absolue, comparable à celle que produisent les fractures, les luxations, le rhumatisme. Pour étudier complètement l'état des enfants et se rendre un compte exact du degré de leur impotence, il faut les tenir suspendus par les aisselles et examiner leur membres. Quand l'affection est très prononcée, le malade semble disloqué, ses membres pendent comme des battants de cloche et ne peuvent être relevés. Lorsqu'on pince la peau, les muscles se contractent très énergiquement, mais les membres ne sont que faiblement déplacés, ou même ils ne le sont pas du tout. Par contre, ils subissent sans résistance tous les mouvements qui leur sont imprimés par l'observateur. Dans le décubitus dorsal, quelques mouvements spontanés sont possibles. Si par exemple ils ont été préalablement mis dans l'extension, ils peuvent être ramenés dans la flexion. Mais ces manœuvres ne s'accomplissent pas sans douleur, comme le prouvent les cris de l'enfant. Quelquefois l'on perçoit de la crépitation et, chez certains malades, les membres affectés sont augmentés de volume au voisinage des articulations qui, elles-mêmes tuméfiées, sont parfois le siège d'une fluctuation très manifeste. Presque toujours la terminaison est fatale; c'est en effet dans les cas où les lésions des os et des autres organes sont nombreuses et très étendues que se montre la pseudo-paralysie. Cependant il ne faudrait pas croire que la guérison est impossible. » Parrot dit que les affections qui pourraient être confondues avec la pseudo-paralysie sont surtout : *la paralysie spinale infantile, les fractures, les paralysies obstétricales.* La pseudo-paralysie est causée par le décollement des épiphyses dû à une ostéite juxta-épiphysaire.

Les lésions articulaires de la syphilis siègent surtout dans les grandes articulations, elles accompagnent les suppurations osseuses et entraînent le détachement des épiphyses.

Les lésions viscerales de la syphilis héréditaire existent dans presque tous les cas. Elles n'ont point le plus souvent de caractère spécial, leur symptomatologie n'existe pas en tant qu'affections de nature syphilitique, elles ressemblent à des affections de tout autre cause. En voici l'énumération basée surtout sur la description des lésions anatomiques.

Anémie. Cachexie. — L'*anémie* syphilitique a été étudiée par M. Cuffe dans le service de Parrot : le sang est pâle, fluide, il y a diminution du chiffre et de la coloration des globules rouges. — La *cachexie* syphilitique se traduit par une absence d'augmentation de poids chez le nourrisson, ou par une diminution progressive, puis par des vomissements, le refus du sein ou du biberon, une asthénie progressivement mortelle. Le plus souvent il n'y a aucune altération organique macroscopique. — L'*athrepsie* n'est qu'une forme particulière de la cachexie syphilitique qui s'accompagne de diarrhée, de phénomènes du côté des muqueuses, et d'infection générale.

Lésions cardio-vasculaires. — On a trouvé, dans le cœur, des gommes, de la myocardite. Les altérations du système artériel se traduisent par des hémorragies externes : *purpura, ecchymoses, sous-cutanées*; ou internes : *hémorragies séreuses et viscérales, mélæna, hématurie.* On a signalé également *l'hémophilie, la diathèse hémorragique, l'hémoglobinurie paroxystique.* Le système veineux sous-cutané peut affecter un développement exagéré surtout à la face et au thorax. Le système lymphatique est peu touché. On a trouvé les ganglions hypertrophiés et on a dit qu'il y avait dans ce fait une condition phagocytaire favorable. Généralement les ganglions sont de petit volume et ne suppurent pas. On a noté de la leucocythémie, l'abondance des leucocytes dans les capillaires des viscères.

Système nerveux. — Pour le cerveau : l'hydrocéphalie, les hémorragies méningées, la méningite quelquefois curable, les scléroses et hémorragies cérébrales, les encéphalites avec crises épileptoïdes généralisées, épilepsie partielle, l'hémiplégie spasmodique infantile, les paralysies partielles. l'épilepsie, l'idiotie peuvent être provoquées par la syphilis. On a attribué dans ces derniers temps une origine syphilitique à la maladie appelée diversement *rigidité spasmodique congénitale, tabes dorsal spasmodique des enfants, maladie de Little, diplégie cérébrale infantile,* qui consiste en une rigidité spasmodique localisée aux membres inférieurs ou généralisée à tous les muscles du corps, sans paralysie, ni troubles de la sensibilité, avec ou sans troubles de l'intelligence, mais exagération des réflexes tendineux et trémulation épileptoïde. Cette maladie est due à un arrêt de développement du faisceau pyramidal, consécutif lui-même à une lésion superficielle et symétrique de l'écorce cérébrale au niveau des zones psycho-motrices. Les maladies de la moelle d'origine syphilitique sont encore à l'étude. On y peut rencontrer des scléroses combinées ou associées. On a signalé également des atrophies des cellules des cornes antérieures, la tuméfaction du réseau de la substance grise, des foyers de dégénérescence de siège variable, etc., etc.

Notre maître et ami, le Dr Gilles de la Tourette, a donné récemment de la syphilis héréditaire de la moelle épinière l'étude la plus complète qui existe jusqu'à ce jour[1]. Voici les conclusions auxquelles arrive le Dr Gilles de la Tourette (page 94). La syphilis héréditaire peut frapper la moelle à trois périodes de l'existence : pendant la vie intra-utérine, pendant les premières années, pendant l'adolescence et l'âge mûr; elle est dite *congénitale, précoce* ou *tardive.* La syphilis médullaire *congénitale* manque de signes, parce que l'enfant vient avant terme, mort-né ou meurt sitôt après sa naissance. Les lésions de la moelle sont plus nettes. Sans parler des vices et arrêts de développement, on trouve une méningo-myélite diffuse embryonnaire, analogue, dit le Dr Gilles de la Tourette, à l'hépatite interstitielle

---

(¹) GILLES DE LA TOURETTE. La syphilis de la moelle épinière. *Nouvelle iconographie de la Salpêtrière,* 1894.

diffuse qui l'accompagne le plus souvent. La syphilis médullaire *précoce* est le résultat d'une altération congénitale qui va se manifester avec la survie de l'enfant. Généralement les phénomènes cliniques de sclérose cérébrale dominent, surtout au début, puis ensuite il y a association des phénomènes cérébraux et médullaires : c'est d'une part la présence de troubles intellectuels, l'idiotie, les crises epileptoïdes; et d'autre part : les paraplégies spasmodiques, les scléroses combinées ou associées pouvant simuler la sclérose en plaques. Dans la syphilis médullaire *tardive*, c'est-à-dire lorsque la syphilis porte son action sur la moelle dans les années qui suivent la naissance, de même que pendant l'adolescence et l'âge adulte, dit M. le Dr Gilles de la Tourette, le cerveau peut encore participer au processus de sclérose, mais la localisation cérébrale envahit de préférence le mésocéphale, de même que dans les formes médullaires pures elle affecte une prédilection marquée pour la moelle cervicale. Toutefois la localisation peut siéger uniquement sur la moelle lombo-sacrée. Dans les cas de syphilis héréditaire précoce ou tardive, les types cliniques deviennent beaucoup plus variés que dans la syphilis congénitale et alors les affections médullaires ne diffèrent pas sensiblement des expressions si variées des lésions de la moelle épinière dues à la syphilis acquise (Gilles de la Tourette). Chez l'enfant hérédo-syphilitique se rencontrent également toutes les affections para-syphilitiques : altérations des nerfs crâniens, amaurose, surdité bilatérale brusque, atrophie musculaire, puis des altérations oculaires : kératites, entraînant l'opacité cornéenne; des néphélions; des leucomes.

Lésions de l'appareil broncho-pulmonaire. — Si les lésions du nez sont légères dans la syphilis héréditaire précoce, il n'en est pas de même pour les lésions broncho-pulmonaires. Balzer et Grandhomme ont décrit : 1° Une broncho-pneumonie à forme de congestion pulmonaire et de spléno-pneumonie; 2° Une broncho-pneumonie à noyaux disséminés ou agglomérés, ayant l'allure des broncho-pneumonies infectieuses; 3° Une broncho-pneumonie avec hépatisation blanche sans lésion bronchique, c'est le type de la spléno-pneumonie, avec des dégénérescences fibro-caséeuses ou gommeuses; 4° Enfin, la broncho-pneumonie avec lésions bronchiques. Les lésions pleurales se confondent avec les lésions pulmonaires. La suppuration du thymus a été notée à maintes reprises.

Lésions gastro-intestinales. — C'est surtout l'intestin qui est altéré soit sous forme de lésions inflammatoires diffuses, soit sous forme d'altérations des plaques de Peyer pouvant entraîner la perforation. On a signalé l'entérite pseudo-membraneuse avec péritonite et lésions viscérales multiples.

Altérations du foie. — « L'histoire des symptômes liés à l'altération du foie chez les enfants syphilitiques héréditaires, dit Hudelo, est encore obscure : ou bien l'enfant meurt sans présenter de signes cliniques qui attirent sur le foie l'attention, ou bien ces symptômes, s'ils existent, sont pour ainsi dire noyés au milieu du complexus qu'engendre l'état cachectique des petits malades. » D'après Hudelo, au point de vue clinique, on peut dire qu'il y a deux modalités cliniques de foie syphilitique. 1° Dans la première, il s'agirait d'une forme d'hépatite des nouveau-nés se traduisant cliniquement par des hémorragies de différentes sources, comme dans l'ictère grave. A ces hémorragies se joindraient une tuméfaction du foie et de la rate, la dilatation des veines sous-cutanées abdominales. 2° La seconde forme surviendrait en pleine efflorescence cutanée, elle se manifeste par : (*a*) des troubles généraux : amaigrissement, cachexie avec aspect spécial terreux de la peau, décrépitude; (*b*) des troubles digestifs; (*c*) ballonnement, météorisation de l'abdomen; (*d*) hypertrophie hépatique douloureuse, hypertrophie splénique, veines sous-cutanées développées.

L'ictère et l'ascite sont rares. Anatomiquement le foie syphilitique est constitué par les formes suivantes : congestion, hépatite diffuse, hépatite avec productions gommeuses, syphilome miliaire, nodule gommeux, tumeur gommeuse. La rate est presque toujours hypertrophiée. Les capsules surrénales ont été trouvées augmentées de volume, en état de dégénérescence graisseuse, ou ayant subi la transformation gélatineuse. Le pancréas est parfois sclérosé.

Lésions de l'appareil génito-urinaire. — La plus importante des lésions que produise la syphilis héréditaire est le *sarcocèle syphilitique*, étudié par M. Hutinel. On trouve aussi de *l'œdème des bourses*, des *hydrocèles*, un véritable état d'*atrophie des testicules* qui sont *durs et sclérosés*. M. Comby a signalé l'épididymite des hérédo-syphilitiques. Enfin, M. Lépine a démontré que la syphilis était la condition « *sine quâ non de l'hémoglobinurie a frigore* ». Tel est rapidement résumé le tableau d'ensemble de ce que peut faire la syphilis héréditaire. **Elle agit en somme comme n'importe quelle maladie infectieuse, mais elle peut en outre offrir un terrain de prédisposition à des infections surajoutées,** et au chapitre déjà si chargé des lésions d'origine syphilitique s'ajoute le chapitre des complications.

COMPLICATIONS DE LA SYPHILIS INFANTILE

Complications dues : 1° à la spécificité. — Gravité des accidents locaux, influence de l'âge; 2° à l'infection : la syphilis infantile jouant tour à tour le rôle de cause prédisposante et de cause adjuvante. — Associations morbides.

L'enfance offre à la syphilis un terrain propice, non seulement à la maladie, mais encore aux complications qui viennent s'y surajouter. Ces complications résultent, soit de la spécificité de la maladie, soit de son caractère infectieux.

Complications dues à la spécificité. — La gravité des accidents peut tenir d'abord à la source où a été puisée : soit la syphilis héréditaire, soit la syphilis acquise. C'est alors une question de virulence. L'âge constitue un facteur de gravité considérable, le terrain de l'enfance se laisse facilement et profondément toucher par les infections, surtout quand elles ont un caractère de spécificité marqué comme la syphilis et la tuberculose. En outre, l'organisme étant en pleine évolution, la suractivité nutritive double les réactions générales et locales. C'est ce qui explique l'extension fréquente des accidents.

[P. GASTOU.]

Les accidents locaux ont une portée plus considérable que dans la syphilis des adultes, d'une part à cause de la constitution différente des parties et d'autre part de leur rôle physiologique. Le coryza est une des causes les plus puissantes de mort dans la syphilis infantile. On n'a pas assez attiré l'attention sur les phénomènes qui l'accompagnent. Le coryza ne se limite pas aux narines, il gagne les fosses nasales : le cavum, c'est-à-dire l'espace compris derrière l'orifice postérieur des fosses nasales, les parois latérales et postérieures du pharynx. Il se fait dans toute cette région une suppuration diffuse qui gagne la trompe, et de là l'oreille moyenne, qui descend quelquefois dans le larynx ou détermine des infections cérébro-méningées ascendantes. De là l'explication de phénomènes en apparence isolés, mais tous réunis : les otites, la laryngite avec les accès de suffocation spasmodique, les broncho-pneumonies, et d'autre part les méningites, attribuées à la syphilis et qui très probablement ne sont dans beaucoup de cas que des infections non spécifiques.

La délicatesse de la peau, sa souillure continue, expliquent les modifications subies par les éléments éruptifs : aux membres inférieurs, aux cuisses, aux fesses, et la facilité de production d'éléments bulleux, et de squames, véritables macérations. Une autre particularité des syphilides chez l'enfant est leur ulcération facile, superficielle ou profonde, limitée ou diffuse. Si l'ulcération est superficielle, elle est constituée par de vastes surfaces superficiellement exulcérées, à bords irréguliers, quelquefois décollés, à fond rose ou gris, avec sphacèle en masse de l'épiderme et quelquefois suppuration. Si l'ulcération est profonde, elle est quelquefois taillée à l'emporte-pièce, à fond rouge saumon, gris ou jaunâtre, entourant les régions anales et ischiatiques, le scrotum, la partie la plus postérieure et la plus élevée des cuisses. L'apparence du tégument est alors, dit Parrot, celle du drap lorsque certaines larves y ont cheminé en le rongeant. Fréquemment on voit survenir des abcès sous-cutanés ou profonds, multiples, considérés souvent comme des gommes, mais résultant le plus souvent d'infection staphylococcique, venant soit de l'extérieur, soit, comme on l'a montré, du sein de la mère atteinte de galactophorite.

Comme effet direct de la spécificité se voient aussi : la mort rapide, soit par cachexie, soit par athrepsie aiguë, et surtout cette inaptitude à la vie que l'on ne rencontre dans aucune autre maladie (A. Fournier).

Complications dues à l'infection. — En tant que maladie infectieuse, la syphilis est un véritable poison du système nerveux. D'où les relations puissantes qui existent entre les maladies nerveuses, les dégénérescences et la syphilis. Elle joue le rôle de cause prédisposante, sur laquelle, s'il vient se greffer la moindre cause occasionnelle, se développera la maladie nerveuse : névrose ou lésion nerveuse. La syphilis joue enfin le rôle de cause adjuvante, en venant se surajouter à des états antérieurs, tels, par exemple : la tuberculose, les infections streptococciques, staphylococciques, les vices alimentaires, la mauvaise dentition, le sevrage. Il en résulte que par cette série d'associations morbides la syphilis infantile est de toutes la plus compliquée, la plus grave, la plus difficile à étudier; la complexité des phénomènes étant telle qu'il est le plus souvent impossible de dire si c'est la syphilis ou la maladie surajoutée qui a fait la lésion. A ce point de vue, on peut dire que *la syphilis prend autour d'elle tout ce qu'elle trouve pour se l'approprier, elle ressemble à tout sauf à elle-même, choisissant toujours son modèle dans ce qui la précède (prédisposition héréditaire), ou dans ce qui l'accompagne (affections antérieures ou surajoutées).*

DIAGNOSTIC DE LA SYPHILIS INFANTILE

Diagnostic de la syphilis congénitale; de la syphilis héréditaire précoce; de la syphilis héréditaire tardive. — Diagnostic différentiel entre la syphilis infantile héréditaire et la syphilis acquise. — Méthode générale de diagnostic.

Le diagnostic de la syphilis infantile, lorsque les signes présentés par le jeune malade répondent à un des types cliniques préférés de la syphilis tels : le pemphigus des nouveau-nés, la maladie de Parrot, certaines éruptions maculeuses, etc., est relativement facile, surtout si on décèle la syphilis chez les parents. Mais le plus souvent la syphilis, prenant le masque de toute autre affection, le diagnostic entre les *syphiloïdes*, comme on a appelé les affections simulant la syphilis, et les manifestations de la syphilis, est des plus difficiles. Le diagnostic de la syphilis est d'autant plus difficile et délicat qu'elle se présente dans un grand nombre de cas soit sous forme d'une maladie déjà modifiée ne laissant que des sigmates : syphilis héréditaire tardive; soit sous forme d'affections n'ayant de la syphilis que l'origine : *affections para-syphilitiques.* Enfin cette question comporte encore un diagnostic de probabilité des plus difficiles, c'est le diagnostic de la syphilis congénitale, embryonnaire ou fœtale. Comment est-on amené à diagnostiquer la syphilis infantile? On peut être appelé à diagnostiquer la syphilis infantile dans deux conditions : avant la naissance de l'enfant (Syphilis congénitale); après la naissance (Syphilis héréditaire).

Diagnostic de la syphilis congénitale. (*Diagnostic de présomption.*) — Il s'agit dans ce cas d'un diagnostic de présomption des plus importants pour l'avenir de l'enfant, car de ce diagnostic dépend souvent l'existence de l'enfant ou la mort du fœtus. Le diagnostic se pose dans les circonstances suivantes : 1° Une malade présentant des signes de syphilis évidente devient enceinte; la possibilité de l'infection fœtale dépend : de l'époque de la syphilis, de la qualité des accidents, de l'époque de la grossesse. 2° Une malade est amenée par son mari syphilitique, elle est enceinte du fait de celui-ci. Tout dépend pour la contagion fœtale des qualités de la syphilis du mari : s'il a ou non des accidents actuels, si sa syphilis est ancienne, s'il a été traité. *Songer à l'erreur de paternité.* 3° Une malade se plaint de ne pouvoir mener aucune grossesse à terme, ses enfants viennent ou mort-nés ou à l'état de fœtus macérés, ou bien elle a des avortements fréquents, ou bien encore elle présente de l'hydramnios, ou tout autre signe d'accident syphilitique ou para-syphilitique.

Il faut dans ces cas se méfier de l'existence d'une syphilis maternelle : acquise, conceptionnelle ou par imprégnation. Ce diagnostic est des plus

[P. GASTOU.]

importants pour l'avenir de la famille, car le fait de découvrir la syphilis et
de la traiter fait cesser souvent la polymortalité infantile et permet aux grossesses d'arriver à terme[1].

Diagnostic de la syphilis héréditaire précoce. — *Diagnostic de certitude.* — *Diagnostic de probabilité.* — Trois cas peuvent se produire : 1° L'enfant présente des accidents qui sont le fait habituel de la syphilis. *a.* C'est
un nouveau-né qui a eu du pemphigus; *b.* c'est un bébé qui présente les
signes de la maladie de Parrot; *c.* c'est un enfant qui a des syphilides
faciales: fissures, coryza, masque maculo-squameux jambonné, etc., etc.
Ici le diagnostic s'impose presque dans tous les cas. 2° L'enfant présente
des accidents qui ne sont pas nettement de nature syphilitique, des accidents
que d'autres maladies peuvent produire. (Syphiloïdes, accidents para-syphilitiques.) Tout le diagnostic repose ici sur l'origine, sur la nature étiologique
des accidents. Il faut alors chercher non seulement chez l'enfant mais dans
son entourage les signes révélateurs de la syphilis. Il faut, dans ce cas, faire
le diagnostic différentiel d'une syphilis héréditaire avec une syphilis acquise
dans l'enfance. Ce diagnostic différentiel est des plus difficiles, pour ne
pas dire le plus souvent impossible, car la syphilis acquise du nouveau-né
peut entraîner les mêmes conséquences tardives (*stigmates*) que la syphilis
héréditaire. 3° L'enfant est sain. C'est le diagnostic prévisionnel, utile par
excellence à la société, car l'enfant peut n'être sain que dans le moment où
on le voit, et si plus tard il sert de vaccinateur, il peut contaminer d'autres
enfants; s'il a une nourrice, il peut l'infecter. Il n'est aucun signe qui puisse
faire dire qu'un enfant né de syphilitiques et sain est ou ne sera pas syphilitique. Les seules probabilités sont tirées de l'enquête familiale. Le plus
souvent, un enfant né de syphilitiques, qui n'a pas d'accidents de syphilis
passé le 4ᵉ mois, peut être considéré comme non syphilitique: réserve étant
faite pour la possibilité d'accidents para-syphilitiques, lesquels, en tout cas,
ne sont pas contagieux.

MÉTHODE GÉNÉRALE DU DIAGNOSTIC DE LA SYPHILIS INFANTILE

Syphilis héréditaire et syphilis acquise. — *Diagnostic actuel.* —
Diagnostic posthume. « Le diagnostic de la syphilis héréditaire, dit Parrot,
repose sur des règles dont la certitude est à la hauteur de celles qui régissent
les sciences naturelles. Connaissant ces règles, vous les appliquerez sans
hésitation, et rien ne devra prévaloir contre elles. Les dénégations les plus
obstinées, qu'elles soient sincères ou non, la condition sociale de la famille,
et ce qu'on est convenu d'appeler la moralité, qu'il s'agisse du père ou de la
mère, tout cela devra vous laisser parfaitement impassibles, en présence
d'un cas où, après un examen attentif, vous aurez reconnu l'existence de
la syphilis héréditaire. Forts de votre conviction, vous maintiendrez votre
dire et vous agirez en conséquence. » Mais un point important est à trancher
dans la syphilis infantile : il faut savoir si la syphilis est héréditaire ou

---

[1] A côté de l'hérédo-syphilis il y a place pour l'hérédo-tuberculose dont il faut toujours tenir compte
dans la recherche de la polymortalité infantile.

acquise. Car, si elle est acquise, elle ne comporte pas pour la famille les conséquences graves de la syphilis héréditaire.

DIAGNOSTIC DIFFÉRENTIEL DE LA SYPHILIS INFANTILE ACQUISE ET DE LA SYPHILIS HÉRÉDITAIRE

Il faut savoir qu'aucun signe n'est assez probant pour être considéré comme pathognomonique dans ce diagnostic. Il ne peut exister que des présomptions plus ou moins sérieuses, car beaucoup de particularités, considérées comme des signes révélateurs de l'hérédo-syphilis, peuvent être réalisées par la syphilis acquise de l'enfance, tels : les érosions dentaires, les retards et arrêts de développement, l'infantilisme (A. Fournier). Voici sous forme de tableau les caractères distinctifs de ces deux syphilis, ils sont au nombre de 5, tirés de : 1° l'époque d'invasion, 2° la modalité des symptômes initiaux, 3° la physionomie générale et l'habitus, 4° les lésions ou symptômes relevant en propre de l'hérédo-syphilis, 5° le contraste entre l'âge du malade et la qualité des accidents (*Tableau de M. le professeur Fournier*).

SYPHILIS HÉRÉDITAIRE PRÉCOCE	SYPHILIS ACQUISE
Époque d'invasion :	
Généralement précoce, de la naissance au troisième mois et quelquefois à la naissance.	Début à échéance irrégulière, soumise au hasard de la contagion. Pas avant la fin du premier mois. (Incubation du chancre.)
Modalité des symptômes initiaux :	
Début par des accidents généraux ou constitutionnels, absence de chancre.	Début par un accident local, chancre et bubon. (Roséole.)
Physionomie générale, habitus :	
Naissance avant terme, débilité, décrépitude, sénilité, cachexie (vieillard en miniature).	Enfant de bonne apparence, bien portant. (Ganglions.)
Lésions ou symptômes relevant en propre de l'hérédo-syphilis :	
Malformations crâniennes, nasales, aspect de certaines syphilides en placard, papuleuses ou papulo-croûteuses qui se produisent sur la face et occupent le menton et les lèvres avec une coloration cuivrée et des squames.	Pas de malformations crâniennes ou nasales, ni coryza, ni pemphigus, ni pseudo-paralysie des membres. Aspect éruptif de la syphilis de l'adulte : coloration augmentée seulement par le froid et les cris.
Contraste entre l'âge du malade et la qualité des accidents :	
Absence, impossibilité de l'existence de lésions jeunes, mais, au contraire, lésions d'apparence tertiaire.	Fréquence et existence habituelle de lésions jeunes (roséole, plaques muqueuses); de lésions secondaires.

Des présomptions seront établies en faveur de l'hérédo-syphilis par la qualité de certains accidents : Kératite interstitielle, surdité profonde sans lésions, affections osseuses de certains types. Il existe deux signes véritablement différentiels de grande importance, c'est : 1° La dent d'Hutchinson, 2° certaines difformités osseuses : crâne natiforme, malformation native du nez, tibia en lame de sabre, etc. (A. Fournier). Mais le véritable critérium de diagnostic (A. Fournier) est : 1° L'étude des antécédents du malade; 2° l'enquête sur la famille. 1° *Antécédents du malade* : si ces antécédents sont connus, s'il y a de la syphilis dans la famille, et de la syphilis avouée,

rien n'est plus simple; mais ou celle-ci est ignorée, peu manifeste, ou
c'est la syphilis de l'enfant qui en est la première manifestation. Reste alors :
2° *L'enquête sur la famille* qui est la « dernière et suprême ressource
du diagnostic » (A. Fournier) et qui comporte : 1° Recherche de la syphilis
sur les parents du malade; 2° recherche de la syphilis sur les autres enfants
de la même famille; 3° recherche de la polymortalité des jeunes » (avortements, naissances avant terme, etc., etc.).

Diagnostic de la syphilis héréditaire tardive. — Ce diagnostic se base
sur l'étude des stigmates, des antécédents du malade et de l'enquête sur
la famille.

Diagnostic de la syphilis infantile actuelle. — Ce diagnostic comporte
la recherche de tous les signes dont nous avons parlé comme caractérisant
la syphilis infantile. Mais certaines particularités constituent des signes de
probabilité. Ce sont : 1° *Le siège de l'éruption*. La syphilis se localise dans
tous les points souillés, irrités, mouillés, en particulier sur toutes les parties
situées au-dessous de la ceinture. — La face est un signe de prédilection
pour la syphilis et surtout le limbe buccal (Parrot) (succion produisant les
fissures par tiraillement). 2° *Le facies* : « Dans l'immense majorité des cas,
dit Parrot, les enfants atteints de syphilis héréditaire n'ont rien de particulier dans le facies. » Cependant la pâleur jaune paille de la face, les
fissures des lèvres entourées de taches jaunâtres ou bistrées, couvertes d'un
épiderme épaissi, fendillé et en voie de desquamation, sont un signe de
présomption, surtout s'il s'y joint du coryza. 3° *La coloration*, qui dans la
majorité des cas est cuivrée, maigre de jambon, violacée. De ces trois
caractères, les deux derniers ont une grande importance par leur association.

DIAGNOSTIC DIFFÉRENTIEL DE LA SYPHILIS INFANTILE
AVEC LES AFFECTIONS QU'ELLE SIMULE

La syphilis ne crée pas, elle copie selon la prédisposition du malade, selon le type
éruptif ou la lésion organique qui existe autour d'elle, avant elle ou en puissance
(hérédité). — Diagnostic des syphilides cutanées avec : le pemphigus simple, les
syphiloïdes post-érosives de Jacquet.

A part la maladie de Parrot, aucune lésion cutanée ou viscérale n'est
pathognomonique de la syphilis. C'est le groupement, l'évolution des signes
et les commémoratifs tirés de l'individu et de la famille qui établissent le
diagnostic. La syphilis est d'autant plus difficile à diagnostiquer qu'elle
simule la plupart des affections. On peut dire que la syphilis ne crée pas,
mais copie ce qu'elle a sous les yeux. Ou bien, si elle n'a pas de modèle, elle
fait à l'image des maladies cutanées ou viscérales qu'a présentées antérieurement le malade, se guidant, en même temps que sur les prédispositions,
sur les tendances héréditaires. Cependant quelques affections ont des caractères tranchés qui les distinguent totalement des affections syphilitiques; ce
sont: le pemphigus simple, les syphiloïdes post-érosives de Jacquet.

Pemphigus simple : Le pemphigus simple se distingue du pemphigus
syphilitique par les caractères suivants: 1° il n'existe jamais au moment de

la naissance et ne paraît guère avant le 20° jour : 2° il ne débute jamais par la plante des pieds ou la paume des mains, mais affecte plus spécialement la partie supérieure du thorax et du cou ; 3° les bulles au lieu d'être d'emblée purulentes sont remplies d'une sérosité transparente devenant plus ou moins louche au bout de quelques jours seulement. Pour Quinquaud, l'examen chimique confirme la distinction en montrant qu'il existe dans le pemphigus syphilitique de la nucléine, tandis que celle-ci manque dans le pemphigus non syphilitique.

Syphiloïde post-érosive (de Jacquet), appelée par Sevestre : érythème lenticulaire, et par Parrot : syphilis lenticulaire. Voici la description qu'en a donnée Parrot : « Cette affection consiste en saillies lenticulaires, très aplaties ou demi-sphéroïdales, n'ayant jamais plus de 1 centimètre de large, violacées ou rouge cerise. Leur centre, dont l'épiderme est aminci, plus lisse et plus luisant qu'à la périphérie, est rarement excorié, mais suintant, déprimé et circonscrit par une collerette épidermique. Leur distribution a quelque chose de caractéristique, étant exclusivement groupées sous forme d'îlots, sur les régions qu'isolent certains plis du tégument, d'autant plus profonds que les enfants sont plus gras. Ce sont, en les énumérant de haut en bas : la fesse, la moitié supérieure de la cuisse, sa moitié inférieure et le mollet. Leur saillie et leur confluence sont à leur maximum sur la fesse et s'atténuent graduellement et d'une manière très notable sur les autres segments, dans l'ordre où je viens de les énumérer, de telle sorte que la partie inférieure de la cuisse est en général faiblement atteinte et le mollet très rarement. Dans chacune de ces régions, c'est la partie centrale qui présente les lésions les plus accentuées. Les papules y sont plus larges, plus saillantes et plus nombreuses qu'à la périphérie, où, par une décroissance successive, elles dégénèrent en de simple taches. Il n'y en a jamais sur la peau des sillons. » M. Jacquet a montré qu'elles évoluaient ainsi : 1° Érythème vésiculeux ; 2° éclatement des vésicules, érosions arrondies à fond rouge vif, saignant, érosion post-vésiculeuse ; 3° bourgeonnement du derme mis à nu, produisant des pseudo-papules analogues à des syphilides. Cette affection se localise de préférence à la région fessière, sur la convexité de la région crurale et jambière postérieure, sur la base du scrotum et la partie inférieure des grandes lèvres. Exceptionnellement à la marge de l'anus (Jacquet).

AFFECTIONS QUE LA SYPHILIS PEUT SIMULER

Je ferai une simple énumération de ces affections par régions et appareils, la place me manquant pour en donner les signes diagnostiques. *Affections des lèvres* : impétigo, herpès, scrofulides, engelures, fissures de froid, brûlures, perlèche, chancre induré. *Affections de la cavité buccale et pharyngée.* — *Langue* : Muguet, aphtes, plaques lisses, glossite exfoliatrice marginée (considérée comme para-syphilitique), stomatite ulcéromembraneuse. — *Voile du palais :* Ulcérations athrepsiques, kystes de Bednar, kystes épidermiques. — *Pharynx et amygdales* : Pharyngites, végétations adénoïdes, folliculites, angines pseudo-membraneuses, diphtérie.

[P. GASTOU.]

Affections des voies respiratoires : Coryza suppuré et simple (avec lésions péri-buccales caractéristiques dans la syphilis). Laryngites; dans la syphilis : aphonie, enrouement, crises de dyspnée, rare dans la tuberculose infantile. Broncho-pneumonies infectieuses et tuberculeuses, périostites costales. *Affections cardio-vasculaires* : Myocardites, anémie, leucémie, phlébites. *Affections gastro-intestinales* : Entérites pseudo-membraneuses, athrepsie, choléra infantile, hémorragies intestinales. *Affections du foie et de la rate* : cirrhoses, rate paludéenne, rate infectieuse. *Système nerveux* : Méningites, scléroses cérébrales, scléroses combinées, paralysies partielles, etc., etc. *Maladies de la peau* : C'est de toutes les affections les plus importantes au point de vue du diagnostic; ici la syphilis peut tout simuler. La quantité des syphiloïdes est considérable. Voici les éruptions qu'on peut confondre avec la syphilis : Parmi les érythèmes : l'érythème simple, l'érythème intertrigo, l'érythème de dentition, l'érythème papuleux, l'érythème vésiculeux (fréquent dans l'athrepsie), l'érythème vaccinoïde appelé également érythème vacciniforme syphiloïde par Besnier, vaccino-syphiloïde par Fournier, herpès vacciniforme par Hallopeau (comme le nom l'indique, c'est une éruption simulant la vaccine). Puis le pemphigus simple, le pemphigus des nouveau-nés, les lésions pustulo-ulcéreuses de l'impétigo, de l'ecthyma, de la vaccine, de la varicelle, de la varioloïde. Enfin une foule d'affections cutanées rares, dont la plupart d'origine parasitaire et constituant des exceptions, tels ces cas de syphiloïdes dues au parasite du muguet, au tricophyton, ou bien à l'infection ou à la malpropreté et simulant des gommes : abcès sous-cutanés des nourrissons dus à de la galactophorite des nourrices, à des infections de l'enfant, enfin des végétations anales ayant tous les caractères de végétations vénériennes et n'étant que des papillomes par prolifération irritative du derme (A. Fournier). En résumé, l'aspect objectif, l'aspect clinique ne doivent jamais faire affirmer qu'une affection est syphilitique si l'on n'y joint l'étude des commémoratifs et l'enquête sur la famille.

AVENIR DES SYPHILITIQUES HÉRÉDITAIRES

Pronostic immédiat : mortalité; pronostic tardif : syphilis héréditaire tardive. — La gravité du pronostic ne résulte pas seulement de la syphilis elle-même, mais des accidents qu'elle provoque en dehors de la syphilis, c'est-à-dire des affections para-syphilitiques. — Conséquences de la syphilis héréditaire tardive, affections para-syphilitiques, syphilis héréditaire de deuxième génération. — La syphilis héréditaire préserve-t-elle de la syphilis acquise? — Immunité syphilitique : immunité naturelle, immunité par hérédité, immunité par vaccination.

« L'hérédo-syphilis, dit M. le Dr Fournier, tue quantité d'enfants au seuil de la vie, dans leurs premiers jours, leurs premières semaines, leurs premiers mois, sans parler de ceux en plus grand nombre encore, qu'elle tue *in utero*, si bien qu'au total, sur 100 enfants, issus de parents syphilitiques, il en est, suivant diverses statistiques, de 70 à 83 qui succombent à divers termes, par le fait de leur infection héréditaire. » Il s'en faut que la syphilis héréditaire soit absolument fatale et des sujets syphilitiques peuvent procréer des enfants sains. Voici ce que dit à ce sujet M. le professeur Fournier :

« Pour ma seule part, j'ai en mains 57 observations relatives à des sujets
syphilitiques, dûment syphilitiques, qui, s'étant mariés, n'ont jamais com-
muniqué à leur femme le moindre phénomène suspect et de plus ont engendré, à eux 57, un total de 156 enfants absolument indemnes. »

Si la syphilis des parents ne produit pas toujours une action nocive sur
les enfants, il n'en est pas moins vrai qu'elle constitue un véritable facteur
de dépopulation (A. Fournier). Cette syphilis est excessivement meurtrière
pour les jeunes (A. Fournier). Lorsque le père seul est syphilitique, la mortalité peut s'élever à plus d'un mort sur 4 naissances (sur 100 naissances,
28 morts) (A. Fournier). Si la syphilis existe à la fois chez le père et la
mère, sur 208 grossesses, on voit 148 morts (avortements, accouchements
prématurés, mort-nés, enfants morts à courte échéance après la naissance) et
60 survivants. Ce qui équivaut à une mortalité de 71 pour 100. Cette statistique est la statistique de ville (A. Fournier). A l'hôpital cette proportion
atteint 86 pour 100.

En résumé on peut évaluer à 68 pour 100 *la mortalité par syphilis
héréditaire.* Mais c'est là le pronostic immédiat; bien autrement grave est le
pronostic de la syphilis héréditaire si on envisage ce que deviennent les
32 survivants sur 100. Sur ces 32 survivants, un certain nombre seront
absolument indemnes, mais la majorité sera atteinte d'accidents constituant
la syphilis héréditaire précoce : ces accidents peuvent être de nature syphilitique, nous venons de les étudier; ou bien simplement d'origine et non de
nature syphilitique, c'est ce que M. le professeur Fournier a appelé accidents para-syphilitiques.

Les accidents de la syphilis héréditaire précoce laissent après leur guérison des empreintes tout à fait spéciales, empreintes désignées sous le nom
de stigmates de l'hérédo-syphilis. La syphilis héréditaire tardive est caractérisée par ces stigmates et par l'ensemble des accidents syphilitiques qui,
dérivant d'une infection héréditaire, se produisent à un âge plus ou moins
avancé de la vie, c'est-à-dire au cours de la seconde enfance, de l'adolescence et de l'âge adulte (A. Fournier).

LA SYPHILIS HÉRÉDITAIRE TARDIVE

Les stigmates de l'hérédo-syphilis. — La triade d'Hutchinson.

N'ayant à traiter ici que la syphilis infantile proprement dite, je n'envi-
sagerai la syphilis héréditaire tardive que comme une conséquence de la
syphilis héréditaire précoce. Les lésions déterminées par cette syphilis infantile laissent à leur suite des « lésions vulgaires, communes, banales, que
peut réaliser n'importe quel trouble morbide », survenu dans le jeune âge
(A. Fournier). Mais leur groupement constitue tout un ensemble dénonciateur
de la syphilis héréditaire précoce qui leur a fait donner le nom de stigmates
de l'hérédo-syphilis (A. Fournier).

Stigmates de l'hérédo-syphilis. — Je ne puis en donner qu'une courte
description. Ils ont été groupés par M. le professeur Fournier de la façon
suivante : 1° Habitus extérieur; 2° Cicatrices du système tégumentaire;

[*P. GASTOU.*]

3° Lésions du squelette; 4° État du testicule; 5° Triade d'Hutchinson.

1. *Habitus extérieur* : L'influence de l'hérédo-syphilis se dénonce par trois caractères : la petitesse de taille, la gracilité des formes, l'infantilisme.

2. *Cicatrices tégumentaires* : Ces cicatrices sont le résultat de lésions de la peau et des muqueuses dermo-papillaires. Si elles n'ont pas une valeur absolue par elles-mêmes, il est des cas où par leur association, leur siège, leur aspect objectif, elles constituent de véritables caractères révélateurs de la syphilis héréditaire. Ces caractères révélateurs résultent : *a*, de l'étendue; *b*, de la configuration : forme arrondie, configuration à contour polycyclique, graphique serpigineux, groupement en bouquet, criblure en coup de plomb; *c*, du siège. Les caractères tirés du siège constituent un des meilleurs signes : cicatrices péri-buccales, cicatrices du nez, cicatrices de Parrot : lombo-crurales, fissures supérieures, cicatrices du voile du palais et de la gorge.

Autour de la bouche, ces cicatrices offrent généralement la forme d'une ligne effilée, allongée, transversale, ou légèrement oblique de haut en bas. Sur le nez, les cicatrices sont étalées, se montrent sous forme de pertes de substance, d'entamures, de mutilations. Les cicatrices de Parrot ont un caractère presque négatif, elles sont « pauvrement formulées » (A. Fournier). Ce sont moins des cicatrices, que des maculatures, des taches blanchâtres. Leurs contours sont indécis, mal arrêtés, mal définis; elles sont très superficielles, de plain pied avec les tissus environnants; elles diffèrent peu comme coloration de la teinte de la peau normale. Les cicatrices du voile du palais, étant surtout la conséquence de lésions destructives, affectent plutôt la forme de pertes de substance, perforations, adhérences vicieuses pharyngo-laryngées.

3. *Lésions du squelette : a.* Localisations crâniennes. — La syphilis infantile laisse à sa suite des déformations : 1° Frontales : front olympien, front bombé en avant, haut et large; front à bosselures latérales; front en carène, bosselure médiane; 2° Latérales et postéro-latérales : bosselures pariétales, élargissement transversal du crâne, *crâne natiforme de Parrot*; crâne en forme de fesses, renflé dans la moitié supéro-postérieure (région occipito-pariétale), avec rigole séparant, comme le pli interfessier sépare les fesses, les deux tubérosités latérales; 3° Asymétrie crânienne; 4° Hydrocéphalie et microcéphalie. *b.* Localisations nasales. 1. Nez camard : aplatissement et élargissement de la racine du nez immédiatement au-dessous de l'épine du frontal. 2. Nez en pied de marmite : pointe du nez retroussée, narines passant de la direction horizontale à une direction légèrement oblique en avant et en haut. 3. Nez en lorgnette : le segment inférieur du nez s'affaisse, recule et rentre dans le segment supérieur, sorte de luxation du segment nasal inférieur. *c.* Localisations tibiales : tuméfaction, inégalités et nodosités de surface, crête tibiale, incurvation pseudo-rachitique, tibia en lame de sabre, courbure à convexité antérieure avec aplatissement transversal. *d.* Rachitisme. *e.* Lésions articulaires : hydarthroses chroniques arthropathies déformantes.

4. *État des testicules. a.* Atrophie sclérosique consécutive à un sarco-

cèle infantile : petitesse du testicule (œuf de pigeon, noisette); dureté :
fibreuse, ligneuse, cartilagineuse; modifications de forme : irrégularités,
nodosités, tubérosités. *b.* Testicule infantile : testicules non déformés, non
durs, petits, rudimentaires.

5. *Triade d'Hutchinson.* La triade d'Hutchinson est caractérisée par
un groupe de signes, stigmates tirés de l'examen des yeux, des oreilles et
des dents ; et par l'étude des commémoratifs de ces stigmates. 1° Yeux.
a. Commémoratifs : maux d'yeux persistants dans l'enfance, ayant pris les
deux yeux, quelquefois cécité passagère. *b.* Stigmates : lésions de la cornée :
néphélions, albugos, leucomes; lésions de l'iris : synéchies, déformations
de la pupille, dépôts pseudo-membraneux dans le champ papillaire; taches
d'atrophie choroïdienne. Tous stigmates de la kératite interstitielle (fréquente dans la syphilis héréditaire précoce); de l'iritis et de la choroïdite,
(affections rares). 2° Oreilles. *a.* Commémoratifs : écoulements d'oreille, otite
moyenne, suppurée, accidents de surdité sans écoulements. *b.* Stigmates :
altérations du tympan, cicatrices, perforations, lésions diverses et multiples,
obstruction partielle ou totale; surdité complète ou incomplète, simple ou
double, sans lésion apparente. 3° Système dentaire. *a.* Commémoratifs, retard
dans l'apparition des premières dents. *b.* Stigmates. État des arcades dentaires : Engrenage, la mâchoire inférieure, au lieu de s'inclure en dedans
de la mâchoire supérieure, déborde et enclave partiellement la mâchoire
supérieure; arrêt de développement de l'arcade dentaire supérieure : les
incisives supérieures ne peuvent arriver au contact des inférieures; irrégularité d'implantation, écartement, absence de dents.

1. Vulnérabilité dentaire : sommets dentaires cassés, égrénés, détruits,
usés, dents courtes aplanies en plateau lisse : dent de vieux, carie précoce, prématurée. Destruction et disparition d'un certain nombre de dents.

2. Microdontisme, infantilisme dentaire. N'intéresse qu'une ou quelques
dents. Dent d'enfant au milieu de dents adultes. Siège surtout sur les
incisives.

3. Amorphisme. *a.* Conformations vicieuses par déviation du type dentaire. Incisives au lieu d'être aplaties d'avant en arrière sont épaissies,
presque conoïdes ou cylindriques, ou effilées ; quelquefois l'incisive est
triangulaire et pointue : dent de poisson. *b.* Monstruosités : dents ne se
rapportant à aucun type dentaire : dents cannelées, allongées et effilées,
dents en corne, en cheville, en fer de hache, en moignons, en cônes
tronqués.

4. Érosions dentaires : L'érosion dentaire est une malformation se produisant au cours de la vie intra-folliculaire de la dent, et se traduisant par
une altération particulière de la couronne, qui semble usée, rongée, ver-
moulue, sur une certaine étendue de sa surface (A. Fournier).

La dentification commence vers le 6° mois de la vie fœtale pour la 1ʳᵉ molaire, au premier mois après la naissance pour les incisives, au 3° ou au 4° mois
pour les canines : tout trouble de la nutrition survenu vers cette époque chez
l'enfant troublera la formation normale de la dent et amènera des dystrophies,
dont la caractéristique sera l'érosion dentaire. M. le professeur Fournier

[P. GASTOU.]

exprime ce qui précède sous la forme suivante : 1° L'érosion dentaire est une lésion contemporaine de l'époque de la formation de la dent; 2° L'érosion dentaire est la conséquence d'une interruption momentanée, survenue dans le processus de la dentification, à l'époque où se constitue la dent; 3° L'érosion est le résultat d'une influence morbide générale. Voici les dystrophies que l'on rencontre dans la syphilis beaucoup plus souvent que dans toute autre maladie, car de toutes les maladies dystrophiques qui frappent le fœtus et l'enfant en bas âge la plus fréquente et la plus commune est la syphilis. Dystrophies coronaires : 1. Érosions en cupules : excavations en godet, creusées à la surface de la couronne, punctiformes ou plus étendues. Elles ont pour caractères : l'irrégularité de surface, une coloration foncée, grisâtre, noirâtre. 2. Érosions en sillons : rigole linéaire, horizontale, creusée dans la couronne; sillon continu ou interrompu, formé de segments : quelquefois, ligne finement pointillée; ou bien on voit à la fois une ligne superficielle, puis une dépression plus creuse et plus large. Les sillons peuvent se superposer et constituer les dents en escaliers, en gradins. 3. Érosions en nappes : type rare, exagération des précédents, large zone inégale et rugueuse, semée de saillies et d'anfractuosités alternantes, dent en gâteau de miel.

Dystrophies cuspidiennes. — 1° Molaires : La première grosse molaire est la seule des molaires sur laquelle se traduise l'influence hérédo-syphilitique. Le sommet de la dent est atrophié, son segment supérieur est amoindri, comme rongé, séparé du segment inférieur dans lequel il paraît enchâssé par une rigole circulaire. Chez les sujets jeunes, la surface triturante de la dent est irrégulière, hérissée d'éminences rugueuses, coniques ou grenues, creusée d'anfractuosités. Chez les sujets plus âgés, le sommet s'use, disparaît, la dent est alors raccourcie et se termine par une surface plane : dent courte et en plateau lisse. 2° Canines : Échancrure circulaire de l'extrémité, laquelle est réduite à un tronçon exigu ou à un petit chapeau grenu, lequel semble enchâssé dans le corps de la dent et comme emmanché dans une virole cylindrique. 3. Incisives : a) Dentelures du bord libre dents en scie. — b) amincissement du bord libre avec aplatissement antéro-postérieur. — c) Atrophie générale du sommet. — d) Érosion en échancrure semi-lunaire, échancrure en croissant, échancrure en coup d'ongle. *Dent d'Hutchinson* : De toutes les malformations dentaires, cette dent est, comme le dit M. le professeur Fournier, une présomption formelle, peut-être même un signe certain d'hérédité spécifique.

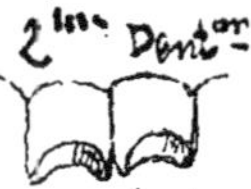

Voici son caractère majeur : c'est une échancrure semi-lunaire, occupant le bord libre de la dent, qui est entamée suivant une ligne courbe, régulièrement arciforme, dont la convexité regarde le collet de la dent. De sorte que le bord libre figure un croissant. L'échancrure est entaillée en biseau de haut en bas et d'avant en arrière, aux dépens du bord antérieur. Variétés : les deux suivantes sont les plus fréquentes : dent en tournevis ; dans cette forme les incisives supérieures sont élargies au niveau de leur collet, rétrécies au niveau du bord libre. Variété par direction oblique convergente : les incisives médianes supérieures sont déviées l'une vers l'autre par suite d'implantation vicieuse. La dent d'Hutchinson jeune ou vieillie ne présente pas d'échancrure. Jeune, elle est semée de petites végétations atrophiques qui simulent de fines dentelures. Cette malformation a d'autres caractères des plus importants :

1° Elle ne siège que sur les incisives médianes supérieures de la seconde dentition; 2° il est habituel qu'elle affecte ces deux dents de façon similaire, symétrique; 3° il est fréquent qu'elle les affecte d'une façon exclusive. Quelques rares exceptions se montrent cependant : l'échancrure d'Hutchinson peut s'observer sur les incisives médianes de 1re dentition; elle peut se montrer sur d'autres dents. Mais ces exceptions ne détruisent en rien la valeur de la dent d'Hutchinson comme signe d'hérédo-syphilis.

Tels sont, énumérés rapidement, les stigmates de l'hérédo-siphilis. La syphilis héréditaire ne se manifeste pas seulement par ces altérations; au même titre que la syphilis acquise, elle est l'origine d'affections para-syphilitiques que nous allons étudier maintenant.

AFFECTIONS PARA-SYPHILITIQUES

Ce qu'on doit entendre par ce mot « para-syphilitique ». — Égalité de la syphilis des adultes et de la syphilis infantile devant ces affections. — Leur nature : elles sont d'ordre anatomique, fonctionnel et dynamique. — Origine démontrée nettement syphilitique pour les unes, douteuse ou probable pour les autres.

Dans son livre sur les *Affections para-syphilitiques* (Rueff, Paris 1894), M. le professeur Fournier dit : « La syphilis fait autre chose que de la syphilis. Elle ne réagit pas seulement sur ses victimes en tant que maladie spécifique et de par son poison propre, elle réagit aussi sur elle, en tant que maladie générale, et cela de par la perturbation profonde qu'elle importe dans l'organisme, de par la crase humorale qu'elle modifie, de par le tempérament qu'elle affecte, la santé qu'elle altère, etc. Et ces influences d'un autre ordre, d'un ordre non spécifique, se traduisent souvent par telles ou telles manifestations morbides qui, pour être issues de la syphilis comme origine, n'ont cependant plus rien de syphilitique comme nature. »

La syphilis « n'est pas seulement, exclusivement, une affection à symptômes et à lésions syphilitiques. C'est une maladie qui, par les réactions qu'elle exerce sur l'organisme, est susceptible d'éveiller, à côté de ses troubles propres, des troubles d'un autre ordre, par exemple de s'en prendre à ce qu'on appelle vulgairement et en bloc « la santé », d'amoindrir la résistance vitale, de retentir sur le développement de l'embryon et de l'enfant, de créer des déchéances organiques et des prédispositions morbides, de constituer, en un mot, toute une catégorie d'accidents qui ne sont plus de la syphilis, je le veux bien, mais qui en sont des produits, des dérivés, et auxquels, pour ce motif, j'ai proposé d'appliquer le nom de para-syphilitiques ». D'où la définition :

Définition. — *Les affections para-syphilitiques sont des affections qui, reconnaissant la syphilis comme cause originelle habituelle, mais non exclusive, ne sont pas influencées par le mercure et l'iodure de*

[P. GASTOU.]

potassium, comme le sont les affections de nature syphilitique (A. Fournier). Comme on peut le voir par ces citations copiées textuellement dans le livre de M. le professeur Fournier, les affections para-syphilitiques ne sont pas spécifiques, et ne guérissent pas par un traitement spécifique. Ce caractère principal et le fait d'être causées par la syphilis justifient leur existence en tant qu'affections propres. La syphilis héréditaire infantile les réalise aussi bien que la syphilis des adultes. Ces affections peuvent résulter de modes pathogéniques différents : tantôt il y a des lésions anatomiques, tantôt ce ne sont que de simples troubles fonctionnels, tantôt enfin on ne peut même dire que la fonction soit troublée, il existe des troubles dynamiques, inconnus, sans lésions se manifestant sous certaines formes, sans altération fonctionnelle manifeste. Quelques-unes de ces affections sont nettement d'origine syphilitique, telles : le tabes et la paralysie générale juvéniles ou hérédo-syphilitiques, qui ne diffèrent en rien des mêmes affections de l'adulte. L'épilepsie semble aussi pouvoir rentrer dans la para-syphilis infantile. Le tabes congénital spasmodique, ou maladie de Little, dans la plupart des cas, semble reconnaître la syphilis héréditaire comme cause. Le rachitisme, la méningite, l'hydrocéphalie peuvent être d'origine syphilitique. Enfin, toutes les manifestations suivantes sont dues à la vérole héréditaire, quelques-unes d'entre elles rentrant dans le groupe des stigmates de la syphilis héréditaire tardive. Ce sont :

1° La cachexie fœtale ou inaptitude à la vie, se traduisant : soit par la mort du fœtus *in utero*, soit par la naissance d'enfants chétifs et misérables, rapidement enlevés par la mort, soit par la naissance d'enfants qui, plus résistants, n'en meurent pas moins à l'occasion de la moindre cause et quelquefois subitement, sans maladies et sans lésions.

2° Les troubles dystrophiques généraux ou partiels : lenteur de la croissance, de l'évolution des dents, du développement des fonctions de locomotion : dystrophie par atrophie des testicules, des seins, des ovaires, des os, du cerveau (arriérés, imbéciles).

3° Les malformations congénitales : malformations des membres, pieds bots, malformation des doigts, spina-bifidas, division de la voûte palatine, bec-de-lièvre, asymétrie crânienne, microcéphalie. Peut-être quelques malformations organiques et viscérales profondes : cyanose, malformations cardiaques.

4° Les prédispositions morbides aux affections du système nerveux (convulsions, méningites), aux affections scrofulo-tuberculeuses, osseuses (mal de Pott, coxalgie) ; peut-être même au lupus tuberculeux.

5° L'influence dystrophique se caractérisant par des processus de formation incomplète, d'insuffisance ou d'arrêt de développement et agissant surtout sur le système dentaire.

6° Arrêts de développement, pouvant aboutir à l'infantilisme et au nanisme. L'hérédo-syphilis peut encore produire plus : le gigantisme pourrait s'y observer ; enfin il est certaines affections chez lesquelles on a mentionné un rapport avec la syphilis, ce sont : le diabète, l'hémoglobinurie paroxystique, certaines adénies, des variétés de leucoplasies buccales et pelades dystrophiques et une variété de glossite appelée : glossite exfoliatrice marginée.

Syphilis héréditaire de 2e génération. — A la syphilis héréditaire tardive, aux affections para-syphilitiques vient s'ajouter cette question : la syphilis est-elle capable de se manifester par des désordres morbides à la seconde génération? Il n'y a pas longtemps encore, cette question était résolue par la négative, mais des faits cliniques récents tendent à prouver que l'hérédité syphilitique peut agir sur la deuxième génération de syphilitiques, non plus comme cause spécifique en produisant de la syphilis; mais comme cause dystrophique, comme cause d'origine générale infectieuse entraînant des troubles de développement dans les générations successives, voire même des monstruosités. En effet il est fréquent de voir les maladies des ascendants amener des variations tératologiques chez les descendants. Les dernières recherches de *Charrin* et *Gley* ont montré l'absence de membres chez les petits dont les parents avaient subi l'action des toxines infectieuses.

La syphilis de deuxième génération peut donc scientifiquement exister, ce n'est pas non plus une impossibilité clinique; il faut donc compter avec elle. Mais de même que dans la série des générations de tuberculeux la tuberculose va en augmentant de virulence jusqu'à la destruction de la famille, ou bien s'atténue progressivement au point de se manifester à peine par quelques lésions banales; de même aussi la syphilis à travers les générations peut ou supprimer la famille ou produire des lésions d'ordre tellement contraire à ce qu'on la voit faire d'habitude, qu'elle est méconnaissable. La toxine syphilitique produit les mêmes effets que produisent les toxines expérimentées par Charrin et Gley, c'est-à-dire des variations tératologiques. Je ne puis ici m'étendre longuement sur le caractère de cette hérédité. Je ferai remarquer seulement que c'est une hérédité tenace, extrêmement tenace. Comme d'autre part la syphilis est un poison du système nerveux et que l'hérédité domine la pathologie du système nerveux, lequel a sous sa dépendance le développement de l'individu et sa nutrition, l'hérédité syphilitique peut donc être considérée ici comme cause première. Cette hérédité explique les troubles de nutrition, de développement, de formation, lesquels sont tous sous la dépendance d'un système nerveux jouant un rôle trophique, et altéré dès le début de la vie embryonnaire. Cette hérédité explique aussi la dégénérescence, qui, comme le dit Magnan, « est le fait d'une accumulation considérable, dans les antécédents héréditaires d'un individu, d'affections cérébro-spinales ou de maladies générales retentissant sur le système nerveux, et susceptibles toutes deux d'influencer la descendance ».

En résumé, chaque fois qu'on se trouvera chez un enfant en présence de troubles d'arrêt de développement, de malformations, il faudra se rappeler la possibilité d'une syphilis héréditaire de deuxième génération.

DE L'IMMUNITÉ SYPHILITIQUE

A cette question de l'hérédité se rattache cette intéressante question pratique de l'immunité des descendants de syphilitiques contre la vérole. Il

[P. GASTOU.]

faut immédiatement distinguer si l'enfant né de parents syphilitiques est resté sain ou a été malade dès les premiers jours de sa vie. On admet que, si un enfant est né sain, sa mère étant au moment de la grossesse syphilitique, il ne pourra être contagionné par sa mère, mais le serait par tout autre syphilitique ; c'est l'immunité de l'enfant vis-à-vis de sa mère (loi de Profeta). Si l'enfant a été malade dès les premiers jours de sa vie, et atteint d'accidents, peut-il attraper la syphilis vers l'âge adulte? Logiquement il ne le pourrait pas, puisque l'adulte dans les mêmes conditions, c'est-à-dire ayant été malade déjà une fois, ne peut avoir un nouveau chancre induré ; c'est-à-dire qu'il n'y a pas de récidive de la syphilis, qu'il n'y a pas de réinfection. Mais les faits sont totalement en désaccord avec la théorie et la syphilis héréditaire n'empêche pas de contracter la syphilis dans l'âge adulte. S'il n'y a eu que des accidents para-syphilitiques, on conçoit que, puisqu'il n'y a pas eu maladie spécifique, il ne peut y avoir vaccination spécifique. Mais que dire des cas signalés où les accidents syphilitiques héréditaires du jeune âge n'ont pas mis à l'abri d'un chancre infectant à l'âge adulte? Dans ces cas la seule explication possible est d'admettre que l'atténuation de la virulence spécifique a été telle qu'elle a, à un moment, cessé totalement d'exister. Quelle que soit l'explication, l'important en pratique est de savoir qu'un hérédo-syphilitique peut contracter la syphilis à l'âge adulte, les faits sont là probants! Mieux que cela, non seulement il peut contracter la syphilis, mais il peut avoir une syphilis grave, une syphilis maligne. Ne semble-t-il pas qu'il y ait là quelque chose d'analogue à ces brusques réveils de la syphilis après une longue période de sommeil?

Vaccination anti-syphilitique. — Immunité naturelle. — L'étude de l'immunité syphilitique de l'enfant sain né d'une mère syphilitique vis-à-vis de sa mère, et surtout de l'immunité d'une mère vis-à-vis de son enfant syphilitique (loi de Baumès) a conduit à l'idée de la vaccination anti-syphilitique. Le Dr Oltramare, partant de cette considération que l'enfant, dans le cas de la loi de Baumès-Colles, est vaccinateur, c'est-à-dire qu'il déverse directement dans les vaisseaux de sa mère le sang syphilitique que lui a donné son père, d'où immunisation de la mère, en a déduit le raisonnement et les conclusions suivantes :

« 1° Puisque d'une part, dit-il, le virus syphilitique introduit par une érosion cutanée ou muqueuse, c'est-à-dire par la voie lymphatique, n'a amené l'infection que par dissémination dans ce milieu ; puisque d'autre part, introduit directement dans le sang maternel par le fœtus, il confère à la mère une immunité et qu'il ne se développe pas d'accidents secondaires, il en conclut :

2° Que la vaccination syphilitique peut s'obtenir en introduisant directement dans le sang du vacciné le sang d'un vaccinateur syphilitique atteint d'éruptions secondaires ou bien les produits contagieux provenant de lésions primitives ou secondaires. »

Le Dr Rochon préconise, lui, l'emploi de sérums-vaccins à virulence atténuée. C'est-à-dire que, comme pour la rage par exemple, il inocule des sérums de plus en plus virulents, c'est-à-dire d'abord un sérum d'accidents tertiaires, puis d'accidents secondaires, puis d'accidents primitifs. Enfin, dans ces derniers temps, on a injecté à des syphilitiques avérés des sérums, non plus réellement vaccinateurs, mais curateurs. Cette question est à l'étude, j'ai voulu simplement citer, sans tirer d'autres conclusions[1].

PROPHYLAXIE DE LA SYPHILIS INFANTILE

La prophylaxie de la syphilis infantile acquise est dans l'allaitement. — La prophylaxie de la syphilis héréditaire est dans le mariage. — Prophylaxie dans l'allaitement : choix d'une nourrice; conseils à la famille et à la nourrice; sources de contagion; mère nourrice et syphilitique; nourrice étrangère syphilitique ou en incubation de syphilis. — Prophylaxie par l'élevage artificiel : par animaux; par biberon. — Prophylaxie générale : pour le nourrisson; pour la nourrice. — Prophylaxie publique : règlements; enfants assistés; nourrices de retour (Duvernet, A. Fournier, Raymond).

La meilleure manière de guérir la syphilis infantile étant encore de la prévenir, j'insiste à dessein sur la prophylaxie de la syphilis infantile. Je signalerai les règles essentielles de cette prophylaxie, d'après l'enseignement de mon Maître, le professeur A. Fournier, et d'après le livre si documenté publié par M. P. Raymond sur la question de l'allaitement et des nourrices. D'où vient en effet la syphilis infantile? Du milieu qui entoure l'enfant, ou de sa nourrice, lorsqu'elle est acquise; de ses parents lorsqu'elle est héréditaire. Pour empêcher la syphilis infantile, il faut donc instituer une prophylaxie générale : une prophylaxie dans l'allaitement, une prophylaxie dans le mariage.

PROPHYLAXIE DANS L'ALLAITEMENT

Tout est dans le choix d'une nourrice. L'enfant est sain, la mère ne peut le nourrir : il faut une nourrice. Je ne parle pas de nourrices au loin, c'est-à-dire de nourrices ayant dépôt, suivant le mot consacré, mais de nourrices sur lieu. Pourquoi pas de nourrices ayant dépôt? Parce que, à part la « loi Roussel », il n'est aucune garantie dans ce mode d'allaitement. C'est le hasard; la contagion ou la non-contagion sont « au petit bonheur ». Cette loi Roussel exige une visite médicale faite tous les huit jours; c'est, à vrai dire, une garantie, très utile surtout lorsqu'il s'agit d'enfants assistés, mais ce n'est qu'une garantie. En un mot, l'allaitement par nourrice ayant dépôt est un pis-aller. Comment choisir une nourrice sur lieu? A moins qu'elle ne soit donnée par une main connue et sûre, il ne faut pas accepter une nourrice sans avoir eu sous les yeux elle et son enfant. Je ne parle pas du certificat de la préfecture, très utile en l'espèce. Voici la nourrice. Que faire? 1° Savoir depuis quand elle est accouchée. Si l'accouchement a eu lieu à terme. S'il n'a pas été laborieux, compliqué. Si elle a eu des pertes, même des retards, des fausses couches. Combien elle a eu de grossesses. Ce que sont devenus ses enfants. Si elle est mariée ou fille-mère. Ce que fait son

[1] Ces questions d'immunité sont trop importantes pour être traitées légèrement, je ne dirai donc rien de l'immunité naturelle si difficile à établir.

[P. GASTOU.]

mari, sa famille. Combien elle a déjà fait de nourritures? Si elle a seulement allaité ses enfants. L'état de santé de ses enfants. Si elle a allaité des enfants étrangers. Ce qu'étaient ces enfants au point de vue de la santé, ce qu'ils sont devenus. Quelle était la situation des parents au point de vue physique, social. 2° Ensuite on examine l'aspect des seins, la grosseur (dont l'exagération n'a aucune utilité). La consistance de la glande qui doit être ferme même si l'enfant vient de téter. La richesse veineuse du tégument. L'aspect du mamelon, qui doit être suffisamment conique. Les qualités physiques du lait, quantité et coloration jugées artificiellement par expression rétro-mamelonnaire. Examen du thorax. État de maigreur, coloration de la peau. Présence de cicatrices, d'éruptions, de pigmentations sur les membres, au cou, sur le corps. Examen des ganglions. Examen de la gorge, de la bouche et de la langue. Auscultation. 3° Examen de l'enfant, aspect florissant, gaieté. Propreté, absence d'érythèmes. Examen du corps, surtout du nez, de la bouche, des fesses, anus, périnée, parties génitales. Des mains, des pieds, des ganglions. Se faire montrer la couche. Faire téter l'enfant devant soi. Et en règle générale, si cela est possible, prendre une femme ayant un nourrisson âgé au moins de 3 à 4 mois dans les cas suspects. 4° Enfin, comme le recommande Diday, nécessité quelquefois de voir le mari.

Conseils à la nourrice et à la famille. — La nourrice est acceptée, il faut lui recommander de ne jamais donner le sein à un autre nourrisson que le sien : un nourrisson ne doit téter que sa nourrice (P. Raymond). La famille doit en outre prévenir la nourrice que tout attouchement sur les seins est dangereux, qu'il faut qu'elle se lotionne les seins avec une substance antiseptique avant et après les tétées, qu'elle ne se serve jamais de linges dont elle ignore la provenance.

Source de contagion. — L'enfant étant sain, trois cas peuvent se présenter dans lesquels il peut contracter la syphilis. Je laisse de côté volontairement le cas où l'enfant est né sain d'une mère contaminée pendant sa grossesse. J'ai dit que, pour M. le professeur Fournier, l'enfant n'a rien à craindre de sa mère, et qu'il peut la téter impunément.

1° *La mère est nourrice et devient syphilitique après la naissance de l'enfant.* — Dans ce cas il faut prévenir la mère du danger de contagion. Car ce n'est pas le lait qui est contagieux, mais la moindre écorchure saignante, la moindre gerçure ou crevasse peut donner un chancre et il est matériellement impossible de surveiller le sein d'une façon utile. Donc, supprimer l'allaitement maternel.

2° *La nourrice étrangère est syphilitique.* — Ici le danger est double : et par, et dans l'allaitement (contact, baisers, etc.) (Raymond).

Si la femme est anciennement syphilitique, le danger existe également. Renvoyer la nourrice syphilitique, en la prévenant de ce qu'elle a, et si possible instituer un traitement. Si l'enfant a pris le sein, le surveiller et ne pas lui donner de nourrice pendant un mois et demi à deux mois. Cette façon de faire peut paraître exagérée, surtout si ni l'enfant, ni la nourrice n'avaient d'écorchures, mais je pose ici des règles générales, faute de pouvoir détailler et ne voulant pas rester dans l'ambiguïté, vu la gravité du sujet.

3° *La nourrrice est en incubation de syphilis.* — Si on a quelque chance de suspecter la syphilis, soit qu'il y ait des raisons de contamination, soit qu'il y ait une érosion douteuse, il faut, dans le doute, suspendre l'allaitement, donner le biberon, garder la nourrice jusqu'à éclosion d'accidents secondaires sans la traiter; puis, si elle a la syphilis, surveiller l'enfant et ne lui donner une nouvelle nourrice que 6 à 7 semaines après la suspension de l'allaitement.

Prophylaxie dans l'élevage artificiel. — Les contaminations dans l'élevage artificiel ont lieu : 1° par contamination médiate du biberon de nourrisson à nourrisson; 2° par contamination du biberon par le contact de lésions syphilitiques. D'où règles prophylactiques : chaque nourrisson doit avoir son biberon. Chaque biberon sera nettoyé au moins deux fois par jour avec une solution de bichlorure de mercure, au dix-millième et rincé après chaque tétée avec une solution à l'acide borique à 4 pour 100. Chaque pièce sera nettoyée séparément. Sous aucun prétexte, personne ne doit amorcer le biberon, goûter le lait. On ne doit jamais laisser traîner un biberon. Si l'élevage est fait à l'aide d'animaux, le nettoyage, la propreté du pis s'impose de même.

Prophylaxie générale. — *Pour le nourrisson :* il faut que la mère de famille, que la nourrice sachent bien qu'il ne faut pas : coucher des enfants dans le même lit; les laisser embrasser; les laisser se servir d'une cuiller, d'un verre ayant déjà servi; les laver avec des linges, des éponges communes. — Le plus grand danger est dans le *baiser banal*, qui est souvent une obligation pour le visiteur, une marque d'affection pour la famille. Il suffit de dresser la nourrice, pour empêcher le baiser. *Pour la nourrice :* il peut arriver qu'un enfant issu de syphilitiques ne présente aucun accident en venant au monde, ou bien que la syphilis de l'enfant soit ignorée et que, dans les 2 cas, l'enfant étant mis au sein d'une nourrice étrangère, apparaissent sur ses lèvres des accidents contagieux.

Quelle est la conduite à tenir? Voici les conseils que donne M. le professeur A. Fournier : 1° Si la mère est atteinte de syphilis avant l'accouchement, exiger qu'elle nourrisse pendant 4 mois au moins. Si à cette époque il n'y a pas eu d'accidents, l'enfant peut être considéré comme sain. 2° Si l'enfant a une nourrice, dès qu'il présente des accidents, cesser de suite l'allaitement. Garder la nourrice pendant 6 semaines à 2 mois, afin de la surveiller. Si on tient à lui faire continuer l'allaitement au cas où elle serait contaminée, lui faire dégorger les seins par un petit chien ou à l'aide d'une téterelle, désinfectée à chaque fois. De cette façon elle conservera son lait et pourra reprendre l'allaitement. Si la nourrice refuse de rester, « l'éclairer, l'avertir, dit M. le professeur Fournier, est en pareil cas un devoir absolu, impérieux. C'est là un devoir auquel ni la famille, ni le médecin ne sauraient se soustraire ».

PROPHYLAXIE PUBLIQUE

Ce que nous venons de dire concerne la famille. La société, pour se défendre contre la contagion syphilitique, a créé tout un système de surveil-

[P. GASTOU.]

lance par le moyen de visites et de certificats. Cette question de la prophylaxie publique comprend : la prophylaxie relative aux enfants assistés et celle relative aux bureaux de nourrices.

Enfants assistés. — Je mentionnerai simplement les conclusions d'un rapport du D' Herzenstein sur ce sujet : 1° Dans tous les cas d'élevage d'enfants en grand nombre, les nourrices bien portantes ne doivent nourrir que des enfants incontestablement exempts de toute maladie infectieuse. 2° Les enfants syphilitiques ne doivent être allaités que par des nourrices syphilitiques ou élevés artificiellement au lait stérilisé. 3° L'élevage artificiel temporaire est obligatoire pour tous les enfants chez lesquels on soupçonne une maladie infectieuse.

Bureaux de nourrices. Nourrices de retour. — Le Bureau de nourrices constitue une certaine garantie contre la syphilis des nourrissons, grâce au système de visites, de livrets et de contrôle exercé par une inspection rigoureuse. Mais ces garanties cessent d'exister : 1° pour les nourrices sur lieu contre les contaminations de leur nourrisson; 2° contre les nourrices, dites de retour, en incubation de syphilis. Dans le premier cas, la préservation de la nourrice est question de conscience pour la famille et le médecin. Dans le second cas, pour les nourrices de retour, c'est-à-dire les nourrices qui viennent de faire un allaitement, la question est plus complexe. En effet elles sont vues par : 1° le médecin de la localité qu'elles quittent; 2° le médecin inspecteur de la préfecture; 3° le médecin de la famille où elles entrent.

Malgré ces examens répétés, il est impossible de prévoir si oui ou non la nourrice est en incubation de syphilis, car on est dans l'ignorance de l'état de santé du nourrisson qu'elle vient de quitter. Pour éviter cet aléa dangereux voici ce qu'a proposé M. Duvernet, médecin inspecteur à la Préfecture de la Seine, qui émet les vœux suivants : 1° Que toute femme qui a donné depuis moins de 2 mois le sein à un nourrisson syphilitique soit ajournée à 2 mois, à partir du dernier jour d'allaitement, pour un nouvel examen 2° Si elle ne se présente pas dans le délai fixé, être munie d'un certifica médical daté de l'époque fixée pour le nouvel examen; 3° Toute nourrice avant d'entrer dans un bureau doit être munie d'une autorisation de nourrir, délivrée après visite à la préfecture; 4° Toute personne prenant une nourrice dans un bureau de placement s'engage à donner, à la sortie de la nourrice, un certificat médical constatant que l'enfant n'a pas de maladie contagieuse.

M. Fournier adopte ces conclusions et dit que « la seule garantie qui puisse préserver la santé publique contre le danger spécial des nourrices en incubation de syphilis est le certificat médical attestant l'immunité du dernier nourrisson auquel une nourrice a donné le sein. Certificat garantissant la nourrice contre tout risque d'affection contagieuse qui pourrait être transmise par son nourrisson ».

PROPHYLAXIE DANS LE MARIAGE

Syphilis antérieure au mariage : conditions d'admissibilité au mariage. — Syphilis postérieure au mariage; réveil de la syphilis; syphilis récente. — Conduite à tenir vis-à-vis : du père, de la mère, de l'enfant. — Dans quelles conditions faut-il traiter la mère?

SYPHILIS ANTÉRIEURE AU MARIAGE

Je renvoie au livre de M. le Professeur A. Fournier sur « Syphilis et mariage » pour les détails. Je donne ici simplement les règles posées par mon maître. Les conditions d'admissibilité au mariage sont : 1° L'absence d'accidents spécifiques actuels, dangereux pour la mère (contamination directe, syphilis conceptionnelle) et pour l'enfant (avortement, syphilis héréditaire); 2° L'âge avancé de la diathèse : plus la syphilis est vieille moins elle est à craindre dans le mariage. Plus jeune est la syphilis de l'époux, plus nombreux et plus menaçants sont les dangers qu'il apporte dans le mariage; 3° Une certaine période d'immunité absolue, consécutivement aux dernières manifestations spécifiques, c'est-à-dire que tout accident doit avoir cessé depuis 3 mois au moins; 4° Le caractère non menaçant de la maladie : plus une syphilis a été grave au début et dans les périodes successives de son évolution, plus elle est à craindre dans le mariage. Une syphilis précoce maligne doit être une contre-indication au mariage; 5° Traitement spécifique suffisant : il ne faut permettre le mariage qu'à un syphilitique qui se sera traité régulièrement au moins pendant 3 ans : 2 ans au moins de traitement mercuriel, 1 an de traitement mixte.

SYPHILIS POSTÉRIEURE AU MARIAGE : RÉVEIL DE LA SYPHILIS, SYPHILIS RÉCENTE

Dans le cas d'accidents syphilitiques récents ou récidivants, chez le mari, les détruire le plus vite possible par un traitement local et général. Si l'absence d'accidents contagieux autorise les rapports, éviter la grossesse. Si la femme est enceinte, il faut envisager les conditions où il faut traiter la mère : 1° Faut-il la traiter toujours et quand même? Oui, pour quelques auteurs. Mais 2 cas peuvent se présenter : La femme sait sa syphilis; Elle l'ignore. Si la femme sait sa syphilis, il est facile de la traiter, car elle consentira au traitement. Si elle ignore la contagion, faut-il la traiter sans qu'elle le sache? Dans cette dernière alternative, tout dépend des circonstances de famille et de société : il est le plus souvent très utile de traiter la mère, de complicité avec le mari, car il s'agit de préserver l'enfant. 2° Il faut pratiquer l'intervention rationnelle et motivée (A. Fournier). Alors que l'influence hérédo-syphilitique du mari est attestée sur une ou plusieurs grossesses par tel ou tel des résultats nocifs qui lui sont habituels, il y a une indication absolue, au cours d'une nouvelle grossesse, à prévenir un nouveau malheur par le traitement préventif de la mère. S'il s'agit d'une première grossesse, se baser sur les conditions de la syphilis du mari : âge de la syphilis, époque des dernières manifestations, leur qualité, époque de

[P. GASTOU.]

la procréation. Traiter la femme si la syphilis du mari est récente, constituée par des accidents graves, ou s'il avait des accidents au moment de la fécondation. 3° Si la femme a été contaminée directement : la traiter. 4° Si le mari, étant syphilitique, la femme est syphilitique et enceinte : la traiter. En résumé, on aura peut-être plus d'intérêt à traiter la mère dans tous les cas, dès qu'elle sera enceinte, qu'elle soit ou non syphilitique, si son mari l'est, même anciennement, et quand bien même il n'aurait pas eu d'accidents depuis longtemps, ayant eu une syphilis bénigne et s'étant bien traité. En effet, que faut-il empêcher? la syphilis de l'enfant. Il a, dira-t-on, des chances d'y échapper, parce que : 1° le père peut ne pas lui transmettre sa syphilis ancienne bien traitée, bénigne; 2° la mère est absolument indemne. Cela est vrai, mais peut-on jamais prévoir ce que le père transmettra de part héréditaire à son produit? Peut-on savoir ce qu'une hérédité transformée fera courir de risques à un enfant? Et s'il n'a pas d'accidents syphilitiques, ne sera-t-il pas sous le coup d'accidents para-syphilitiques, n'aura-t-il pas certaines prédispositions, que deviendra son système nerveux, que sera sa descendance? etc., etc. Donc, traiter quand même, attendu qu'il n'y a aucun danger, mais tout profit, pour la mère et l'enfant[1].

CONDITIONS GÉNÉRALES DU TRAITEMENT DE LA SYPHILIS INFANTILE

Un enfant né de parents syphilitiques doit-il toujours être traité? — Comment doit-il être traité? : *a*) enfant au sein; *b*) enfant nourri au biberon. — Une mère syphilitique doit toujours allaiter son enfant syphilitique si elle le peut. — Faut-il traiter la mère et l'enfant?

TRAITEMENT DE LA SYPHILIS INFANTILE

Traitement spécifique : général, local. — Traitement non spécifique : hygiène, prophylaxie; il faut veiller aux prédispositions que crée la syphilis, prévenir les complications par infection et troubles de nutrition, traiter les accidents para-syphilitiques.

Faut-il traiter tous les enfants nés de syphilitiques? Voici, à ce sujet, l'opinion de M. le Professeur A. Fournier : 1° Un enfant né sain, d'un père syphilitique, ne sera pas traité. 2° Un enfant né sain, de mère anciennement syphilitique, mais sans accident pendant la grossesse, ne sera pas traité. 3° Un enfant né sain, de mère récemment syphilitique, sera énergiquement traité. *A fortiori*, un enfant né sain de père syphilitique, ayant contaminé sa femme pendant la grossesse, devra être toujours traité. Dans tous les autres cas, dès que surviendront les accidents du début, il faut traiter, l'enfant supportant généralement bien le traitement. Comment faut-il traiter? *a*. L'enfant est au sein de sa mère ou d'une nourrice : les avis sont partagés, les uns traitant la mère seulement, d'autres l'enfant ou les deux. Traiter seule-

[1] A l'appui de cette opinion, le Dr Biacre, de Chambon (Creuse), m'a signalé quelques faits où, malgré une syphilis du mari actuelle ou mal traitée, au moment de la grossesse, l'influence du traitement donné à la mère, indemne de syphilis, a produit les plus heureux résultats sur les enfants, issus de ces grossesses.

ment la mère est dangereux pour l'enfant. Traiter l'enfant seulement est suffisant, mais ne guérit pas la mère si elle est contaminée. Traiter les deux est le mieux. Pour la mère, traitement habituel : le traitement mercuriel, s'il s'agit d'accidents récents, le traitement mixte ou ioduré s'il s'agit d'accidents tardifs. En règle générale, une mère qui a des accidents graves doit éviter de nourrir. Mais en dehors de ce cas, s'il n'y a pas d'autres considérations qui s'opposent à l'allaitement, une mère syphilitique doit toujours allaiter son enfant syphilitique; je dirais même : une mère non syphilitique en apparence doit toujours allaiter son enfant né syphilitique (loi de Baumès-Colles).

Traitement de la syphilis infantile. — Le traitement de la syphilis infantile est identique à celui de l'adulte; il comporte un traitement spécifique et un traitement non spécifique ou médication des indications.

Traitement spécifique : s'il s'agit d'une syphilis infantile acquise, il faut panser le chancre comme chez l'adulte; le mieux est de mettre la pommade suivante :

Vaseline.	20 grammes.
Calomel précipité.	1 —

Par-dessus, on peut recouvrir de taffetas. Dans certains cas, pour assurer une protection plus efficace, et suivant le siège du chancre, on appliquera l'emplâtre rouge de Vidal.

Cinabre (bisulfure de mercure).	15 grammes.
Minium	25 —
Emplâtre diachylon	260

Que l'on se serve de l'un ou l'autre de ces topiques, il faut chaque jour, et quelquefois plusieurs fois par jour, renouveler le pansement après lavages avec une solution d'acide borique à 2 pour 100, ou bien une solution de sublimé à 1 pour 5000 ou 1 pour 10 000. Il faut éviter l'emploi de l'acide phénique qui est irritant et toxique pour les jeunes sujets. Dans certains cas d'irritation excessive du chancre, il faut appliquer des compresses d'eau bouillie, d'eau de guimauve bouillie. Enfin, il peut arriver que le pansement sec soit mieux supporté; en pareil cas, l'application de la poudre ci-dessous sera utile :

Poudre de talc.	5 grammes.
Sous-nitrate de bismuth.	3 —
Acide borique finement pulvérisé.	2 —

ou bien encore :

Poudre de talc.	4 parties.
Calomel.	1 partie.

Si le chancre ne se cicatrise pas facilement, s'il reste stationnaire, un léger attouchement au nitrate d'argent tous les 5 ou 6 jours sera utile.

Traitement spécifique général : traitement mercuriel. — « Avant tout, le mercure et ses diverses combinaisons, dit M. Comby (*Gazette des hôpitaux*, n° 69, 1895), sont indiqués dans la syphilis héréditaire ou

[P. GASTOU]

acquise; quand cette maladie est reconnue ou seulement soupçonnée, il faut, sans perdre de temps, donner le mercure, et à haute dose, car les enfants le tolèrent toujours admirablement. » Ce traitement peut se donner de 3 façons : 1° Par les frictions : c'est la meilleure méthode; 2° Par ingestion; 3° Par les bains. Je laisse de côté la méthode des injections : d'abord parce que cette méthode est douloureuse, et ensuite parce qu'elle expose à la production d'abcès.

1° *Méthode des frictions* : les frictions se font avec l'onguent napolitain.

Mercure . . . . } parties égales.
Axonge benzoïnée. . . . . }

Il ne faut pas craindre de l'employer à fortes doses, même chez les nouveau-nés (Comby); ils le supportent fort bien. On fait une friction quotidienne, pendant 5 minutes, avec 2 grammes d'onguent napolitain. Avant la friction, on lave à l'eau tiède et au savon le point qui sera frictionné. la friction faite, on applique une couche d'ouate hydrophile. Il faut changer de place tous les jours pour éviter l'irritation des téguments. On peut faire la série suivante :

1er jour. .... . Côté gauche du thorax.
2° — . . . . Côté droit.
3° — . . . . Côté gauche du ventre.
4° — . . . .. Côté droit.
5° — . . . . Face interne de la cuisse droite.
6° — . . . . Face interne de la cuisse gauche.
7° — . . . . . Mollet droit.
8° — . . . . . Mollet gauche.
9° — . . . . Bras droit.
10° — . . . . Bras gauche.

en recommençant la série. Cette médication devra être continuée pendant des semaines et des mois, en ne s'arrêtant que lorsqu'il y a irritation des téguments. Dans les cas de syphilis intense, on peut faire cette méthode pendant 1 an 1/2 et 2 ans, mais en s'arrêtant dès que les accidents ont cédé 8 à 10 jours par mois, ce qui fait 2 séries de frictions. L'enfant supporte merveilleusement ce traitement et n'a jamais de stomatite, et très rarement d'éruption médicamenteuse.

2° *Méthode par ingestion* : le sel de mercure généralement employé est le sublimé en solution à 1 pour 1000, sous forme de liqueur de Van Swieten :

Sublimé corrosif. . . . .   1 gramme.
Alcool à 80°.   100   —
Eau distillée Q. S. pour.   1000   . —

Comme ce mélange est très irritant, on le donne dans du lait, du sirop, de l'eau sucrée[1]. L'administration de la liqueur de Van Swieten est ainsi réglée :

X gouttes 3 fois par jour pendant le 1er mois.
XX   —   —   le 2° mois.
XXX   —   —   le 3° mois.

----

(1) Pour les tout jeunes enfants, les gouttes sont mises dans une ou deux cuillerées à soupe d'eau bouillie, on fait absorber le mélange dans la journée.

Au-dessus de 1 an, on peut aller à 4 ou 5 grammes de liqueur de Van Swieten par jour. Mais il faudra cesser la médication s'il survient de la diarrhée verte, des vomissements. Le sirop de Gibert est moins souvent employé, il est très irritant pour l'estomac. On peut en donner une 1/2 cuillerée à café dans la journée à partir de 1 an, dans une potion.

3° *Balnéation* : la balnéation mercurielle doit être employée avec réserve quand il y a de nombreuses pertes de substance, de crainte d'absorption trop forte. — On emploie le sublimé à environ 1 gramme pour 10 000. On formule ainsi (Comby) :

Chlorhydrate d'ammoniaque. } āā 1, 2, 3 grammes suivant l'âge.
Sublimé. . . . . }

pour un paquet à mettre dans une baignoire en bois ou en métal émaillé, contenant 10, 20, 30 litres d'eau. Le bain dure 5 à 10 minutes environ.

Traitement ioduré. — A côté du traitement mercuriel, on emploie le traitement ioduré; il est utile surtout après la disparition des accidents aigus, utile surtout dans les manifestations nerveuses et il agit quelquefois dans les accidents para-syphilitiques. Il est généralement mieux supporté que chez l'adulte et ne donne ni coryza, ni éruption. On le donne à la dose de 20 centigrammes par année (Comby). Chez les nouveau-nés, on peut commencer par 10 centigrammes, et même moins, selon l'état de débilité de l'enfant.

Traitement local. — Le traitement local des syphilides est identique à celui de l'adulte ; sur les ulcérations, sur les exostoses ou périostoses, on met l'emplâtre de Vigo. Sur les syphilides simples, la pommade au calomel, au 1/30°, au 1/20° est quelquefois utile. M. Raymond préconise pour des syphilides rebelles ou étendues l'application 3 fois par semaine de traumaticine au calomel. Chez l'enfant, on peut employer :

Gutta-percha. . . 10 grammes.
Chloroforme . . . 90   —
Calomel . . . . . 5 à 10 grammes suivant l'âge.

Le bain de sublimé sera utile s'il est nécessaire d'obtenir une désinfection rapide et énergique. M. Balzer a préconisé le massage dans les syphilides volumineuses, non ulcérées, rebelles.

Traitement non spécifique. — A côté du traitement spécifique il y a place pour : 1° L'hygiène, qui consiste dans la régularisation des tétées, l'hygiène alimentaire, les bains, le coucher de bonne heure, les sorties régulières, la vie en plein air. 2° La lutte contre les prédispositions, qui tiennent soit à une hérédité nerveuse familiale, à une tendance à la scrofulo tuberculose. 3° La surveillance du bon fonctionnement de tous les viscères et surtout du tube gastro-intestinal et des reins. 4° Le traitement des affections para-syphilitiques qui varie avec l'affection. En résumé, se souvenir toujours que le malade est syphilitique d'abord, mais qu'il porte en lui le germe d'affections surajoutées que la syphilis aide à éclore, et qu'il faut arrêter avant leur développement, car, si le mercure et l'iodure guérissent les accidents syphilitiques, ils ne guérissent pas les affections para-syphilitiques qui font la gravité désastreuse de la syphilis infantile.

[P. GASTOU.]

XXIV

TUBERCULOSE

PAR LE Dʳ E.-C. AVIRAGNET

Ancien chef de clinique à l'hôpital des Enfants-Malades.

La tuberculose infantile relève, comme celle de l'adulte, du bacille décrit par Koch, en 1882. Les lésions tuberculeuses sont les mêmes, mais leur mode d'apparition, leur évolution diffèrent. La tuberculose chez les enfants présente, de ce fait, de nombreuses particularités étiologiques, anatomiques et cliniques qui rendent son étude des plus intéressantes. Le bacille de Koch prend aisément possession de l'organisme infantile, et, de plus, il s'y généralise avec une étonnante facilité. Ce sont les deux caractères qu'il importe de mettre tout d'abord en relief, en faisant remarquer qu'ils apparaissent avec d'autant plus de netteté que l'enfant est plus jeune.

HISTORIQUE

Les deux auteurs qui ont écrit les premiers des travaux intéressants sur la tuberculose infantile sont Tonnelé et Papavoine. Le premier — dans le *Journal hebdomadaire* (année 1829, tomes IV et V) — montra que la tuberculose avait tendance à se généraliser chez l'enfant. Papavoine, de son côté, insista sur la fréquence des altérations des ganglions bronchiques qui, dans certains cas, peuvent être atteints sans que le poumon soit lésé. C'est là l'expression même de la vérité. Citer tous les auteurs qui depuis se sont occupés de la tuberculose infantile serait aussi inutile que fastidieux. Qu'il nous suffise de rappeler les noms des traités restés classiques, ceux de Barrier, de West, d'Hénoch, de Bouchut, de Rilliet et Barthez, etc., dans lesquels on trouvera des renseignements bibliographiques complets sur cette question. Les travaux les plus récents seront signalés à leur place dans le cours de cet article ou bien dans les chapitres spéciaux consacrés aux différentes localisations de la tuberculose. Nous avons cherché dans ce travail à donner une idée aussi juste que possible de l'évolution de la tuberculose infantile et pour cela, sans négliger ce qui avait été écrit sur ce sujet, nous nous sommes surtout appuyé sur nos recherches personnelles et sur les enseignements fournis par nos maîtres, le professeur Landouzy à la crèche de l'hôpital Tenon, le professeur Grancher, les Dʳˢ Hutinel et Marfan à la clinique de l'hôpital des Enfants-Malades.

ÉTIOLOGIE

Age. — Les traités classiques sont tous d'accord pour reconnaître que la tuberculose est rare pendant les premiers mois de l'existence, mais cette rareté a été exagérée et il a fallu les remarquables travaux du professeur Landouzy (travaux qui font époque dans l'histoire de la tuberculose infantile) pour montrer, qu'au moins dans la clientèle hospitalière, la tuberculose faisait des ravages même chez les tout jeunes enfants. Quelques chiffres sont nécessaires pour établir cette fréquence de la tuberculose. Voici tout d'abord ceux que publient MM. Barthez et Sanné dans leur dernière édition (1891) :

AGE	TUBERCULEUX	NON-TUBERCULEUX
De 1 à 2 ans 1/2.	47	79
De 3 à 5 ans 1/2.	107	70
De 6 à 10 ans 1/2.	107	37
De 11 à 15 ans.	53	25

Ces chiffres montrent que le nombre des tuberculeux comparé à celui des non tuberculeux prend sa plus grande fréquence de six à dix ans et demi, puis de onze à quinze, puis de trois à cinq et enfin de un à deux et demi ; ce qui fait que, de trois à dix ans, plus de la moitié des décès d'enfants incombe à la tuberculose. Ces chiffres réunis à ceux publiés jadis par Papavoine donnent à peu près les mêmes résultats :

AGE	TUBERCULEUX	NON-TUBERCULEUX
De 1 à 2 ans 1/2.	120	189
De 3 à 5 ans 1/2.	252	171
De 6 à 10 ans 1/2.	226	96
De 11 à 15 ans.	124	56

D'après Hervieux, si l'on excepte les cas rares où les enfants naissent tuberculeux, on peut dire que la tuberculose n'apparaît guère avant quatre mois. Sur 996 autopsies, cet auteur n'a trouvé que 31 tuberculeux sur lesquels 10 seulement âgés de moins d'un an.

AGE	TUBERCULEUX	NON-TUBERCULEUX
De la naissance à 15 jours.	2	385
De 15 jours à 4 mois..	0	275
De 4 mois à 1 an.	8	141
De 1 an à 2 ans..	8	82
De 2 ans à 3 ans.	10	45
De 4 ans à 5 ans.	3	57
	31	965

MM. Barthez et Sanné font remarquer que ces résultats, joints à ceux de Papavoine et aux leurs, montrent l'immense différence qui existe entre les nouveau-nés et les enfants qui approchent de la puberté au point de vue de la fréquence de la tuberculose. L'autopsie démontre l'existence des tubercules 1 fois sur 81 chez les premiers et plus de 2 fois sur 3 chez les

[E.-C. AVIRAGNET.]

derniers, comme on peut induire du relevé suivant, qui comprend 2 230 enfants de tout âge, dont 753 tuberculeux et 1 477 non-tuberculeux, ainsi groupés suivant l'âge :

AGE	TUBERCULEUX	NON-TUBERCULEUX
De la naissance à 1 mois.	10	801
De 1 à 2 ans 1/2.	138	316
De 3 à 5 ans 1/2.	255	208
De 6 à 10 ans 1/2.	226	96
De 11 à 15 ans.	124	96
	753	1477

Frœbelius, de son côté, n'a observé, de 1874 à 1883, sur 91 570 nourrissons âgés d'un à quatre mois, soignés à la crèche de Saint-Pétersbourg, que 416 bébés tuberculeux sur 18 569 morts. Ce qui fait un taux de mortalité de 0,4 pour 100[1]. Les lésions étaient réparties de la façon suivante :

Poumons dans tous les cas.	100	pour 100
Ganglions bronchiques.	99,2	—
Foie.	88	—
Rate.	86,5	—
Intestin.	26,9	—
Cerveau et méninges.	24,5	—
Reins.	22,6	—
Ganglions mésentériques.	16,1	—
Cœur et péricarde.	3,4	—
Plèvres.	4,5	—
Premières voies respiratoires.	2,4	—

Frœbelius dit avoir autopsié tous ces enfants et aucun cas de tuberculose ne lui a échappé. Cela est possible, mais il n'en est pas moins vrai que le taux de mortalité fourni par sa statistique est le moins élevé que nous ayons rencontré. Schwer[2] donne les chiffres suivants :

AGE	NOMBRE D'ENFANTS OBSERVÉS	MORTS DE TUBERCULOSE	POUR 100
Mort-nés	94	0	»
De 1 jour à 4 semaines.	169	0	»
De 5 semaines à 9 semaines.	123	1	0,8
De 3 mois à 5 mois.	144	15	10,4

Le taux de la mortalité augmente très rapidement au-dessus de cinq mois. On trouve, en effet :

AGE	NOMBRE D'ENFANTS OBSERVÉS	MORTS DE TUBERCULOSE	POUR 100
De 6 à 12 mois.	160	28	17,5
De 2 ans.	188	49	26,0
De 3 ans.	104	47	45,2
De 4 ans.	82	27	32,9
De 5 ans.	53	20	37,7
De 6 ans à 10 ans.	112	40	35,7
De 11 à 15 ans.	89	28	31,5

(1) FRŒBELIUS. *Ueber die Häüfigkeit der Tuberculosis und die hauptsächlichen Lokalisationen derselben u zartesten Kindesalter.* (Jahrbuch für Kinderheilkunde, 1886, t. XXIV, fasc. 1, 2.)

(2) SCHWER. *Ein Beitrag zur Statistik und Anatomie der Tuberculose in Kindesalter.* (Inaugural Dissertation Allgemeine medicinische Central-Zeitung, n° 6, 1886.)

Sur 123 autopsies, Schwer a trouvé de la tuberculose :

Dans le foie. . . . . 104 fois.
Dans les organes respiratoires. . . . . 103 —
Dans les reins. 83 —
Dans l'intestin. 61 —
Dans les méninges. . . . . 53 —
Dans la glande thyroïde. . . . . 12 —
Dans les muscles striés. . . . . 2 —

La statistique de Schwer montre que, si la tuberculose n'existe pas dans les premières semaines de la vie, elle devient très rapidement fréquente et, prise en bloc, la mortalité par tuberculose des enfants de zéro à deux ans est en somme très élevée. Les recherches de M. Landouzy ont contribué fortement à établir la notion de fréquence de la tuberculose chez les tout jeunes enfants. A la crèche de l'hôpital Tenon, M. Landouzy a rencontré la tuberculose dans un tiers des autopsies des bébés au-dessous de deux ans [1]. MM. Queyrat [2] et Aviragnet [3], qui ont continué les recherches de M. Landouzy, sont arrivés à des résultats identiques. Tout à fait semblable est la statistique de Boltz (*Dissertation inaugurale*, Kiel, 1890), à laquelle faisait allusion M. Landouzy dans sa communication au Congrès de la tuberculose (1891). De 1873 à 1889, cet observateur a trouvé une mortalité de :

0,89 pour 100 chez les bébés de 5 à 10 semaines.
4,26 — — de 3 à 5 mois.
9,22 — — de 6 à 12 —
19,58 — — de 12 à 24 —

Ce qui met la mortalité de la première année à 27,8 pour 100, celle de la seconde à 26,2 pour 100. M. Hutinel [4] a trouvé, en 1890, sur 102 autopsies d'enfants âgés de moins d'un an, 4 cas de tuberculose. En 1891, sur 150 autopsies faites avant le mois de juillet, 118 fois il s'agissait d'enfants de moins d'un an. Sur ces 118 enfants, 4 seulement étaient tuberculeux, soit 3,5 pour 100 environ. Mais, après la première année, la proportion est bien différente aux Enfants-Assistés. D'un à deux ans, le tiers des enfants présente des lésions tuberculeuses; de deux à trois ans et de trois à quatre ans, la proportion est encore plus forte. M. P. Simon, à Nancy, a trouvé que, sur 100 décès d'enfants, 22 sont dus à la tuberculose [5]. Les travaux les plus récents des auteurs étrangers, Cnopf, Goldschmidt, Kössel, etc., aboutissent à des conclusions analogues aux précédentes.

Ces chiffres étaient nécessaires pour amener la conviction dans l'esprit de ceux qui pourraient douter encore de la fréquence de la tuberculose chez les enfants. Cette fréquence est aujourd'hui démontrée et, nous l'espérons, définitivement acceptée. Elle est moindre à coup sûr chez les bébés que chez les enfants plus âgés; elle est indéniable cependant, et l'on peut affirmer que,

[1] LANDOUZY. *Soc. médicale des Hôpitaux*, 1886. *Revue de médecine*, 1886. Congrès de la tuberculose, 1888, 1891.
[2] QUEYRAT. *Contribution à l'étude de la tuberculose du premier âge*, 1886.
[3] E.-C. AVIRAGNET. *De la tuberculose chez les enfants*, 1892.
[4] HUTINEL. *De l'hérédité tuberculeuse*. Congrès de la tuberculose, 1891.
[5] P. SIMON. *Revue médicale de l'Est*, 1891 et 1892.

[*E.-C. AVIRAGNET.*]

le jour où l'on pourra diagnostiquer certainement les tuberculoses latentes, le nombre des enfants tuberculisés sera reconnu plus considérable encore.

Sexe. — Suivant Papavoine, les filles seraient plus sujettes à la tuberculose que les garçons. C'est également l'opinion de Barthez et Sanné qui publient sur ce point le tableau statistique suivant qu'on lira avec intérêt ;

AGE	SEXE	514 ENFANTS TUBERCULEUX		211 ENFANTS NON TUBERCULEUX	
1 à 3 ans 1/2	Garçons..	33	} 47	46	} 79
	Filles..	14		33	
3 à 5 ans 1/2	Garçons..	65	} 107	47	} 70
	Filles..	42		23	
6 à 10 ans 1/2	Garçons..	72	} 107	25	} 37
	Filles..	55		12	
10 à 15 ans	Garçons..	25	} 53	16	} 25
	Filles..	28		9	

MM. Barthez et Sanné font à propos de ce tableau les réflexions suivantes : « A l'âge de 1 à 3 ans et demi les garçons comme les filles meurent moins souvent tuberculeux que non tuberculeux ; mais comme le rapport de 14 (filles tuberculeuses) à 33 (garçons tuberculeux) est bien moindre que celui de 33 (filles non tuberculeuses) à 46 (garçons non tuberculeux), il en résulte qu'à cet âge les filles meurent bien moins souvent tuberculeuses que les garçons, le rapport étant de 1/2 à 3/4 environ. A l'âge de 3 à 5 ans et demi, les garçons comme les filles meurent plus souvent tuberculeux que non tuberculeux, mais le rapport de 42 (filles tuberculeuses) à 65 (garçons tuberculeux) étant plus considérable que celui de 23 (filles non tuberculeuses) à 47 (garçons non tuberculeux), on doit conclure qu'à cet âge les filles meurent un peu plus souvent tuberculeuses que les garçons, dans le rapport de 7/10 à 5/10 environ. A l'âge de 6 à 10 ans, les garçons comme les filles meurent plus souvent tuberculeux que non tuberculeux ; mais le rapport de 55 (filles tuberculeuses) à 72 (garçons tuberculeux) étant le même que celui de 12 (filles non tuberculeuses) à celui de 25 (garçons non tuberculeux), il en résulte qu'à cet âge les filles meurent aussi souvent tuberculeuses que les garçons. La proportion est de 1/2 environ. Enfin, à l'âge de 11 à 15 ans, les garçons et les filles meurent plus souvent tuberculeux que non tuberculeux : mais le rapport de 28 (filles tuberculeuses) à 25 (garçons tuberculeux) étant plus considérable que celui de 9 (filles non tuberculeuses) à 16 (garçons non tuberculeux), il est évident qu'à cet âge les filles meurent bien plus souvent tuberculeuses que les garçons. Le rapport est environ de 1 à 1 1/2. »

Hérédité. — La notion de l'hérédité, qu'Hippocrate affirmait déjà, est admise aujourd'hui sans conteste. Laennec, dans son traité d'auscultation médiate, insistait sur le rôle de la prédisposition héréditaire, solidement établie, disait-il, démontrée par les statistiques, alors qu'il regardait le rôle de la contagion comme douteux. Au contraire, après les découvertes de Villemin, de Koch, l'hérédité fut reléguée au second plan et pour Villemin elle était même quantité négligeable, la contagion seule devant être invoquée pour expliquer le développement de la tuberculose. C'était là une exagéra-

tion contre laquelle ont réagi les médecins de notre époque. Personne aujour-
d'hui ne songe à nier l'importance du rôle que joue l'hérédité. « S'il est
une notion solidement établie en médecine c'est celle de l'hérédité de la
tuberculose », ainsi que l'a écrit le professeur Straus. Les statistiques démontrent d'ailleurs pleinement l'influence de l'hérédité. Il suffit, pour s'en convaincre, de parcourir celles de Rilliet et Barthez, de Leudet (de Rouen), de
Vallin, de Brehmer, de Detweiler[1]. Nous ne citerons que quelques chiffres,
pris dans le *Traité des maladies de l'Enfance* de Rilliet et Barthez. Ces
auteurs ont trouvé :

Sur 24 enfants avec père phtisique	{ 20 morts tuberculeux. / 4 non tuberculeux.
Sur 32 enfants avec mère phtisique	{ 22 morts tuberculeux. / 10 non tuberculeux.
Sur 6 enfants avec père et mère phtisiques	{ 4 morts tuberculeux. / 2 non tuberculeux.

Le rôle de l'hérédité est donc certain ; sur ce point il n'y a pas de dissi-
dences. Celles-ci n'apparaissent que lorsqu'on discute la façon dont se
manifeste cette hérédité. Certains n'acceptent que l'*hérédité du terrain*.
Suivant eux, l'enfant, né de parents phtisiques, vient au monde tubercu-
lisable, et non tuberculeux. C'est en un mot, ainsi que l'a écrit le professeur
Bouchard, « la tuberculose en expectative, en possibilité et non en nature,
que les parents transmettent à leurs enfants ». D'autres pensent qu'à côté
de cette hérédité indirecte, il est possible d'en invoquer une autre, l'*hérédité
de graine*, suivant l'heureuse expression du professeur Landouzy. Cela veut
dire qu'un enfant, né de parents phtisiques, peut venir au monde tuberculeux
lui-même. Ces deux opinions sont vraies et suivant les cas c'est l'une ou
l'autre que l'on doit invoquer. Nous allons étudier successivement l'hérédité
suivant ces deux modes.

1. *Hérédité directe, hérédité de graine ; hérédo-contagion.* — Longtemps méconnue, l'hérédité directe est aujourd'hui acceptée par la généralité
des médecins. Les cas de tuberculose congénitale, de bacillose fœtale, sont
à l'heure actuelle assez nombreux pour que l'hérédité de la graine ne soit
plus mise en doute. Ce n'est pas à dire qu'elle soit fréquente ; ainsi que
nous le démontrerons, elle est rare, exceptionnelle même, mais elle est indéniable et l'on doit l'admettre. Baumgarten a été un des premiers défenseurs
de cette hérédité directe. Pour lui, les choses se passeraient dans la tuberculose héréditaire comme elles se passent dans la syphilis ou dans la variole
congénitale. Suivant lui, si la tuberculose ne se manifeste pas dès la naissance, c'est que le nombre des bacilles pénétrant dans le corps du fœtus est
très restreint. L'infection tuberculeuse demeure latente pendant de longues
années. Baumgarten trouve l'explication de ce fait dans une résistance spéciale
des tissus du fœtus et de ceux des jeunes enfants à l'action du bacille de
Koch. Cette manière d'envisager les choses est en contradiction avec ce que
nous savons de la tuberculose infantile. Chez les enfants, en effet, la diffusion

<hr>

[1] On trouvera ces statistiques dans le livre du professeur Straus : *La tuberculose et son bacille*, et
dans l'article si documenté de M. Marfan, dans le *Traité de médecine.*

[E.-C. AVIRAGNET.]

des lésions tuberculeuses est la règle. Aussi n'est-il pas possible d'accepter, dans son intégrité, l'opinion de Baumgarten sur l'hérédité directe de la tuberculose. Certains auteurs ont pensé qu'on pouvait invoquer, en faveur de la tuberculose héréditaire directe, la fréquence de la tuberculose chez les enfants très jeunes. C'est cette conclusion que formulaient tout récemment deux auteurs qui ont publié d'intéressants travaux sur la tuberculose infantile : Cnopf[1] et Goldschmidt[2]. Cette interprétation nous semble erronée. En examinant attentivement chacune des observations de tuberculose chez les bébés, en recherchant le début des manifestations tuberculeuses, on arrive vite à cette conclusion qu'il s'agit d'une tuberculose acquise par contagion. Lorsque nous avons commencé nos études sur la tuberculose infantile, nous avons eu l'occasion d'examiner de nombreux enfants ayant succombé à deux, trois, quatre mois, à une tuberculose diffuse vérifiée à l'autopsie. Le jeune âge de nos petits malades, la généralisation des lésions tuberculeuses à presque tous les organes, la coexistence constante d'une tuberculose maternelle que nous constations nous-même ou d'une tuberculose paternelle que l'interrogatoire de la mère nous révélait, toutes ces raisons cliniques imposaient à notre esprit l'idée d'une tuberculose directe dans quelques-uns de ces cas. Mais une enquête attentive nous a permis de constater que ces petits malades avaient été contagionnés par leurs parents phtisiques auprès desquels ils avaient vécu. D'ailleurs, un cas de contagion indéniable, observé par nous sur un bébé de trois mois né d'une mère morte de ramollissement cérébral (pas de tuberculose a l'autopsie), élevé depuis sa naissance dans nos salles avec du lait stérilisé, nous a montré, avec la possibilité d'une contagion précoce (par les voies respiratoires), la rapidité d'évolution et l'extension des lésions tuberculeuses acquises. D'autre part bon nombre de ces tuberculoses de la toute première enfance s'observent assez fréquemment chez des enfants issus de parents sains (Demme, Straus, Wassermann). Ce n'est donc pas sur le jeune âge des enfants qu'on doit se baser pour démontrer l'hérédité directe.

On a encore invoqué en faveur de l'origine fœtale de la tuberculose non seulement de la première mais de la seconde enfance et même de l'âge adulte l'existence de la tuberculose primitive des ganglions lymphatiques, des os, des articulations, du cerveau, de la peau, sans tuberculose pulmonaire concomitante. Mais aujourd'hui que l'on sait que le bacille peut pénétrer, soit par le poumon, soit par l'intestin, sans léser ces organes, on peut admettre qu'une infection osseuse, articulaire, ganglionnaire ou autre, se produise à la suite d'un envahissement bacillaire qui n'a pas laissé de trace au niveau de la porte d'entrée. On n'a pas besoin d'invoquer en conséquence la contamination fœtale pour expliquer ces cas de tuberculose osseuse articulaire, etc. La contamination fœtale n'en existe pas moins; elle est prouvée par des faits cliniques et expérimentaux.

A. — *Faits cliniques.* — Ils ont été observés chez l'homme et chez

[1] Cnopf. *Ueber Tuberculose im Kindesalter.* (Münch. med. Woch., 1895, n⁰ˢ 39 et 40.)
[2] Goldschmidt. *Zur Casuistik der Tuberculose im Kindesalter.* (Münch. med. Woch., 1895, n° 52, p. 1001.)

les animaux. *Chez l'homme.* — Charrin a publié, en 1875[1], un cas de tuberculose généralisée chez un fœtus de sept mois et demi dont la mère était morte phtisique. On trouva à l'autopsie du fœtus des lésions tuberculeuses de tous les organes, spécialement du foie, de la rate et des ganglions. Berti[2] a publié deux observations, dont une au moins peut être considérée comme un cas de tuberculose congénitale. Dans le cas de Merkel[3], la mère, tuberculeuse au moment de l'accouchement, succombe deux jours après sa délivrance. A l'autopsie, on trouve une tuberculose miliaire généralisée. L'enfant, né à terme, portait au moment de sa naissance une tumeur jaunâtre du volume d'un gros pois au niveau de la voûte palatine. Il succomba athrepsique, et à l'autopsie on constata une tuberculose de la voûte palatine et une tuberculose osseuse en arrière de l'articulation coxo-fémorale. Au Congrès de la tuberculose, en 1891, Jacobi (de New-York) est venu rapporter un cas de tuberculose congénitale qu'il avait observé en 1861[4].

L'observation de Sabouraud[5] est tout à fait démonstrative : il s'agit d'une femme présentant une induration légère de ses deux sommets avec quelques signes de ramollissement au sommet gauche. Cette femme accoucha à terme le 5 août; elle quitta le service le 16, sans que sa tuberculose ait fait des progrès. Elle succomba le 3 octobre à une néphrite aiguë. L'enfant — une fille — bien conformée et de poids normal, resta bien portante jusqu'au neuvième jour : elle présenta alors un peu de météorisme et une diarrhée légère. Le dixième jour, apparition d'une teinte cyanique généralisée; à l'auscultation, râles fins disséminés dans l'étendue des deux poumons. Pas de convulsions; plus de diarrhée. Morte sans autre accident, le onzième jour au matin. L'autopsie, gênée par une opposition, ne put être faite que pour le foie et la rate. Le foie, sans trace de péri-hépatite, normal comme couleur, dimension et poids, était criblé dans toute son épaisseur de milliers de petites granulations de 1 millimètre à 2 de diamètre, toutes égales entre elles. La rate, petite, contractée, sans périsplénite, était farcie de tubercules de volume très différent. L'examen histologique du foie montre qu'il n'y a plus de trace de lobulation normale. Les cellules sont agglomérées sans ordre entre les productions tuberculeuses; les capillaires sanguins très dilatés sont chargés de globules blancs. Les tubercules, de volume variable, paraissent avoir pour centre le centre du lobule, la veine sus-hépatique, quelquefois reconnaissable et dont la paroi est toujours criblée de noyaux. Le centre des tubercules est formé d'une masse granuleuse, parsemée de quelques noyaux qui deviennent plus nombreux au pourtour de la lésion. Dans la rate, on trouve des lésions vasculaires, épaississement des tuniques et proliférations nucléaires plutôt localisées autour des artères qu'au-

---

[1] Charrin. Tuberculose congénitale chez un fœtus de 7 mois et 1/2. (*Lyon médical*, 1875, n° 14, vol. xiii, p. 295.)

[2] Berti en 1882, *Intorno alla possibilita di processi tisiogeni congeniti.* (Bolletino delle scienze mediche di Bologna, 1882, p. 29.)

[3] Merkel, cité par Ollendorff, *Heredität der Lungentuberculosee.* (Zitschrift für klinisch. Medicin, 1884, t. VIII, p. 559.)

[4] Jacobi (New-York). Cas unique de tuberculose congénitale. (Congrès de la tuberculose, 1891. *Bulletin médical*, 1891, p. 762.)

[5] Sabouraud. Tuberculose congénitale. (Société de Biologie, décembre 1891.)

[E.-C. AVIRAGNET.]

tour des veines. On y rencontre des tubercules innombrables, quelques-uns énormes. L'examen bactériologique a démontré avec le liquide de Ziehl quelques rares bacilles dans le foie, de très nombreux, au contraire, avec le violet de gentiane aniliné d'Erlich. Dans la rate, mêmes constatations. L'intensité des lésions tuberculeuses chez cet enfant de onze jours ne permet pas de douter un instant que la transmission de la tuberculose s'est faite directement de la mère au fœtus. Il est regrettable que le placenta n'ait pas été examiné; on y aurait pu trouver des lésions qui auraient pu expliquer le passage du bacille de Koch. Huguenin, en 1888, chez un enfant né à 7 mois, mort à 7 semaines, a trouvé une tuberculose plus ou moins généralisée avec des cavernes au sommet gauche. En 1892, Baumgarten et Roloff découvrent un foyer caséifié dans le corps des vertèbres cervicales supérieures chez un mort-né. En 1893, Lehmann trouve une fois la tuberculose fœtale. En 1894, Schmorl et Kockel rencontrent des lésions tuberculeuses chez un enfant mort à 12 jours et dont la mère avait une tuberculose de l'utérus. *Chez les animaux.* — Les observations de Johne[1] de Dresde, 1885, de Malvoz et Brouwier[2], de Csokor[3], de Bang[4], de Mac Fadyean[5], relatives à des cas de tuberculose congénitale chez le veau, sont tout à fait démonstratives. Mais il faut bien le reconnaître, ces cas sont exceptionnels, ainsi que le fait remarquer M. Nocard[6] en s'appuyant sur les nombreuses statistiques publiées en différents pays d'Europe.

B. — *Faits expérimentaux.* — *1° Expériences faites avec des fœtus en apparence sains provenant de femmes tuberculeuses.* — MM. Landouzy et H. Martin ont donné la tuberculose à des cobayes en leur inoculant, soit du poumon, soit du foie de fœtus provenant de femmes tuberculeuses. Ces fœtus ne présentaient à l'œil nu aucune altération et rien ne pouvait faire prévoir qu'en inoculant une partie de leurs organes à des cobayes, on rendrait ceux-ci tuberculeux. Pour notre part nous avons provoqué une tuberculose à bacilles de Koch en inoculant à des cobayes des organes d'un fœtus de 7 mois sain en apparence, retiré de l'utérus d'une femme morte de granulie. (Voir notre Thèse.) Un fait, en tous points semblable à celui que nous avons observé, a été publié en 1891 par Birch-Hirschfeld et Schmorl[7]. Il s'agit d'un fœtus extrait par opération césarienne, immédiatement après le décès de la mère succombant à une tuberculose diffuse. On fit à deux cobayes et à un lapin une inoculation intra-péritonéale d'un cube de foie, de rate et de rein fœtal *macroscopiquement sains.* Au bout de quinze jours, un des cobayes mourut, offrant des granulations tuberculeuses dans son

---

[1] Johne. *Ein zweifelloser Fall von Congenitaler Tuberculose* (Fortschr. d. Medicin, 1885, p. 198).

[2] Malvoz et Brouwier. Deux cas de tuberculose bacillaire congénitale (*Annales de l'Institut Pasteur*, p. 155).

[3] Csokor. Un cas de tuberculose congénitale à bacille de Koch chez un veau (*Bulletin médical*, 1891, n° 8).

[4] Bang. *Die Tuberculose unter die Haustieren in Dänemark* (Deutsche Zeitscher. f. Thiermedicin u. vergl. Pathol., 1890, B. d. 16, p. 555, 433).

[5] Mac Fadyean. *A case of congenital tuberculosis* (Journal of comparate Path. and Therap., 1891, t. IV, p. 385).

[6] Nocard. Les tuberculoses animales.

[7] Birch-Hirschfeld et Schmorl, *Beiträge zur pathologischen Anatomie und zur allgemeinen Pathologie*, 1891, p. 429.

grand épiploon. Le deuxième cobaye tué au quarantième jour présentait un péritoine parsemé de tubercules miliaires; un noyau caséeux dans le mésentère, des tubercules innombrables dans le grand épiploon, dans la capsule de la rate; des tubercules dans le foie et le poumon; de rares tubercules dans les reins. (Il y avait de nombreux bacilles dans les foyers caséeux.)

Le lapin succomba au bout de quatre mois, présentant des tubercules dans le foie et le poumon. Le cas de Birch-Hirschfeld prouve donc, comme ceux de MM. Landouzy et Martin et comme le nôtre, que, dans certaines circonstances, des fœtus nés de mères tuberculeuses peuvent produire la tuberculose chez des animaux, bien qu'à l'œil nu leurs organes paraissent sains. Les fœtus contiennent des bacilles; mais ils n'ont pas eu le temps d'organiser des lésions tuberculeuses.

En 1893, Londe et Thiercelin firent des inoculations positives avec des organes de fœtus nés de mères tuberculeuses. En 1895, Bar et Rénon ont réussi à inoculer deux fois la tuberculose aux cobayes avec le sang de la veine ombilicale d'enfants nés de femmes tuberculeuses. (*Société de Biologie*, 29 juin 1895.)

2° *Expériences faites avec le placenta des phtisiques.* — L'inoculation aux animaux du placenta de femmes phtisiques a donné des résultats positifs à différents observateurs (Landouzy et H. Martin, Aviragnet, Londe et Thiercelin, Bolognesi, etc.). Les recherches de Lehmann, celles de Schmorl et Kockel sont les plus complètes. Ces recherches ayant une grande importance pour expliquer le passage des bacilles de Koch de la mère à l'enfant, nous en donnons ici l'exposé que nous empruntons à la thèse de Bolognesi[1]. Lehmann a constaté des lésions tuberculeuses dans plusieurs placentas provenant de mères tuberculeuses. Suivant lui, les tubercules se développent d'abord dans la caduque et envahissent secondairement le chorion. Schmorl et Kockel ont donné un tableau d'ensemble de l'histogenèse de la tuberculose placentaire. Ils en décrivent deux formes qui passent fréquemment de l'une à l'autre : dans la première, les altérations débutent à la surface des villosités, par conséquent dans les espaces intervilleux ; dans la seconde, la tuberculose se développe primitivement dans le tissu fondamental des villosités.

Première forme. — La première modification qu'on observe consiste dans l'accumulation de cellules épithélioïdes sur la partie limitée de la surface des villosités et privée de son revêtement épithélial ; à ce moment les tissus sous-jacents ne sont pas altérés. Il est probable que ces cellules épithélioïdes résultent d'une prolifération du revêtement cellulaire des villosités provoquée par les bacilles ; cette vue est corroborée par la présence, rare, il est vrai, de bacilles dans les cellules et entre elles ; les leucocytes ne paraissent jouer aucun rôle dans ce processus. Si donc on considère les cellules de revêtement des villosités comme formant le point de départ de la néoformation tuberculeuse, on ne peut cependant décider si celle-ci a débuté par les cellules

---

[1] BOLOGNESI. Recherches cliniques, histologiques, bactériologiques et expérimentales pour servir à l'histoire de l'hérédité de la tuberculose humaine. *Thèse*, 1895. (On trouvera dans cette thèse la bibliographie complète de la question de l'hérédité tuberculeuse.)

[E.-C. AVIRAGNET.]

maternelles ou par les cellules fœtales, ou par les deux à la fois ; du reste,
l'histogenèse du revêtement cellulaire des villosités est encore trop obscure
pour nous renseigner. L'accroissement des tubercules à la surface des villosités se fait par prolifération des cellules épithélioïdes. Schmorl et Kockel ont
vu nettement, dans un cas, la segmentation typique du nucléus. En même
temps les bacilles se multiplient en masse et les espaces intervilleux finissent
par se combler ; peu à peu le tissu de granulation tuberculeuse pénètre dans
les espaces intervilleux voisins et les infiltre. Il peut ainsi se faire que plusieurs villosités soient entièrement englobées par la néoformation tuberculeuse. Lorsque celle-ci a pris un certain développement, les parties les plus
éloignées des villosités restées saines, c'est-à-dire les parties les plus
anciennes, subissent la caséification ; en même temps, plus généralement
auparavant, on constate la présence de cellules géantes tuberculeuses dans les
profondeurs de la néoformation et rarement à la surface même des villosités,
ce qui a amené Schmorl et Kockel à penser qu'elles n'émanent pas directement de l'épithélium des villosités, mais des cellules épithélioïdes : inutile de
dire qu'elles se distinguent essentiellement des cellules géantes qui se rencontrent normalement dans le placenta, leurs noyaux sont plus pâles et placés
à la périphérie, aux pôles, au lieu d'être nets et uniformément distribués
dans le protoplasma ; leur protoplasma est réduit à une masse homogène renfermant ordinairement de nombreux bacilles.

Longtemps les villosités restent intactes au milieu de ces masses tuberculeuses, l'épithélium se conserve très longtemps avec des noyaux toujours susceptibles de coloration ; même les villosités dont le revêtement épithélial est
déjà partiellement tombé conservent leur intégrité et ne renferment presque
jamais de bacilles, quelle qu'en soit l'abondance, dans le tissu de granulation
ambiant. *Les villosités paraissent donc offrir une grande résistance à la
pénétration des bacilles.* A la longue, cette résistance s'affaiblit ; quand la
caséification a envahi tout l'espace intervilleux, les villosités à leur tour sont
atteintes par la tuberculose ; elles perdent leur revêtement épithélial, sont
envahies par les bacilles et finalement par un tissu de granulations semblable à celui des espaces intervilleux et qui se caséifie à son tour. En même
temps, les vaisseaux des villosités s'altèrent ; ils peuvent être le siège de
deux altérations bien différentes ; une prolifération de l'endothélium, et une
thrombose hyaline, altérations qui ont toutes deux pour conséquence l'oblitération des vaisseaux. Cette oblitération s'oppose longtemps au passage des
bacilles dans les vaisseaux du fœtus, mais incomplètement, car on a trouvé
des bacilles libres dans le sang des vaisseaux situés au delà de ces obstacles. La thrombose hyaline se voit également, mais beaucoup plus rarement
dans les vaisseaux des espaces intervilleux ; ils présentent alors tous les signes
de la nécrose.

Deuxième forme. — A côté de cette tuberculose secondaire des villosités
de beaucoup la plus commune, il existe une forme primitive ; il est vrai que
Schmorl et Kockel ne l'ont vue qu'une fois et isolément. Dans ce cas, la première altération visible consiste dans la présence, à l'intérieur des villosités
dont le revêtement épithélial tombe par place, de cellules multinucléées dont

le protoplasma renferme un ou plusieurs bacilles. Il n'est pas absolument impossible que ces bacilles aient pénétré dans les villosités à la faveur des lésions épithéliales, mais on a vu plus haut quelle énergique résistance l'épithélium oppose à la pénétration des bacilles. On peut encore supposer que des bacilles, déjà parvenus dans la circulation fœtale, arrivent dans les capillaires des villosités après avoir fait le tour de l'organisme fœtal, ou bien par une onde récurrente. Arrivés dans les villosités, ils deviendraient le point de départ d'une altération tuberculeuse. En effet, les cellules multinucléées signalées plus haut pourraient bien provenir d'une prolifération endothéliale des capillaires ; parfois Schmorl et Kockel ont pu apercevoir une fente fine sur les capillaires, à côté des amas de cellules multinucléées ; une fois même, ils ont vu un globule rouge extravasé. Mais, dans le développement ultérieur de la tuberculose des villosités, ce sont les cellules du tissu conjonctif qui jouent le rôle principal ; il se produit à leurs dépens de nombreuses cellules épithélioïdes dont l'accumulation donne aux villosités la forme de massues; les vaisseaux présentent la thrombose hyaline. Le revêtement cellulaire, dont une partie s'était conservée, disparaît alors totalement, et la néoformation tuberculeuse fait irruption dans les espaces intervilleux. Schmorl et Kockel ont encore observé que les tubercules des villosités ne renferment jamais de bacilles en nombre, contrairement à ce qui a lieu pour les foyers intervilleux.

La voie par laquelle les bacilles arrivent dans le placenta est le courant sanguin, car il s'agit de tuberculose aiguë généralisée, et dans cette forme de tuberculose les bacilles sont abondants dans les vaisseaux ; dans la tuberculose chronique, on peut également trouver des bacilles, peu nombreux il est vrai, dans le sang, surtout quand une poussée aiguë vient se greffer sur la tuberculose chronique ; en effet, Schmorl et Kockel décrivent à la fin de leur travail, en appendice, deux cas de tuberculose chronique chez des femmes enceintes mortes peu après avoir accouché ; le placenta renfermait chez les deux sujets quelques rares tubercules miliaires.

3° *Expériences faites avec le liquide amniotique.* — Hergott, de Nancy, a publié dans les *Annales de gynécologie* de 1891 l'observation d'une femme de 30 ans, multipare, qui se pendit, arrivée presque au terme de sa grossesse. Cette femme était atteinte de tuberculose généralisée. L'inoculation intra-péritonéale du liquide amniotique au cobaye donna des résultats positifs. L'animal mourut deux mois et demi après avec une tuberculose ganglionnaire abdominale et thoracique et une tuberculose miliaire aiguë dans le poumon. Ce fait établit la virulence tuberculeuse du liquide amniotique chez une femme tuberculeuse.

4° *Expériences faites sur les femelles d'animaux auxquelles on inocule la tuberculose.* — Nous avons maintenant à passer en revue toute une série de recherches qui ont été entreprises chez les animaux, pour élucider la question de la transmission de la tuberculose de la mère au fœtus. Ces expériences ont été pour la plupart négatives. MM. Grancher, Straus, Nocard, Leyden, n'ont pas réussi à transmettre une seule fois la tuberculose de la mère au fœtus. Les tentatives de Sanchez Toledo n'ont

[E.-C. AVIRAGNET.]

pas été plus heureuses. Cet auteur, en effet, avec de la tuberculose aviaire, inocula par voie intra-veineuse, sous-cutanée, intra-pleurale, trente-cinq femelles de cobayes pleines ; des soixante-cinq fœtus nés de ces femelles aucun ne présenta de tuberculose. Les cultures faites avec leurs organes sont restées stériles, les inoculations pratiquées avec le poumon, le foie, la rate broyés dans l'eau, ont toutes été négatives ; les coupes colorées par différents procédés ne contenaient aucun bacille. La transmission du bacille ne s'était pas faite une seule fois. Au Congrès de la tuberculose de 1891, M. Vignal a rapporté une série de résultats négatifs. M. Hutinel en a publié quelques-uns également. Par contre, Gartner, dans un travail remarquable, a fait connaître quelques résultats positifs[1]. Dans une première série d'expériences, il inocula dans le péritoine avec une culture de tuberculose humaine une certaine quantité de femelles de souris blanches qu'il laissa en rapport avec un mâle. La tuberculose évolue, on le sait, chez les souris en deux ou trois mois généralement sans gêner la fonction génitale, et, comme la gestation dure trois semaines, Gärtner a pu ainsi obtenir deux ou trois portées successives chez des femelles soumises depuis un temps relativement considérable à l'infection tuberculeuse. Les fœtus des souris étaient inoculés dans le péritoine d'un cobaye, après avoir été pilés dans un mortier. 116 fœtus ont été inoculés de la sorte chez 36 cobayes. Deux cobayes seulement moururent de tuberculose à point de départ péritonéal. Dans une seconde série d'expériences faites chez des lapines pleines (dont le placenta se rapproche, on le sait, du placenta humain), Gartner a injecté une culture de tuberculose dans la circulation générale, afin de réaliser ainsi les conditions de la granulie. Dix lapines reçurent, dans la veine de l'oreille, une émulsion de culture de tuberculose. Elles mirent bas 51 petits qui furent inoculés, après avoir été broyés, dans le péritoine d'un cobaye. Sur les 51 fœtus, 5 provoquèrent la tuberculose. Dans une autre série d'expériences enfin, Gartner injectait une goutte de culture de tuberculose dans la trachée de souris femelles. A la suite de cette injection il se produisait une tuberculose pulmonaire rapidement suivie de tuberculose généralisée. Sur 9 femelles inoculées de la sorte, 7 donnèrent naissance à des petits tuberculeux.

Les observations que nous avons rapportées, les expériences que nous avons relatées démontrent d'une façon évidente la possibilité de la transmission de la tuberculose de la mère au fœtus. L'hérédité de la graine ne peut donc plus être mise en doute. Il nous reste, à présent, à rechercher par quel mécanisme et sous quelle influence les bacilles de Koch pénètrent le fœtus.

Deux facteurs peuvent être incriminés pour expliquer la contamination du fœtus : le père et la mère. Nous nous occuperons tout d'abord du rôle joué par la mère. Le père, en effet, intervient plutôt d'une façon indirecte : il transmet au fœtus la prédisposition à contracter la tuberculose plutôt que la tuberculose elle-même.

a) Rôle de la mère dans la transmission de la tuberculose au fœtus.

[1] Gartner (Iéna). *Ueber die Erblichkeit der Tuberculose.* (Zeitschr. f. Hyg. u. Infections Krankh., 1895, Bd. 15. p. 101-250.)

— Le fœtus, contaminé par sa mère, peut l'être de deux façons : soit, dès le début, à la période ovulaire (*infection tuberculeuse de l'ovule*), soit, plus tard, pendant la période fœtale (*infection tuberculeuse ou bacillaire de l'utérus, du placenta, voire même du liquide amniotique*).

α) *Infection ovulaire.* — Voici ce qu'écrit à ce sujet M. le professeur Straus : « On peut supposer que l'ovule peut être infecté directement, par le fait de la mère, avant la fécondation. On cite toujours à ce sujet les recherches de Pasteur qui a montré la présence, dans l'œuf des vers à soie, des corpuscules de la pébrine qui plus tard envahirent les vers et les papillons ; mais il est bien hasardeux de conclure de ce fait à ce qui pourrait se passer dans le cas de pénétration, dans l'ovule d'un mammifère, du bacille de la tuberculose. Il faudrait admettre que la présence de ce bacille (ou de ses spores) à l'intérieur de l'ovule n'empêcherait ni la fécondation, ni la migration, ni le développement de cet ovule pendant toute la durée de la vie embryonnaire. C'est là une hypothèse bien difficile à prouver et même à accepter, mais qu'on ne peut cependant pas écarter d'une façon absolue. »

β) *Infection utéro-placentaire.* — C'est par le placenta que, dans la très grande majorité des cas, se fait la contamination du fœtus par la mère. Il y a des connexions si intimes entre les circulations maternelle et fœtale qu'un germe en circulation dans le sang maternel peut pénétrer chez le fœtus, car le placenta n'est pas un filtre parfait, contrairement à l'opinion autrefois admise. Straus et Chamberland ont démontré que la bactéridie charbonneuse peut passer de la mère au fœtus. Il en est de même des microbes de la pneumonie, de la fièvre typhoïde, etc.... Pourquoi n'en serait-il pas ainsi du bacille de Koch? La transmission du bacille de la tuberculose de la mère au fœtus ne doit pas se faire aisément parce que ce bacille, on le sait, ne vit pas habituellement dans le sang. Ce n'est que d'une façon exceptionnelle qu'il se rencontre dans la circulation. Le fait n'a été signalé que dans la granulie ou bien au moment d'une poussée aiguë de la tuberculose chronique.

Quand on jette un coup d'œil sur les observations des fœtus venus au monde tuberculeux ou bacillisés, on voit que dans la plupart des cas la mère était atteinte d'une granulie. Elle se trouvait, par conséquent, dans les meilleures conditions pour que le passage du bacille pût s'effectuer à travers le placenta jusqu'au fœtus. Mais cette filtration ne se fait pas d'une façon constante ; pour qu'elle se produise, il faut qu'il existe une lésion du placenta, il faut même que la tuberculose placentaire soit déjà suffisamment avancée. On sait, en effet, que l'épithélium des villosités placentaires oppose pendant longtemps une barrière infranchissable au bacille et, pour que celui-ci passe du placenta maternel au placenta fœtal, il faut que le tubercule de l'espace intervilleux devienne caséeux et produise une effraction de l'épithélium de la villosité choriale. Celle-ci devient alors le siège d'une lésion tuberculeuse et de la sorte les bacilles pourront envahir la circulation du fœtus et infecter celui-ci. (Voir les recherches de Schmorl et Kockel.) La granulie est donc la condition la plus favorable par le développement d'une tuberculose ou d'une bacillose du fœtus. Mais il existe certaines observations

[E.-C. AVIRAGNET

bien démonstratives dans lesquelles la mère n'était pas atteinte de tuberculose miliaire aiguë. En ce cas il faut admettre que l'infection du placenta s'est faite dans le cours d'une tuberculose chronique à la faveur d'une poussée aiguë, passagère, atténuée, qui n'a laissé de trace de son passage qu'au niveau du placenta ou b en sur les parois de l'utérus.

b) *Rôle du père dans la transmission de la tuberculose au fœtus.* — L'hérédité paternelle directe paraît bien problématique à la plupart des auteurs qui ont écrit sur l'hérédité tuberculeuse. Firket notamment ne peut admettre qu'un ovule puisse être fécondé par un spermatozoïde bacillifère. Fécondé de la sorte, cet ovule ne pourrait suivant lui se développer, subir les transformations qui doivent aboutir à la constitution du fœtus. Certains auteurs, par contre, se déclarent convaincus du rôle actif joué par le père dans la transmission directe de la tuberculose au fœtus sans infection maternelle. Ils appuient leur conviction sur des faits cliniques et sur des expériences positives. Voici, tout d'abord, quelques faits cliniques que nous empruntons à notre maître M. Landouzy : « Un officier supérieur mourut en 1888, après deux hivers passés à Alger, où il fut assisté par mon distingué confrère Cochez, d'une hépatite tuberculeuse avec ascite, accident ultime d'une tuberculose ayant débuté en 1878, au milieu d'une bonne santé apparente, par une pleuro-pneumonie *a frigore*, suivie quelques mois après de l'éclosion de craquements humides au sommet gauche. En 1879, hémoptysies ; les années suivantes, accidents laryngés, bronchites, congestions des sommets à répétition, hémoptysies, etc.; en 1887 et 1888, hecticité, douleurs abdominales, augmentation de volume du foie, ascite et mort. Marié en 1876 à une superbe jeune fille de vingt et un ans, cet homme a eu cinq enfants : Premier enfant : garçon venu à terme en décembre 1876 ; élevé à Nantes, au milieu d'une épidémie de choléra infantile, il est pris d'entérite, à laquelle il succombe en trois jours, avec des accidents convulsifs. Deuxième enfant : fille, née avant terme, entre sept et huit mois, en août 1878 ; meurt en vingt-quatre heures avec des convulsions. Troisième enfant : garçon, né à terme en mars 1881 ; est élevé comme le premier, dans les mêmes conditions; est pris à cinq mois de tous les symptômes d'une méningite tuberculeuse classique, à laquelle il succombe en quelques semaines. Quatrième enfant : fille, née en février 1882, est prise à trois mois des symptômes d'une méningite tuberculeuse, à laquelle elle succombe en trois semaines. Cinquième enfant : garçon, né à terme en 1883 ; est élevé au sein loin du père, en pleine campagne, en d'excellentes conditions. Cinq mois après sa naissance, l'enfant dépérit; survient un écoulement purulent par l'oreille gauche. Lorsque l'oncle, médecin, vint voir l'enfant à la campagne, il le trouva étisique, suppurant de l'oreille gauche et porteur d'une hémiplégie faciale gauche totale; il diagnostiqua une otite tuberculeuse. L'enfant mourait étique quelques jours après. Si l'on veut bien ne rien oublier de l'histoire pathologique du père, si l'on veut bien se souvenir de la date de ses premières manifestations tuberculeuses, si l'on observe que la mère n'a jamais, depuis quinze ans, cessé de rester bien portante, en dépit de cinq grossesses subintrantes (cinq grossesses en sept ans), en dépit des mauvaises conditions morales et physiques dans lesquelles la mettaient et les inquiétudes qu'elle prenait de la santé de son mari et le chagrin de perdre successivement, de même manière et au même âge, ses enfants, en dépit de son veuvage, — on nous accordera que la tuberculose pourrait bien être ici de pure hérédité paternelle et que, si les enfants, à leur première année, mouraient tuberculeux, c'est qu'ils étaient nés tuberculisés par un père tuberculeux dont le sperme avait pu, par imprégnation directe, tuberculiser l'ovule maternel. »

On peut rapprocher des observations de M. Landouzy le cas suivant rapporté par M. Fieux dans la *Gazette hebdomadaire* de Bordeaux : Une femme très vigoureuse a six grossesses de 25 à 28 ans, terminées par des fausses couches. Une septième arrive à terme, mais l'enfant meurt de méningite quinze jours après. Une huitième grossesse est suivie de fausse couche. A peu près à la même époque, le mari de cette femme meurt tuberculeux, ayant déjà à plusieurs reprises et depuis longtemps présenté des hémoptysies. Deux ans après, à 33 ans, cette femme redevient enceinte pour la 9ᵉ fois, mais cette fois-ci des œuvres d'un homme sain, vigoureux, ayant déjà deux enfants, un garçon et une fille de 14 et 16 ans en parfaite santé. Malgré le travail continuel qu'elle a été obligée de fournir durant le cours de sa grossesse, son état général est excellent. D'ailleurs, à part la rougeole à l'âge de sept ans, elle a toujours joui d'une très bonne santé que n'ont pas ébranlée ses nombreuses fausses couches. Rien d'anormal, soit du côté du cœur, soit du côté des poumons. Et cette fois la grossesse se termine par la naissance d'un enfant sain et bien constitué qui quitte la Maternité en parfait état. Ce fait semble bien démontrer, ajoute M. Fieux, que le père peut donner non seulement à l'enfant la réceptivité bacillaire, mais la procréer. La syphilis recherchée attentivement dans ce cas paraissait devoir être éliminée presque à coup sûr, d'autant mieux que les fausses couches n'avaient nullement les caractères de celles qu'on rencontre dans cette maladie.

Chez les animaux, on a signalé également des faits qui plaident en faveur d'une hérédité paternelle directe. « Le fait, qui n'est pas rare, écrit Bang. que tous les produits d'un taureau deviennent tuberculeux, alors que les vaches, en partie du moins, restent saines, pourrait bien être invoqué à l'appui de l'opinion qui admet une infection directe de l'œuf par le sperme du mâle tuberculeux. »

Ces faits cliniques n'ont pas paru démonstratifs à tous les observateurs ; quelques-uns ont pensé qu'il s'agissait de contagion après la naissance. Les partisans de l'hérédité paternelle directe répondent à cette objection en rappelant les expériences qui ont démontré l'existence de bacilles de Koch dans le sperme des phtisiques. MM. Landouzy et H. Martin ont réussi à provoquer la tuberculose chez des cobayes en leur inoculant dans le péritoine du sperme de cobayes tuberculeux. Gärtner a obtenu également quelques résultats positifs en inoculant dans le péritoine de cobayes le sperme de cobayes tuberculeux. Mais, par contre, il n'a pas réussi à obtenir des petits tuberculeux en faisant féconder des femelles saines par des mâles inoculés de tuberculose dans le testicule.

[E. C. AVIRAGNET.]

La présence de bacilles dans le sperme de phtisiques a été bien mise en évidence par quelques auteurs, mais le nombre des bacilles trouvés a toujours été très restreint (une dizaine par éjaculation). Le produit de chaque éjaculation renfermant en moyenne 226 millions de spermatozoïdes chez un phtisique avéré, les bacilles se trouvent dans la proportion de 1 pour 22 millions de spermatozoïdes. On voit le peu de chance que possède le sperme d'un phtisique de contaminer un ovule. (Chiffres empruntés au travail de Gärtner.)

II. — *Hérédité indirecte, hérédité de terrain.* — L'hérédité de terrain l'hérédo-prédisposition est acceptée aujourd'hui par la majorité des médecins Ceux-là même qui font jouer un rôle important, prépondérant, à la contagion ne songent pas à nier l'importance qu'elle possède. Mais il n'est pas facile de la mettre en évidence par des preuves directes, de même qu'il n'est pas aisé de la détruire par des arguments décisifs, ainsi que le fait remarquer M. Straus. Les quelques chiffres auxquels nous avons fait allusion au début de ce chapitre (statistique de Leudet, Vallin, etc.) montrent que les enfants qui deviennent tuberculeux après leur naissance sont le plus souvent issus de parents phtisiques. Ces enfants ont hérité de cellules qui réagissent aussi mal que celles de leurs parents en face de l'infection tuberculeuse. Ils ont hérité, non de la tuberculose, mais de l'aptitude à la contracter. A la naissance, ils étaient, suivant l'expression devenue classique, des tuberculisables : le bacille les guettait pour ainsi dire, ils sont devenus des tuberculeux. Les recherches récentes de Charrin et Roger nous ont montré que, si on inocule à une femelle, voire même à un mâle, des toxines bactériennes, les produits de la conception naissent chétifs, rabougris, résistent mal aux infections. Ces données peuvent s'appliquer à la tuberculose. La mère phtisique pendant la grossesse, le père tuberculeux au moment de la conception engendrent un enfant dont les organes sont souvent mal développés. Ces dégénérés, qui ont hérité d'une dystrophie native, d'une diathèse héréditaire, les anciens phtisiologues ont de tout temps insisté sur leur habitus spécial : leur squelette est étroit et mince, les attaches sont frêles, la peau est fine et molle, les extrémités sont graciles, les doigts allongés, le facies pâle, les veinosités transparentes. Ce sont souvent des roux (roux vénitien du professeur Landouzy).

M. Hanot a étudié longuement les malformations que présentent les hérédo-prédisposés à la tuberculose[1] : exiguïté de la poitrine, surtout dans sa partie supérieure, moindre développement des poumons, développement imparfait du cœur, étroitesse artérielle qui prédispose à la chlorose, foie lobulé, dilatation congénitale de l'œsophage. C'est l'infantilisme de Lorrain, le prédestiné à la tuberculose qu'Arétée avait déjà décrit. Il ne faudrait pas cependant exagérer les choses. Des enfants de tuberculeux peuvent naître très bien constitués et, si on a soin de les éloigner de tout milieu où la contagion peut s'exercer, on leur évitera la tuberculose. M. Hutinel[2] a provoqué une enquête administrative sur la fréquence de la tuberculose chez les enfants assistés de

[1] V. Hanot. Considérations générales sur l'hérédité hétéromorphe. (*Archives générales de médecine,* 1895, p. 462-476.)
[2] Hutinel. Congrès pour l'étude de la tuberculose, 1891, p. 544.

Paris envoyés en province par l'Assistance publique. Ces enfants sont pour la plupart issus de parents tuberculeux morts à l'hôpital. Malgré cette hérédité indéniable, le nombre des tuberculeux a été trouvé restreint.

Il est intéressant de rapprocher de l'enquête à laquelle s'est livré M. Hutinel les remarques de Stich[1] et Bollinger[2], qui, chez de petits orphelins, ayant plus de cinq ans il est vrai, nés de parents tuberculeux, n'ont rencontré qu'un nombre très restreint de manifestations tuberculeuses.

Causes prédisposantes. — La seule prédisposition créée par l'hérédité n'est pas suffisante pour permettre à la tuberculose de se développer, puisque nous venons de voir que des enfants de tuberculeux vivant à la campagne demeurent indemnes de tuberculose. Mais, si ces prédisposés subissent l'influence de milieux nocifs ou sont atteints de certaines maladies infectieuses, leur aptitude à contracter la tuberculose s'exagère encore. Il est donc du plus haut intérêt d'étudier l'influence des milieux et des maladies infectieuses.

I. — *Influence des milieux.* — *Vie urbaine.* — *Position sociale inférieure.* — *Séjour à l'hôpital.* — C'est surtout dans les grandes villes et dans les classes pauvres que l'on observe une grande fréquence de la tuberculose chez les enfants. Cela tient à ce que ces petits êtres, vivant dans des chambres habituellement étroites, souvent malpropres, avec des malades qui toussent et qui crachent sans cesse, sont particulièrement exposés à la contamination. Déjà affaiblis par cette vie dans un air confiné, ils ne résisteront pas à la contagion s'ils sont d'autre part débilités (ce qui est malheureusement trop fréquent) par une alimentation insuffisante ou mal comprise. Le séjour prolongé à l'hôpital est particulièrement nocif aux enfants. Nous avons observé nous-même plusieurs cas de contagion indéniables dans les salles d'hôpital[3].

Climats. — Il semble que la tuberculose soit plus rare dans les pays froids que dans les pays chauds. — *Saisons.* — Elles ne paraissent pas avoir une influence. — *Froid humide.* — Il favorise le développement de la phtisie suivant certains auteurs. Il agit surtout en mettant en activité une tuberculose latente, mais préexistante, en facilitant l'éclosion de bronchites. — *Altitude.* — La tuberculose est rare sur les plateaux élevés. Cette notion vulgarisée par Jaccoud n'est pas admise par tous les auteurs et notamment par Jacoby. — *Atmosphère marine.* — Elle est plutôt favorable aux tuberculeux.

II. — *Maladies infectieuses.* — Certaines maladies infectieuses ont une influence indéniable sur l'évolution de la tuberculose, et parmi celles-ci il en est deux dont l'influence est particulièrement néfaste, ce sont la *rougeole* et la *coqueluche.* Il est constant d'observer soit à l'hôpital, soit dans la

---

(1) Stich. *Die Erblichkeit und Heilbarkeit der Tuberkulose.* (Deutsches Arch. f. klin. Med., 1887, Bd. 15, p. 219.)

(2) Bollinger. *Ueber Entstehung und Heilbarkeit der Tuberkulose.* (Münchner Med. Wochenschr., 1888, p. 505.)

(3) Cette question de la contagion hospitalière a été mise récemment à l'ordre du jour à l'Académie de médecine. Des faits indéniables de contagion de la tuberculose ont été publiés chez des surveillantes et dans le personnel hospitalier.

[*E.-C. AVIRAGNET.*]

clientèle de la ville, des enfants devenus tuberculeux à la suite d'une rougeole ou d'une coqueluche qui n'avaient présenté aucune particularité grave dans leur évolution. Ces maladies infectieuses prédisposent-elles seulement à la tuberculose ou bien ne font-elles qu'aggraver, que généraliser une tuberculose qui était restée jusque-là latente? Ces deux opinions ont leurs défenseurs, mais la seconde nous paraît être la vraie. Quoi qu'il en soit, que l'on accepte l'une ou l'autre de ces deux opinions, ce qu'il faut retenir, c'est l'influence néfaste qu'exercent trop souvent la rougeole et la coqueluche, si justement appelées par Willis « vestibulum tabis ». On peut expliquer cette action particulière phtisiogène de la coqueluche et de la rougeole par l'action que ces deux affections exercent sur les voies respiratoires. Pour la coqueluche, cette action n'est mise en doute par personne; les quintes spasmodiques si caractéristiques de la coqueluche ont pour point de départ une irritation de la muqueuse des voies respiratoires, cela apparaît nettement et ne peut être sujet à aucune discussion. Mais l'action de la rougeole sur la muqueuse des voies respiratoires est moins appréciable, certains médecins même la nient.

Il est presque certain, il est au moins très vraisemblable, que les bronchites et broncho-pneumonies de la rougeole sont dues à des infections secondaires (pneumocoques, streptocoques, etc.), mais il est non moins certain que ces infections ne se produisent qu'à la faveur du catarrhe trachéo-bronchique qui est le fait de l'infection rubéolique. Ces mêmes microbes, hôtes habituels de la gorge, se localisent constamment dans les bronches et les poumons chez les rubéoleux, tandis qu'ils recherchent le parenchyme rénal chez les scarlatineux; comment comprendre cette différence de localisation si l'on n'admet pas une prédisposition créée du côté des bronches ou des poumons par la rougeole, du côté des reins par la scarlatine?

La *pneumonie*, suivant Barthez et Sanné, la *grippe* favorisent le développement de la tuberculose. Ici encore, comme pour la rougeole et la coqueluche, on doit se demander si ces affections ne donnent pas plutôt un coup de fouet à une tuberculose latente. — Les *gastro-entérites*, les *entérocolites*, par les désordres qu'elles amènent dans la nutrition, par la déchéance à laquelle elles conduisent les enfants sont, au premier chef, des causes qui prédisposent à l'envahissement bacillaire. La *variole*, par contre, prédispose à la tuberculose, si on se rapporte aux recherches du professeur Landouzy. Tout individu variolisé devient candidat à la tuberculose. Tout individu variolisé est suspect de tuberculose. — *Scarlatine*. — La scarlatine, disent Rilliet et Barthez, engendre rarement les tubercules, et les tuberculeux prennent rarement la scarlatine. Nous en concluons que la diathèse tuberculeuse et la scarlatine sont antagonistes. Pourquoi ne pas conclure simplement, écrit si justement M. Marfan dans son Traité de médecine, que la scarlatine est indifférente eu égard à la phtisie? — *Fièvre typhoïde*. — Les opinions sont opposées; certains auteurs, comme Thirial, Barthez, Revilliod, Paul, ont soutenu qu'il existait un certain antagonisme entre la phtisie et la fièvre typhoïde; d'autres, comme Laennec, Monneret, Damaschino, ont soutenu le contraire. En réalité, la fièvre typhoïde ne paraît pas constituer une affection antagoniste ou prédisposante à la tuberculose. Ce qui, sans doute, a dû induire certains médecins en erreur, c'est ce fait que certaines tuberculoses aiguës évoluent sous forme de fièvre typhoïde pendant 2 ou 3 semaines durant lesquelles le diagnostic est impossible. — *Syphilis.* — La syphilis peut faciliter l'éclosion de la tuberculose au même titre que les autres maladies cachectisantes. — *Maladies de cœur.* — Certaines affections congénitales du cœur (rétrécissement de l'artère pulmonaire, cyanose congénitale, rétrécissement mitral) prédisposent à la tuberculose. Cela n'a rien d'étonnant, puisqu'on sait aujourd'hui que l'hérédité tuberculeuse se manifeste fréquemment par les malformations cardiaques.

Immunité conférée par la guérison d'une tuberculose antérieure. — M. Marfan soutient depuis 1885 que tout sujet porteur d'un lupus bien guéri ou d'adénite tuberculeuse cicatrisée d'une façon définitive est indemne de tuberculose. M. Marfan pense qu'il y a là une sorte de vaccination créée par une première atteinte de tuberculose. Peut-être le sujet qui a guéri n'était-il atteint que d'une tuberculose atténuée ; s'il en est ainsi, on comprend pourquoi cette tuberculose ne s'est pas généralisée.

Contagion. — La contagion de la tuberculose peut se faire soit par les voies respiratoires, soit par les voies digestives, soit par la peau. Nous allons étudier successivement ces différents modes de contamination.

1° *Contamination par les voies respiratoires.* — Il est si constant d'observer des lésions tuberculeuses du côté du poumon ou des ganglions bronchiques que la première idée qui vient à l'esprit est que la tuberculose a le plus souvent sa porte d'entrée au niveau de l'appareil pulmonaire. Mais les expériences faites chez les animaux ont montré, qu'à la suite de l'inoculation sous-cutanée ou intra-péritonéale ou de l'ingestion de produits tuberculeux, il est fréquent de constater le maximum de lésions au niveau de l'appareil pulmonaire. Les poumons constituent donc une des localisations de prédilection du virus tuberculeux et il n'est pas possible, en constatant leur altération, d'affirmer que l'infection a eu sa porte d'entrée à leur niveau. Toutefois l'expérimentation a montré qu'il était facile de produire une infection tuberculeuse par les voies respiratoires. Déjà Villemin avait insisté sur le rôle joué par les crachats desséchés dans la dissémination de la tuberculose (1869), mais c'est à Tappeiner que l'on doit d'avoir le premier établi expérimentalement la possibilité de provoquer la tuberculose par inhalation. Cet auteur, ayant enfermé douze chiens dans une petite chambre où il pulvérisait des crachats desséchés de phtisiques, obtint sur onze d'entre eux des lésions tuberculeuses dans les poumons, les reins, la rate (1880). Giboux, Koch, Thaon, Cadéac et Malet ont obtenu de semblables résultats. Ces expériences prouvent la possibilité d'une contamination par les poussières tuberculeuses. Mais, pour admettre ce mode de contagion chez l'homme, il fallait démontrer que les crachats tuberculeux desséchés se réduisent en poussière, se répandent dans l'atmosphère et peuvent être inhalés. Les recherches de Cornet ont donné cette démonstration. Cet auteur a montré, en effet, que les bacilles tuberculeux existaient à l'état virulent dans les poussières de l'air des locaux habités par les phtisiques. Cornet en concluait que ces pous-

[*E.-C. AVIRAGNET.*]

sières pouvaient s'engager dans les voies respiratoires des personnes vivant au contact des phtisiques et les infecter ainsi. C'était là une hypothèse dont la démonstration a été faite par M. le professeur Straus, qui a réussi à mettre en évidence la présence de bacilles tuberculeux virulents à l'intérieur de la cavité nasale d'individus sains, fréquentant des locaux habités par des phtisiques[1]. Ces recherches du professeur Straus permettent de saisir sur le vif l'infection par inhalation chez l'homme, à sa première étape, à l'entrée des voies respiratoires. Les bacilles, vivant à l'état de virulence dans les fosses nasales, peuvent, sous l'influence d'une cause prédisposante (bronchite, pneumonie, etc...), pénétrer dans les bronches ou le poumon et y produire des lésions tuberculeuses. Ils peuvent aussi gagner, par la voie lymphatique, les ganglions du cou. C'est là vraisemblablement une des façons habituelles de se constituer des adénopathies cervicales si fréquemment observées chez les enfants. En d'autres circonstances, la localisation bacillaire primitive peut se faire au niveau des végétations adénoïdes de l'arrière-gorge (Dieulafoy, Académie de médecine, 1896), ou bien de l'amygdale, et de là se généraliser[2].

Pour résumer, on peut dire que la tuberculose par inhalation est aujourd'hui démontrée ; que le bacille peut pénétrer directement dans les bronches, dans les alvéoles pulmonaires, créer là des lésions tuberculeuses, ou bien, traversant le parenchyme pulmonaire, aller se localiser au niveau des ganglions trachéo-bronchiques ; que, dans d'autres circonstances, les bacilles infectent les amygdales ou se localisent dans le tissu lymphatique rétro-pharyngien. Ils peuvent être alors le point de départ soit d'une tuberculose localisée aux ganglions voisins, soit d'une tuberculose généralisée.

2° *Tuberculose par ingestion dans les voies digestives.* — L'expérimentation a également démontré que l'ingestion de matières tuberculeuses produit la tuberculose. Les expériences de Chauveau sont trop connues pour qu'il soit utile de les décrire longuement. Cet expérimentateur provoquait la tuberculose chez des génisses auxquelles il faisait absorber de la matière tuberculeuse provenant soit d'animaux tuberculeux, soit de lésions humaines. Villemin, Parrot, Klebs, Gerlach, ont obtenu des résultats positifs en faisant ingérer à des animaux soit de la matière tuberculeuse, soit du lait de vaches phtisiques. Collin obtint cependant des résultats négatifs ; mais de nouvelles recherches de Bollinger, de Toussaint, de Peuch, de Baumgarten sont venues démontrer d'une façon définitive la possibilité de la transmission de la tuberculose par les voies digestives. Ces recherches ont conduit à se demander si le lait et la viande provenant d'animaux phtisiques ne pouvaient pas être des causes de contamination.

Contamination par la viande et le sang d'animaux tuberculeux[3]. — Trois opinions ont été émises : 1° la première consiste à regarder comme

(1) STRAUS. Sur la présence du bacille de la tuberculose dans les cavités nasales de l'homme sain. (*Académie de médecine*, 5 juillet 1894.)

(2) Voir dans la *Revue des maladies de l'enfance*, août 1894, les observations de Daremberg, Lublinski relatives à la tuberculose amygdalienne, celle de Boullant relative à une tuberculose ayant eu son point de départ au niveau des dents.

(3) Voir pour les détails G Lyon : Tuberculose intestinale. (*Gazette des hôpitaux*, 1891, n° 139.)

suspectes toutes les parties d'un organisme tuberculeux, même lorsque la tuberculose paraît limitée à une seule région (Toussaint, Bouley); 2° Arloing pense que les muscles ne sont virulents que si la tuberculose est généralisée; 5° Nocard et Galtier ne croient même pas à la virulence du suc musculaire.

Il est difficile de conclure en présence d'opinions aussi contradictoires et l'on n'oserait pas affirmer qu'on devient tuberculeux en ingérant de la viande d'animaux tuberculeux. L'accord, par contre, est plus général pour le sang. La plupart des expérimentateurs lui reconnaissent des propriétés infectantes lorsque la tuberculose est généralisée (Toussaint, Vallin, Galtier, Guinard de Dijon). On doit, en conséquence, conclure à la possibilité d'une infection tuberculeuse par l'ingestion de sang frais.

Contamination par le lait. — Le lait des vaches tuberculeuses est virulent quand l'animal est atteint de tuberculose généralisée ou bien quand les mamelles présentent des lésions tuberculeuses. C'est là un fait que les expériences de Gerlach, Bollinger et autres semblent avoir démontré. Il est intéressant de se demander si la clinique humaine confirme les résultats fournis par l'expérimentation et la pathologie vétérinaires. Les faits cliniques d'infection tuberculeuse par les voies digestives sont très peu nombreux. Il y en a quelques-uns cependant qui paraissent être assez démonstratifs. Nous pouvons citer notamment l'observation du Dr Stang. « Il s'agit d'un garçon âgé de cinq ans, bien constitué en apparence, né de parents sains, dont les familles, du côté du père et de la mère, étaient exemptes de toute tare héréditaire : l'enfant succomba au bout de quelques semaines aux suites d'une tuberculose miliaire des poumons, avec hypertrophie énorme des ganglions mésentériques. En pratiquant l'autopsie, on apprit que peu de temps auparavant les parents avaient fait abattre une vache que le vétérinaire de l'abattoir avait reconnue atteinte de phtisie pommelière. Cette vache était bonne laitière et pendant longtemps le garçon avait bu de son lait aussitôt après la traite. » Ollivier et Bouley ont rapporté l'histoire d'un pensionnat où 6 cas de tuberculose se sont développés durant le séjour d'une vache laitière tuberculeuse dans l'étable de l'établissement. Bang a relaté quelques observations analogues. Demme[1] a publié une observation des plus intéressantes. Trois tout jeunes enfants, confiés à une nourrice sèche et sans antécédents héréditaires, succombèrent dans le cours de leur première année à une tuberculose intestinale primitive, constatée à l'autopsie. Un quatrième enfant, placé dans les mêmes conditions chez la nourrice sèche, mourut également, et à l'autopsie on constata des ulcérations tuberculeuses de l'intestin grêle, avec tubercules des ganglions mésentériques ; les autres organes étaient sains. L'examen de la nourrice sèche révéla l'existence d'une affection tuberculeuse de la mâchoire droite avec fistule communiquant avec la cavité buccale. Cette femme avait l'habitude de prendre préalablement dans sa bouche la bouillie qu'elle faisait ensuite avaler aux enfants, pour en apprécier la température, il est probable que l'infection tuberculeuse des enfants provenait de la contamination de la bouillie par la salive chargée de bacilles de

---

(1) Demme. *Tuberkulose Infection mehrerer Säuglinge seitens einer tuberkulösen Wartefrau.* (27 ter Bericht über die Thätigkeit des Jenner'schen Kinderspitals in Bern im Jahr., 1889, p. 61.)

[E.-C. AVIRAGNET.]

cette femme. La présence de bacilles dans la salive des tuberculeux a encore été démontrée expérimentalement par Schoul qui a réussi à rendre tuberculeux deux jeunes chats qu'il nourrissait avec des restes d'aliments tuberculeux.

Ces différentes observations démontrent la possibilité d'une contamination tuberculeuse par les voies digestives soit par la salive, soit par le lait, mais cette contamination n'est pas aussi fréquente qu'on l'avait prétendu un moment. On se rappelle que Legroux admettait surtout la contamination par les voies digestives. C'est là une exagération et nous croyons pouvoir conclure aujourd'hui comme nous le faisions dans notre thèse (1892) : « A coup sûr, écrivions-nous, les expériences qu'on a faites avec le lait de vaches tuberculeuses sont démonstratives, mais il ne faut pas, croyons-nous, en exagérer la portée. Un enfant dont l'alimentation serait faite avec un lait provenant toujours d'une même vache tuberculeuse aurait toutes les chances de contracter la tuberculose. Mais est-ce là ce qu'on voit habituellement? Le lait livré à la consommation provient de très nombreuses vaches et, s'il en est parmi elles une qui soit malade, son lait, mélangé à celui des autres, perd le plus souvent sa virulence et reste à peine dangereux, à moins que l'usage n'en soit longtemps prolongé. C'est ce qu'ont démontré les expériences de Gebhardt[1]. Avant d'accuser le lait, il convient donc d'en examiner attentivement la provenance. »

3° *Contamination par la peau.* — La peau est un terrain plutôt réfractaire à l'inoculation tuberculeuse. Le bacille de Koch ne peut la traverser et s'y développer que si elle est déjà altérée par un traumatisme ou bien par une lésion ulcéreuse quelconque. Les érythèmes de la région fessière et du scrotum peuvent servir de porte d'entrée à la tuberculose, mais en somme l'infection par la peau est plutôt rare.

ÉVOLUTION DE LA TUBERCULOSE

Lorsque le bacille de Koch a pénétré dans l'organisme soit par les voies aériennes, soit par les voies digestives, soit par la peau, il tend à se diffuser en suivant la voie lymphatique ou la voie sanguine. Cette diffusion des bacilles varie suivant l'âge, suivant la résistance des enfants, suivant aussi, cela va sans dire, la virulence et la quantité des bacilles introduits. Il est très difficile de donner une description d'ensemble de l'envahissement de l'organisme par les bacilles de Koch puisque cette généralisation varie suivant chaque cas. On peut y arriver cependant d'une façon approximative en se rappelant comment les choses se passent chez les animaux. Lorsqu'on inocule un cobaye à la cuisse avec de la tuberculose humaine, quinze jours après les ganglions inguinaux se tuméfient ; vers le vingtième jour les ganglions sous-lombaires se prennent, tout le système lymphatique du côté opposé restant absolument sain ; entre le vingt-deuxième et le vingt-cinquième

---

[1] GEBHARDT. Influence de la dilution sur l'activité du virus tuberculeux. (*Münch. Med. Wochenschr.* 1889, p. 731.)

jour, les tubercules apparaissent dans la rate (Arloing). Si le cobaye est inoculé à la base de l'oreille, l'envahissement est descendant au lieu d'être
ascendant. Le système lymphatique, on le voit, est le chemin que suit de préférence le virus tuberculeux chez le cobaye. Chez le lapin le bacille prend
plutôt la voie sanguine.

La tuberculose envahit lentement et méthodiquement les voies lymphatiques, partant du point d'inoculation pour remonter en suivant le cours de la
lymphe. Mais en remontant le cours de la lymphe il arrive un moment où les
bacilles se trouvent projetés dans la circulation sanguine par les gros canaux
lymphatiques qui eux-mêmes aboutissent au système veineux. A partir de ce
moment la tuberculose se généralise (Thèse de Potier, 1894). Mais elle est
restée longtemps localisée au système lymphatique et l'expérience a montré
qu'elle avait d'autant plus de chance de marcher lentement qu'elle affecte
plus spécialement la voie lymphatique. On peut rapprocher ce fait de ce qu'on
observe chez l'homme dont certaines tuberculoses lymphatiques évoluent
avec une lenteur excessive. Ceci étant posé, voyons ce qui se passe chez l'enfant : Le bacille de Koch pénètre l'organisme soit par les voies aériennes,
soit par la bouche ou l'intestin, soit par la peau. De toutes ces voies, la plus
fréquente, et c'est celle que nous retiendrons, est la voie pulmonaire. Lorsque le bacille arrive au niveau de l'endothélium des bronches ou des alvéoles,
il y produit une lésion (granulation). Deux choses peuvent alors se passer :
ou bien le bacille. passe dans la circulation sanguine et donne naissance à
une généralisation rapide, ce qui est l'exception, ou bien, pénétrant dans les
lymphatiques, il va se localiser dans les ganglions bronchiques. Souvent
même il traverse l'endothélium sans le léser et va directement aux ganglions
lymphatiques. Ce fait a été démontré expérimentalement par Cornet, par
Dobroklousky. La clinique en a encore fait la démonstration. On trouve fréquemment, à l'autopsie d'enfants ayant succombé soit à une tuberculose, soit
à une affection aiguë quelconque, des lésions tuberculeuses localisées aux
seuls ganglions bronchiques. Dans certains cas même, le bacille peut envahir
les ganglions sans y produire de lésions (Pizzini), cet auteur a trouvé 12 fois
sur 50 des bacilles de la tuberculose dans des ganglions bronchiques en apparence sains. (A rapprocher des recherches de Straus sur la présence de
bacilles virulents dans les fosses nasales.)

Lorsque la tuberculose s'est localisée dans les ganglions bronchiques, elle
peut y demeurer latente, ou bien, au contraire, la tuberculose continuant son
évolution envahira successivement tout le système lymphatique et, pénétrant
à un moment dans la circulation, ira infecter les différents organes. A côté
de cette diffusion lente, graduelle, progressive de la tuberculose, on peut
observer une généralisation aiguë qui est consécutive, comme la précédente,
à une tuberculose restée jusque-là localisée aux ganglions lymphatiques.
Ces tuberculoses aiguës peuvent encore avoir pour origine une altération
tuberculeuse du canal thoracique. Ponfick a signalé, en effet, la présence de
tubercules dans le canal thoracique de l'homme et il fait de ce siège le prélude nécessaire des granulies pulmonaires rapides. D'après lui les tubercules
du canal thoracique seraient de véritables centres émissifs capables, à un mo-

[E.-C. AVIRAGNET.]

ment donné, de verser dans le torrent circulatoire un nombre considérable de bacilles et d'occasionner des généralisations tuberculeuses foudroyantes.

On peut résumer de la façon suivante l'évolution de la tuberculose :

1° Pénétration du bacille dans le poumon ; il traverse l'endothélium broncho-alvéolaire sans le léser et va dans les ganglions bronchiques où il demeure sans produire de lésions (cas de Pizzini). C'est ce qu'on pourrait appeler l'état de *bacillose latente*. A rapprocher des cas de bacillose latente des fosses nasales (recherches de Straus).

2° Le bacille traverse le poumon sans laisser de traces de son passage et se rend au ganglion qu'il tuberculise. La tuberculose des ganglions bronchiques peut alors rester stationnaire pendant un temps plus ou moins long et même guérir. C'est ce qu'on peut appeler l'état de *tuberculose latente*. On peut rapprocher du mode d'infection précédent celui dans lequel le bacille lèse le poumon (granulation) avant d'aller se localiser dans le ganglion bronchique qu'il tuberculise secondairement (adénopathie non plus primitive, mais secondaire : adénopathie similaire de Parrot).

3° A la tuberculose ganglionnaire latente succède une tuberculose généralisée. Et dans ce cas la généralisation se fait de plusieurs façons : — *a*) Généralisation tuberculeuse dans le seul système ganglionnaire (Tuberculose ganglionnaire primitive de Lesage et Pascal). (Cas exceptionnel.) — *b*) Généralisation tuberculeuse à tous les organes par l'intermédiaire du système lymphatique et du système vasculaire. — α. Forme aiguë : — Granulie ; — β. Forme lente, chronique. — C'est ce qu'on rencontre généralement chez les bébés.

4° La tuberculose ganglionnaire, après être restée latente, devient le point de départ d'une dissémination de bacilles qui vont se localiser tout particulièrement dans un organe (méninges, péritoine, etc.).

5° La tuberculose enfin, ayant envahi primitivement un organe (poumon, intestin), s'y développe en y restant localisée longtemps. Ce n'est que tardivement que se fait l'infection générale. On peut à l'aide de ces données établir le tableau des formes anatomiques et cliniques de la tuberculose chez les enfants.

Formes anatomiques. — 1° A l'autopsie aucune lésion : l'inoculation des ganglions bronchiques permet d'y reconnaître la présence de bacilles (Bacillose latente). 2° A l'autopsie d'un enfant mort accidentellement ou d'une maladie infectieuse quelconque, on trouve une tuberculose localisée aux ganglions bronchiques avec ou sans granulation tuberculeuse des poumons. Cette tuberculose n'avait pas été soupçonnée pendant la vie : tuberculose ganglionnaire *latente*. 3° A l'autopsie d'un bébé mort de tuberculose chronique cachectisante on trouve : — *a*) Une tuberculose généralisée à tout le système lymphatique viscéral et périphérique. (Lesage.) — *b*) Une tuberculose généralisée à tout le système ganglionnaire et aux différents viscères (poumon, foie, rate). (Tub. généralisée chronique.) — *c*) Les mêmes lésions, mais plus jeunes. (Tub. généralisée aiguë.) 4° Tuberculoses localisées : poumons, plèvre, foie, péritoine, tube digestif, méninges.

Formes cliniques. — Nous les étudierons plus loin.

ANATOMIE PATHOLOGIQUE

Les lésions tuberculeuses se présentent chez les enfants avec les mêmes caractères que chez les adultes. Aussi pensons-nous qu'il n'y a aucun intérêt à les décrire longuement. Il nous suffira de rappeler que la granulation initiale se forme soit aux dépens des cellules de l'organe envahi (Baumgarten, Straus), soit aux dépens de cellules lymphatiques (Metchnikoff, Borrel); qu'une fois constituée, la matière tuberculeuse se présente sous différents aspects, — qu'à côté des granulations grises et des tubercules à leur différente période d'évolution (crus, caséeux, fibreux ou crétacés), on rencontre des infiltrations tuberculeuses plus ou moins anciennes (grise, gélatiniforme, caséeuse), que ces différentes lésions peuvent amener une fonte plus ou moins complète de l'organe dans lequel elles se sont développées et aboutir ainsi à la formation de cavernules, voire même de cavernes. Ce qu'il y a de particulier dans l'enfance, c'est la distribution des lésions tuberculeuses dans les organes, c'est surtout leur généralisation. Quand on fait l'autopsie d'un enfant ayant succombé par le fait de la tuberculose, il est exceptionnel — surtout si le sujet est jeune — de ne rencontrer d'altérations tuberculeuses que dans un seul organe. Presque tous sont envahis et les lésions se présentent à différents âges, preuve qu'il s'est fait plusieurs éruptions successives. Ce n'est pas à dire qu'on ne puisse rencontrer des lésions tuberculeuses localisées dans un seul organe. Cela se voit, surtout chez les enfants âgés (à mesure que l'enfant grandit il réagit en effet à la façon de l'adulte). Mais, alors même que la tuberculose a produit dans un organe une altération profonde et suffisante pour amener la mort, il est de règle de trouver des granulations tuberculeuses dans les autres organes.

Ce qu'il y a de particulier encore c'est, dans la majorité des cas, la fréquence et l'intensité des altérations des ganglions lymphatiques, périphériques et surtout profonds. Il est, en effet, exceptionnel de faire l'autopsie d'un tuberculeux sans trouver d'énormes masses ganglionnaires occupant soit le médiastin, soit le mésentère. Quand nous avons étudié la façon dont le bacille de Koch se généralise dans l'organisme, nous avons montré le rôle important que joue le système lymphatique dans cette généralisation; ce rôle permet de comprendre la fréquence de ses lésions. Ces considérations générales établies, il nous faut passer en revue les différents organes dans lesquels on rencontre des lésions tuberculeuses.

Poumons et ganglions bronchiques. — Ce sont les organes le plus constamment atteints. L'explication de ce fait est facile à donner puisque nous savons que la tuberculose d'inhalation est la plus fréquente. D'autre part, l'expérimentation chez les animaux nous a montré que les poumons agissaient à l'égard des bacilles comme un véritable filtre. Lorsqu'on injecte dans la circulation une certaine quantité de bacilles de Koch, ceux-ci vont très rapidement se localiser dans différents organes et principalement dans les poumons. Lorsqu'on fait ingérer à des animaux des matières tuberculeuses, ces animaux offrent dans certains cas leurs premières lésions tuber-

[E.-C. AVIRAGNET.]

culeuses au niveau des poumons. Les lésions tuberculeuses peuvent rester localisées dans le parenchyme pulmonaire sans atteindre les ganglions bronchiques, mais c'est là une exception. Quand le poumon est atteint, les ganglions le sont également, et, dans la majorité des cas, ils le sont secondairement. Parrot avait même émis cette loi qu'un ganglion ne pouvait être lésé sans que le parenchyme d'où viennent les lymphatiques qui aboutissent au ganglion ne soit lésé. Cette loi de l'*adénopathie similaire* est vraie dans la très grande majorité des cas. Quand on trouve des ganglions bronchiques caséeux, il est constant de rencontrer des lésions tuberculeuses du poumon. Ces lésions ne sont pas toujours apparentes, il faut parfois les chercher; elles sont légères, discrètes, peu développées. Mais il existe des cas indiscutables où l'adénopathie est primitive (Rilliet et Barthez, Queyrat, William Northrup, etc.). Nous savons aujourd'hui (expériences de Cornet, Cornil, Dobroklousky) que le bacille de Koch peut traverser une muqueuse sans la léser et se localiser directement dans les ganglions voisins. Qu'elles soient primitives ou secondaires, les lésions des ganglions bronchiques sont généralement plus considérables que les altérations des poumons — au moins chez les tout jeunes enfants. Ainsi que le répétait M. Marfan dans ses leçons sur la tuberculose : « on peut dire que la région ganglionnaire est chez les enfants jeunes ce qu'est le sommet du poumon dans la seconde enfance et dans l'âge adulte. — Chez l'adulte, grosses lésions du poumon, petites lésions des ganglions; chez l'enfant du premier âge, petites lésions du poumon, grosses lésions du ganglion. »

Les lésions tuberculeuses qu'on rencontre dans les poumons sont variables d'aspect; nous allons les passer rapidement en revue. Leur étude sera complétée dans le chapitre de cet ouvrage qui traitera en détail la tuberculose pulmonaire. Les lésions sont d'origine aérienne où d'origine vasculaire — sanguine ou lymphatique. Elles sont différentes d'aspect, suivant l'un ou l'autre cas. Elles siègent en différents points du poumon, localisées parfois aux sommets, disséminées le plus souvent en différents points du parenchyme. Ce sont des tubercules jeunes ou anciens, développés autour des bronches (nodule péribronchique), tubercules crus ou bien caséeux, plus ou moins nombreux, plus ou moins confluents. C'est de l'infiltration tuberculeuse à ses différentes phases, ce sont des cavernules ou des cavernes. Mais celles-ci ne prennent des proportions appréciables que chez les enfants d'un certain âge. C'est là une règle dont les exceptions sont bien rares.

Quand les lésions sont d'ordre hématogène, elles se caractérisent par un semis de fines granulations à peine appréciables à l'œil nu, développées au niveau des alvéoles aussi bien qu'autour des bronchioles. L'étude de ces granulations sera faite au chapitre de la granulie, des tuberculoses aiguës généralisées. Ce que nous tenons à faire remarquer seulement dès à présent, c'est qu'il est constant de trouver, à côté de ces granulations fines, récentes, dépendant d'une généralisation qui a emporté le malade, d'autres lésions beaucoup plus anciennes, celles que nous avons décrites plus haut.

Le système lymphatique joue un rôle important dans la généralisation de la tuberculose dans le poumon. L'expérimentation l'a démontré (voir les recherches de Borrel, *Annales de l'institut Pasteur*, 1895). Les examens anatomiques rendent bien compte également des altérations des vaisseaux lymphatiques du parenchyme pulmonaire. Chez certains enfants, on constate, localisée au niveau du hile, adossée aux ganglions bronchiques caséeux, une masse tuberculeuse affectant la forme d'une véritable tumeur. Les recherches de Virchow, de Babès, celles plus récentes de Kössel (*Zeitsch. f. Hyg. u. Infections Kr.* XXI, 1) ont montré que cette altération du parenchyme pulmonaire était consécutive à la lésion des ganglions, que la tuberculose, dans les cas de ce genre, s'était propagée par voie lymphatique des ganglions au poumon. Dans certains cas encore, d'après Loomis, les bacilles pourraient aller des ganglions au poumon par les veines. Les veines des ganglions vont, on le sait, au cœur droit; chargées de bacilles, elles peuvent les conduire directement au poumon par l'artère pulmonaire.

Quelle que soit l'origine de ces lésions diverses, elles peuvent siéger dans le parenchyme pulmonaire sans amener autour d'elles aucune réaction. Dans la tuberculose généralisée chronique des bébés, on trouve constamment, en effet, autour des granulations et des tubercules, un parenchyme pulmonaire non congestionné, gris rosé. Dans d'autres cas, au contraire, il y a des lésions de congestion très appréciable, parfois des lésions de bronchite capillaire, de broncho-pneumonie. — Les recherches bactériologiques de ces dernières années (Duflocq, Ménétrier) ont montré que ces lésions de voisinage ne dépendaient pas du bacille de Koch, qu'elles étaient sous la dépendance d'organismes divers (pneumocoques, streptocoques, etc.).

Il existe un dernier ordre de lésions qu'on rencontre dans les poumons et que nous devons signaler ici sans les décrire longuement, ce sont les lésions de *pneumonie caséeuse*, et de *broncho-pneumonie pseudo-lobaire caséeuse*. La description complète (macroscopique et microscopique) des poumons ainsi altérés ne serait pas à sa place dans ce chapitre de la tuberculose en général. Nous ne la ferons pas. Mais la pathogénie de ces lésions peut et doit, ce nous semble, être discutée ici.

Certains auteurs pensent que pneumonie et broncho-pneumonie caséeuses sont sous la dépendance du seul bacille de Koch. D'autres, au contraire, se basant sur des arguments histologiques, bactériologiques et cliniques, estiment que différents micro-organismes s'associent au bacille de Koch pour produire les lésions de la pneumonie caséeuse. Koch, Watson-Cheyne, Grancher et Hutinel avaient signalé la possibilité de *processus mixtes* dans la tuberculose. Babès a démontré la fréquence des infections secondaires chez les enfants tuberculeux, et nombreux sont les auteurs qui ont étudié, chez les adultes, les microbes qui dans les crachats se rencontraient en même temps que le bacille de Koch (Czaplewski, Ziegler, Strümpell, Maragliano, Tschistowitch, etc.). Mosny, Aviragnet et plus récemment Ortner[1] sont arrivés à cette conclusion que les broncho-pneumonies caséeuses sont l'œuvre du pneumocoque, du streptocoque, associés au bacille de Koch. Celui-ci n'interviendrait que secondairement pour caséifier un poumon déjà hépatisé.

---

[1] Voir pour la bibliographie complète le livre du professeur Straus : *La Tuberculose et son bacille.*

[E.-C. AVIRAGNET.]

Les recherches récentes de Frankel et Troje, celles du professeur Straus, sont en contradiction avec celles des précédents auteurs et M. Straus arrive à cette conclusion : « C'est à tort, dit-il, qu'on a cru pouvoir faire de ces microbes (pneumocoque, streptocoque) les agents initiaux et exclusifs des infiltrations broncho-pneumoniques ou pneumoniques qui surviennent dans le cours de la phtisie pulmonaire, ne rapportant à l'intervention du bacille de Koch que les lésions strictement tuberculeuses ou la caséification des exsudats inflammatoires. Cette tentative de restauration de la doctrine dualiste de la phtisie pulmonaire, au nom des données bactériologiques, ne me paraît ni plus heureuse, ni plus justifiée que le dualisme anatomique qui a, pendant longtemps, si lourdement pesé sur l'histoire de la tuberculose. »

Plèvre. — Les altérations tuberculeuses de la plèvre sont fréquentes chez les enfants : elles coexistent le plus constamment avec la tuberculose des poumons. Dans certains cas la pleurite se localise au niveau du médiastin, constituant ainsi une variété de pleurésie sur laquelle M. le professeur Grancher a attiré l'attention dans ses leçons (Pleurésie médiastine. — *Bulletin médical*, 1891 et thèse de Vélimérovitch). La pleurésie tuberculeuse peut être séreuse, hémorragique ou purulente. L'empyème peut s'accompagner ou se compliquer de pneumothorax. Ce ne sont là que généralités, indications vagues, qui seront précisées et détaillées dans le chapitre relatif à la pleurésie.

Foie. — Le foie est très fréquemment le siège de tubercules. Cela n'a rien qui doive surprendre quand on songe que l'organe peut être envahi par le bacille de Koch soit par l'artère hépatique, soit par la veine porte, soit par la voie lymphatique et péritonéale, soit peut-être enfin par la voie biliaire. Suivant le mode d'infection, suivant son degré d'ancienneté, le tubercule apparaîtra avec des caractères différents. On trouve dans le foie, — soit le tubercule miliaire développé a la faveur d'une granulie, il se présente sous forme de fines granulations souvent difficiles à voir, perceptibles seulement à la loupe, à jour frisant et surtout sur des tranches de foie immergées pendant 24 heures dans l'alcool, — soit le tubercule cru, caséeux développé comme les granulations dans les espaces portes de préférence, — soit la caverne tuberculeuse. Quand on constate une caverne dans le foie, on est certain qu'elle s'est développée autour d'un vaisseau biliaire. (Voir les recherches de Sergent[1], de Gilbert et Claude[2].) Le bacille de Koch produit en même temps dans le foie de la stéatose, diverses dégénérescences cellulaires, de la sclérose Et lorsque ces lésions de dégénérescences diverses sont très accentuées, il s'est constitué de véritables cirrhoses dont les caractères anatomiques et cliniques sont bien connus aujourd'hui. Leur étude en sera faite ultérieurement.

Rate. — La rate est constamment tuberculisée chez les enfants; c'est là une notion solidement établie aujourd'hui (Landouzy, Hénoch, Médail, Aviragnet, Gastou et Vallée, etc....). On la trouve généralement hypertrophiée a

---

(1) E. SERGENT. Tubercules et cavernes biliaires (*Thèse*, 1895).
(2) A. GILBERT et CLAUDE (*Soc. de Biologie*, 1895).

l'autopsie et renfermant des tubercules à différents âges (fines granulations, tubercules crus, caséeux, accompagnés de sclérose). Le développement des tubercules se fait soit à l'intérieur des corpuscules de Malpighi (Bezançon[1]), soit dans la pulpe, soit dans le tissu interstitiel, soit autour des veines, soit dans la capsule (Ziegler[2]). — Le tubercule a dans la majorité des cas une origine vasculaire[3].

Méninges. Cerveau. Péritoine. — Les lésions qui caractérisent la méningite tuberculeuse sont trop spéciales pour être étudiées ici. On les trouvera dans le chapitre relatif à la méningite tuberculeuse et aux tubercules cérébraux. Il en est de même pour la péritonite.

Ganglions. — L'étude des lésions des ganglions tuberculeux (adénopathie périphérique, adénopathie centrale — trachéo-bronchique, mésentérique, etc.) sera faite ultérieurement. Disons seulement que, dans les ganglions, comme partout ailleurs, le bacille de Koch engendre des réactions qui aboutissent à la formation de granulations grises; celles-ci ne tardent pas à s'agrandir, à se ramollir, à se caséifier; elles forment des ilots qui ont tendance à se rapprocher et qui finissent, en se réunissant, par transformer le ganglion en une masse caséeuse, jaunâtre, uniforme. En même temps, la coque du ganglion s'épaissit et parfois elle devient complètement scléreuse, isolant des parties voisines la masse caséeuse du ganglion. La sclérose envahit consécutivement le ganglion lui-même et celui-ci peut, à la longue, s'infiltrer de sels calcaires. Les ganglions périphériques, si constamment augmentés de volume chez les tuberculeux, sont, dans certains cas, le siège de lésions tuberculeuses; dans d'autres cas leur hypertrophie est d'ordre purement irritatif; elle est le résultat de la réaction du tissu ganglionnaire, sous l'influence de la toxi-infection tuberculeuse.

SYMPTOMATOLOGIE

Dans cet article tout de généralités la symptomatologie de la tuberculose doit être très restreinte. Les symptômes ont, en effet, leur place dans les chapitres relatifs aux différentes localisations de la tuberculose. Nous serons donc très bref.

Symptômes fournis par les différents appareils. — 1° *Tube digestif*. — L'étude du fonctionnement du tube digestif doit être faite dans les formes chroniques et aiguës de la tuberculose. Chez les bébés atteints de tuberculose chronique on observe fréquemment, en dehors de toute localisation tuberculeuse sur l'intestin, des troubles digestifs caractérisés par des vomissements et de la diarrhée. Ces bébés sont atteints de gastro-entérite ancienne et les troubles digestifs sont indépendants de la tuberculose. Celle-ci cependant, par la cachexie qu'elle produit, peut les aggraver. D'autres bébés tuber-

---

(1) Bezançon (*Thèse de Paris*, 1895).
(2) Ziegler. *Pathologische Anatomie* (Iéna, 1895).
(3) Voir pour plus de détails le travail de Manicatide dans la *Revue des maladies de l'enfance*, février 1896.

[*E.-C. AVIRAGNET.*]

culeux conservent jusqu'à la fin un fonctionnement en apparence parfait de
leur appareil digestif. Ils mangent avec appétit, certains même ont une
véritable boulimie, ils digèrent ce qu'ils absorbent et malgré tout ils se
cachectisent. Chez les tuberculeux plus âgés les fonctions digestives sont ordinairement troublées dès que les phénomènes de ramollissement pulmonaire
apparaissent. Il en est chez eux comme des tuberculeux adultes. L'anorexie,
les vomissements, la diarrhée sont quelquefois très prononcés et cette dernière, beaucoup plus fréquemment que chez les bébés, tient à des ulcérations
tuberculeuses de l'intestin. Dans les formes aiguës de la tuberculose (granulie, pneumonie caséeuse, etc.), ou bien dans les périodes fébriles du
début de l'affection, les fonctions digestives sont constamment troublées. Les
modifications sont d'autant plus marquées que l'état général est plus mauvais,
que la fièvre est plus intense. Il suffit de rappeler que, dans la fièvre continue, prétuberculeuse, dans la typho-bacillose, les troubles digestifs sont ceux
de la dothiénentérie à tel point que le diagnostic entre la tuberculose et la
fièvre typhoïde est souvent impossible.

2° *Système nerveux*. — En dehors des symptômes qui sont le fait d'une
localisation tuberculeuse au niveau du système nerveux (tubercule cérébral
méningite tuberculeuse), il existe certains phénomènes nerveux qui apparaissent au cours de la tuberculose et qui dépendent de l'état général. Nous
devons les indiquer ici. Ce sont — dans les formes aiguës — le délire, l'agitation, les cris, la raideur musculaire, les convulsions, l'hyperesthésie ou, au
contraire, l'abattement, l'assoupissement et — dans les formes chroniques —
les changements de caractère.

3° *Appareil respiratoire*. — Les symptômes fonctionnels et les signes
physiques que fournissent les bronches et les poumons ne doivent pas être
décrits ici. Qu'il nous suffise de rappeler l'extrème fréquence de l'adénopathie trachéo-bronchique tuberculeuse et l'intérêt qu'il y a à la diagnostiquer.

Fièvre. — Les auteurs classiques font jouer un rôle important à la fièvre
chez les tuberculeux et beaucoup n'admettent pas la possibilité d'une tuberculose évoluant sans phénomènes fébriles. Dans l'intéressant volume qu'il a
publié sur la tuberculose chez les enfants, M. Simon, de Nancy, est arrivé à
cette conclusion appuyée sur de nombreux exemples qu'il citait : « Nous
pouvons admettre en principe que la fièvre donne la mesure de l'évolution
tuberculeuse ; l'élévation de la température est le fait d'un processus actif
aigu ou subaigu; l'apyrexie nous indique que l'affection reste stationnaire,
que l'évolution est enrayée. — Cette règle comporte quelques exceptions
et on peut observer des tuberculoses mortelles évoluant presque sans fièvre,
soit que l'organisme profondément débilité devienne incapable de réaction,
soit qu'il intervienne un facteur capable de produire une hypothermie, tel
qu'une diarrhée excessive ou un état asphyxique. » Ces conclusions sont justes
en partie; il importe cependant de bien faire remarquer que l'apyrexie est la
règle chez les tuberculeux jeunes (au-dessous de 2 ans principalement), et
cette apyrexie ne veut pas dire que la maladie soit stationnaire, car on voit
certains de ces tuberculeux se cachectiser de jour en jour et finir par suc-

comber sans que la température — sauf dans les derniers jours — se soit élevée. Cette apyrexie des jeunes tuberculeux est absolument caractéristique quand l'affection est arrivée à la période d'état, et l'on a eu le tort jusqu'ici dans les traités classiques de ne pas la mettre en relief. Elle est tellement nette, cette apyrexie, que M. Marfan a décrit, sous le nom de tuberculose généralisée chronique apyrétique — la forme la plus habituelle de la tuberculose infantile, celle que dans notre thèse nous avions désignée sous le nom de tuberculose diffuse chronique. L'apyrexie cesse par instants quand se produisent des infections secondaires (bronchites, broncho-pneumonies, etc.), ou des poussées de tuberculose aiguë, mais ces poussées terminent généralement la maladie ou durent peu. Chez les enfants tuberculeux âgés, la fièvre est, au contraire, la règle. Elle se montre au début, pendant la période d'état, au déclin de la tuberculose. M. P. Simon a fait une étude consciencieuse de cette fièvre chez les tuberculeux. Nous ne pouvons mieux faire que de reproduire la description qu'il en a donnée. D'après cet auteur, la fièvre tuberculeuse se manifeste suivant plusieurs types :

1° *Type intermittent.* — La température, normale le matin, s'élève le soir; la courbe thermique figure ainsi un tracé à oscillations régulières. Cette fièvre tuberculeuse intermittente quotidienne diffère de la fièvre palustre dont les accès ont lieu le matin et se manifestent avec les trois stades classiques : frissons, chaleur, sueurs. Cette fièvre tuberculeuse se montre au début de la tuberculose aussi bien que pendant la période d'hecticité; elle paraît bien être en rapport avec l'infection bacillaire et ne pas être sous la dépendance d'une infection secondaire. Les oscillations sont tantôt très grandes, tantôt au contraire petites. Il y a de ce fait deux variétés de fièvre intermittente tuberculeuse : forme à grandes oscillations, forme à petites oscillations. Parfois les grandes et les petites oscillations se combinent pour former un type mixte.

2° *Type continu.* — Ce type s'observe dans la granulie à forme typhoïde ou bien comme nous le verrons plus loin au début de la tuberculose. (Typhobacillose, fièvre continue prétuberculeuse du professeur Landouzy.)

3° *Type mixte.* — Dans ce type la fièvre continue et la fièvre à oscillations intermittentes se succèdent.

4° *Type irrégulier.* — Dans ce type la température affecte des allures irrégulières; à une période de fièvre continue succède une période d'apyrexie ou de fièvre intermittente avec rémission tantôt vespérale, tantôt matinale. Parfois la rémission matinale est si constante que certains auteurs (Wunderlich, Brunniche de Copenhague, Rühle) ont pensé que ce type caractérisait la tuberculose. Mais d'autres auteurs ont rencontré ce type inverse, en dehors de la tuberculose et G. Sée, Reinhold le déclarent exceptionnel, rare dans la tuberculose miliaire aiguë.

Micro-polyadénopathie. — Polyadénite périphérique. — On constate fréquemment chez les enfants tuberculeux un engorgement des ganglions du cou, des aisselles, des aines. Legroux, au congrès de la tuberculose (1888), le premier attira l'attention sur cette polyadénite périphérique généralisée qu'il dénomma : Micro-polyadénopathie infantile. Suivant lui, ces ganglions

[E.-C. AVIRAGNET.]

étaient tuberculeux et la constatation de cet engorgement ganglionnaire devait toujours faire suspecter la tuberculose. Hutinel et Mirinescu ont démontré la nature tuberculeuse de ces ganglions. Est-ce à dire qu'il faille toujours affirmer la tuberculose quand on constate une polyadénite périphérique? Les recherches récentes ont démontré que c'était là une exagération. Les ganglions périphériques peuvent s'engorger à la faveur d'une irritation cutanée quelconque. De plus, certaines infections (syphilis, rougeole, fièvre typhoïde) certaines intoxications (intoxication d'origine digestive) sont susceptibles de la produire. M. Potier a dans sa thèse[1] étudié complètement la question: nous résumons ici ses recherches qui sont du plus haut intérêt. M. Potier a démontré que les ganglions périphériques hypertrophiés n'étaient pas toujours le siège de lésions tuberculeuses alors même qu'ils existaient chez des bébés manifestement tuberculeux; que, dans certains cas, ils renfermaient des bacilles, comme le démontre l'inoculation positive aux animaux, sans que ceux-ci aient constitué de lésions appréciables au microscope; que dans d'autres cas ils ne renfermaient pas de bacilles alors qu'ils étaient hypertrophiés; enfin que, chez certains enfants manifestement tuberculeux, l'hypertrophie des ganglions n'existait pas.

Il n'est donc pas possible de considérer la micro-polyadénopathie comme un signe pathognomonique. L'hypertrophie ganglionnaire pouvant exister en dehors de la tuberculose, pouvant exister chez des tuberculeux sans être tuberculeuse, ne doit pas être mise par conséquent sous la dépendance absolue du bacille de Koch. Suivant Potier — et cette opinion est très justifiée — l'hypertrophie ganglionnaire est d'ordre irritatif; c'est une manifestation fonctionnelle de réaction contre l'infection. Elle représente la résistance de l'organisme à l'intoxication tuberculeuse; elle précède l'infection par le bacille de Koch; cette infection ne se fait que secondairement. Cette manière d'envisager les choses permet de comprendre pourquoi un ganglion hypertrophié chez un tuberculeux ne renferme pas toujours de bacilles de Koch. Les ganglions hypertrophiés se présentent avec les caractères suivants : ils sont « ronds ou ovales, plus ou moins fermes, roulant sous les doigts, comme un pois ou des grains de plomb insinués sous la peau, sans adhérence entre eux ni avec les parties profondes ou la peau, sans manifestations inflammatoires, et dont la principale caractéristique est l'indolence ». Ces ganglions siègent au niveau des carrefours lymphatiques du cou, des aisselles, des aines.

Habitus extérieur et facies. — Le tuberculeux présente un facies particulier quand l'affection, déjà ancienne, a produit un certain degré de cachexie (voir plus loin la description de la tuberculose chronique).

État de la peau. — Elle est sèche, écailleuse, collée sur les os chez le tuberculeux déjà cachectisé. Elle est souvent pâle, parsemée de veinosités chez le candidat à la tuberculose.

Système pileux. — Le système pileux est développé chez l'enfant tuberculeux : *puer pilosus, puer tabidus.* Le développement atteint surtout les poils du dos et les cils. — *Les sueurs, l'œdème, l'affaiblissement général*

---

[1] Potier. De la polyadénite chronique périphérique chez les enfants (*Thèse*, 1894).

se rencontrent à la période terminale de l'affection. — *L'amaigrissement*
enfin est un des meilleurs symptômes de la tuberculose. Le tuberculeux
maigrit dès que la lésion évolue, alors même que cette évolution n'est pas
appréciable. L'amaigrissement se montre au début de la tuberculose, pendant la période fébrile et, lorsque celle-ci simule un embarras gastrique,
une fièvre typhoïde, on trouve dans l'apparition précoce de l'amaigrissement
un signe différentiel entre la tuberculose et la dothiénentérie. Dans cette
dernière affection, en effet, l'amaigrissement ne se montre que tardivement,
pendant la convalescence. L'amaigrissement atteint son maximum chez les
bébés atteints de tuberculose généralisée chronique et chez les enfants plus
âgés qui succombent lentement à une tuberculose viscérale chronique (pulmonaire, péritonéale, etc....).

DÉBUT

Il n'est pas toujours facile, il est souvent même impossible de saisir le
début de la tuberculose. On trouve fréquemment, à l'autopsie d'enfants ayant
succombé accidentellement ou à la suite d'une maladie infectieuse, des lésions
tuberculeuses à peine marquées dans les poumons ou dans les ganglions
lymphatiques. Rien, pendant la vie, n'avait fait soupçonner ces lésions ; aucun
trouble fonctionnel, aucun signe physique apparent n'avaient permis de
penser à la tuberculose. Ces faits semblent prouver que la tuberculose
peut évoluer, sans être soupçonnée. Barthez et Sanné estiment cependant
« que personne ne peut affirmer qu'un enfant se tuberculise lorsqu'il jouit
d'une santé parfaite, que toutes les fonctions s'opèrent avec régularité, qu'il
se livre à ses jeux habituels et que rien n'autorise à soupçonner la présence d'une maladie quelconque ». Cette manière de voir nous semble exagérée et nous croyons, pour notre part, qu'une tuberculose — peu virulente
cela va sans dire — peut se développer sans produire aucun symptôme appréciable. Chez certains enfants, par contre, la prise de possession de l'organisme par le bacille de Koch s'annonce par une fièvre vive, par des phénomènes généraux graves. Dans ces cas, le diagnostic de tuberculose n'est pas
toujours facile dès les premiers jours et souvent c'est l'évolution ultérieure
de l'affection qui fait reconnaître une tuberculose, méconnue au début parce
qu'elle avait revêtu les allures d'un embarras gastrique ou d'une fièvre typhoïde. Chez d'autres enfants la tuberculose s'annonce par une série de
symptômes qui la font soupçonner pour peu qu'on en ait l'habitude : amaigrissement, fatigue, petite toux, etc.... Ces quelques considérations montrent
que le début de la tuberculose est variable. Il est cependant possible, en
envisageant la généralité des cas, de reconnaître à la tuberculose deux modes
de début, l'un aigu, l'autre lent.

1° **Début aigu.** — a) *Par des phénomènes fébriles.* — La tuberculose
s'annonce par une fièvre et des phénomènes généraux dont l'intensité varie
avec chaque enfant. Cet état fébrile prend parfois les allures d'un embarras
gastrique ; il simule d'autres fois une fièvre typhoïde. Ces différences
tiennent à l'intensité plus ou moins marquée de l'infection et à la force de

[E.-C. AVIRAGNET.]

résistance plus ou moins variable de l'enfant. « Dans toutes les maladies
infectieuses[1] il y a de la fièvre dès le premier jour de leur développement,
car la fièvre est la réponse de l'organisme aux sommations de l'agent pathogène quel qu'il soit; elle est la traduction de la réaction des éléments vitaux
contre l'excitation produite par le microbe ou ses produits de sécrétion.
On s'explique que l'entrée du bacille de Koch dans un organisme vierge se
traduise par de la fièvre, alors même que ce bacille n'aura fait qu'élire
domicile sans avoir déterminé autour de lui de lésion, sans que sa présence
le trahisse par les symptômes objectifs que l'on observera plus tard. Il vit,
se reproduit, excrète et sécrète, mais ne construit pas encore; on a affaire à
ce moment non à la tuberculose, pas même à la bacillose, simplement à la
toxémie tuberculeuse. Le bacille de Koch peut, comme le bacille d'Eberth,
créer un état infectieux général dans lequel la fièvre joue le principal rôle
symptomatique et constituer une pyrexie dont les types s'échelonnent
depuis l'embarras gastrique fébrile jusqu'à la fièvre typhoïde. » Il y a là une
question de degrés. Quand la tuberculose, à ses débuts, prend les allures d'un
embarras gastrique fébrile, elle se caractérise par de la fièvre, par un état
de lassitude générale, par de l'anorexie. Après une période de huit à quinze
jours, les phénomènes aigus s'amendent et l'on note souvent l'apparition de
quelques signes du côté des poumons ou bien l'enfant va en s'amaigrissant et,
après une période plus ou moins longue, la tuberculose s'affirme. D'autres
fois, avons-nous dit, la tuberculose à ses débuts revêt le masque d'une dothiénentérie. Ce début fébrile, à forme de fièvre typhoïde, est aujourd'hui
bien connu en clinique. Il a été décrit tout particulièrement par le professeur
Landouzy sous le nom de typho-bacillose, de fièvre bacillaire prétuberculeuse à forme de fièvre typhoïde, par Pistre et Jeannel sous le nom de fièvre
tuberculeuse infectieuse aiguë.

La fièvre continue d'origine tuberculeuse se distingue par quelques particularités de la fièvre continue de la dothiénentérie. Les oscillations thermiques, sans être étendues, sont plus considérables que dans la fièvre
typhoïde, avec des irrégularités d'un jour à l'autre, d'une semaine à l'autre
(Landouzy, Pistre). La dissociation du pouls et de la température est un fait
presque normal. Le pouls est, à égalité de température, plus élevé dans la
typho-bacillose que dans la fièvre typhoïde, tout en restant dans son élévation
sans parallélisme avec la température. Tandis que, dans la dothiénentérie à la
période des oscillations stationnaires, l'état typhoïde est la règle, on voit des
tuberculeux, avec une fièvre continue oscillant au voisinage de 40°, présenter un état général relativement bon. Cette observation est surtout juste
pour les enfants âgés qui réagissent comme les adultes. Elle ne l'est pas
pour les jeunes enfants qui supportent, sans en paraître incommodés, des
températures de 40° et plus dans la dothiénentérie. Un point qu'il serait
intéressant de discuter longuement est la pathogénie de cette fièvre continue
prétuberculeuse. Quand on est arrivé, pour une raison ou pour une autre,
à écarter le diagnostic de fièvre typhoïde pour admettre celui de tuberculose,

─────────

[1] CHRÉTIEN. Fièvre des tuberculeux (*Thèse*, 1896).

c'est à une tuberculose généralisée aiguë, à une granulie mortelle qu'on pense généralement et l'on est tout étonné de voir les choses s'arranger après quinze jours à trois semaines de maladie, sans qu'il reste de lésions bien appréciables du côté des différents viscères.

La typho-bacillose n'est pas synonyme de tuberculose généralisée aiguë arrêtée dans son évolution, de granulie atténuée. C'est quelque chose de spécial que nous ne connaissons pas bien, il faut le reconnaître. M. le professeur Landouzy explique la fièvre continue prétuberculeuse à forme de fièvre typhoïde de la façon suivante : Suivant lui, les malades qui en sont atteints sont des *bacillisés* et non des *tuberculeux*, c'est-à-dire que l'infection bacillaire est générale. M. Landouzy a également émis cette opinion que la fièvre continue n'était peut-être, après tout, que le résultat d'une intoxication par la tuberculine dont l'action pyrétogène est à son maximum. Pourquoi n'en est-il pas ainsi toujours? Pourquoi quelques malades réagissent-ils seuls de cette façon? Il n'est pas facile de le dire. Il s'agit là d'une question de virulence particulière du bacille ou de résistance moindre du malade ou peut-être de réaction individuelle spéciale. On ne peut que faire des hypothèses sans arriver à élucider complètement la question. Quoi qu'il en soit, ce qu'il faut retenir, c'est l'existence de cette fièvre continue qui marque le début de la tuberculose dans certains cas.

b) *Début aigu par phénomènes thoraciques, méningés ou autres.* — Chez certains enfants, la tuberculose débute par des symptômes pleuro-pulmonaires, ou méningés, ou péritonéaux. Il n'est pas utile ici de décrire ces différents symptômes, il suffit de les énoncer. Une question se pose tout d'abord. Ces symptômes aigus marquent-ils bien le début de la tuberculose? Sont-ils réellement la signature de la prise de possession de l'organisme par le bacille de Koch ou bien ne dépendent-ils pas plutôt du réveil d'une tuberculose plus ou moins ancienne déjà et passée inaperçue? Il n'est guère facile de répondre d'une façon satisfaisante à cette question, mais au fond la chose importe peu.

2° **Début lent.** — En d'autres circonstances, le début de la tuberculose est lent, insidieux. L'enfant s'amaigrit, se fatigue facilement. Il perd sa gaieté ; il ne s'amuse plus. Il tend à se cachectiser. Si l'enfant est très jeune, cette cachexie domine toute l'histoire de la maladie ; les symptômes locaux sont peu marqués. S'il est plus grand, on voit apparaître des symptômes locaux (pulmonaire, bronchique, péritonéal, intestinal, cérébral, etc.). La tuberculose est confirmée : elle arrive à sa période d'état. En résumé, l'enfant entre dans la tuberculose, soit d'une façon aiguë plus ou moins fébrile, soit d'une façon lente ; c'est alors les modifications de l'état général qui apparaissent d'abord, les symptômes locaux font leur apparition ensuite. De ces deux modes de début, le second est le plus habituel.

PÉRIODE D'ÉTAT

Formes cliniques. — La tuberculose, après avoir pénétré l'organisme, peut rester stationnaire ou bien évoluer d'une façon plus ou moins rapide.

[E.-C. AVIRAGNET.]

en frappant tel organe de préférence à tel autre. Il y a une diversité très grande dans l'évolution de la tuberculose ; nombreux et variés seront par conséquent les aspects cliniques de la tuberculose. Cette variété tient non seulement à la virulence plus ou moins grande du bacille suivant les cas, mais aussi au degré de résistance de l'enfant et surtout à son âge. A mesure que l'enfant grandit, les aspects cliniques de la tuberculose rappellent de plus en plus ceux de l'adulte. Les bébés ne se tuberculisent pas comme les enfants de huit, dix, quinze ans. Il est difficile d'assigner un terme à la première enfance; il n'est pas possible de dire où elle commence, où elle finit. Et de plus, il faut bien le reconnaître, certaines particularités qui paraissent appartenir à la première enfance (généralisation rapide de la tuberculose, altération des ganglions lymphatiques, prédominance des phénomènes généraux sur les symptômes locaux) se rencontrent parfois chez les enfants plus âgés. Et ceux-ci, alors même qu'ils font une tuberculose qui paraît localisée à un organe (tuberculose pulmonaire, péritonéale, méningée, etc.), présentent constamment des lésions dans les différents organes. Mais la généralisation est beaucoup plus discrète, plus tardive chez les enfants que chez les bébés. Chez ces derniers, au contraire, la généralisation est précoce, intense. Les lésions que la tuberculose produit dans chaque organe ne sont pas suffisantes, prises à part, pour amener la mort, mais par leur ensemble elles ne tardent pas à mettre à mal l'organisme du petit malade (intoxication par la tuberculine). Nous résumons dans le tableau suivant les formes cliniques de la tuberculose dans la première et dans la seconde enfance :

I. — **Tuberculoses latentes** : *a*) Les unes ne peuvent pas être diagnostiquées ; *b*) D'autres sont diagnostiquables : tuberculose des ganglions bronchiques, mésentériques, cervicaux, périphériques.

II. — **Tuberculoses en évolution** : Elles sont généralisées ou localisées ; — *A. Tuberculoses généralisées* : *a*) A marche chronique : tuberculose diffuse des bébés (Aviragnet); tuberculose généralisée chronique apyrétique (Marfan). *b*) A marche aiguë ou subaiguë : granulie; phtisie galopante. Ces formes sont celles qu'on rencontre de préférence chez les tout jeunes enfants.

B. Tuberculoses localisées : *a*) A évolution rapide : pneumonie caséeuse, broncho-pneumonie tuberculeuse aiguë. *b*) A évolution lente : poumon, plèvre, ganglions trachéo-bronchiques (phtisie ganglionnaire), tube digestif, foie, péritoine, méninges, cerveau, etc.

Il est exceptionnel de rencontrer une tuberculose absolument localisée chez l'enfant; il est de règle, en effet, de trouver des lésions tuberculeuses dans plusieurs organes ; mais, s'il y a prédominance très manifeste du côté d'un organe, on est, ce nous semble, autorisé à localiser dans cet organe la tuberculose et à considérer les lésions tuberculeuses voisines comme des altérations récentes, opposées à l'ancienneté des autres. Quelques mots d'explication sur chacune de ces formes nous paraissent indispensables.

I. — **Tuberculoses latentes.** — On est appelé fréquemment à faire l'autopsie d'enfants ayant succombé à une méningite tuberculeuse qui les avait surpris en pleine santé. On trouve dans ce cas, à côté des lésions tuber-

culeuses récentes des méninges, des altérations anciennes également tuberculeuses du côté des ganglions trachéo-bronchiques ou dans un organe quelconque. La méningite tuberculeuse n'est jamais primitive, en effet : il y a
bien peu d'exceptions à cette règle. Rien, avant l'apparition des phénomènes
méningés, n'avait fait supposer l'existence d'une tuberculose chez ces enfants.
La tuberculose était chez eux absolument *latente*. Ces tuberculoses cachées,
latentes, sont en somme très fréquentes. On peut s'en convaincre encore en
pratiquant des autopsies d'enfants ayant succombé accidentellement ou à la
suite d'une affection aiguë grave : broncho-pneumonie de rougeole par exemple.
Ces autopsies révèlent fréquemment, à côté des lésions d'hépatisation lobulaire ou pseudo-lobaire des poumons, lésions qui sont sous la dépendance
de streptocoques, de pneumocoques, etc., une dégénérescence fibreuse, parfois même caséeuse des ganglions bronchiques, dégénérescence dont l'enfant
ne paraissait nullement incommodé. Ces tuberculoses latentes sont indiagnos-
tiquables, insoupçonnables même. Il serait cependant bien utile de pouvoir
les déceler. Si on arrivait à les dépister chez des enfants solides, robustes,
on pourrait placer ces enfants dans les meilleures conditions hygiéniques
pour leur permettre de cicatriser complètement leur lésion tuberculeuse
et, de la sorte, on pourrait éviter vraisemblablement pendant la période de
croissance, de développement du système nerveux, du système osseux, ces
généralisations tuberculeuses qui surprennent et que le médecin se trouve
incapable à empêcher, à enrayer quand elles se sont manifestées.

Fort heureusement, ces tuberculoses latentes peuvent demeurer stationnaires toute l'existence ; c'est ainsi qu'on trouve à l'autopsie de sujets
adultes, et même de vieillards, des tubercules fibro-crétacés aux sommets
des poumons, dans les ganglions bronchiques, tubercules dont l'origine est
ancienne et qui n'ont jamais occasionné le moindre trouble chez ceux qui les
portaient. Les statistiques montrent que ces tuberculoses latentes siègent de
préférence au niveau des poumons et des ganglions bronchiques (tuberculose d'inhalation) ou dans les ganglions mésentériques (tuberculose d'ingestion). Parfois cependant, dans les premiers jours où s'est faite l'infection
tuberculeuse, quelques bacilles ont pu, pénétrant dans la circulation, aller
se localiser dans un organe quelconque, dans le cerveau notamment et là,
comme partout ailleurs, la lésion qu'ils ont produite peut rester absolument
latente.

Dans d'autres circonstances, il est possible d'arriver au diagnostic de
tuberculose latente. Quelques symptômes fonctionnels, quelques signes physiques la révèlent. La tuberculose débute généralement, nous le savons, au
niveau du poumon et des ganglions trachéo-bronchiques. C'est du côté de ces
organes, par conséquent, que l'attention devra être particulièrement attirée
quand on aura des raisons de soupçonner la tuberculose chez un enfant. Et,
de fait, des examens répétés apprendront que l'enfant tousse de temps à
autre, qu'il est sujet à s'enrhumer, qu'il a eu même quelques bronchites.
L'examen des poumons ne révélera rien, le plus souvent, au moins chez les
enfants jeunes. Chez les enfants plus âgés, on pourra peut-être constater au
sommet du poumon une modification du murmure respiratoire (schèmes de

[E.-C. AVIRAGNET.]

congestion du professeur Grancher)[1]. Mais c'est le plus souvent l'examen de
la zone ganglionnaire qui donnera des résultats. On trouvera un léger degré
de submatité dans la région interscapulaire des deux côtés ou d'un seul côté
de la colonne vertébrale. A ce niveau, la respiration sera plus soufflante qu'à
l'état normal et, si le ganglion tuberculeux comprime suffisamment la
bronche, on entendra dans le poumon correspondant une respiration affai-
blie. L'affaiblissement du murmure vésiculaire — quand il n'y a pas ou
qu'il n'y a pas eu de pleurésie — est un excellent signe d'adénopathie trachéo-bronchique.

Voilà donc quelques signes révélateurs de la tuberculose. Si on constate,
en outre, quelques ganglions périphériques (cou, aisselle, aines) plus gros
que de coutume, on pourra penser à la tuberculose. Nous n'avons pas besoin
d'insister longuement sur l'importance qu'il y aurait à diagnostiquer ces
tuberculoses latentes[2].

II. — Tuberculoses en évolution. — Elles sont généralisées ou localisées.

A. — Tuberculoses généralisées. — La généralisation tuberculeuse
peut se faire d'une façon lente, graduelle, ou, au contraire, d'une façon
aiguë ou subaiguë. La forme la plus habituellement observée chez les enfants,
surtout chez les plus jeunes, est la généralisation lente et progressive. Cette
forme constitue un type clinique spécial que nous devons décrire complètement. Elle est l'apanage presque exclusif des bébés et des tout jeunes enfants.
Elle ne se rencontre pas avec des caractères aussi tranchés chez les enfants
âgés.

a) **Tuberculose généralisée chronique des bébés.** — Nous avons
décrit cette forme dans notre thèse sous le nom de *tuberculose diffuse.*
M. Marfan en a repris la description dans ses leçons sous le nom de *tuberculose généralisée chronique apyrétique*, mettant ainsi en relief un des
caractères particuliers de cette forme de tuberculose, l'*apyrexie*. L'enfant
atteint de tuberculose généralisée chronique présente un facies caractéristique quand l'affection est arrivée à la période d'état. Celle-ci est précédée
d'une période prémonitoire qui varie avec chaque enfant. La première manifestation de la maladie peut simuler, chez les uns, un embarras gastrique
ou une fièvre typhoïde; chez d'autres. c'est une bronchite, banale d'apparence,
qui marque le début de l'affection, ou bien encore une broncho-pneumonie
qui a traîné et mis longtemps à disparaître et qui a fatigué beaucoup l'enfant.
M. Landouzy insiste beaucoup sur les bronchites à répétition, qu'il appelle
les « échéances » de la tuberculose. Pour lui, il s'agit toujours de poussées
successives de l'infection tuberculeuse. Il est possible que la plupart de ces
bronchites ou broncho-pneumonies soient des manifestations de la tuberculose; mais il est certain que quelques-unes sont dues à des micro-organismes autres que le bacille de Koch. Des inflammations pulmonaires, rele-

---

[1] L'étude des schèmes de congestion sera faite complètement au chapitre relatif à la *Tuberculose
pulmonaire.*

[2] Nous reviendrons plus loin, au chapitre du *Diagnostic*, sur les services que peuvent rendre les
injections de tuberculine ou d'eau salée.

vant de streptocoques ou de pneumocoques, se développent fréquemment
dans le cours de la tuberculose chronique; elles peuvent aussi en marquer le
début. Arrivée à la période d'état, c'est-à-dire quand la tuberculose s'est
généralisée, la maladie présente toujours les mêmes allures.

L'enfant atteint de *tuberculose diffuse* se présente à nous avec l'aspect
suivant : il est pâle et amaigri, la peau devenue trop grande, tant l'éma-
ciation est accentuée, est sèche, écailleuse et terreuse; le système pileux est
développé d'une façon exagérée. Les traits sont tirés, le visage fatigué et
vieilli, les yeux cernés, quelquefois sans expression, quelquefois, au contraire,
très brillants, quand il n'existe pas de troubles digestifs, les cils particulièrement longs, tel est le tuberculeux. De plus on trouve toujours de l'adénopathie périphérique généralisée. Elle est typique ici et se présente avec les
caractères que lui a assignés Legroux. Les ganglions sont petits, durs, indo-
lores, roulant sous le doigt, nullement adhérents à la peau ni aux parties
sous-jacentes. On les trouve au niveau des carrefours lymphatiques, aux
aines, aux aisselles, dans la région cervicale. Parfois, quand l'amaigrissement est extrême, ils se dessinent sous la peau en petits chapelets et l'on
peut les voir à distance.

L'examen des différents organes offre quelques particularités à signaler.
Du côté des poumons — l'attention est attirée de ce côté, chez certains
enfants, par une toux quinteuse, coqueluchoïde — on trouve quelques râles
de bronchite sans grands caractères ou bien un souffle léger avec quelques
crépitations en un point qui révèle un léger degré de submatité à la percussion. Chez d'autres enfants existent les signes physiques d'une adénopathie
bronchique. Enfin, d'une façon tout à fait exceptionnelle, on peut parfois
trouver les signes d'une induration pulmonaire très accentuée, voire même
ceux d'une caverne, mais c'est là une très rare exception. Les cavernes
pulmonaires ne se rencontrent que chez les enfants d'un certain âge; chez
les bébés elles sont tout à fait rares.

Du côté du tube digestif, les phénomènes observés sont des plus variables.
L'appétit est généralement conservé chez les bébés tuberculisés : quelques-
uns, atteints de gastro-entérite chronique, vomissent et ont de la diarrhée;
d'autres, au contraire, digèrent très bien leur nourriture. Il nous a semblé
que les auteurs classiques avaient exagéré la fréquence des troubles gastro-
intestinaux et surtout des lésions tuberculeuses de l'intestin. Les autopsies
de bébés que nous avons faites nous ont permis d'affirmer que l'entérite
tuberculeuse était rare chez les bébés. Les diarrhées que présentent les
tuberculeux très jeunes ne relèvent pas d'une localisation tuberculeuse dans
l'intestin, mais probablement d'infections secondaires, facilitées par la
déchéance de ces petits malades. Par contre, les ulcérations intestinales se
rencontrent assez fréquemment chez les enfants plus âgés.

Le foie est généralement augmenté de volume. La rate est également
hypertrophiée; on peut s'en rendre compte soit par la percussion, soit
surtout par la palpation. Quand l'hypertrophie de la rate est accentuée, on
arrive à sentir l'organe en introduisant la main sous les fausses côtes. L'hypertrophie de la rate ne serait pas suffisante à elle seule pour affirmer la tuber-

[E.-C. AVIRAGNET.]

culose, car elle pourrait relever aussi bien d'autres infections, de la syphilis
et de l'impaludisme, par exemple, mais elle est un excellent symptôme quand
elle vient s'ajouter aux autres.

Chez l'enfant atteint de tuberculose diffuse, la maladie ne reste pas
stationnaire ; elle évolue assez vite. L'amaigrissement fait de rapides progrès ;
l'enfant devient un véritable squelette et l'on se demande comment la vie
existe encore chez un petit être aussi profondément atteint. Quelques-uns de
ces tuberculeux meurent sans douleurs, sans cris, incapables de réagir : ils
s'éteignent lentement, succombant à l'empoisonnement qui est le fait de la
toxémie bacillaire, sans avoir présenté, du côté de leurs différents organes,
d'autres modifications que celles que nous avons notées. D'autres arrivent
moins vite à ce degré extrême d'étisie, d'affaiblissement, parce que chez eux
les troubles digestifs manquent. Et c'est alors une chose étrange que de voir
ces enfants qui dévorent, qui ont toujours faim, qui digèrent le lait qu'on
leur fait prendre, s'amaigrir quand même tous les jours et d'une façon notable.
Quelques-uns succombent à une granulie ultime. Chez d'autres, enfin, des
symptômes méningés terminent la scène ; ce n'est plus la mort lente et silencieuse parce que les symptômes de la méningite sont habituellement bruyants.
Cette méningite des bébés — localisation ultime d'une tuberculose diffuse
— ne présente pas tous les caractères de la méningite des enfants plus âgés

Un fait important à noter, en contradiction avec les enseignements
classiques, c'est que, pendant toute l'évolution de la tuberculose, l'enfant
reste apyrétique. Cette *apyrexie* est un phénomène remarquable chez ces
petits tuberculeux. Est-ce à dire que la température ne s'élève jamais ? Non
pas. De temps à autre, quand se manifeste une poussée congestive du côté
des poumons ou bien autour des ganglions bronchiques caséeux, une broncho-pneumonie, quand se montre une poussée d'entérite, on note pendant
quelques jours une élévation de la température. Mais celle-ci ne tarde pas à
redevenir normale si l'enfant n'a pas succombé à la complication.

En résumé l'enfant atteint de tuberculose généralisée chronique meurt
soit par le fait de la cachexie tuberculeuse, soit par le fait d'une complication
broncho-pulmonaire ou intestinale. A l'autopsie on trouve des lésions tuberculeuses dans la plupart des organes : poumons, ganglions bronchiques,
mésentériques, foie, rate, etc.

On peut décrire, à côté de la forme précédente, une forme de la tuberculose du premier âge étudiée par MM. Lesage et Pascal. Il s'agit d'une *tuberculose généralisée à tous les ganglions lymphatiques sans participation
des viscères*[1]. Cette polyadénite tuberculeuse primitive se trahirait par de
l'amaigrissement et de la micro-polyadénopathie. Nous n'avons pour notre
part jamais rencontré cette forme particulière de tuberculose infantile. Elle
doit être bien rare, car, lorsque se fait la généralisation tuberculeuse (celle-ci
partant des ganglions bronchiques le plus souvent) il doit être bien exceptionnel que des bacilles ne s'arrêtent pas dans les différents viscères qu'ils

____

[1] Pascal. Contribution à l'étude de la tuberculose du premier âge (*Thèse de Paris*, 1892). — Lesage et
Pascal. Polyadénite tuberculeuse primitive du premier âge (*Archives générales de médecine*, 1895, t. I,
p. 270).

traversent fatalement puisque la généralisation se fait aussi bien par la voie
sanguine que par la voie lymphatique. Habituellement acquise et pénétrant
soit par les voies aériennes, soit par les voies digestives, soit par la peau,
sans laisser de trace de son passage au niveau de la porte d'entrée, la tuberculose localisée au seul système lymphatique peut, dans certains cas, être
héréditaire, transmise directement de la mère au fœtus. On sait, en effet,
qu'arrivés au niveau de l'ombilic du fœtus les éléments du cordon se divi-
sent en deux parties : une ascendante constituée par la veine ombilicale
qui, comprise dans le repli de la grande faux du péritoine, se rend au hile
du foie, l'autre descendante et double, sous la forme de deux artères ombilicales, qui, de chaque côté de l'ouraque, gagnent les parois latérales de la
vessie et rejoignent l'artère hypogastrique. Les bacilles venant de la mère
peuvent se transmettre par la voie supérieure (cas habituel) ou bien par la
voie inférieure. Dans ce dernier cas, la tuberculose peut se localiser au
niveau des ganglions de l'aine. Dans un cas rapporté par M. Pascal c'est ainsi
que les choses se sont passées.

*b). — **Tuberculose généralisée à marche aiguë ou subaiguë.** — Une
question doit être posée dès l'abord. La généralisation tuberculeuse peut-elle
être primitive? ou bien est-elle toujours secondaire? Quand on consulte les
statistiques, on voit qu'une tuberculose aiguë est toujours consécutive à une
tuberculose localisée plus ou moins ancienne. Dix fois seulement sur 300 observations, von Bull n'a pu trouver de foyer de tuberculose localisée et dernièrement Simmonds, sur 100 observations, a trouvé toujours une lésion
locale. (Eichhorst, *Traité de pathologie interne*, t. IV, p. 573.) Ainsi donc
la tuberculose généralisée aiguë est le plus habituellement secondaire. Il
est possible, cependant, de rencontrer des cas dans lesquels elle est généralisée d'emblée. C'est là une opinion émise par le professeur Landouzy qui
pense même que certains enfants peuvent succomber avant que les bacilles
généralisés à tout l'organisme n'aient eu le temps de faire des tubercules.
Ces enfants succombent de bacillose aiguë, pourrait-on dire, plutôt que de
tuberculose aiguë. Voici ce que le professeur Landouzy a écrit à ce sujet :
« Chez les bébés l'infection tuberculeuse tend, d'ordinaire, à mieux garder ses
allures de maladie générale et parfois ne pousse ni fort avant ni profondément ses localisations. La preuve de cette affirmation, nos observations la
fournissent dans la constatation d'un double fait, à savoir que : 1° durant
la vie, l'expression symptomatique a été souvent moins celle d'une affection
pulmonaire, méningée, digestive ou péritonéale, que celle d'une maladie
générale, dénoncée par la fièvre, l'anorexie, l'amaigrissement et la mise à
mal de tout l'organisme; 2° à l'autopsie; souvent, la localisation sur le poumon est peu de chose comme étendue et comme profondeur; parfois même,
elle est moins intense que ne le sont diverses lésions dont la dissémination,
presque constante sur une série d'organes (altération et hypertrophie du foie,
hypertrophie de la rate, injection des plaques de Peyer, etc.) témoigne de
l'infection de l'économie tout entière. Comme nous le répétons tous les
jours à l'hôpital, à considérer ces diverses lésions, aussi bien dans le détail
que dans l'ensemble, on ne comprend vraiment ni pourquoi, ni comment la

[E.-C. AVIRAGNET.

mort est survenue. Ce n'est, assurément, ni à quelques rares granulations errantes dans le parenchyme rénal ou sur le foie, ni à un noyau de broncho-pneumonie du volume d'un marron, ni à telle ou telle détermination viscérale congestive circonscrite, mais à l'infection tuberculeuse qu'a succombé le bébé. La fièvre tuberculeuse tue d'ordinaire les enfants du premier âge avant que de grosses localisations aient eu le temps de se produire; parfois les lésions sont d'ordre congestif simplement, d'aspect banal, on a peine à rencontrer le granule tuberculeux; c'est qu'il n'est pas exceptionnel de voir la bacillose tuer le bébé avant d'avoir, en son évolution, poussé jusqu'au granulome tuberculeux; c'est qu'il n'est pas exceptionnel de voir la maladie s'arrêter à une étape prégranulique. Parfois, pour tout résultat d'autopsie macroscopique, avec lésions caractéristiques des maladies infectieuses (foie gras, rate hypertrophiée, plaques de Peyer injectées), nous trouvons simplement à l'un des lobes pulmonaires, un petit noyau de broncho-pneumonie d'aspect banal.... Cette broncho-pneumonie n'est pas responsable de la mort qui est bel et bien le résultat d'une infection prégranulique. La preuve qu'il s'agit bien là d'une infection bacillaire prégranulique est dans l'examen bactériologique qui, dans la broncho-pneumonie d'aspect banal, soit à l'état frais par raclage, soit sur des coupes après durcissement, peut révéler le bacille de Koch. »

Les faits sur lesquels se base le professeur Landouzy pour affirmer l'existence d'une infection prégranulique mortelle sont passibles d'objections. Les enfants auxquels M. Landouzy fait allusion dans ses observations sont morts généralement avec une broncho-pneumonie d'aspect banal, non tuberculeuse d'aspect. Aujourd'hui que nous connaissons les microbes de ces broncho-pneumonies, que nous savons qu'ils peuvent tuer et très vite par les poisons qu'ils sécrètent (recherches de Hutinel et Claisse), nous sommes en droit de nous demander si les enfants qu'a étudiés le professeur Landouzy n'ont pas succombé a la broncho-pneumonie dont ils étaient atteints. A l'époque où le professeur Landouzy faisait ses remarquables études sur la tuberculose infantile, on ne connaissait pas encore le rôle des streptocoques et pneumocoques dans la broncho-pneumonie. Trouvant des lésions tuberculeuses ganglionnaires chez ces enfants, constatant parfois des bacilles de Koch au niveau des noyaux de broncho-pneumonie, il était naturel de conclure que les broncho-pneumonies étaient « fonction de tuberculose », et d'attribuer à l'infection tuberculeuse la mort de ces bébés. Mais aujourd'hui semblable interprétation peut être discutée et l'on peut dire que ces enfants étaient atteints d'une tuberculose encore à ses débuts, qu'ils ont été mis à mal par une infection broncho-pulmonaire qui les a emportés. Nous n'oserions pas cependant rejeter d'une façon absolue la « fièvre infectieuse tuberculeuse suraiguë primitive » telle que l'a comprise M. Landouzy, mais on doit la considérer comme rare, et le plus souvent la tuberculose aiguë généralisée ou granulie succède à une tuberculose localisée plus ou moins ancienne.

Chez les enfants, la tuberculose aiguë évolue, comme chez les adultes, soit sous forme de pyrexie (à forme d'embarras gastrique ou de fièvre typhoïde), soit sous forme catarrhale (broncho-pneumonie, bronchite capillaire). Nous n'avons pas à nous occuper ici des différentes formes de la granulie. Elles seront décrites ultérieurement. Ce que nous devons rappeler cependant, c'est que la granulie s'observe fréquemment à la période ultime de la tuberculose généralisée chronique, forme clinique que nous avons décrite précédemment. Quand elle apparaît chez les petits tuberculeux atteints de tuberculose diffuse, la température jusque-là normale s'élève et l'enfant ne tarde pas à succomber. Cette granulie porte sur tous les organes, mais de préférence sur les méninges; c'est ce qui explique la terminaison rapidement mortelle.

B). — **Tuberculoses localisées.** — Nous n'avons qu'à les énoncer ici en résumant en quelques lignes les particularités qu'elles peuvent présenter.

a). — **Tuberculoses localisées à marche rapide.** — La tuberculose se présente très fréquemment avec les allures d'une broncho-pneumonie aiguë ou suraiguë, parfois même d'une pneumonie franche. Le diagnostic est difficile dans ces cas, impossible même dans les premiers jours.

1° *Tuberculose à forme de pneumonie.* — La tuberculose pneumonique est rare chez l'enfant. Son début est moins brusque que celui de la pneumonie franche; il est habituellement traînant, insidieux, non accompagné de point de côté. A la période d'état, l'examen de la poitrine révèle les mêmes signes que dans la pneumonie franche. Il existe une matité absolue dans l'un des poumons et l'auscultation fait entendre un souffle tubaire. La température est très élevée. Pendant six jours, les choses restent dans l'état; au septième ou au huitième, la défervescence classique ne se produit pas; comme elle ne manque jamais dans la pneumonie franche, chaque fois qu'elle fera défaut on devra songer à la tuberculose. En même temps on entend à l'auscultation des râles cavernuleux et bientôt d'autres signes se manifestent qui donnent à la maladie un cachet particulier. La température présente de grandes oscillations irrégulières; l'enfant est dans un état de faiblesse extrême; il accuse de l'hyperesthésie quand on le touche; il ne se nourrit pas; il s'amaigrit. Du côté des poumons les signes de tuberculose s'accentuent; le ramollissement pulmonaire s'établit, et, après un temps plus ou moins long, l'enfant succombe d'épuisement.

2° *Tuberculose à forme de broncho-pneumonie.* — Beaucoup plus fréquente est cette forme de la tuberculose; on peut dire, sans être taxé d'exagération, que dans la grande majorité des cas la tuberculose a un début broncho-pneumonique. Au point de vue clinique, la broncho-pneumonie tuberculeuse se présente avec tous les caractères de la broncho-pneumonie franche. Après un début généralement insidieux, mais auquel on n'assiste pas dans la majorité des cas, la dyspnée apparaît et, avec elle, la fièvre. On perçoit dans un des poumons une zone de matité et, en ce point, un souffle et des râles. Dans le poumon opposé s'entendent quelques râles sibilants et sous-crépitants disséminés. Le lendemain ou les jours suivants, les signes pulmonaires se modifient; d'autres foyers de broncho-pneumonie ou simplement de congestion apparaissent; ces signes persistent pendant quelques jours, puis disparaissent ou s'amoindrissent et sont remplacés par d'autres. La dyspnée est plus ou moins accentuée, la cyanose plus ou moins intense

[*E.-C. AVIRAGNET.*]

suivant.les.cas, comme dans les broncho-pneumonies franches. On comprend ainsi pourquoi il est si difficile et souvent même impossible d'arriver au diagnostic de tuberculose. C'est par son évolution que la broncho-pneumonie tuberculeuse se caractérise. La marche en est plus ou moins rapide et la durée des plus variables. La *broncho-pneumonie tuberculeuse aiguë* dure quatre à cinq semaines. C'est vers le huitième, le dixième jour qu'elle commence à prendre un aspect particulier. C'est à ce moment, en effet, qu'apparaissent les grandes oscillations thermiques, et, avec elles, les sueurs et l'amaigrissement. De plus, on perçoit localisés en un point du poumon des signes stéthoscopiques assez caractéristiques : soufflé, râles cavernuleux, gargouillement même. Cette fixité des signes stéthoscopiques et leur aggravation graduelle n'existent pas à un aussi haut degré dans les broncho-pneumonies franches. Celles-ci, en effet, quand elles n'ont pas tué le malade. s'amendent généralement vers le dixième jour. La température s'abaisse, l'état général s'améliore, les signes stéthoscopiques diminuent. Une nouvelle poussée, il est vrai, peut surgir après un moment d'accalmie et rendre douteux un diagnostic qu'on croyait tenir. Certaines broncho-pneumonies non tuberculeuses peuvent même passer à l'état chronique. On comprendra facilement qu'en pareil cas tout diagnostic devient impossible. Mais ces faits sont l'exception ; une broncho-pneumonie franche tend généralement vers la guérison et, quand elle dure, elle doit être tenue pour suspecte, surtout si l'amaigrissement que nous avons signalé plus haut fait des progrès, si l'enfant se cachectise. Il est exceptionnel qu'après trois semaines d'évolution la nature tuberculeuse de l'affection pulmonaire ne puisse être affirmée, car l'enfant a pris ce facies si caractéristique du tuberculeux. Il continue à s'amaigrir; il vomit souvent, il est diarrhéique et au bout de six semaines il succombe aux progrès de l'étisie, ou bien emporté par une poussée aiguë ultime.

Dans la broncho-pneumonie tuberculeuse subaiguë, les mêmes signes se manifestent, mais avec plus de lenteur. La maladie s'arrête dans son évolution pendant plusieurs semaines pendant lesquelles le calme, les forces. l'appétit reviennent, puis elle reprend, s'arrête à nouveau et repart d'une façon définitive. La durée est de trois ou quatre mois. C'est la forme clinique de tuberculose qu'on désigne sous le nom de phtisie galopante (sueurs abondantes, amaigrissement, grandes oscillations thermiques régulières, signes de cavernules en plusieurs points des poumons).

b). — **Tuberculoses localisées à marche lente, chronique.** — Nous avons à envisager successivement les localisations aux différents organes.

Poumons. — La tuberculose pulmonaire chronique de l'enfant a les mêmes caractères anatomiques que celle de l'adulte. Au point de vue clinique, elle lui ressemble aussi ; elle offre cependant quelques dissemblances. Le début est le plus souvent brusque chez l'enfant; c'est parfois une pneumonie ou une broncho-pneumonie, ou bien une spléno-pneumonie avec épanchement pleural consécutif. Chez d'autres malades, la tuberculose débute avec les allures d'une fièvre continue. Il arrive fréquemment, en effet, d'examiner des enfants nettement tuberculeux, qui se sont mis à tousser, dans

le cours ou à la suite d'une fièvre muqueuse ou d'une fièvre typhoïde récente.
Ces manifestations fébriles ne sont, le plus souvent, que le début ignoré de
la tuberculose. Il ne faudrait pas croire, cependant, que nous rejetions la
possibilité d'une tuberculose venant se greffer sur une dothiénentérie; on
en a rapporté des cas indéniables, et nous en avons vu qui étaient tout à fait
probants. Ce que nous disons, c'est que les fièvres muqueuses ou typhoïdes
de nature tuberculeuse sont beaucoup plus fréquentes qu'on ne le dit. Chez
d'autres enfants, la tuberculose pulmonaire a été précédée de bronchites
répétées. A la période d'état, on trouve, chez le tuberculeux enfant, les symptômes fonctionnels et physiques du tuberculeux adulte. Il y a cependant
quelques différences : elles seront mises en évidence dans un chapitre spécial
(Phtisie).

Plèvre. — La pleurésie tuberculeuse se rencontre chez les enfants
comme chez les adultes. C'est une pleurésie séreuse, rapidement guérissable
et bénigne. Ce qui permet d'en soupçonner la nature tuberculeuse, c'est
l'existence d'une congestion au sommet du poumon, du côté de l'épanchement, ainsi que l'a indiqué M. le professeur Grancher. La pleurésie peut
débuter par le médiastin et n'envahir la grande cavité que secondairement.

Ganglions trachéo-bronchiques. — La tuberculose affecte souvent
pour unique localisation la chaîne ganglionnaire qui entoure la trachée et
les bronches. Qu'elle soit primitive ou secondaire, l'adénopathie trachéo-
bronchique se manifeste cliniquement par les mêmes symptômes. Elle ne se
traduit souvent par aucun désordre fonctionnel et c'est l'examen seul de la
poitrine qui en révèle la présence. On trouve en avant, au niveau du manubrium, en arrière entre les deux omoplates, le long de la colonne vertébrale,
une zone de matité, et en ces points l'auscultation révèle un souffle ou simplement une respiration soufflante. Quand la compression d'une bronche est
forte, le murmure vésiculaire est affaibli dans le poumon correspondant, on
le perçoit mal, surtout aux bases. L'absence de dyspnée ou de tout autre
trouble fonctionnel fait comprendre pourquoi dans ce cas l'adénopathie est
généralement méconnue. Chez quelques rares malades on retrouve, plus ou
moins au complet, toute cette riche symptomatologie que les auteurs classiques ont décrite (compressions bronchique, nerveuse, vasculaire. etc., etc.,
dyspnée, cyanose, œdème, etc., etc...). Mais ces cas sont rares, et le plus
souvent ce qu'on constate chez les enfants atteints d'adénopathie trachéo-
bronchique, ce sont des crises de dyspnée survenant la nuit, sans cause
apparente, ou à la suite d'un léger refroidissement.

L'hypertrophie des ganglions bronchiques peut, par compression du
récurrent, produire les symptômes habituels de la laryngite striduleuse ou
du croup (dyspnée, tirage, voix rauque, presque éteinte). Quand ces
symptômes surviennent brusquement chez un enfant, avant cela bien portant, chez lequel l'adénopathie ne produisait aucun trouble fonctionnel, on
peut être très embarrassé pour en reconnaître la véritable nature. C'est sur
l'absence de fièvre, d'angine, et surtout sur la constatation d'une zone de
matité en avant du manubrium ou dans la région interscapulaire, le long de
la colonne vertébrale, qu'il faut se baser pour faire le diagnostic d'adéno-

[E.-C. AVIRAGNET.]

pathie bronchique. L'adénopathie trachéo-bronchique évolue parfois sans jamais produire de phénomènes de compression; mais il est rare, quand elle est accentuée, qu'elle n'amène pas un certain degré de gêne dans la circulation pulmonaire. L'augmentation de pression peut être assez prononcée pour qu'une rupture d'une des branches de l'artère pulmonaire s'ensuive. On voit certains enfants mourir d'une hémoptysie foudroyante qui ne reconnaît pas d'autre cause. L'adénopathie bronchique coïncidant constamment avec la tuberculose pulmonaire, il n'est pas toujours facile de séparer au point de vue physique et fonctionnel ce qui appartient à l'une et à l'autre.

Méninges et cerveau. — Nous avons dit précédemment combien était fréquente la tuberculose des méninges chez les bébés qui meurent de tuberculose diffuse. Chez eux, il n'est pas possible de décrire une méningite tuberculeuse, les phénomènes méningés n'étant qu'un des nombreux éléments, et habituellement le dernier en date, d'un cortège symptomatique des plus complexes comme nous l'avons vu. Mais chez les enfants plus âgés, la méningite peut être, sinon l'unique localisation de la tuberculose (il n'y a pas de méningite tuberculeuse primitive), du moins la plus prononcée et à elle seule elle paraît constituer toute la maladie. Quand on fait l'autopsie d'un enfant mort de méningite tuberculeuse, on trouve généralement une tuberculose pulmonaire au début, ou quelques ganglions caséeux dans le médiastin. Lorsque ces lésions manquent, ce qui est exceptionnel, il existe une tuberculose des ganglions cervicaux et rétro-pharyngiens. Dans ces cas les bacilles se sont propagés le long ou dans l'intérieur des vaisseaux lymphatiques. Babès dit avoir observé une fois cette marche de la maladie. Le même auteur a montré que d'autres microbes gagnaient les méninges en même temps que le bacille de Koch. C'est ainsi qu'on peut expliquer la présence des streptocoques, du pneumocoque lancéolé, etc., dans l'exsudat purulent de la méningite. Certains auteurs ont pensé que pour atteindre les méninges les bacilles pénétraient parfois par la muqueuse nasale. Aucun fait n'est venu confirmer cette manière de voir qui reste toujours bien hypothétique.

Le début de la méningite, son évolution varient avec chaque enfant et cette variété rend bien difficile une description d'ensemble de la maladie. L'évolution de la tuberculose cérébrale diffère totalement de celle de la tuberculose méningée. Un tubercule cérébral passe inaperçu pendant des années. Les exemples ne se comptent plus dans lesquels on trouve à l'autopsie un tubercule volumineux ayant envahi une région importante du cerveau, l'ayant presque totalement détruite, ne s'étant cependant manifesté pendant la vie par aucun symptôme, sauf durant les deux ou trois jours qui ont précédé la mort. Les tubercules cérébraux, en devenant superficiels, arrivent à produire de l'irritation méningée qui traduit son existence par le cortège habituel de la méningite tuberculeuse. Mais, s'il n'y a pas de granulations tuberculeuses dans l'épaisseur des méninges, si la méningite n'est due qu'à une irritation de voisinage, les phénomènes observés disparaissent et l'on peut constater pendant un certain temps un arrêt dans l'évolution de la maladie. Cet arrêt est habituellement de courte durée; il est de règle, en effet, d'assister à la généralisation méningée.

En présence de ces faits qu'on observe fréquemment dans les hôpitaux d'enfants, n'est-on pas en droit de se demander si, dans les cas de guérison de méningite tuberculeuse qui ont été publiés, on n'avait pas eu affaire à des tubercules cérébraux s'étant accompagnés, à un moment de leur évolution, d'irritation des méninges? N'est-il pas possible également de mettre en doute la nature syphilitique de ces méningites, guéries par l'iodure de potassium ou le mercure, survenues chez des enfants qui ont succombé quelques mois après à une tuberculose généralisée? Nous le croyons pour notre part.

Tube digestif et annexes. — La *tuberculose intestinale* n'est fréquente que chez les enfants âgés; nous avons vu que chez les bébés les troubles digestifs (vomissements et diarrhée) se montraient le plus souvent sans qu'il y ait la moindre lésion ulcéreuse à la muqueuse intestinale. Par contre, chez les grands enfants, les ulcérations intestinales existent : elles traduisent leur présence par une diarrhée que rien ne peut arrêter. La *tuberculose localisée au foie* (hépatite tuberculeuse, cirrhose tuberculeuse de l'enfant) a été étudiée par MM. Hutinel et Deschamps (*Bulletin médical*, décembre 1889). Il résulte de leurs travaux qu'il existe une variété de tuberculose chronique où les lésions hépatiques dominent à ce point que la maladie prend les allures d'une cirrhose. L'histoire de l'hépatite tuberculeuse sera faite dans un chapitre spécial de même que celle de la *péritonite tuberculeuse.*

DIAGNOSTIC

Le diagnostic de la tuberculose infantile est entouré de difficultés qu'il n'est pas toujours possible de surmonter. Ces difficultés sont surtout grandes au début quand la tuberculose fait son apparition; elles sont moindres quand celle-ci est arrivée à sa période d'état. En règle générale, on peut dire que le diagnostic est d'autant plus facile que les enfants sont plus âgés. Nous allons passer en revue les différents cas qui peuvent se présenter dans la pratique.

Tuberculose latente. — En étudiant les tuberculoses latentes, nous avons montré que certaines d'entre elles échappaient totalement à nos moyens d'investigation. Il serait cependant bien utile d'arriver à un diagnostic certain. Quelques médecins, se basant sur la réaction que produisent chez les tuberculeux les injections sous-cutanées d'eau salée et de tuberculine, ont pensé qu'il y avait là un moyen d'arriver à un diagnostic précoce de la tuberculose. Les recherches de M. Hutinel, qui s'est tout particulièrement occupé de cette question, ne permettent malheureusement pas de considérer l'emploi de ces injections sous-cutanées d'eau salée comme un moyen certain de diagnostic. Voici, sur ce sujet, l'opinion de M. Hutinel : Les injections d'eau salée amènent chez les tuberculeux une élévation de la température; il se produit une ascension de la température qui dépasse un degré et atteint quelquefois 2°,5. La montée commence vers la sixième heure et généralement le fastigium est atteint au bout de douze heures. La température se maintient au même niveau pendant trois ou quatre heures, puis elle redescend pour atteindre la

[E.-C. AVIRAGNET.]

normale, après un ressaut, vingt-quatre ou trente-six heures après l'injection. En même temps que cette réaction générale, l'injection d'eau salée produit des phénomènes de congestion autour des foyers tuberculeux. C'est ainsi que, si l'injection est faite chez des enfants atteints d'adénopathie bronchique bien caractérisée, on voit les symptômes qui en dépendent s'aggraver dans de notables proportions. La toux, la dyspnée deviennent plus marquées et, quand il existe en même temps des lésions du côté du poumon, les phénomènes de dyspnée peuvent être très accentués. La réaction produite par les injections d'eau salée est d'une netteté parfaite chez les enfants atteints d'une tuberculose en évolution. Mais, dans ce cas, les lésions tuberculeuses sont en général faciles à découvrir; la réaction n'est donc pas utile au diagnostic. Cette réaction, par contre, ne se manifeste pas avec autant de netteté dans les tuberculoses latentes. La congestion qui se fait autour des lésions tuberculeuses est à peine marquée, aucun symptôme ne la caractérise. Elle amène bien une élévation de la température, mais celle-ci est loin d'être aussi nette que dans le cas précédent et comme, d'autre part, certains enfants non tuberculeux présentent cette réaction fébrile, on voit qu'il n'est pas possible de se baser sur la réaction des injections sous-cutanées d'eau salée pour affirmer le diagnostic de tuberculose latente.

La tuberculine donne-t-elle de meilleurs résultats? Les injections de tuberculine pratiquées à des doses infinitésimales (un vingtième de milligramme ou, si l'on n'obtenait pas de réaction, à la dose d'un, deux, trois et quatre dixièmes de milligramme en laissant huit jours entre chaque injection) ont donné constamment chez les enfants tuberculeux une réaction très nettement appréciable (élévation de température, accélération du pouls, fluxion au pourtour des lésions). La température s'élevait, dans la plupart des cas, aux environs de 39 degrés, rarement plus, et la défervescence était complète après 48 à 56 heures. La réaction de la tuberculine a quelque chose de vraiment spécifique : c'est le réactif par excellence de la tuberculose. Nous sommes donc en possession d'un moyen à peu près infaillible de diagnostic de la tuberculose. Reste à savoir s'il peut être employé sans danger. M. Hutinel affirme qu'il n'a jamais eu à déplorer un accident. En conséquence nous croyons pouvoir conseiller la tuberculine dans tous les cas où l'on soupçonne une tuberculose qu'on n'arrive pas à diagnostiquer dans certains cas où il y a intérêt à porter ce diagnostic.

Tuberculose en évolution. — Le diagnostic doit être fait au début et à la période d'état. *Au début*, la tuberculose simule assez souvent, nous l'avons vu, un embarras gastrique ou une fièvre typhoïde. Chaque fois donc qu'on trouvera chez un enfant un cortège symptomatique assez accentué pour qu'on puisse penser à une fièvre typhoïde, mais pas suffisamment caractérisé cependant pour qu'on puisse affirmer le diagnostic, il faudra, avant de conclure à la dothiénentérie, se demander s'il ne s'agit pas de tuberculose. Le diagnostic, à vrai dire, n'est pas toujours facile. Nous avons donné les signes qui différenciaient la fièvre continue tuberculeuse de celle de la dothiénentérie. Nous n'ajouterons que les quelques considérations suivantes pour compléter ce que nous avons dit sur ce sujet.

On avait pensé un moment à se baser sur l'absence de taches rosées lenticulaires pour rejeter la dothiénentérie. Mais cette absence a été relevée dans certains cas indéniables de dothiénentérie. Aussi n'est-il pas possible de se baser sur elle pour rejeter une fièvre typhoïde. Peut-être la réaction de Pfeiffer dont Widal a fait dernièrement ressortir toute l'importance donnera-t-elle de meilleurs résultats. Quand elle n'aura pas été constatée chez un enfant atteint d'une fièvre continue grave, le diagnostic d'une tuberculose aiguë sera assez vraisemblable. Elle deviendra une certitude quand, dans le cours de la maladie, on notera du côté des poumons ou de la plèvre des modifications rappelant celles qu'on rencontre habituellement dans toute tuberculose. Nous reconnaissons volontiers que dans certains cas le diagnostic est à peu près impossible à faire ; on est obligé, malgré l'attention qu'on a portée à la maladie, de rester dans le doute. Ce qui complique les choses, c'est la possibilité de l'évolution simultanée des deux affections, dothiénentérie et tuberculose, chez le même malade. Reinhold[1] a fait remarquer que, dans la tuberculose, la fièvre continue ne se maintient pas à un taux uniforme plusieurs jours de suite, ainsi qu'il arrive dans les fièvres typhoïdes graves. De plus il estime que lorsqu'on se trouve inopinément en présence d'irrégularités de la marche fébrile, telles que le passage d'une fièvre franchement rémittente à un type intermittent ou à une fièvre continue persistant plusieurs jours de suite, et cela sans aggravation ou diminution correspondante des autres symptômes, dans ces cas, la balance doit pencher dans le doute en faveur de la tuberculose miliaire (P. Simon). Quand le début a lieu par des phénomènes thoraciques, abdominaux, cérébraux, le diagnostic est en général plus facile à faire. Il en est de même quand la tuberculose débute lentement. L'amaigrissement qu'elle produit, la petite toux sèche qu'occasionne la localisation pulmonaire, l'existence d'adénopathie périphérique, la constatation d'une adénopathie trachéo-bronchique, permettent généralement de soupçonner la tuberculose que des signes plus nets ne tardent pas à faire affirmer.

A la *période d'état*, le diagnostic s'impose le plus souvent, aussi bien dans les formes généralisées que dans les formes localisées. Dans la tuberculose généralisée chronique, l'amaigrissement extrême de l'enfant, son excessive pâleur, les longs cils de ses yeux, une adénopathie superficielle généralisée coïncidant avec un gros foie et une rate appréciable à la percussion ou perceptible à la palpation, des signes d'induration pulmonaire à l'un des sommets ou bien aux bases, la constatation d'une adénopathie trachéo-bronchique, des troubles digestifs enfin, et tout cela évoluant avec une apyrexie absolue : voilà plus qu'il n'en faut pour affirmer la tuberculose. Mais, dans certains cas, l'affaiblissement, l'amaigrissement, la cachexie, qui sont la règle chez les bébés tuberculisés, sont la cause d'erreurs et peuvent faire regarder comme tuberculeux des enfants qui ne le sont pas.

Il importe donc de passer en revue les différents éléments qui constituent la cachexie tuberculeuse et de rechercher ce qu'ils ont de caractéristique. Ces éléments sont : 1° l'amaigrissement ; 2° un habitus extérieur spécial ;

---

(1) REINHOLD. *Klinische Beiträge zur Kenntniss der acuten miliar Tuberculose, etc.* (Deutsches Archiv für klinische Medicin, 1891).

[E.-C. AVIRAGNET.]

5° la micro-polyadénie; 4° l'augmentation de volume du foie et de la rate;
5° l'apyrexie; 6° les signes d'une adénopathie trachéo-bronchique qui sont
caractéristiques, mais qui peuvent être très effacés ou qui peuvent même
faire défaut. M. Marfan fait remarquer que, parmi ces signes, il en est quatre
qui sont communs à toutes les septicémies chroniques du nourrisson : ce
sont l'amaigrissement, la micropolyadénie, l'augmentation de volume du foie
et de la rate, l'apyrexie. Ces dernières modifications peuvent, en effet,
s'observer dans la *cachexie gastro-intestinale*, dans la *cachexie syphilitique*,
dans la *cachexie qui succède quelquefois aux broncho-pneumonies de
longue durée*, dans la *cachexie qui succède aux suppurations prolongées
de la peau*.

Dans les trois premiers mois de la vie, la *cachexie gastro-intestinale* peut
se trahir par l'ensemble si caractéristique de l'athrepsie. L'athrepsique et le
tuberculeux se ressemblent beaucoup à coup sûr, mais avec un peu d'attention on arrive à les distinguer l'un de l'autre. L'athrepsie débute brusquement par des troubles digestifs qui dominent et constituent même toute la
maladie dans certains cas. La déchéance s'accentue rapidement et la cachexie
apparaît avec une rapidité que l'on ne voit généralement pas chez l'enfant
atteint de tuberculose généralisée chronique. De plus le facies de l'athrepsique
diffère de celui du petit tuberculeux. Après le troisième mois, la cachexie
gastro-intestinale ne revêt plus la forme de l'athrepsie. La confusion avec
la cachexie tuberculeuse n'est plus guère possible. On retrouve, en effet,
les signes de la gastro-entérite chronique qui suffisent à différencier la
cachexie gastro-intestinale de la cachexie tuberculeuse : gros ventre flasque,
alternatives de constipation et de diarrhée, vomissements, érythème fessier,
strophulus, eczéma, déformations rachitiques du squelette.

Dans la *cachexie syphilitique*, les lésions spécifiques de la peau aux fesses,
aux cuisses, aux jambes, autour de la bouche, au front, aux sourcils; des
muqueuses (fissures de la bouche, coryza chronique); les ostéophytes du
crâne permettent d'éviter la confusion. De plus le syphilitique est moins
amaigri que le tuberculeux; sa peau a une teinte jaune maïs; les cils font
défaut et les cheveux sont rares. Son habitus extérieur diffère donc de celui
du tuberculeux. Par contre, la *cachexie consécutive à certaines broncho-
pneumonies de longue durée*, à *une suppuration prolongée de la plèvre*,
rappelle beaucoup celle de la tuberculose. Il nous est arrivé fréquemment
d'observer des enfants, atteints d'une pleurésie purulente, non tuberculeuse,
qu'on n'avait pas traitée, ou d'une broncho-pneumonie rubéoleuse passée à
l'état chronique, s'amaigrir considérablement et prendre, avec l'aspect squelettique, cette teinte cireuse de la peau, si spéciale aux tuberculisés. L'idée
d'une tuberculose s'impose au premier abord chez des enfants ainsi atteints;
la présence de nombreux râles dans les poumons, l'existence même d'un
souffle rendent très vraisemblable l'existence de la tuberculose. L'évolution
de la maladie permet seule de se faire une idée exacte de sa nature. Il suffit
de pratiquer l'empyème, chez les enfants atteints de pleurésie purulente
ancienne, négligée, pour voir s'améliorer très vite l'état général et disparaître
l'aspect cachectique, qui semblait en faire des tuberculeux.

Chez les enfants atteints de broncho-pneumonie chronique non tuberculeuse, on voit aussi très rapidement, avec la disparition graduelle des signes
pulmonaires, se modifier l'état général. Les forces reviennent, l'enfant
engraisse et retrouve bientôt le bon état de santé qu'il avait avant sa broncho-
pneumonie. Pareille amélioration n'existe pas dans la tuberculose. Dans
quelques cas, très rares il est vrai, la broncho-pneumonie fait des progrès,
et la cachexie du petit malade augmente. Elle finit, après un temps plus ou
moins long, par amener la mort de l'enfant. Dans les cas de ce genre, le
diagnostic est resté hésitant jusque dans les derniers jours; l'idée d'une
infection tuberculeuse a fini par l'emporter, et l'on est étonné de ne trouver
à l'autopsie que des lésions de broncho-pneumonie chronique. Aucun organe
ne renferme de tuberculose.

L'affaiblissement, l'état cachectique de ces enfants atteints de broncho-
pneumonie chronique, relèvent d'une intoxication générale, qui a son point
de départ dans les foyers de suppuration pulmonaire. Parfois même ces
broncho-pneumonies chroniques s'accompagnent d'une infection de l'organisme par les microbes qui ont produit la lésion pulmonaire. Cette infection
se traduit par de la fièvre avec grandes oscillations, parfois même par des
poussées successives d'abcès sous-cutanés, qui, par la teinte violacée de la
peau qui les recouvre, rappellent les gommes cutanées tuberculeuses. Quand
la *cachexie aura pour cause une pyodermie prolongée*, l'examen de la peau
permettra de la reconnaître aisément. Dans certains cas le diagnostic de
tuberculose généralisée chronique est rendu plus difficile par ce fait que le
même enfant est aux prises avec plusieurs infections cachectisantes. C'est
ainsi qu'on voit souvent un bébé tuberculeux atteint de gastro-entérite chronique; il n'est pas toujours aisé, en ce cas, de voir ce qui appartient à l'une
et à l'autre des deux cachexies : tuberculeuse et gastro-intestinale.

Il nous resterait, pour compléter ce chapitre, à établir le diagnostic pour
les formes généralisées aiguës (granulie) et les formes localisées aiguës ou
chroniques. Traiter ici cette partie du diagnostic serait faire double emploi
avec ce qui sera dit aux chapitres qui traiteront spécialement la pneumonie
caséeuse, la broncho-pneumonie tuberculeuse aiguë, la tuberculose pulmonaire chronique, la péritonite tuberculeuse, la méningite, etc.

PRONOSTIC

Le pronostic de la tuberculose est plus sévère chez les enfants que chez
les adultes; il est d'autant plus inexorable que l'enfant est plus jeune. Cela
tient à la tendance à la diffusion qui caractérise la tuberculose infantile.
Est-ce à dire que la guérison n'est pas possible? Certainement non. Ces foyers
tuberculeux anciens, fibreux ou crétacés, qu'on rencontre chez les enfants
morts accidentellement ou de maladie infectieuse, sont la preuve qu'une
tuberculose peut s'arrêter dans son évolution. Ce n'est souvent qu'une trêve
et, après une période plus ou moins longue, la maladie peut reprendre. Mais,
dans d'autres circonstances, rien ne permet de mettre en doute la cura-

[*E.-C. AVIRAGNET.*]

bilité absolue, définitive de la tuberculose. Il importe au plus haut point, en conséquence, de reconnaître l'affection à ses débuts, de la dépister alors qu'elle est localisée encore au niveau de la porte d'entrée. Quand la généralisation s'est produite, en effet, il n'y a guère plus à espérer la guérison. Une trêve se voit, mais l'arrêt définitif doit être bien rare.

TRAITEMENT

Le traitement de la tuberculose aurait été à sa place ici dans ce chapitre de généralités. Mais M. le professeur Grancher devant écrire le traitement des tuberculeux, nous renvoyons le lecteur au chapitre : Tuberculose pulmonaire. Il trouvera là le résumé des magistrales leçons que M. le professeur Grancher a faites sur cette question.

XXV

SCROFULE

PAR LE Dr E.-C. AVIRAGNET

La scrofule occupait jadis une large place dans les Traités de pathologie infantile. Quelques lignes suffisent à la décrire aujourd'hui[1]. A vrai dire, il ne reste plus rien à l'heure actuelle de l'ancienne scrofule qui avait absorbé — on le sait — les tuberculoses locales, toute une série de dermatoses comme l'impétigo, l'eczéma chronique des lèvres, du nez, des oreilles, etc..., voire même certaines manifestations de la syphilis héréditaire. Les recherches anatomiques, expérimentales et bactériologiques modernes ont établi d'une façon irréfutable que la *scrofule n'existait pas en tant que maladie* et démontré la véritable nature des manifestations diverses qualifiées « scrofuleuses ».

Est-ce à dire que le terme de « scrofule » doive disparaître du langage médical, comme le voudraient quelques-uns? Nous ne le pensons pas. Il convient de le conserver, suivant nous, mais il importe de lui donner un sens précis, déterminé.

Pour certains médecins scrofule est synonyme de tuberculose; le scrofuleux est un tuberculeux. C'est l'opinion que défendait M. le professeur Grancher qui concluait ses remarquables études sur la scrofule en disant qu'il convenait « de conserver le terme de scrofule pour désigner les affections tuberculeuses les plus légères habituellement curables ». D'autres, au contraire, considèrent la scrofule comme un terrain qui prédispose à certaines affections et notamment à la tuberculose.

Il résulte de l'enquête à laquelle nous nous sommes livré que la plupart des médecins n'ont nullement en vue la tuberculose quand ils parlent de « scrofule » ou, si l'on préfère, de « strume ». Nous nous rangeons à cette opinion et nous envisagerons la « scrofule » non comme une maladie, mais comme un terrain qui prédispose à certaines affections et qui leur donne, lorsqu'elles se sont développées, des allures tout à fait particulières. Pour nous, la scrofule est une manière d'être de la constitution ou, comme l'a écrit M. Brissaud, une « condition particulière de l'organisme due à un trouble général des fonctions de la nutrition ». Ce trouble de la nutrition est complexe; il est difficile de le définir avec précision. Ce qui paraît démontré, c'est que la nutrition est ralentie chez le scrofuleux, que chez lui l'oxygénation se fait mal. Ce qui le caractérise encore, c'est la dilatation excessive du système lymphatique (vaisseaux et ganglions), mais il importe

---

[1] On trouvera dans le remarquable article, *Scrofule*, de M. Brissaud, dans le *Dictionnaire Jaccoud*, tous les renseignements relatifs à l'historique, à l'étiologie, aux formes de la scrofule telle qu'elle était comprise autrefois.

[*E.-C. AVIRAGNET.*]

de faire remarquer que cette dilatation des espaces lymphatiques du derme et de l'hypoderme est une chose normale dans les premières années, qu'elle ne cesse d'être physiologique pour devenir anormale que lorsqu'elle persiste et s'accentue. C'est alors seulement que le véritable tempérament scrofuleux est constitué. Ce tempérament scrofuleux ainsi compris, c'est le *lymphatisme* de certains auteurs; c'est le *scrofulisme* de Villemin; c'est la *scrofule*. Lymphatisme et scrofule représentent la même manière d'être de la constitution. Mais il y a des degrés si nombreux dans l'échelle de la scrofule que l'on peut, ce nous semble, réserver la dénomination de lymphatisme pour les cas où le vice constitutionnel est à peine marqué et celle de scrofule pour ceux, au contraire, où il est très accentué. Cette distinction, subtile en apparence, a cependant sa raison d'être. On voit souvent, en effet, des enfants perdre peu à peu les attributs du lymphatisme qu'ils possédaient, tandis que, chez d'autres, le tempérament lymphatique va en s'accentuant, en s'exagérant. Ces derniers sont les véritables scrofuleux. Quoi qu'il en soit, ce qui caractérise le scrofuleux au point de vue clinique, c'est, d'une part, sa prédisposition aux infections cutanées, muqueuses et ganglionnaires, et d'autre part sa facilité à contracter la tuberculose, mais une tuberculose spéciale, comme nous le verrons plus loin.

Étudions tout d'abord les rapports de la scrofule avec les dermatoses. La grande fréquence des infections cutanées, muqueuses et ganglionnaires, tient à ce que les germes morbides trouvent dans les lymphatiques largement ouverts des voies de propagation facile. De plus, une fois constituées, les dermatoses affectent chez les scrofuleux des allures particulières; *elles sont toujours fortement suintantes*. L'impétigo, l'eczéma, les otorrhées, les rhinites, les blépharites, les conjonctivites, les adénopathies, en un mot toutes les affections qu'on rencontre habituellement chez les scrofuleux relèvent chez eux des mêmes causes qui président à leur développement chez tous les sujets; elles affectent cependant une allure spéciale qui tient au terrain sur lequel elles ont apparu. Pour s'en convaincre, il suffit de rappeler quelques faits d'observation courante. A la suite d'une infection bucco-pharyngée, un enfant de bonne constitution présentera un gonflement de ses ganglions sous-maxillaires et cervicaux qui disparaîtra peu de temps après la guérison des lésions de la bouche et du pharynx. Un scrofuleux, au contraire, conservera de longs mois sa tuméfaction ganglionnaire. Une conjonctivite chez un enfant sain dure quelques jours et disparaît sans laisser de trace. Chez un scrofuleux elle persiste des semaines, des mois, des années et produit parfois des désordres graves, indélébiles même (ulcération, infiltration, taies de la cornée).

Pour abréger nous montrerons, réunies chez un même enfant, les affections qui se développent habituellement chez les scrofuleux. Le scrofuleux-type que nous décrivons se rencontre assez souvent dans la clientèle hospitalière. Il se présente à nous avec un facies bouffi, avec une lèvre supérieure œdématiée; les extrémités refroidies sont le siège d'engelures qui persistent et s'ulcèrent. Autour du nez, des yeux, des oreilles, s'est développé un eczéma non prurigineux mais particulièrement suintant et s'accompagnant d'adénopathies multiples. On constate le plus souvent un coryza chronique, une conjonctivite rebelle, de l'otorrhée. Les amygdales sont hypertrophiées et l'arrière-gorge est le siège de végétations adénoïdes qui entretiennent un catarrhe chronique du pharynx. Cet exemple montre bien que le terrain scrofuleux imprime à telle ou telle affection une évolution spéciale, un cachet particulier. La scrofule ne crée pas ces affections, contrairement à ce qu'on pensait jadis, mais elle les modifie et l'on comprend que certains auteurs, voulant conserver le terme ancien, les dénomment encore des « scrofulides ». Mais il doit être bien entendu que ce ne sont pas des manifestations de la scrofule (celle-ci n'existant pas en tant que maladie), mais des affections développées chez des scrofuleux.

Il nous faut maintenant étudier les rapports qui existent entre la scrofule et la tuberculose. Les scrofulides, telles que nous les avons définies, ne sont pas des tuberculoses, mais elles peuvent servir et servent souvent de porte d'entrée à la tuberculose. C'est qu'en effet le scrofuleux est, au premier chef, un candidat à la tuberculose. On naît scrofuleux, on devient facilement tuberculeux. (Landouzy.)

La tuberculose, développée sur un terrain scrofuleux, *la scrofulo-tuberculose*, pour employer l'expression classique, présente des caractères particuliers. Le scrofuleux fait sa tuberculose à sa façon. La scrofulo-tuberculose a pour localisation habituelle les ganglions du cou, des aisselles, des aines (les écrouelles des anciens auteurs) ou bien le derme et l'hypoderme (gommes cutanées.) Personne ne songe à mettre en doute aujourd'hui la nature tuberculeuse de ces adénopathies et de ces gommes. La démonstration anatomique en a été faite par Schüppel, Rindfleisch, Thaon, Grancher, Besnier, etc..., la démonstration expérimentale par Villemin, Kiener, Hueter Grancher et H. Martin, la démonstration bactériologique enfin par Koch lui-même.

Ces adénopathies, ces gommes ont pour particularité de se ramollir rapidement, de suppurer abondamment et d'être généralement curables. Cette curabilité tient-elle à la faible virulence des bacilles, comme le pense M. Arloing? ou bien à leur petite quantité comme le voudrait M. Nocard? ou encore à la nature particulière du terrain sur lequel ils se sont développés? il n'est pas facile de le dire. Quoi qu'il en soit, ce qu'il faut retenir, c'est que la scrofulo-tuberculose ganglionnaire guérit le plus souvent sans que la généralisation de la tuberculose se produise. Il est possible, comme le pense M. Marfan, qu'il se fasse, à la longue et dans certains cas, une vaccination lente de l'organisme qui expliquerait la non généralisation de la tuberculose.

Est-ce à dire que la tuberculose reste toujours périphérique chez les scrofuleux? Non pas. L'observation montre que bien des écrouelleux meurent phtisiques, mais la tuberculose pulmonaire évolue chez eux d'une façon particulièrement lente, torpide, sans réaction inflammatoire marquée. Les anciens auteurs connaissaient bien cette variété de phtisie qu'ils avaient dénommée « phtisie scrofuleuse ». Cependant quelques scrofulo-tuberculeux succombent à une tuberculose pulmonaire, méningée ou autre à évolution

[E.-C. AVIRAGNET.]

plutôt rapide ; quelques-uns même meurent de granulie. Dans ces cas, le
virus tuberculeux subit peut-être, après avoir séjourné dans les ganglions,
une exaltation de sa virulence sous l'influence de causes qui nous échappent. Peut-être aussi le virus était-il particulièrement virulent dès son entrée dans l'organisme. On pourrait dire de même que dans d'autres cas (ceux
qui guérissent) le virus était atténué originellement, ou s'est atténué à la
faveur du terrain sur lequel il s'est développé.

Ces quelques considérations sont suffisantes, nous l'espérons, pour faire
comprendre ce qu'il convient d'entendre par scrofule, scrofulides, scrofulo-
tuberculose. Nous pouvons les résumer dans les quelques lignes suivantes :
La scrofule n'est pas une maladie ; c'est un état constitutionnel qui s'établit dès la naissance et qui persiste généralement toute la vie. La scrofule se
caractérise au point de vue anatomique par une dilatation marquée du système lymphatique ; au point de vue chimique par un ralentissement de la
nutrition. Ces conditions expliquent les caractères cliniques spéciaux qu'affectent les infections développées chez les scrofuleux. (Aspect spécial de
l'impétigo, de l'eczéma ; persistance des adénopathies, etc...) Les scrofulides
ne sont pas des tuberculoses, mais elles ouvrent fréquemment la porte au
virus tuberculeux. Une fois constituée, la scrofulo-tuberculose évolue lentement et aboutit généralement à la guérison sans que la généralisation de
la tuberculose se fasse (faible virulence, petite quantité des bacilles —
peut-être aussi vaccination de l'économie, suivant M. Marfan). La généralisation de la tuberculose s'observe également, quelquefois rapide, le plus
souvent lente, torpide (phtisie scrofuleuse).

TABLE DES MATIÈRES

5525L. — Imprimerie Lahure, 9, rue de Fleurus, à Paris.